Augenheilkunde

Augenheilkunde

Verstehen – Lernen – Anwenden

Gerhard K. Lang

Unter Mitarbeit von
J. Amann
O. Gareis
Gabriele E. Lang
Doris Recker
C. W. Spraul
P. Wagner

305 Abbildungen, 42 Tabellen

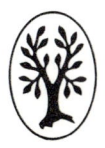

1998
Georg Thieme Verlag Stuttgart · New York

Die Deutsche Bibliothek –
CIP-Einheitsaufnahme

Lang, Gerhard K.:
Augenheilkunde : verstehen – lernen – anwenden ; 42 Tabellen / Gerhard K. Lang. Unter Mitarb. von J. Amann ... [Zeichn.: Markus Voll]. – Stuttgart ; New York : Thieme, 1998

Studentische Mitarbeiter:
Christopher Dedner, Tübingen
Uta Eichler, Karlsruhe
Heidi Janeczek, Göttingen
Beate Jentzen, Husberg
Mathis Kayser, Freiburg
Kerstin Lipka, Kiel
Maren Molkewehrum, Kiel
Alexandra Ogilvie, München
Patricia Ogilvie, Würzburg
Stefan Rose, Oldenburg

Zeichnungen:
Markus Voll, Fürstenfeldbruck

Umschlaggestaltung:
Martina Berg, Erbach-Ernsbach

© 1998 Georg Thieme Verlag
Rüdigerstraße 14
D-70469 Stuttgart
Printed in Germany

Satz: Druckhaus Götz GmbH, Ludwigsburg
Gesetzt auf CCS Textline (Linotronic 630)
Druck: Staudigl, Donauwörth
ISBN 3-13-102831-9   1 2 3 4 5 6

Wichtiger Hinweis: Wie jede Wissenschaft ist die Medizin ständigen Entwicklungen unterworfen. Forschung und klinische Erfahrung erweitern unsere Erkenntnisse, insbesondere was Behandlung und medikamentöse Therapie anbelangt. Soweit in diesem Werk eine Dosierung oder eine Applikation erwähnt wird, darf der Leser zwar darauf vertrauen, daß Autoren, Herausgeber und Verlag große Sorgfalt darauf verwandt haben, daß diese Angabe **dem Wissensstand bei Fertigstellung des Werkes** entspricht.

Für Angaben über Dosierungsanweisungen und Applikationsformen kann vom Verlag jedoch keine Gewähr übernommen werden. **Jeder Benutzer ist angehalten,** durch sorgfältige Prüfung der Beipackzettel der verwendeten Präparate und gegebenenfalls nach Konsultation eines Spezialisten festzustellen, ob die dort gegebene Empfehlung für Dosierungen oder die Beachtung von Kontraindikationen gegenüber der Angabe in diesem Buch abweicht. Eine solche Prüfung ist besonders wichtig bei selten verwendeten Präparaten oder solchen, die neu auf den Markt gebracht worden sind. **Jede Dosierung oder Applikation erfolgt auf eigene Gefahr des Benutzers.** Autoren und Verlag appellieren an jeden Benutzer, ihm etwa auffallende Ungenauigkeiten dem Verlag mitzuteilen.

Geschützte Warennamen (Warenzeichen) werden **nicht** besonders kenntlich gemacht. Aus dem Fehlen eines solchen Hinweises kann also nicht geschlossen werden, daß es sich um einen freien Warennamen handele.

Das Werk, einschließlich aller seiner Teile, ist urheberrechtlich geschützt. Jede Verwertung außerhalb der engen Grenzen des Urheberrechtsgesetzes ist ohne Zustimmung des Verlages unzulässig und strafbar. Das gilt insbesondere für Vervielfältigungen, Übersetzungen, Mikroverfilmungen und die Einspeicherung und Verarbeitung in elektronischen Systemen.

Das Konzept in Kürze . . .

Definition: Das Konzept definiert sich aus homogenem inhaltlichem Aufbau (s.u.) und entsprechendem Layout. Im Vordergrund steht die optimale Orientierung und Übersichtlichkeit. Jedem Kapitel ist ein sog. Logo zugeordnet, das auf jeder Seite wiederholt wird. Auch Verweise auf Abbildungen und Tabellen bestehen aus Logos, die das rasche Auffinden im Text sicherstellen:
Tabellen: ▪. Abbildungen: ◉.
Abbildungsüberschriften erschließen Ihnen auf einen Blick die Kernaussage der Abbildung auch ohne Lesen der Legende.

→ *Synonyme:* Sie wollen der Begriffsverwirrung vorbeugen, die im Klinikalltag durch die zum Teil zahlreichen Bezeichnungen für ein einziges Krankheitsbild entstehen kann.

→ *engl.:* English translation of important terms for foreign clinical work and bibliographical research (e.g. Medline, DIMDI).

Epidemiologie: Selbst wenn keine exakten epidemiologischen Daten vorliegen, ist hier soweit möglich vermerkt, ob ein Krankheitsbild häufig oder selten vorkommt.

Ätiologie und Pathogenese: Beide Punkte sind meist zur Ätiopathogenese zusammengefaßt. So werden Zusammenhänge deutlich.

Symptomatik und Diagnostik: Diese Punkte sind meist getrennt. Unter Symptomatik steht nur, womit der Patient sich dem Arzt vorstellt. Erst die Diagnose erläutert, wie und mit welchen Methoden der Untersucher von den Symptomen zu einem Befund gelangt.

> **!** Sätze, die so hervorgehoben sind, enthalten wichtige Fakten, die z.B. besonders häufig in Prüfungen gefragt werden, oder praktische Tips, die bei Diagnose und Therapie hilfreich sind.

Differentialdiagnose: Unter diesem Punkt werden so weit möglich nicht nur andere mögliche Diagnosen, sondern auch wichtige Kriterien zur ihrer Abgrenzung aufgeführt.

Therapie: Hier werden nicht einfach alle Therapiemöglichkeiten dokumentiert, sondern erläutert, wann welche Therapieschritte sinnvoll und erfolgversprechend sind. In einzelnen, für Studenten und Studentinnen praxisrelevanten Fällen, enthält die medikamentöse Therapie auch Angaben zur Dosierung und Beispiele für Präparate. Die aufgeführten Handelsnamen erheben dabei keinen Anspruch auf Vollständigkeit.

Prognose und Verlauf: Die weitere Entwicklung des Buches hängt nicht zuletzt von Ihrer Kritik ab. Wir freuen uns über Verbesserungsvorschläge, damit wir die nächste Auflage noch besser auf Ihre Bedürfnisse zuschneiden können. Bitte benutzen Sie hierzu die beiliegende Postkarte.

Vorwort

Als meine Mitarbeiter und ich die Aufgabe übernahmen, ein Studenten-Lehrbuch der Augenheilkunde zu verfassen, das auch ein wertvoller Ratgeber für die weitere Tätigkeit als AiP und angehender Augenarzt sein sollte, machten wir uns keine konkrete Vorstellung, worauf wir uns da eingelassen hatten. Es folgten 4 Jahre der intensiven Beschäftigung mit diesem Thema. Dabei ging es uns nicht nur darum, ein Buch zu konzipieren, das den Leitsätzen „Verstehen im Studium", „Lernen für das Examen" und „Anwenden in der praktischen Ausbildung" entspricht. Unser Ziel war es zudem, den Studenten ein Lehrbuch an die Hand zu geben, daß ihr Interesse, ja ihre Begeisterung für ein „kleineres" Fach wie die Augenheilkunde weckt und diese Begeisterung bis zu einer erfolgreichen Prüfung fortzutragen vermag. Dies schien uns gerade in Zeiten der Evaluation der Lehre besonders wichtig. Beim Verfolgen dieses sicher hochgesteckten Zieles konnten wir auf langjährige Lehrerfahrungen zurückgreifen, die das didaktische Konzept des Buches prägen. Dies schlägt sich nicht zuletzt im Layout nieder, das durch die Vielzahl fotografischer Darstellungen und erläuternder Zeichnungen charakterisiert ist. Gerade auf die Bebilderung haben wir besonderen Wert gelegt, da die Augenheilkunde von diesen Bildern „lebt" und über sie hoffentlich auch die Begeisterung zu wecken vermag, die die Autoren selbst „ihrem" Fach entgegenbringen.

Ich möchte an dieser Stelle meinem Lehrer Herrn Prof. Dr. G. O. H. Naumann, Erlangen, herzlich für seine Anregungen und die Diapositive aus der Sammlung der Universitäts-Augenklinik Erlangen danken. Weiterhin geht mein besonderer Dank an die Mitautoren Dr. Josef Amann, Dr. Oskar Gareis, Prof. Dr. Gabriele E. Lang, Doris Recker, Priv.-Doz. Dr. Christoph Spraul und Dr. Peter Wagner für die harmonische Zusammenarbeit und das große Engagement beim Verfassen des Buches. Für die Unterstützung beim Erstellen des Anhangs danke ich Herrn Dr. Eckhard Weingärtner.

Mein besonderer Dank gilt Herrn Dr. Jürgen Lüthje und Frau Sabine Bartl vom Thieme Verlag, deren Professionalität und stetige Unterstützung mit Rat und Tat uns immer wieder motiviert haben. Für die gelungenen graphischen Darstellungen möchte ich Herrn Markus Voll, Fürstenfeldbruck, nochmals meinen Dank ausdrücken.

Ulm, im September 1998　　　　　　　　　　　　　　　　Gerhard K. Lang

Autorenverzeichnis

Prof. Dr. med. Gerhard K. Lang
Direktor der Universitäts-Augenklinik
und Poliklinik Ulm
Prittwitzstraße 43
89070 Ulm

Dr. med. J. Amann
Wissenschaftlicher Assistent
der Universitäts-Augenklinik
und Poliklinik Ulm

Dr. med. O. Gareis
Oberarzt der Universitäts-Augenklinik
und Poliklinik Ulm

Prof. Dr. med. Gabriele E. Lang
Leiterin der Sektion Konservative Retinologie
und Laser-Chirurgie
der Universitäts-Augenklinik
und Poliklinik Ulm

Doris Recker
Orthoptistin an der Universitäts-Augenklinik
und Poliklinik Ulm

Priv.-Doz. Dr. med. C. W. Spraul
Oberarzt der Universitäts-Augenklinik
und Poliklinik Ulm

Dr. med. P. Wagner
Leitender Oberarzt der Universitäts-Augenklinik
und Poliklinik Ulm

Inhaltsverzeichnis

1 Ophthalmologische Untersuchung ··· 1

- 1.1 Geräte ··· 1
- 1.2 Anamnese ··· 3
- 1.3 Visusprüfung ··· 4
- 1.4 Motilitätsprüfung ··· 5
- 1.5 Prüfung der Augenstellung ··· 6
- 1.6 Untersuchung der Lider und Tränenwege ··· 7
- 1.7 Beurteilung der Bindehaut ··· 7
- 1.8 Untersuchung der Hornhaut (Kornea) ··· 10
- 1.9 Untersuchung der Vorderkammer ··· 11
- 1.10 Untersuchung der Linse ··· 12
- 1.11 Untersuchung des Augenhintergrundes (Ophthalmoskopie) ··· 13
- 1.12 Konfrontationstest (Untersuchung des Gesichtsfeldes) ··· 14
- 1.13 Prüfung des Augeninnendrucks ··· 15
- 1.14 Verabreichung von Augentropfen und Augensalbe, Anlegen eines Verbands ··· 16

2 Lider (Palpebrae) ··· 17

- 2.1 Grundkenntnisse ··· 17
- 2.2 Untersuchungsmethoden ··· 19
- 2.3 Fehlbildungen ··· 20
- 2.3.1 Lidkolobom ··· 20
- 2.3.2 Epikanthus ··· 21
- 2.3.3 Blepharophimose ··· 21
- 2.3.4 Ankyloblepharon ··· 22
- 2.4 Fehlstellungen ··· 22
- 2.4.1 Ptosis palpebrae ··· 22
- 2.4.2 Entropium ··· 26
- 2.4.3 Ektropium ··· 28
- 2.4.4 Trichiasis (schleifende Wimpern) ··· 30

2.4.5	Blepharospasmus (Lidkrampf) ··· *30*	
2.5	Erkrankungen von Lidhaut und Lidkante ··· *31*	
2.5.1	Allergische Lidhautentzündung (Kontaktekzem) ··· *31*	
2.5.2	Lidödem ··· *32*	
2.5.3	Blepharitis squamosa ··· *34*	
2.5.4	Herpes simplex der Lider ··· *35*	
2.5.5	Zoster ophthalmicus ··· *36*	
2.5.6	Lidabszeß ··· *37*	
2.5.7	Zeckenbefall (Ixodinae) der Lider ··· *38*	
2.5.8	Phthiriasis palpebrarum ··· *38*	
2.6	Erkrankungen der Liddrüsen ··· *39*	
2.6.1	Hordeolum (Gerstenkorn) ··· *39*	
2.6.2	Chalazion (Hagelkorn) ··· *40*	
2.7	Tumoren ··· *42*	
2.7.1	Benigne Tumoren ··· *42*	
2.7.1.1	Schweißdrüsenretentionszysten (Hidrozystome) ··· *42*	
2.7.1.2	Xanthelasma ··· *42*	
2.7.1.3	Molluscum contagiosum (Dellwarze) ··· *43*	
2.7.1.4	Cornu cutaneum (Hauthorn) ··· *43*	
2.7.1.5	Keratoakanthom ··· *44*	
2.7.1.6	Hämangiom ··· *45*	
2.7.1.7	Neurofibromatose (Morbus von Recklinghausen) ··· *46*	
2.7.2	Semimaligne und maligne Tumoren ··· *47*	
2.7.2.1	Basaliom ··· *47*	
2.7.2.2	Plattenepithelkarzinom ··· *49*	
7.2.3	Talgdrüsenkarzinom ··· *49*	

3 Tränenorgane ··· *51*

3.1	Grundkenntnisse ··· *51*	
3.2	Untersuchungsmethoden ··· *54*	
3.2.1	Untersuchung der Tränenbildung ··· *54*	
3.2.2	Untersuchung des Tränenabflusses ··· *55*	
3.3	Erkrankungen der ableitenden Tränenwege ··· *59*	
3.3.1	Dakryozystitis ··· *59*	
3.3.1.1	Dacryocystitis acuta (purulenta, phlegmonosa) ··· *59*	
3.3.1.2	Dacryocystitis chronica ··· *62*	
3.3.1.3	Dacryocystitis neonatorum ··· *62*	
3.3.2	Kanalikulitis ··· *63*	
3.3.3	Tumoren des Tränensackes ··· *63*	
3.4	Störungen der Tränenfunktion ··· *64*	
3.4.1	Keratoconjunctivitis sicca (trockenes Auge) ··· *64*	
3.4.2	Epiphora ··· *66*	

3.5	Erkrankungen der Tränendrüse ··· 66	
3.5.1	Dacryoadenitis acuta ··· 66	
3.5.2	Dacryoadenitis chronica ··· 67	
3.5.3	Tumoren der Tränendrüse ··· 68	

4 Bindehaut (Konjunktiva) ··· 69

4.1	Grundkenntnisse ··· 69
4.2	Untersuchungsmethoden ··· 70
4.3	Degenerationen und Altersveränderungen ··· 71
4.3.1	Lidspaltenfleck (Pinguecula) ··· 71
4.3.2	Flügelfell (Pterygium) ··· 72
4.3.3	Narbenpterygium ··· 74
4.3.4	Hyposphagma ··· 74
4.3.5	Kalkinfarkt ··· 75
4.3.6	Xerosis conjunctivae ··· 75
4.4	Konjunktivitis ··· 77
4.4.1	Allgemeines zu Ursachen, Symptomatik und Diagnostik der Konjunktivitis ··· 77
4.4.2	Infektiöse Konjunktivitis ··· 85
4.4.2.1	Bakterielle Konjunktivitis ··· 93
4.4.2.2	Chlamydienkonjunktivitis ··· 94
4.4.2.3	Viruskonjunktivitis ··· 96
4.4.2.4	Neugeborenenkonjunktivitis (Ophthalmia neonatorum) ··· 97
4.4.2.5	Konjunktivitis durch Parasiten und Pilze ··· 101
4.4.3	Nichtinfektiöse Konjunktivitis ··· 101
4.5	Tumoren ··· 107
4.5.1	Epibulbäres Dermoid ··· 107
4.5.2	Hämangiom ··· 107
4.5.3	Epitheliale Tumoren ··· 108
4.5.3.1	Bindehautzyste ··· 108
4.5.3.2	Papillom der Bindehaut ··· 110
4.5.3.3	Karzinome der Bindehaut ··· 110
4.5.4	Melanozytäre Tumoren ··· 110
4.5.4.1	Bindehautnävus ··· 111
4.5.4.2	Melanosis der Bindehaut (Melanosis conjunctivae) ··· 115
4.5.4.3	Kongenitale Melanose (angeborene okuläre Melanose) ··· 116
4.5.5	Bindehautlymphom ··· 116
4.5.6	Kaposi-Sarkom ··· 117
4.6	Bindehauteinlagerungen ··· 118

5 Hornhaut (Kornea) ··· 119

5.1	Grundkenntnisse ··· 119	
5.2	Untersuchungsmethoden ··· 122	
5.2.1	Spaltlampenuntersuchung ··· 122	
5.2.2	Anfärben der Hornhaut ··· 123	
5.2.3	Hornhauttopographie ··· 123	
5.2.4	Feststellen der Hornhautsensibilität ··· 123	
5.2.5	Messen der Hornhautendothelzelldichte ··· 126	
5.2.6	Messen des Hornhautdurchmessers ··· 126	
5.2.7	Hornhautdickenmessung (Hornhautpachymetrie) ··· 127	
5.2.8	Konfokale Hornhautmikroskopie ··· 127	
5.3	Fehlbildungen ··· 128	
5.3.1	Wölbungsanomalien ··· 128	
5.3.1.1	Keratokonus (Hornhautkegel) ··· 128	
5.3.1.2	Keratoglobus und Cornea plana ··· 129	
5.3.2	Größenanomalien der Hornhaut (Mikro- und Megalokornea) ··· 130	
5.4	Infektiöse Keratitis ··· 130	
5.4.1	Schutzmechanismen der Hornhaut ··· 130	
5.4.2	Begünstigende Faktoren, Auslöser und Pathogenese von Hornhautinfektionen ··· 130	
5.4.3	Allgemeines zur Diagnostik von infektiösen Keratitiden ··· 132	
5.4.4	Bakterielle Keratitis ··· 132	
5.4.5	Virale Keratitiden ··· 135	
5.4.5.1	Herpes-simplex-Virus-Keratitis ··· 135	
5.4.5.2	Varizella-Zoster-Keratitis ··· 137	
5.4.6	Mykotische Keratitis (Pilzkeratitis) ··· 137	
5.4.7	Akanthamöbenkeratitis ··· 139	
5.5	Nicht infektiöse Keratitis, Keratopathien ··· 141	
5.5.1	Keratitis punctata superficialis ··· 141	
	Keratoconjunctivitis sicca ··· 143	
5.5.2	Keratitis e lagophthalmo ··· 143	
5.5.3	Keratitis neuroparalytica ··· 144	
	Erosio und rezidivierende Hornhauterosio ··· 145	
5.5.4	Kontaktlinsentrageprobleme ··· 145	
5.5.5	Bullöse Keratopathie (Endothel-Epithel-Dekompensation) ··· 146	
5.6	Hornhautablagerungen, -degenerationen und -dystrophien ··· 148	
5.6.1	Hornhautablagerungen ··· 148	
5.6.1.1	Arcus senilis (Greisenbogen) ··· 148	
5.6.1.2	Cornea verticillata ··· 149	

5.6.1.3	Argyrose und Chrysiasis · · · *149*	
5.6.1.4	Eisenlinien · · · *149*	
5.6.1.5	Kaiser-Fleischer-Ring · · · *150*	
5.6.2	Hornhautdegenerationen · · · *150*	
5.6.2.1	Hornhautbanddegeneration (bandförmige Keratopathie) · · · *150*	
5.6.2.2	Degenerative Verdünnung der peripheren Hornhaut (Randfurchenkeratitis) · · · *150*	
5.6.3	Hornhautdystrophien · · · *151*	
5.7	Operationen an der Hornhaut · · · *154*	
5.7.1	Kurative Hornhauteingriffe · · · *154*	
5.7.1.1	Perforierende Keratoplastik (PKP) · · · *154*	
5.7.1.2	Lamelläre Keratoplastik (LKP) · · · *156*	
5.7.1.3	Phototherapeutische Keratektomie (PTK) · · · *157*	
5.7.2	Refraktive Hornhauteingriffe · · · *158*	
5.7.2.1	Photorefraktive Keratektomie (PRK) · · · *158*	
5.7.2.2	Radiale Keratotomie (RK) · · · *159*	
5.7.2.3	Astigmatische Keratotomie (AK) · · · *159*	
5.7.2.4	Hyperopiekorrektur (Holmium-Laser-Koagulation) · · · *160*	
5.7.2.5	Epikeratoplastik (Epikeratophakie) · · · *160*	
5.7.2.6	Laser-insitu-keratomileusis (LASIK) · · · *160*	
6	**Lederhaut (Sklera)** · · · *161*	
6.1	Grundkenntnisse · · · *161*	
6.2	Untersuchungsmethoden · · · *161*	
6.2	Farbveränderungen · · · *161*	
6.3	Staphylome und Ektasien · · · *162*	
6.4	Verletzungen · · · *162*	
6.5	Entzündungen · · · *162*	
6.5.1	Episkleritis · · · *164*	
6.5.2	Skleritis · · · *165*	
7	**Linse (Lens cristallina)** · · · *169*	
7.1	Grundkenntnisse · · · *169*	
7.2	Untersuchungsmethoden · · · *172*	
7.3	Fehlbildungen, Anomalien der Linsenform · · · *173*	
7.4	Trübungen der Linse (Katarakte) · · · *174*	
7.4.1	Erworbene Katarakte · · · *177*	
7.4.1.1	Cataracta senilis (Altersstar) · · · *177*	
7.4.2	Katarakt bei Allgemeinerkrankungen · · · *182*

7.4.3	Katarakt bei Augenerkrankungen (Cataracta complicata) ··· *184*	
7.4.4	Katarakt nach intraokularen Eingriffen ··· *186*	
7.4.5	Katarakt bei Verletzungen (Cataracta traumatica) ··· *186*	
7.4.6	Medikamentös bedingte Katarakte ··· *187*	
7.4.7	Kongenitale Katarakte (bei Geburt vorhanden) ··· *187*	
7.4.7.1	Vererbte kongenitale Katarakte ··· *188*	
7.4.7.2	Katarakte infolge frühembryonaler (transplazentarer) Schädigung ··· *189*	
7.4.8	Therapie der Katarakte ··· *190*	
7.4.8.1	Medikamentöse Therapie ··· *190*	
7.4.8.2	Operative Therapie ··· *190*	
7.4.8.3	Nachstar (Cataracta secundaria) ··· *196*	
7.4.8.4	Besonderheiten bei der Operation kindlicher Katarakte ··· *197*	
7.5	Lageveränderungen der Linse (Luxatio und Subluxatio lentis) ··· *200*	

8 Gefäßhaut (Tunica vasculosa bulbi) ··· *203*

8.1	Grundkenntnisse ··· *203*	
8.1.1	Regenbogenhaut (Iris) ··· *203*	
8.1.2	Ziliarkörper (Corpus ciliare) ··· *205*	
8.1.3	Aderhaut (Choroidea) ··· *205*	
8.2	Untersuchungsmethoden ··· *205*	
8.3	Fehlbildungen ··· *206*	
8.3.1	Aniridie ··· *206*	
8.3.2	Kolobome ··· *207*	
8.4	Farbanomalien ··· *210*	
8.4.1	Störungen der Pigmententwicklung, Heterochromie ··· *210*	
8.4.2	Albinismus ··· *210*	
8.5	Entzündungen ··· *211*	
8.5.1	Akute Iritis und Iridozyklitis ··· *212*	
8.5.2	Chronische Iritis und Iridozyklitis ··· *216*	
8.5.3	Choroiditis ··· *217*	
8.5.4	Sympathische Ophthalmie (Ophthalmia sympathica) ··· *218*	
8.6	Gefäßneubildungen auf der Iris: Rubeosis iridis ··· *219*	
8.7	Tumoren ··· *220*	
8.7.1	Maligne Tumoren (malignes Uveamelanom) ··· *220*	
8.7.2	Gutartige Uveatumoren ··· *221*	

9 Pupille (Pupilla) ··· 223

- 9.1 Grundkenntnisse ··· 223
- 9.2 Untersuchungsmethoden ··· 225
- 9.2.1 Prüfung der Lichtreaktion ··· 225
- 9.2.2 Prüfung der Naheinstellungsreaktion ··· 228
- 9.3 Medikamentöse Beeinflussung der Pupille ··· 228
- 9.4 Störungen der Pupillomotorik ··· 230
- 9.4.1 Isokorie bei normaler Pupillenweite ··· 231
- 9.4.2 Anisokorie mit erweiterter Pupille am betroffenen Auge ··· 232
- 9.4.3 Anisokorie mit enger Pupille am betroffenen Auge ··· 234
- 9.4.4 Isokorie bei enger Pupille ··· 235
- 9.3.5 Isokorie bei weiter Pupille ··· 236

10 Glaukom ··· 237

- 10.1 Grundkenntnisse ··· 237
- 10.2 Untersuchungsmethoden ··· 242
- 10.2.1 Schräge Beleuchtung der Vorderkammer ··· 242
- 10.2.2 Spaltlampenuntersuchung ··· 242
- 10.2.3 Gonioskopie ··· 242
- 10.2.4 Messung des intraokularen Druckes ··· 244
- 10.2.5 Ophthalmoskopie der Papille ··· 248
- 10.2.6 Gesichtsfelduntersuchung ··· 250
- 10.2.7 Untersuchung der retinalen Nervenfaserschicht ··· 254
- 10.3 Primäre Glaukome ··· 255
- 10.3.1 Primär chronisches Offenwinkelglaukom (PCOG) ··· 255
- 10.3.2 Primäres akutes Winkelblockglaukom ··· 269
- 10.4 Sekundäre Glaukome ··· 275
- 10.4.1 Sekundäre Offenwinkelglaukome ··· 275
- 10.4.2 Sekundäre Winkelblockglaukome ··· 276
- 10.5 Kongenitale und infantile Glaukome ··· 277

11 Glaskörper (Corpus vitreum) ··· 283

- 11.1 Grundkenntnisse ··· 283
- 11.2 Untersuchungsmethoden ··· 285
- 11.3 Altersveränderungen ··· 286
- 11.3.1 Glaskörperverflüssigung (Synersis) ··· 286
- 11.3.2 Glaskörperabhebung ··· 286
- 11.4 Pathologische Glaskörperveränderungen ··· 289

11.4.1	Inkomplette Rückbildung von embryonalem Mesenchym (Entwicklungsstörungen) ··· 289	
11.4.1.1	Mittendorf-Fleck ··· 289	
11.4.1.2	Bergmeister-Papille ··· 289	
11.4.1.3	Persistenz der Arteria hyaloidea ··· 289	
11.4.1.4	Persistierender hyperplastischer primärer Glaskörper (PHPV) ··· 289	
11.4.2	Pathologische Glaskörpertrübungen ··· 291	
11.4.2.1	Asteroide Hyalose ··· 291	
11.4.2.2	Synchisis scintillans ··· 292	
11.4.2.3	Amyloidhyalose ··· 292	
11.4.3	Glaskörpereinblutung ··· 292	
11.4.4	Glaskörperentzündung (Vitritis) und Endophthalmitis ··· 295	
11.4.5	Vitreoretinale Dystrophien ··· 298	
11.4.5.1	Juvenile Retinoschisis ··· 298	
11.4.5.2	Morbus Wagner ··· 298	
11.5	Die Rolle des Glaskörpers bei verschieden okulären Veränderungen sowie bei der Kataraktoperation ··· 298	
11.5.1	Netzhautablösung ··· 298	
11.5.2	Retinale Gefäßproliferationen ··· 299	
11.5.3	Kataraktoperation ··· 299	
11.6	Operative Therapie: Vitrektomie ··· 299	

12 Netzhaut (Retina) ··· 305

12.1	Grundkenntnisse ··· 305	
12.2	Untersuchungsmethoden ··· 310	
	Prüfung der Sehschärfe ··· 310	
12.2.1	Untersuchung des Augenhintergrundes ··· 310	
12.2.2	Allgemeines zu physiologischen und pathologischen Fundusbefunden ··· 315	
12.2.3	Farbsinnprüfung ··· 317	
12.2.4	Elektrophysiologische Untersuchungsmethoden ··· 319	
12.3	Gefäßerkrankungen ··· 321	
12.3.1	Diabetische Retinopathie (Retinopathia diabetica) ··· 321	
12.3.2	Retinale Venenverschlüsse ··· 325	
12.3.3	Retinale Arterienverschlüsse ··· 327	
12.3.4	Fundus hypertonicus und arteriosleroticus ··· 330	
12.3.5	Morbus Coats ··· 332	
12.3.6	Frühgeborenenretinopathie (Retinopathia praematurorum) ··· 333	
12.4	Degenerative Netzhauterkrankungen ··· 335	
12.4.1	Netzhautablösung (Amotio retinae, Ablatio retinae) ··· 335	

12.4.2	Altersabhängige Retinoschisis	··· *340*
12.4.3	Periphere Netzhautdegenerationen	··· *341*
12.4.4	Chorioretinopathia centralis serosa	··· *342*
12.4.5	Altersbedingte Makuladegeneration	··· *344*
12.4.6	Myopischer Fundus (Fundus myopicus)	··· *346*
12.5	Dystrophische Netzhauterkrankungen	··· *347*
12.5.1	Makuladystrophien	··· *347*
12.5.1.1	Morbus Stargardt	··· *347*
12.5.1.2	Morbus Best (vitelliforme Makuladystrophie)	··· *349*
12.5.2	Retinopathia pigmentosa	··· *350*
12.6	Medikamentös bedingte Retinopathie	··· *353*
12.7	Entzündliche Netzhauterkrankungen	··· *354*
12.7.1	Retinale Vaskulitis	··· *354*
12.7.2	Retinochoroiditis toxoplasmotica	··· *356*
12.7.3	AIDS-bedingte Netzhautveränderungen	··· *357*
12.7.4	Virusretinitis	··· *358*
12.7.5	Netzhautentzündung infolge einer Borreliose	··· *359*
12.7.6	Parasitär bedingte Netzhautentzündungen	··· *360*
12.8	Tumoren und Hamartome der Netzhaut	··· *361*
12.8.1	Retinoblastom	··· *361*
12.8.2	Astrozytom	··· *363*
12.8.3	Hämangiome	··· *364*

13 Sehnerv (N. opticus) ··· *367*

13.1	Grundkenntnisse	··· *367*
13.1.1	Intrabulbärer Teil des Sehnervs: Die Papille	··· *368*
13.1.2	Intraorbitaler und intrakranieller Teil des Sehnervs	··· *369*
13.2	Untersuchungsmethoden	··· *370*
13.3	Randunscharfe Papillenveränderungen	··· *371*
13.3.1	Angeborene randunscharfe Papillenveränderungen	··· *371*
13.3.1.1	Schräger Sehnerveneintritt	··· *371*
13.3.1.2	Gekippte Sehnervenscheibe	··· *372*
13.3.1.3	Pseudostauungspapille (Pseudoneuritis hyperopica)	··· *373*
13.3.1.4	Markhaltige Nervenfasern (Fibrae medullares)	··· *373*
13.3.1.5	Bergmeister-Papille (Membrana epipapillaris; Reste der A. hyaloidea)	··· *374*
13.3.1.6	Drusenpapille	··· *375*
13.3.2	Erworbene randunscharfe Papillenveränderungen: Papillenödeme	··· *376*
13.3.2.1	Stauungspapille (STP)	··· *376*
13.3.2.2	Neuritis nervi optici (Sehnervenentzündung)	··· *380*
13.3.2.3	Anteriore ischämische Optikoneuropathie (AION)	··· *382*

13.3.2.4 Infiltratives Papillenödem ··· 387
13.4 Randscharfe Papillenveränderungen ··· 388
13.4.1 Optikusatrophie (Sehnervenschwund) ··· 388
13.4.2 Grubenpapille ··· 392
13.4.3 Kolobom der Papille (Handmann-Anomalie, Morning-glory-Papille) ··· 392
13.5 Tumoren ··· 393
13.5.1 Intraokulare Sehnerventumoren ··· 393
13.5.2 Retrobulbäre Sehnerventumoren ··· 395

14 Sehbahn ··· 397

14.1 Grundkenntnisse ··· 397
14.2 Untersuchungsmethoden ··· 399
14.3 Erkrankungen der Sehbahn ··· 402
14.3.1 Prächiasmale Läsionen ··· 402
14.3.2 Chiasmale Läsionen ··· 402
14.3.3 Retrochiasmale Läsionen ··· 408

15 Augenhöhle (Orbita) ··· 411

15.1 Grundkenntnisse ··· 411
15.2 Untersuchungsmethoden ··· 413
15.3 Fehlbildungen ··· 417
15.3.1 Kraniofaziale Dysplasien ··· 417
15.3.1.1 Kraniostenosen ··· 417
15.3.2 Mandibulofaziale Dysplasien ··· 418
15.3.2.1 Dysplasia oculoauriculovertebralis ··· 418
15.3.2.2 Dysostosis mandibulofacialis ··· 418
15.3.2.3 Okulomandibuläre Dysostose ··· 418
15.3.2.4 Rubinstein-Taybi-Syndrom ··· 418
15.3.3 Meningoenzephalozele ··· 419
15.3.4 Osteopathien ··· 419
15.4 Orbitabeteiligung bei Autoimmunerkrankung: Endokrine Orbitopathie ··· 419
15.5 Entzündliche Veränderungen ··· 422
15.5.1 Orbitaphlegmone ··· 422
15.5.2 Sinus-cavernosus-Thrombose ··· 424
15.5.3 Pseudotumor orbitae ··· 424
15.5.4 Myositis ··· 425
15.5.5 Periostitis orbitae ··· 426
15.5.6 Mukozele ··· 426

15.5.7	Mykosen (Mukormykose, Aspergillus-Mykose) ··· 426	
15.6	Vaskuläre Veränderungen ··· 426	
15.6.1	Pulsierender Exophthalmus ··· 426	
15.6.2	Intermittierender Exophthalmus ··· 428	
15.6.3	Orbitahämatom (orbitale Blutung unterschiedlichster Genese) ··· 428	
15.7	Tumore ··· 428	
15.7.1	Orbitatumore ··· 428	
15.7.1.1	Hämangiom ··· 429	
15.7.1.2	(Epi)dermoidzyste ··· 429	
15.7.1.3	Neurinom/Neurofibrom ··· 429	
15.7.1.4	Meningeom ··· 429	
15.7.1.5	Langerhans-Zell-Histiozytose ··· 430	
15.7.1.6	Leukämische Infiltrate ··· 430	
15.7.1.7	Lymphome ··· 430	
15.7.1.8	Rhabdomyosarkom ··· 430	
15.7.2	Metastasen und fortgeleitete Tumore ··· 431	
15.7.3	Sehnervgliome ··· 431	
	Verletzungen ··· 431	
15.8	Orbitachirurgie ··· 431	

16 Optik und Refraktionsfehler ··· 433

16.1	Grundkenntnisse ··· 433	
16.1.1	Sehleistung und Sehschärfe ··· 433	
16.1.2	Refraktion: Emmetropie und Ametropie ··· 433	
16.1.3	Akkommodation (Naheinstellungsvermögen) ··· 436	
16.1.4	Adaptation an unterschiedliche Lichtintensitäten ··· 438	
16.2	Untersuchungsmethoden ··· 440	
16.2.1	Refraktionsbestimmung ··· 440	
16.2.2	Prüfung der potentiellen Auflösungskapazität der Netzhaut bei getrübten optischen Medien ··· 442	
16.3	Refraktionsanomalien ··· 442	
16.3.1	Myopie (Kurzsichtigkeit) ··· 442	
16.3.2	Hyperopie (Weitsichtigkeit) ··· 447	
16.3.3	Astigmatismus (Stabsichtigkeit) ··· 451	
16.3.4	Anisometropie (Ungleichsichtigkeit) ··· 454	
16.4	Akkommodationsstörungen ··· 456	
16.4.1	Akkommodationsspasmus ··· 456	
16.4.2	Akkommodationslähmung ··· 457	
16.5	Korrektur von Refraktionsfehlern ··· 458	
16.5.1	Brillengläser ··· 458	
16.5.2	Kontaktlinsen ··· 462	

XX Inhaltsverzeichnis

16.5.2.1 Vorteile und Eigenschaften von Kontaktlinsen ··· *462*
16.5 Prismen ··· *466*
16.5.4 Vergrößernde Sehhilfen ··· *466*
16.5.5 Abbildungsfehler von Augenlinsen und Brillengläser ··· *467*

17 Bulbusmotilität und Schielen ··· *471*

17.1 Grundkenntnisse ··· *472*
17.2 Begleitschielen (Strabismus concomitans; manifestes Schielen) ··· *477*
17.2.1 Formen des Begleitschielens ··· *479*
17.2.1.1 Einwärtsschielen (Esotropie, Strabismus convergens) ··· *480*
17.2.1.2 Störungen im Verhältnis von Akkommodation und Konvergenz ··· *482*
17.2.1.3 Auswärtsschielen (Strabismus divergens, Exotropie) ··· *483*
17.2.1.4 Höhenschielen (Hyper- und Hypotropie) ··· *485*
17.2.2 Diagnostik des Begleitschielens ··· *485*
17.2.2.1 Prüfung der Augenstellung mit der Taschenlampe ··· *485*
17.2.2.2 Diagnose einer Schielamblyopie bei Säuglingen und Kleinkindern (Preferential-looking-Test) ··· *485*
17.2.2.3 Diagnose von ein- und wechselseitigem Schielen (einseitiger Abdecktest) ··· *486*
17.2.2.4 Ausmessen des Schielwinkels ··· *487*
17.2.2.5 Bestimmen der Fixationsart ··· *488*
17.2.2.6 Prüfung des Binokularsehens ··· *490*
17.2.3 Therapie des Begleitschielens ··· *490*
17.2.3.1 Brillenverordnung ··· *491*
17.2.3.2 Therapie bzw. Vermeiden einer Schielamblyopie ··· *491*
17.2.3.3 Operation ··· *492*
17.3 Latentes Schielen (Heterophorie) ··· *493*
17.4 Scheinbares Schielen (Pseudostrabismus) ··· *494*
17.5 Augenmuskellähmungen (Ophthalmoplegie) und Lähmungsschielen (Strabismus paralyticus) ··· *495*
17.6 Nystagmus (Augenzittern) ··· *508*

18 Unfallophthalmologie ··· *511*

18.1 Untersuchungsmethoden ··· *511*
18.2 Einteilung der Augenverletzungen nach dem Verletzungsmechanismus ··· *512*
18.3 Mechanisch bedingte Verletzungen ··· *512*
18.3.1 Lidverletzung ··· *512*
18.3.2 Verletzungen der Tränenorgane ··· *513*

18.3.3	Bindehautverletzung ··· 513	
18.3.4	Fremdkörper auf Binde- und Hornhaut ··· 517	
18.3.5	Erosio corneae (Epitheldefekt der Hornhaut) ··· 519	
18.3.6	Stumpfes Bulbustrauma ··· 520	
18.3.7	Orbitabodenfraktur ··· 521	
18.3.8	Verletzung mit Bulbusöffnung ··· 528	
18.3.9	Pfählungsverletzung der Orbita ··· 531	
18.4	Chemisch bedingte Verletzungen: Verätzungen ··· 532	
18.5	Physikalisch bedingte Verletzungen ··· 537	
18.5.1	Verblitzung ··· 537	
18.5.2	Verbrennungen ··· 538	
18.5.3	Strahlungsverletzungen (ionisierende Strahlen) ··· 539	
18.6	Indirektes okuläres Trauma: Angiopathia retinae traumatica (Purtscher) ··· 540	

19 Sehbehinderung und Begutachtung ··· 541

19.1	Sehbehinderung ··· 541	
19.1.1	Ursachen ··· 541	
19.1.2	Funktionseinschränkungen ··· 542	
19.1.3	Rehabilitationsmöglichkeiten ··· 543	
19.1.4	Möglichkeiten in Ausbildung und Beruf ··· 543	
19.2	Begutachtung ··· 544	
19.2.1	Allgemeines ··· 544	
19.2.2	Untersuchungsmethoden ··· 545	
19.2.3	Ophthalmologische Begutachtung in verschiedenen Rechtsgebieten ··· 545	
19.2.3.1	Begutachtung im Rahmen der gesetzlichen Unfallversicherung (GUV) ··· 545	
19.2.3.2	Begutachtung im Rahmen von Sozialem Entschädigungsrecht (SozEr) und Schwerbehindertengesetz (SchwbG) ··· 546	
19.2.3.3	Begutachtung im Rahmen der privaten Unfallversicherung (PUV) ··· 548	
19.2.3.4	Begutachtung im Rahmen der Haftpflichtversicherung ··· 549	
19.2.3.5	Eignungsbegutachtung ··· 550	

20 Leitsymptome ··· 553

Weiterführende Literatur (Auswahl) ··· 590

Sachverzeichnis ··· 591

1 Ophthalmologische Untersuchung

Gabriele E. Lang und Gerhard K. Lang

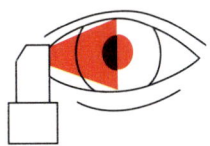

1.1 Geräte

→ *engl.:* equipment

Als **Basisausrüstung** für eine Augenuntersuchung sind erforderlich:
* *elektrischer Augenspiegel* zur Fundusuntersuchung (◉ 1.1),
* *Visitenlampe* (◉ 1.1) zur Prüfung der Pupillenreaktion und der vorderen Augenabschnitte,
* *Lupe* (◉ 1.1) zur Untersuchung der vorderen Augenabschnitte,
* *Leseprobentafel* für die Prüfung der Sehschärfe in 5 Meter Abstand (◉ 1.2),

Basisdiagnosegeräte für Fundus, Pupille, vordere Augenabschnitte

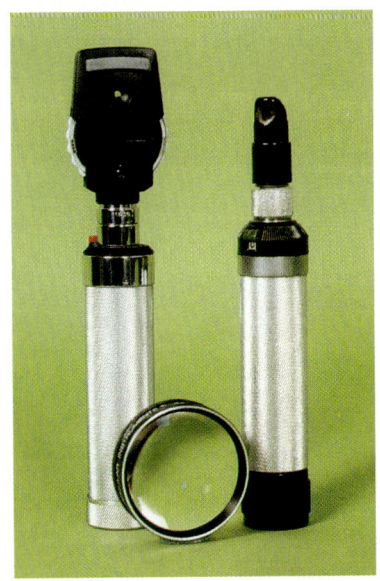

◉ 1.1 Von links nach rechts: elektrischer Augenspiegel, Lupe und Visitenlampe.

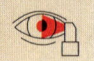

2 1 Ophthalmologische Untersuchung

Leseprobentafeln für die Sehschärfenprüfung in 5 Meter Abstand

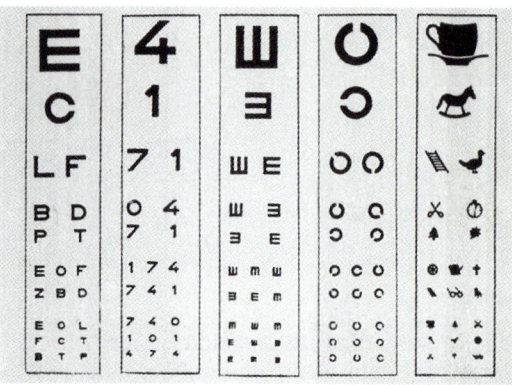

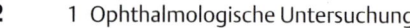 1.2 Von links nach rechts: Buchstaben, Zahlen, Pflüger-Haken, Landolt-Ringe und Kinderbilder.

- *Lupenbrille* zur Entfernung von Bindehaut- und Hornhautfremdkörpern,
- *Lidhalter nach Desmarres* und *Glasspatel oder Wattestäbchen* zum Ektropionieren (◉ 1.3) und
- *Hohlmeißel* mit Fremdkörpernadel zum Entfernen von oberflächlichen Hornhautfremdkörpern (◉ 1.3).

Empfohlene Medikamente:
- *Lokalanästhetikum* (z. B. Novesine 0,4%-Augentropfen) zur Tropfanästhesie für Bindehaut- und Hornhautfremdkörperentfernung und zur Oberflächenanästhesie vor Ausspülen des Bindehautsackes bei Verätzungen,
- *Pufferlösung im Spülbeutel* zur Erstbehandlung bei Verätzungen,
- *antibiotische Augentropfen* für die erste Hilfe bei Verletzungen, *sterile Augenkompressen* und ein 1 cm breites *Heftpflaster* für Augenverbände.

> ❗ Nach einer notfallmäßigen Versorgung von Augenverletzungen sollte der Augenarzt hinzugezogen werden.

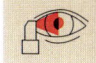

Basisausrüstung zum Entfernen von Hornhautfremdkörpern und Ektropionieren

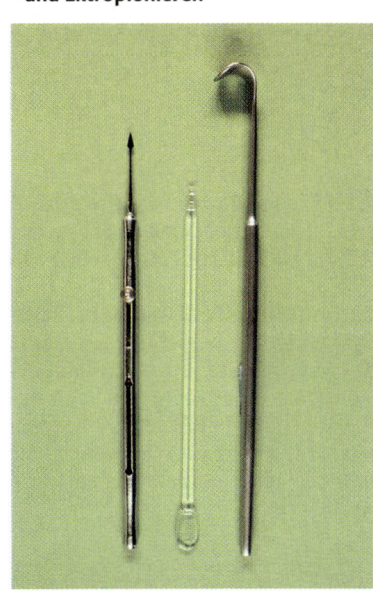

👁 **19.3** Von links nach rechts: Fremdkörpernadel, Glasspatel und Desmarres-Lidhalter.

1.2 Anamnese

→ *engl.:* history

Die Anamnese gliedert sich in 4 Fragenkomplexe:
1. **Familienanamnese.** Zahlreiche Erkrankungen der Augen treten familiär gehäuft oder erblich auf, wie Refraktionsanomalien, Schielen (Strabismus), grauer Star (Katarakt), grüner Star (Glaukom), Netzhautablösung (Amotio retinae) oder Netzhautdystrophien.
2. **Eigenanamnese.** Mögliche Zusammenhänge von Augenveränderungen mit Allgemeinerkrankungen müssen abgeklärt werden wie Diabetes mellitus, Hypertonus, Infektionskrankheiten, rheumatische Erkrankungen, dermatologische Erkrankungen oder Operationen. Augenerkrankungen (z.B. Cortisonglaukom, Cortisonkatarakt, Resochinmakulopathie) können auch als Folge von Medikamenteneinnahme auftreten, z.B. nach der Einnahme von Cortison, Resochin, Amiodaron, Myambutol oder Chlorpromazin (s. Tab. → Anhang).
3. **Augenanamnese.** Wichtige Informationen sind: Tragen von Brillen, liegt Schielen oder Schwachsichtigkeit (Amblyopie) vor, Zustand nach Verletzungen, Operationen oder Entzündungen der Augen.

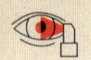

4. Jetzige Anamnese. Wegen welcher Beschwerden stellt sich der Patient vor: Sehstörungen, Schmerzen, rotes Auge, Doppelbildwahrnehmung, Zeitpunkt des Auftretens dieser Beschwerden, Verletzungen, begleitende Allgemeinsymptome?

1.3 Visusprüfung

→ *engl.:* visual acuity

Fern- und Nahvisus (Sehschärfe) werden bei jedem Auge einzeln geprüft. Ein Auge wird mit einem Papier oder mit dem Handteller ohne Druck verdeckt (nicht mit den Fingern, weil man durch die Lücken der Finger sehen kann, ◨ 1.4); Brillenträger lesen mit Brille.

Der **Allgemeinarzt oder Student** kann eine **behelfsmäßige Sehschärfenprüfung** vornehmen. Dazu bietet er dem Patienten bestimmte Sehzeichen, sog. Optotypen (→ ◨ 1.2) zunächst in 5 Meter Entfernung an (*Prüfung des Fernvisus*). Diese Sehzeichen sind so konstruiert, daß Optotypen von einer bestimmten Größe in einer bestimmten Entfernung (= Sollentfernung: neben dem jeweiligen Sehzeichen in m vermerkt) von einem normalsichtigen Auge gerade noch aufgelöst werden können. Die Sehprobentafeln müssen für die

Visusprüfung

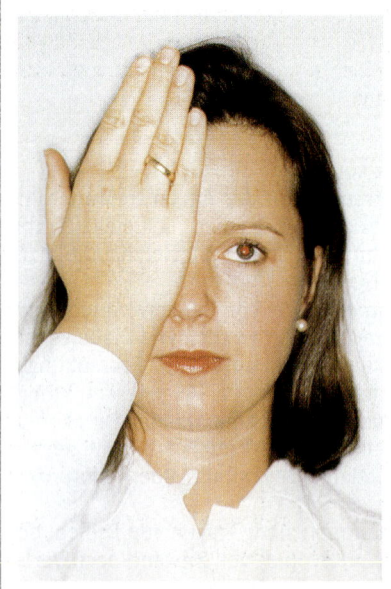

◨ **1.4** Ein Auge wird ohne Druck mit dem Handteller verdeckt, damit der Fern- und Nahvisus des jeweils anderen Auges einzeln geprüft werden kann.

1.4 Motilitätsprüfung und Pupillenreaktion

Untersuchung sauber und gut beleuchtet sein. Die ermittelte Sehschärfe wird in einem Bruch ausgedrückt:

$$\frac{\text{Istentfernung}}{\text{Sollentfernung}} = \text{Visus}$$

Der **normale Visus** beträgt $5/5$, in Dezimalen 1,0 (Istentfernung = Sollentfernung).

Beispiel für herabgesetzten Visus (→ 1.2). Ein Patient sieht aus einer Entfernung von 5 m (Istentfernung) auf der linken Visustafel nur die 4 und keine kleineren Sehzeichen. Ein Normalsichtiger würde die 4 auch noch aus einem Abstand von 50 m erkennen können (Sollentfernung). Der Patient hat demzufolge einen Visus von $5/50 = 0{,}1$.

Der **Augenarzt** prüft die Sehschärfe nach Festlegung der objektiven Brechkraft (= Refraktion) mit einem in die Untersuchungseinheit integrierten Brillensystem (Phoropter) oder Gläserkasten und einem Sehzeichenprojektor (projiziert die Sehzeichen in einem fest definierten Abstand vor das Auge). Der Visus ist bei konstanter Istentfernung bereits umgerechnet und neben der Visuszeile in Dezimalen angegeben. Bei *Weitsichtigkeit* (Hyperopie, Hypermetropie) werden *Plusgläser* (Konvexgläser), bei *Kurzsichtigkeit* (Myopie) *Minusgläser* (Konkavgläser) und bei *Stabsichtigkeit* (Astigmatismus) *Zylindergläser* vorgesetzt.

Erkennt der Untersuchte die Zeichen der Leseprobentafel in 5 m Abstand nicht, so werden sie ihm in 1 m Entfernung angeboten (hierbei verwendet auch der Augenarzt Sehprobentafeln). Bei noch schlechterer Sehschärfe prüft man Fingerzählen, die Richtung der Handbewegungen und Wahrnehmung der Lichtprojektion einer Taschenlampe.

1.4 Motilitätsprüfung

→ *engl.:* motility

Bei ruhig gehaltenem Kopf läßt man den Untersuchten in die **9 Hauptblickrichtungen** schauen (1. geradeaus, 2. rechts, 3. rechts oben, 4. oben, 5. links oben, 6. links, 7. links unten, 8. unten, 9. rechts unten) (1.5). So kann man Schielstellungen, Augenmuskellähmungen und auch Blickparesen diagnostizieren.

Bei der Untersuchung von Lähmungen eines der 6 äußeren Augenmuskeln genügt die Prüfung der **6 diagnostischen Blickrichtungen** (rechts, rechts oben und rechts unten, links, links oben und links unten), da so die Bewegungseinschränkung des Auges durch Lähmung eines Augenmuskels am deutlichsten zu sehen ist. Beim Blick nach rechts oder links sind nur je ein gerader Augenmuskel beteiligt (M. rectus externus oder internus). Bei allen anderen Blickrichtungen sind mehrere Muskeln beteiligt.

Prüfung der 9 Hauptblickrichtungen

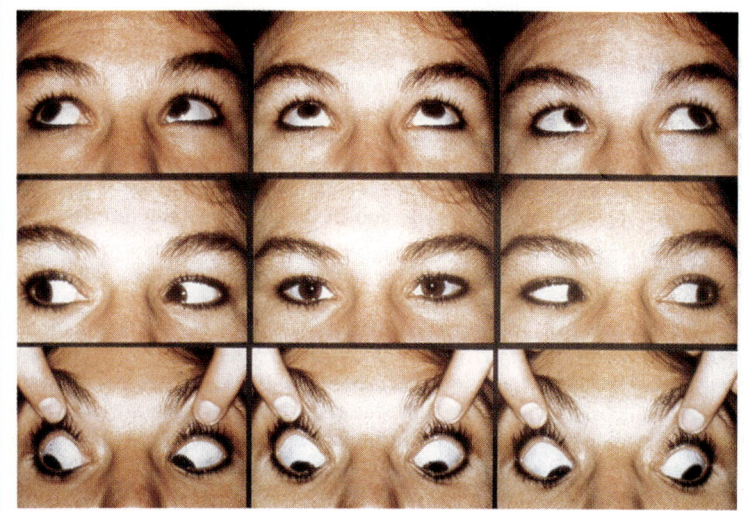

◉ 1.5 Mit dieser Untersuchung lassen sich Schielstellungen, Augenmuskellähmungen und Blickparesen diagnostizieren.

1.5 Prüfung der Augenstellung

→ *engl.:* position of the eyes

Die Stellung der Augen prüft man mit dem **Abdecktest**. Dazu hält man eine Taschenlampe dicht unterhalb der eigenen Augen und beobachtet die *Lichtreflexe auf den Hornhäuten* des Untersuchten bei Fixation in der Nähe (40 cm) und in der Ferne (5 m). Die *Lichtreflexe* liegen *normalerweise zentral*. Findet sich der Hornhautreflex an einem Auge nicht zentral, so liegt ein Schielen vor. Anschließend verdeckt man ein Auge des Untersuchten mit der Hand oder einem Okkluder (◉ 1.6) und prüft, ob das *nicht verdeckte Auge* eine *Einstellbewegung* macht. Erfolgt eine Einstellbewegung, so liegt ein Schielen vor. Die Einstellbewegung bleibt allerdings aus, wenn das Auge blind ist. Der Abdecktest wird dann am anderen Auge vorgenommen.

Liegt bei einem *Säugling* ein Schielen mit hochgradiger Schwachsichtigkeit vor, so wird er sich gegen das Abdecken des guten Auges wehren.

Prüfung der Augenstellung in Primärposition

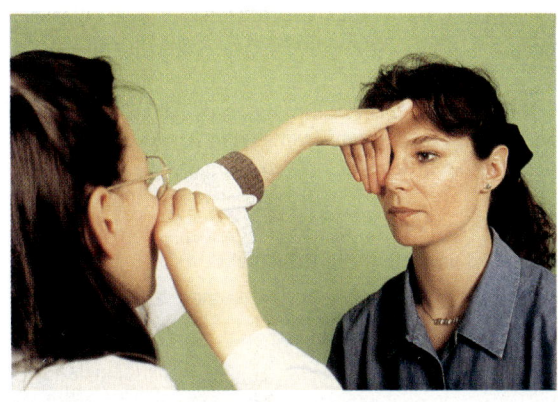

◉ **1.6** Die Untersucherin verdeckt ein Auge der Patientin mit der Hand, um festzustellen, ob das nicht verdeckte Auge eine Einstellbewegung macht. Ist dies der Fall, liegt Schielen vor.

1.6 Untersuchung der Lider und Tränenwege

→ *engl.:* examination of lids and nasolacrimal duct

Das *Oberlid* bedeckt den oberen Hornhautrand. Über der *unteren Lidkante* kann die Sklera einige Millimeter sichtbar sein. Die *Lider* liegen dem Bulbus an.

Bei Tränenwegstenosen steht ein *„Tränensee" im nasalen Lidwinkel* und es liegt ein *Tränenträufeln* (Epiphora) vor; bei einer Tränensackentzündung kann sich bei Druck auf den Tränensack *Sekret oder Eiter aus dem unteren Tränenpünktchen* entleeren. Die **Durchgängigkeit der Tränenwege** prüft man, indem man eine 10%ige Fluoreszeinlösung in den Bindehautsack eines Auges tropft. Findet sich nach 2 Minuten beim Schneuzen der Farbstoff im Papiertaschentuch, ist der Tränenweg offen (s. auch S. 55).

❗ Spülungen und Sondierungen der Tränenwege sollten wegen der Gefahr von Verletzungen oder Infektionen nur vom Augenarzt durchgeführt werden.

1.7 Beurteilung der Bindehaut

→ *engl.:* examination of the conjunctiva

Die Untersuchung der Bindehaut erfolgt durch **Inspektion**. Dabei ist die Augapfelbindehaut (Conjunctiva bulbi) im Bereich der Lidspalte direkt einsehbar, die Bindehaut an der Rückseite der Lider (Conjunctiva tarsi) nur nach Umschlagen des Unter- bzw. Oberlides (Ektropionieren). Die normale Bindehaut ist glatt, glänzend und feucht. Bei der Untersuchung achtet man auf Rötung, Sekret, Verdickungen, Narben oder Fremdkörper.

1 Ophthalmologische Untersuchung

Ektropionieren des Unterlides. Hierbei blickt der Untersuchte nach oben, während der Untersucher das Unterlid dicht an der Lidkante nach unten zieht (◉ 1.7). Dadurch werden die untere und die Innenfläche des Unterlides leicht einsehbar.

Ektropionieren des Oberlides. *Einfaches Ektropionieren* (◉ 1.8): Der Patient wird aufgefordert, nach unten zu blicken (immer den Patienten ermuntern „locker bleiben" und zur Entspannung des Levator- und Orbikularismuskels

Untersuchung von Unterlid und unterer Umschlagfalte

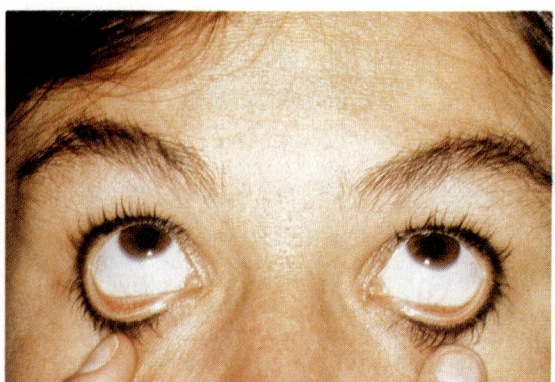

◉ 1.7 Für diese Untersuchung muß das Unterlid ektropioniert werden. Dabei schaut der Untersuchte nach oben, der Untersucher zieht das Unterlid dicht an der Lidkante nach unten.

Untersuchung des Oberlides (einfaches Ektropionieren)

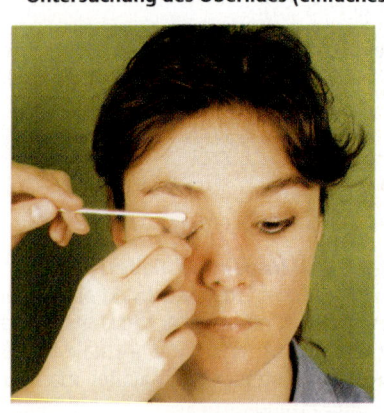

◉ 1.8 Die Patientin blickt entspannt nach unten; der Untersucher legt einen Watteträger oberhalb des Tarsus auf das Oberlid auf und faßt die Wimpern mit Daumen und Zeigefinger, um anschließend das Lid um den Watteträger zu kippen.

1.6 Untersuchung der Lider und Tränenwege

vor allen Dingen „nicht das andere Auge zukneifen"!). Der Untersucher faßt nun mit Daumen und Zeigefinger die Wimpern des Oberlides und klappt dieses mit einem Glasstab oder einem Holzstäbchen, die als Drehpunkt dienen, um. Das Umklappen sollte mit einer raschen Hebelbewegung und unter leichtem Zug erfolgen. Anschließend kann die tarsale Bindehaut des Oberlides inspiziert und evtl. gereinigt werden. Kleine Fremdkörper setzen sich häufig an der Rückfläche des Tarsus fest und verursachen heftige Beschwerden.

Doppeltes Ektropionieren: Die obere Umschlagfalte kann man nur sichtbar machen, indem man das Oberlid doppelt um einen Desmarres-Lidhaken wendet (◉ 1.9a u. **b**). Dies ist eine Untersuchungsmethode des Facharztes, die

Untersuchung von Oberlid und oberer Umschlagfalte (doppeltes Ektropionieren)

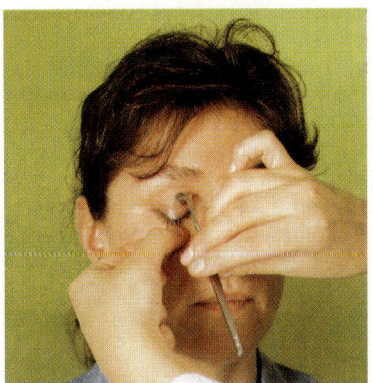

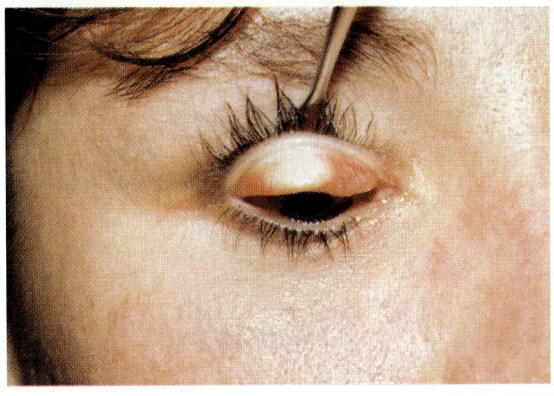

◉ 1.9a u. **b** In diesem Fall kippt der Untersucher das Lid um einen Desmarres-Lidhaken. Im Unterschied zum einfachen Ektropionieren, bei dem nur die Bindehaut des Oberlides an der Tarsusrückseite inspiziert wird, wird beim doppelten Ektropionieren zusätzlich zur Bindehaut die obere Umschlagfalte untersucht.

hier nur der Vollständigkeit halber mit erläutert wird. Das doppelte Ektropionieren ist nötig, um z. B. Fremdkörper oder verrutschte („verlorene") Kontaktlinsen aus der oberen Umschlagfalte zu entfernen oder die Bindehaut nach einer Kalkverätzung von Kalkpartikeln zu säubern.

> Einfaches und doppeltes Ektropionieren können vor allem bei Verätzungen wegen des Lidkrampfes (Blepharospasmus) sehr schwierig sein. In diesen Fällen muß man zunächst den Spasmus durch Schmerzblockade mit einem Tropfanästhetikum (z.B. Oxybuprocainhydrochlorid – Augentropfen) beseitigen.

1.8 Untersuchung der Hornhaut (Kornea)

→ *engl.:* examination of the cornea

Die Hornhaut wird mit einer *Lichtquelle* und einer *Lupe* untersucht (◉ 1.10). Sie ist *glatt*, *klar* und *spiegelnd*. Bei Hornhauterkrankungen ist das Spiegelbild verzerrt. Epitheldefekte, die im übrigen sehr schmerzhaft sind, färben sich mit Fluoreszein intensiv grün an, Hornhautinfiltrate und -narben sind grauweiß. Wichtig ist darüber hinaus die Prüfung der Hornhautsensibilität. Sie wird auf beiden Seiten geprüft, um evtl. Unterschiede bzw. die Gleichheit der Reaktion beider Augen festzustellen. Der Patient blickt bei der Untersuchung geradeaus. Der Untersucher hält das Oberlid, um den Lidschlußreflex zu verhindern und berührt die Hornhaut von vorne (◉ 1.11). Eine herabgesetzte Sensibilität kann Aufschluß über eine Störung der Hirnnerven V oder VII geben oder ein Hinweis auf eine Virusinfektion der Kornea sein.

Untersuchung der vorderen Augenabschnitte

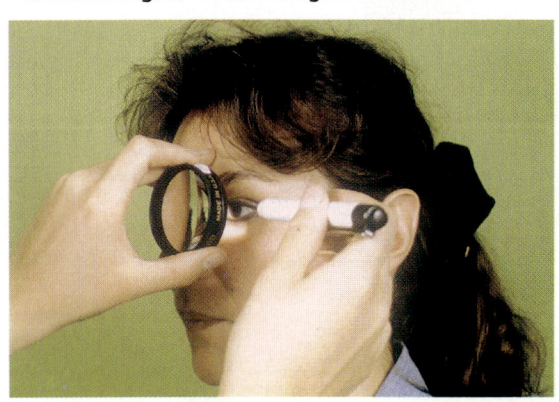

◉ 1.10 Der Untersucher betrachtet das Auge durch eine vergrößernde Lupe, wobei er das Auge gleichzeitig mit einer Visitenlampe von der Seite beleuchtet.

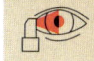

Prüfung der Hornhautsensibilität

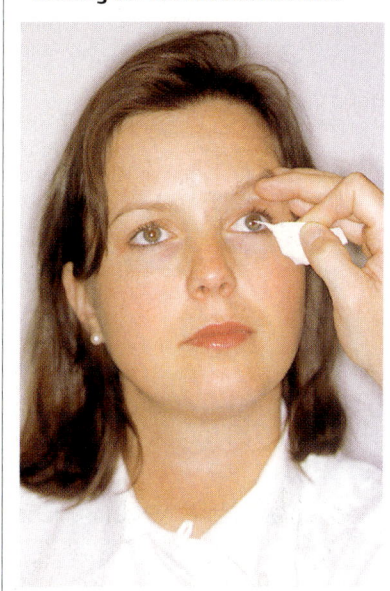

◉ 1.11 Die Hornhautsensibilität kann mit einem ausgezogenen Wattetupfer geprüft werden. Der Patient blickt geradeaus. Der Untersucher hält das Oberlid und berührt die Hornhaut von vorne.

1.9 Untersuchung der Vorderkammer

→ *engl.:* examination of the anterior chamber

Die Vorderkammer enthält das klare Kammerwasser. Bei Entzündungen kann es zu zelliger Infiltration und Eiteransammlung (*Hypopyon*) kommen. Blutungen in der Vorderkammer heißen *Hyphäma*.

Wichtig ist die **Beurteilung der Vorderkammertiefe**. Bei *normaler Tiefe* läßt sich die Iris in seitlicher Beleuchtung von temporal her gut ausleuchten (◉ 1.12). Bei *flacher Vorderkammer* entsteht nasal ein Schatten auf der Iris. Bei flacher Vorderkammer darf die Pupille nicht erweitert werden, da die Gefahr besteht, daß dadurch ein Glaukomanfall ausgelöst wird. Gefährdet sind Patienten im höheren Lebensalter besonders mit „klein gebauten", weitsichtigen Augen.

❗ Bei flacher Vorderkammer *keine* medikamentöse Pupillenerweiterung wegen der Gefahr, ein Winkelblockglaukom zu verursachen.

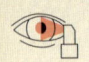

Beurteilung der Vorderkammertiefe

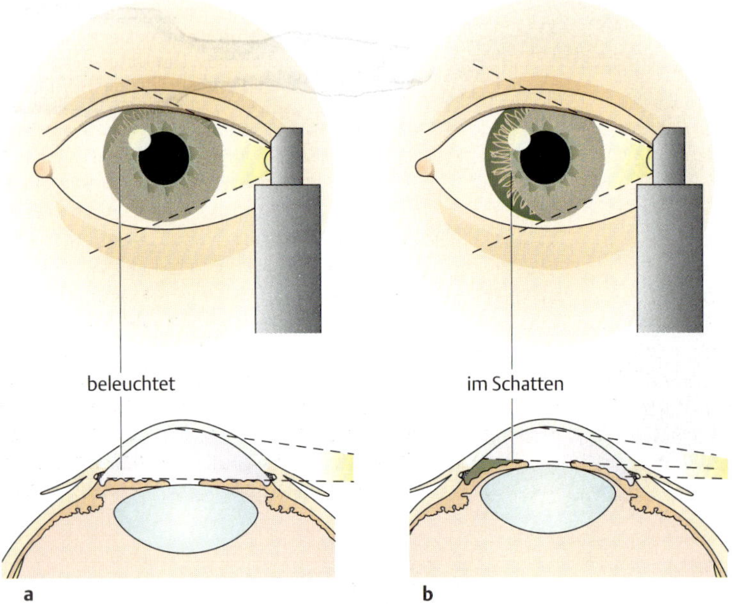

beleuchtet | im Schatten

a | b

Abb. 1.12 a Normale Vorderkammertiefe: Die Iris läßt sich bei seitlicher Beleuchtung gut von temporal her ausleuchten. **b** Flache Vorderkammer: Bei seitlicher Beleuchtung entsteht nasal ein Schatten auf der Iris.

1.10 Untersuchung der Linse

→ *engl.:* examination of the lens

Zur Untersuchung der Linse verwendet der Augenarzt eine **Spaltlampe**. Behelfsmäßig kann man das Auge auch mit einer **Visitenlampe** untersuchen.

Wenn man das Licht *direkt* in das Auge fallen läßt, sieht man bei *klarer Linse* einen *roten Fundusreflex*, bei *Linsentrübungen graue Schatten*. Anschließend beleuchtet man das Auge *seitlich* mit einer Visitenlampe, mit der man möglichst nahe an das Auge herangeht, und schwenkt dann eine +14-dpt-Lupe vor das Auge (s. Abb. 1.10). So lassen sich auch Veränderungen von Bindehaut, Hornhaut und Vorderkammer besser beurteilen. Ist die Linse dicht getrübt, sieht man eine „Graufärbung" im Bereich der Pupillarebene, die zur Bezeichnung grauer Star (Katarakt) geführt hat.

1.11 Untersuchung des Augenhintergrundes (Ophthalmoskopie)

→ *engl.:* ophthalmoscopy

Das **indirekte Spiegeln des Augenhintergrundes im umgekehrten Bild** wird in der Regel vom Augenarzt durchgeführt (→ S. 311). Für den weniger Geübten eignet sich besser das **aufrechte Spiegeln mit einem elektrischen Augenspiegel**. Der Untersucher geht mit dem Augenspiegel möglichst nahe an das Patientenauge heran (◉ **1.13**; s. auch ◉ 12.**4b** u. **c**). Fehlsichtigkeiten des Untersuchers und des Patienten werden durch Vorschalten von Gläsern solange mit der Rekoss-Scheibe des Ophthalmoskops ausgeglichen, bis der Untersucher ein scharfes Netzhautbild erkennt. Der Untersucher sieht ein etwa 16fach vergrößertes, *aufrechtes* Netzhautbild. Die Untersuchung ist leichter im abgedunkelten Raum und bei erweiterter Pupille. Der Student sollte in der Lage sein, die *Papille* zu beurteilen. Sie ist beim Gesunden randscharf, vital (gelborange) gefärbt, im Netzhautniveau und kann eine zentrale Vertiefung (Exkavation) haben. Die Zentralvene liegt temporal der Arterie. Das Gefäßkaliber Arterie:Vene beträgt 2:3. Dabei sollte das Kaliber der Gefäße gleichmäßig und die Gefäße an Kreuzungsstellen nicht eingeschnürt sein. *Physiologisch* ist ein spontaner Venenpuls, *pathologisch* ein Arterienpuls.

Untersuchung des Augenhintergrundes

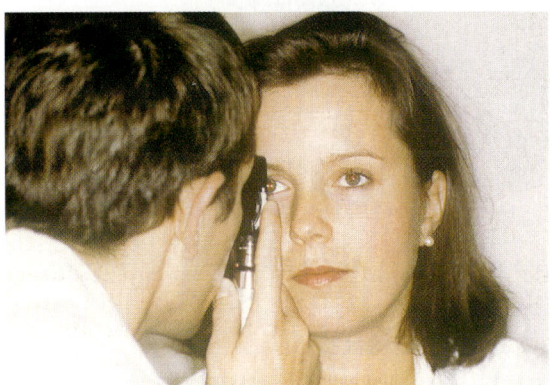

◉ **1.13** Spiegelung des Augenhintergrundes mit einem elektrischen Augenspiegel im aufrechten Bild: Der Untersucher spiegelt mit seinem rechten Auge das rechte Auge der Patientin (damit die Nasen nicht bei der Untersuchung stören). Der Zeigefinger der rechten Hand liegt an der Rekoss-Scheibe, um das Netzhautbild scharf zu stellen.

Bei jüngeren Leuten findet man einen Fovea- und Makularefrex, die Netzhaut hat eine rötliche Farbe (→ Abb. 12.**8**). Bei pathologischen Befunden sollte der Augenarzt zur weiteren Klärung unbedingt hinzugezogen werden.

1.12 Konfrontationstest (Untersuchung des Gesichtsfeldes)

→ *engl.:* examination of the visual field

Der Konfrontationstest ist eine behelfsmäßige Gesichtsfeldprüfung, wenn eine Perimetrie (Gesichtsfeldbestimmung) am Gerät nicht möglich ist (→ S. 399 f).

Der Kopf des Patienten und der des Untersuchers befinden sich im Abstand von 1 Meter genau gegenüber (Augen in gleicher Höhe) (◉ **1.14**). Patient und Untersucher fixieren sich mit einem gegenüberliegenden Auge (z. B. linkes Auge des Patienten, rechtes Auge des Untersuchers) und decken das andere mit dem Handteller ab. Der Untersucher führt einen Gegenstand (Stift, Wattebausch, Finger) von außen zur Mittellinie in allen 4 Quadranten (temporal oben und unten, nasal oben und unten). Bei *normalem Gesichtsfeld* sehen Arzt und Patient den Gegenstand *gleichzeitig*, bei *pathologisch verändertem* bzw. eingeschränktem Gesichtsfeld sieht ihn *der Arzt früher als der Patient*.

Prüfung des Gesichtsfeldes

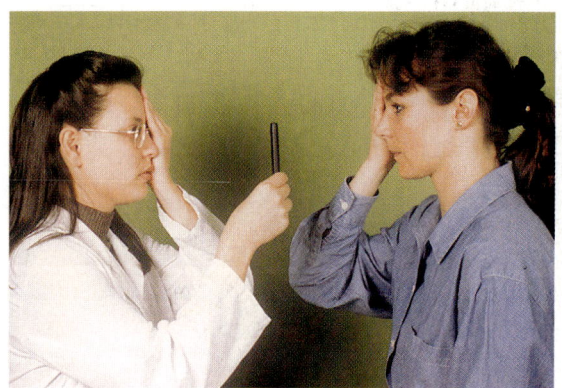

◉ 1.14 Konfrontationstest: Untersucherin und Patientin befinden sich in 1 Meter Abstand voneinander; die Augen sind auf gleicher Höhe. Sie fixieren sich mit gegenüberliegenden Augen, wobei sie das andere Auge mit dem Handteller abdecken. Die Untersucherin führt in allen 4 Quadranten temporal sowie nasal (jeweils oben und unten) einen Stift von außen zur Mittellinie.

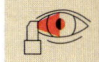

1.13 Prüfung des Augeninnendrucks **15**

! Der Konfrontationstest ist eine grobe Methode zur Gesichtsfeldprüfung. Er erlaubt die Diagnose ausgeprägter Gesichtsfeldausfälle, wie z.B. homonymer Hemianopsien oder Quadrantenanopsien (Anopsie = Nichtsehen).

1.13 Prüfung des Augeninnendrucks

→ *engl.:* measurement of intraocular pressure

Der Patient schließt die Augen, der Untersucher palpiert mit dem rechten und linken Zeigefinger durch das Oberlid. Die Hände des Untersuchers sind dabei am Kopf des Patienten abgestützt (1.15). Wichtig ist ein Seitenvergleich des Palpationsbefundes.

! Ein „steinharter" Bulbus findet sich nur bei akutem Winkelblockglaukom, geringe Augendrucksteigerungen, wie sie beim chronischen Glaukom vorliegen, sind nicht sicher tastbar.

Prüfung des Augeninnendrucks

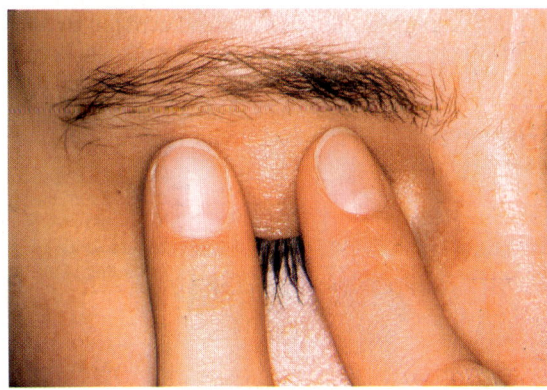

1.15 Der Untersucher palpiert mit dem rechten und linken Zeigefinger durch das Oberlid.

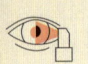

1.14 Verabreichung von Augentropfen und Augensalbe, Anlegen eines Verbands

→ *engl.:* eyedrops, ointment, bandage

Augentropfen und Augensalbe sollten hinter das *abgezogene Unterlid* verabreicht werden. Es wird ein Tropfen oder ein ca. 1,0 cm langer Salbenstreifen *temporal in den unteren Bindehautsack* gegeben. Um Verletzungen der Augen zu vermeiden, erfolgt die Verabreichung *im Liegen* (◉ 1.16) oder *im Sitzen mit zurückgelegtem*, abgestütztem *Kopf* des Patienten. Der „Verabreicher" stützt seine Hand auf dem Gesicht des Patienten ab. Flaschen und Tuben sollten Lider und Wimpern nicht berühren, damit es nicht zur Kontamination der Medikamente mit Keimen kommt (Tropfen und Salbenstrang frei fallen lassen).

> ❗ Nach Augenverletzungen darf keine Augensalbe verabreicht werden, da dies die spätere Untersuchung oder Operation erschwert. Bei bewußtlosen Patienten ist eine Pupillenerweiterung durch Mydriatika zu vermeiden, da dies die neurologische Diagnostik erschwert.

Augenverband. Verwendet wird ein steriler Tupfer oder ein käuflicher Verband (2 ovale Lagen Verbandstoff, dazwischen Verbandwatte). Die dem Auge zugewandte Seite darf nicht berührt werden. Der Verband wird mit Heftpflasterstreifen auf Stirn und Wange geklebt.

Verabreichung von Augentropfen im Liegen

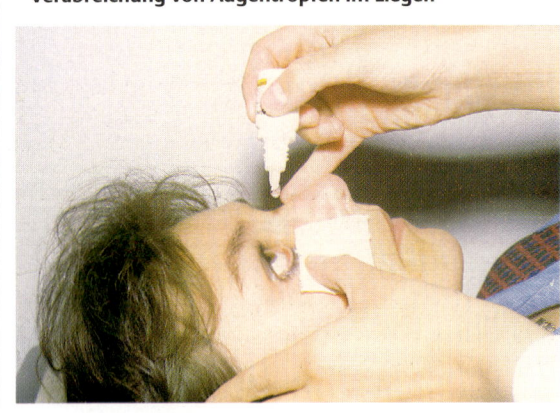

◉ **1.16** Augentropfen sollten hinter das abgezogene Unterlid geträufelt werden.

2 Lider (Palpebrae)

Peter Wagner und Gerhard K. Lang

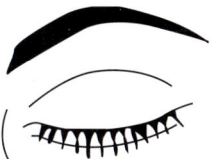

2.1 Grundkenntnisse

Schutzfunktionen der Lider: Die Lider (engl.: lids) sind dem Augapfel als muskelhaltige Weichteilfalten vorgelagert und übernehmen auf diese Weise wichtige Schutzfunktionen. **Form und Gestalt** sind beispielsweise so beschaffen, daß der Augapfel beim Lidschluß vollkommen bedeckt ist. Durch mechanische sowie starke optische und akustische Reize (z. B. Fremdkörper, Blendung, Knall) wird der Lidschluß „automatisch" ausgelöst **(Lidschlußreflex).** Die Hornhaut wird dabei durch eine zusätzliche Aufwärtsbewegung des Augapfels geschützt **(Bell-Phänomen).** Der **regelmäßige Lidschlag** (20–30 mal pro Minute) verteilt Drüsensekrete und Tränenflüssigkeit gleichmäßig über Binde- und Hornhaut und schützt sie so vor dem Austrocknen.

Aufbau der Lider: Die Lider bestehen aus einem Innen- und einem Außenblatt (◨ 2.1):
- **Außenblatt:**
    - dünne, gefäßreiche **Lidhaut,**
    - Schweißdrüsen,
    - modifizierte **Schweiß-** (Gll. ciliares oder **Moll-Drüsen**) und **Talgdrüsen** (Gll. sebaceae oder **Zeis-Drüsen**) in der Umgebung der Wimpern,
    - quergestreifte Muskulatur des **M. orbicularis oculi,** der den aktiven Lidschluß bewirkt (Innervation durch N. facialis);
    - quergestreifte Muskulatur des **M. levator palpebrae,** der die aktive Lidhebung bewirkt (Innervation durch N. oculomotorius).
- **Innenblatt:**
    - **Lidplatte (Tarsus),** die für die Festigkeit des Lides sorgt;
    - glatte Muskulatur des Lidhebers, der am Tarsus ansetzt **(M. tarsalis Müller).** Er wird vom Sympathikus innerviert und reguliert die Weite der Lidspalte: Bei hohem Sympathikotonus ist der M. tarsalis angespannt → die Lidspalte weitet sich, bei niedrigem Sympathikotonus entspannt → die Lidspalte verengt sich;
    - **Lidbindehaut (Conjunctiva tarsi),** die fest mit der Lidplatte verwachsen ist. Sie bildet die Gleitschicht gegenüber dem Augapfel. Bei jedem Lidschlag verteilt sie wie ein Scheibenwischer Drüsensekrete und Tränenflüssigkeit gleichmäßig über Binde- und Hornhaut;

2 Lider (Palpebrae)

Sagittalschnitt durch das Oberlid

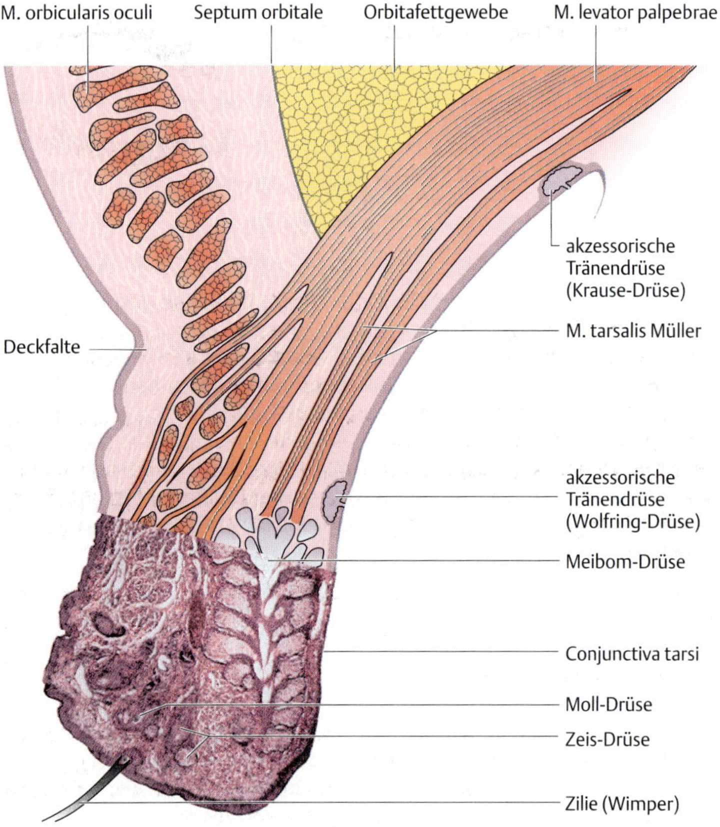

- M. orbicularis oculi
- Septum orbitale
- Orbitafettgewebe
- M. levator palpebrae
- akzessorische Tränendrüse (Krause-Drüse)
- M. tarsalis Müller
- Deckfalte
- akzessorische Tränendrüse (Wolfring-Drüse)
- Meibom-Drüse
- Conjunctiva tarsi
- Moll-Drüse
- Zeis-Drüse
- Zilie (Wimper)

◐ 2.1 Das Außenblatt des Lides besteht aus Lidhaut, Moll- und Zeis-Drüsen, M. orbicularis oculi sowie M. levator palpebrae, das Innenblatt aus Tarsus, M. tarsalis Müller, Conjunctiva tarsi sowie Meibom-Drüse.

– schlauchförmig in den Lidknorpel eingelagerte **Talgdrüsen (Gll. tarsales oder Meibom-Drüsen)** zur Einfettung des Lidrandes. Funktion: Die Tränenflüssigkeit kann nicht über die Lidränder austreten. Die Einfettung erfolgt durch die Faserzwingen, die der M. Riolani am unteren Ende dieser Talgdrüsen bildet: diese Faserzwingen quetschen die Drüsengänge bei jedem Lidschluß aus;

Aus dem vorderen Teil des Lidrandes ragen die **Wimperhaare (Ciliae)** hervor. Am Oberlid sind ca. 150 Zilien 3–4 reihig, am Unterlied ca. 75 in 2 Reihen angeordnet. Die Wimpern halten ebenso wie die **Augenbrauen (Superciliae)** Staub und Schweiß ab. Zwischen Lidplatte und Orbitarand spannt sich das Septum orbitale. Es schließt als derbe, bindegewebige Faszie die Orbita ab und hält so das orbitale Fettgewebe zurück.

2.2 Untersuchungsmethoden

Die Untersuchung der Lider erfolgt bei heller Beleuchtung zunächst durch Inspektion, ggf. an der Spaltlampe. Im einzelnen werden bei der **Inspektion der Lider im Seitenvergleich** beurteilt:

- *Lidstellung:* Normalerweise liegen die Lidkanten glatt am Augapfel an, und die Tränenpünktchen tauchen in den Tränensee.
- *Lidspaltenweite:* Bei geöffnetem Lid und Blick geradeaus bedeckt das Oberlid ca. 2 mm des oberen Hornhautrandes, am Unterlidrand ist gelegentlich ein schmaler Sklerastreifen sichtbar. Die Lidspaltenweite beträgt normalerweise 6–10 mm, der Abstand von lateralem zu medialem Lidwinkel 28–30 mm (◎ 2.2). Verschieden große Lidspalten können auf eine Protrusio bulbi, einen Enophthalmus oder unterschiedliche Augapfelgröße hinweisen (🖬 2.1).
- *Beschaffenheit der Lidhaut:* Die Lidhaut ist dünn und besitzt nur wenig Unterhautfettgewebe. Dementsprechend kommt es bei allergischen Reaktionen und Entzündungen rasch zu ausgeprägten Ödemen und Schwellungen. Im Alter kann die Oberlidhaut zunehmend erschlaffen (Cutis laxa senilis) und unter Umständen sogar über die Wimpernreihe hängen und eine entsprechende Gesichtsfeldeinschränkung verursachen (Dermatochalasis/Blepharochalasis).

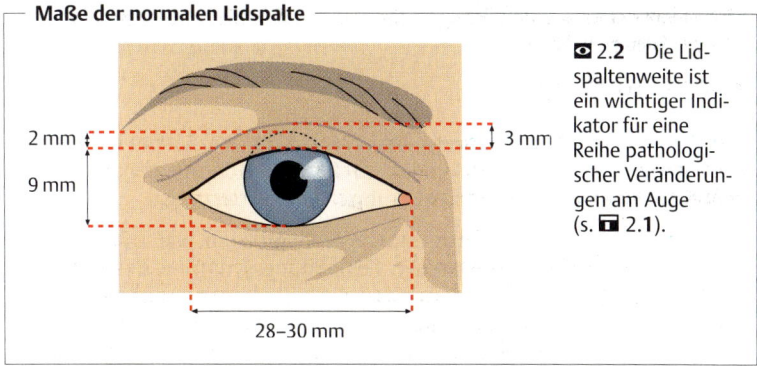

Maße der normalen Lidspalte

2 mm / 3 mm / 9 mm / 28–30 mm

◎ 2.2 Die Lidspaltenweite ist ein wichtiger Indikator für eine Reihe pathologischer Veränderungen am Auge (s. 🖬 2.1).

2 Lider (Palpebrae)

Tab. 2.1 Mögliche Ursachen der pathologischen Lidspaltenweite

Lidspaltenerweiterung	Lidspaltenverengung
❖ periphere Fazialisparese (Lagophthalmus) ❖ Morbus Basedow ❖ Perinaud-Syndrom ❖ Buphthalmus ❖ Myopia magna ❖ retrobulbärer Tumor	❖ Ptosis congenita ❖ Ptosis bei Okulomotoriusparese ❖ Ptosis bei Myasthenia gravis ❖ Ptosis sympathica (bei Horner-Symptomenkomplex, S. 24) ❖ Ophthalmoplegia progressiva (Graefe-Zeichen) ❖ Mikrophthalmus ❖ Enophthalmus ❖ Schrumpfung des Orbitafettes (z. B. aufgrund eines senilen Enophthalmus)

Durch **einfaches Ektropionieren** (→ Abb. 1.**7** u. 1.**8**, S. 8) wird die **Lidbindehaut** begutachtet. Die normale Lidbindehaut ist glatt und spiegelnd, ohne narbige Strikturen oder papillomatöse Erhebungen.

Doppeltes Ektropionieren des Oberlides mit dem Desmarres-Lidhalter (→ Abb. 1.**9**, S. 9) ermöglicht die **Beurteilung der oberen Übergangsfalte** von Conjunctiva tarsi zu Conjunctiva bulbi (normale Beschaffenheit, s. Lidbindehaut).

2.3 Fehlbildungen

2.3.1 Lidkolobom

Definition

Meist einseitiger, dreieckförmiger Defekt (in der Regel) des Oberlides mit Basis an der Lidkante (Abb. 2.**3**).

→ *engl.:* lid coloboma

Epidemiologie und Ätiopathogenese: Das *seltene* Lidkolobom ist die Folge einer Hemmungsfehlbildung (fehlerhafter Verschluß des Augenbechers). Nur in äußerst seltenen Fällen entsteht es durch eine Verletzung.

Diagnostik: Oft sind zusätzlich andere Fehlbildungen wie z.B. Dermoide oder ein Mikrophthalmus vorhanden. Fehlbildungssyndrome des 1. embryonalen Kiemenbogens, in deren Rahmen ein Lidkolobom vorkommen kann, sind z.B. die Dysplasia mandibulofacialis Franceschetti oder die Dysplasia auriculooculoris Goldenhar. Je nach Ausmaß des Koloboms können Austrock-

2.3 Fehlbildungen **21**

Angeborenes Lidkolobom

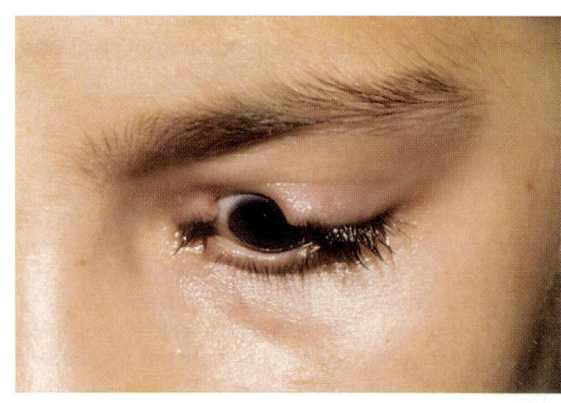

👁 **2.3** Der dreieckförmige Liddefekt mit Basis an der Lidkante entsteht durch eine Hemmungsfehlbildung beim Schluß des Augenbechers während der Embryonalzeit.

nungserscheinungen an Binde- und Hornhaut mit drohender Geschwürbildung entstehen (das regelmäßige und „flächendeckende" Anfeuchten von Binde- und Hornhaut durch das Oberlid ist aufgrund des Defekts nicht möglich).

Therapie: Sie besteht im operativen Verschluß bzw. der plastischen Deckung des Defektes.

2.3.2 Epikanthus

→ *Synonym:* Mongolenfalte, *engl.:* epicanthus, mongolian fold

Bogenförmige Hautfalte, die sich zwischen Ober- und Unterlid (meist beider Augen) ausspannt und dadurch den inneren Lidwinkel verdeckt. Die *seltene angeborene* und *harmlose Anomalie* ist typisch für ostasiatische Völker, kommt aber auch bei Trisomie 21 vor. 30% der Neugeborenen haben bis zum 6. Lebensmonat einen Epikanthus. Wenn dieser einseitig stärker ausgeprägt ist, kann er ein Innenschielen vortäuschen. Mit zunehmendem Körperwachstum richtet sich jedoch das Nasenskelett auf, so daß der Epikanthus meist bis zum 4. Lebensjahr verschwindet.

2.3.3 Blepharophimose

→ *engl.:* blepharophimosis

Hierunter versteht man eine **Verkürzung der horizontalen Lidspalte ohne krankhafte Veränderung der Lider.** Die normalerweise 28–30 mm breite Lidspalte kann bis auf die Hälfte verkleinert sein. Die Blepharophimose ist *sel-*

ten und entweder *angeboren* oder *erworben* (Narbenschrumpfung, Alterungsprozeß). Sofern die Pupillenmitte trotz kleiner Lidspalte frei bleibt, hat die *operative* Vergrößerung der Lidspalte (Kanthothomie oder plastische Chirurgie) einen rein kosmetischen Zweck.

2.3.4 Ankyloblepharon

→ *engl.:* ankyloblepharon, blepharosynechia

Hierunter versteht man die seltene **horizontale Verkürzung der Lidöffnung mit Fusion der Lidränder am äußeren oder inneren Kanthus** (meist doppelseitige Verwachsung zwischen Ober- und Unterlid, die vollständig oder teilweise besteht). Der Lidspaltenbereich ist dadurch ebenfalls vollständig oder teilweise verschlossen. Hinter den verschlossenen Lidern ist der Augapfel oft fehlentwickelt oder fehlt sogar ganz. Das Ankyloblepharon ist häufig mit anderen Schädelfehlbildungen verbunden.

2.4 Fehlstellungen

2.4.1 Ptosis palpebrae

Definition

Lähmung des M. levator palpebrae mit daraus resultierendem Herabhängen eines oder beider Oberlider (von griech. ptosis = Fall). Nach dem Entstehungsmechanismus (s. auch Ätiopathogenese) werden folgende Formen unterschieden:
* **angeborene Ptosis (Ptosis congenita** engl.: congenital ptosis), ◘ 2.4,
* **erworbene Ptosis:**
  - Ptosis paralytica (engl.: paralytic ptosis),
  - Ptosis sympathica (engl.: sympathetic ptosis),
  - myogene Ptosis (engl.: myotonic ptosis) und
  - Ptosis traumatica (engl.: traumatic ptosis).

Epidemiologie: Die Ptosis palpebrae ist insgesamt eher selten.

Ätiopathogenese: Die Ptosis palpebrae kann angeboren oder erworben sein.

Angeborene Ptosis (Ptosis congenita). Sie wird meist vererbt, überwiegend autosomal dominant, weniger rezessiv. Ursache ist häufig eine *Aplasie im Kerngebiet des N. oculomotorius* (neurogen), der den M. levator palpebrae innerviert, oder seltener eine *Unterentwicklung des M. levator palpebrae* (myogen).

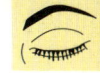

2.4 Fehlstellungen

Ptosis congenita

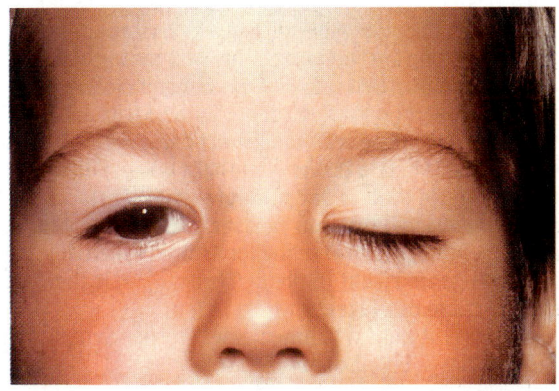

2.4 Die (angeborene) Ptosis des M. levator palpebrae führt zum meist einseitigen Herabhängen des Oberlides. Wenn dies die Pupillenmitte bedeckt, wird das Auge schwachsichtig.

Erworbene Ptosis:
- Neurogene Ursachen:
  - Lähmung des N. oculomotorius *(Ptosis paralytica),*
  - Läsionen im Bereich des sympathischen Grenzstranges *(Ptosis sympathica)* im Rahmen eines Horner-Symptomenkomplexes (Ptosis, Miosis, Enophthalmus);
- Myogene Ptosis: *Myasthenia gravis* und *myotone Dystrophie.*
- Eine *Ptosis traumatica* kann nach Verletzungen auftreten.

Symptomatik: Das Herabhängen des Oberlides kann *einseitig* (meist Hinweis auf *neurogene Ursache*) oder *beidseitig* (meist Hinweis auf *myogene Ursache*) sein. Bei der *einseitigen Form* der Ptosis fällt (mehr als bei der beidseitigen) auf, daß der Patient versucht, die Lidspalte durch Stirnrunzeln (Kontraktion des M. frontalis) zu erweitern. Die **Ptosis congenita** (2.4) betrifft meist nur ein Auge, ein bilateraler Befund ist sehr viel seltener (7%).

Diagnostik: Ptosis congenita. Das betroffene Oberlid ist insgesamt unterentwickelt: Die Oberlidhaut ist glatt und dünn, die Deckfalte fehlt oder ist nur angedeutet. Typisch ist das „lid lag", das Zurückbleiben des Oberlides beim Abblick *(wichtige differentialdiagnostische Abgrenzung zur erworbenen Ptosis!).* In ca. 3% der Fälle ist die Ptosis congenita mit einem Epikanthus und einer Blepharophimose vergesellschaftet (Waardenburg-Syndrom).

Es gibt verschiedene Schweregrade der kongenitalen Ptosis, die durch zusätzliche Lid- und Augenmuskelstörungen (wie z.B. Schielen) noch verkompliziert werden kann.

> **!** Bei Herabhängen des Oberlides über die Pupillenmitte besteht bei der Ptosis congenita immer Amblyopiegefahr!

Erworbene Ptosis:

- Die *Ptosis paralytica* (Okulomotoriuslähmung, s. auch Kap. 17, S. 505) ist meist einseitig, das herabhängende Oberlid bedeckt das gesamte Auge. Oft sind noch andere Lähmungserscheinungen im Versorgungsgebiet des N. oculomotorius vorhanden. Bei der *externen Okulomotoriuslähmung* sind nur die äußeren Augenmuskeln betroffen (daher keine Mydriasis), während bei der *kompletten Okulomotoriuslähmung* auch der innere M. ciliaris und der M. sphincter pupillae beteiligt sind (Ophthalmoplegia interna mit Akkommodationslähmung, Mydriasis und absoluter Pupillenstarre).
- Die *Myasthenia gravis* (myogene Ptosis, oft beidseitig, wobei Seitenunterschiede möglich sind) geht mit abnorm schneller Ermüdbarkeit der quergestreiften äußeren Augenmuskeln einher. Typisch ist daher eine Zunahme der Ptosis im Laufe des Tages.
- *Ptosis sympathica:* Sie kommt nur im Rahmen eines Horner-Symptomenkomplexes vor (Ptosis, Miosis, Enophthalmus).

> ❗ Schnelles Öffnen und Schließen der Lider provoziert die Ptosis bei Myasthenia gravis und erleichtert die Diagnose.

Therapie:

- **Ptosis congenita:** Sie besteht in der *operativen Anhebung des Oberlides* (◉ 2.5 a – c), die vor allem dann so schnell wie möglich erfolgen sollte, wenn die Gefahr besteht, daß das Auge wegen der angeborenen Ptosis schwachsichtig wird.
- **Erworbene Ptosis:** Die Behandlung richtet sich nach der Ursache. Lähmungen *bilden sich oft spontan zurück,* so daß mit einer operativen Therapie vorerst abgewartet werden sollte. Auch bei irreversiblen Fällen genügt evtl. eine Brille mit Ptosissteg.

Wegen der Gefahr der Über- oder Unterkorrektur der Ptosis sind manchmal mehrere Operationen notwendig.

Prognose und Komplikationen:
Bei rechtzeitiger Operation kann die bei Ptosis congenita drohende *Amblyopie* verhindert werden. Eine operative Überkorrektur der Ptosis kann infolge des dann inkompletten Lidschlusses zur Austrocknung von Binde- und Hornhaut mit *Ulkusbildung* führen.

2.4 Fehlstellungen

Möglichkeiten der operativen Anhebung des Oberlides

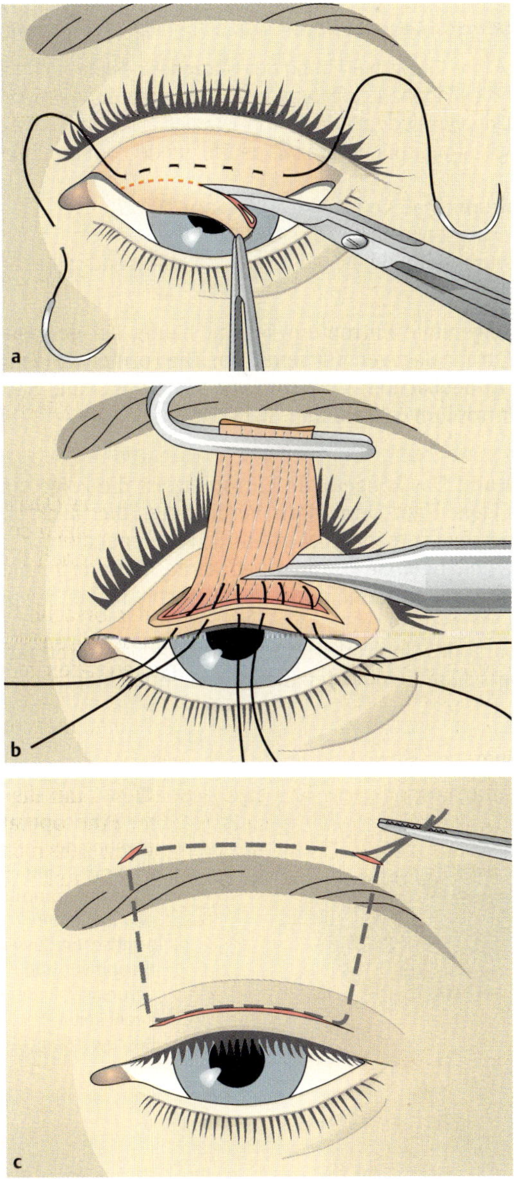

2.5 a Bei der Operation nach Fasanella-Servat wird ein Teil des hinteren Blattes aus dem Oberlid ausgeschnitten, so daß das Lid vertikal verkürzt ist. Indikation ist die leichte Ptosis (2 mm oder weniger). **b** Die Muskelstrecke, die bei der Levatorresektion entfernt werden soll, richtet sich nach der vorhandenen Levatorfunktion (ca. 10 mm bei leichter, bis zu 22 mm bei mittlerer Ptosis). **c** Bei schlechter Levatorfunktion (weniger als 5 mm) kann das Oberlid mit Gewebe im Bereich der Brauen verbunden werden. Die Schlingentechnik der Frontalissuspension kann mit autologer Fascia lata oder mit Kunststofffäden erfolgen.

2.4.2 Entropium

Definition

Das Entropium ist durch eine Einwärtsdrehung des Lidrandes gekennzeichnet. Dabei steht nicht mehr die Bindehaut, sondern die Lidkante mit den Wimpern oder sogar die äußere Lidhaut mit dem Augapfel in Kontakt. Nach dem Entstehungsmechanismus (vgl. Ätiopathogenese) werden folgende Formen unterschieden:
- **Entropium congenitum** (*engl.:* congenital entropion) (◉ 2.6),
- **Entropium senile** (*engl.:* senile entropion) (◉ 2.7),
- **Entropium cicatriceum** (Narbenentropium, *engl.:* cicatrical entropion).

Epidemiologie: Das kongenitale Entropium kommt häufig bei der asiatischen Bevölkerung, in Europa dagegen nur selten vor. Die Formen des Entropiums, die bei uns oft zu beobachten sind, sind vor allem das senile Entropium und das Narbenentropium (s. auch Kap. 18, S. 515).

Ätiopathogenese:
- **Entropium congenitum:** Das kongenitale Entropium ist die Folge einer lidrandnahen wulstigen Haut-Orbikularis-Verdickung, die *meist das Unterlid* betrifft. Es persistiert manchmal bis ins Erwachsenenalter.
- **Entropium senile:** Es betrifft *ausschließlich das Unterlid*. Meist liegen mehrere pathogenetische Faktoren gemeinsam in unterschiedlicher Ausprägung vor:
  – Der Aufhängeapparat des Unterlides (Ligg. canthi, Tarsus, Lidretraktor) ist altersbedingt erschlafft, wobei der Tarsus nach innen kippt.

Angeborenes Entropium

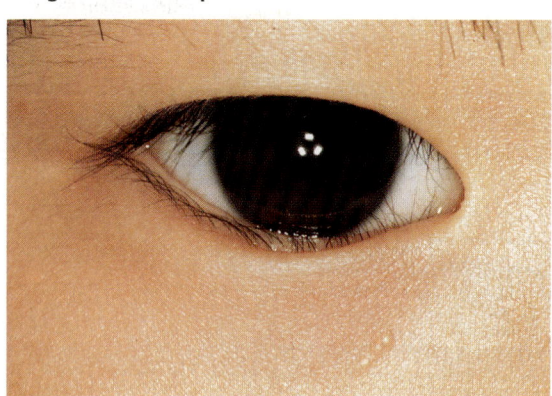

◉ 2.6 Die angeborene Einwärtsdrehung des Ober- und Unterlidrandes kommt häufig bei der asiatischen Bevölkerung vor und verursacht in der Regel keine Beschwerden.

2.4 Fehlstellungen

Seniles Entropium

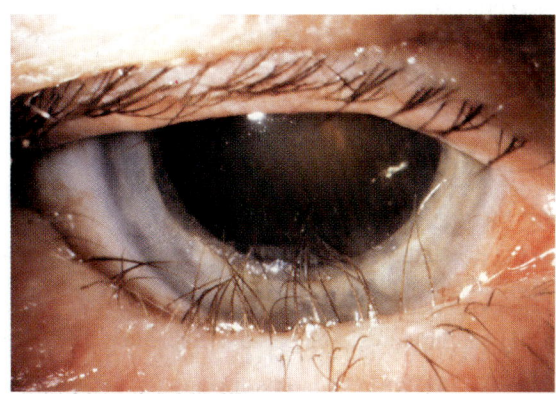

◉ 2.7 Verrutschte Orbikularisfasern bewirken, daß die Zilien des Unterlides nach innen gekehrt sind. Das Lid muß operativ gestrafft werden.

- Infolgedessen sind die Orbikularisfasern wulstartig zur Lidkante nach oben verrutscht. Auf diese Weise verstärken sie den (durch die permanent reibenden Zilien ohnehin vorhandenen) Lidkrampf.
- Der senile Enophthalmus (liegt im Alter in der Regel infolge einer Atrophie orbitalen Fettgewebes vor) führt zu einer weiteren Instabilität des Unterlides.
❖ **Entropium cicatriceum:** Das Narbenentropium ist häufig durch eine postinfektiöse oder posttraumatische Schrumpfung von Bindehaut und Tarsus bedingt (z. B. Trachom, → S. 95, Verbrennung, Verätzung). Auch toxisch-allergische Ursachen (Pemphigus, Stevens-Johnson-Syndrom, Lyell-Syndrom) sind möglich.

Symptomatik und Diagnostik (vgl. auch Ätiopathogenese): Das ständige Scheuern der Wimpern auf dem Augapfel (Trichiasis) stellt einen permanenten Fremdkörperreiz der Bindehaut dar, der seinerseits einen Blepharospasmus (Lidkrampf, → S. 30) mit Verstärkung des Entropiums bewirkt. Die chronisch gereizte Bindehaut ist gerötet, das Auge tränt. Lediglich das kongenitale Entropium verursacht meist keine Beschwerden.

Therapie:
❖ **Entropium congenitum:** Die Therapie (sofern überhaupt nötig) besteht in einer dosierten, sichelförmigen Ausschneidung der Haut und des M. orbicularis, die ggf. durch evertierende Nähte unterstützt werden kann.
❖ **Entropium senile:** Das operative Vorgehen muß auf die individuelle Situation abgestimmt sein. Meist wird man mehrere Wirkprinzipien miteinander verbinden, z. B. eine horizontale Verkürzung des Lides mit Abschwä-

chung oder Aktionsverlagerung der prätarsalen Orbikularisfasern und eine vertikale Hautverkürzung.
- **Entropium cicatriceum:** Sie erfolgt wie beim senilen Entropium operativ.

> ❗ Ein Heftpflasterzug kann die Beschwerden bis zum Zeitpunkt der Operation lindern.

Prognose und Komplikationen:

> ❗ Ein angeborenes Entropium verursacht in der Regel keine Beschwerden und bildet sich oft während der ersten Lebensmonate zurück.

- **Entropium senile:** Bei rechtzeitigem Eingriff ist die Prognose gut, wobei Rezidive möglich sind. Bleibt das senile Entropium über einen längeren Zeitraum unbehandelt, besteht die Gefahr von Hornhautepithelaufbrüchen (Erosio corneae) mit Superinfektion bis zum Vollbild des Ulcus serpens (→ S. 133).
- **Entropium cicatriceum:** gute Prognose bei rechtzeitigem Eingriff (d.h., bevor es zu Hornhautalterationen gekommen ist).

2.4.3 Ektropium

Definition:

> Mit Ektropium bezeichnet man das Abstehen der Lidkante vom Augapfel. Die Auswärtsdrehung betrifft fast ausschließlich das Unterlid.
> Je nach Ursache (s. auch Ätiopathogenese) werden unterschieden:
> - **Ectropium congenitum** (*engl.:* congenital ectropion),
> - **Ectropium senile** (*engl.:* senile ectropion),
> - **Ectropium paralyticum** (*engl.:* paralytic ectropion),
> - **Ectropium cicatriceum** (Ektropium durch Narbenzug, Narbenektropium; *engl.:* cicatrical ectropion).

Epidemiologie: Am häufigsten ist das senile Ektropium, weniger häufig sind paralytisches und Narbenektropium. Das kongenitale Ektropium kommt sehr selten und dann meist in Verbindung mit anderen Fehlbildungen von Lid und Gesicht (z.B. Franceschetti-Syndrom) vor.

Ätiopathogenese:
- **Ectropium congenitum:** s. Epidemiologie.
- **Ectropium senile:** Ursache ist die altersbedingte Erschlaffung der Ligg. canthi und des Tarsus. Entsprechend der Schwerkraft kippt das Unterlid nach außen (◐ 2.8).
- **Ectropium paralyticum:** Es ist die Folge einer Faszialisparese und dem daraus resultierenden Ausfall des M. orbicularis (fehlender Lidschluß).

2.4 Fehlstellungen

Seniles Ektropium

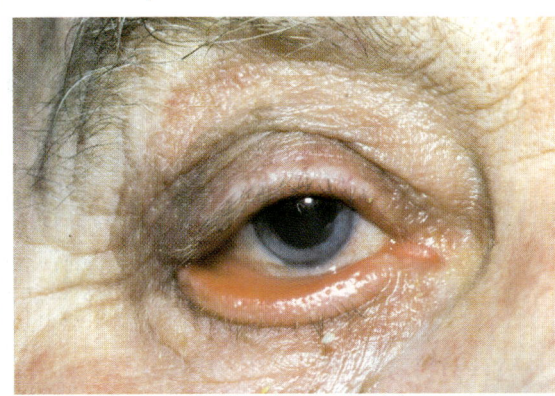

◉ 2.8 Der Lidaufhängeapparat ist erschlafft, das Unterlid kippt nach außen.

- **Ectropium cicatriceum:** Das Narbenektropium entsteht wie das Narbenentropium meist als Folge einer Entzündung oder Verletzung.

Symptomatik und Diagnostik: Der fehlende oder unvollständige Lidschluß bedingt Austrocknungserscheinungen an der Hornhaut, die (bei nicht rechtzeitiger Therapie) bis zum Ulcus e lagophthalmo führen können. Gleichzeitig verursacht das nach außen gekehrte Tränenpünktchen eine Abflußstörung der Tränenflüssigkeit zur Nase, so daß die Tränen über die Wangen laufen. Das Abwischen der Tränen verstärkt das Ektropium *(Wischektropium)*. Eine chronische Konjunktivitis und Blepharitis sind die Folge.

Therapie:
- **Ectropium congenitum:** operativ.
- **Ectropium senile:** Operation: Es bewährt sich eine Straffung des erschlafften Unterlides durch Keilexzision des Tarsus mit anschließender horizontaler Hautstraffung.
- **Ectropium paralyticum:** Je nach Schweregrad reichen Tränenersatzmittel, anatomischer Seitenschutz der Brille oder ein Uhrglasverband (◉ 2.9) aus, um die Hornhaut vor dem Austrocknen zu schützen. In schweren oder irreversiblen Fällen wird der Lagophthalmus mit einer lateralen Tarsorrhaphie (Lidspaltenverkürzung) operativ behandelt.
- **Ectropium cicatriceum:** Zur operativen Korrektur der Lidfehlstellung ist oft ein plastisch chirurgisches Vorgehen notwendig.

Prognose: Sie ist bei baldiger Behandlung gut. (Manchmal müssen mehrere Operationen erfolgen.) Bei vorhandenen Narben ist die Operation schwieriger.

Uhrglasverband bei Ectropium paralyticum

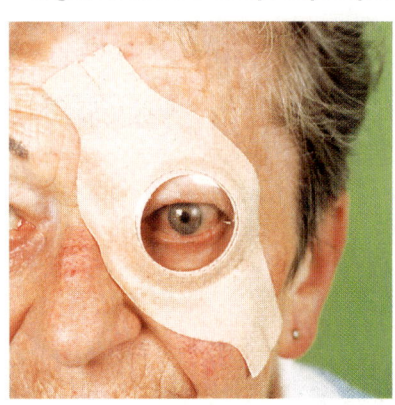

2.9 Beim Lagophthalmus infolge einer Fazialisparese wird durch einen Uhrglasverband eine feuchte Kammer geschaffen, die die Hornhaut vor dem Austrocknen schützt.

2.4.4 Trichiasis (schleifende Wimpern)

→ *engl.:* trichiasis

Unter Trichiasis versteht man die seltene **postentzündliche oder posttraumatische Einwärtskehrung der Wimpern.** Aufgrund der Fehlstellung oder falschen Wachstumsrichtung der Zilien scheuern diese auf der Binde- und Hornhaut und erzeugen ein permanentes Fremdkörpergefühl, vermehrtes Tränen und eine chronische Bindehautreizung. Die Zilienwurzeln können mit der Elektrolysenadel verödet werden. Erfolgversprechend sind auch Kryoepilation sowie die chirurgische Entfernung des Wimpernbodens.

2.4.5 Blepharospasmus (Lidkrampf)

Definition

Ein unwillkürlicher Krampf des vom N. facialis innervierten M. orbicularis oculi wird als Blepharospasmus bezeichnet.

→ *engl.:* blepharospasm

Ätiopathogenese: Bei *Entzündungen und Reizungen der vorderen Augenabschnitte* kommt es neben Lichtscheu und vermehrtem Tränen auch zum Lidkrampf (Abwehrtrias: Photophobie, Epiphora, Blepharospasmus). Kausal können auch *Erkrankungen des extrapyramidalen Systems* (z.B. Enzephalitis, multiple Sklerose) verantwortlich sein. Ebenso können *Trigeminusneuralgien* oder *psychogene Ursachen* vorliegen.

Symptomatik: Klinisch imponiert das Krankheitsbild durch krampfhaft verengte oder geschlossene Lidspalten mit Tieferstand der Augenbrauen.

Therapie: Die Therapie ist kausal. *Leichte Fälle* lassen sich mit Muskelrelaxantien gut beherrschen. Bei *schwerer Ausprägung* kann eine Durchtrennung der zum M. orbicularis ziehenden Fasern des N. facialis notwendig werden. Auch wiederholte lokale Injektionen von Botulinus-Toxin können erfolgreich eingesetzt werden.

Prognose: Falls es eine *ursächliche* Behandlungsmöglichkeit gibt, ist die Prognose *gut.* Der *essentielle* Blepharospasmus läßt sich nur *schwer* therapeutisch beeinflussen.

2.5 Erkrankungen von Lidhaut und Lidkante

2.5.1 Allergische Lidhautentzündung (Kontaktekzem)
→ *engl.:* contact eczema

Epidemiologie: Sehr häufig sind hellhäutige Patienten und Patienten mit allergischer Diathese betroffen.

Ätiopathogenese: Das Kontaktekzem beruht auf einer Antigen-Antikörper-Reaktion, wobei eine Unverträglichkeit gegenüber verschiedenen Noxen besteht. Verantwortlich sind oft *Kosmetika, Heftpflaster* oder *Augentropfen* bzw. *-salben,* insbesondere deren *Konservierungsmittel* (z. B. Benzalkoniumchlorid).

Symptomatik: Zunächst bestehen Rötung, Schwellung und pergamentähnliche Fältelung der Lidhaut mit erheblichem Juckreiz, gefolgt von Schuppenbildung der indurierten Haut mit Spannungsgefühl (◉ 2.10).

Therapie: Die Behandlung zielt auf die Ausschaltung des auslösenden Agens (u. U. Allergietestung). Meist führt eine zeitlich begrenzte Anwendung cortisonhaltiger Salben rasch zur Beschwerdefreiheit.

Prognose: gut, wenn die Ursache schnell gefunden wird.

2 Lider (Palpebrae)

Allergische Lidhautentzündung

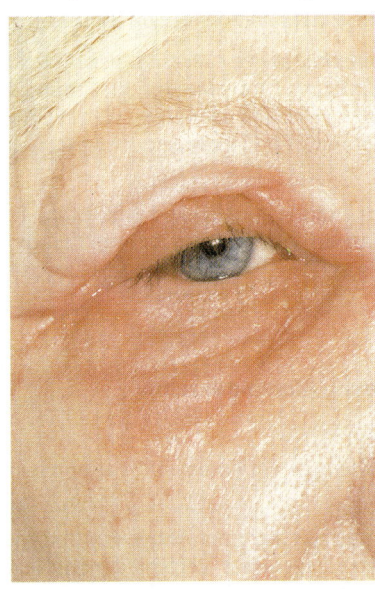

◉ 2.10 Ursache der Lidhautentzündung sind häufig Konservierungsmittel, z. B. in Augentropfen. Sie führen zur typischen Rötung, Schwellung und pergamentähnlichen Fältelung der Lidhaut.

2.5.2 Lidödem

Definition

Lidschwellung infolge pathologischer Flüssigkeitsansammlung im Unterhautzellgewebe.

→ *engl.:* lidedema

Epidemiologie: Das Lidödem ist ein häufiges Krankheitsbild.

Ätiopathogenese: Die Lidhaut nimmt an infektiösen und allergischen Prozessen besonders intensiv teil. Aufgrund der relativ dünnen Lidhaut und des lockeren Aufbaues des subkutanen Lidgewebes kann leicht Wasser aufgenommen werden und ein Lidödem entstehen.

Symptomatik: Je nach Ursache (🔲2.2) kommt es zu einer unterschiedlich intensiven Schwellung der Lider, die auch lageabhängig (gemäß der Schwerkraft) verschieden stark ausgeprägt sein kann, z. B. morgens nach dem Aufstehen mehr als abends (◉2.11).

Ursachen und **Differentialdiagnose** von entzündlichem und nicht entzündlichem Lidödem sind in 🔲2.2 widergegeben.

2.5 Erkrankungen von Lidhaut und Lidkante

Therapie: Sie ist ursächlich.

Verlauf und Prognose: richten sich nach dem Grundleiden.

■ 2.2 Differentialdiagnose des Lidödems

Unterscheidungs-kriterium	Entzündliches Lidödem	Nicht entzündliches Lidödem
Symptomatik	❖ Schwellung ❖ Rötung ❖ Überwärmung ❖ schmerzhaft ❖ meist einseitig	❖ Schwellung ❖ blasse Haut ❖ kühle Haut ❖ schmerzlos ❖ meist beidseitig
Mögliche Ursachen	❖ Hordeolum (S. 39) ❖ Lidabszeß (S. 37) ❖ Erysipel ❖ Ekzem (S. 106) ❖ Begleitreaktion bei: – NNH-Affektionen – Orbitaphlegmone (S. 422 f) – Dakryoadenitis (S. 66) – Dakryozystitis (S. 59)	❖ Allgemeinerkrankung, z. B. von – Herz – Niere – Schilddrüse ❖ Allergie, z. B. Quincke-Ödem

Lidödem

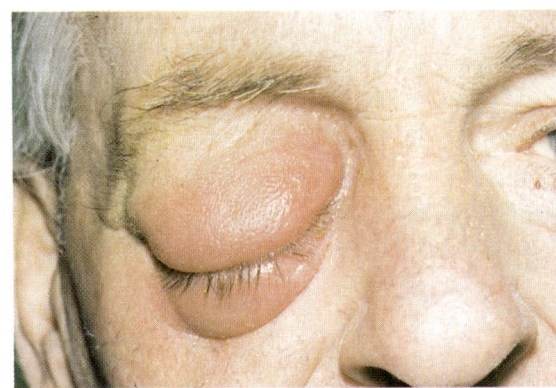

◉ 2.11 Aufgrund der dünnen Oberhaut und des fettarmen Unterhautgewebes sammelt sich in den Lidern bei pathologischen Prozessen sehr schnell Flüssigkeit an.

2.5.3 Blepharitis squamosa

Definition

Die relativ häufige Erkrankung ist durch eine schuppende Entzündung der Lidränder gekennzeichnet. Gewöhnlich sind die Lider beider Augen betroffen.

→ *engl.:* squamous blepharitis

Ätiopathogenese: Die Ursachen sind oft *multifaktoriell*. Konstitutionelle Beschaffenheit der Haut, Seborrhö, Refraktionsanomalien, Hypersekretion der Liddrüsen und äußere Reize wie Staub, Rauch und trockene Luft in klimatisierten Räumen tragen sehr häufig zur Entstehung der chronischen, hartnäckigen Entzündung bei.

Symptomatik und Diagnostik: Die Lidränder sind meist *gering entzündlich* verändert und verdickt. Durch vermehrte Sekretion der Liddrüsen verkleben die Wimpern, und es bilden sich *schuppenförmige Auflagerungen* (◉ 2. 12). Oft besteht gleichzeitig eine chronische Bindehautentzündung.

Therapie: Sie ist ursächlich (→ Ätiopathogenese). Die Schuppen und Krusten lassen sich mit *warmen Olivenöl* aufweichen und anschließend mit einem Watteträger leicht entfernen. In hartnäckigen Fällen empfiehlt sich das vorsichtige Ausdrücken der Liddrüsen und die Gabe lokaler *Antibiotika in Salbenform*. U. U. können auch *cortisonhaltige Lokaltherapeutika* notwendig werden.

Prognose: gut, wenn auch der Verlauf oft recht langwierig ist.

Blepharitis squamosa

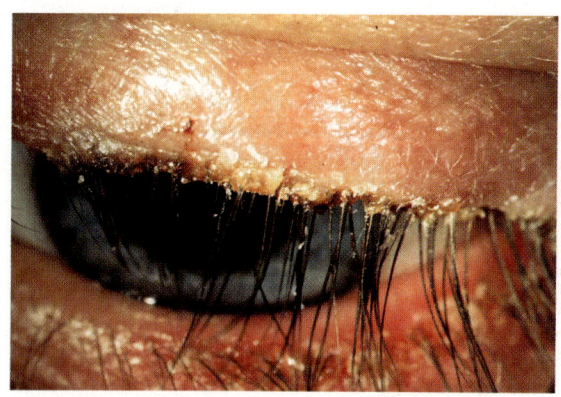

◉ 2.12 Die Lidränder sind leicht gerötet und etwas verdickt, die Wimpern verklebt; es bilden sich schuppenförmige Auflagerungen.

2.5 Erkrankungen von Lidhaut und Lidkante

2.5.4 Herpes simplex der Lider

Definition

Akute, mit Haut- und Schleimhautbläschen einhergehende, meist einseitige Erkrankung der Lider.

→ *engl.:* herpes simplex of the lids

Ätiopathogenese: Infolge der Aktivierung *(UV-Strahlung)* latent im Gewebe vorhandener Herpes-simplex-Viren kommt es zur Infektion der Lidhaut. Die Ausbreitung der Viren geschieht entlang der sensiblen Nervenfasern vom Ganglion trigeminale zur Hautoberfläche.

Symptomatik: Die typisch *gruppiert angeordneten,* schmerzhaften und mit seröser Flüssigkeit gefüllten *Bläschen* entstehen *besonders an Übergängen von Schleimhaut zu Haut* (2.13). Später bilden sich durch Eintrocknung Krusten. Es kommt zur Abheilung ohne Narbenbildung. Die Lokalisation ist meist unilateral.

Therapie: Virostatika lokal und Meidung intensiver UV-Strahlung als Prophylaxe gegen wiederholtes Auftreten.

Prognose: gut, allerdings häufige Rezidive.

Herpes simplex der Lider

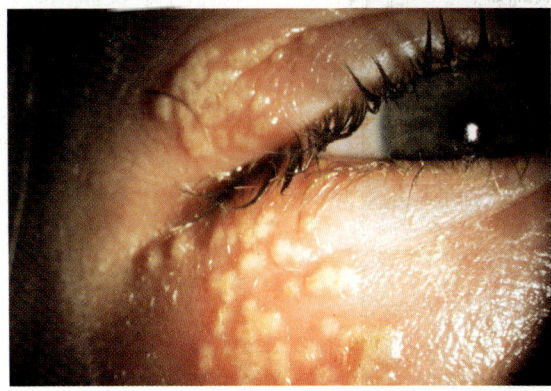

2.13 Die schmerzhaften, mit seröser Flüssigkeit gefüllten Bläschen sind gruppiert im Lidwinkel angeordnet.

2.5.5 Zoster ophthalmicus

Definition

Gesichtsrose, die durch das Varizella-Zoster-Virus hervorgerufen wird.

→ *engl.:* ophthalmic zoster, herpes zoster ophthalmicus

Epidemiologie: Meist sind resistenzschwache Personen zwischen 40 und 60 Jahren mit konsumierenden Grunderkrankungen betroffen.

Ätiopathogenese: Ursache ist das Varizella-Zoster-Virus, Erstmanifestation sind Windpocken. Bei einer Aktivierung oder Reinfektion können die latent im Organismus vorhandenen neurotropen Erreger dann zum Krankheitsbild des Zoster ophthalmicus führen (◉ **2.14**).

Symptomatik und Diagnostik: Die Inkubationszeit beträgt 7 – 18 Tage. Dann treten im Ausbreitungsgebiet des 1. Trigeminusastes (N. ophthalmicus mit den Zweigen N. frontalis, lacrimalis und nasociliaris) *starke Schmerzen* auf. Bevor die *wasserklaren Hautbläschen* zu sehen sind, können Hautrötung, Schwellung, Lichtscheu und Augentränen als *Prodromalerscheinungen* vorhanden sein. Die Bläschen platzen, und es bilden sich bräunliche Borken, die

Zoster ophthalmicus

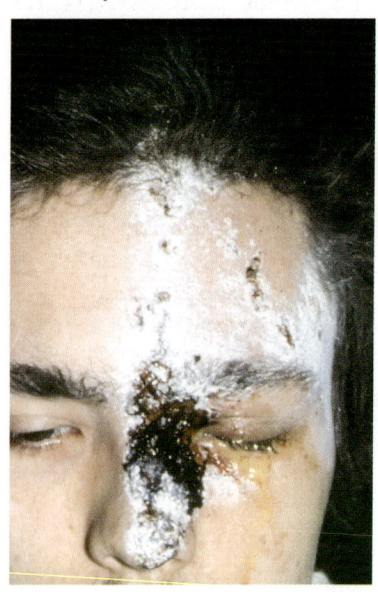

◉ 2.14 Die Gesichtsrose wird (als Zweitmanifestation) durch das neurotrope Varizella-Zoster-Virus hervorgerufen. Nachdem die wasserklaren Bläschen geplatzt sind, bilden sich bräunliche Borken, die später abfallen.

2.5 Erkrankungen von Lidhaut und Lidkante

später abfallen. Depigmentierungen und Narben können zurückbleiben. In 50 – 70 % der Fälle ist zusätzlich eine *Blepharitis* (→ S. 34) vorhanden. Da meist abwehrgeschwächte Personen betroffen sind, sollte beim Zoster ophthalmicus immer auch nach einer möglichen Grunderkrankung geforscht werden.

> Im Anfangsstadium der Erkrankung immer die Hautsensibilität im Bereich der Nasenspitze im Seitenvergleich prüfen! Wenn die Berührungsempfindlichkeit herabgesetzt ist, spricht dies für eine Beteiligung des N. nasociliaris, bei der es zu schweren intraokularen Entzündungen kommen kann.

Therapie: Virostatika lokal und systemisch (Aciclovir).

Komplikationen: Wenn der N. nasociliaris beteiligt ist, kann es zu schweren intraokularen Entzündungen kommen.

Prognose: Die Hauterscheinungen heilen nach 3 – 4 Wochen – u. U. mit Narbenbildung – ab. Oft bestehen später noch neuralgiforme Schmerzen und Hypästhesien.

2.5.6 Lidabszeß

Definition

Abgrenzbare Eiteransammlung mit hochgradig entzündlicher Schwellung und späterer Fluktuation.

→ *engl.:* lid abscess

Ätiopathogenese: Infolge einer Infektion nach Bagatelltraumen, Insektenstichen oder einer fortgeleiteten Entzündung der Nasennebenhöhlen kann es zur Ausbildung eines Ober- oder Unterlidabszesses kommen.

Symptomatik: Aufgrund der extrem entzündlichen Schwellung ist ein aktives Öffnen der Lider oft unmöglich (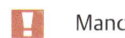2.15). Im Verlauf fluktuiert der Abszeßinhalt. Es kann zur spontanen Perforation mit Eiterentleerung kommen.

Therapie: Im Anfangsstadium sind Antibiotika per os oder i. v. und trockene Wärme indiziert. Bei beginnender Fluktuation kann eine Stichinzision rasch für eine Entlastung sorgen.

Prognose: meist gut.

> Manchmal kann als Folge des Lidabszesses eine Orbitaphlegmone oder eine Sinus-cavernosus-Thrombose entstehen (besonders bei Lokalisation des Abszesses im inneren Lidwinkel!). Dies ist dann eine lebensbedrohliche Komplikation.

Oberlidabszeß

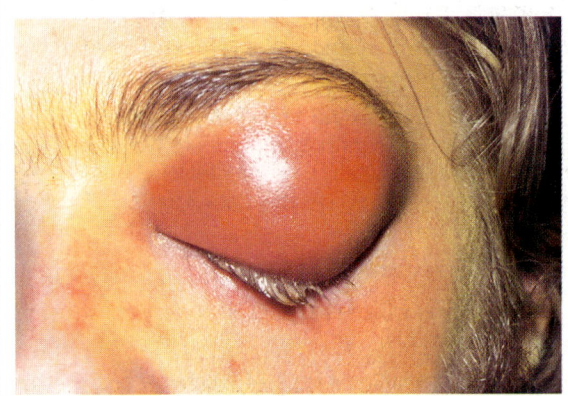

◉ 2.15 Die extreme entzündliche Schwellung macht eine aktive Lidhebung unmöglich.

2.5.7 Zeckenbefall (Ixodinae) der Lider

→ *engl.:* tick-infested lids

Zecken beißen sich mitunter an den Lidern fest. Sie gelten als Überträger der Borreliose und können Enzephalitiden hervorrufen. Die Therapie besteht in der mechanischen Entfernung der Parasiten.

2.5.8 Phthiriasis palpebrarum

→ *engl.:* crab louse-infested lids

Hierunter versteht man den **Befall des Wimpernbodens mit Filzläusen** infolge schlechter hygienischer Verhältnisse. Die kleinen ovalen Nissen hängen vornehmlich an den Zilien (◉ **2.16**) und verursachen eine Lidrandentzündung, die mit ausgeprägtem Juckreiz verbunden ist. Die *mechanische Entfernung mit der Zilienpinzette* ist zwar zeitraubend, aber effektiv. Das *Bestreichen der Lidränder mit 2%iger Quecksilberpräzipitatsalbe* über einen längeren Zeitraum führt ebenfalls zum Erfolg.

Phthiriasis palpebrarum

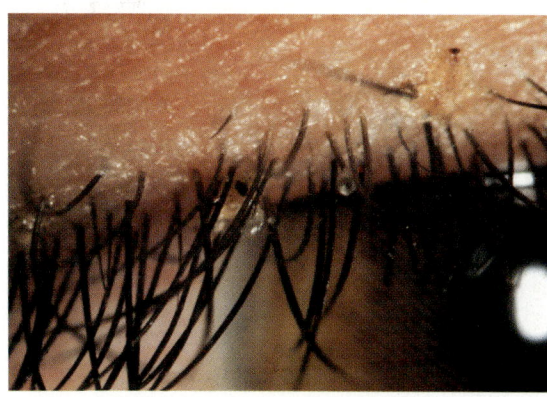

👁 2.16 Unter schlechten hygienischen Bedingungen können sich Filzläuse am Wimpernboden festklammern.

2.6 Erkrankungen der Liddrüsen

2.6.1 Hordeolum (Gerstenkorn)

Definition

Das **Hordeolum** ist Ausdruck einer akuten bakteriellen Entzündung einer Liddrüse. Sind mehrere Drüsen gleichzeitig betroffen, so spricht man von einer **Hordeolosis**.

→ *engl.:* hordeolum, sty

Epidemiologie und Ätiopathogenese: Erreger des relativ häufigen Hordeolums ist meist Staphylococcus aureus. Beim **Hordeolum externum** sind entweder die Zeis- oder die Moll-Drüsen betroffen. Das **Hordeolum internum** geht von der Meibom-Drüse aus. Gestenkörner treten öfter im Zusammenhang mit Diabetes, Magen-Darm-Störungen oder Akne vulgaris auf.

Symptomatik und Diagnostik: Klinisch imponiert ein *schmerzhaftes Knötchen mit zentralem Eiterpunkt*. Das **Hordeolum externum** liegt entsprechend der Lokalisation der Schweißdrüsen *am Lidrand* (👁 2.17). Das **Hordeolum internum** der Talgdrüse ist *meist nur nach Ektropionieren sichtbar* und zeigt gewöhnlich eine heftigere Begleitreaktion in Form einer Konjunktivitis oder Chemosis der Conjunctiva bulbi. Ebenso können Pseudoptosis und Schwellung der präaurikulären Lymphdrüsen vorkommen.

Differentialdiagnose: Chalazion (druckindolent!), Tränendrüsenentzündung (schmerzhafter, seltener).

Hordeolum externum

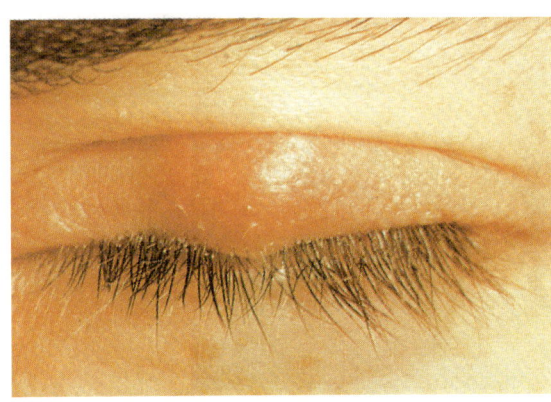

2.17 Das schmerzhafte, entzündliche Gerstenkorn wird meist durch den Befall einer Liddrüse mit Staphylococcus aureus hervorgerufen.

Therapie: Antibiotische Salben und die Anwendung trockener Wärme (Rotlichtbestrahlungen) führen sehr bald zur Abheilung.

Verlauf und Prognose: Nach Durchbruch und Entleerung des Eiters verschwinden die Beschwerden recht rasch. Die Prognose ist gut. Bei häufigen Rezidiven sollte ein internistisches Grundleiden ausgeschlossen werden (→ Ätiopathogenese).

2.6.2 Chalazion (Hagelkorn)

Definition

Derbe knotige Auftreibung innerhalb des Tarsus.

→ *engl.:* chalazion

Epidemiologie und Ätiopathogenese: Ursache des relativ häufigen Chalazions ist eine chronisch granulomatöse Entzündung, die infolge eines Sekretstaues der Meibom-Drüse entsteht.

Symptomatik: Der derbe schmerzlose Knoten entwickelt sich nur sehr langsam. Außer einer kosmetischen Beeinträchtigung bestehen meist keine Beschwerden (2.18).

Differentialdiagnose: Hordeolum (druckdolent!), Talgdrüsenkarzinom (S. 49).

Therapie: Meist ist eine operative Inzision nicht zu umgehen (2.19).

2.6 Erkrankungen der Liddrüsen

Chalazion

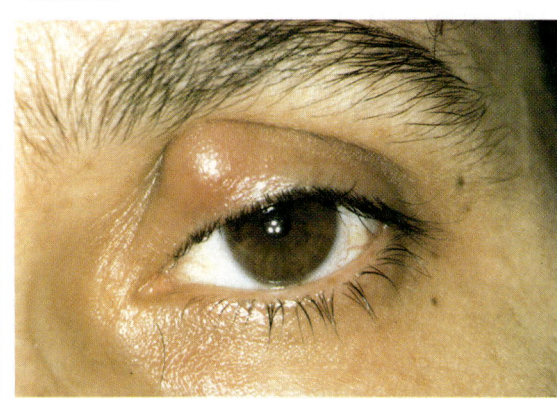

◉ 2.18　Das druckindolente Hagelkorn wird durch einen chronischen Sekretstau der Meibom-Drüse erzeugt.

Operative Entfernung des Chalazions

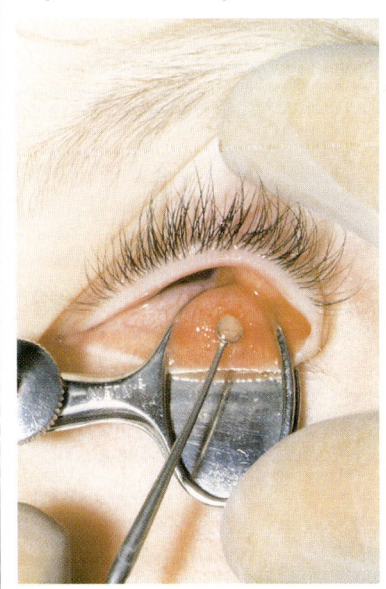

◉ 2.19　Nach Einsetzen der Chalazionklemme und Eröffnen des Hagelkornes mit dem Skalpell werden die Talgmassen mit dem scharfen Löffel ausgeräumt.

2 Lider (Palpebrae)

> **!** Nach Einsetzen der Chalazionklemme schneidet man entweder von innen senkrecht zur Lidkante oder von außen lidkantenparallel (Vermeidung eines Narbenektropiums!). Die Sekretmassen werden mit einem scharfen Löffel ausgeräumt.

Prognose: gut bis auf die lokale Rezidivmöglichkeit.

2.7 Tumoren

2.7.1 Benigne Tumoren

2.7.1.1 Schweißdrüsenretentionszysten (Hidrozystome)

→ *engl.:* ductal cyst

Die **kugeligen Zysten** der Moll-Schweißdrüsen liegen **vorwiegend im Lidwinkel.** Ihr Inhalt ist wasserklar und durchleuchtbar. Aufgrund der Schwerkraft kann sich ein Ektropium bilden (◨ 2.20). Die *Therapie* besteht in einer Marsupialisation (S. 109). Die *Prognose* ist gut.

2.7.1.2 Xanthelasma

Definition

Lokale Fettstoffwechselstörung mit Lipoproteinablagerungen, die meist bilateral im nasalen Lidwinkel auftreten.

→ *engl.: xanthelasma*

Hidrozystom

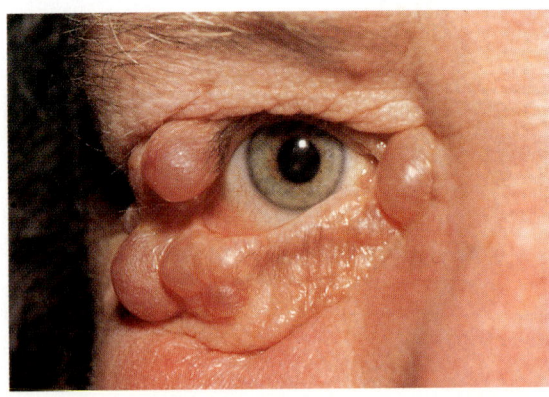

◨ 2.20 Die kugeligen Zysten der Moll-Schweißdrüsen liegen vorwiegend im Lidwinkel. Wegen ihrer Schwere besteht temporal ein Ektropium.

Epidemiologie: Am häufigsten sind Frauen nach dem Klimakterium betroffen. Auch bei Patienten mit Diabetes und erhöhtem Plasmalipoprotein sowie bei Gallengangsaffektionen ist ein gehäuftes Auftreten zu beobachten.

Symptomatik: Die gelblichen weichen Plaques sind scharf begrenzt und meist bilateral symmetrisch angeordnet (◉2.21). Von der kosmetischen Störung abgesehen sind die Patienten beschwerdefrei.

Therapie und Prognose: Die Beseitigung ist nur operativ möglich, die Rezidivhäufigkeit hoch.

2.7.1.3 Molluscum contagiosum (Dellwarze)

→ *engl.:* molluscum contagiosum

Die **nicht entzündliche, ansteckende Infektion** wird durch DNA-Viren hervorgerufen. Sie betrifft *meist Kinder und Jugendliche* und wird von Mensch zu Mensch übertragen. Die *stecknadelkopfgroßen Papeln mit typischer zentraler Delle* liegen verstreut im Bereich von Ober- und Unterlid (◉2.22). Sie werden mit dem scharfen Löffel entfernt (bei Kindern in Kurznarkose!).

2.7.1.4 Cornu cutaneum (Hauthorn)

→ *engl.:* cutaneous horn

Die **gelblich-braunen Auswüchse der Haut** bestehen aus Keratin (◉2.23). Besonders ältere Patienten sind betroffen. Das Hauthorn sollte operativ entfernt werden, da 25% der Keratosen noch nach Jahren in ein *malignes Spinaliom* übergehen können.

Xanthelasma

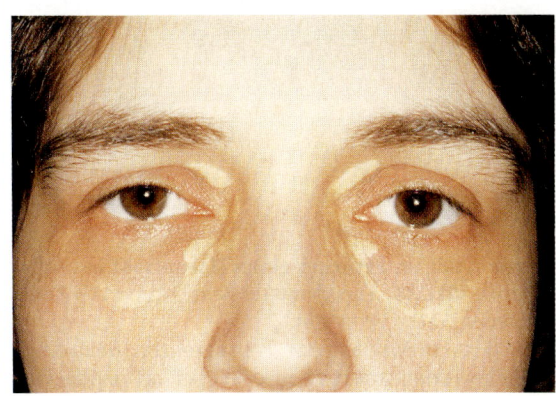

◉ 2.21 Die Fettablagerungen sind häufig symmetrisch im inneren Lidwinkel angeordnet.

Molluscum contagiosum

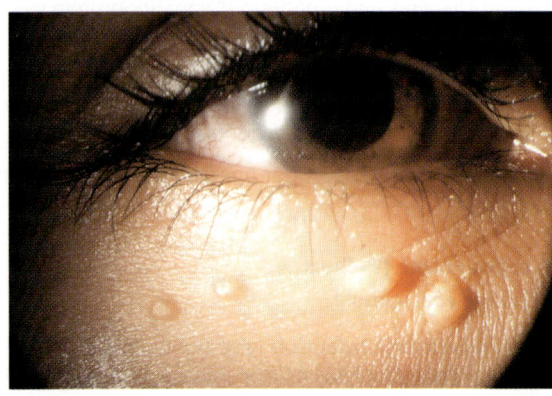

● **2.22** Die stecknadelkopf-großen Dellwarzen zeigen eine typische zentrale Einziehung.

Cornu cutaneum (Hauthorn)

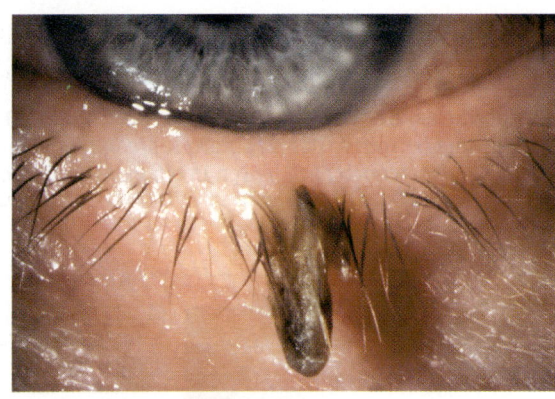

● **2.23** Die gelblich-braunen Auswüchse aus Keratin entarten häufig (25%) noch nach Jahren zu einem malignen Spinaliom, wenn sie nicht chirurgisch entfernt werden.

2.7.1.5 Keratoakanthom

→ *engl.:* keratoacanthoma

Schnell wachsender **Tumor, der im Zentrum einen Hornpfropf besitzt,** der manchmal exprimierbar ist (●2.24). Die spontane Remission unter Bildung einer kleinen eingesunkenen Narbe ist möglich.

Differentialdiagnostisch ist ein *Basaliom* (s. u.) abzugrenzen (beim Keratoakanthom fehlen Gefäße im Tumorrand!). Ebenso ist ein *Plattenepithelkarzinom* nur durch eine Probebiopsie auszuschließen.

Keratoakanthom

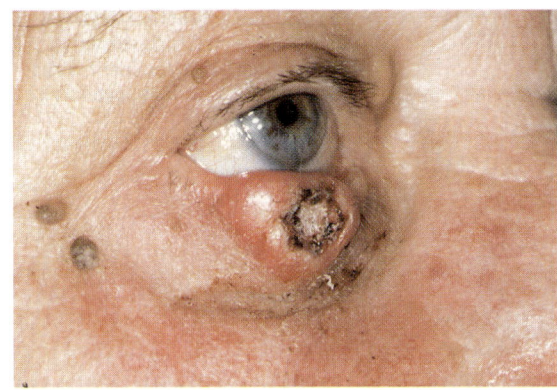

◉ 2.24 Der rasch wachsende, gutartige Tumor weist einen zentralen Hornpfropf auf.

2.7.1.6 Hämangiom

Definition

Angeborene, gutartige Gefäßgeschwulst, die kutan oder subkutan liegen kann.

→ *engl.:* hemangioma

Epidemiologie: Überwiegend sind Mädchen betroffen (ca. 70%). Der Hauptsitz im Gesichtsbereich sind die Lider (◉ 2.25).

Symptomatik: Man unterscheidet eine flache (planotuberöse) von einer prominenten (tuberösen) und einer tiefen (subkutanen) Form.

Diagnostik: Hämangiome lassen sich durch Druck komprimieren, die Haut erscheint dann weiß.

Differentialdiagnose: *Naevus flammeus:* Er imponiert durch einen scharf begrenzten blau-roten Fleck infolge einer Gefäßerweiterung unter der Epidermis (kein Wachstum, kein Tumor).

Therapie: Wegen der hohen Rate an *Spontanremissionen* (ca. 70%) ist eine abwartende Haltung gerechtfertigt. Besteht aber aufgrund der Geschwulstgröße eine *Amblyopiegefahr,* so können Kryotherapie, Injektionen mit Kortisonkristallsuspension oder Strahlenbehandlungen zur Verkleinerung des Hämangioms beitragen.

Prognose: im allgemeinen gut.

Tuberöses Hämangiom

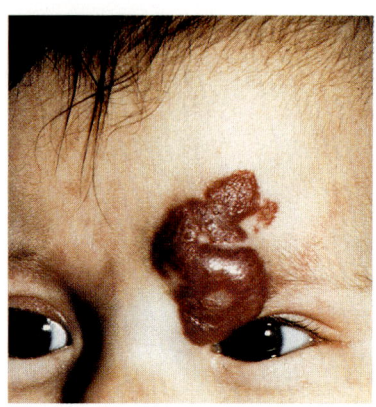

◉ 2.25 Die angeborene Gefäßgeschwulst, die im Gesichtsbereich meist an den Lidern lokalisiert ist, bildet sich in 70% der Fälle spontan zurück.

2.7.1.7 Neurofibromatose (Morbus von Recklinghausen)

Definition

Infolge einer vererbten Anlagefehlbildung des Neuroektoderms entstehen von den Nerven ausgehende Tumoren und Pigmentveränderungen der Haut (Café-au-lait-Flecken).

→ *engl.:* Recklinghausen's neurofibromatosis

Die Neurofibromatose wird zu den *Phakomatosen* gezählt (Fehlbildungen, bei denen gleichzeitig Veränderungen an der Haut, dem ZNS und den ektodermalen Anteilen des Auges vorhanden sind).

Symptomatik und Diagnostik: Die zahlreichen Tumoren sind weich, flächig oder gestielt und liegen entweder kutan oder subkutan, meist im Bereich des Oberlides.

Sie können bisweilen monströse Ausmaße annehmen und als *Elephantiasis der Lider* beeindrucken (◉ 2.26).

Therapie: Kleinere Fibrome lassen sich chirurgisch gut entfernen. Bei größeren Tumoren besteht immer die Gefahr der Nachblutung und des Rezidivs. Insgesamt ist die Therapie *problematisch*.

Neurofibrom

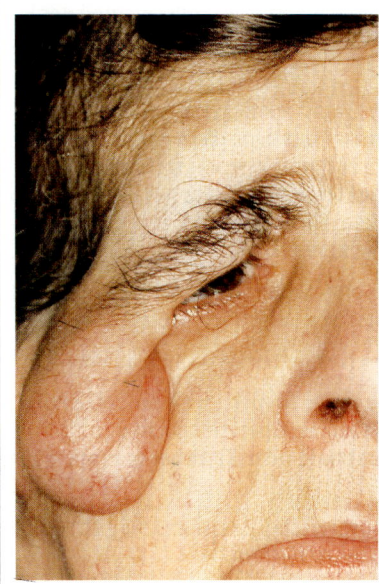

◎ 2.26 Größere Fibrome können zur Elephantiasis der Lider führen.

2.7.2 Semimaligne und maligne Tumoren

2.7.2.1 Basaliom

Definition

Das Basaliom ist ein häufiger *semimaligner*, zur lokalen Destruktion befähigter fibroepithelialer Tumor, der nicht oder nur äußerst selten metastasiert.

→ *Synonyme:* Basalzellkarzinom, Epithelioma basocellulare;
engl.: basal cell carcinoma

Epidemiologie: Ca. 90% aller malignen Lidtumoren sind Basaliome. Sie treten mit zunehmendem Alter häufiger auf. In ca. 60% der Fälle sind sie *am Unterlid* lokalisiert. In sonnenreichen Ländern beträgt die Morbidität 110 Erkrankungen auf 100 000 Einwohner (in Mitteleuropa etwa 20 auf 100 000). *Dunkelhäutige Personen* und *Farbige* sind *wesentlich weniger betroffen.* Es besteht keine Geschlechtsbevorzugung.

Ätiopathogenese: Ursachen der Entstehung von Basaliomen können eine genetische Disposition haben. *Erhöhte UV-Strahlung* der Sonne, *Karzinogene*

(z. B. Arsen) sowie *chronische Hautschädigungen* führen ebenfalls zu einem gehäuften Auftreten. Basaliome gehen von den basalen Zellschichten der Epidermis und der Talgdrüsen-Haarfollikel aus und wachsen örtlich destruierend.

Symptomatik: Typisches Kennzeichen sind eine derbe, etwas erhabene Begrenzung *(perlschnurartiger Randsaum)* mit *zentralem Krater* und *oberflächlich kleinen Gefäßnetzen* mit erhöhter Blutungstendenz (◉ 2.27).

Wenn es zur Ulzeration mit peripher „nagendem" Fortschreiten kommt, spricht man von einem *Ulcus rodens.* Beim *Ulcus terebrans* liegt eine tiefgreifende Infiltration mit Knorpel- und Knochenbefall vor.

Diagnostik: Die Diagnose läßt sich sehr häufig aufgrund der klinischen Merkmale stellen. In allen Zweifelsfällen ist eine Probebiopsie notwendig.

! Wimpernausfall im Tumorbereich ist immer verdächtig auf Malignität!

Therapie: Die chirurgische Entfernung sollte immer im Gesunden erfolgen. Sie ist die sicherste Methode. Falls eine radikale Operation nicht durchgeführt werden kann, sind noch Röntgenbestrahlung oder Kryotherapie mit flüssigem Stickstoff möglich.

Prognose: Die Heilerfolge sind nach chirurgischer Exzision sehr gut. Häufige Nachkontrollen sind angezeigt.

! Je früher ein Basaliom entdeckt wird, umso leichter läßt es sich entfernen.

Basaliom

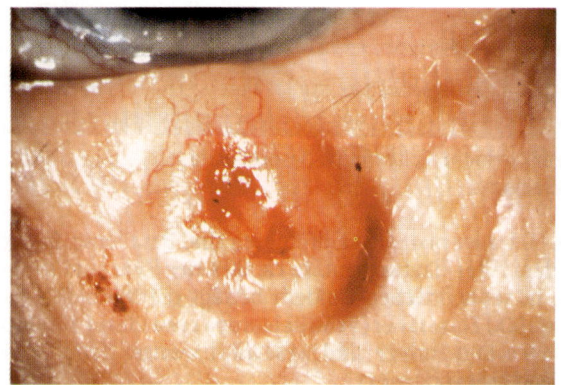

◉ 2.27 Perlschnurartiger Randsaum, oberflächige Gefäßneubildungen sowie ein zentraler Krater mit Blutungsneigung sind typische Kennzeichen des semimalignen Tumors.

2.7.2.2 Plattenepithelkarzinom

→ *Synonyme:* Spinaliom, spinozelluläres Karzinom; *engl.:* squamous cell carcinoma

Es handelt sich um den *zweithäufigsten* malignen Lidtumor. Das Karzinom geht von der Epidermis aus und wächst rasch destruierend. Die Metastasierung in die regionalen Lymphknoten ist möglich. Seltener sind Fernmetastasen. *Therapie der Wahl* ist die vollständige operative Entfernung.

2.7.2.3 Talgdrüsenkarzinom

→ *Synonym:* Adenokarzinom; *engl.:* adenocarcinoma

Das *seltene* Talgdrüsenkarzinom geht von den Meibom- oder Zeis-Drüsen aus. Die **derbe, schmerzlose Schwellung** ist **meist am Oberlid** gelegen und mit der Haut, aber nicht mit der Unterlage verschieblich. Die *Verwechslung mit einem Chalazion* (→ S. 40) ist anfangs durchaus möglich. Eine Metastasierung in die regionalen Lymphknoten kommt vor.

> Ein scheinbares Chalazion, das sich durch die übliche Operation nicht entfernen läßt, ist immer verdächtig auf ein Talgdrüsenkarzinom.

Die *Therapie der Wahl* ist die vollständige operative Entfernung.

3 Tränenorgane

Peter Wagner und Gerhard K. Lang

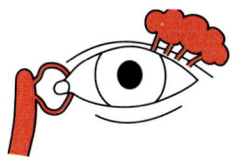

3.1 Grundkenntnisse

Die Tränenorgane (*engl.:* lacrimal system) (◉ 3.1) bestehen aus einem
* tränenbildenden und einem
* tränenableitenden Teil.

Anatomie der Tränenorgane

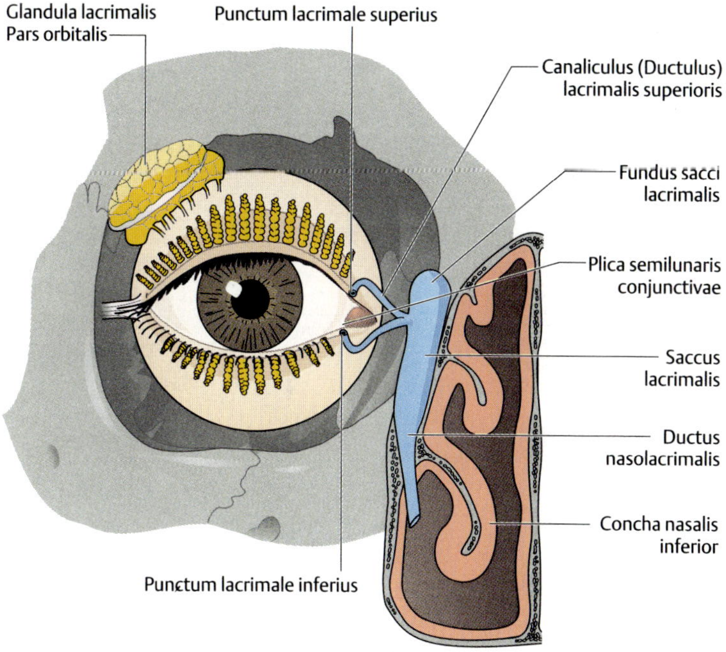

- Glandula lacrimalis Pars orbitalis
- Punctum lacrimale superius
- Canaliculus (Ductulus) lacrimalis superioris
- Fundus sacci lacrimalis
- Plica semilunaris conjunctivae
- Saccus lacrimalis
- Ductus nasolacrimalis
- Concha nasalis inferior
- Punctum lacrimale inferius

◉ 3.1 Die Tränenorgane bestehen aus einem tränenbildenden und einem tränenableitenden Teil.

3 Tränenorgane

Lage, Aufbau und Innervation der Tränendrüsen: Die etwa **haselnußgroße Tränendrüse** (Glandula lacrimalis) liegt *nicht sichtbar* und *nicht tastbar* unter dem temporalen oberen Rand der knöchernen Orbita in der Fossa glandula lacrimalis des Stirnbeines. Wenn die Tränendrüse tastbar ist, ist dies meist ein Hinweis auf eine pathologische Veränderung (z.B. Dakryoadenitis). Die Sehne des Lidhebers (M. levator palpebrae) teilt die Glandula lacrimalis in einen *größeren orbitalen* ($2/3$) und einen *kleineren palpebralen* ($1/3$) *Lappen*. Mehrere kleinste **akzessorische Tränendrüsen (Krause- und Wolfring-Drüsen)**, die in der oberen Umschlagsfalte der Bindehaut liegen, sezernieren zusätzlich seröse Tränenflüssigkeit.

Die **sensible Nervenversorgung** der Tränendrüse erfolgt über den *N. lacrimalis*. Die parasympathischen Fasern (Sekretion) entstammen dem *N. intermedius*. Die sympathischen Nervenfasern gelangen *aus dem Ganglion cervicale superius* mit den Gefäßen zur Drüse.

Tränenfilm: Der Tränenfilm (◉ 3.2), der Binde- und Hornhaut benetzt, ist aus **3 Schichten** zusammengesetzt.

1. Die **äußere Lipidschicht** (ca. 0,1 μm) ist ein Produkt der *Meibom-Drüsen* sowie der *Talg- und Schweißdrüsen des Lidrandes*. Sie dient vor allem der

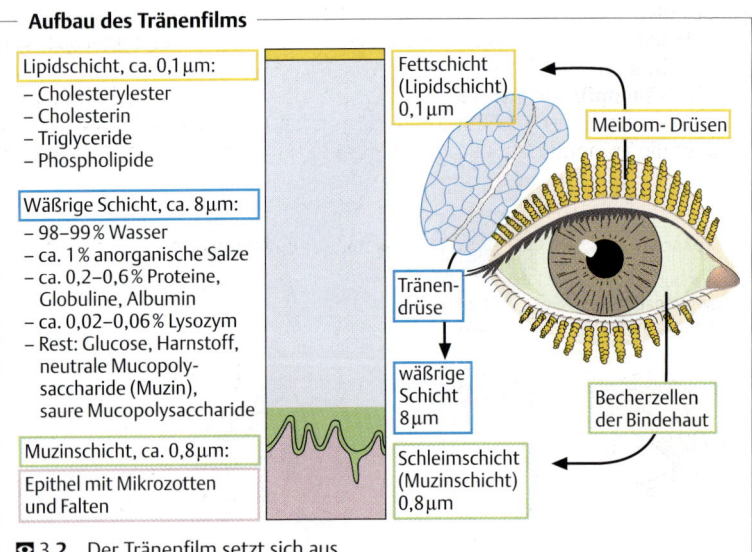

Aufbau des Tränenfilms

Lipidschicht, ca. 0,1 μm:
- Cholesterylester
- Cholesterin
- Triglyceride
- Phospholipide

Wäßrige Schicht, ca. 8 μm:
- 98–99 % Wasser
- ca. 1 % anorganische Salze
- ca. 0,2–0,6 % Proteine, Globuline, Albumin
- ca. 0,02–0,06 % Lysozym
- Rest: Glucose, Harnstoff, neutrale Mucopolysaccharide (Muzin), saure Mucopolysaccharide

Muzinschicht, ca. 0,8 μm:
Epithel mit Mikrozotten und Falten

Fettschicht (Lipidschicht) 0,1 μm — Meibom-Drüsen
Tränendrüse
wäßrige Schicht 8 μm
Schleimschicht (Muzinschicht) 0,8 μm — Becherzellen der Bindehaut

◉ 3.2 Der Tränenfilm setzt sich aus
- Lipidschicht (verhindert rasches Verdunsten)
- wäßriger Schicht (sorgt für saubere, glatte und damit optimal transparente Hornhaut) und
- Muzinschicht (stabilisiert – wie Lipidschicht – den Tränenfilm) zusammen.

Stabilisierung des Tränenfilms. Durch das hydrophobe Verhalten, ähnlich einer hauchdünnen transparenten Wachsschicht, wird ein schnelles Verdunsten verhindert.
2. Die **mittlere wäßrige Schicht** (ca. 8 μm) wird von der *Haupttränendrüse* sowie den *akzessorischen Tränendrüsen* (Krause- und Wolfring-Drüsen) gebildet. Ihre Aufgabe ist es, die Hornhautoberfläche zu reinigen und zu schützen, eine gute Gleitfähigkeit der Conjunctiva tarsi gegenüber der Hornhaut zu schaffen und mit einer glatten Hornhautoberfläche *für eine hochwertige optische Abbildung zu sorgen.*
3. Die **innere Muzinschicht** (ca. 0,8 μm) wird von den *Becherzellen der Bindehaut* und der *Haupttränendrüse* sezerniert. Die Hydrophilie gegenüber den Mikrovilli des Hornhautepithels dient ebenfalls der *Tränenfilmstabilisierung.* Sie verhindert, daß die wäßrige Schicht auf der Hornhaut abperlt und sorgt so dafür, daß der *Wasseranteil flächig Horn- und Bindehaut benetzt.*

Lysozym, β-Lysin, Lactoferrin und γ-Globulin (IgA) sind **tränenspezifische Proteine** und verleihen der Tränenflüssigkeit u. a. *antimikrobielle Eigenschaften.*

Tränenabfluß: Die dachziegelartig übereinandergelegten **Muskelfasern des M. orbicularis oculi** (N. facialis) bewirken bei der Kontraktion, daß der Lidschluß nicht gleichzeitig, sondern von temporal nach nasal erfolgt. Wie bei einer *Scheibenwischerbewegung* wird dadurch die Tränenflüssigkeit von lateral zum inneren Lidwinkel transportiert (3.3 a – c).

Die **Tränenpünktchen** (Punctum lacrimale superius et inferius) nehmen die Tränen auf. Über die **Tränenröhrchen** (Canaliculus superior et inferior) gelangt die Tränenflüssigkeit in den **Tränensack** (Saccus lacrimalis) und von

---

Zusammenwirken von M. orbicularis oculi und ableitenden Tränenwegen

Lidhebung Lidschluß
Levator palpebrae M. orbicularis oculi
(N. oculomotorius) (N. facialis)

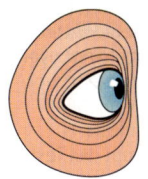
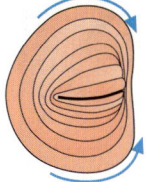
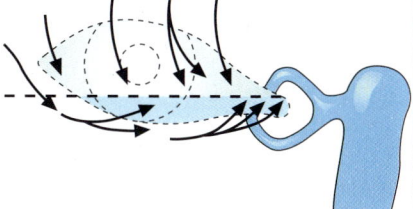

3.3 a – c Beim Lidschluß wird die Tränenflüssigkeit wie bei einer Scheibenwischerbewegung von temporal nach nasal zu den Tränenpünktchen und -kanälchen transportiert.

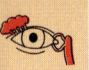

hier durch den **Tränen-Nasen-Gang** (Ductus nasolacrimalis) unter die **untere Nasenmuschel** (Concha nasalis inferior) (→ 3.1).

3.2 Untersuchungsmethoden

3.2.1 Untersuchung der Tränenbildung

Tränensekretionstest: Der **Schirmer-Test** (3.4) gibt Auskunft über die **Menge des wäßrigen Anteils der Tränensekretion.**
- *Durchführung:* Ein Streifen Lackmuspapier wird im Bereich des temporalen Unterliddrittels in den Bindehautsack eingehängt.
- *Physiologisch:* Nach 5 Min. sind mindestens 15 mm des Papiers durch die alkalische Tränenflüssigkeit blau verfärbt.
- *Pathologisch:* Werte < 5 mm (müssen nicht unbedingt mit klinischem Beschwerdebild einhergehen).

Die **Prüfung der Basissekretion ohne Reizung der Bindehaut** geschieht nach vorheriger Tropfanästhesie der Konjunktiva auf die gleiche Weise.

Tränenfilmaufreißzeit (TAZ): Mit der TAZ oder BUT (Break-up-Time) wird die **Stabilität des Tränenfilmes** bewertet.
- *Durchführung:* Der präkorneale Tränenfilm wird mit 10 µl einer 0,125%igen Fluoreszeinlösung angefärbt. An der Spaltlampe beobachtet man bei 10- bis 20facher Vergrößerung unter Vorschalten eines blauen Kobaltfilters, wann *ohne Lidschluß* und *bei normal offengehaltenem Auge* die ersten Austrocknungsstellen auftreten.
- *Physiologisch:* TAZ von *mindestens* 10 Sek.

Messung der Tränensekretion mit dem Schirmer-Test

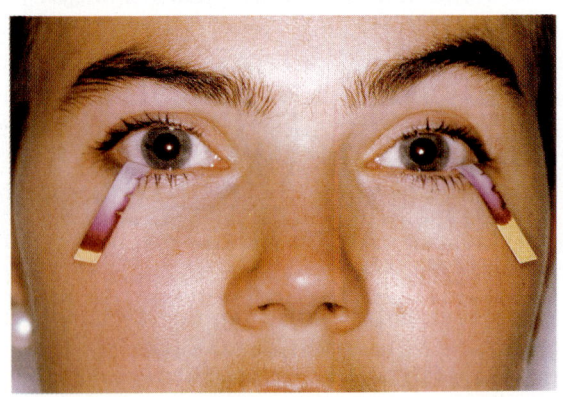

3.4 Die Fließpapierstreifen werden am Ende umgeknickt und in das temporale Unterliddrittel eingehängt. Normalerweise werden in 5 Min. mindestens 15 mm des Teststreifens befeuchtet.

Bengalrosatest: Bengalrosa **färbt abgestorbene Epithelzellen und Muzin an.** Dieser Test hat sich besonders bei der Beurteilung des *trockenen Auges* (Keratoconjunctivitis sicca, S. 64) bewährt, wobei Austrocknungserscheinungen von Binde- und Hornhaut dargestellt werden.

Impressionszytologie: Ein Millipor-Filter wird an einem Tonometer befestigt und mit einem Druck von 20–30 mmHg 2 Sek. gegen die obere Bindehaut gepreßt. Unter dem Mikroskop wird die **Becherzelldichte** geschätzt (*normal* 20–45 Becherzellen/mm^2 Epitheloberfläche). Eine reduzierte Zahl schleimbildender Becherzellen kommt bei verschiedenen Erkrankungen vor (z. B. Keratoconjunctivitis sicca, okuläres Pemphigoid, Xerophthalmie).

3.2.2 Untersuchung des Tränenabflusses

Konjunktivale Fluoreszeinprobe: Nach Tropfen einer 2%igen Fluoreszein-Natrium-Lösung in die untere Bindehautumschlagsfalte läßt sich der Farbstoff bei **durchgängigen Tränenwegen** durch Schneuzen in ein Papiertaschentuch einfach nachweisen.

Tränenwegsspülung und -sondierung: Mit diesen Untersuchungsmethoden kann die **Lokalisation von Stenosen** ermittelt werden. Nach Tropfanästhesie wird mit einer konischen Sonde das Tränenpünktchen aufgedehnt. Anschließend spült man physiologische Kochsalzlösung über eine stumpfe Kanüle in die Tränenwege (◘ 3.5 a u. b). Bei *freier Durchgängigkeit* fließt die Spüllösung ungehindert in die Nase ab.

> **!** Bei einer Kanalikulusstenose erfolgt der Rückfluß aus dem gespülten Tränenkanälchen. Liegt der Verschluß tiefer, kommt es zu einem Reflux aus dem gegenüberliegenden Tränenpünktchen (◘ 3.6).

Mit einer Silberblattsonde läßt sich die Lage der Striktur ertasten, und Abflußhindernisse können evtl. beseitigt werden (◘ 3.7).

Röntgenkontrastdarstellung: Das Röntgenkontrastmittel wird wie die physiologische Kochsalzlösung bei der Tränenwegsspülung installiert. Dargestellt werden **Form, Lage, Größe** und evtl. vorhandene **Hindernisse der ableitenden Tränenwege.**

Digitale Subtraktionsdakryozystographie: Bei dieser Methode wird nur das Kontrastmittel gespeichert und die Tränenwege werden ohne störende Knochenstrukturen wiedergegeben. Dies ist besonders in der **präoperativen Diagnostik** für das spätere chirurgische Vorgehen vorteilhaft (◘ 3.8).

Tränenwegsendoskopie: Eine **direkte Beobachtung der Tränenwegsschleimhaut** ist mit feinen Endoskopiegeräten neuerdings möglich geworden. Bislang gehört die Endoskopie der Tränenwege jedoch noch nicht zu den Routineuntersuchungsmethoden.

Spülung der Tränenwege in Tropfanästhesie

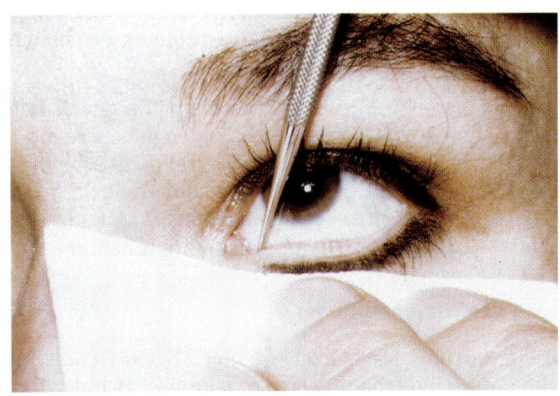
a

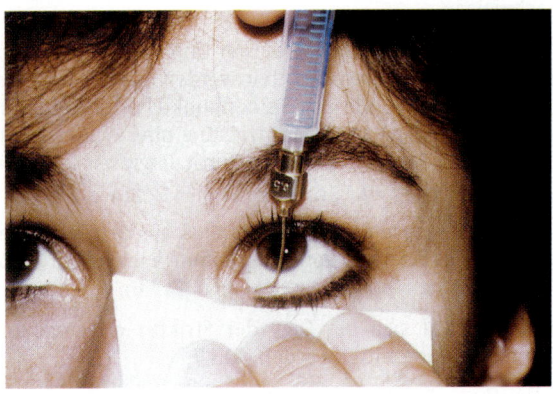
b

3.5a u. b Zunächst wird das Tränenpünktchen mit einer konischen Sonde durch Drehbewegungen erweitert. Anschließend spült man durch die eingeführte Tränenkanüle physiologische Kochsalzlösung. Dabei ist besonders auf Durchflußleichtigkeit oder evtl. Reflux von Flüssigkeit zu achten.

3.2 Untersuchungsmethoden

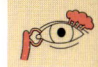

Lokalisation eines Abflußhindernisses durch Spülung der Tränenwege

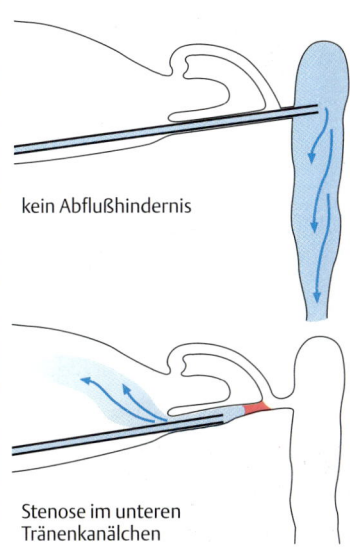

◉ 3.6 Die Spülung sollte vorsichtig erfolgen (erfahrener Augenarzt) da die Gefahr der Via falsa besteht (dadurch Aufblähen des Lides und keine diagnostische Aussage).

kein Abflußhindernis

Stenose im unteren Tränenkanälchen

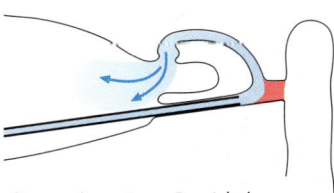

Stenose im unteren Bereich des Canaliculus communis

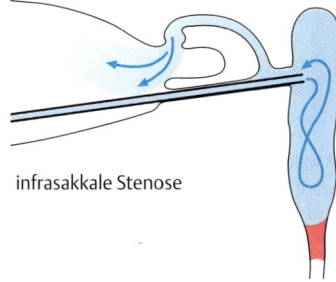

infrasakkale Stenose

3 Tränenorgane

Eröffnung einer Tränenwegsstenose mit der Silberblattsonde

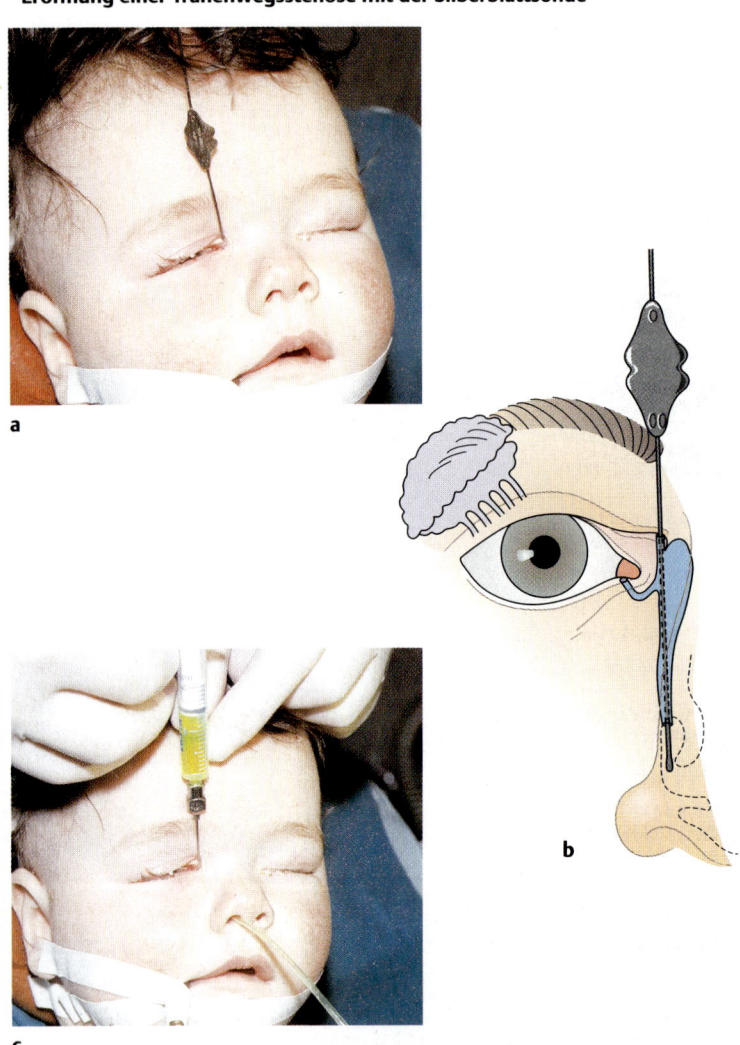

○ 3.7 a–c Nach Tropfanästhesie wird die Silberblattsonde vorsichtig in die Tränenwege eingeführt. Die Tränenpünktchen werden dilatiert und anschließend die Hasner-Membran eröffnet (**a** u. **b**). Die erlangte Durchgängigkeit der Tränenwege läßt sich mit gefärbter Spüllösung nachweisen (**c**). Bei Säuglingen (ab 6 Monaten) empfiehlt es sich, den Eingriff in Kurznarkose vorzunehmen.

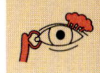

Röntgenologische Darstellung der ableitenden Tränenwege

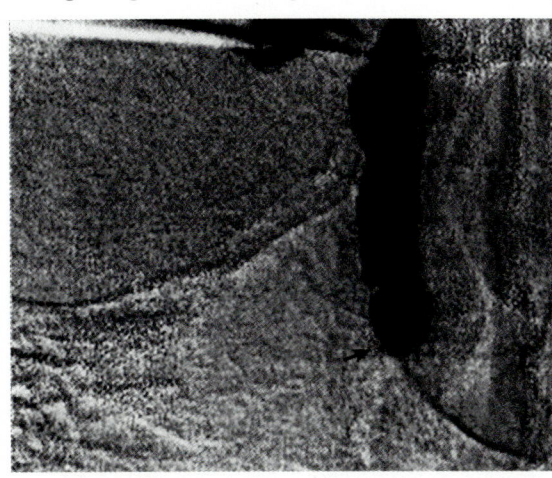

◉ 3.8 Mit der digitalen Subtraktionsdakryozystographie können die ableitenden Tränenwege und eine evtl. Stenose (Pfeil) ohne die störende Abbildung von knöchernen Strukturen dargestellt werden.

3.3 Erkrankungen der ableitenden Tränenwege

3.3.1 Dakryozystitis

→ *engl.:* dacryocystitis

Die **Entzündung des Tränensackes** ist die *häufigste* Erkrankung der Tränenorgane. Sie beruht meist auf einer Abflußstörung im Bereich des Ductus nasolacrimalis und ist *überwiegend einseitig*.

3.3.1.1 Dacryocystitis acuta (purulenta, phlegmonosa)

→ *engl.:* acute dacryocystitis

Epidemiologie: Betroffen sind zumeist Erwachsene zwischen dem 50. und 60. Lebensjahr, Frauen häufiger als Männer.

Ätiopathogenese: Ursächlich liegt meist eine *infrasakkale Tränenwegsstenose* vor. Der Tränenstau führt zur Infektion mit Staphylokokken, Pneumokokken, Pseudomonas oder anderen Keimen.

Symptomatik: Klinisch besteht eine hochentzündliche, schmerzhafte *Schwellung der Tränensackgegend* (◉ 3.9), die mit *allgemeinem Krankheitsgefühl, Fieber* und *Beteiligung der regionären Lymphknoten* einhergehen kann. Die Schmerzen strahlen u. U. bis in die Stirn- und Zahnregion aus. Schließlich bildet sich ein *Tränensackabszeß,* der spontan die Haut durchbrechen kann *(Tränenfistel).*

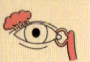

60 3 Tränenorgane

Dacryocystitis acuta

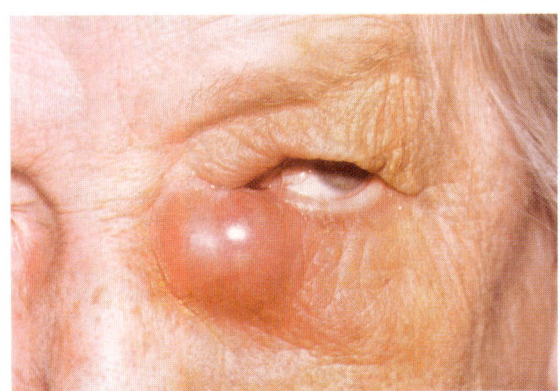

3.9 Typisch ist die hochentzündliche, schmerzhafte Schwellung der Tränensackgegend.

> Wenn sich die Entzündung in die Umgebung ausbreitet – auf Lider und Wange –, spricht man von einer Dakryophlegmone (Gefahr der Sepsis, Sinus-cavernosus-Thrombose → Lebensgefahr!).

Diagnostik: Röntgenkontrastdarstellung oder digitale Subtraktionsdakryozystographie zur Darstellung des Abflußhindernisses im Hinblick auf eine künftige Operation (nicht in der akuten Phase der Erkrankung, da Möglichkeit der Keimverschleppung!).

Differentialdiagnose:
- Hordeolum (kleine, umschriebene, nicht fluktuierende entzündliche Schwellung),
- Orbitaphlegmone (meist mit Motilitätseinschränkung des Bulbus verbunden).

Therapie: Behandlung in der akuten Phase: gezielt, entsprechend dem Erregernachweis und je nach Schweregrad mit *Antibiotika lokal und systemisch. Desinfizierende Umschläge* (z. B. Rivanol-Lösung 1:1000) können den Heilungsverlauf zusätzlich günstig beeinflussen. *Bei Fluktuation im Bereich des Abszesses* empfiehlt es sich, nach vorangegangener Vereisung mit einem Kältespray, den Eiter durch eine *Stichinzision* abzulassen.

Behandlung nach Abklingen der akuten Beschwerden. Für einen dauerhaften Erfolg ist oft eine operative Therapie notwendig (Dakryozystorhinostomie nach Toti 3.10 a – c). Dabei wird unter Umgehung des Ductus nasolacrimalis nach Durchbohren der seitlichen knöchernen Nasenwand eine direkte Verbindung von Tränensack und Nasenschleimhaut geschaffen.

3.3 Erkrankungen der ableitenden Tränenwege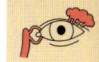

Dakryozystorhinostomie (Operation nach Toti)

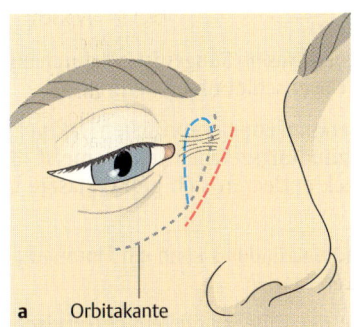

a Orbitakante

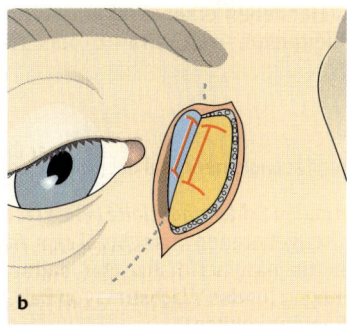

b

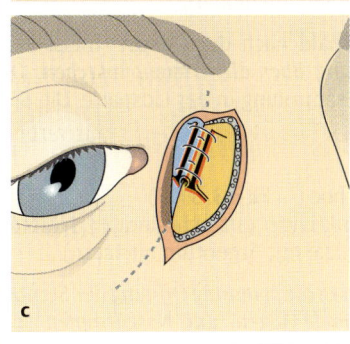

c

3.10 a–c Nach Hautschnitt wird die knöcherne Orbitakante dargestellt. Anschließend erfolgt die Anlage eines Knochenfensters zur Nasenschleimhaut. Diese wird ebenso wie der Tränensack türflügelartig eingeschnitten. Vordere und hintere Schleimhautlappen werden dann miteinander vernäht. So ist eine neue Abflußmöglichkeit für die Tränenflüssigkeit unter Umgehung des Ductus nasolacrimalis entstanden.

3.3.1.2 Dacryocystitis chronica

→ *engl.:* chronic dacryocystitis

Ätiopathogenese: Die *Verlegung des Tränen-Nasen-Ganges* ist oft durch eine chronische Entzündung der Binde- oder Nasenschleimhaut bedingt.

Symptomatik und Diagnostik: *Erstes Merkmal* einer chronischen Dakryozystitis ist *vermehrtes Tränenträufeln*. Entzündungszeichen fehlen meist. Bei Druck auf den oft erweiterten Tränensack entleeren sich große glasige bis *schleimig-eitrige Sekretmengen*.

> **!** Durch eine chronische Tränensackentzündung kann ein Hornhautgeschwür (Ulcus serpens) unterhalten werden.

Therapie: In der überwiegenden Anzahl der Fälle ist nur ein chirurgisches Vorgehen sinnvoll: Operation nach Toti (Herstellen einer direkten Verbindung zwischen Tränensack und Nasenschleimhaut, → ◉ 3.10 a – c) oder Tränensackexstirpation.

3.3.1.3 Dacryocystitis neonatorum

→ *Synonym:* Dacryocystitis congenita; *engl.:* neonatal dacryocystitis

Ätiopathogenese: Infolge einer *persistierenden Schleimhautfalte* (Plica lacrimalis, Hasner-Membran) besteht beim Neugeborenen manchmal (ca. 6%) eine Stenose an der Mündung des Ductus nasolacrimalis. Der dadurch bedingte Tränenstau bietet ideale Bedingungen für das Wachstum von Bakterien (besonders Staphylo-, Strepto- und Pneumokokken).

Symptomatik und Diagnostik: Schon bald nach der Geburt (meist 2–4 Wochen) kommt es zur *Eiterabsonderung über die Tränenpünktchen*. Die Erkrankung verläuft subakut mit Eiteransammlung in der Lidspalte. Die *Bindehaut* ist dabei in der Regel *unbeteiligt*.

Differentialdiagnose:
* Gonoblennorrhoe, Einschlußblennorrhoe (→ ▫ 4.3, S. 98)
* Argentum-Katarrh (harmlose Konjunktivitis mit schmieriger Schleimhautabsonderung nach Credé-Prophylaxe mit Argentum nitricum).

Therapie: In den ersten Wochen sollte man die *spontane Öffnung* der Stenose abwarten. *Antibiotische sowie abschwellende Augen- und Nasentropfen* (z.B. Erythromycin, Xylometazolin 0,05% pro infantibus) werden in dieser Zeit verabreicht.

Bei persistierenden Beschwerden kann eine *Überdruckspülung* oder *Tränenwegssondierung* in Kurznarkose notwendig werden (→ ◉ 3.7 a – c).

> **!** In vielen Fällen gelingt es durch mehrfache tägliche Massage mit vorsichtigem Druck auf den Tränensack die Hasner-Membran zu öffnen und damit das Abflußhindernis zu beseitigen.

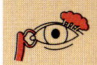

3.3.2 Kanalikulitis

Definition

Es handelt sich meist um die *Entzündung nur eines Tränenkanälchens*.

→ *engl.:* canaliculitis

Epidemiologie und Ätiopathogenese: Eine *echte Kanalikulitis* wird nur *selten* beobachtet. *Meist* liegt eine Striktur vor, und die eigentliche *Entzündung geht von der Bindehaut aus*. Dabei können die unterschiedlichsten Erreger ursächlich beteiligt sein. Aktinomyzeten (pilzähnliche Bakterien) führen oft zu hartnäckigen körnig-eitrigen Konkrementen, die nur schwer zu exprimieren sind.

Symptomatik und Diagnostik: Die Kanalikulusgegend ist geschwollen, gerötet und oft druckschmerzhaft. Es können Eiter oder bröckelige Bestandteile ausgedrückt werden.

Therapie: Die Behandlung erfolgt gezielt nach Abstrichergebnis mit antibiotischen Augentropfen und -salben. Die operative Schlitzung des Kanalikulus kann manchmal zur endgültigen Sanierung notwendig werden.

3.3.3 Tumoren des Tränensackes

→ *engl.:* tumors of lacrimal sac

Epidemiologie: Tränensacktumoren (u. a. Papillome, Karzinome, Sarkome) kommen *sehr selten* vor, sind dann aber *überwiegend bösartig*.

Symptomatik und Diagnostik: Meist führen die Tumoren zu einer einseitigen, schmerzlosen Schwellung mit nachfolgender Tränengangsstenose.

Diagnostik: Typisch ist die unregelmäßige bis bizarre Form bei der Röntgenkontrastdarstellung. Daneben tragen Ultraschall, Computertomographie, NMR und Probebiopsie zur Diagnosesicherung bei.

Differentialdiagnose: Dacryocystitis chronica (s. o.), Mukozele der Ethmoidzellen.

Therapie: Ziel ist die Exstirpation der Geschwulst in toto.

3.4 Störungen der Tränenfunktion

3.4.1 Keratoconjunctivitis sicca (trockenes Auge)

Definition

Nichtinfektiöse Keratopathie, bei der eine Benetzungsstörung von Binde- und Hornhaut vorliegt (Tränenmangel, trockenes Auge).

→ *engl.:* keratoconjunctivitis sicca; dry eye

Epidemiologie: Die Keratoconjunctivitis sicca infolge eines trockenen Auges gehört zu den häufigsten Augenproblemen überhaupt. Meist liegt das Manifestationsalter zwischen dem 40. und 50. Lebensjahr, wobei *Frauen* (vor allem in der Menopause – veränderter Hormonstatus!) *weitaus häufiger (86%) betroffen* sind *als Männer*. Es gibt auch Hinweise darauf, daß die Keratoconjunctivitis sicca in Regionen mit hoher Umweltbelastung häufiger vorkommt.

Ätiopathogenese: Die Keratoconjunctivitis sicca entsteht infolge des trockenen Auges. Das trockene Auge beruht entweder auf
- einer **verminderten Tränenproduktion** im Rahmen bestimmter Systemerkrankungen (z. B. Sjögren-Syndrom, rheumatoide Arthritis) oder infolge von Atrophie bzw. Destruktion der Tränendrüse oder auf
- einer **veränderten Zusammensetzung des Tränenfilms.** Die Zusammensetzung des Tränenfilms kann sich durch Vitamin-A-Mangel, Medikamente (u.a. Ovulationshemmer, Retinoide) oder bestimmte Umwelteinflüsse (Nikotin, Smog, Klimaanlagen) ändern. Der Tränenfilm reißt dann zu schnell auf und verursacht so das Austrocknen der Hornhaut.

Das trockene Auge kann jedoch auch eine **Erkrankung sui generis** darstellen.

Symptomatik: Die Patienten klagen schon bei leichten äußeren Reizen (Wind, Kälte, niedrige Luftfeuchtigkeit, längeres Lesen) über brennende, gerötete und übermäßig tränende Augen (reflektorischer Tränenfluß) sowie über ein Fremdkörpergefühl (Sandkorngefühl). Dazu können sehr starke Schmerzen kommen. Die Sehschärfe ist meist kaum eingeschränkt.

Diagnostik: Häufig besteht eine Diskrepanz zwischen dem vom Augenarzt feststellbaren *geringen klinischen Befund* und den *starken Beschwerden des Patienten*. Meist ist der **Schirmer-Test** (gibt Auskunft über den wäßrigen Anteil des Tränenfilms) erniedrigt (→ S. 54) und die **Tränenfilmaufrißzeit** (gibt Auskunft über den Muzinanteil des Tränenfilms, der für dessen Stabilität sorgt) verkürzt (→ S. 54). Normal sind Werte von mindestens 10 Sek.; bei Keratoconjunctivitis sicca beträgt die Tränenfilmaufrißzeit weniger als 5 Sek.

Bei der Untersuchung mit der **Spaltlampe** fallen dilatierte Bindehautgefäße und eine geringe perikorneale Injektion auf, an der unteren Lidkante läßt sich kein Tränenfilmmeniskus nachweisen und das Unterlid schiebt die Bindehaut in Falten vor sich her.

3.4 Störungen der Tränenfunktion

In *schweren Fällen* ist das Auge rot, im Tränenfilm findet sich zäher Schleim sowie kleine Fäden, die von einer oberflächlichen Epithelläsion (sichtbar nach **Anfärben der Hornhaut mit Fluorescein**) ausgehen (*Keratitis filiformis* oder Fädchenkeratitis, → 5.11, S. 142). In leichteren Fällen ist das Auge nur gerötet, nach Fluoresceinapplikation sind die oberflächlichen Läsionen des Epithels sichtbar (Keratitis superficialis punctata, → S. 141). In hartnäckigeren Fällen dienen **Bengalrosatest** (→ S. 55) und **Impressionszytologie** (→ S. 55) der weiteren Diagnostik.

Therapie: **Tränenersatzmittel** werden je nach Schweregrad des Befundes in unterschiedlicher Viskosität verordnet (von Augentropfen bis hin zu hochviskösen und damit lange einwirkenden Gelen, die je nach Schweregrad stündlich bis halbstündlich appliziert werden). In hartnäckigen Fällen können die Tränenpünktchen mit kleinen Silikonstöpseln (**punctum plugs**) passager verschlossen werden (◘ 3.11), um zumindest die wenigen Tränen, die noch produziert werden, aufzustauen. Auch die **chirurgische Verödung der Puncti lacrimali** kann in schweren Fällen indiziert sein.

Darüber hinaus werden die Patienten über die Möglichkeit beraten, zuhause einen **Luftbefeuchter** zu installieren oder ein auf die Augen gerichtetes Gebläse im Auto in der Richtung zu verstellen, um das Austrocknen der Augen nicht noch weiter zu verstärken. Bei Frauen kann das trockene Auge auch hormonell bedingt sein, so daß ein **gynäkologisches Konsil** zum Hormonstatus angezeigt ist.

Prognose: Die Prognose ist unter den angegebenen Therapien gut. Eine völlige Ausheilung ist allerdings nicht möglich.

Therapie des trockenen Auges

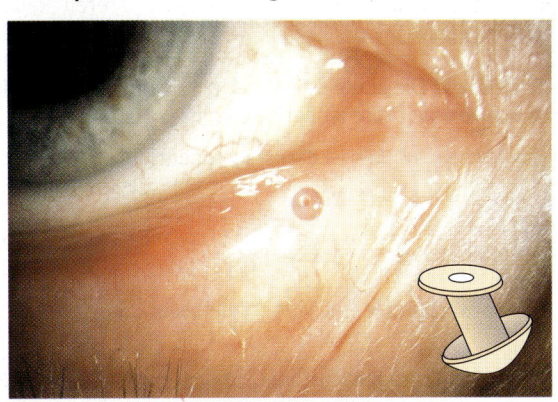

◘ 3.11 Zur Unterstützung der Therapie können die Tränenpünktchen passager mit sog. „punctum plugs" verschlossen werden.

3.4.2 Epiphora

→ *Synonyme:* Tränenträufeln, nasses Auge; *engl.:* epiphora

Vermehrtes Tränen kann in einer *Hypersekretion der Tränendrüse* oder *häufiger* in einer *Abflußstörung der Tränenwege* begründet sein.

Ursachen einer Hypersekretion:
- u. a. *psychische Erregungszustände* (Weinen),
- *erhöhte Reizung der Augen* (durch Rauch, Staub, Fremdkörper, Verletzung, intraokulare Entzündung) führt im Rahmen der Abwehrtrias Blepharospasmus, Photophobie und Epiphora zu überschießender Tränenbildung.

Ursachen einer Abflußstörung:
- Strikturen oder Stenosen im Bereich der Tränenwege,
- Lidfehlstellungen (Eversio puncti lacrimalis, Ektropium, Entropium, → S. 28).

3.5 Erkrankungen der Tränendrüse

3.5.1 Dacryoadenitis acuta

Definition

Die akute Tränendrüsenentzündung ist eine *seltene*, hochentzündliche und äußerst druckschmerzhafte Erkrankung.

→ *engl.:* acute dacryoadenitis

Ätiopathogenese: Ursächlich sind oft Pneumokokken und Staphylokokken, seltener Streptokokken nachweisbar. Auch ein Zusammenhang mit Infektionskrankheiten (Mumps, Masern, Scharlach, Diphtherie, Grippe) ist möglich.

Symptomatik und Diagnostik: Die akute Dakryoadenitis tritt *meist einseitig* auf. Die entzündlich *geschwollene Drüse* ist besonders *druckempfindlich*.

! Typisch für das Erscheinungsbild ist die Paragraphenform des Oberlides (◉ 3.12).

Differentialdiagnose:
- Hordeolum internum (kleiner, gut abgegrenzt),
- Lidabszeß (Fluktuation),
- Orbitaphlegmone (meist verbunden mit Motilitätseinschränkung des Bulbus).

Therapie: Die Behandlung richtet sich nach dem *Grundleiden*. Zusätzlich sind *feucht-warme* und *desinfizierende Umschläge* (Rivanol) sowie lokal applizierte *Antibiotika* hilfreich.

Dacryoadenitis acuta

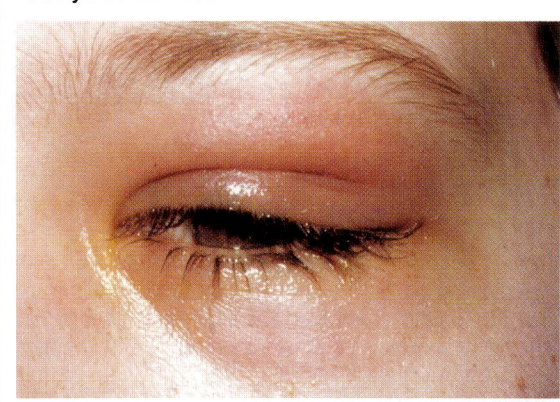

◉ 3.12 Typische Paragraphenform des Oberlides.

Verlauf und Prognose: Die akute Tränendrüsenentzündung ist durch einen schnellen Verlauf und durch *Spontanheilung nach 8–10 Tagen* gekennzeichnet. Die Prognose ist gut, mit Komplikationen ist im allgemeinen nicht zu rechnen.

3.5.2 Dacryoadenitis chronica

→ *engl.:* chronic dacryoadenitis

Ätiopathogenese: Die chronische Form der Tränendrüsenentzündung kann die Folge einer nicht vollständig ausgeheilten *akuten* Tränendrüsenentzündung sein. Auch Krankheiten wie z. B. Tuberkulose, Sarkoidose, Leukämie, Lymphogranulomatose können Ursache einer chronischen Dakryoadenitis sein.

> ❗ Eine doppelseitige, chronische Entzündung der Tränen- und Parotis-Speicheldrüsen wird als Mikulicz-Syndrom bezeichnet.

Symptomatik und Diagnostik: Schmerzen bestehen meist nicht. Die Symptome sind weniger stark ausgeprägt als bei der akuten Form. Die paragraphenähnliche Verformung der Lidspalte, bedingt durch die Schwellung der Tränendrüse, ist jedoch ebenfalls deutlich sichtbar (→ ◉3.12).

Differentialdiagnose:
- Periostitis des oberen Orbitarandes (selten),
- Lipodermoide (keine Entzündungszeichen).

Therapie: Die Therapie erfolgt entsprechend der *Grunderkrankung.* Bei unspezifischen Formen ist die *systemische Gabe von Kortikosteroiden* u.U. erfolgreich.

Prognose: Bei der chronischen Dakryoadenitis ist die Prognose günstig, wenn es gelingt, das auslösende Grundleiden zu finden.

3.5.3 Tumoren der Tränendrüse
→ *engl.:* lacrimal gland tumors

Epidemiologie: Der Anteil der Tränendrüsentumoren innerhalb der Gruppe der Orbitaneubildungen beträgt 5–7%. *Bei Kindern* sind Tränendrüsentumoren *sehr viel seltener* (ca. 2% der Orbitatumoren). Die Relation der benignen zu den malignen Tränendrüsentumoren wird in der Literatur mit 10:1 angegeben. Der **häufigste benigne epitheliale Tränendrüsentumor** ist das *pleomorphe Adenom.* Als **bösartige Geschwülste** kommen vor allem das *adenoidzystische Karzinom* und das *pleomorphe Adenokarzinom* vor.

Ätiopathogenese: Die WHO-Klassifikation von 1980 unterteilt die Tränendrüsentumoren in:
I. epitheliale Tumoren,
II. Tumoren des hämatopoetischen oder lymphatischen Gewebes,
III. Sekundärtumoren,
IV. entzündliche Tumoren,
V. sonstige und nicht klassifizierbare Tumoren.

Symptomatik: Die Tumoren *wachsen* in der Regel nur *sehr langsam* und verdrängen mit der Zeit den Augapfel nach nasal unten, wobei Doppelbildwahrnehmungen entstehen können.

Diagnostik: Die **Prüfung der Augenbeweglichkeit** gibt Aufschluß über die Infiltration des Tumors in die äußeren Augenmuskeln bzw. über die mechanische Bulbusveränderung infolge des Tumorwachstums. Der Reflexionsgrad im **Ultraschall** läßt auf die Konsistenz der Geschwulst schließen. **CT** und **NMR** zeigen die genaue Lokalisation und das Ausmaß des Tumors. Eine **Probebiopsie** ist Beweis für Dignität und Tumorart.

Therapie: Soweit wie möglich sollte eine *Exstirpation des Tumors in toto* erfolgen, u.U. kann eine Exenteratio orbitae (Entfernung des gesamten Orbitainhaltes) erforderlich werden. Bei unspezifischen Pseudotumoren ist eine systemische Kortisongabe indiziert.

Prognose: Sie hängt vom Malignitätsgrad des Tumors ab; die ungünstigste Prognose hat das adenoidzystische Karzinom.

4 Bindehaut (Konjunktiva)

Gerhard K. Lang und Gabriele E. Lang

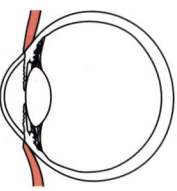

4.1 Grundkenntnisse

Aufbau der Bindehaut (◐4.1): Die Konjunktiva (*engl.:* conjunctiva) ist eine dünne, transparente, gefäßführende und normalerweise glänzende Schleimhautschicht. Sie bildet unter Einbeziehung der Hornhautoberfläche den Bindehautsack. Die **Conjunctiva bulbi** ist auf der Sklera leicht verschieblich und haftet am Limbus corneae (Hornhautrand) fest an. Das Bindehautepithel geht hier in das Hornhautepithel über. Die **Conjunctiva tarsi** kleidet die Innenseite der Lider aus und ist dort fest mit dem Tarsus verbunden. Im Fornix conjunctivae bildet die lockere **Conjunctiva fornicis** eine Umschlagsfalte und geht in die Conjunctiva bulbi über. Nasal befindet sich im Lidspaltenbereich eine halbmondförmige Schleimhautfalte (Plica semilunaris) sowie die daran anschließende Karunkel, die Haare und Talgdrüsen enthält.

Funktionen des Bindehautsackes: Der Bindehautsack hat 3 Hauptaufgaben:
1. **Beweglichkeit des Bulbus.** Die lockere Verbindung der Conjunctiva bulbi mit der Sklera und die „Bindehautreserve" in den Umschlagsfalten erlaubt die freie Beweglichkeit des Bulbus in alle Blickrichtungen.
2. **Gleitschicht.** Die Bindehautoberfläche ist glatt und feucht und ermöglicht so ein problemloses und schmerzloses Aufeinandergleiten der Schleimhautschichten. Als „Gleitmittel" dient der Tränenfilm.
3. **Schutzfunktion.** Die Konjunktiva muß in der Lage sein, Erreger abzuwehren. Unter der Conjunctiva tarsi und in den Umschlagsfalten finden sich follikelähnliche Ansammlungen von Lymphozyten und Plasmazellen (Lymphknoten des Auges). Auf diese Weise wirken bakterizide Substanzen, Immunglobuline, Interferon und Prostaglandine als Schutz.

4 Bindehaut (Konjunktiva)

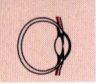

Anatomie der Bindehaut

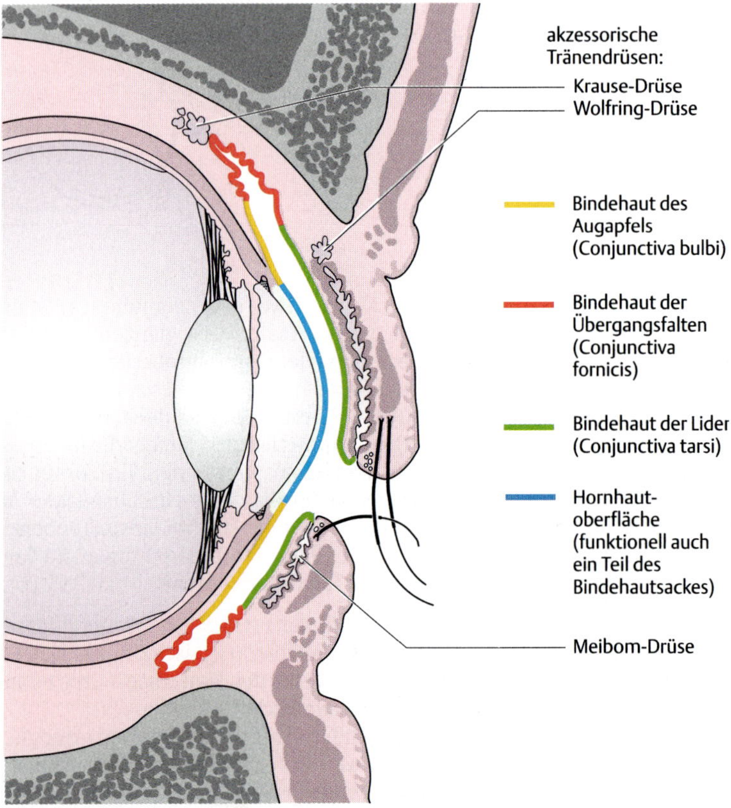

akzessorische Tränendrüsen:
- Krause-Drüse
- Wolfring-Drüse

- Bindehaut des Augapfels (Conjunctiva bulbi)
- Bindehaut der Übergangsfalten (Conjunctiva fornicis)
- Bindehaut der Lider (Conjunctiva tarsi)
- Hornhautoberfläche (funktionell auch ein Teil des Bindehautsacks)
- Meibom-Drüse

4.1 Die Bindehaut besteht aus Conjunctiva bulbi, Conjunctiva fornicis und Conjunctiva tarsi. Die Hornhautoberfläche bildet funktionell den Boden des Bindehautsacks.

4.2 Untersuchungsmethoden

Inspektion: Die **Bindehaut des Augapfels** (Conjunctiva bulbi) kann man im Bereich der Lidspalte durch Inspektion und fokale Beleuchtung mit einer Lichtquelle beurteilen. Sie ist normalerweise transparent und glänzend. Die **übrigen Teile der Bindehaut** sind nicht direkt, sondern nur nach Umschlagen des Ober- bzw. Unterlides einsehbar (s. u., Ektropionieren).

Anfärben: Nach Applikation eines Tropfens Fluoreszein oder Bengal-Rosa können Defekte und Risse der Binde- und Hornhaut bei Beleuchtung mit Blaulicht sichtbar gemacht werden (→ 5.11, S. 142).

Ektropionieren: Das Umklappen des Unter- oder Oberlides muß auch jeder Nicht-Augenarzt beherrschen. Es ist eine wichtige Untersuchungsmethode, wenn der Bindehautsack gereinigt oder gespült werden soll (z. B. um einen Fremdkörper zu entfernen oder um bei einer Verätzung erste Hilfe zu leisten). Zur Untersuchungsmethode im einzelnen → Kap. 1, S. 8.

4.3 Degenerationen und Altersveränderungen

→ *engl.:* conjunctival degeneration and aging changes

4.3.1 Lidspaltenfleck (Pinguecula)

Definition

Harmlose, grau-gelbe Verdickung des Bindehautepithels im Lidspaltenbereich.

→ *engl.:* pinguecula

Epidemiologie: Der Lidspaltenfleck ist die wohl häufigste Bindehautveränderung überhaupt.

Ätiologie: Die harmlose Verdickung der Bindehaut beruht auf einer *hyalinen Degeneration* des subepithelialen Kollagengewebes. Höheres Alter sowie Sonne, Wind und Staub begünstigen das Auftreten.

Symptomatik: Der Lidspaltenfleck verursacht keine Symptome.

Diagnostik: Bei der Inspektion findet man bei 3 h und 9 h am Limbus eine grau-gelbe Verdickung. Die Basis der dreieckigen, öfter nasal liegenden Verdickung läuft parallel zum Hornhautrand, die Spitze ist gegen den Lidwinkel gerichtet (4.2).

Differentialdiagnose: Der Lidspaltenfleck ist ein eindeutiger Befund.

Therapie: Eine Therapie ist nicht erforderlich.

Pinguecula

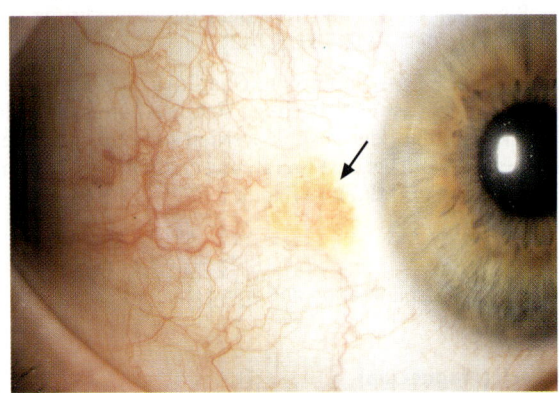

◉ 4.2 Dreieckiger, harmloser Lidspaltenfleck, dessen Basis parallel zur Hornhaut verläuft (Pfeil).

4.3.2 Flügelfell (Pterygium)

Definition

Dreieckige Bindehautfalte, die meist vom nasalen Lidspaltenbereich in Richtung Hornhaut wächst. Die Spitze des Dreiecks wird als Pterygiumkopf, die Basis als Körper bezeichnet.

→ *engl.:* pterygium

Epidemiologie: Das Pterygium ist vor allem in südlichen Ländern (stärkere und vermehrte Sonneneinstrahlung) häufig.

Ätiopathogenese: Histologisch unterscheidet sich das Pterygium nicht von einem Lidspaltenfleck. Im Unterschied zu diesem kann es jedoch auf die Hornhaut überwachsen, wobei der graue Kopf des Pterygiums allmählich in Richtung Hornhautzentrum wächst (◉ 4.3a). Dieses Fortschreiten ist wahrscheinlich die Folge einer *erkrankten Bowman-Lamelle* der Hornhaut, die die notwendige Wachstumsschiene für das Pterygium bildet.

Symptomatik und Diagnostik: Das Pterygium verursacht nur Symptome, wenn der Pterygiumkopf des Hornhautzentrum und damit die optische Achse bedroht (◉ 4.3b). Dies kann durch Zugkräfte, die auf die Hornhaut einwirken, zu starkem Hornhautastigmatismus führen. Darüber hinaus kann ein stetig fortschreitendes Pterygium mit narbigen Bindehautanteilen allmählich die Bulbusmotilität beeinträchtigen, so daß der Patient bei Abduktion Doppelbilder sieht.

4.3 Degenerationen und Altersveränderungen

Pterygium

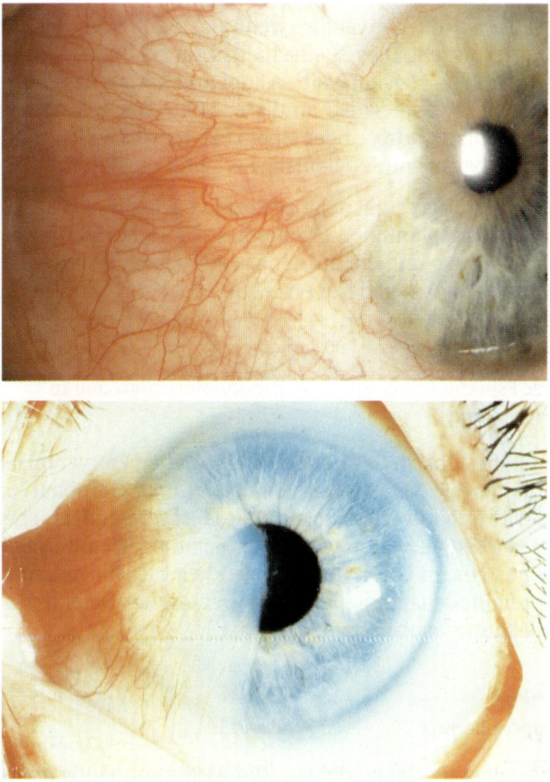

👁 **4.3 a** Dreieckige Bindehautfalte, die vom nasalen Lidspaltenbereich in Richtung Hornhaut wächst. **b** Pterygium, das bereits auf die Hornhaut übergewachsen ist und die optische Achse bedroht.

Differentialdiagnose: Der Befund ist eindeutig.

Therapie: Eine Therapie ist nur notwendig, wenn das Pterygium die oben genannten Symptome verursacht. Dies ist eine Indikation zur operativen Entfernung. Bei der chirurgischen Exzision werden Kopf und Körper des Pterygiums weitgehend entfernt und die Sklera an dieser Stelle frei gelassen. Die Hornhaut wird mit einer Diamantfräse oder einem Excimer-Laser (spezieller Laser, der im UV-Bereich bei 193 nm Wellenlänge arbeitet) geglättet.

Verlauf und Prognose: Das Pterygium neigt zu Rezidiven. In diesen Fällen ist eine lamelläre Hornhauttransplantation (Keratoplastik) (→ S. 156) notwendig, um die erkrankte Bowman-Lamelle, auf der das Pterygium immer wieder neu wachsen kann, durch eine gesunde zu ersetzen.

4.3.3 Narbenpterygium

→ *Synonym:* Pseudopterygium; *engl.:* pseudopterygium due to conjunctival scarring

Beim Narbenpterygium besteht im Gegensatz zum typischen Pterygium eine *feste Verwachsung* der narbig veränderten Bindehaut mit Hornhaut und Sklera. Ursachen sind Hornhautverletzungen und/oder Verätzungen sowie Verbrennungen. Das Narbenpterygium verursacht Schmerzen und Doppelbilder. Die Therapie besteht im Lösen der narbigen Verwachsungen, in der Exzision der vernarbten Bindehautanteile und im Decken des Defektes (z.B. durch ein freies Bindehauttransplantat von temporal).

4.3.4 Hyposphagma

→ *engl.:* hyposphagma

Die flächenhafte Blutung unter die Bindehaut (◘4.4) kommt häufig *bei Bindehautverletzungen* vor (Traumaanamnese, → Kap. 18 Bindehautrißwunde). Darüber hinaus entsteht das Hyposphagma oft *spontan*, z.B. bei älteren Menschen (arteriosklerotische Brüchigkeit der Gefäße) oder es tritt nach Husten, Niesen, Pressen, Bücken sowie schwerem Heben auf. In der Regel ist der Befund, der die Patienten allerdings sehr verunsichert, *harmlos* und bildet sich innerhalb von 2 Wochen von alleine zurück. Nur wenn das Hyposhagma bei einem Patienten gehäuft spontan auftritt, sollte der Blutdruck kontrolliert und der Gerinnungsstatus des Patienten überprüft werden, um eine Hypertonie oder Gerinnungsstörungen auszuschließen.

Hyposphagma

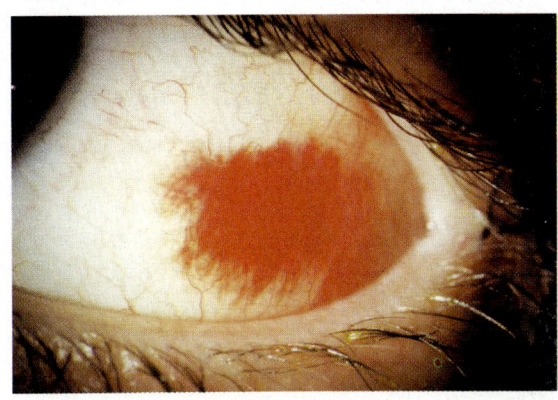

◉ 4.4 Flächenhafte Blutung unter die Bindehaut.

4.3.5 Kalkinfarkt

→ *engl.:* calcareous infiltration

Ein Fremdkörpergefühl im Auge wird häufig durch weißliche Pünktchen auf der tarsalen Bindehaut verursacht. Diese Pünktchen sind *der verkalkte Inhalt* von Becherzellen, akzessorischen Bindehaut- und Tränendrüsen oder von Meibom-Drüsen bei mangelndem Sekretabfluß. In Tropfanästhesie können die Kalkinfarkte mit einem Messerchen entfernt werden.

4.3.6 Xerosis conjunctivae

Definition

Austrocknung der Bindehaut infolge eines Mangels an Vitamin A.

→ *engl.:* conjunctival xerosis

Epidemiologie: Aufgrund der guten Ernährungsbedingungen ist die Krankheit in Deutschland wie generell in Europa sehr selten, in Entwicklungsländern aber eine der häufigsten Ursachen der Erblindung.

Ätiopathogenese und Befunde: Infolge des Vitamin-A-Mangels verhornen die oberflächlichen Epithelzellen des Auges, und die Becherzellen degenerieren, so daß die Bindehautoberfläche ihren Glanz verliert (◉ 4.5 a). Die verhornten Epithelzellen sterben ab und werden durch den Lidschlag in den Lidspaltenbereich massiert, wo sie den typischen weißlichen Bitot-Fleck bilden (◉ 4.5 b). Häufig siedeln sich Xerose-Bakterien an.

Xerosis conjunctivae infolge von Vitamin-A-Mangel

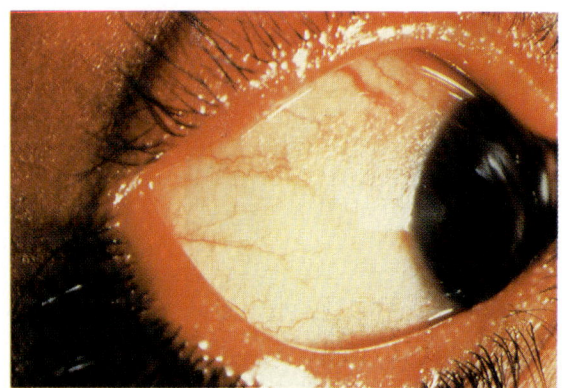

◉ 4.5 **a** Durch Verhornung der oberflächlichen Epithelzellen hat die Bindehaut ihren Glanz verloren.

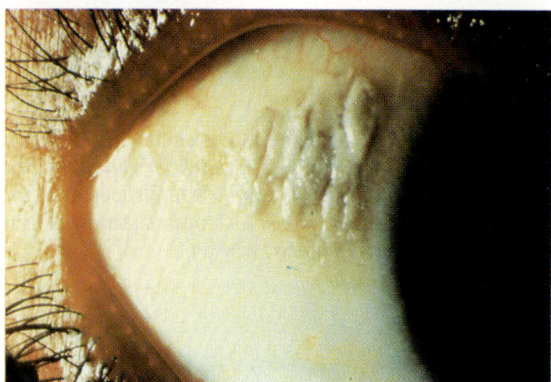

b Die verhornten Epithelzellen sterben ab und bilden im Lidspaltenbereich den typischen Bitot-Fleck.

Therapie und Prognose: Nach lokaler und allgemeiner Substitution von Vitamin A verschwinden die Veränderungen. Ohne Vitamin-A-Substitution führt die Erkrankung im Laufe von Jahren zur Erblindung.

Keratoconjunctivitis sicca (trockenes Auge), → Kap. 3, S. 64.

4.4 Konjunktivitis

4.4.1 Allgemeines zu Ursachen, Symptomatik und Diagnostik der Konjunktivitis

> **Definition**
>
> Unter Konjunktivitis versteht man einen entzündlichen Prozeß der Augenoberfläche, der durch Gefäßerweiterung, zelluläre Infiltration und Exsudation charakterisiert ist. Vom Verlauf der Erkrankung her unterscheidet man:
> - **akute Konjunktivitis.** Abrupter Beginn; zuerst einseitig mit Entzündung des 2. Auges innerhalb 1 Woche; Dauer weniger als 4 Wochen,
> - **chronische Konjunktivitis.** Dauer länger als 3–4 Wochen.

→ *engl.:* conjunctivitis

Epidemiologie. Die Konjunktivitis ist insgesamt eine der häufigsten Augenerkrankungen.

Ätiologie: Die Konjunktivitis kann
- **infektiös** (→ 4.2), also
  - bakteriell (häufigste Ursache),
  - viral,
  - parasitär oder
  - mykotisch sowie
- **nicht infektiös** (→ 4.4), also
  - durch permanenten Reizzustand (z.B. infolge von Tränenmangel, unkorrigierten Brechungsfehler usw., → 4.4)
  - allergisch,
  - toxisch (z.B. durch äußere Reize, wie Rauch, Staub etc.) oder
  - durch eine andere Erkrankung (z.B. Stevens-Johnson-Syndrom) bedingt sein.

Symptomatik: Für alle Patienten stehen zunächst das **rote Auge** und die **verklebten Lider** am Morgen (Folge der *vermehrten Sekretion*) im Vordergrund. Darüber hinaus führt jede Konjunktivitis zu einer **Schwellung des Lides**, so daß dieses scheinbar gesenkt ist (*Pseudoptosis*). **Fremdkörper- und Druckgefühl** sowie **Augenbrennen** sind in der Regel vorhanden, jedoch individuell unterschiedlich stark. Starker **Juckreiz** deutet immer auf eine allergische Ursache hin. **Lichtscheu** (Photophobie) und **vermehrtes Tränen** (Epiphora) sind in sehr unterschiedlichem Ausmaß vorhanden. Wenn zusätzlich ein **Lidkrampf** besteht (Blepharospasmus), spricht dies für eine Beteiligung der Hornhaut (Keratokonjunktivitis).

Diagnostik: Die Ursachen der Konjunktivitis sind vielfältig und das klinische Bild sowie die Beschwerden der Patienten können von Fall zu Fall stark variieren. Umso wichtiger ist es, daß bestimmte charakteristische Befunde (wie

4 Bindehaut (Konjunktiva)

4.1 Symptome bzw. Befunde bei Konjunktivitis und deren Zuordnung zu verschiedenen Konjunktivitisformen

Symptom/Befund	Bakterielle Konjunktivitis	Chlamydienkonjunktivitis	Virale Konjunktivitis	Allergische Konjunktivitis	Toxische Konjunktivitis
Juckreiz	–	–	–	++	–
Hyperämie (rotes Auge)	++	+	+	+	+
Blutung	+	–	+	–	–
Sekretion	eitrig, gelbliche Krusten	mukopurulent	wäßrig	fädig weiß, zähflüssig	–
Chemosis (Bindehautschwellung)	++	–	+|	++	+|
Tränen (Epiphora)	+	+	++	+	+
Follikel	–	++	+	+	+
Papillen	+	+|	–	+	–
Pseudomembranen, Membranen	+|	–	+|	–	–
Lymphknotenschwellung	+	+	++	–	–
Pannusbildung	–	+	–	–	+|

zusätzliche Keratitis	±	+	±	–	±
Fieber/Angina	±	–	±	–	–
Ergebnis der Ausstrichzytologie	Granulozyten, Bakterien	intrazytoplasmatische Einschlußkörperchen in Epithelzellen, Leukozyten, Plasmazellen, Lymphozyten	Lymphozyten, Monozyten	eosinophile Granulozyten, Lymphozyten	Epithelzellen, Lymphozyten, Granulozyten

++ = ausgeprägt
+ = mäßig
± = manchmal
– = selten o. nie

z. B. die Art der Exsudation, konjunktivale Befunde oder präaurikuläre Lymphknotenschwellung) eine akurate klinische Diagnose erlauben (■4.1).

Hyperämie. Das rote Auge ist das typische Zeichen einer Bindehautentzündung. Die konjunktivale Injektion ist eine vermehrte Füllung der Bindehautgefäße, am stärksten in den Umschlagsfalten. Obwohl die Hyperämie bei allen Konjunktivitisformen vorhanden ist, sind die Sichtbarkeit der injizierten Gefäße, ihre Lokalisation und ihr Ausmaß wesentliche differentialdiagnostische Kriterien. Anhand der Injektion läßt sich auch feststellen, ob es sich überhaupt um eine Konjunktivitis oder z. B. um eine Skleritis oder Keratitis handelt (◎4.6). Man unterscheidet:

- *konjunktivale Injektion* (hellrote, deutlich sichtbare, verschiebliche Bindehautgefäße mit vermehrter Füllung, die gegen den Limbus hin eher abnimmt, ◎4.7),
- *perikorneale Injektion* (oberflächliche Gefäße, im Bereich des Limbus zirkulär oder umschrieben),
- *ziliare Injektion* (undeutlich erkennbare, livide gefärbte, nicht verschiebliche Gefäße in der Episklera in Limbusnähe) und
- *gemischte Injektion* (häufig).

Injektionsformen der Konjunktiva

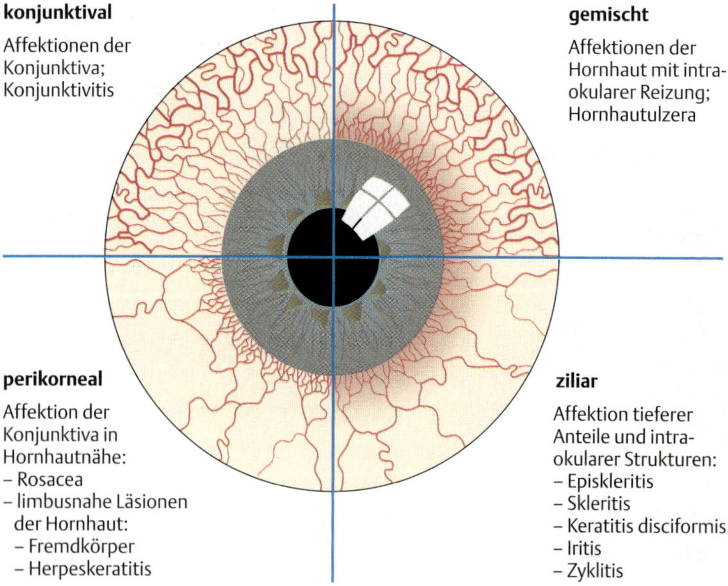

konjunktival
Affektionen der Konjunktiva; Konjunktivitis

gemischt
Affektionen der Hornhaut mit intraokularer Reizung; Hornhautulzera

perikorneal
Affektion der Konjunktiva in Hornhautnähe:
– Rosacea
– limbusnahe Läsionen der Hornhaut:
 – Fremdkörper
 – Herpeskeratitis

ziliar
Affektion tieferer Anteile und intraokularer Strukturen:
– Episkleritis
– Skleritis
– Keratitis disciformis
– Iritis
– Zyklitis

◎ 4.6

Konjunktivale Injektion

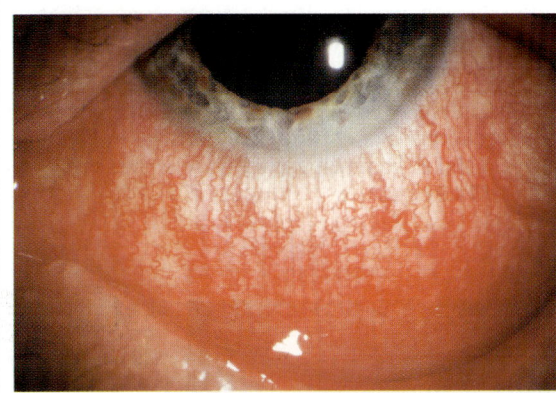

◉ 4.7 Deutlich sichtbare, hellrote Bindehautgefäße mit vermehrter Füllung, die in Richtung Limbus corneae eher abnimmt.

Sekretion. Stärke und Art der Exsudate (schleimig, eitrig, wäßrig, fadenziehend, blutig) sind von der Ursache abhängig (→ ▣ 4.1).

Bindehautschwellung (Chemosis, ◉ 4.8). Das Ausmaß reicht von nicht verdickter bis zu weißlich-glasig ödematöser Bindehaut, die aus der Lidspalte quillt (eine so stark ausgeprägte Chemose kommt bei bakterieller und allergischer Konjunktivitis vor).

Bindehautchemose

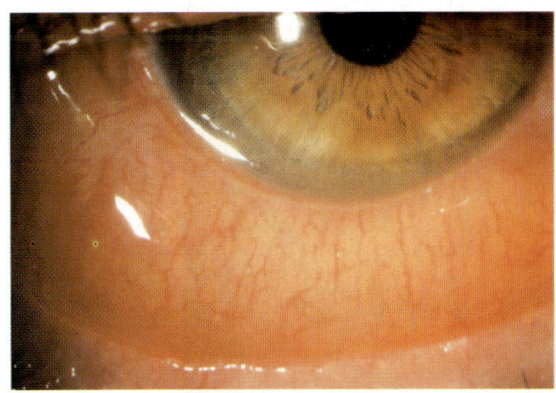

◉ 4.8 Weißlich-glasige ödematöse Bindehautschwellung.

4 Bindehaut (Konjunktiva)

Epiphora (vermehrtes Augentränen). Vermehrtes Augentränen muß von einer Exsudation unterschieden werden. Meist ist das Augentränen ein reflektorischer Sekretionsanreiz auf einen Binde- oder Hornhautfremdkörper oder auf einen toxischen Reiz.

Follikel. Lymphozytenansammlung der tarsalen und bulbären Bindehaut, knötchenförmige (wie Sagokörner aussehende), herdförmige Anhäufungen lymphatischen Gewebes. Follikel kommen typischerweise bei Virus- und Chlamydieninfektion vor (◉ 4.9).

Follikuläre Konjunktivitis

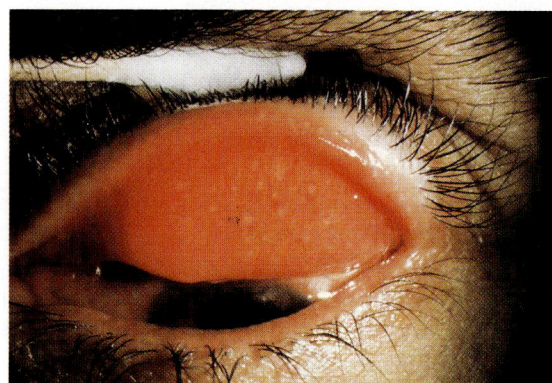

◉ 4.9 Die herdförmigen Anhäufungen lymphatischen Gewebes sehen wie Sagokörner aus.

Papillen der Conjunctiva tarsi

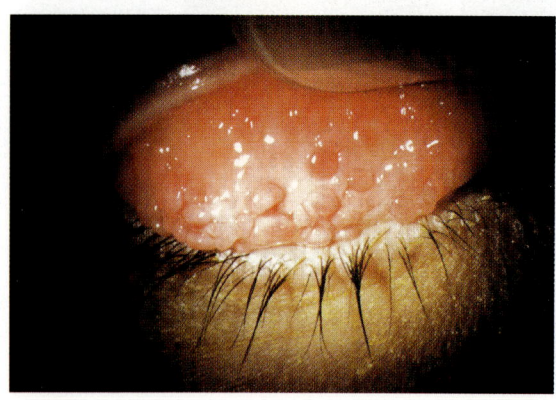

◉ 4.10 Nach Ektropionieren des Oberlides sind die „pflastersteinartigen" Vorwölbungen der Bindehaut zu sehen.

4.4 Konjunktivitis

Papillen. „Pflastersteinartige", polygonale Vorwölbungen der Bindehaut, in deren Zentrum sich ein feines Gefäßbäumchen befindet. Papillen sind das typische Zeichen einer allergischen Konjunktivitis (◉ 4.10).

Membranen und Pseudomembranen. Konjunktivale Reaktion bei schwereren infektiösen und toxischen Konjunktivitiden. Es handelt sich um Nekrosen von Epithelverbänden, die entweder leicht und ohne Blutung abgezogen werden können (Pseudomembranen) oder eine blutende Oberfläche hinterlassen, wenn man sie abzieht (Membranen, ◉ 4.11 a u. b).

Membranöse Konjunktivitis

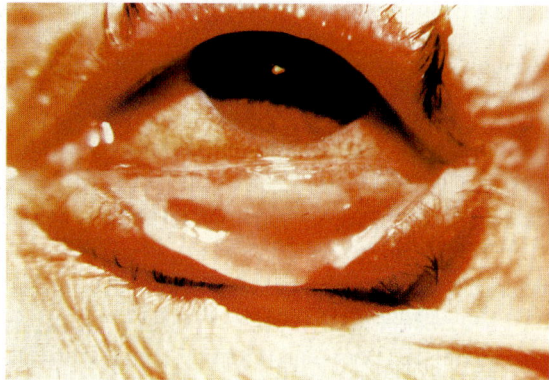

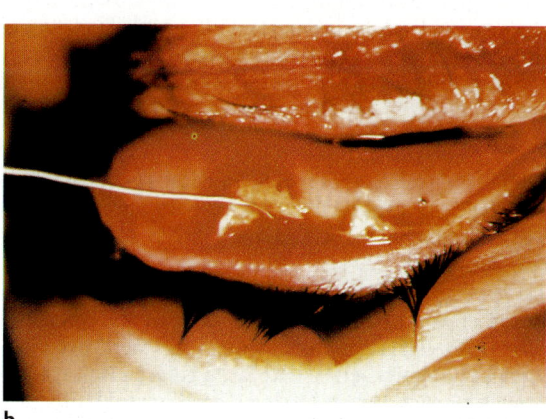

◉ 4.11 a u. b Echte Membranen (a) hinterlassen eine blutende Oberfläche, wenn man sie abzieht (b).

4 Bindehaut (Konjunktiva)

Lymphknotenschwellung. Der Lymphabfluß der Augenregion geht zu den präaurikulären und submandibulären Lymphknoten. Lymphknotenschwellungen sind ein diagnostisch wichtiges und häufiges Zeichen einer viralen Konjunktivitis.

Pannusbildung. Bindegewebe- und Gefäßeinwachsung zwischen Bowman-Lamelle und Hornhautepithel in der oberen Zirkumferenz.

> ❗ Kombination und Ausprägung der einzelnen Symptome geben meist wesentliche Hinweise auf die jeweils vorliegende Form der Konjunktivitis.

Granulome. Entzündliche Knötchen des konjunktivalen Stromas mit umschriebener Rötung und Gefäßinjektion, z. B. bei Allgemeinerkrankungen wie Tuberkulose oder Sarkoidose oder exogen (Fadengranulome nach Operationen sowie andere Fremdkörpergranulome). Granulome in Verbindung mit präaurikulärer und submandibulärer Lymphknotenschwellung kommen z. B. beim okuloglandulären Syndrom nach Parinaud vor. Granulome sind kein Zeichen einer Konjunktivitis im eigentlichen Sinn und deshalb auch nicht in 4.1 als Symptom bzw. Befund aufgeführt.

Untersuchungsmethoden: Die oben beschriebenen Symptome und Befunde werden mit folgenden **Methoden** diagnostiziert.

Spaltlampenuntersuchung. Mit der Spaltlampe werden Art und Ausmaß der Gefäßinjektion, Sekretion, Bindehautschwellung etc. abgeklärt.

Ektropionieren. Zur Inspektion des Ober- und Unterlides, um festzustellen, ob z. B. Follikel, Papillen, Membranen, Fremdkörper vorliegen.

Bei unklarer Diagnose oder antibiotikaresistenter Konjunktivitis, die klinisch zunächst eine bakterielle Ursache vermuten läßt, ist ein *Bindehautabstrich* (◘ 4.12) zum mikrobiologischen Erregernachweis nötig (Watteträger mit Transportröhrchen sind im Handel erhältlich; für den Chlamydiennachweis stehen besondere Testkits mit speziellen Gewebekulturen zur Verfügung).

> ❗ Wenn ein Antibiotikum bei einer vermutlich bakteriellen Konjunktivitis nicht anschlägt, sollte es abgesetzt und 24 Std. nach Absetzen ein Bindehautabstrich vorgenommen werden. Bei Kindern sollte jede Konjunktivitis mikrobiologisch abgeklärt werden.

Epithelausstrich (zum Nachweis von Chlamydien, generell zur genaueren Abklärung des Erregers): Abgeschabtes Bindehautepithel wird auf einem Objektträger ausgestrichen und mit Giemsa und Gram gefärbt. Das zytologische Bild liefert wichtige Hinweise auf die Ätiologie der Konjunktivitis:
- bakterielle Konjunktivitis: polymorphkernige Granulozyten und Bakterien;
- virale Konjunktivitis: Lymphozyten und Monozyten;

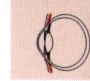

4.4 Konjunktivitis

Bindehautabstrich zum mikrobiellen Erregernachweis

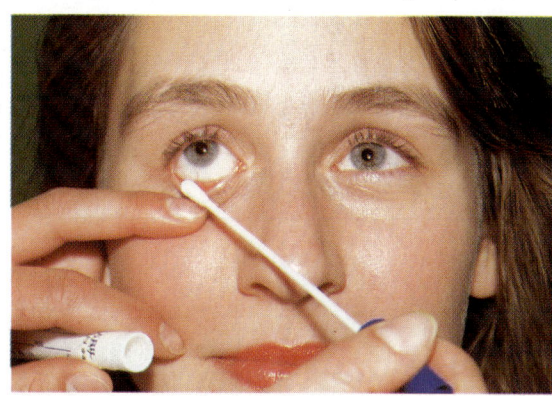

👁 **4.12** Das Unterlid wird leicht nach unten gezogen. Anschließend wird mit einem Watteträger Bindehautsekret abgestrichen.

- Chlamydienkonjunktivitis (Sonderform einer bakteriellen Konjunktivitis): Mischbild aus Lymphozyten, Plasmazellen und Leukozyten, wobei auch die charakteristischen intrazytoplasmatischen Einschlußkörperchen in Epithelzellen gefunden werden können (→ 👁 **4.13**);
- allergische Konjunktivitis: überwiegend eosinophile Granulozyten und Lymphozyten;
- mykotische Konjunktivitis (sehr selten): Pilzhyphen lassen sich im Giemsa- oder Gram-Ausstrichpräparat erkennen.

Tränenwegsspülung. Gelegentlich tritt eine Konjunktivitis bei einer „stillen Dakryozystitis" (→ S. 62) oder einer Kanalikulitis (→ S. 63) als Folge eines ständigen bakteriellen Streuherdes auf. Bei rezidivierenden, therapieresistenten Entzündungen sollte daher immer eine Spülung der Tränenwege vorgenommen werden, um auszuschließen bzw. nachzuweisen, daß der Entzündungsherd dort liegt.

4.4.2 Infektiöse Konjunktivitis

→ *engl.:* infectious conjunctivitis

Die Bindehaut ist bereits im gesunden Zustand mikrobiell besiedelt. Eine Entzündung entsteht meist durch Neuinfektion bei *direktem Kontakt mit pathogenen Keimen* (Finger, Handtuch, Schwimmbad), aber auch durch *belastende Faktoren* (Schwächung der körpereigenen Abwehr, Verletzung). Bezüglich des Erregerspektrums gibt es erhebliche regionale Unterschiede. Eine Übersicht über mögliche Erreger, Symptomatik und Therapie gibt 🗐 **4.2**.

4.2 Übersicht Infektiöse Konjunktivitis

Ursache		Verlaufsform	Symptomatik und Befunde	Erreger	Therapie
Bakterien	Staphylokokkenkonjunktivitis	subakut	purulentes Sekret, Blepharitis, Keratitis punctata superficialis, Bindehautverdickung am Limbus	**Staphylokokken:** grampositive Haufenform	lokal: 3–5mal tgl. Breitspektrumantibiotikum (z. B. Neomycin, Kanamycin, Tetracyclin, Gentamycin, Chloramphenicol)*
	Streptokokkenkonjunktivitis	subakut	wäßrig-schleimiges Sekret, Bindehautschwellung, Pseudomembranen	**Streptokokken:** grampositive Kettenform	
	Pneumokokkenkonjunktivitis	akut	mäßig purulentes Sekret, Chemosis, multiple subkonjunktivale Hämorrhagien, Hornhautulzerationen	**Pneumokokken:** grampositive lanzettförmige Diplokokken mit hellem Schleimhof	

4.4 Konjunktivitis

Bakterien				
Conjunctivitis diphtherica (meldepflichtig)	akut	mäßig purulentes Sekret, festhaftende Beläge dominieren (Membranen), Bindehautnekrosen, Lidödem	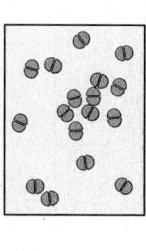 **grampositive Diplobazillen** (Stäbchen)	❖ lokal: Breitspektrumantibiotikum (s. o.) ❖ systemisch: 300–500 Einheiten/kg Diphtherieantitoxin i. v.; Antibiose: Penicillin, Tetracyclin
Gonoblennorrhö (Gonokokkenkonjunktivitis)	hyperakut	rahmig-eitrige Sekretion, hochrote Bindehaut, Lid- und Bindehautschwellung	**Gonokokken** (Neisseria gonorrhoeae): intrazelluläre gramnegative Diplokokken	❖ *lokal:* Breitspektrumantibiotikum (Gentamycin, Kanamycin, Tetracyclin, Chloramphenicol)* ❖ *systemisch:* Penicillin für 5–6 Tage; – Neugeborene: 1 Mega-Einheit/Tag – Kinder: 2 Mega-Einheiten/Tag – Erwachsene: 4–5 Mega-Einheiten/Tag

Fortsetzung S. 88

4.2 (Fortsetzung)

Ursache		Verlaufs-form	Symptomatik und Befunde	Erreger	Therapie
Bakterien	Pseudomonaden-konjunktivitis	hyperakut	purulente Sekretion, häufig mit Hornhaut-beteiligung, Hornhaut-ulzera, foudroyanter Verlauf: Übertragung auch möglich durch unsterile Tropfflaschen und Kontaktlinsenbehälter. Bakterium sondert Enzym ab (Proteogly-kane), das eine Hornhautperforation in 24 Std. ermöglicht	gramnegative **Pseudomonas aeruginosa** (Bacterium pyocyaneum)	lokal: Breitsprektrumanti-biotikum (z. B. Gentamycin, Polymyxin B, Chloramphenicol)*
	Haemophilus-influencae-Konjunktivitis	subakut	seröse, mukopuru-lente Sekretion, tritt besonders bei Kindern auf, nur selten Hornhautbeteiligung	Haemophilus influencae: gramnegative Stäbchen	lokal: Breitspektrum-antibiotikum (s. oben)

4.4 Konjunktivitis

Haemophilus-aegypticus (Koch-Weeks)-Konjunktivitis	akut	hochinfektiöse Konjunktivitis in warmen Ländern (hier selten); Lidschwellung, Chemose, subkonjunktivale Blutungen, Pseudomembranen, Hornhautulzera	**Haemophilus aegypticus (Koch-Weeks):** feine gramnegative Stäbchen	lokal: Breitspektrumantibiotikum (z. B. Tetracyclin, Kanamycin, Gentamycin)
Moraxellakonjunktivitis	subakut	geringe Sekretion, mäßiger Reiz (umschrieben im Lidwinkel – daher auch Blepharokonjunktivitis), Hornhautulzeration kommt vor	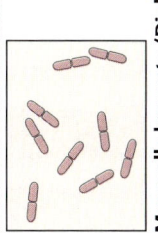 **Moraxella lacunata (Diplobazillus Morax-Axenfeld):** grobe gramnegative Doppelstäbchen	lokal: Breitspektrumantibiotikum 0,25 – 0,5% Zinksulfat – Augentropfen sollen spezifisch wirken.
Einschlußkörperchenkonjunktivitis	akut bis chronisch	mäßig rotes Auge, typisch zäher Schleim, leicht verklebte Augen, Follikel am Ober- und Unterlidtarsus, Keratokonjunktivitis punctata superficialis, Bindehautüberwachsung des oberen Limbus (Pannus) manchmal periphere subepitheliale korneale Infiltrate	**Chlamydia trachomatis** (Serotyp D – K)	❖ lokal: Erythromycin oder Tetracyclin für 2 – 3 Wochen; ❖ systemisch: Erythromycin oder Tetracyclin über mindestens 3 Wochen; Cave: nicht zu früh absetzen, sonst Rezidiv!
Chlamydien				

(Fortsetzung S. 90)

4 Bindehaut (Konjunktiva)

Tab. 4.2 (Fortsetzung)

Ursache		Verlaufsform	Symptomatik und Befunde	Erreger	Therapie
Chlamydien	Trachom	chronisch	bei uns selten, endemisch in warmen Klimazonen; Lymphfollikel in der tarsalen Bindehaut des Oberlides, Narbenentropium, Ptosis, Trichiasis, Hornhautnarben, Xerosis conjunctivae; Einteilung der Erkrankung in 4 Stadien (→ S. 95)	**Chlamydia trachomatis** (Serotyp A – C)	wie bei Einschlußkörperchenkonjunktivitis
Viren	❖ Keratoconjunctivitis epidemica	akut	hochkontagiöse Konjunktivitis; wäßrig-schleimiges Sekret, Chemose, Lidödem, Rötung und Schwellung der Plica semilunaris und der Karunkel (*charakteristisches Zeichen*), Schwellung der präaurikulären Lymphknoten, häufig auch leichter grippaler Infekt, nach 8 – 15 Tagen nummuläre Keratitis (*charakteristisches Zeichen*)	❖ **Adenoviren** (APC = adenoid pharyngeal conjunctival); am häufigsten Typ 18, 19	❖ keine spezifische Therapie möglich – nur symptomatische, benetzende Therapie! ❖ *Prophylaxe*: exakte Hygiene Humaninterferon (Berofor) verhindert Infektion bei exponierten Personen (sehr teuer)

4.4 Konjunktivitis

	* Herpes-simplex-Konjunktivitis * Zoster ophthalmicus	akut, mild	Keratitis und Keratoconjunctivitis, immer auch bläschenförmige Effloreszenzen an den Lidern	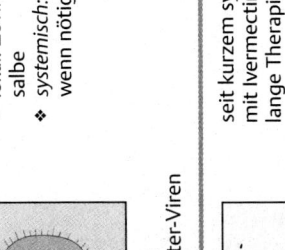 * Herpes-Viren * Varizella-Zoster-Viren	* *lokal:* Zovirax-Augensalbe * *systemisch:* Zovirax i.v. wenn nötig
Parasiten	Onchozerkose (Flußkrankheit)	chronisch	Konjunktivitis durch Mikrofilarien, durch weiter fortschreitende Keratitis, Iridozyklitis, Uveitis und Netzhautnarbe ist dies die häufigste Erblindungsursache in Afrika	♂ 2,0–4,5 cm ♀ 23–50 cm **Onchocerca volvolus** (Übertragung durch Simuliumfliege)	seit kurzem systemisch mit Ivermectin (jahrelange Therapie notwendig)
	Loa Loa	chronisch	Konjunktivitis durch Mikrofilarien (Erreger mit bloßem Auge unter der Bindehaut sichtbar, flüchten beim Licht der Spaltlampe); endemisch in Westafrika	♂ 3,3–3,4 cm ♀ 5,0–7,0 cm **Filaria loa** (♀ 5–7 × 0,5 cm; ♂ 3–3,5 × 0,3 cm)	chirurgische Entfernung der Würmer aus der Konjunktiva

Fortsetzung S. 92

Tab. 4.2 (Fortsetzung)

Ursache		Verlaufsform	Symptomatik und Befunde	Erreger	Therapie
Parasiten	Conjunctivitis nodosa	chronisch	sehr seltene Konjunktivitis; Raupenhaare gelangen akzidentell in den Bindehautsack! Die Haare haben Widerhaken und arbeiten sich von der Oberfläche aus immer tiefer ins Gewebe. An der Bindehaut entstehen Granulome (Cinodosa); beim Eindringen ins Augeninnere Erblindungsgefahr	**Raupenhaare**	operative Entfernung der Raupenhaare lokale Steroidtherapie
Pilze	mykotische Konjunktivitis	akut	häufig mit mykotischer Keratitis vergesellschaftet oder auch von einer mykotischen Kanalikulitis ausgehend	**Pilzhyphen** im Ausstrich	wie mykotische Keratitis: systemische und lokale antimykotische Therapie

* siehe Anhang zu Arzneimittelnebenwirkungen

4.4.2.1 Bakterielle Konjunktivitis

→ *engl.:* bacterial conjunctivitis

Epidemiologie: Bakterielle Bindehautentzündungen sind überaus häufig.

Ätiologie: In unseren Breiten liegen meist Infektionen mit Staphylo-, Strepto- oder Pneumokokken vor.

Symptomatik: Im Vordergrund stehen die starke Rötung und Bindehautschwellung sowie die eitrige Sekretion, die zu gelblichen Krusten führt.

Diagnostik: In der Regel kann eine bakterielle Konjunktivitis aufgrund der typischen Symptome verläßlich diagnostiziert werden. Eine Labordiagnostik (Bindehautabstrich) ist daher erst nötig, wenn die Konjunktivitis nicht auf die antibiotische Therapie anspricht.

> ❗ Die Diagnose einer bakteriellen Konjunktivitis wird anhand der klinischen Symptome gestellt. Nur in schweren, unklaren oder therapieresistenten Fällen wird ein Abstrich abgenommen.

Therapie: In der Regel reagiert die bakterielle Konjunktivitis extrem gut auf die antibiotische Therapie. Wir verfügen heute über eine breite Palette gut verträglicher, höchst wirksamer **antibiotischer Wirkstoffe**, die meist als Salbe (längere Wirkdauer, z. B. für Anwendung über Nacht) und Tropfen für die *lokale Therapie* zur Verfügung stehen, z. B.: Gentamycin (Refobacin), Tobramycin, Aureomycin, Chloramphenicol*, Neomycin (Nebacitin), Polymyxin-B in Kombination mit Bacitracin und Neomycin (Polyspectran), Teramycin, Kanamycin (Kanamytrex), Fusidinsäure (Fucithalmic), Ofloxacin (Floxal), Acidamphenicol (Leukomycin)*.

Kombinationspräparate von Antibiotikum und Kortison können bei strenger Kontrolle des Befundes zu einem rascheren Abklingen der subjektiven Beschwerden führen: z. B.: Dexamytrex (Gentamycin, Dexamethason), IsoptoMax, Mycinopred (Neomycin, Polymyxin B, Dexamethason), Dexa-Polyspectran (Polymyxin B, Neomycin, Gramicidin, Dexamethason) oder Terracortril (Tetracyclin, Polymyxin B, Hydrokortison).

Auch in schweren, unklaren oder therapieresistenten Fällen, in denen ein mikrobiologischer Keimnachweis nötig ist, sollte sofort mit einem Breitspektrumantibiotikum oder mit antibiotischen Kombinationspräparaten (lokal), die den grampositiven und gramnegativen Erregerbereich abdecken, therapiert werden. Dieses Vorgehen ist notwendig, da ein mikrobiologischer Keimnachweis und eine Resistenztestung der Antibiotika nicht immer erfolgreich sind und mehrere Tage Zeit erfordern können, in denen man die Konjunktivitis nicht unbehandelt lassen sollte.

(* siehe Anhang, Tabelle zu Arzneimittelnebenwirkungen)

! Bei schwerer, unklarer oder therapieresistenter Konjunktivitis sollte sofort lokal mit Breitspektrumantibiotikum oder antibiotischen Kombinationspräparaten therapiert werden, auch bevor das Ergebnis der Abstrichdiagnostik vorliegt.

Verlauf und Prognose: Die bakterielle Konjunktivitis klingt in den meisten Fällen unter antibiotischer Therapie in wenigen Tagen ab.

4.4.2.2 Chlamydienkonjunktivitis

→ *engl.:* chlamydial conjuncitvits

Chlamydien gehören zu den gramnegativen Bakterien.

Einschlußkörperchen-Konjunktivitis

→ *Synonyme:* Schwimmbadkonjunktivitis, Paratrachom; *engl.:* adult inclusion conjunctivitis, neonatal inclusion conjunctivitis

Epidemiologie: Die Einschlußkörperchenkonjunktivitis ist in unseren Breiten *sehr häufig.* Je nach untersuchter Population sind in den westlichen Industrienationen 1,7–24% aller sexuell aktiven Erwachsenen infiziert.

Ätiopathogenese: Die okulogenitale Infektion (Chlamydia trachomatis, Serotypen D-K) kommt immer über eine Kontaktinfektion zustande: bei Neugeborenen (→ Neugeborenenkonjunktivitis, S. 97) während der Geburt durch das Zervixsekret, bei Erwachsenen in erster Linie durch Geschlechtsverkehr, selten auch durch Infektion in schlecht gechlorten Schwimmbädern.

Symptomatik: Die Augen sind nur mäßig rot und leicht verklebt durch zähen Schleim.

Diagnostik: Typisch sind Follikel am Ober- und Unterlidtarsus sowie die Bindehautüberwachung des oberen Hornhautlimbus (Pannus). Da es sich um eine okulogenitale Infektion handelt, sind bei klinischem Verdacht anamnestisch Vaginitis, Zervizitis oder Urethritis zu erfragen und gegebenenfalls gynäkologisch bzw. urologisch abzuklären. Der Nachweis der Chlamydien erfolgt wahlweise aus dem Bindehautabstrich, mit dem Immunfluoreszenztest oder über Gewebekulturen. Zytologisch zeigen sich die typischen basophilen intrazytoplasmatischen Einschlußkörperchen (4.13).

Therapie: Sie erfolgt bei *Erwachsenen* mit Tetracyclin- oder Erythromycin-Augentropfen bzw. -Augensalbe über 4–6 Wochen. Wegen der okulogenitalen Infektkette und der möglichen Ping-Pong-Keimübertragung sollten stets sowohl Patient als auch Sexualpartner oral mit Tetracyclin behandelt werden. Bei *Kindern* sollte kein Tetracyclin, sondern nur Erythromycin verwendet werden (siehe Tab. Arzneimittelnebenwirkungen).

Verlauf und Prognose: Wenn der jeweilige Sexualpartner ebenfalls therapiert wird, ist die Prognose gut.

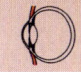

Chlamydienkonjunktivitis (Bindehautausstrichdiagnostik)

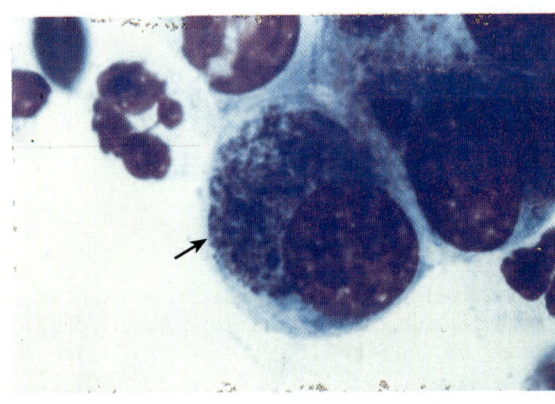

◉ 4.13 Zytologischer Nachweis der typischen basophilen intrazytoplasmatischen Einschlußkörperchen.

Trachom

→ *Synonym:* ägyptische Körnerkrankheit; *engl.:* trachoma

Das Trachom (Chlamydia trachomatis Serotypen A-C) kommt in unseren Breiten nicht vor. In Endemiegebieten (warmes Klima, schlechter Lebensstandard, schlechte Hygiene) gehört es jedoch zu den häufigsten Erblindungsursachen (zu Symptomatik, Befund und Therapie, → ⊟4.2). Unbehandelt läuft die Erkrankung in 4 Stadien (◉4.14) ab:

Trachom (Stadium II–III)

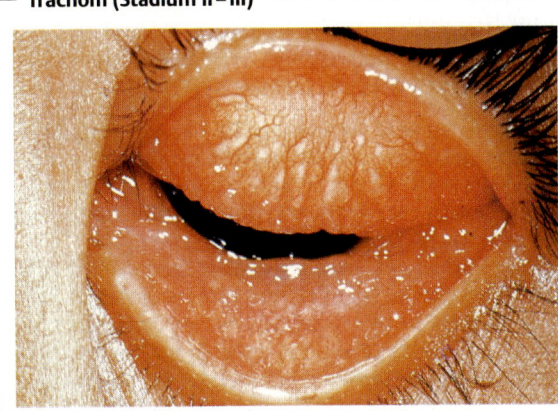

◉ 4.14 Ausgeprägte Follikel und Papillen am Ober- und Unterlidtarsus.

- **Stadium I**: Hyperplasie der Lymphfollikel am oberen Tarsus,
- **Stadium II**: Papillenhypertrophie am oberen Tarsus, subepitheliale korneale Infiltrate, Pannusbildung, Follikel am Limbus,
- **Stadium III und IV**: Zunehmende Vernarbung und Sicca-Symptomatik, Entropium → Trichiasis → Keratitis → Superinfektion → Ulcus → Perforation → Verlust des Auges.

4.4.2.3 Viruskonjunktivitis

→ *engl.:* virus conjunctivitis (epidemic adenovirus keratoconjunctivitis)

Epidemiologie: Die **Keratoconjunctivitis epidemica** ist insgesamt häufig und spielt von allen viralen Bindehautentzündungen mit Abstand die wichtigste Rolle. Zu den übrigen Formen → 🖻 4.2.

Ätiopathogenese: Die Übertragung dieser höchst kontagiösen Konjunktivitis (Adenoviren, meist Typ 18 oder 19) erfolgt durch direkten Kontakt (→ auch Prophylaxe) (◘ 4.15 a u. b). Die Inkubationszeit beträgt 8 – 10 Tage.

Symptomatik: Meist einseitiger Beginn; typisch sind das stark tränende und juckende Auge, das zudem ein wäßrig-schleimiges Sekret absondert. Häufig ist das Lid, zum Teil auch die Bindehaut geschwollen. Die Patienten haben oft gleichzeitig einen leichten grippalen Infekt.

Diagnostik: Charakteristische Befunde sind Rötung und Schwellung der Plica semilunaris und der Karunkel sowie eine nummuläre (= münzenförmige) Keratitis (→ ◘ 4.15 b) nach 8 – 15 Tagen (also im Stadium des Abheilens).

Therapie: Die Erkrankung folgt einem eigengesetzlichen Verlauf, der praktisch nicht zu beeinflussen ist, und heilt nach 2 Wochen aus. Eine spezifische Therapie ist also nicht möglich. Die symptomatische Behandlung mit künstlichen Tränen und kühlen Umschlägen bringt Linderung. In der Regel sollte man Cortisontropfen vermeiden, weil sie die immunologische Abwehr dämpfen und damit das Krankheitsbild verlängern.

Prophylaxe: Sie hat hier besondere Bedeutung. Da die Übertragung der Erkrankung durch Kontakt geschieht, soll der Patient möglichst wenig am Auge reiben (trotz starken Juckreizes) und direkten Kontakt mit anderen Personen meiden (Händeschütteln, gemeinsame Arbeitsgeräte, gemeinsame Handtücher, Waschlappen usw.).

Besondere **hygienische Vorkehrungen** müssen in Augenkliniken und Praxen bei der Untersuchung von Patienten mit Keratoconjunctivitis epidemica eingehalten werden, um eine Übertragung auf die anderen Patienten zu vermeiden. Man läßt den Patienten nicht mit den anderen warten, vermeidet den Handschlag zur Begrüßung und fordert den Patienten auf, wenig Gegenstände zu berühren. Die Untersuchung erfolgt nur indirekt ohne Patienten-

Keratoconjunctivitis epidemica (virale Konjunktivitis)

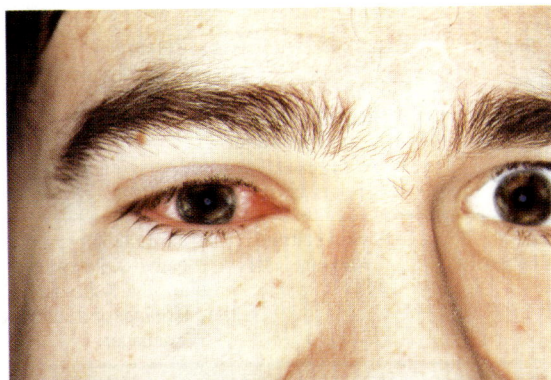

4.15 a Akute, einseitige Bindehautrötung und Pseudoptosis (scheinbare Lidsenkung).

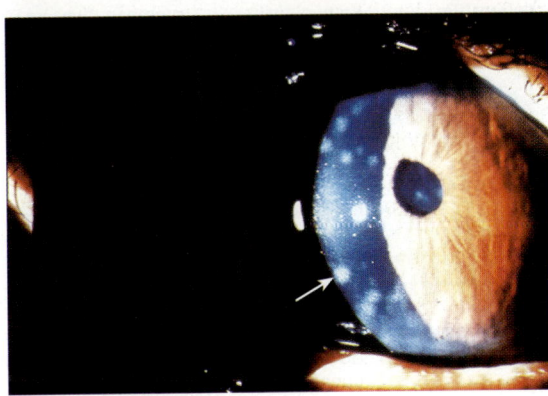

b Nach 8–10 Tagen finden sich die typischen münzenförmigen Infiltrate (nummuläre Keratitis) im oberflächlichen Hornhautstroma, die Monate bis Jahre bestehen bleiben können.

kontakt (also: keine Applanationstonometrie, Kontaktglasuntersuchung oder Gonioskopie). Anschließend müssen sowohl die Hände als auch der Arbeitsplatz mit einem Oberflächendesinfektionsmittel desinfiziert werden.

4.4.2.4 Neugeborenenkonjunktivitis (Ophthalmia neonatorum)

→ *engl.:* neonatal conjunctivitis

Epidemiologie: Etwa 10 % der Neugeborenen erkranken an einer Konjunktivitis.

Ätiopathogenese (⊡ 4.3): Die häufigsten Erreger sind *Chlamydien*, gefolgt von Gonokokken. Seltener verursachen *andere Bakterien* (z. B. Pseudomonas

4.3 Differentialdiagnose der Neugeborenenkonjunktivitis (Ophthalmia neonatorum)

Ursache	Beginn	Befund	Zytologie/Labordiagnostik
toxisch (AgNO$_3$ – Silbernitrat = Credé-Prophylaxe)	nach Stunden	❖ Hyperämie ❖ geringe wäßrige bis muköse Sekretion	negative Kultur
Gonokokken (Gonoblennorrhö)	2.–4. Lebenstag	❖ akute eitrige Konjunktivitis	intrazelluläre gramnegative Diplokokken; positive Kultur auf Blutagar und Schokoladenagar
andere Bakterien (z. B. Pseudomonas aeruginosa, Staphylococcus aureus, Streptococcus pneumoniae, Hämophilus)	4.–5. Lebenstag	❖ mukopurulente Konjunktivitis	grampositive oder gramnegative Organismen; positive Kultur auf Blutagar
Chlamydien (Einschlußblennorrhö)	5.–14. Lebenstag	❖ mukopurulente, selten purulente Konjunktivitis ❖ zäher Schleim	giemsapositive intrazytoplasmatische Einschlußkörperchen in Epithelzellen; negative Kultur
Herpes-simplex-Viren	5.–7. Lebenstag	❖ wäßrige Blepharokonjunktivitis ❖ Hornhautbeteiligung ❖ systemische Manifestation	vielkernige Riesenzellen, intranukleare Einschlußkörperchen; negative Kultur

aeruginosa, Hämophilus, Staphylococcus aureus und Streptococcus pneumoniae) oder *Herpes-simplex-Viren* eine Neugeborenenkonjunktivitis. Die Erreger werden bei der Geburt übertragen. Die Chlamydieninfektion nimmt auch deshalb eine besondere Stellung ein, da sie in Mitteleuropa heute zu den häufigsten, oft nicht erkannten genitalen Infektionen der Mutter zählt (5% aller Schwangeren). Manchmal entsteht eine Neugeborenenkonjunktivitis auch aufgrund der *Credé-Prophylaxe*, die gesetzlich vorgeschrieben ist, um *bakteriellen* Infektionen vorzubeugen.

4.4 Konjunktivitis

Symptomatik: Die Entzündung manifestiert sich je nach Erreger zwischen dem 2. und 14. Lebenstag (🗔 4.3). Das Spektrum reicht von leichter konjunktivaler Reizung bis hin zur Augen bedrohenden Infektion (vor allem bei Gonokokkeninfektion). Die Konjunktivitis aufgrund der Credé-Prophylaxe beginnt schon nach Stunden, führt aber nur zu einer leichten Bindehautreizung.

> ❗ Die akute eitrige Konjunktivitis des Neugeborenen (Gonoblennorrhö, Infektion mit Gonokokken) ist stets als gefährliche Erkrankung anzusehen und bedarf immer der fachärztlichen Abklärung.

Diagnostik: Die klinische Verdachtsdiagnose wird anhand des Krankheitsbeginns (🗔 4.3) und des klinischen Bildes gestellt. Für die Gonokokkeninfektion (Gonoblennorrhö) beispielsweise ist eine besonders starke Eiteransammlung typisch (◉ 4.16 a u. b). Die Lider des Neugeborenen sind straff und geschwollen, da sich der Eiter unter den Lidern sammelt. Beim Öffnen der Lider kann er unter Druck herausspritzen und so auch beim Untersucher eine gefährliche Konjunktivitis auslösen.

Neugeborenenkonjunktivitis (Gonoblennorrhö)

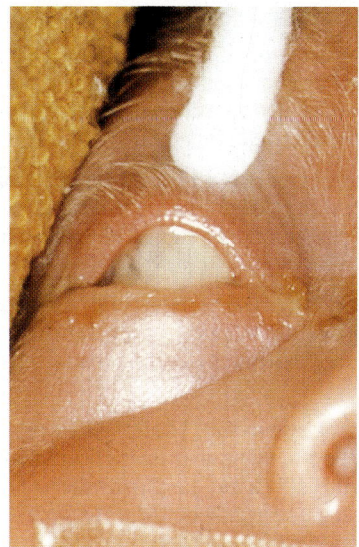
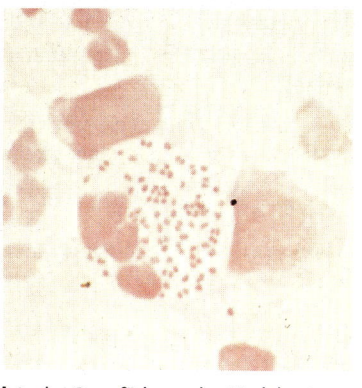

◉ 4.16 **a** Hochinfektiöse Konjunktivitis mit Lidschwellung und rahmig-eitrigem Sekret, das aus der Lidspalte quillt. **b** In der Gramfärbung des Bindehautausstrichs finden sich die pathognomonischen gramnegativen intrazellulären Diplokokken (Gonokokken).

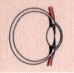

> **!** Bei Verdacht auf eine Gonoblennorrhö (Gonokokkeninfektion) sollte der Untersucher unbedingt eine Schutzbrille tragen, um sich durch herausspritzenden Eiter nicht selbst zu infizieren. Gonokokken können auch ohne Defekt der Hornhautoberfläche ins Auge penetrieren und so zum Verlust des Auges führen.

Die Diagnose sollte zytologisch und mikrobiologisch gesichert werden. Häufig ergeben zytologische und mikrobiologische Untersuchung jedoch keine eindeutigen Ergebnisse, so daß sich die Therapie letztlich doch am klinischen Befund orientieren muß.

Differentialdiagnose: Entscheidend für die Differentialdiagnose ist der Beginn der Erkrankung (◨ 4.3). Von der Neugeborenenkonjunktivitis ist die Dacryocystitis neonatorum abzugrenzen (→ S. 62), die im Unterschied zu den einzelnen Formen der Konjunktivitis erst 2 – 4 Wochen nach der Geburt durch Rötung und Schwellung der Tränensackgegend sowie eitrige Absonderung aus den Tränenpünktchen symptomatisch wird. Aufgrund dieser Symptomatik ist das Krankheitsbild gut von einer Konjunktivitis abzugrenzen.

Therapie: *Toxische Konjunktivitis* (Credé-Prophylaxe): Durch regelmäßiges Auswaschen der Augen und Lidhygiene klingt der Befund nach 1 – 2 Tagen von selbst ab.

Gonoblennorrhö: Lokale Gabe von Breitspektrumantibiotika (stündlich Gentamicin-Augentropfen) und systemische Gabe von Penicillin (Penicillin G i. v. 2 mill. I. E./Tag; oder Cephalosporin (bei Penicillinase-produzierenden Stämmen). Diese Therapie erfaßt auch andere bakterielle Erreger.

Chlamydienkonjunktivitis: Erythromycin systemisch und lokal (Erythromycin-Augentropfen 5 ×/Tag). Bei Unterdosierung oder zu kurzer Behandlung droht ein Rezidiv. Die Eltern sollten unbedingt untersucht und mitbehandelt werden.

Herpes-simplex-Virus-Konjunktivitis: Die Therapie erfolgt mit Zovirax-Augensalbe in den Bindehautsack und auf die Lider, da in der Regel auch Herpesbläschen an den Lidern vorhanden sind (nur in schweren Fällen systemische Zovirax-Therapie).

Prophylaxe: Die **Credé-Prophylaxe** (Eintropfen von 1%iger Silbernitrat-Lösung) verhindert bakterielle Entzündungen, nicht aber eine Chlamydien- oder Herpesinfektion. Die Prophylaxe im Hinblick auf die Chlamydieninfektion besteht in regelmäßiger Untersuchung und gegebenenfalls Therapie der Schwangeren.

4.4 Konjunktivitis **101**

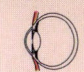

4.4.2.5 Konjunktivitis durch Parasiten und Pilze
→ *engl.:* parasitic and mycotic conjunctivitis

Parasitäre und mykotische Konjunktivitiden (→ 4.2) spielen in unseren Breiten eine untergeordnete Rolle, da sie *sehr selten* sind oder als Begleitsymptom einer primären Hornhauterkrankung auftreten (mykotisches Hornhautulkus).

4.4.3 Nichtinfektiöse Konjunktivitis
→ *engl.:* noninfectious conjunctivitis (toxic, allergic)

Eine Übersicht über Ursachen, Symptomatik und Therapie der nichtinfektiösen Konjunktivitis gibt 4.4.

Die häufige **unspezifische Konjunktivitis** (Conjunctivitis simplex; *engl.:* acute conjunctivitis) wird durch eine Reihe äußerer Reize oder durch trockene Augen (Conjunctivitis sicca; *engl.:* conjunctivitis sicca) verursacht und ist *unangenehm aber ungefährlich*. Im Vordergrund stehen die Symptome Fremdkörpergefühl, mehr oder weniger rotes Auge, und Epiphora. Therapeutisch sollte der auslösende „Reiz" ausgeschaltet werden und eine symptomatische Therapie erfolgen.

Von der unspezifischen Konjunktivitis ist die Gruppe der **allergischen Konjunktividen** abzugrenzen. Diese können saisonal bedingt sein und betreffen oft auch die Nasenschleimhäute wie die *Rhinokonjunktivitis* („Heuschnupfen"; *engl.:* allergic conjunctivitis, 4.17) und die *vernale Konjunktivitis, engl.:* vernal catarrh, spring conjunctivitis („Frühjahrskatarrh"). Bei der *Riesenpapillenkonjunktivitis* (gigantopapilläre Konjunktivitis; *engl.:* giant

---

Saisonale allergische Rhinokonjunktivitis

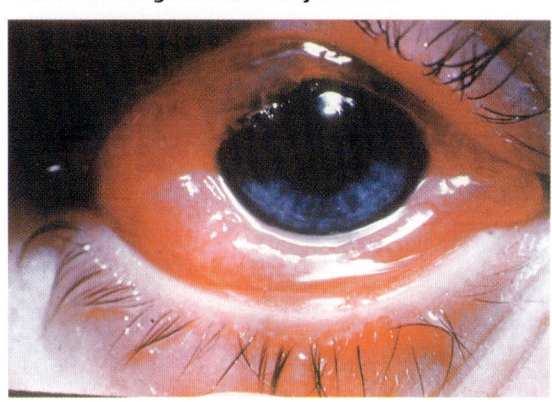

4.17 Bindehautschwellung (Chemose) bei einem Patienten mit Heuschnupfen.

4.4 Übersicht nichtinfektiöse Konjunktivitis

Ursache/Form der Konjunktivitis		Verlauf	Symptomatik und Befunde (Auge)	Weitere charakteristische Merkmale	Therapie	
Reiz	Conjunctivitis simplex	akut bis chronisch	Fremdkörpergefühl, konjunktivale Rötung, Epiphora, Blepharitis	❖ Tränenmangel (Conjunctivitis sicca) ❖ äußere Reize: Rauch, Staub, Hitze, Kälte, Wind (Autofenster, Cabrio), UV-Licht (Schweißen, Höhensonne, Gebirge)	❖ Tränenersatzmittel ❖ Meiden der spezifischen Reize	gezielte Beseitigung der zugrundeliegenden Ursache
				❖ Stellungsanomalien der Lider oder Wimpern	❖ Korrektur der Fehlstellung bzw. Zilienepilation	
				❖ unkorrigierte Brechungsfehler (meist Hyperopie)	❖ Brille	
				❖ Störung der binokularen Zusammenarbeit (dekompensierte Heterophorie)	❖ Prismenbrille	
				❖ falsch zentrierte Brillengläser bzw. falsche Brillenwerte	❖ Zentrierung/Wechseln der Brillengläser	
				❖ Überanstrengung, Schlafmangel (Burn-out-Syndrom)	❖ Schonung	

4.4 Konjunktivitis

Allergie				
Rhinokonjunktivitis („Heuschnupfen")	akut-saisonal	heftiges Augentränen, Bindehautchemose (kann monströs sein), wäßrige Sekretion, Fremdkörpergefühl, Niesen	typischerweise mit Rhinitis kombiniert; saisonale Allergie gegen Pollen, Gräser und pflanzliche Allergene	❖ Desensibilisierung! ❖ adstringierende Augentropfen (Tetryzolin, Naphazolin); notfalls oberflächlich wirksame Cortisonaugentropfen (Fluorometholon)
Vernale Konjunktivitis („Frühjahrskatarrh")	akut-saisonal	❖ *tarsale und konjunktivale Form*: pflastersteinähnliche Wucherungen auf der tarsalen Bindehaut des Oberlids, Pseudoptosis, Fremdkörpergefühl, Epiphora ❖ *limbäre Form*: Schwellung de Conjunctiva bulbi steht im Vordergrund, kranzförmig angeordnete Knötchen am Limbus cornae; Fremdkörpergefühl, Epiphora ❖ *Hornhautbeteiligung*: große Hornhauterosion auf der Schleim festhaftet (Vernalis plaques;˙ Abwehrtrias: Schmerzen, Blepharospasmus, Epiphora	bei Knaben oder männlichen Jugendlichen saisonal im Frühjahr auftretend: entweder isoliert okulär oder mit generalisierter Atopie (Asthma); IgE-vermittelte Immunreaktion	❖ kurzfristig Cortisonaugentropfen gegen die Schwellung ❖ Acetyl-Cystein-Gel zur Verflüssigung des Schleims ❖ Cromoglycinsäureaugentropfen als Prophylaxe im erkrankungsfreien Intervall ❖ Levocabastinhydrochlorid

Fortsetzung S. 104

4.4 (Fortsetzung)

Ursache/Form der Konjunktivitis		Verlauf	Symptomatik und Befunde (Auge)	Weitere charakteristische Merkmale	Therapie
Allergie	Riesenpapillenkonjunktivitis (gigantopapilläre Konjunktivitis)	chronisch	konjunktivale Rötung und Reizung mit starker papillärer Hypertrophie – ähnlich dem Befund und der Symptomatik der Conjunctivitis vernalis	häufig durch langes Kontaktlinsentragen (überwiegend weiche Kontaktlinsen) iniziiert; eine mikrobielle Komponente ist wahrscheinlich (Abstrichdiagnostik!)	Kontaktlinsentragen beenden, bis Entzündung abgeklungen! Kontaktlinsen wechseln bzw. neu anpassen; bei rezidivierendem Verlauf: keine Kontaktlinsen mehr tragen
	Keratoconjunctivitis phlyctaenulosa	chronisch	sektorförmige Rötung der Bindehaut, weiße Knötchen auf der Conjunctiva bulbi oder am Limbus corneae (Phlyktäne); Photophobie, Epiphora, Jucken, selten Fremdkörpergefühl, keine Schmerzen	❖ häufig bei Kindern und jungen Erwachsenen, die unter hygienisch unzureichenden Bedingungen und in Ländern mit hoher Tuberkuloserate leben. ❖ bei uns selten!	Zu einer raschen Befundbesserung führen lokale Breitspektrumantibiotika kombiniert mit Cortison oder Cortisonaugentropfen allein.
Okulomukokutane Syndrome	Erythema exsudativum multiforme (Stevens-Johnson-Syndrom)	chronisch	allergische, membranöse Konjunktivitis mit Blasenbildung und zunehmender Symblepharonbildung → S. 537, häufig auch Haut beteiligt.	infektionstoxisch-immunologische Erkrankung, meist generalisiert als Reaktion auf Medikamenteneinnahme (meist Antibiotikum) – lebensgefährlich!	❖ blande Salbentherapie (z. B. Bepanthen) ❖ selten Cortisonaugensalbe ❖ tägliches Reinigen der Konjunktiva von Fibrin ❖ Symblepharonlösung

				Stevens-Johnson- und Lyell-Syndrom verlaufen klinisch ähnlich! Daher ist auch die Therapie ähnlich.
Toxische epidermale Nekrolyse (Lyell-Syndrom)	hyperakut	generalisiert lösen sich Haut, Schleimhaut, auch Konjunktiva in Blasen ab und werden nekrotisch	hochakute, lebensbedrohliche Erkrankung	
Okuläres Pemphigoid (Pemphigus conjunctivae)	chronisch	jahrelange, chronische Konjunktivitis beider Augen; führt zu zunehmender Narbenbildung, Symblephara und Abflachung der Umschlagfalte bis hin zur vollständigen Obliteration des Bindehautsackes zwischen Conjunctiva bulbi und Conjunctiva tarsi („eingemauerter Bulbus")	Autoimmunprozeß mit chronischem, schubweisem Verlauf; Augentropfen und deren Konservierungsmittel verstärken den Prozeß.	❖ *symptomatisch:* künstliche Tränen ohne Konservierungsmittel – *lokale Breitspektrumantibiotika* bei bakterieller Superinfektion – *lokale Steroidtherapie* lindert die Beschwerden Cave: intraokulare Druckerhöhung, Katarakt! – *systemisch Steroide* im frischen Schub – *Immunsuppressiva:* Ciclosporin A

4.4 Konjunktivitis

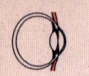

106 4 Bindehaut (Konjunktiva)

papillary conjunctivitis) ist die Entzündung durch einen Fremdkörper (harte oder weiche Kontaktlinsen) getriggert. Ein zusätzlicher chronischer, mikrobieller Reiz ist denkbar (mikrobiell kontaminierte Kontaktlinsen). Die *Keratoconjunctivitis phlyctaenulosa (engl.: phlyctenular conjunctivitis)* ist eine *allergische Reaktion vom verzögerten Typ* auf mikrobielle Proteine oder Toxine (z. B.: staphylokokkenassoziierte Entzündung). Die Erkrankung kommt bei Atopikern häufig vor und wird durch mangelnde Sauberkeit gefördert. Zuallererst sollte bei allergischen Konjunktivitiden das auslösende Agens gemieden werden. *Prophylaktisch* kann eine Desensibilisierung bei einem Dermatologen oder Allergologen durchgeführt werden. Längerfristig gibt man cromoglicinsäurehaltige Augentropfen, die die Mastzelldegranulation verhindern. Die *Therapie der akuten allergischen Konjunktivitis* besteht in der Gabe kühler Umschläge, künstlicher Tränen ohne Konservierungsmittel, adstringierender Augentropfen (Tetryzolin, Naphazolin) und gegebenenfalls auch oberflächlich wirksamer Cortisontropfen (Fluormetholon).

Die **okulomukokutanen Syndrome**, wie *Erythema exsudativum multiforme* (Stevens-Johnson-Syndrom), *toxische epidermale Nekrolyse (Lyell-Syndrom)* und *okuläres Pemphigoid (essentielle Bindehautschrumpfung)* sind polyätiologische Krankheitsbilder mit infektionstoxisch-immunologischem Auslöser. Der Krankheitsverlauf ist schwer, die therapeutischen Möglichkeiten sind beschränkt und die Prognose für das Sehvermögen ist ungünstig (◉ 4.18).

Konjunktivale Reizerscheinungen können auch auftreten bei *endokriner Orbitopathie, Gicht, Rosazea, Neurodermitis, Erythema multiforme, Sjögren-Syndrom* und *Reiter-Syndrom* (Trias: Konjunktivitis oder Iridozyklitis, Urethritis und Polyarthritis). Das **okuloglanduläre Syndrom nach Parinaud**

Erythema exsudativum multiforme (Stevens-Johnson-Syndrom)

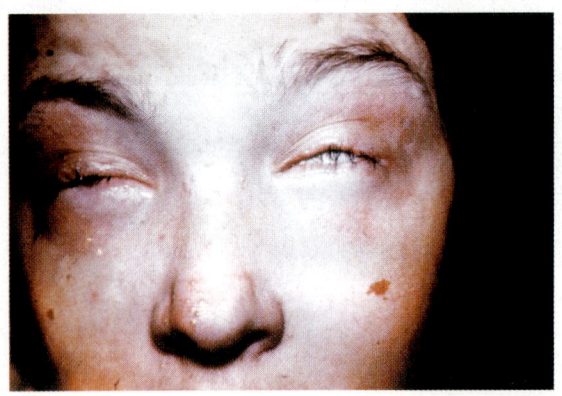

◉ 4.18 Nach mehrjährigem Verlauf ist der Bindehautsack vollständig zusammengewachsen (totales Symblepharon). Dies führt praktisch zur Erblindung des Patienten.

beschreibt ein ätiologisch höchst uneinheitliches Krankheitsbild mit *stets einseitiger granulomatöser Konjunktivitis* mit Anschwellen der präaurikulären und submandinbulären Lymphknoten bei Tuberkulose, Syphilis, Viren, anderen Bakterien, Pilzen und Parasiten. Die *Therapie der granulomatösen Konjunktivitis* besteht zum Teil schon in der chirurgischen Probeexzision des konjunktivalen Granuloms. Die medikamentöse Therapie richtet sich nach der Grunderkrankung.

4.5 Tumoren

Primär gutartige Bindehauttumoren (Nävi, Dermoide, Lymphangiome, Hämangiome, Lipome, Fibrome) und tumorähnliche, entzündliche Veränderungen (virale Papillome, Granulome – z.B. Fadengranulom nach Schieloperation, Zysten, lymphoide Hyperplasie) sind *häufig*. **Maligne Tumoren der Bindehaut** (Karzinome in situ, Karzinome, Kaposi-Sarkom, Lymphome, primäre erworbene Melanose, malignes Melanom) sind *selten*. **Übergänge** kommen vor (z.B.: Nävus → malignes Melanom, erworbene Melanose → malignes Melanom). Nur die wichtigsten Tumoren werden hier kurz besprochen.

4.5.1 Epibulbäres Dermoid
→ *engl.:* epibulbar dermoid

Das epibulbäre Demoid ist ein runder, solider, grau-gelblicher oder weißlicher *angeborener* Tumor, der meist am Hornhautlimbus liegt und unterschiedlich weit ins Hornhautstroma hineinreicht. Das epibulbäre Dermoid kann *isoliert* oder als *Teilsymptom der Dysplasia auriculooculatis* (Goldenhar-Syndrom) vorkommen (zusätzlich Ohrmuschelfehlbildungen und präaurikuläre Anhängsel, ◘ 4.19 a u. b). Dermoide können Haare und kleinere Hautanhangsgebilde enthalten. Da sie kosmetisch störend wirken, wird der Augenarzt häufig mit dem Wunsch nach chirurgischer Exzision konfrontiert. Die Exzision darf nur oberflächlich erfolgen. Bei vollständiger Exzision besteht die Gefahr, daß man den Bulbus perforiert, da Dermoide häufig durch die gesamte Bulbuswand reichen.

4.5.2 Hämangiom
→ *engl.:* conjunctival hemangioma

Bindehauthämangiome sind kleine, kavernöse Blutschwämmchen, die anlagebedingt sind und sich in der Regel bis zum 7. Lebensjahr zurückbilden. Andernfalls können sie exzidiert werden (◘ 4.20).

Epibulbäres Dermoid bei Dysplasia auriculoocularis (Goldenhar-Syndrom)

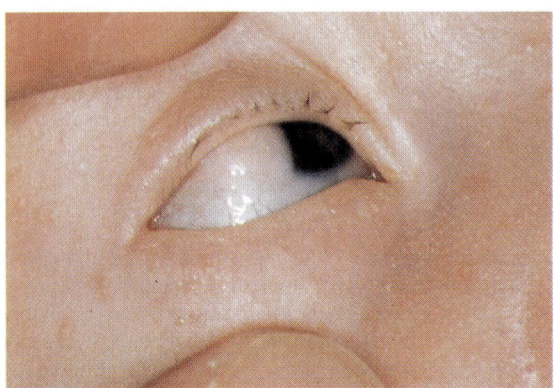

4.19 a Epibulbäres Dermoid am Limbus;

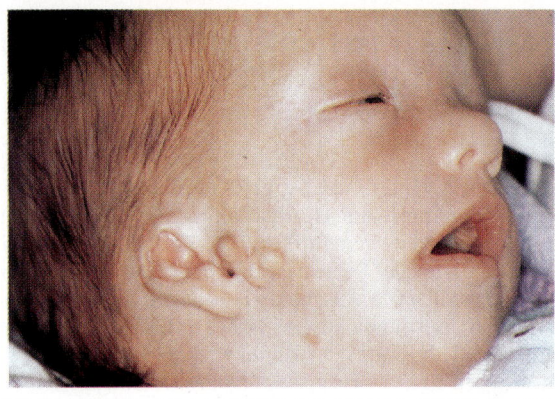

b zusätzlich präaurikuläre Anhängsel.

4.5.3 Epitheliale Tumoren
→ *engl.:* epithelial conjunctival tumors

4.5.3.1 Bindehautzyste
→ *engl.:* conjunctival cyst

Bindehautzysten sind *harmlos und gutartig.* Sie entstehen am häufigsten postoperativ (z. B. nach einer Schieloperation), posttraumatisch oder spontan. Es handelt sich um meist klare, flüssigkeitsgefüllte Einschlüsse von Konjunktivalepithel, dessen Becherzellen in die Zyste hinein und nicht mehr an

4.5 Tumoren

Bindehauthämangiom

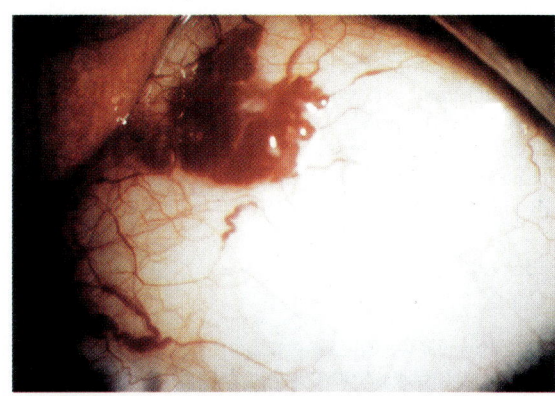

◉ 4.20 Kleines kavernöses Blutschwämmchen auf der Bindehaut.

Bindehautzyste

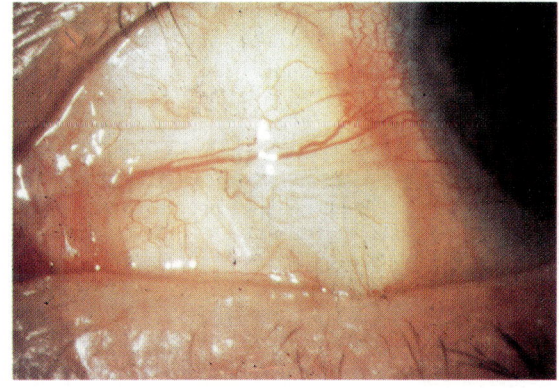

◉ 4.21 Klare, flüssigkeitsgefüllte Einschlüsse von Konjunktivalepithel.

die Oberfläche produzieren (◉ 4.21). Die Zysten können zu Fremdkörpergefühl führen und werden durch Marsupialisation (Entfernung der oberen Zystenhälfte) chirurgisch entfernt.

4.5.3.2 Papillom der Bindehaut

→ *engl.:* conjunctival papilloma

Papillome sind virenbedingt (Human-Papilloma-Virus) und können von der tarsalen oder bulbären Bindehaut ausgehen. Sie sind *gutartig, ohne Entartungstendenz*. Wie an der Haut kann auch das Bindehautpapillom *bäumchenartig gestielt* sein oder *breitbasig* der Bindehaut aufsitzen (◉ 4.22). Da Papillome subjektiv sehr störend sind (permanentes Fremdkörpergefühl), sollten sie chirurgisch vollständig exzidiert werden.

4.5.3.3 Karzinome der Bindehaut

→ *engl.:* conjunctival carcinoma

Bindehautkarzinome sind meist weißliche, erhabene Epithelverdickungen mit höckriger Oberfläche. Die meist vorhornenden Plattenepithelkarzinome entstehen auf dem Boden einer epithelialen Dysplasie (Präkanzerose), die in ein Carcinoma in situ übergehen (◉ 4.23). Bindehautkarzinome müssen mit Diagnosestellung exzidiert und nachbestrahlt werden, um ein Wachstum in die Tiefe der Orbita zu verhindern.

4.5.4 Melanozytäre Tumoren

→ *engl.:* melanocytic conjunctival lesions

Bindehautpapillom

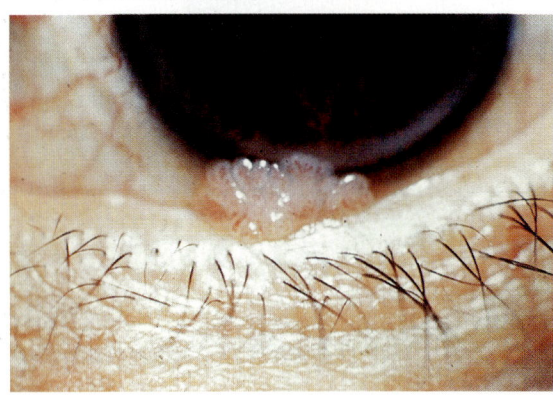

◉ 4.22 Von der tarsalen Bindehaut ausgehendes breitbasiges Papillom.

Plattenepithelkarzinom der Bindehaut

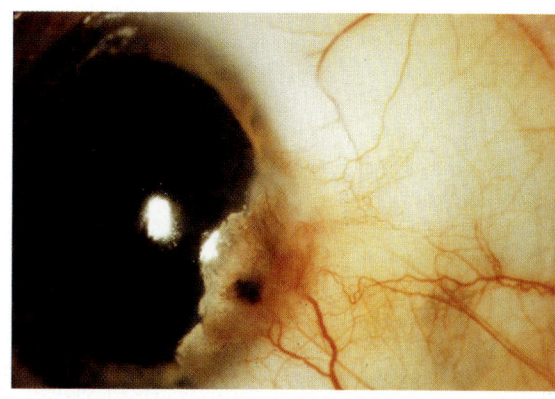

◉ 4.23 Typisch ist die weißliche, erhabene Epithelverdickung.

4.5.4.1 Bindehautnävus

→ *engl.:* conjunctival nevus

Wie an der Haut gibt es auch an der Bindehaut Muttermale. Sie liegen meist limbusnah im temporalen Lidspaltenbereich, seltener an der Karunkel. Die *gutartigen*, leicht erhabenen epithelialen oder subepithelialen Tumoren sind *angeboren*. 50% der Nävi enthalten zystische Hohlräume (Pseudozysten), die aus Konjunktivalepithel und Becherzellen bestehen. Bindehautnävi können pigmentiert (◉ 4.24 a) oder nicht pigmentiert sein (◉ 4.24 b) und sich im Laufe des Lebens vergrößern. Zunehmende Pigmentierung des Nävus infolge hormoneller Veränderungen während Schwangerschaft oder Pubertät oder infolge von Sonnenexposition kann ebenso wie eine Vermehrung der Pseudozysten eine Vergrößerung des Nävus vortäuschen. Da *Bindehautnävi zu Bindhautmelanomen entarten können* (50% der Bindehautmelanome entwickeln sich aus einem Nävus), ist bei deutlicher Größenzunahme oder Entzündungszeichen eine komplette Exzision mit histologischer Abklärung notwendig.

 Für die Verlaufsbeobachtung sind bei Bindehautnävi stets Fotografien anzufertigen. Kleine wasserklare Einschlußzysten sind immer ein Zeichen für einen Bindehautnävus (compound nevus).

4 Bindehaut (Konjunktiva)

Differentialdiagnose der pigmentierten Bindehautveränderungen

4.24 a–j

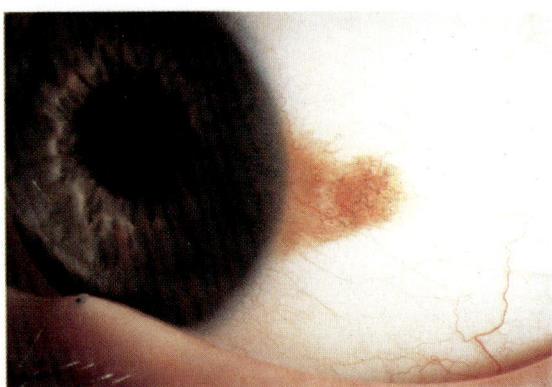

a Pigmentierter Bindehautnävus.

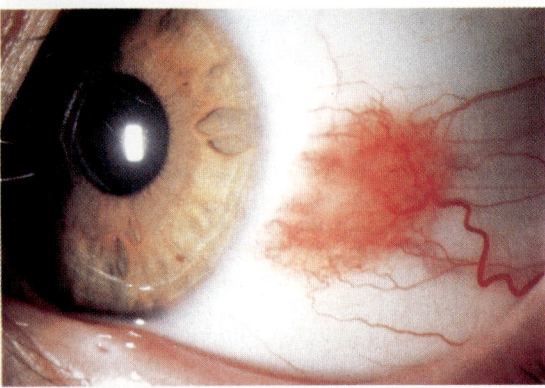

b Nicht pigmentierter Bindehautnävus.

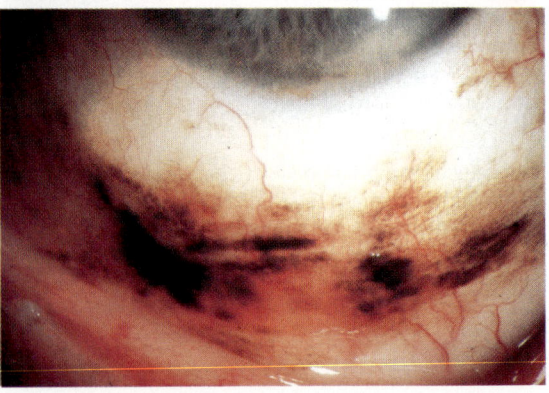

c Melanosis conjunctivae (primär erworbene Melanose).

4.5 Tumoren **113**

Differentialdiagnose der pigmentierten Bindehautveränderungen

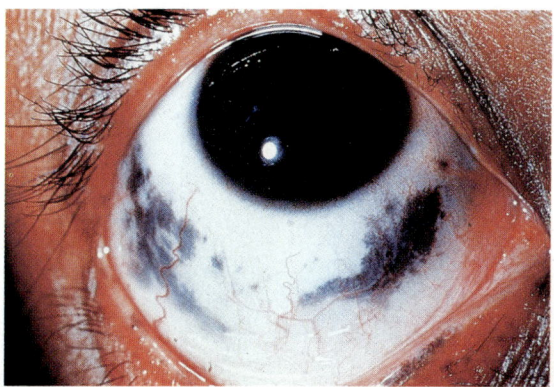

4.24 d Kongenitale Melanose.

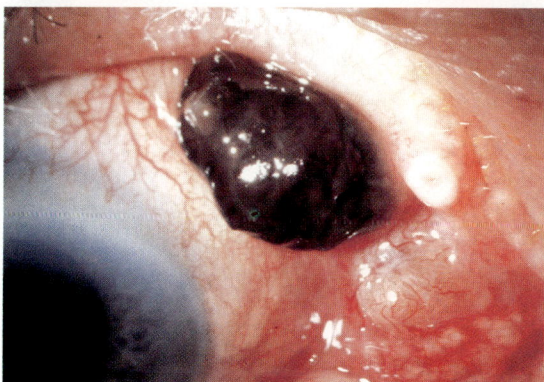

e Malignes Melanom der Bindehaut.

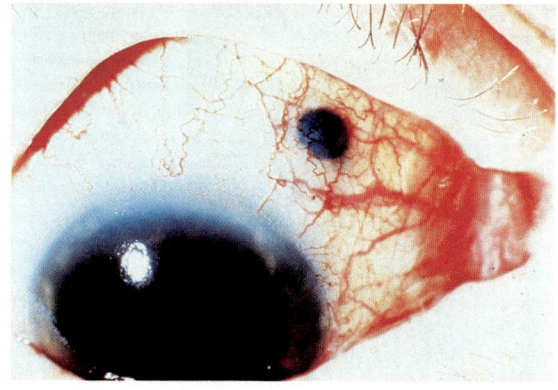

f Malignes Melanom des Ziliarkörpers mit Durchbruch unter die Bindehaut.

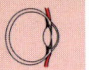

114 4 Bindehaut (Konjunktiva)

Differentialdiagnose der pigmentierten Bindehautveränderungen

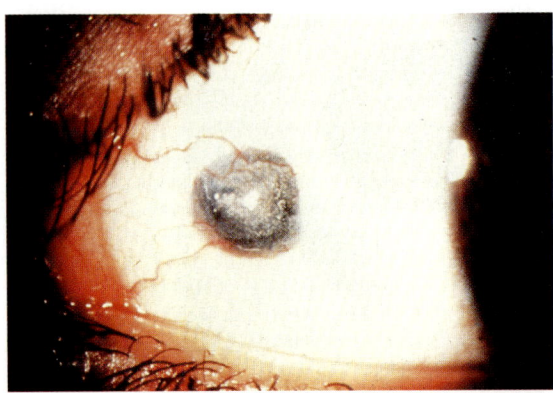

◉ 4.24 g Metallischer Bindehautfremdkörper, „eingeheilt".

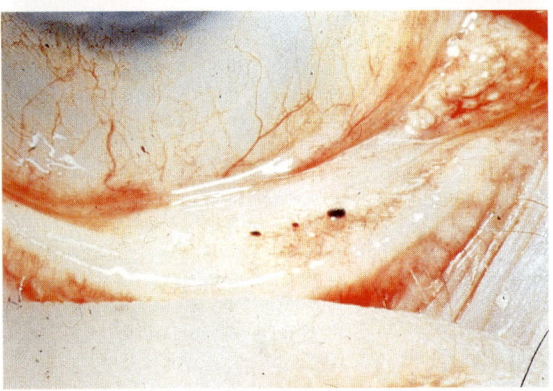

h Adrenochromes Pigment (adrenalinhaltige Augentropfen).

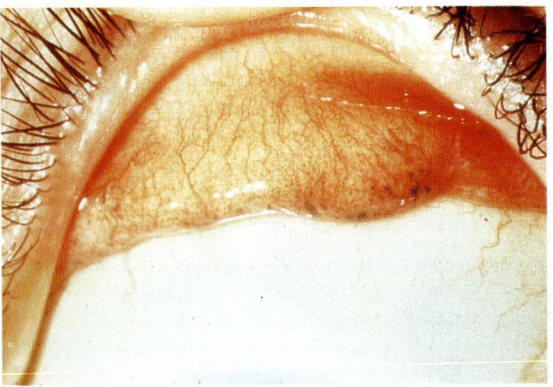

i Eisenablagerungen durch Schminke (Wimperntusche).

Differentialdiagnose der pigmentierten Bindehautveränderungen

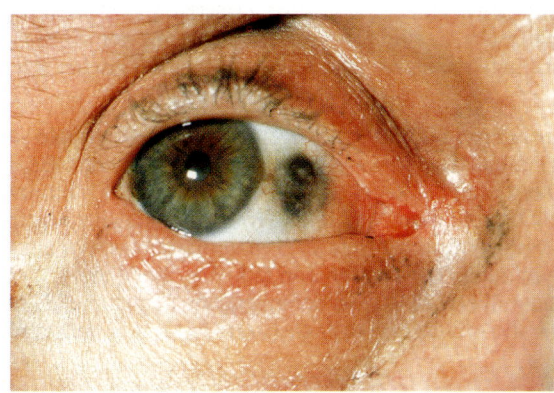

◉ 4.24j Ochronose (Alkaptonurie).

4.5.4.2 Melanosis der Bindehaut (Melanosis conjunctivae)

Definition

Die Melanosis conjunctivae ist eine pigmentierte Verdickung des Bindehautepithels (◉ 4.24 c).

→ *Synonym:* primär erworbene Melanose der Bindehaut; *engl.:* primary acquired conjunctival melanosis

Epidemiologie: Die Melanosis der Bindehaut ist wie alle potentiell malignen oder malignen Tumoren der Bindehaut selten.

Ätiologie: unklar.

Symptomatik: Die erworbene Bindehautmelanose tritt in der Regel nach dem 40. Lebensjahr auf. Typisch ist die irreguläre, diffuse Pigmentierung, die wie die Verdickung des Bindehautepithels „kommen und gehen" kann.

Diagnostik: Die erworbene Melanose ist auf der Bindehaut verschieblich (wichtige Abgrenzung zur kongenitalen Melanose). Sie erfordert engmaschige Kontrolluntersuchungen (in der Regel halbjährlich), da sie zum malignen Melanom entarten kann.

Differentialdiagnose: Abzugrenzen ist die *gutartige kongenitale Melanose* (s. u.), die zeitlebens stabil bleibt und eher bläulich-gräulich aussieht als bräunlich. Sie ist im Gegensatz zur erworbenen Melanose nicht mit der Bindehaut verschieblich.

Therapie: Wegen der diffusen und flächigen Ausbreitung ist die Therapie oft schwierig. Meist besteht sie in einer Kombination aus Exzision der prominenten und stark pigmentierten Anteile (histologische Sicherung der Diagnose), Kryokoagulation der umgebenden Melanose und evtl. radiologischer Nachbestrahlung.

Verlauf und Prognose: Etwa 50 % der Bindehautmelanome entwickeln sich aus einer Melanosis conjunctivae (die anderen 50 % aus Bindehautnävi, s.o.). Das Bindehautmelanom ist in der Regel nicht so bösartig wie das Hautmelanom. Die Problematik besteht darin, den malignen Tumor radikal zu entfernen. Bei mehreren Rezidiven kommt es zu starken Vernarbungen der Bindehaut (Symblepharonbildung: Verwachsen von Lid- und Bindehaut). Wenn der Tumor auf die Lider überwächst bzw. tiefer liegende Orbitaanteile infiltriert, ist eine Exenteratio orbitae unumgänglich, um den Tumor vollständig zu entfernen.

4.5.4.3 Kongenitale Melanose (angeborene okuläre Melanose)
→ *engl.:* congenital ocular melanosis

Die *gutartige*, kongenitale Melanose (◘4.24d) liegt subepithelial *im Bereich der Episklera*. Das Bindehautepithel ist *nicht* beteiligt. Die Pigmentierung ist *bläulich-gräulich* und bleibt im Gegensatz zur erworbenen Melanose zeitlebens *stabil* und *stationär*. Im Unterschied zu Nävi und zur erworbenen Melanose, die sich mit der Bindehaut bewegen, bleibt die kongenitale Melanose am Ort, wenn die darüberliegende Bindehaut mit einer Pinzette bewegt wird. Die angeborene okuläre Melanose kann als *isolierte Anomalie des Auges* auftreten oder *mit Hautpigmentierungen vergesellschaftet* sein (okulodermale Melanose, Naevus von Ota). Obwohl der Tumor gutartig ist, gibt es Hinweise, daß maligne Melanome in der Aderhaut bei Patienten mit kongenitaler Melanose häufiger vorkommen.

4.5.5 Bindehautlymphom
→ *engl.:* conjunctival lymphoma

Lachsfarbene prominente Bindehautverdickungen, besonders häufig im Bereich der unteren Umschlagsfalte (◘4.25), sind oft das erste Zeichen einer Erkrankung des lymphatischen Systems. Die Differenzierung der einzelnen Formen und Bestimmung des Malignitätsgrades ist nur durch Biopsie und immunhistologische Aufarbeitung möglich. Es kann sich um eine benigne lymphoide Hyperplasie bis hin zu malignen Lymphomen vom niedrigen bis zum hohen Malignitätsgrad handeln. Da Lymphome strahlenempfindlich sind, werden nach einer Probeexzision je nach histologischem Ergebnis meist Strahlen- und Chemotherapie, kombiniert.

Bindehautlymphom

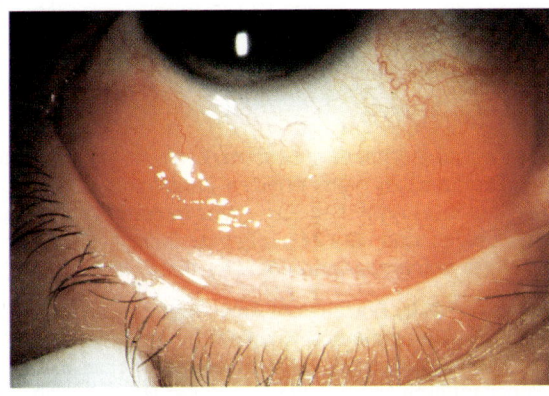

◉ 4.25 Typisch lachsfarbener Tumor der Bindehaut in der unteren Umschlagsfalte.

4.5.6 Kaposi-Sarkom

→ *engl.:* Kaposi sarcoma

Hell- bis dunkelrot prominenter Tumor im Fornix oder von der palpebralen Bindehaut ausgehend. Er besteht aus malignen spindelförmigen Zellen und Nestern aus atypischen Endothelzellen. Kaposi-Sarkome werden heute am häufigsten bei der Immunschwäche AIDS (**A**quired **I**mmune **D**eficiency **S**yndrome) gesehen. Der Augenarzt kann auf Grund des typischen klinischen Bildes an der Bindehaut die Verdachtsdiagnose AIDS stellen und eine weitere Abklärung veranlassen (◉4.26). Neuerdings gibt es Hinweise darauf, daß

Kaposi-Sarkom

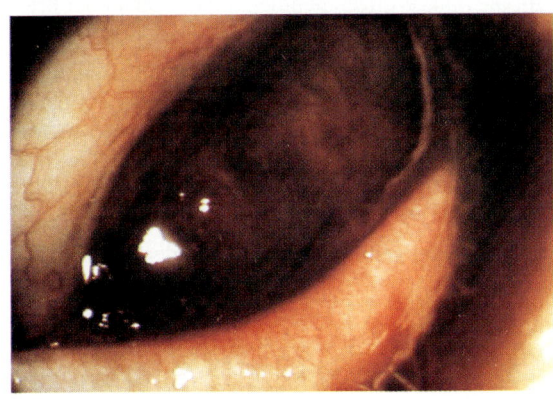

◉ 4.26 Dunkelroter prominenter Tumor an der Conjunctiva fornicis bei einem Patienten mit AIDS.

Herpesviren (z. B. HHV 8) eine Rolle bei der Entstehung des Kaposi-Sarkoms spielen.

4.6 Bindehauteinlagerungen

→ *engl.:* conjunctival deposits

Sie kommen in Bindehaut und Hornhaut gleichermaßen vor. Einige davon führen (wie einige der Tumoren) zu pigmentierten Bindehautveränderungen, die allerdings aufgrund ihres typischen Aussehens in der Regel gut von den Tumoren zu unterscheiden sind (◉ 4.24). Folgende Einlagerungen und entsprechende Verfärbungen von Binde- und/oder Hornhaut sind möglich:

Adrenochromes Pigment (◉ 4.24 h). Bei längerer Anwendung adrenalinhaltiger Augentropfen (z. B. im Rahmen einer Glaukomtherapie) lagern sich bräunlich pigmentierte Veränderungen als Oxidationsprodukte des Adrenalins (Adrenochrom) in der unteren Umschlagfalte und der Hornhaut ab. Sie können wie ein melanozytärer Bindehauttumor aussehen (deshalb anamnestisch abklären, ob langfristig adrenalinhaltige Augentropfen genommen wurden). Eine Therapie ist nicht notwendig.

Eisenablagerungen (◉ 4.24 i). Bei Frauen lagert sich im Bereich der Bindehaut sehr häufig Eisen ein, das als Bestandteil von Schminke und Wimperntusche in den Bindehautsack gelangt. Eine Therapie ist nicht notwendig.

Argyrosis conjunctivae. Nach langer Anwendung von silberhaltigen Augentropfen können braun-schwarze Silberablagerungen in der Bindehaut auftreten.

Ochronose (Alkaptonurie: autosomal-rezessiv vererbter Defekt der Homogentisinsäureoxydase): Etwa 70% der Patienten mit Ochronose haben bräunliche Pigmenteinlagerungen in Lidhaut, Konjunktiva, Sklera und am Limbus der Hornhaut (◉ 4.24j). Die Ablagerungen nehmen mit der Dauer der Krankheit zu. Eine Therapie am Auge ist nicht möglich.

Metallischer Bindehautfremdkörper. Ein metallischer Fremdkörper auf der Bindehaut, der nicht sofort entfernt wird, „heilt" in die Bindehaut ein und kann dann wie eine pigmentierte Bindehautveränderung aussehen (◉ 4.24 g). Durch entsprechende anamnestische Abklärung (immer nach vorausgegangenem Trauma fragen), ist die Ursache jedoch rasch festzustellen. Der Fremdkörper wird dann in Tropfanästhesie entfernt (näheres, → S. 517 f).

Ikterus. Der Ikterus führt zu einer gelblichen Verfärbung der Bindehaut und Sklera.

5 Hornhaut (Kornea)

Gerhard K. Lang

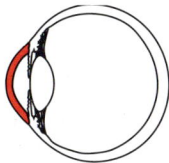

5.1 Grundkenntnisse

Grundsätzliche Bedeutung der Hornhaut für das Auge: Die Hornhaut (*engl.:* cornea) ist das optische Fenster des Auges, das dem Menschen das Sehen erst ermöglicht. Nur aufgrund ihrer Transparenz ist auch der Augenarzt in der Lage, Strukturen des Augeninneren zu untersuchen. Mit 43 dpt hat die Hornhaut darüber hinaus den *stärksten Anteil an der Gesamtbrechkraft* des Auges.

Form und Lage: Die Hornhaut ist wie ein *Uhrglas* mit seichter Randfurche (Limbus corneae) in die *schwächer gekrümmte* Lederhaut (Sklera) eingefügt.

Embryologie: Das Hornhautgewebe besteht aus *5 Schichten,* die zusammen mit der Lederhaut im 2. Embryonalmonat angelegt werden. Das *Epithel* stammt vom Ektoderm, die *tieferen Hornhautabschnitte* stammen vom Mesenchym ab.

Morphologie und Heilungsverhalten (◐ 5.1):

- Die **Oberfläche** der Hornhaut wird von einem **mehrschichtigen, nicht verhornenden Plattenepithel** gebildet, das sich im Verletzungsfall sehr rasch regeneriert. In Stundenfrist werden Epitheldefekte durch Zellverschiebung und rasche Zellteilung geschlossen. Dies setzt allerdings voraus, daß die **Limbusstammzellen,** die im Bereich des Limbus corneae lokalisiert sind, nicht zerstört oder beschädigt sind. Wenn diese Hornhautstammzellen nicht mehr funktionstüchtig sind, findet keine reguläre Hornhautregeneration mehr statt. Ein intakter Epithelverband ist zur Keimabwehr notwendig; ein Defekt im Epithelverband bedeutet stets ein leichtes Eindringen von Außenkeimen.
- Die Basalzellen des Plattenepithels sind durch eine dünne **Basalmembran** fest mit der **Bowman-Lamelle** verankert. Diese ist höchst widerstandsfähig, jedoch nicht regenerationsfähig. Eine Verletzung der Bowman-Lamelle heilt daher in der Regel mit einer Hornhautnarbe ab.
- An die Bowman-Lamelle schließen sich die Kollagenlamellen an, die in ihrer Gesamtheit das **Hornhautstroma** bilden. Das Stroma ist ein ausgesprochen bradytrophes Gewebe, das sich besonders aufgrund seiner

Anatomie der Hornhaut

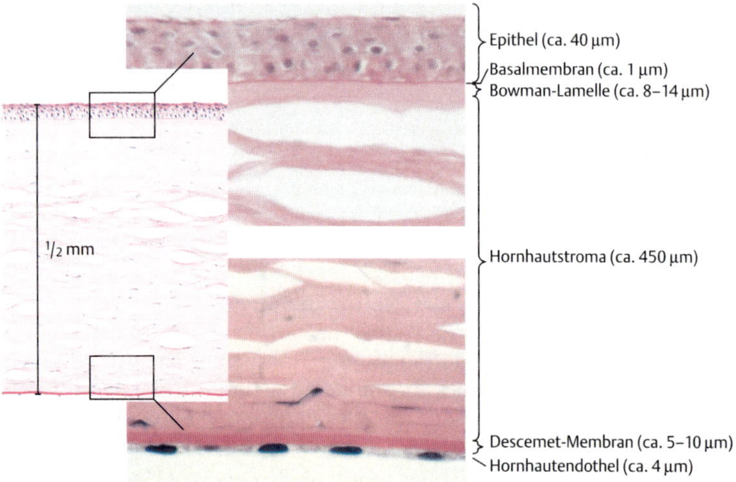

- Epithel (ca. 40 µm)
- Basalmembran (ca. 1 µm)
- Bowman-Lamelle (ca. 8–14 µm)
- Hornhautstroma (ca. 450 µm)
- Descemet-Membran (ca. 5–10 µm)
- Hornhautendothel (ca. 4 µm)

½ mm

5.1 Erläuterung s. Text.

Gefäßfreiheit nur langsam regeneriert. Andererseits ist mit der Gefäßfreiheit der Hornhaut jedoch auch eine *immunologische Privilegierung* verbunden, die sich bei der Hornhauttransplantation positiv auswirkt. Bei einer Routinetransplantation kann Spendergewebe ohne vorherige Gewebetypisierung verwendet werden. Nur bei *stark vaskularisierter Empfängerhornhaut* (z. B. infolge einer Verätzung oder Entzündung) ist mit einer erhöhten Abstoßungsreaktion zu rechnen. In diesem Fall muß entweder ein gewebetypisiertes Transplantat verwendet und/oder eine Immunsuppression mit Ciclosporin A durchgeführt werden.

- Das Hornhautstroma schließt zur Vorderkammer hin mit der Descemet-Membran und dem Hornhautendothel ab. Die **Descemet-Membran** ist eine relativ derbe Membran. Sie hält die Vorderkammer selbst dann noch aufrecht, wenn das Hornhautstroma (z. B. infolge einer Entzündung) völlig eingeschmolzen ist (→ Descemetozele, S. 131). Da sie eine *echte Basalmembran* ist, wird sie bei Verlust durch funktionstüchtige Endothelzellen neu gebildet. Die Bedeutung des **Hornhautendothels** liegt u. a. darin, daß es mit für die *Transparenz* der Hornhaut verantwortlich ist (s. u., Transparenz). Für diese Funktion ist eine hohe Endothelzelldichte notwendig. Das Hornhautendothel ist nicht regenerationsfähig. Defekte im Hornhautendothel werden durch Zellvergrößerung und Zellmigration gedeckt.

Durchmesser: Der **reguläre, durchschnittliche Hornhautdurchmesser des Erwachsenen** beträgt 11,5 mm (10 – 13 mm). Eine angeborene abnorm kleine (**Mikrokornea,** Durchmesser unter 10,0 mm) oder abnorm große Kornea (**Megalokornea,** Durchmesser von 13 – 15 mm) ist immer ein pathologischer Befund (→ „Größenanomalien der Hornhaut", S. 130).

Ernährung: Das fünfschichtige Hornhautgewebe ist zellarm, strukturlos und hat keine Gefäße. Wie Linse, Lederhaut und Glaskörper zählt die Hornhaut zu den bradytrophen Geweben, der Stoffwechsel ist also träge (bedingt eine langsame Heilung). Die Ernährung durch nutritive Metaboliten (Aminosäuren, Glukose) erfolgt aus 3 Quellen:
1. Diffusion aus dem **Randschlingennetz,**
2. Stoff- und Ionenaustausch aus dem **Kammerwasser,**
3. Stoff- und Ionenaustausch aus dem **Tränenfilm.**

Bedeutung des Tränenfilms für die Hornhaut: Der dreischichtige präkorneale Tränenfilm sichert die glatte Oberfläche der Hornhaut und trägt zu ihrer Ernährung bei (s. o.). Ohne Tränenfilm ist die Epitheloberfläche rauh, der Patient sieht unscharf. Gleichzeitig schützt der Tränenfilm durch das bakterizide Ferment Lysozym das Auge vor Infektionen. Zur Zusammensetzung des Tränenfilms → S. 52 f.

Transparenz: Sie beruht auf 2 Faktoren:
1. auf der **regelmäßigen Anordnung der Kollagenlamellen im Hornhautstroma** und der faltenfreien glatten Endothel- und Epitheloberfläche (hervorgerufen durch den Augeninnendruck);
2. auf dem **konstanten Wassergehalt des Hornhautstromas von 70%.** Der Wassergehalt wird konstant gehalten, indem einerseits das Epithel das Stroma von außen abdichtet und andererseits das Endothel von innen mit einer aktiven Ionenpumpe permanent Wasser aus der Hornhaut herauspumpt. Dies setzt eine *ausreichend hohe Endothelzelldichte* voraus. Die Dichte der Hornhautendothelzellen ist altersabhängig und beträgt normalerweise etwa 2500 Zellen pro mm^2. Bei 300 Endothelzellen pro mm^2 ist der Endothelverband nicht mehr in der Lage, in ausreichendem Maße Wasser aus der Hornhaut herauszupumpen. Infolgedessen werden Hornhautstroma und Epithel ödematös.

Sowohl Epithel als auch Endothel besitzen Barrierefunktion und regulieren durch selektive Diffusion den Stoffaustausch zwischen Hornhaut, Tränenflüssigkeit und Kammerwasser.

Schutz und Innervation der Hornhaut: Die Hornhaut ist eine extrem wichtige Struktur für das Auge und wohl daher hoch empfindlich. Ihre *ausgeprägte sensible Innervation* (aus dem 1. Trigeminusast) bewirkt schon bei der leisesten Berührung den schützenden reflektorischen Lidschluß (→ S. 17). Jede Verletzung der Hornhautoberfläche (Erosio, Eindringen eines Fremdkörpers, Verblitzung) führt zur Freilegung sensibler Nervenendigungen und damit zu krampfhaften Schmerzen (die Folge sind Tränenfluß und krampfhafter Lidschluß).

> ❗ Die Trias krampfhafter Lidschluß (Blepharospasmus), reflektorischer Tränenfluß (Epiphora) und Schmerzen legen immer den Verdacht auf eine Hornhautverletzung nahe (→ Kap. 18).

5.2 Untersuchungsmethoden

Der **Nichtaugenarzt** kann Aussagen über die Transparenz (Trübungen in Stroma und Epithel, die z.B. auf Narben oder ein Hornhautinfiltrat hindeuten), den *Oberflächenglanz* (ein fehlender Oberflächenglanz deutet auf einen Epitheldefekt hin) und evtl. *oberflächliche Verletzungen* der Hornhaut (→ 👁 19.1) machen. Mit einem einfachen Lineal kann er die *Hornhautgröße* (→ Anatomie), mit einem Wattetupfer die *Hornhautsensibilität* prüfen (→ 👁 1.11, S. 11).

Der **Augenarzt** kann mit seinen Untersuchungsinstrumenten detaillierte Befunde zu Morphologie und Funktion der Hornhaut erheben.

5.2.1 Spaltlampenuntersuchung

Die Spaltlampe ist das Hauptuntersuchungsinstrument zur Beurteilung der Hornhaut. Der Augenarzt kann zwischen einer 8- bis 40fachen Vergrößerung wählen und damit die Hornhaut im senkrechten Lichtschnitt in allen Schichten untersuchen (👁 5.2).

Untersuchung der Hornhaut an der Spaltlampe

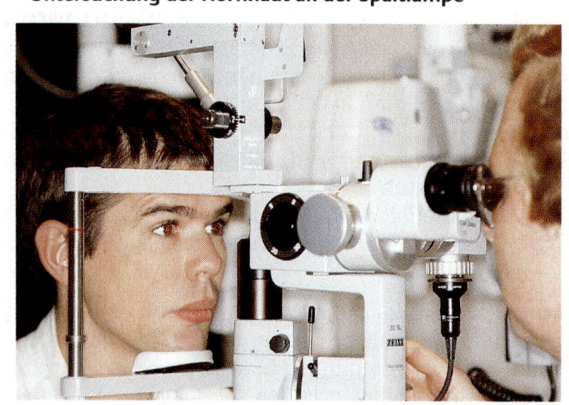

👁 5.2 Mit der Spaltlampe (spaltförmige Blende) können alle Schichten der Hornhaut im senkrechten Lichtschnitt untersucht werden.

5.2.2 Anfärben der Hornhaut

Defekte der Hornhautoberfläche lassen sich mit Fluoreszein- oder Bengalrosa-Lösung (jeweils 1 Tropfen 1%ige Lösung einträufeln) deutlich darstellen. Da diese Vitalfarbstoffe von intaktem Epithel in der Regel nicht angenommen werden, können mit ihrer Hilfe nicht nur *flächige Epithelverluste* (wie bei einer Erosio corneae, → S. 519f), sondern auch *sehr feine Defekte* (wie bei Keratitis punctata superficialis, → S. 141) sichtbar gemacht werden. Im blauen Licht verstärkt sich der fluoreszeierende Effekt.

> ❗ Mit diesen Anfärbemethoden kann man einen Defekt im Epithelverband (Erosio corneae) auch ohne Spaltlampe feststellen, z. B. bei schwer zu untersuchenden Kleinkindern.

5.2.3 Hornhauttopographie

Die **Regelmäßigkeit der Hornhautoberfläche** kann mit der **Placidoscheibe** grob beurteilt werden. Es handelt sich um eine runde Scheibe mit konzentrischen schwarzen und weißen Ringen, die in der Mitte ein Loch hat. Der Untersucher hält diese Scheibe in der Hand und sieht durch das Loch in der Mitte. Anhand der *Spiegelbilder der Ringe auf der Hornhaut des Patienten* kann er beurteilen, ob z. B. ein Astigmatismus vorliegt (die Ringe erscheinen dann verzerrt). Diese grobe Beurteilung reicht jedoch heutzutage (z. B. für refraktive chirurgische Eingriffe) nicht aus. Die Beurteilung der Hornhautoberfläche erfolgt deshalb heute in der Regel mit der **computergesteuerten Hornhauttopographie** (Videokeratoskopie). Bei dieser Untersuchung wird die Oberfläche der Hornhaut – entsprechend dem Prinzip der Placidoscheibe – per Computer vermessen. Die Brechungswerte der einzelnen Hornhautareale können dann je nach Dioptrienstärke durch unterschiedliche Farben wiedergegeben werden (z. B. entsprechen hellrote Flächen einer hohen Brechkraft). Auf diese Weise wird ein landkartenähnliches Bild über die Verteilung der Brechungswerte auf der gesamten Hornhaut erstellt (◨ 5.3 a u. **b**).

5.2.4 Feststellen der Hornhautsensibilität

Die **einfache, orientierende Sensibilitätsprüfung** erfolgt mit einem fein ausgezogenen Zellstofftupfer (→ ◨ 1.11, S. 11) und kann auch vom Nichtaugenarzt durchgeführt werden. Sie dient dem Augenarzt zur Erhärtung der Diagnose, z. B. bei Verdacht auf eine Virusentzündung der Kornea oder eine Störung der Hirnnerven V oder VII (bei diesen Erkrankungen ist die Hornhautsensibilität herabgesetzt). Für die genaue und **abgestufte Hornhautsensibilitätsprüfung** und **zur Verlaufsbeobachtung** steht dem Augenarzt ein automatisches Ästhesiometer (nach Dräger) zur Verfügung. Mit diesem Gerät kann der Sensibilitätsreiz stufenweise erhöht werden, so daß es z. B. möglich

5 Hornhaut (Kornea)

Computergesteuerte Hornhauttopographie (Videokeratoskopie)

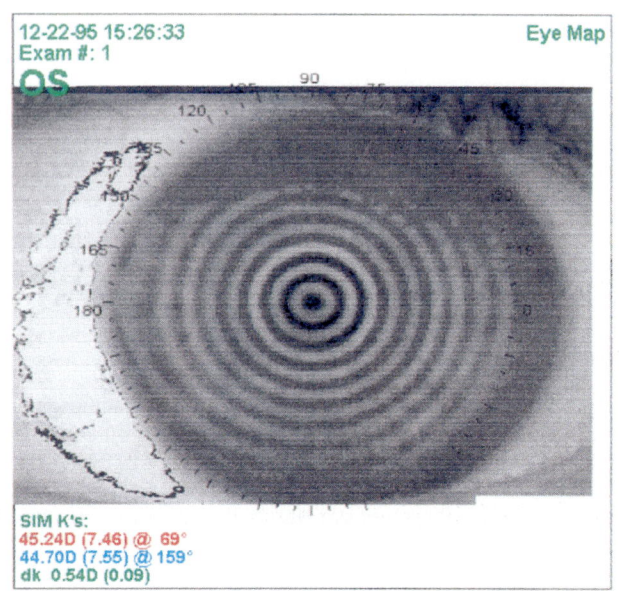

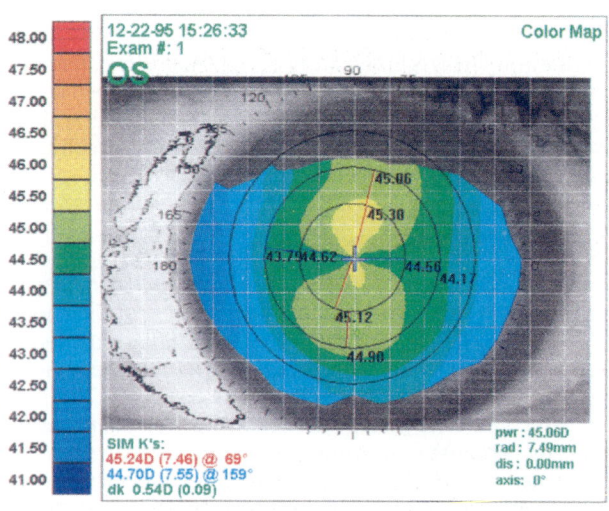

👁 5.3 **a** Regulärer Hornhautastigmatismus bei normaler Hornhaut.

Computergesteuerte Hornhauttopographie (Videokeratoskopie)

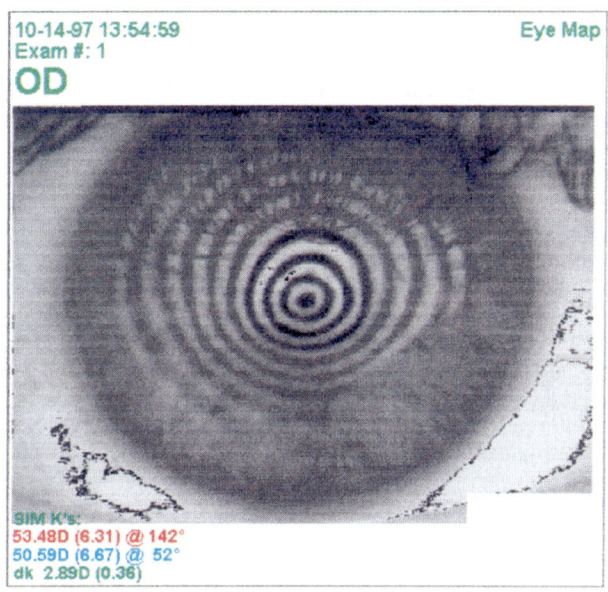

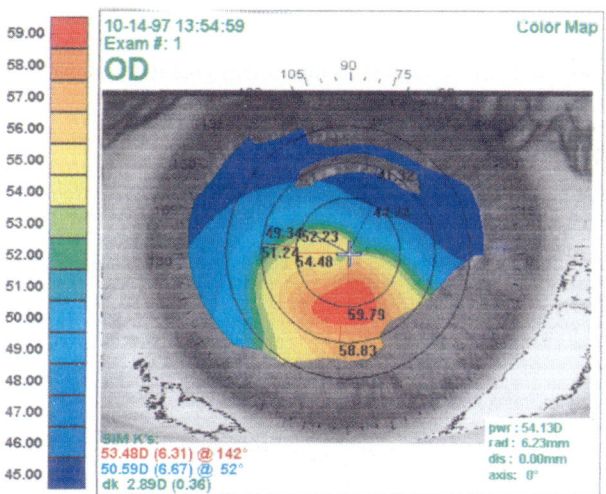

◘ 5.3 **b** Irregulärer Hornhautastigmatismus bei Keratokonus (→ S. 128). Oben ist jeweils das Placidobild, unten die entsprechende Verteilung der Brechungswerte auf der Hornhaut in dpt zu sehen.

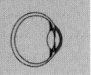

ist, nach einer Hornhauttransplantation festzustellen, ob und mit welcher Geschwindigkeit die Hornhautsensibilität wieder zunimmt.

5.2.5 Messen der Hornhautendothelzelldichte

Eine ausreichend hohe Endothelzelldichte ist für die Transparenz der Hornhaut sehr wichtig (→ Anatomie und Physiologie, S. 121). Die Dichte der Hornhautendothelzellen kann an der **Spaltlampe** bei seitlicher Beobachtung und seitlicher Beleuchtung in einem umschriebenen Spiegelbezirk (sog. Vogt-Spiegelbezirk) **grob** abgeschätzt werden. Eine **exakte Zählung** und Morphologiebeurteilung der Endothelzellen ist nur durch eigens dafür entwickelte **Hornhautendothel-Mikroskope** möglich, die die Hornhautendothelzellschicht großflächig erfassen (◙ 5.4). Eine exakte Analyse ist z.B. notwendig, wenn die Zellzahl bei der Spaltlampenuntersuchung extrem niedriger scheint und der Patient sich einer Kataraktoperation unterziehen soll. Zeigt die exakte Analyse dann, daß die Zellzahl tatsächlich extrem niedrig ist (unter 300–400 Zellen pro mm^2) wird die Kataraktoperation mit einer Hornhauttransplantation verbunden, um die Sehtüchtigkeit des Patienten auch nach der Kataraktoperation (bei der zusätzlich Endothelzellen verloren gehen) sicherzustellen.

5.2.6 Messen des Hornhautdurchmessers

Eine abnorm große oder kleine Hornhaut (Megalo- oder Mikrokornea) ist schon rein optisch auffallend. Der Verdacht auf eine Größenanomalie der Hornhaut läßt sich durch das **Abmessen mit einem Lineal** auf einfache Art

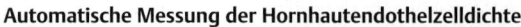

Automatische Messung der Hornhautendothelzelldichte

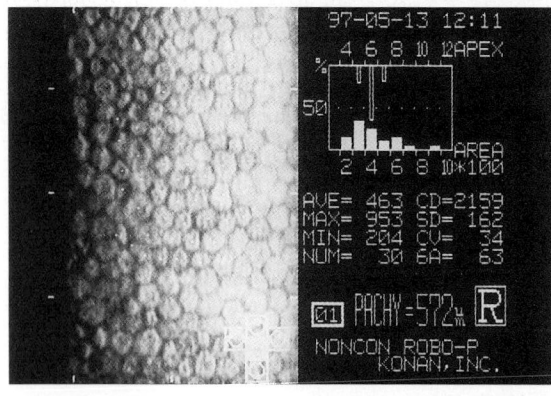

◙ 5.4 Hornhautendothel-Mikroskope ermöglichen eine exakte Zählung (CD = 2159 Endothelzellen pro mm^2) der Endothelzellen sowie die gleichzeitige Messung der Hornhautdikke (Pachymetrie; Pachy = 572 µm).

erhärten. Eine genauere Bestimmung des Hornhautdurchmessers ist mit dem **Zirkel** (meist unter Narkose, → S. 279, ◘ 10.**21**) oder dem **Keratometer nach Wessely** möglich (eine Art Röhre, an deren einem Ende sich eine Sammellinse mit einer Millimetereinteilung befindet; der Untersucher setzt dieses Ende an dem Auge des Patienten, das andere Ende an seinem eigenen Auge auf).

Eine *Megalokornea beim Säugling* erfordert immer die Abklärung, ob möglicherweise ein Buphthalmus vorliegt (→ S. 279); eine *Mikrokornea* kann darauf hindeuten, daß auch andere Gewebe im Auge verändert angelegt sind, die eine Funktionseinschränkung verursachen können (Mikrophthalmus).

5.2.7 Hornhautdickenmessung (Hornhautpachymetrie)

Die exakte Messung der Hornhautdicke ist für die refraktive Chirurgie von essentieller Bedeutung (→ radiale Keratotomie und Astigmatismuskorrektur, S. 159). Um die gewünschte Verbesserung der Refraktion zu erzielen, müssen bei diesen Eingriffen zum Teil über 90% tiefe Hornhauteinschnitte vorgenommen werden, wobei eine Hornhautperforation unbedingt zu vermeiden ist. Die hochpräzise Hornhautdickenmessung, die dafür notwendig ist, ist auf 2 Arten möglich:
- optisch an der **Spaltlampe mit einem Meßaufsatz** am sitzenden Patienten oder
- echographisch mit **Sonde;** Vorteil: die Untersuchung ist genauer und kann auch durchgeführt werden, wenn der Patient liegt.

Neuerdings ist die Hornhautdickenmessung auch mit dem Hornhautendothelzellmikroskop (→ 5.2.8 u. ◘ 5.**4**) möglich.

5.2.8 Konfokale Hornhautmikroskopie

Die konfokale Hornhautmikroskopie ist eine neuartige Untersuchungsmethode, mit der die Hornhaut *flächenmäßig* von außen nach innen abgetastet werden kann (im Gegensatz zur eher *punktuellen* Untersuchung mit der Spaltlampe, mit der ein senkrechter Lichtschnitt in das Auge gelegt wird). Auf diese Weise werden bei maximaler Vergrößerung zelluläre Strukturen sichtbar, die sich mit der Spaltlampe nicht detailliert beobachten lassen, z. B. Hornhautnerven, Amöben, Pilzhyphen. Die konfokale Mikroskopie gehört heute noch nicht zu den Routineverfahren, ist aber eine für die Zukunft vielversprechende Untersuchungsmethode.

5.3 Fehlbildungen

5.3.1 Wölbungsanomalien

5.3.1.1 Keratokonus (Hornhautkegel)

Definition

Kegelförmige, meist bilaterale Verformung des Hornhautzentrums mit Trübung des Parenchyms und Hornhautverdünnung.

→ *engl.:* keratoconus

Epidemiologie: Der Keratokonus ist die *häufigste* Formveränderung der Hornhaut. Er tritt familiär gehäuft auf, wobei Frauen häufiger betroffen sind als Männer.

Ätiopathogenese: Der Keratokonus ist wahrscheinlich genetisch bedingt. Es gibt familiäre Verläufe mit unterschiedlichem Erbgang. Gelegentlich ist der Keratokonus mit Trisomie 21 sowie atopischer Dermatitis und anderen Störungen des Bindegewebes (Marfan-Syndrom) assoziiert.

Symptomatik: Durch die schubweise fortschreitende Vorwölbung der Hornhaut kommt es zu einem meist beidseitigen irregulären myopen Astigmatismus (→ 5.3b). Bleibt der Keratokonus unbehandelt, kann es (selten) im weiteren Verlauf durch die permanente Dehnung zum Einreißen der Descemet-Membran und einer Quellung der gesamten Hornhaut in diesem Bereich kommen (sog. akuter Keratokonus). Die **Symptome des akuten Keratokonus** sind plötzlicher Visusverlust mit starken Schmerzen, Photophobie und vermehrtem Tränenfluß.

Diagnostik: Sie erfolgt in der Regel mit der Placidoscheibe oder dem Ophthalmometer (irreguläre Reflexbilder). Einen Keratokonus kann man jedoch auch ohne diagnostische Hilfsmittel erkennen, indem man sich hinter den sitzenden Patienten stellt und die Oberlider abzieht. Die kegelförmige Vorwölbung der Hornhautoberfläche (5.5) ist dann an der Verformung der Lidkante zu sehen *(Munson-Zeichen)*.

Therapie: Die Visusverschlechterung kann zunächst evtl. noch mit der Brille korrigiert werden, im späteren Stadium nur noch mit harten Kontaktlinsen. Ab einem bestimmten Grad des Keratokonus verliert der Patient die Kontaktlinsen jedoch ständig. Dann kommt als Therapie nur eine perforierende Keratoplastik (also die Transplantation eines Spenderhornhautscheibchens in die Hornhaut des Empfängers, → S. 154) in Frage.

Prognose: Die Prognose der perforierenden Keratoplastik bei Keratokonus ist im allgemeinen gut, da die Hornhaut bei Keratokonus gefäßfrei ist.

5.3 Fehlbildungen **129**

Keratokonus (Hornhautkegel)

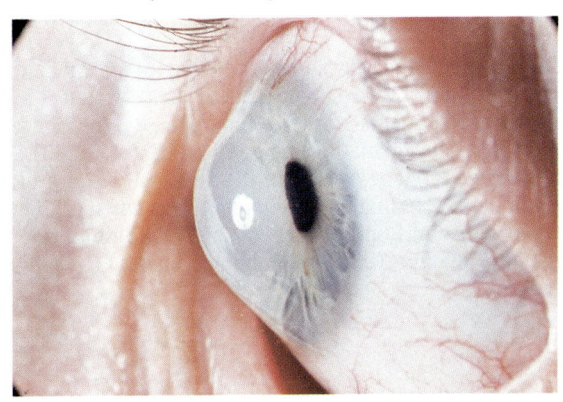

◨ 5.5 Die kegelförmige Vorwölbung der Hornhaut schreitet schubweise fort und verursacht so einen meist beidseitigen irregulären myopen Astigmatismus (→ auch ◨ 5.3b).

5.3.1.2 Keratoglobus und Cornea plana

→ *engl.:* keratoglobus

Die angeborene kugelförmige Vorwölbung der Hornhaut (Keratoglobus, ◨ 5.6, Tendenz zur Myopie) ist ebenso wie die Abflachung der Hornhaut (Cornea plana; Tendenz zur Hyperopie) sehr selten.

Keratoglobus

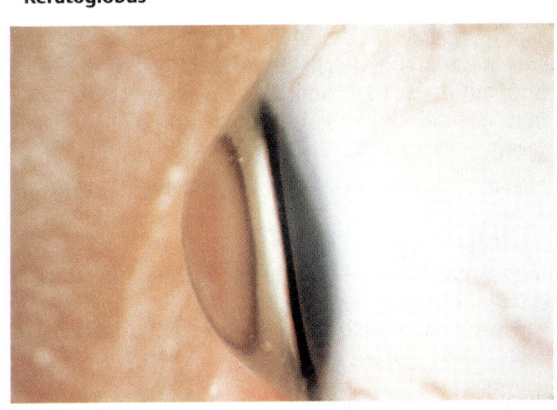

◨ 5.6 Die kugelförmige Vorwölbung der Hornhaut kann zur Myopie führen.

5.3.2 Größenanomalien der Hornhaut (Mikro- und Megalokornea)

→ *engl.:* microcornea; megalocornea

Größenanomalien der Hornhaut sind meist angeboren und insgesamt selten. Eine abnorm kleine Hornhaut (**Mikrokornea**) liegt bei Werten unter 10,0 mm. Sie bedingt in der Regel eine stärkere Hyperopie, die in höherem Alter nicht selten zum Winkelblockglaukom disponiert (→ 10.2, S. 240). Die abnorm große **Megalokornea** erreicht Werte von 13–15 mm. Eine Vergrößerung der Hornhaut kann beim Säugling und Kleinkind durch einen erhöhten Augeninnendruck erworben sein (Buphthalmus, → S. 277). **Kombinationen von Mikro- und Megalokornea** mit weiteren Fehlbildungen des Auges sowie des Körpers kommen vor.

5.4 Infektiöse Keratitis

5.4.1 Schutzmechanismen der Hornhaut

Wie bereits auf S. 121 ausgeführt, besitzt die Hornhaut bestimmte Abwehrmechanismen, die notwendig sind, da die Hornhaut aufgrund der Umweltreize ständig mikrobiellen Kontakt hat. Im einzelnen sind dies:
- reflektorischer Lidschluß,
- Spüleffekt der Tränenflüssigkeit,
- antimikrobielle Wirkung der Tränenflüssigkeit (Lysozym),
- Diffusionsbarriere durch hydrophobes Epithel,
- gute und schnelle Regenerationsfähigkeit des Epithels.

5.4.2 Begünstigende Faktoren, Auslöser und Pathogenese von Hornhautinfektionen

Wenn bestimmte Keime aufgrund oberflächlicher Verletzungen oder kleiner Epitheldefekte der Hornhaut in der Lage sind, ihre Abwehrmechanismen zu durchbrechen, kommt es im bradytrophen Gewebe der Hornhaut zur jeweils erregertypischen Keratitis.

Begünstigende Faktoren: Folgende Faktoren fördern dabei das Entstehen einer Entzündung:
- Lidrandentzündung (Blepharitis),
- Infektion der okulären Adnexe (z. B. Tränengangsverschluß in Verbindung mit bakteriell besiedeltem Tränensack),
- Veränderungen der Hornhautepithelbarriere (bullöse Keratopathie, trokkenes Auge),
- Kontaktlinsen,
- Lagophthalmus,
- neuroparalytische Störungen,
- Traumata,
- lokale und systemische Immunsuppressiva.

5.4 Infektiöse Keratitis

Auslöser von Hornhautinfektionen: Dies können sein:
- Viren,
- Bakterien,
- Akanthamöben und
- Pilze.

Pathogenese: Sobald die genannten Erreger infolge einer oberflächlichen Hornhautläsion in das bradytrophe Gewebe eingedrungen sind, beginnt eine typische Ereignisabfolge:
- **Hornhautläsion** ⇒
- Eindringen der Keime und **Keimbesiedlung des Hornhautstromas** (rotes Auge) ⇒
- Einwanderung und **Infiltration von Immunproteinen**, infolgedessen ⇒
- Hornhauteintrübung und weitere Öffnung der Eintrittspforte (Hornhautinfiltrat sichtbar) ⇒
- **Vorderkammerreizzustand mit Hypopyon** (= am Boden der Vorderkammer sammelt sich Eiter an, der einen typischen Eiterspiegel bildet, → ◉ 5.7a) ⇒
- Durchwanderung der Hornhaut durch die Keime, infolgedessen ⇒
- Einschmelzen des Hornhautstromas bis hin zur relativ derben Descemet-Membran; sog. **Descemetozele:** nur die Descemet-Membran ist noch intakt (unter der Spaltlampe erkennbar an der Vorwölbung der Descemet-Membran) ⇒
- bei weiterem Fortschreiten: Perforation der Descemet-Membran und Abfließen des Vorderkammerwassers (sog. **perforiertes Ulkus;** Indikation zur sofortigen Operation! Keratoplastik à chaud, → S. 154); der Patient bemerkt eine Sehverschlechterung, das Auge ist weich, es läuft Kammerwasser aus; ⇒
- **Irisprolaps** (die Iris fällt in die neu entstandene Öffnung vor), infolgedessen: Verschluß der Hornhautperforation durch Anwachsen der Iris von hinten; es entsteht eine weiße Hornhautnarbe (=**Iris leucoma adhaerens**).

Die oben beschriebene Ereignisabfolge kann in unterschiedlichem Tempo und mit unterschiedlichem Schweregrad verlaufen. Je nach Pathogenität des Keimes und immunologischer Abwehrlage des Patienten kann sich ein Infiltrat *innerhalb weniger Stunden* (!) oder Tage rasch vergrößern mit Ulkusbildung und Stromaeinschmelzung bis hin zur Descemetozele. Diese rasch fortschreitende Form des infektiös (am häufigsten bakteriell) verursachten Hornhautulkus wird als **Ulcus serpens** („kriechendes" Ulkus; *engl.:* corneal ulcer) bezeichnet. Es durchdringt die Hornhaut besonders rasch und führt frühzeitig zur intraokularen Beteiligung (die Keime sind über den sichtbaren Rand des Ulkus hinaus aktiv). Das Ulcus serpens ist eines der gefährlichsten Krankheitsbilder am Auge überhaupt, da es rasch zum Verlust des Auges führen kann.

5.4.3 Allgemeines zur Diagnostik von infektiösen Keratitiden

Die schnelle Diagnose und Therapie von Infektionsprozessen der Hornhaut ist wichtig, um einer dauerhaften Einschränkung der Sehfähigkeit vorzubeugen. Im wesentlichen besteht die Diagnose infektiöser Keratitiden aus folgenden Schritten:

- Bestimmung des Erregers und Testung seiner Resistenz (Ausstrich aus dem Ulkusgrund zur Materialgewinnung und Beimpfung von Kulturplatten für Bakterien und Pilze; bei Kontaktlinsenträgern sollte die Kontaktlinse ebenfalls in Kultur gegeben werden, um sicherzustellen, daß die Kontaktlinse nicht der „Bakterien- oder Pilzträger" ist).
- Nativausstrich sowie Gram- und Giemsafärbung zum Bakteriennachweis.
- Bei Verdacht auf Virusinfektion: Testen der Hornhautsensibilität, da die Sensibilität bei *viralen* Hornhautentzündungen herabgesetzt ist.

5.4.4 Bakterielle Keratitis

→ *engl.:* bacterial keratitis; infectious corneal ulcer

Epidemiologie: Über 90 % aller Hornhautentzündungen sind bakteriell verursacht.

Ätiopathogenese: Bei der in der Stadt lebenden Bevölkerung unserer Breiten kommen als Ursache der bakteriellen Keratitis am häufigsten die in 5.1 aufgeführten Erreger in Betracht.

5.1 Die häufigsten bakteriellen Erreger von Keratitiden

Bakterium	Typische Kennzeichen der Infektion
Staphylococcus aureus	langsame Progression der Infektion, wenig schmerzhaft
Staphylococcus epidermis	wie bei Staphylococcus-aureus-Infektion
Staphylococcus pneumoniae	typisches Ulcus serpens: rasches Durchdringen der Hornhaut und frühzeitige intraokulare Beteiligung; sehr schmerzhaft
Pseudomonas aerugenosa	blaugrünes schleimiges Exsudat, manchmal Ringabszeß an der Hornhaut, rasche Progredienz mit Tendenz zu flächiger Einschmelzung; schmerzhaft
Moraxella	*schmerzloses*, ovales Ulkus in der unteren Kornea mit langsamer Progression und geringer Vorderkammerreizung

5.4 Infektiöse Keratitis **133**

> Die meisten Bakterien können nicht in die Hornhaut eindringen, so lange das Epithel intakt ist. Nur Gonokokken und Diphtheriebakterien überwinden auch ein intaktes Hornhautepithel.

Symptomatik: Die Patienten klagen über mehr oder weniger starke Schmerzen (außer bei Infektion mit Moraxella, ☎ 5.1), Photophobie, Sehverschlechterung, tränende Augen und Absonderung von eitrigem Sekret. Die Absonderung von *eitrigem Sekret* ist typisch für *bakteriell* verursachte Keratitiden; *virale* Keratitiden sondern ein *wäßriges Sekret* ab.

Diagnostik: Entscheidend ist der endgültige Nachweis des Erregers. Das **Ulcus serpens** (→ S. 131) ist häufig mit einer starken Vorderkammerreaktion mit Zell- und Eiteransammlung in der unteren Vorderkammer (Hypopyon, ◉ 5.7 a)

Bakterielles Hornhautulkus (Ulcus corneae serpens)

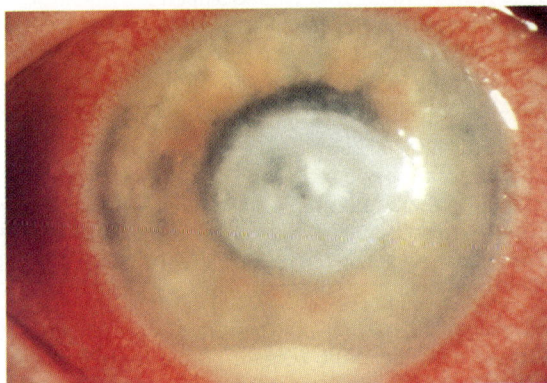

◉ 5.7 **a** Klinischer Befund: Zentrales, bakterielles Hornhautulkus mit Hypopyon.

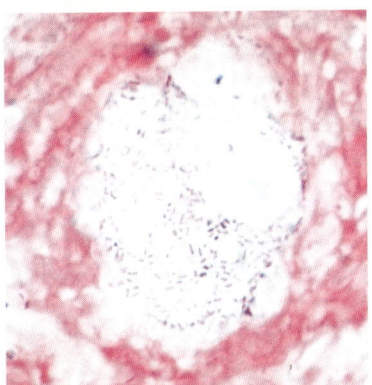

b Histologischer Befund: Im Hornhautstroma finden sich grampositive Stäbchenbakterien.

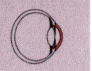

und hinteren Verklebungen von Iris und Linse (hintere Synechien) verbunden. Lider und Bindehaut sind stark geschwollen.

Differentialdiagnose: Pilze (Abklärung durch Erregernachweis).

Therapie:

> ❗ Ein Hornhautulkus – egal welcher Genese – ist wegen der Gefahr der Perforation immer ein augenärztlicher Notfall.

Konservative Therapie. Bis das Ergebnis der Erreger- und Resistenzbestimmung vorliegt, wird die Therapie mit *lokalen Antibiotika* (z. B. Ofloxacin, Polypectran) begonnen, die ein möglichst breites Wirkungsspektrum im grampositiven und gramnegativen Erregerbereich abdecken. *Bei intraokularer Reizung* (erkennbar am Hypopyon) ist die Ruhigstellung von Ziliarkörper und Iris (durch therapeutische Mydriasis) angezeigt. Bakterielle Keratitiden können *zunächst ambulant* behandelt werden (Tropfen und Salben).

Bei fortgeschrittenem Ulkus, d. h. verschlepptem Verlauf, ist von Indolenz des Patienten und mangelnder Compliance auszugehen (Unzuverlässigkeit in der Therapie), so daß die *stationäre Aufnahme* erforderlich ist. Zusätzlich kann die subkonjunktivale Applikation eines Antibiotikums erforderlich sein, um die Wirkung der Therapie zu verstärken.

Operative Therapie. Bei Descemetozele bzw. bereits perforiertem Ulkus ist eine Keratoplastik à chaud (Notkeratoplastik, → S. 154) angezeigt. Bei großen oberflächlichen Nekrosen wird evtl. eine Bindehautdeckung zum schnelleren Abheilen benötigt. Ein evtl. vorliegender Verschluß der Tränenwege sollte nach Abheilen des Ulkus operativ saniert werden (→ S. 61).

> ❗ Sofort nach Vorliegen des bakteriologischen Ergebnisses und der Resistenzbestimmung muß überprüft werden, ob die jeweiligen Keime empfindlich gegen die laufende Therapie sind!

Wenn eine Keratitis therapieresistent ist, kommen besonders bei fehlendem bakteriologischem Nachweis folgende **Ursachen für die Therapieresistenz** in Betracht:
1. Der Patient appliziert das Antibiotikum nicht (mangelnde Compliance).
2. Der Erreger ist gegen das Antibiotikum resistent.
3. Es handelt sich um eine Keratitis, die nicht von Bakterien, sondern von
   - Herpes-simplex-Viren,
   - Pilzen
   - Akanthamöben oder
   - spezifischen, extrem seltenen Erregern wie Nokardia oder Mykobakterien

   verursacht wird (die wegen ihrer Seltenheit in diesem Kapitel nicht näher behandelt werden).

5.4.5 Virale Keratitiden

Virale Keratitiden werden *häufig* ausgelöst durch:
* Herpes-simplex-Viren,
* Varizella-Zoster-Viren sowie
* Adenoviren,

selten durch:
Zytomegalie-, Masern- oder Rötelnviren.

5.4.5.1 Herpes-simplex-Virus-Keratitis
→ *engl.:* herpetic keratitis

Epidemiologie und Pathogenese: Die Herpes-simplex-Virus-Keratitis gehört zu den häufigeren Auslösern eines Hornhautgeschwürs. Die Durchseuchung der Bevölkerung mit dem Herpes-simplex-Virus liegt bei etwa 90%. Typisch für das ubiquitär vorkommende Herpes-simplex-Virus ist die oft spontan heilende, unbemerkte Primärinfektion. Viele Menschen bleiben danach Träger des neurotropen Herpes-simplex-Virus, das im Augenbereich – ausgehend vom Ganglion Gasseri – jederzeit zu rezidivierenden Infektionen führen kann. *Eine Infektion der Hornhaut ist grundsätzlich ein Rezidiv;* die Primärinfektion mit Herpes-simplex-Viren verläuft am Auge als Blepharitis oder Konjunktivitis. Auslöser für Rezidive sind äußere Reize (z. B. UV-Bestrahlung), Streß, Menstruation, allgemeine Resistenzminderung oder fiebrige Infekte.

Symptomatik: Die Herpes-simplex-Virus-Keratitis ist in der Regel *sehr schmerzhaft* und mit Photophobie, Augentränen und Lidschwellung verbunden. Das Vorliegen einer Sehverschlechterung ist von der Lokalisation des Befundes abhängig (z. B. bei zentraler Endotheliitis vorhanden).

Formen und Diagnostik der Herpes-simplex-Virus-Keratitis: Entsprechend der Lokalisation der Herpes-simplex-Keratitis in den einzelnen Schichten der Hornhaut werden die im folgenden dargestellten Formen unterschieden. Stroma und Endothel sind nur bei häufigeren Rezidiven betroffen.

Epitheliale Keratitis (Keratitis dendritica, *engl.:* dendritic keratitis). Sie ist durch bäumchenartig verzweigte Epithelläsionen (nekrotische und blasenförmig geschwollene Epithelzellen, ◎5.8) gekennzeichnet. Dieser Befund, der nach Anfärben der Hornhaut mit Fluoreszein auch ohne Spaltlampe *mit bloßem Auge zu erkennen* ist, ist pathognomonisch für die Keratitis dendritica. Die Sensibilität der Hornhaut ist in der Regel aufgehoben. Eine mögliche Komplikation der epithelialen Keratitis ist der Übergang in eine stromale Keratitis.

5 Hornhaut (Kornea)

Herpes-simplex-Virus-Keratitis: Keratitis dendritica

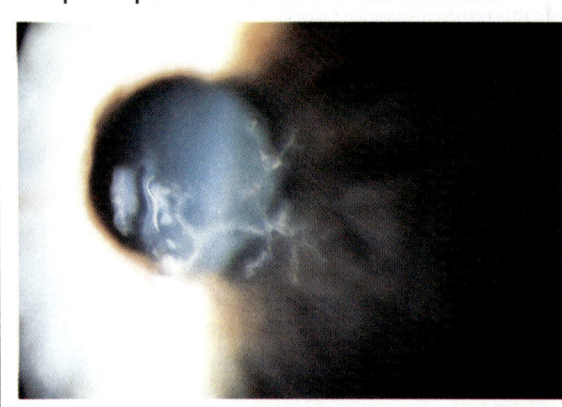

5.8 Charakteristischer Befund: bäumchenartige verzweigte Epithelläsionen.

Stromale Keratitis (Keratitis disciformis, *engl.:* stromal keratitis). Sofern es sich um eine rein stromale Keratitis handelt, die nicht Folge einer epithelialen ist, ist das *Hornhautepithel intakt* (d. h. kein Anfärbemuster nach Applikation von Fluoreszein-Tropfen). Bei der Spaltlampenuntersuchung finden sich *scheibenförmige* zentrale Hornhautinfiltrate (*disciforme* Keratitis) mit oder ohne weißliches Stromainfiltrat. Je nach Häufigkeit des Rezidivs, kann eine oberflächliche oder tiefe Vaskularisation vorhanden sein. Wenn es zu einer Mitreaktion der Vorderkammer gekommen ist, sind meist Endothelbeschläge (Eiweißablagerungen z. T. von Riesenzellen phagozytiert an der Hornhautrückfläche) vorhanden.

Endotheliale Keratitis/Uveitis (Endotheliitis, *engl.:* endothelial keratitis). Die Endotheliitis wird durch Herpesviren ausgelöst, die in das Kammerwasser gelangen. Infolgedessen kommt es zu einer Schwellung der Endothelzellen und einer Trübung der darüberliegenden Hornhaut. Sind die Endothelzellen im Kammerwinkel beteiligt, kommt es zu einer sekundären Steigerung des Augeninnendrucks *(sekundäres Glaukom)*. Weitere Befunde sind Entzündungs- und Pigmentzellen in der Vorderkammer, Endothelbeschläge sowie ein Befall der Iris durch einen sektorförmigen Verlust des Pigmentblattes, das an der Spaltlampe erkennbar ist *(Kirchenfensterphänomen)*.

Akutes retinales Nekrosesyndrom. Ein Befall auch der hinteren Augenabschnitte (Herpes-simplex-Virus-Retinitis, → S. 358f) kommt praktisch nur bei immunsupprimierten Patienten (Knochenmarktransplantation, Aids-Patienten) vor.

5.4 Infektiöse Keratitis

Therapie: Wenn die Infektion nur das **Epithel** betrifft, wird Trifluridin als Oberflächenvirustatikum angewendet. Für die **Behandlung stromaler und intraokularer Herpes-simplex-Virus-Infektionen** steht Aciclovir sowohl für die lokale Behandlung am Auge (als Salbe) als auch für die systemische Applikation zur Verfügung.

 Bei epithelialen Herpes-simplex-Virus-Infektionen sind Steroide kontraindiziert! Bei intaktem Epithel (stromale Keratitis) sind Steroide erlaubt.

5.4.5.2 Varizella-Zoster-Keratitis

Definition

Keratitis aufgrund eines endogenen Rezidivs einer Windpockenerkrankung (Varizella-Zoster-Virus, → Zoster ophthalmicus, S. 36).

→ *engl.:* zoster keratitis

Ätiopathogenese: Ausgehend vom Ganglion semilunare Gasseri kommt es zu einer Reinfektion im Bereich des N. trigeminus. Das Auge erkrankt nur dann, wenn der N. ophthalmicus (1. Ast des N. trigeminus) befallen ist. Dann ist der N. nasociliaris beteiligt, der auch das Augeninnere versorgt (Hutchinson-Zeichen: die Hautbläschen gehen bis zur Nasenspitze; → 2.14).

Diagnostik: Auch beim Zoster ophthalmicus gibt es oberflächliche und tiefe Keratitisformen, die zum Teil der Herpes-simplex-Erkrankung der Hornhaut ähnlich sind (rotes Auge mit epithelialer Keratitis, stromaler Keratitis sowie Keratouveitis). Die Hornhautsensibilität ist herabgesetzt oder sogar ganz aufgehoben.

Therapie: In Zusammenarbeit mit dem Dermatologen, der in der Regel die Hautveränderungen systemisch mit Aciclovir behandelt (Infusionen oder Tabletten) wird das Auge mit Aciclovir-Augensalbe therapiert. Bei geschlossenem Hornhautepithel kann ein Vorderkammerreizzustand auch vorsichtig mit Steroiden sowie Ruhigstellung von Pupille und Ziliarkörper (therapeutische Mydriasis) behandelt werden.

5.4.6 Mykotische Keratitis (Pilzkeratitis)

→ *engl.:* mycotic keratitis

Epidemiologie: Während die Pilzkeratitis früher sehr selten und praktisch nur bei Landarbeitern vorkam (Kontakt mit potentiellen Auslösern, → Ätiopathogenese), ist sie heute aufgrund des oft übertriebenen Gebrauchs von Antibiotika und Steroiden ein sehr viel häufigeres Krankheitsbild.

5 Hornhaut (Kornea)

Ätiopathogenese: Die häufigsten Erreger sind Aspergillus und Candida albicans, der häufigste Auslöser ist eine Verletzung mit pilzhaltigem organischen Material (z. B. Baumäste).

Symptomatik: Die Patienten haben meist nur geringe Beschwerden.

Diagnostik: Bei der **Inspektion** fällt das rote Auge (meist einseitiger Befall) sowie das Hornhautulkus mit unterminierendem Rand (◉ 5.9; Ulkus wächst unter dem sichtbaren Rand weiter = sog. Ulcus serpens, → S. 131) auf. Ein Hypopyon (wie in ◉ 5.9 a zu sehen) kann zusätzlich vorhanden sein. Unter der **Spaltlampe** sind die typischen weißlichen Stromainfiltrate (besonders bei Pilzkeratitis aufgrund Candida albicans) sichtbar. Die Infiltrate und Ulzera breiten sich nur sehr langsam aus. Charakteristisch (aber nicht immer vor-

---

Mykotische Keratitis

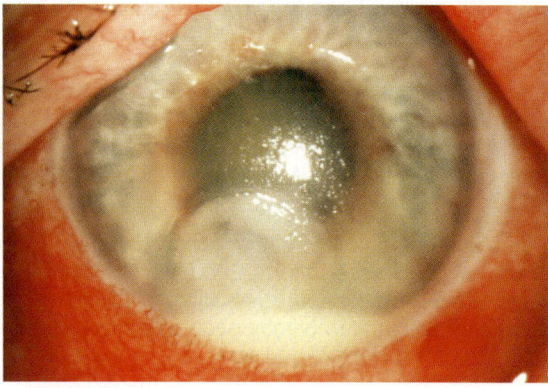

5.9 **a** Klinischer Befund: Hornhautulkus, das sich über den sichtbaren Rand des Geschwürs hinaus fortsetzt und Hypopyon.

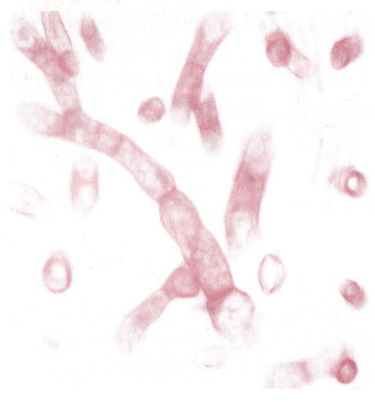

b Histologischer Befund: Pilzhyphen im Hornhautstroma.

handen) sind sog. *Satellitenläsionen,* d. h. mehrere benachbarte kleinere Infiltrate sind um ein größeres Zentrum herumgruppiert.

Erregernachweis. Der *mikrobiologische* Nachweis von Pilzen ist schwierig und kann langwierig sein (zum *histologischen* Nachweis → ◐ 5.**9b**). Wichtig ist die Materialgewinnung aus dem Ulkusgrund, über die sichtbaren Ulkusränder hinaus. Bei negativen bakteriellen Kulturen sollten immer Pilzkulturen abgenommen werden.

Therapie:
Konservative Therapie. Zur Einleitung einer Therapie ist eine *stationäre Aufnahme* sinnvoll, da mit einer länger dauernden Behandlung zu rechnen ist. Eine systemische Therapie ist nur bei intraokularer Beteiligung notwendig, sonst genügt eine lokale Therapie mit Antimykotika (z. B. Natamycin, Nystatin, Amphotericin B). Die lokalen Antimykotika müssen von der Apotheke stets neu hergestellt werden.

Operative Therapie. Wenn die konservative Therapie nicht oder nicht zeitgerecht anspricht und der Befund sich unter der Therapie verschlechtert, ist eine Keratoplastik à chaud (Notkeratoplastik, → S. 154) indiziert.

5.4.7 Akanthamöbenkeratitis
→ *engl.:* acanthamebia keratitis

Epidemiologie: Seltene, in der Vergangenheit möglicherweise sogar zu selten diagnostizierte Keratitis.

Ätiopathogenese: Akanthamöben sind saprophytäre Protozoen. Infektionen kommen in der Regel bei *Kontaktlinsenträgern,* insbesondere in Zusammenhang mit einem Trauma und feuchter Umgebung (Sauna) vor.

Symptomatik: Die Patienten klagen über stärkste Augenschmerzen, Lichtscheu und tränende Augen.

Diagnose: Häufig ergibt die Anamnese, daß bereits seit Wochen und Monaten erfolglos mit Antibiotika therapiert wird.
  Bei der **Inspektion** fällt das einseitig rote Auge auf, das meist kein Sekret absondert. Die Infektion *kann* sich als subepithelial liegendes Infiltrat, als intrastromal gelegene disciforme Hornhauttrübung oder letztendlich als Hornhautringabszeß (◐ 5.**10a**) präsentieren.
  Die Diagnose ist insgesamt schwierig und bleibt trotz Immunfluoreszenztechniken (in Spezlallabors möglich) häufig unergiebig. Erst in der exzidierten Hornhaut lassen sich die Amöbenzysten histologisch und pathologisch sehr gut nachweisen (◐ 5.**10b**). Neuerdings können die Amöbenzysten mit Hilfe eines **konfokalen Hornhautmikroskops** (→ S. 127) nachgewiesen werden. Falls der Patient Kontaktlinsen trägt, sollten auch diese zur Erregersuche eingesandt werden.

Akanthamöbenkeratitis

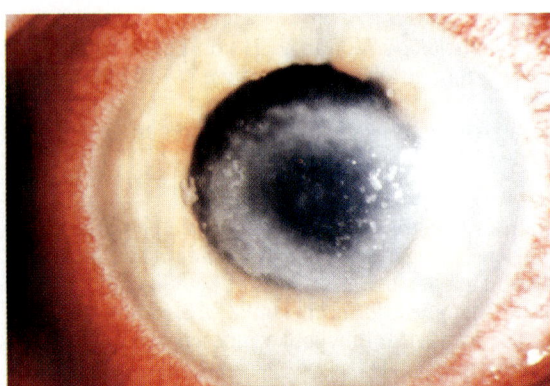

5.10 a Klinischer Befund: Keratitis mit Hornhautringabszeß.

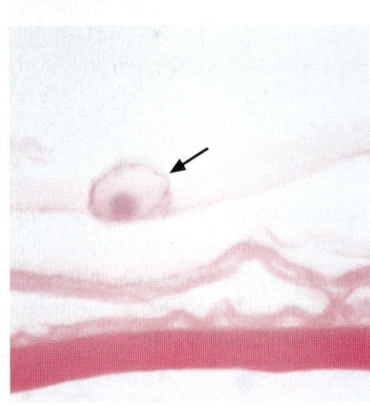

b Histologischer Befund (nach Keratoplastik): Typische doppelwandige Amöbenzyste im Hornhautstroma oberhalb der Descemet-Membran (Pfeil).

Therapie:

Konservative Therapie. Als lokale Therapeutika stehen zur Zeit Propamidin (als Prolene nur über internationale Apotheken erhältlich) oder Pentamidine (muß von der Apotheke hergestellt werden) zur Verfügung. In der Regel wird zusätzlich mit antibiotischen Augentropfen mit breitem Wirkungsspektrum abgedeckt. Eine Zykloplegie (Ruhigstellung von Pupille und Ziliarkörper) ist ebenfalls nötig.

Operative Therapie. Bei Versagen der konservativen Therapie ist die Keratoplastik à chaud (→ S. 154) indiziert.

5.5 Nicht infektiöse Keratitis, Keratopathien

Unter diesem Begriff wird eine uneinheitliche Gruppe, von zum Teil sehr häufigen Hornhautstörungen (wie z. B. die Keratoconjunctivitis sicca, → S. 64) zusammengefaßt. Sie werden **durch folgende Faktoren ausgelöst:**
- Entzündungen (Blepharitis, Konjunktivitis),
- Verletzungen (z. B. durch Augenreiben, Fremdkörper unter dem Oberlid, Kontaktlinsenunverträglichkeit, Verblitzung),
- Altersveränderungen (z. B. Ectropium senile mit Trichiasis, → S. 28; Entropium senile, → S. 26; Sicca-Syndrom, → S. 64),
- operative Eingriffe (z. B. Staroperation),
- endogene Faktoren (Schädigung des N. facialis),
- exogene Faktoren (Medikamente, Konservierungsmittel).

5.5.1 Keratitis punctata superficialis

Definition

Punktförmige, oberflächliche Hornhautläsionen infolge einer Benetzungsstörung des Auges, die die unterschiedlichsten Ursachen haben kann (→ Ätiopathogenese).

→ *engl.:* superficial punctate keratitis

Epidemiologie und Ätiopathogenese: Die Keratitis punctata superficialis ist ein *sehr häufiger* Befund, da sie durch die unterschiedlichsten exogenen Faktoren (z. B. Fremdkörper unter dem Oberlid, Kontaktlinsen, Smog etc.) ausgelöst werden kann. Darüber hinaus ist sie ein „Folgesymptom" bei vielen anderen Formen der Keratitis (s. die im folgenden besprochenen Keratitisformen). Sie kann aber auch aufgrund einer endogenen Erkrankung (z. B. Morbus Thygeson) auftreten.

Symptomatik: Das Spektrum der Beschwerden reicht je nach Ursache und Schweregrad der Hornhautoberflächenläsion von mehr oder weniger asymptomatischem Verlauf (z. B. bei Keratitis neuroparalytica, bei der die Hornhaut ihre Sensibilität verloren hat, S. 144) bis hin zu stärkstem Fremdkörpergefühl (Sandgefühl im Auge) mit den typischen Zeichen Epiphora (Tränenträufeln), starke Schmerzen, Brennen und Blepharospasmus. Die Sehschärfe ist meist nur unwesentlich eingeschränkt.

Diagnostik und Differentialdiagnostik: Das Auge wird mit Fluoreszein angefärbt und unter der Spaltlampe untersucht. Auf diese Weise lassen sich die feinen epithelialen Defekte nachweisen. Die dabei erkennbaren spezifischen Anfärbemuster geben dem Augenarzt Hinweise auf die Ätiologie der Keratitis punctata (◉ 5.11 a – i).

Keratitis punctata superficialis

a Keratitis punctata superficialis

b Keratitis filiformis (schwere Verlaufsform der Keratoconjunctivitis sicca)

c Entropium

d Morbus Thygeson

e Kontaktlinsentrageschaden

f Fremdkörper unter dem Oberlid

g Verblitzung

h Konjunktivitis, toxisch (Medikamente, Konservierungsmittel)

i Exposition, Ektropium

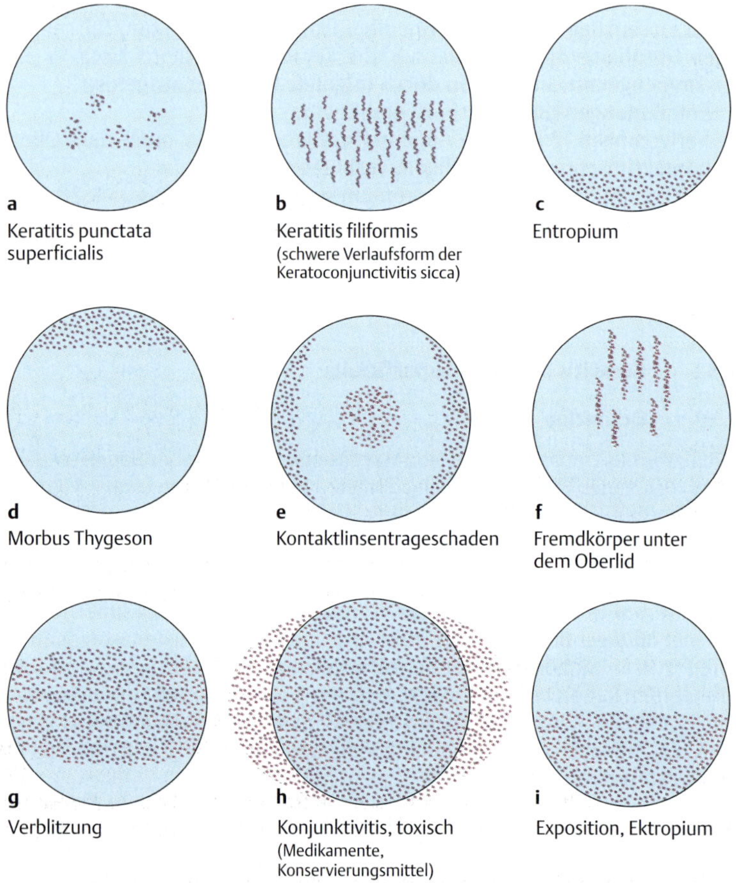

◯ 5.11 Typische Anfärbemuster bei den unterschiedlichen Formen der Keratitis punctata superficialis. Aus dem Anfärbemuster läßt sich die Ätiologie der jeweiligen Hornhautläsion ableiten.

Therapie und Prognose: Je nach Ursache sprechen die Veränderungen der Hornhautoberfläche sehr gut oder weniger gut auf eine *substituierende Therapie mit künstlichen Tränen* an, wobei die Auslösefaktoren (◯ 5.11) nach Möglichkeit zu beseitigen sind. Je nach Schwere des Befundes sollten künstliche Tränen in unterschiedlicher Viskosität (von Augentropfen bis hin zu hochvis-

5.5 Nicht infektiöse Keratitis, Keratopathien

kösen Gelen) verordnet und unterschiedlich häufig appliziert werden; z.B. sollte bei einer Keratitis e lagophthalmo wegen der langen Verweildauer ein hochviskoses Gel oder eine Salbe, bei einer Keratitis punctata superficialis Augentropfen verwendet werden.

Keratoconjunctivitis sicca

Dies ist eine der häufigsten Ursachen für eine Keratitis superficialis. Das Krankheitsbild selbst geht auf das trockene Auge infolge Tränenmangels zurück und wird aus diesem Grund in Kap. 3, Tränenorgane (→ S. 64) besprochen.

5.5.2 Keratitis e lagophthalmo

Definition

Keratitis infolge mangelnden Lidschlusses (Lagophthalmus) und daraus resultierender Trockenheit der Hornhaut.

→ *Synonyme:* Expositionskeratopathie; Expositionskeratitis;
  engl.: lagopthalmic keratitis, exposure keratitis

Epidemiologie: Die Keratitis e lagophthalmo ist ein relativ häufiges Krankheitsbild, z.B. in Verbindung mit einer Fazialisparese nach einem Schlaganfall.

Ätiopathogenese: Infolge einer **Lähmung des N. facialis** kommt es zum ungenügenden Lidschluß, so daß das untere Drittel oder sogar die untere Hälfte der Hornhaut ungeschützt freiliegt (Expositionskeratitis). In diesem Bereich entwickelt sich zunächst eine Keratitis punctata superficialis (s.o.), anschließend eine Erosio (→ 18.5) und gegebenenfalls ein Ulkus (→ S. 131).
  Andere **Ursachen für eine Expositionskeratitis ohne Fazialisparese** sind:
* Exophthalmus im Rahmen einer dekompensierten endokrinen Orbitopathie,
* insuffizienter Lidschluß nach Lidoperation (z.B. Ptosisoperation),
* insuffiziente Augenpflege bei beatmeten Patienten auf der Intensivstation.

Symptomatik: wie bei Keratitis punctata superficialis (allerdings in der Regel stärker) jedoch *einseitig*.

Diagnostik: Nach Anfärben des Auges mit Fluoreszein ergibt sich ein typisches Verteilungsmuster der Epithelschäden (5.11i).

Therapie: Die Applikation von Tränenersatzmitteln ist bei gestörter Lidmotorik in der Regel nicht ausreichend. Statt dessen sind *hochviskose Gele, Salbenverbände* (antibiotischer Schutz) und ein *Uhrglasverband* nötig (luftdichtes Aufkleben eines Uhrglaspflasters, so daß eine feuchte Kammer entsteht, die das weitere Austrocknen des Auges verhindert, → 2.9, S. 30). Sollte die Fazialisparese längere Zeit bestehen und keine Rückbildungstendenz sichtbar sein, ist die Therapie der Wahl eine *laterale Tarsorrhaphie* (operative Lidvernähung). Das gleiche gilt für die Therapie einer Expositionskeratitis infolge eines ungenügenden Lidschlusses anderer Ursache (→ Ätiopathogenese).

> ❗ Schlechte Hornhautpflege bei Expositionskeratopathie kann über eine Keratitis punctata superficialis zur Erosio, bakteriellen Superinfektion mit Hornhautulkus (Ulcus corneae, → S. 131) und schließlich zu einer Hornhautperforation führen.

5.5.3 Keratitis neuroparalytica

Definition

Keratitis bei Lähmung des 1. Trigeminusastes.

→ *engl.:* neuroparalytic keratitis

Epidemiologie: Die Lähmung des 1. Trigeminusastes ist insgesamt seltener als die Fazialisparese.

Ätiopathogenese: Der N. trigeminus ist für die Sensibilität der Hornhaut gegenüber exogenen Einflüssen verantwortlich. Eine Leitungsunterbrechung im Bereich des N. trigeminus, in der Regel als *Folge einer Läsion des Ganglion Gasseri* (z. B. durch Trauma, Z. n. Akustikusneurinom-Bestrahlung, Z. n. Operation) führt deshalb zum *Sensibilitätsverlust der Kornea*. Die Folge des Sensibilitätsverlustes ist, daß z. B. die Blinkfrequenz, die normalerweise die ausreichende Befeuchtung der Hornhaut sicherstellt, sinkt (da der Patient nicht spürt, daß das Auge allmählich trocken wird). Wie bei der Expositionskeratitis bilden sich zunächst punktförmige oberflächliche Läsionen und anschließend größere Epitheldefekte, die durch bakterielle Superinfektion zu Hornhautulzera führen können.

Symptomatik: Da der Patient durch den Trigeminusausfall schmerzfrei ist, hat er nur geringe Beschwerden (Fremdkörpergefühl, Lidschwellung).

Diagnostik: Das Ausmaß der Hornhautschädigung, die zentral oder leicht unterhalb der Hornhautmitte liegt, kann sich von einer Keratitis punctata superficialis (sichtbar nach Anfärben der Hornhaut mit Fluoreszein) bis hin zum tiefen Hornhautulkus mit Perforation erstrecken. Das Auge ist rot, im Extremfall kann Kammerwasser auslaufen.

Differentialdiagnostik: Hornhautulkus infolge einer Herpesvirusinfektion (→ S. 135).

Therapie: Sie ist im wesentlichen *mit der Therapie der Expositionskeratitis identisch* und beinhaltet das Anfeuchten der Hornhaut, den antibiotischen Schutz als Infektionsprophylaxe und (falls die konservativen Methoden erfolglos bleiben) die operative Verkleinerung der Lidspalte (Tarsorrhaphie).

Erosio und rezidivierende Hornhauterosio

Diese Veränderungen sind in aller Regel traumatisch bedingt und werden deshalb im Kapitel Unfallophthalmologie (→ S. 519 f) abgehandelt.

5.5.4 Kontaktlinsentrageprobleme

Ätiopathogenese: Diese Probleme werden entweder durch *schlecht sitzende formstabile (harte) Kontaktlinsen,* die auf der Hornhautoberfläche reiben, oder durch *zu langes Tragen von weichen Kontaktlinsen* verursacht.

Wenn die Kontaktlinsen trotz Beschwerden längere Zeit getragen werden, kann dies schwerwiegende Entzündungen, Hornhautulzerationen und eine Vaskularisation der peripheren Hornhaut zur Folge haben.

Symptomatik: Die Patienten sind durch verminderten Tragekomfort gestört und bemerken eine Sehverschlechterung. Besonders ausgeprägt sind diese Beschwerden nach dem Herausnehmen der Kontaktlinsen, da die Kontaktlinsen den Epitheldefekt der Hornhaut maskieren.

Diagnostik: Der Augenarzt sieht die typischen oberflächlichen Veränderungen der Hornhaut nach Anfärben mit Fluoreszein (→ ◉ 5.11 e). Auch eine Keratokonjunktivitis am oberen Limbus mit der Ausbildung von Riesenpapillen (warzenförmige Bindegewebevermehrungen, ◉ 5.12 am oberen Tarsus

Riesenpapillen bei Kontaktlinsentrageschaden

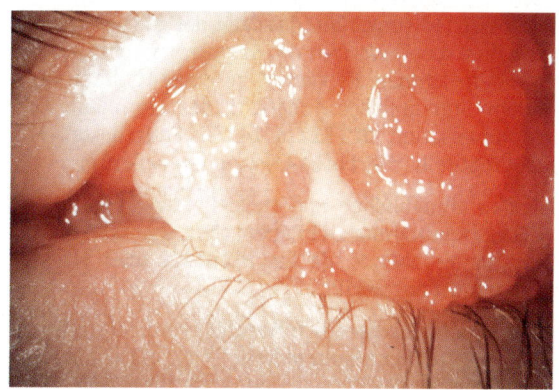

◉ 5.12 Warzenförmige Bindegewebevermehrungen auf der Conjunctiva tarsi bei Unverträglichkeit der Kontaktlinse bzw. der Konservierungsmittel (Oberlid einfach ektropioniert).

relativ häufiges Phänomen) weist auf eine Unverträglichkeit der Kontaktlinse bzw. der Konservierungsmittel hin.

Therapie: Zunächst sollte eine Kontaktlinsenpause angeordnet und die entzündlichen Veränderungen mit Steroiden behandelt werden, bis das Auge reizfrei ist.

> **!** Während einer länger dauernden lokalen Steroidtherapie sind regelmäßige Kontrolluntersuchungen durch den Augenarzt notwendig, da oberflächliche Defekte am Auge unter Steroidtherapie schlecht abheilen. Bei längerer, hoch dosierter Anwendung verursachen Steroide bei $^1/_3$ der Patienten eine sekundäre Drucksteigerung und eine Katarakt.

Es hängt vom augenärztlichen Befund ab, ob dem Patienten in Zukunft generell vom Tragen der Kontaktlinsen abgeraten werden muß oder ob ein Wechsel von Kontaktlinsen und Pflegemittel ausreicht.

5.5.5 Bullöse Keratopathie (Endothel-Epithel-Dekompensation)

Definition

Hornhauteintrübung mit blasiger Abhebung des Epithels infolge eines Funktionsverlustes der Endothelzellen.

→ *engl.:* bullous keratopathy

Epidemiologie: Die bullöse Keratopathie ist eine der häufigsten Indikationen zur Hornhauttransplantation.

Ätiopathogenese: Die Klarheit der Hornhaut hängt im wesentlichen von einem funktionierenden Endothelverband mit hoher Endothelzelldichte ab (→ Anatomie und Physiologie, S. 121). Kommt es infolge einer Entzündung, eines Traumas oder schwerer operativer Eingriffe im vorderen Segment zu einer ausgiebigen Endothelschädigung, führt das dazu, daß die wenigen noch vorhandenen Endothelzellen das *Eindringen von Kammerwasser in die Hornhaut* nicht mehr verhindern können. Es kommt zu einer Hydratation der Kornea mit Stromaödem und bullöser Abhebung des Hornhautepithels (Endothel-Epithel-Dekompensation, ◉ 5.13 a u. **b**). Ein Endothelzellverlust kann auch genetisch bedingt sein (sog. Fuchs-Dystrophie, → S. 151).

Symptomatik: Durch den allmählichen Endothelzellverlust kommt es zu einer *schleichenden Sehverschlechterung*. Der Patient sieht charakteristischerweise morgens schlechter als abends, da die Hornhaut über Nacht bei geschlossenen Lidern vermehrt anschwillt.

Diagnostik: Unter der Spaltlampe zeigen sich Hornhautverdickung, Epithelödem und bullöse Abhebung des Hornhautepithels.

5.5 Nicht infektiöse Keratitis, Keratopathien

Bullöse Keratopathie (Endothel-Epithel-Dekompensation)

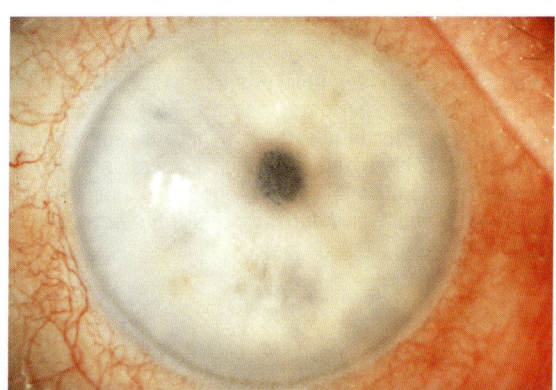

5.13 a Ödematös gequollene Hornhaut aufgrund fehlender Endothelzellen.

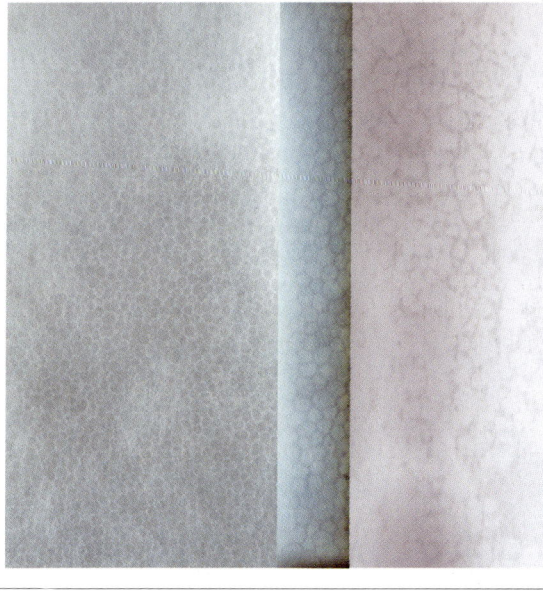

b Die Aufnahme mit dem Endothelzellmikroskop zeigt die zerstörten Endothelzellen (rechts im Bild). Zum Vergleich links (Weitwinkelaufnahme) und in der Mitte (Vergrößerung) die Aufnahme eines intakten Endothels mit deutlich sichtbarer Wabenstruktur. Die im linken Bild dargestellte Fläche entspricht in der Realität etwa $1/2$ mm^2.

Differentialdiagnostik: Die bullöse Keratopathie kann auch beim Glaukom vorkommen, allerdings ist dann der Augendruck in typischer Weise erhöht (→ S. 269).

Therapie: Wenn der Endothelzellschaden noch nicht so weit fortgeschritten ist, also nur gelegentliche Trübungsperioden z.B. am Morgen, auftreten, kann man der Hornhaut unter Umständen durch *hyperosmolare Lösungen* (z.B. Adsorbonac 5%) Wasser entziehen und so die Sicht des Patienten verbessern. Dies ist jedoch in der Regel nur eine vorübergehende Lösung. Meist ist ab einem bestimmten Stadium eine *Hornhauttransplantation* (perforierende Keratoplastik, → S. 154) notwendig.

5.6 Hornhautablagerungen, -degenerationen und -dystrophien

Als bradytrophes, nicht vaskularisiertes Gewebe neigt die Hornhaut stark zur Einlagerung von Fremdmaterial und zu Degenerationen (→ 5.6.2).

5.6.1 Hornhautablagerungen

5.6.1.1 Arcus senilis (Greisenbogen)

→ *Synonym:* Arcus lipoides, Gerontoxon; *engl.:* arcus senilis

Mit Arcus senilis wird eine **grau-weiße, ringförmige Ablagerung von Fetten nahe dem Limbus** bezeichnet, die prinzipiell in jedem Alter vorkommen kann, vorzugsweise jedoch im höheren Alter auftritt (◉ 5.14). Der Greisenbo-

Arcus senilis (Greisenbogen)

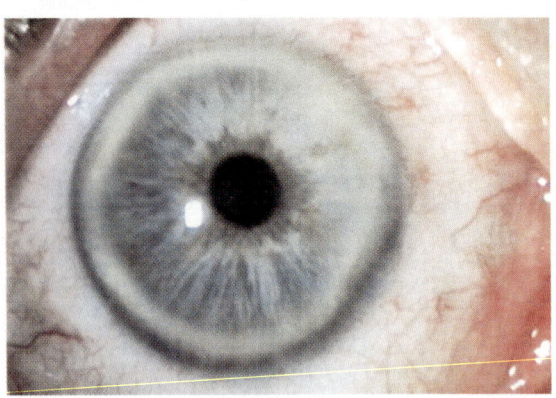

◉ 5.14 Typische grau-weiße, ringförmige Fettablagerung nahe dem Limbus.

gen, der *meist beidseitig* ist, ist dann ein sehr häufiges Phänomen. Er entsteht durch die mit steigendem Alter normalerweise zunehmenden Ablagerungen von Lipiden aus Limbusgefäßen in der gesamten Hornhautperipherie, wobei ein klarer Zwischenraum zum Limbus besteht *(perluzide Zone)*. Wenn der Greisenbogen vor dem 50. Lebensjahr auftritt, sollte eine Fettstoffwechselstörung (Hypercholesterinämie) als Ursache ausgeschlossen werden. Eine *Therapie* des Arcus senilis ist *nicht notwendig,* da dieser keine Sehstörungen verursacht.

Die im folgenden aufgeführten **Ablagerungen und Pigmentationen** beeinträchtigen das Sehvermögen in der Regel nicht.

5.6.1.2 Cornea verticillata

→ *engl.:* whorl like keratopathy

Beidseitige symmetrische, graue oder bräunliche Ablagerungen im Epithel, die wirbelartig von einem Punkt unterhalb der Pupille ausgehen. Diese Hornhautveränderung ist typisch bei der Einnahme bestimmter *Medikamente,* am häufigsten bei der Einnahme von Resochin und Amiodaron. Darüber hinaus kann der *Morbus Fabry* (Glykolipidose) ebenfalls derartige Hornhautveränderungen zeigen, die zum Teil diagnoseweisend sein können.

5.6.1.3 Argyrose und Chrysiasis

→ *engl.:* argyrosis; chrysiasis

Lokal applizierte silberhaltige Medikamente sowie eine ständige Silberexposition (Galvaniseur) führen zu einer *Silberablagerung in der Bindehaut und den tiefen Hornhautschichten* (**Argyrose**). Eine systemische Goldtherapie (nach 1–2 Gramm) führt zu einer *goldenen Verfärbung des peripheren Hornhautstromas* (**Chrysiasis**).

5.6.1.4 Eisenlinien

→ *engl.:* iron lines

Jede Unregelmäßigkeit im Bereich der Hornhautoberfläche führt dazu, daß der Tränenfilm ungleichmäßig vom Lid über die Hornhautoberfläche verteilt wird (kleiner Tränensee an der Stelle der Unregelmäßigkeit). An diesen Stellen *im Hornhautepithel lagert sich* in einer für den Befund charakteristischen Weise *Eisen ab.* Die häufigsten Eisenlinien sind die **physiologische Eisenablagerung** an der Stelle des Lidschlusses (Hudson-Stähli-Linie), Stocker-Linie beim Pterygium, Ferry-Linie beim Filterkissen nach Glaukomoperation, Fleischer-Ring beim Keratokonus. Eisenlinien sind zudem **nach operativen Eingriffen** (radialer Keratotomie [S. 159], photorefraktiver Keratektomie → S. 158, Keratoplastik → S. 154) sowie **bei Hornhautnarben** beschrieben.

5.6.1.5 Kaiser-Fleischer-Ring

→ *engl.:* Kaiser-Fleischer's ring

Goldbrauner bis gelbgrüner peripherer Hornhautring durch Kupfereinlagerung im Niveau der Descemet-Membran **bei Morbus Wilson** (hepatolentikuläre Degeneration mit α_2-Globulincoeruloplasminspiegelverminderung). Dieser Ring ist so charakteristisch, daß bei diesem seltenen Erkrankungsbild häufig der Augenarzt die Erstdiagnose stellt.

5.6.2 Hornhautdegenerationen

5.6.2.1 Hornhautbanddegeneration (bandförmige Keratopathie)

→ *engl.:* bandkeratopathy

Nach langjährigen Entzündungen des vorderen Augenabschnittes (chronische Uveitis, Keratitis) bei Phthisis bulbi (blinde, geschrumpfte Augen) oder bei Patienten die an einer juvenilen Polyarthritis leiden, kommt es durch *Kalkablagerungen in Höhe der Bowman-Lamelle* zu einer **querverlaufenden Trübungszone im Lidspaltenbereich.** Der Limbusbereich bleibt klar (◨ 5.15). Diese Veränderung beeinträchtigt das Sehvermögen *erheblich*. Die Trübungen können vollständig entfernt und das Sehvermögen wieder hergestellt werden, indem man den Kalk mit Natrium-EDTA-Puffer herauslöst.

5.6.2.2 Degenerative Verdünnung der peripheren Hornhaut (Randfurchenkeratitis)

→ *engl.:* peripheral furrow keratitis

Hierunter werden *morphologisch* und *ätiologisch nicht einheitliche Krankheitsbilder* zusammengefaßt, die nicht infektiös sind und zu einer **Verdünnung und zum Einschmelzen der peripheren Hornhaut** bis hin zur Perforation führen. *Ätiologisch* spielen

- Autoimmunvorgänge (Kollagenosen, marginale Keratitis, Sklerokeratitis),
- trophische Störungen (Dellenbildung durch mangelhafte Befeuchtung) oder
- ungeklärte degenerative Prozesse (Morbus Terrien, Ulcus Mooren, marginale Degeneration) eine Rolle.

Am häufigsten sieht man derartige Hornhautveränderungen bei *Patienten mit chronischer Polyarthritis*. Die Therapie der Grunderkrankung ist hier essentiell. Ansonsten sind die Veränderungen selten. Eine **Sonderform** stellt die **Keratomalazie** dar, bei der es durch *Vitamin-A-Mangel* zur Xerosis conjunctivae (Trockenheit der Bindehaut) mit Nachtblindheit kommt. Diese Erkrankung ist in Entwicklungsländern mit Unterernährung noch eine der häufigsten Erblindungsursachen.

5.6 Hornhautablagerungen, -degenerationen und -dystrophien

Hornhautbanddegeneration

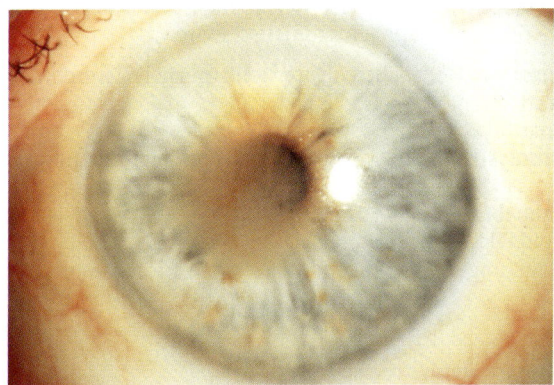

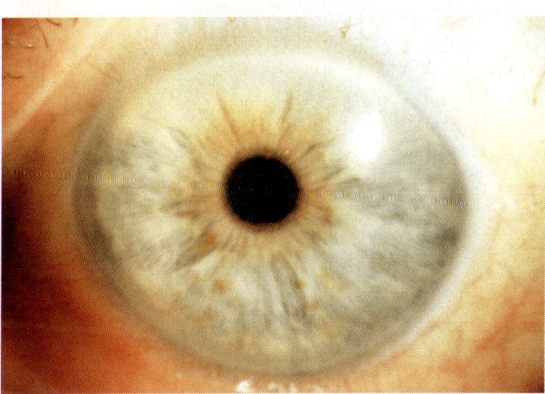

⊙ 5.15 **a** Bräunlich-weißliche Ablagerung von Kalkpartikelchen in Höhe der Bowman-Lamelle. Die Sehkraft des Patienten ist erheblich eingeschränkt.

b Befund nach Herauslösen der Kalkpartikel mit EDTA-Lösung.

5.6.3 Hornhautdystrophien

Definition

Unter diesem Begriff werden Stoffwechselstörungen der Hornhaut zusammengefaßt, die zu grundsätzlich *bilateralen* Trübungen der verschiedenen Hornhautschichten (→ Einteilung) führen.

→ *engl.:* corneal dystrophy

Epidemiologie: Hornhautdystrophien sind insgesamt eher *selten*. Am häufigsten ist die endotheliale Dystrophie nach Fuchs, gefolgt von den Dystrophien im Hornhautstroma.

5 Hornhaut (Kornea)

Ätiologie: Hornhautdystrophien sind *genetisch bedingt.* In der Regel werden sie in der 1. oder 2. Lebensdekade manifest. Ausnahme ist die Fuchs-Dystrophie, die erst im 40. – 50. Lebensjahr symptomatisch wird.

Einteilung: Den einzelnen Hornhautschichten entsprechend werden folgende Formen unterschieden:
- **epitheliale Hornhautdystrophien,**
- **stromale Hornhautdystrophien,** wobei folgende Formen am häufigsten sind:
  - granuläre (Hyalinablagerungen, ◉ 5.16),
  - gittrige (Amyloidablagerungen) sowie
  - makuläre (Ablagerung saurer Mukopolysaccharide, ◉ 5.17) und

---

Granuläre stromale Hornhautdystrophie

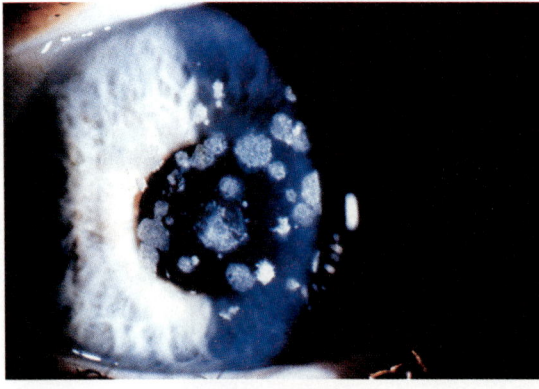

◉ 5.16   **a** Klinischer Befund: „bröckelige Trübungen" mit klaren Hornhautanteilen zwischen den Ablagerungen.

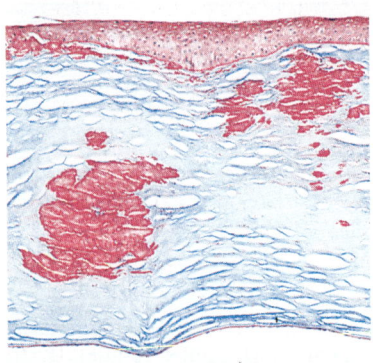

b Histologischer Befund (Masson-Trichrom-Färbung): Nachweis der Ablagerungen als Hyalin.

5.6 Hornhautablagerungen, -degenerationen und -dystrophien

- **endotheliale Hornhautdystrophien,** z. B.
  - Fuchs-Hornhautdystrophie (von allen Hornhautdystrophien die häufigste).

Symptomatik und Diagnostik: Aufgrund der in der Regel allmählich fortschreitenden Hornhauttrübung leiden alle Patienten unter einer ständig zunehmenden Visusverschlechterung. Die Visusverschlechterung kann so weit gehen, daß eine Hornhauttransplantation notwendig wird.

Von den **stromalen Hornhautdystrophien** zeigt die *makuläre* mit einer deutlichen Visusherabsetzung in der 2. Lebensdekade die schnellste Beeinträchtigung des Patienten. **Epitheliale und stromale Hornhautdystrophien** machen sich darüber hinaus oft durch schmerzhafte und rezidivierende Hornhauterosionen bemerkbar. Bei der **endothelialen Hornhautdystrophie**

Makuläre stromale Hornhautdystrophie

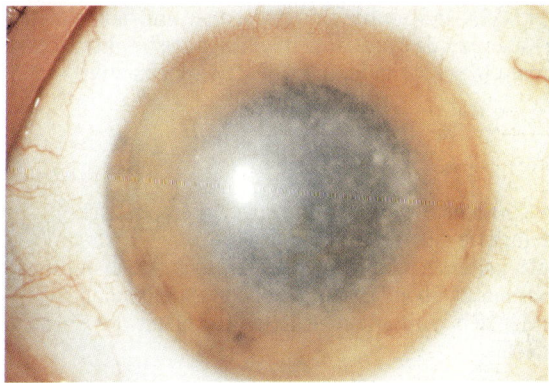

5.17 **a** Klinischer Befund: „fleckförmige" Trübungen mit getrübten Hornhautanteilen zwischen den Ablagerungen.

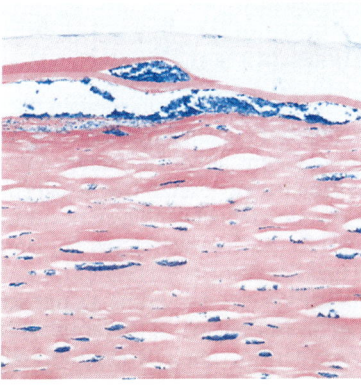

b Histologischer Befund (AMP-Färbung): Nachweis der Trübungen als saure Mukopolysaccharide.

154 5 Hornhaut (Kornea)

nach Fuchs besteht ein schleichender Endothelzellverlust, der allmählich zur *bullösen Keratopathie* (Hydratation der Kornea mit Stromaödem und bullöser Abhebung des Hornhautepithels, → S. 146) führt. Da die Hornhaut über Nacht bei geschlossenen Lidern vermehrt anschwillt, sieht der Patient charakteristischerweise am Morgen schlechter als am Abend.

Therapie: Je nach Visusverschlechterung (s. o.) kann eine *Hornhauttransplantation* (perforierende Keratoplastik, S. 154) notwendig werden. Da die Hornhaut bei diesen Erkrankungen nicht vaskularisiert ist, besteht eine gute Prognose.

Bei der **endothelialen Hornhautdystrophie nach Fuchs** ist die Hornhauttransplantation die Therapie der Wahl. Nur wenn der Befund noch nicht so weit fortgeschritten ist, kann der Hornhaut durch die *häufige Applikation hyperosmolarer Lösungen* Wasser entzogen werden. Dies ist in der Regel jedoch nur eine vorübergehende Maßnahme. Die Hornhauttransplantation wird häufig zusammen mit einer Kataraktextraktion durchgeführt (Patienten mit optisch relevanter Fuchs-Dystrophie sind meist älter und haben oft auch noch zusätzlich eine Katarakt), da Hornhäute mit Fuchs-Dystrophie nicht selten durch das „Trauma" einer Kataraktextraktion dekompensieren (→ 5.2.5, S. 126).

5.7 Operationen an der Hornhaut

Operationen an der Hornhaut werden in **kurative** (therapeutische) – und **refraktive** Hornhauteingriffe eingeteilt (◘ 5.18).
* Den **kurativen** Hornhauteingriffen ist gemeinsam, daß es sich um sehverbessernde, eine *Hornhauttrübung* beseitigende Eingriffe handelt.
* Bei **refraktiven** Eingriffen wird an einer *klaren* Hornhaut die Hornhautbrechkraft verändert.

5.7.1 Kurative Hornhauteingriffe

5.7.1.1 Perforierende Keratoplastik (PKP) (◘ 5.18 a)

Prinzip: Transplantation eines alle Hornhautschichten umfassenden Spenderhornhautscheibchens variablen Durchmessers in ein Empfängerbett entsprechender Größe. In eine trübe oder irregulär brechende Hornhaut wird ein klares, regulär brechendes Hornhautscheibchen eingesetzt. Das Scheibchen wird mit einer fortlaufenden einwendligen oder doppelwendligen Hornhautnaht (◘ 5.19) oder Einzelknopfnähten fixiert (zu Besonderheiten der Hornhauttransplantation, → auch Anatomie und Physiologie, S. 119).

Die perforierende Keratoplastik kann zur Visusverbesserung als **optische Keratoplastik** durchgeführt werden oder als Notfalleingriff **(Keratoplastik à chaud).** Als Notfalleingriff ist sie bei einem perforierten (offenen Auge) oder

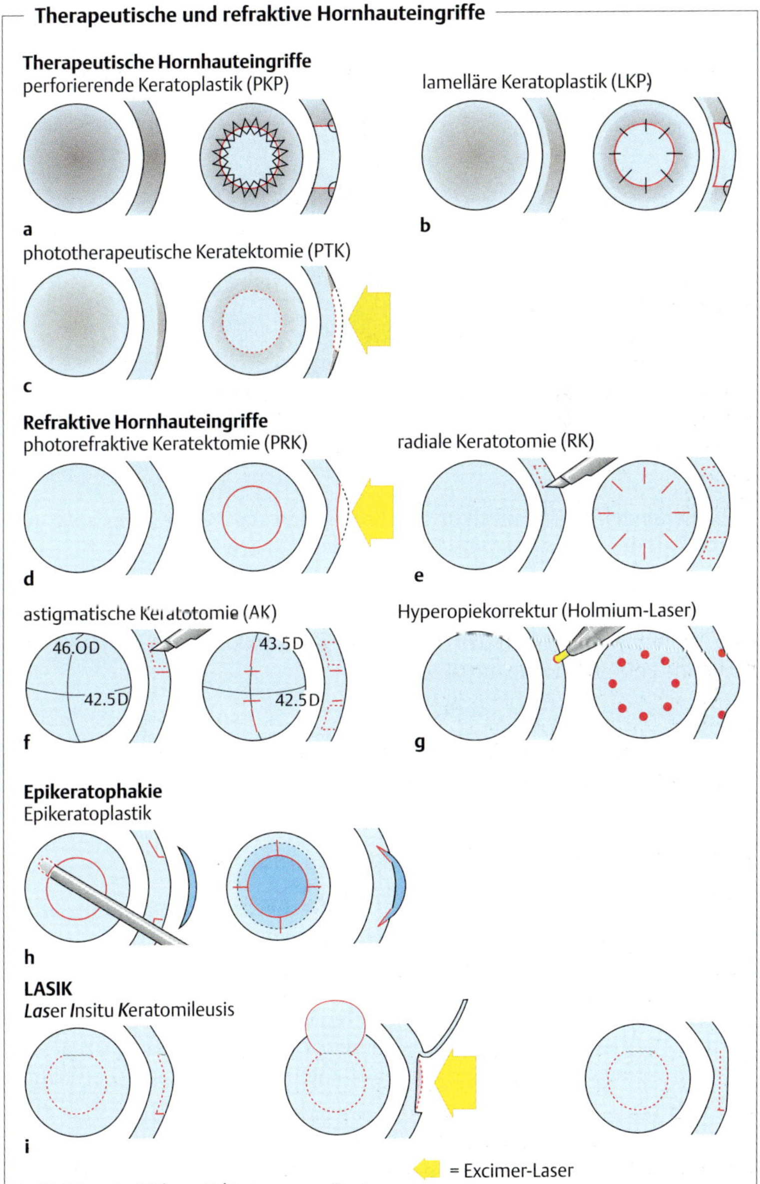

5.7 Operationen an der Hornhaut

Therapeutische und refraktive Hornhauteingriffe

Therapeutische Hornhauteingriffe
perforierende Keratoplastik (PKP)   lamelläre Keratoplastik (LKP)

a   b

photo therapeutische Keratektomie (PTK)

c

Refraktive Hornhauteingriffe
photorefraktive Keratektomie (PRK)   radiale Keratotomie (RK)

d   e

astigmatische Keratotomie (AK)   Hyperopiekorrektur (Holmium-Laser)

46,0 D   43,5 D
42,5 D   42,5 D

f   g

Epikeratophakie
Epikeratoplastik

h

LASIK
*Las*er *In*situ *K*eratomileusis

i

⬅ = Excimer-Laser

Abb. 5.18 a–i Nähere Erläuterung s. Text.

Perforierende Keratoplastik (PKP)

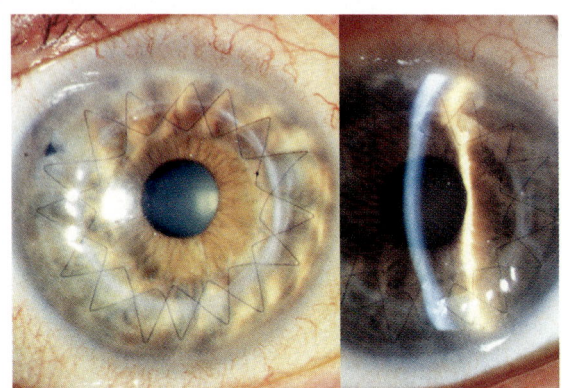

5.19 Das Spenderhornhautscheibchen ist mit einer Doppelnaht eingenäht.

nicht heilenden Hornhautulkus zur Entfernung der Perforationsstelle und zum Erhalt des Auges *(tektonische Keratoplastik)* notwendig.

Indikation: Hornhauterkrankungen, die das Hornhautstroma in voller Dicke erfassen (Hornhautnarben, Hornhautdystrophien, Hornhautdegenerationen) oder Wölbungsanomalien der Hornhaut wie Keratokonus, Keratoglobus mit und ohne zentrale Hornhauttrübungen.

Transplantatreaktion (Komplikationen): Der Körper kann sich im Rahmen einer chronischen fokalen (5.20) oder akuten diffusen Transplantatreaktion (5.21) immunologisch mit einem Transplantat auseinandersetzen und es gegebenenfalls „abstoßen". Das Transplantat trübt sich ein.

5.7.1.2 Lamelläre Keratoplastik (LKP) (5.18b)

Prinzip: Transplantation einer klaren, oberflächlichen Hornhautlamelle zur Entfernung von oberflächlichen Stromatrübungen.

Bei dieser Operation ist es notwendig, daß das Hornhautendothel, die Descemet-Membran und die unteren Hornhautschichten intakt und gesund sind, da mit diesem Vorgehen nur oberflächliche Hornhauttrübungen bis etwa zur Hornhautmitte hin entfernt werden können. Das Hornhauttransplantat wird dann entweder mit einer oder zwei fortlaufenden oder Einzelknopfnähten eingenäht.

Indikationen: Hornhauttrübungen, Hornhautnarben des oberen Hornhautstromas (posttraumatische, degenerative, dystrophische, postentzündliche Trübungen). Für Hornhautulzera ist dieses Verfahren nicht geeignet.

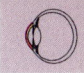

5.7 Operationen an der Hornhaut

Chronische fokale Transplantatreaktion

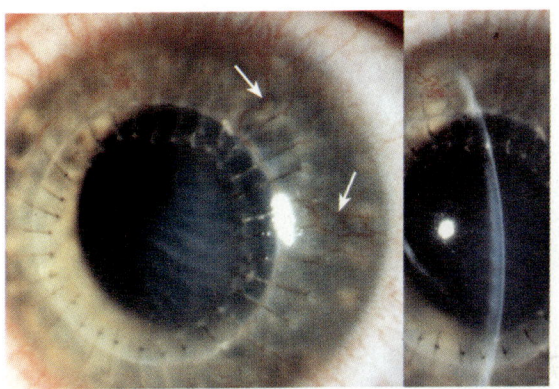

◉ 5.20 **a** Die Reaktion geht von einer Gefäßeinsprossung zum Transplantat aus (Pfeile). Das Transplantat ist fokal getrübt (linkes Bild) und verdickt (rechtes Bild) mit progressiver Frontlinie (Khodadoust-Linie).

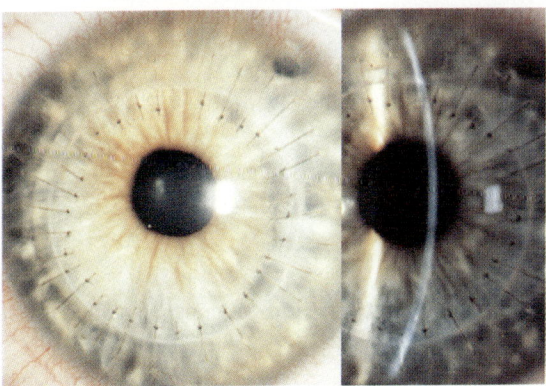

b Zustand nach 2wöchiger lokaler und systemischer Steroidtherapie: Das Transplantat ist wieder klar und normal dick.

Transplantatreaktion (Komplikationen): Die immunologische Abstoßung ist seltener als bei der PKP. Auch die Infektionsgefahr ist geringer, da die LKP kein bulbuseröffnender Eingriff ist.

5.7.1.3 Phototherapeutische Keratektomie (PTK) (◉ 5.18 c)

Prinzip: Oberflächliche Hornhautnarben können mit einem Excimer-Laser (193 nm Wellenlänge) durch planparallelen Abtrag (paralleler Abtrag zur Oberfläche ohne refraktive Wirkung) abgetragen werden. An den Kanten geht der Abtrag verlaufend in die bisherige Hornhaut über, so daß ein glatter Übergang entsteht.

Akute diffuse Transplantatreaktion

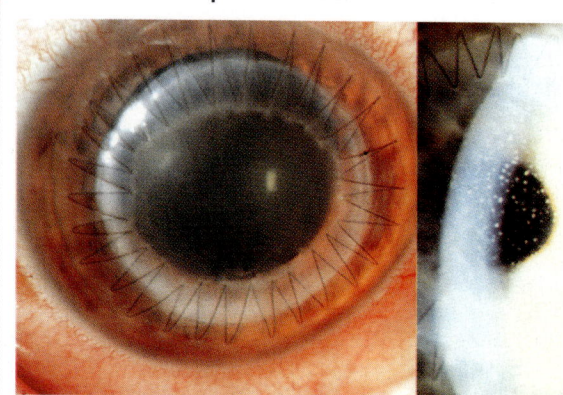

◉ 5.21 **a** Das Transplantat ist getrübt und verdickt. **b** Im Spaltlampenbild sind retrokorneale Präzipitate sichtbar.

Indikationen: Generell wie bei lamellärer Keratoplastik (LKP). Mit dieser Methode können nur relativ oberflächlich gelegene (obere 20 % des Stromas) Trübungen abgedampft werden.

Nachteil: Trotz des angestrebten planparallelen (brechkraftneutralen) Abtrags hat die PTK häufig einen hyperopisierenden Effekt.

5.7.2 Refraktive Hornhauteingriffe

Bezüglich der Prognose von refraktiven Hornhauteingriffen fehlen noch Langzeiterfahrungen.

5.7.2.1 Photorefraktive Keratektomie (PRK) (◉ 5.18 d)

Prinzip: Beeinflussung der Hornhautkrümmung durch *Gewebeablation (Abtragung)* zur Refraktionskorrektur. Eine *Abflachung der Hornhautkurvatur* führt zum **Myopieausgleich**, eine *Versteilung der Hornhautkurvatur* zum **Hyperopieausgleich**. Durch schichtweise Abtragung von Hornhautmaterial mit einem Excimer-Laser und die Verwendung von Blenden kann die Hornhaut an unterschiedlichen Stellen unterschiedlich abgetragen werden und so ein Effekt zur Myopiekorrektur (größte Abtragung im Zentrum der Hornhaut) oder zur Hyperopiekorrektur (größter Abtrag an den Rändern der Hornhaut) erreicht werden.

Indikationen: Beste Ergebnisse werden im Ausgleich von Myopien unter 6 dpt erzielt. Zur Zeit ist eine Myopie (bis –6 dpt) in 85–95 % der Fälle mit einer Abweichung von +/– 1 dpt zum angestrebten Wert innerhalb eines Jahres

5.7 Operationen an der Hornhaut

stabil korrigierbar. Eine Hyperopiekorrektur wird bislang noch selten durchgeführt.

5.7.2.2 Radiale Keratotomie (RK) (◉ 5.18 e)

Prinzip: Myopiekorrektur durch *Abflachung der zentralen Hornhautwölbung* durch 4–16 radiale Einschnitte der Hornhaut bis zu 90% Tiefe. Dadurch erhöht sich die Steilheit der Hornhaut in der Peripherie, und das Zentrum der Hornhaut flacht ab, wodurch es zur Brechkraftreduzierung kommt. Bei diesem Verfahren bleibt das optische Zentrum der Hornhaut unbeeinflußt (◉ 5.22).

Indikationen und Prognose: Mittelgradige Myopien (unter 6 dpt). Der zu erzielende Effekt wird von der Ausgangsrefraktion, dem Augeninnendruck, der Hornhautdicke sowie Alter und Geschlecht mitbestimmt. Nachteil: Im Tagesverlauf sind Refraktionsschwankungen bis zu 1,5 dpt möglich. In $^1/_5$ der Fälle kommt es nach einem Jahr zur instabilen Refraktion.

5.7.2.3 Astigmatische Keratotomie (AK) (◉ 5.18 f)

Prinzip: Chirurgische **Reduktion eines hohen regulären Astigmatismus** durch Abflachung des steileren Meridians im Hornhautzentrum durch vergrößerte Steilheit der Hornhautperipherie. Ein *irregulärer* Astigmatismus läßt sich nicht beheben.

Indikation: höhergradiger *regulärer* Hornhautastigmatismus.

Radiale Keratotomie (RK)

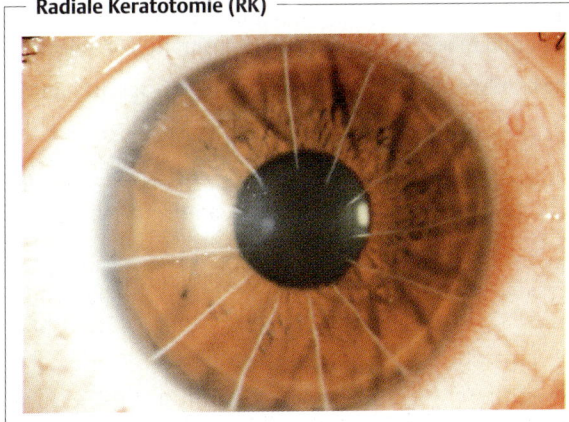

◉ 5.22 Myopiekorrektur durch radiale Hornhauteinschnitte (in diesem Fall 12). Dadurch wird die Wölbung im Zentrum der Hornhaut abgeflacht, die Steilheit in der Hornhautperipherie erhöht.

5.7.2.4 Hyperopiekorrektur (Holmium-Laser-Koagulation) (◯ 5.18 g)

Prinzip: Mit einem Holmium-Laser werden, fokussiert in das Hornhautstromagewebe, Schrumpfungseffekte erzeugt, die bei symmetrischer Plazierung der Effekte die zentrale Hornhaut ansteilen und somit höhergradige Hyperopien korrigieren.

Indikation: Hyperopiekorrektur bis zu 8 dpt.

5.7.2.5 Epikeratoplastik (Epikeratophakie) (◯ 5.18 h)

Prinzip: Korrektur hochgradiger Myopien und Hyperopien durch Aufnähen von speziell hyperopisch bzw. myopisch geschliffenen Hornhautspenderlamellen auf die Empfängerhornhaut. Dazu wird eine spezielle lamelläre Trepanation und Präparation des Empfängerbettes durchgeführt. In dieses präparierte lamelläre Bett wird das Hornhautspendergewebe eingeklemmt und eingenäht. Die Spenderscheibchen werden im Gefrierschnittverfahren hergestellt und individuell auf die erforderliche Brechkraft abgestimmt. Sie können bei Augenbanken bestellt werden.

Indikationen: Hyperopiekorrektur in beliebiger Höhe möglich, ebenso Myopiekorrektur.

5.7.2.6 Laser-insitu-keratomileusis (LASIK) (◯ 5.18 i)

Prinzip: Myopiekorrektur unter Erhalt der Bowman-Lamelle. Eine oberflächliche Hornhautlamelle (ca. 150 µm) wird mittels eines Mikrokeratoms unvollständig abgehoben. Nach Entfernen des Keratoms wird die Lamelle umgeschlagen und das exponierte Hornhautstroma mit einem Excimer-Laser photorefraktiv behandelt (Myopiekorrektur). Anschließend wird die Lamelle wieder zurückgeklappt und fixiert sich durch Adhäsionskräfte von selbst.

Indikation: Auch eine höhergradige Myopiekorrektur (über 6 dpt) ist hiermit möglich.

6 Lederhaut (Sklera)

Gerhard K. Lang

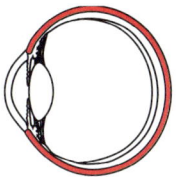

6.1 Grundkenntnisse

Bedeutung: Die Sklera (*engl.:* sclera) bildet zusammen mit der Hornhaut die formstabile Außenhülle des Auges. An ihr setzen alle 6 Augenmuskeln an.

Morphologie: Die Sklera ist derb, weißlich undurchsichtig und besteht aus nahezu zellfreiem Bindegewebe mit einem höheren Wassergehalt als die Hornhaut. Vorne am Limbus corneae, wo sie in das Hornhautstroma übergeht, und am hinteren Pol ist die Sklera mit 1 mm am dicksten, am Äquator und unter den Ansätzen der Mm. recti mit 0,3 mm am dünnsten. An der Stelle, an der die Sehnervenfasern durch die Sklera treten, bildet sie die Lamina cribrosa, im Kammerwinkel das Trabekelwerk und den Schlemm-Kanal. Von dort fließt das Kammerwasser durch etwa 20 Kanälchen in den intra- und episkleralen Venenplexus ab.

Blutversorgung und Innervation: Durch die Sklera treten Vortexvenen sowie vordere und hintere kurze Ziliararterien. Die Ziliarnerven verlaufen in der Sklera von hinten nach vorne.

6.2 Untersuchungsmethoden

Die vordere Sklera, ungefähr bis zum Äquator, kann direkt mit der **Spaltlampe** untersucht werden. Für die Beurteilung der Sklerabereiche, die hinter dem Äquator liegen, sind indirekte Methoden wie der **Ultraschall** nötig. Gewisse Hinweise, auch auf evtl. pathologische Veränderungen des hinteren Sklerabereiches gibt die **Diaphanoskopie** (Durchleuchtung), die allerdings keine so genauen Aussagen wie die Ultraschalluntersuchung ermöglicht.

6.2 Farbveränderungen

Die Sklera ist normalerweise porzellanweiß. Farbveränderungen deuten auf folgende Veränderungen hin:
- Eine **konjunktivale** und/oder **ziliare Injektion** sowie Entzündungen lassen die Sklera **rot** erscheinen.

- Wenn die Sklera von der Anlage her **sehr dünn** ist und die Aderhaut durchschimmert, erscheint sie **blau** (z. B. bei Neugeborenen und Osteogenesis imperfecta sowie nach abgelaufenen Entzündungen, → ◯6.4).
- Bei **Ikterus** färbt sie sich **gelb**,
- bei **Ochronose** (Alkaptonurie) **bräunlich** (hiervon sind pigmentierte Bindehautveränderungen abzugrenzen, → S. 118).

6.3 Staphylome und Ektasien

→ *engl.:* staphyloma; ectasia

Unter einem **Staphylom** versteht man eine Ausbuchtung der Sklera, wobei das darunterliegende Uveagewebe im Bereich der Ausbuchtung ebenfalls verdünnt und degeneriert ist. Mit Abstand am häufigsten sind *hintere Staphylome (Staphyloma posticum) bei hoher Kurzsichtigkeit* (Ausbuchtung des gesamten hinteren Pols, ◯6.1). Nach abgelaufenen Entzündungen (Skleritis) kann es ebenfalls zu Staphylomen kommen (→ ◯6.4).

Unter **Ektasie** (z. B. infolge einer Entzündung) versteht man eine Verdünnung und Ausbuchtung der Sklera ohne Beteiligung der Uvea.

Sowohl Staphylom als Ektasie sind Neben- oder Zufallsbefunde. Eine Therapie gibt es nicht.

6.4 Verletzungen

Die Sklera ist häufig bei perforierenden Verletzungen (→ S. 528 f) mitbeteiligt. Bei tiefen und weit nach hinten reichenden Verletzungen ist meist auch die Ader- und Netzhaut mitverletzt. Bei Verletzungen, die 8 mm bis hinter den Limbus reichen, ist die Netzhautperforation bei der Operation mitzuversorgen (Kryokoagulation, Plombenoperation, → S. 338).

6.5 Entzündungen

Entzündungen spielen von allen Lederhautveränderungen die wichtigste Rolle in der augenärztlichen Praxis. Sie betreffen häufiger den vorderen (= Episkleritis und Scleritis anterior) als den hinteren Abschnitt der Sklera (= Scleritis posterior).

Einteilung: Entzündungen der Lederhaut werden unterschieden nach
- der **Lokalisation** (anterior oder posterior, also vor oder hinter dem Bulbusäquator)
- der **Tiefe**
  - oberflächlich (Episkleritis),
  - tief (Skleritis),

Staphyloma posticum bei hochmyopem Auge

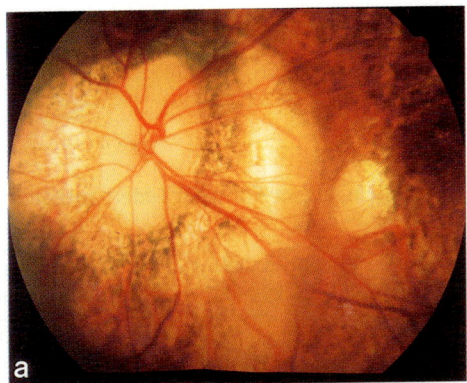

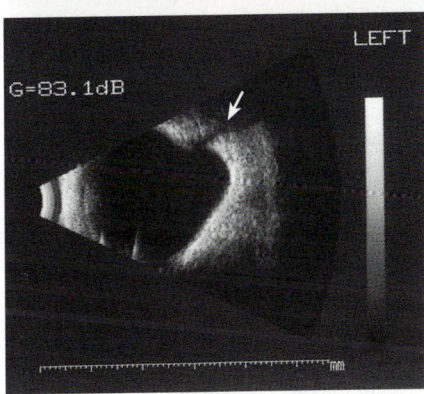

◉ 6.1 a Ophthalmologisches Bild des hinteren Sklerastaphyloms.

b Auf dem echographischen Bild sieht man die hintere Skleraausbuchtung mit dem schrägen Sehnerveneintritt (Pfeil).

- dem **Charakter**
  - diffus (meist Skleritis)
  - umschrieben, sektorförmig (Episkleritis)
  - nodulär: mit Ausbildung kleiner, verschieblicher Knötchen (Episkleritis und Skleritis)
  - nekrotisierend (nur Skleritis),
  - nicht nekrotisierend (nur Skleritis).

6.5.1 Episkleritis

Definition

Umschriebene, meist sektorförmige, in der Regel *noduläre* Entzündung der Episklera (Bindegewebe zwischen Sklera und Bindehaut).

→ *engl.:* episcleritis

Epidemiologie: Die Episkleritis ist die häufigste Form der Lederhautentzündung.

Ätiologie: Selten liegt der Episkleritis eine der in 6.1 aufgeführten Allgemeinerkrankungen zugrunde. Auch bakterielle oder virale Entzündungen spielen nur eine geringe Rolle, so daß die Episkleritis häufig auf keine erkennbare Ursache zurückzuführen ist.

Symptomatik: Die Episkleritis kann ein- oder beidseitig sein. In der Regel geht sie mit sektorförmiger Rötung und leichtem Druckschmerz einher.

Befunde: Die episkleralen Gefäße liegen innerhalb der Tenon-Kapsel und sind radiär angeordnet. Bei einer Episkleritis kommt es in diesen Gefäßen und den darüberliegenden Bindehautgefäßen zu einer Blutstauung (6.2). Tenon-Kapsel und Episklera sind mit entzündlichen Zellen infiltriert, die Sklera selbst ist nicht angeschwollen. Wenn zusätzlich kleine, *verschiebbare* Knötchen vorhanden sind, handelt es sich um eine noduläre Episkleritis.

Differentialdiagnose: Abzugrenzen sind Bindehautentzündung (vgl. Merksatz) und Skleritis (6.5.2).

Sektorförmige Episkleritis

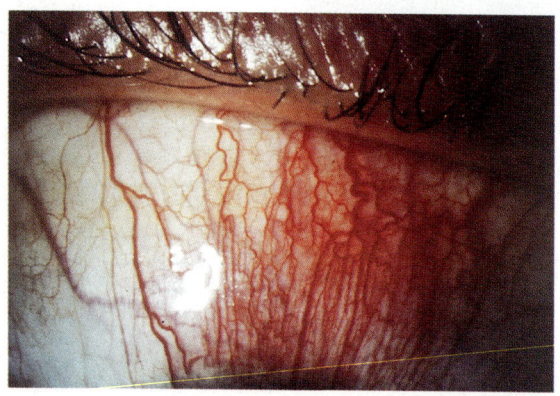

6.2 Typische Blutstauung und Entzündung der radiär angeordneten episkleralen Gefäße.

> Die Bindehautgefäße liegen am oberflächlichsten, die episkleralen Gefäße liegen innerhalb der Tenon-Kapsel und sind radiär angeordnet. Bei der Gabe vasokonstringierender Augentropfen (z. B. Phenylephrin) verschwindet die konjunktivale, nicht jedoch die episklerale Injektion. Dadurch ist die Unterscheidung von Konjunktivitis und Episkleritis möglich.

Therapie und Prognose: Die Episkleritis bildet sich meist spontan innerhalb von 1–2 Wochen zurück, die noduläre Form kann längere Zeit anhalten. Stärkere Beschwerden werden mit lokalen Steroiden (Augentropfen) oder einem nichtsteroidalen Antiphlogistikum behandelt.

6.5.2 Skleritis

Definition

Diffuse oder lokal begrenzte Entzündung der Lederhaut. Die Skleritis wird in eine
- **vordere** (Entzündung vor dem Bulbusäquator) und eine
- **hintere** Form (Entzündung hinter dem Bulbusäquator)

eingeteilt. Bei der vorderen Skleritis wird zudem eine
- **nicht nekrotisierende vordere Skleritis** (nodulär oder diffus) und eine
- **nekrotisierende vordere Skleritis** (mit oder ohne Entzündung)

unterschieden.

→ *engl.:* scleritis bzw. anterior/posterior scleritis

Epidemiologie: Die Skleritis ist viel seltener als die Episkleritis. Sie betrifft ältere Menschen, wobei Frauen häufiger betroffen sind als Männer.

Ätiologie: Etwa 50% der eher schwer verlaufenden Skleritiden werden durch autoimmunologische oder rheumatische Allgemeinerkrankungen (6.1) bzw. durch infektassoziierte Immunprozesse hervorgerufen. Dies gilt vor allem für die vordere Skleritis. Die hintere Skleritis ist meist mit keiner spezifischen Erkrankung vergesellschaftet. Bakterielle oder virale Entzündungen spielen bei der Skleritis wie bei der Episkleritis eine untergeordnete Rolle.

Symptomatik und Befunde: Alle der unten aufgeführten Formen (bis auf die Scleromalacia perforans) gehen mit *starken Schmerzen* und insgesamt gerötetem Auge einher.

Vordere, nicht nekrotisierende Skleritis (noduläre Form). Die Knötchen bestehen aus ödematös aufgetriebener Sklera und sind *nicht verschiebbar* (Differentialdiagnose zur Episkleritis!).

Vordere, nicht nekrotisierende Skleritis (diffuse Form). Die Entzündung ist ausgeprägter als bei der nodulären Form. Sie kann segmental begrenzt sein oder die gesamte vordere Sklera umfassen (6.3).

6 Lederhaut (Sklera)

6.1 Systemerkrankungen, die eine Skleritis verursachen können

Häufige Ursachen	Seltene Ursachen
❖ rheumatoide Arthritis	❖ Tuberkulose
❖ Polymyositis	❖ Lues
❖ Dermatomyositis	❖ Borreliose
❖ Morbus Bechterew	❖ Morbus Reiter
❖ Spondylarthritis	
❖ Vaskulitis (Panarteriitis nodosa)	
❖ Wegener-Granulomatose	
❖ Zoster ophthalmicus	
❖ Syphilis	
❖ Gicht	

Diffuse, nicht nekrotisierende Skleritis

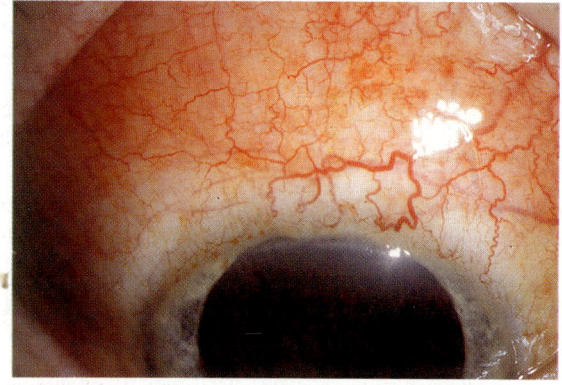

6.3 Typisch ist die ödematöse Skleraverdickung und die tiefliegende, diffuse Rötung.

Vordere, nekrotisierende Skleritis mit Entzündung. Typisch ist die umschriebene Rötung des Auges. Die Blutgefäße der betroffenen Region können verzogen oder verschlossen sein, begleitet von avaskulären Flecken im episkleralen Gewebe. Im weiteren Verlauf wird die Sklera dünner (Einschmelzen der Skleralamellen) und damit transparent, so daß die darunterliegende Aderhaut sichtbar wird (6.4). Die Entzündung breitet sich allmählich vom primären Entzündungsgebiet her aus. Meist ist eine begleitende Uveitis vorhanden.

Umschriebenes Sklerastaphylom nach abgelaufener Skleritis

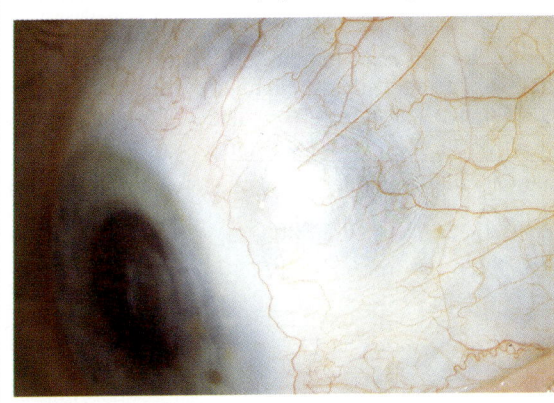

◐ 6.4 Im Bereich der Ausbuchtung ist die Sklera verdünnt, so daß die Aderhaut blau durchschimmert.

Vordere, nekrotisierende Skleritis ohne Entzündung (Scleromalacia perforans). Die Form der Skleritis tritt typischerweise bei *weiblichen* Patienten mit lange bestehender seropositiver rheumatoider Arthritis auf. Der Krankheitsverlauf ist meist asymptomatisch und beginnt mit einem gelben nekrotischen Fleck auf der Sklera. Im weiteren Verlauf kommt es auch hier zu einer Verdünnung der Sklera, so daß die Aderhaut sichtbar wird. Diese Form der Skleritis kann als *einzige schmerzlos* verlaufen.

Hintere Skleritis. Von vorne erscheint das Auge manchmal unauffällig, so daß Schmerzen oft das einzige Symptom sind. Bei einer entzündlichen Mitbeteiligung der Orbita können jedoch auch Proptosis (Exophthalmus) und Motilitätsstörungen (Mitbeteiligung der Augenmuskeln = Myositis) vorliegen. Intraokular kann eine exsudative Netzhautablösung und/oder Aderhautablösung vorhanden sein. Makulaödem und Papillenödem sind häufig.

 Bei einer Skleritis erfolgt die Rötung durch die Injektion des tiefen, der Sklera aufliegenden Gefäßplexus und der Episklera. In welcher Schicht die maximale Injektion lokalisiert ist, läßt sich am besten durch Inspektion des Auges bei Tageslicht feststellen.

Differentialdiagnose: Konjunktivitis und Episkleritis (s. dort).

Therapie:
Vordere, nicht nekrotisierende Skleritis. Lokale oder systemische *nicht steroidale* antiphlogistische Therapie.

Vordere, nekrotisierende Skleritis mit Entzündung. In der Regel ist eine systemische *Steroidtherapie* zur Schmerzlinderung erforderlich. Falls Kortikoide nicht ansprechen oder nicht toleriert werden, können Immunsuppressiva eingesetzt werden.

Vordere, nekrotisierende Skleritis ohne Entzündung (Scleromalacia perforans). Da es keine effektive Therapie gibt, ist bei foudroyantem Verlauf zum Erhalt des Bulbus das Aufkleben von konservierter Sklera oder lyophilisierter Dura notwendig.

Hintere Skleritis. Therapie wie bei vorderer, nekrotisierender Skleritis mit Entzündung.

7 Linse (Lens cristallina)

Gerhard K. Lang

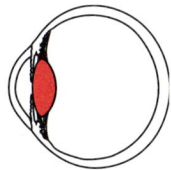

7.1 Grundkenntnisse

Bedeutung der Linse: Die Linse (*engl.:* cristalline lens) ist ein wesentlicher Teil des dioptrischen Apparates des Auges, der einfallende Lichtstrahlen auf die Netzhaut fokussiert. Sie fügt den variablen Anteil der Gesamtbrechkraft des Auges (10–20 dpt je nach Akkomodationszustand) zum fixen Brechkraftanteil der Hornhaut (ca. 43 dpt) hinzu.

Form: Die ausgebildete Linse ist ein **bikonvexer, glasklarer Körper** (Lens cristallina). Die Hinterfläche ist mit einem Radius von 6 mm stärker gekrümmt als die Vorderfläche (10 mm Radius).

Gewicht: Das Gewicht der etwa 4 mm dicken Linse ist altersabhängig und nimmt im Laufe des Lebens um das fünffache zu, beim Erwachsenen beträgt es 220 mg.

Lage und Aufhängung: In der **tellerförmigen Grube des Glaskörpers** (Fossa hyaloidea) liegt die Linse in der hinteren Augenkammer zwischen Irisrückfläche und Glaskörper. Sie trennt, als ein Bestandteil des Iris-Linsen-Diaphragmas, das vordere vom hinteren Augensegment. Die zirkulär um den Linsenäquator inserierenden **Zonulafasern** verbinden die Linse mit dem Ziliarkörper. Dadurch wird die Linse stabil in ihrer Position gehalten (◉ 7.1) und der Zug des Ziliarmuskels auf die Linse weitergegeben (→ Akkommodation; S. 436 f).

Embryologie und Wachstum: Die Linse ist ein **rein epitheliales Organ** ohne Nerven und Gefäße. Embryologisch erhält die Linse ihre intraokulare Position im 1. Fetalmonat durch Einstülpung von Oberflächenektoderm in die primitive Augenblase, die aus Neuroektoderm besteht. Die *rein ektodermale Linse* differenziert sich pränatal in zentral liegende geometrisch angeordnete Linsenfasern, eine vordere Epithelzellage und eine azelluläre hyaline Kapsel (◉ 7.2 a u. b). Während die allgemeine **Wachstumsrichtung** epithelialer Gebilde zentrifugal ist, indem gebildete Epithelzellen zur Oberfläche wandern und abgeschilfert werden, wächst die Linse in *umgekehrter* Richtung. Die jüngsten Zellen befinden sich stets an der Oberfläche, die ältesten Zellen in der Linsenmitte. Das Wachstum der primären Linsenfasern bildet den **Embryonalkern**. Im **Äquatorbereich** differenzieren sich weiterhin Epithel-

7 Linse (Lens cristallina)

Form und Lage der Linse im Auge

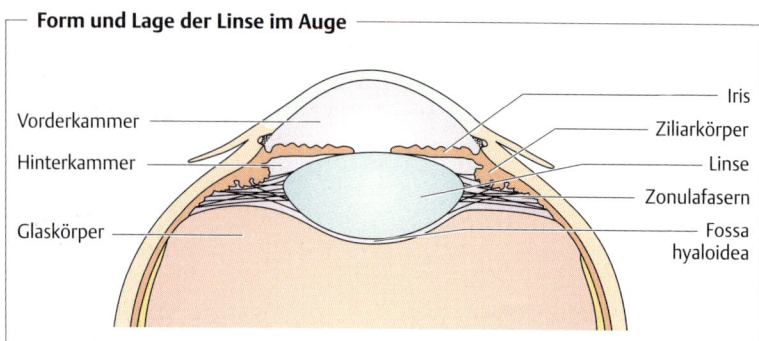

Vorderkammer
Hinterkammer
Glaskörper

Iris
Ziliarkörper
Linse
Zonulafasern
Fossa hyaloidea

7.1 Die Linse ist bikonvex, an den Zonulafasern aufgehängt, liegt in der Fossa hyaloidea und trennt das vordere vom hinteren Augensegment.

Embryologie der Linse

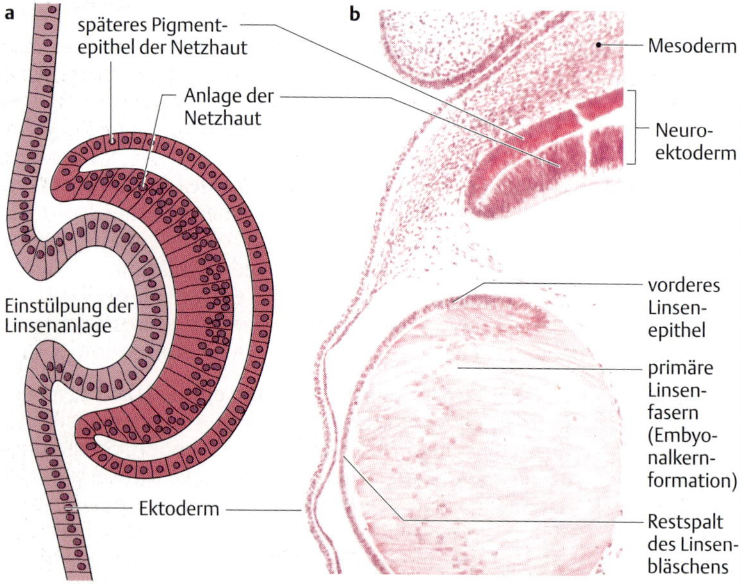

a

späteres Pigmentepithel der Netzhaut
Anlage der Netzhaut
Einstülpung der Linsenanlage
Ektoderm

b

Mesoderm
Neuroektoderm
vorderes Linsenepithel
primäre Linsenfasern (Embyonalkernformation)
Restspalt des Linsenbläschens

7.2 a 1. Fetalmonat: Einstülpung und Abschnürung des Ektoderms (Linsenbläschen) in den Becher der sekundären Augenblase. **b** Linsenbläschen vollständig eingestülpt. Die primären Linsenfasern beginnen durch Wachstum mit der Bildung des Embryonalkerns.

7.1 Grundkenntnisse

zellen zu Linsenfasern (◉ 7.2). Diese neuen, sekundären Fasern verdrängen die ursprünglich gebildeten Fasern zum Zentrum der Linse hin. Die Bildung des **Fetalkerns**, der den Embryonalkern umschließt, ist mit der Geburt abgeschlossen. Durch Faserbildung im Äquatorbereich, die lebenslang anhält, kommt es zur Bildung des **infantilen Kerns** während der 1. und 2. Dekade und des **Erwachsenenkerns** während der 3. Dekade. Da die Linse fest von der Linsenkapsel umschlossen ist, gehen keine Zellen verloren, sondern es findet eine lebenslange Gewebeverdichtung statt (◉ 7.3 a u. b). An der Spaltlampe werden die verschiedenen Dichtezonen der Linsenentwicklung als Diskontinuitätsflächen deutlich (◉ 7.4).

Stoffwechsel und Altern der Linse: Die Ernährung der gefäßfreien Linse geschieht durch **Diffusion des Kammerwassers**. Damit ähnelt sie einer Gewebekultur mit dem Kammerwasser als Substrat und dem Augapfel als Behälter von konstanter Temperatur.

> ❗ Der Stoffwechsel und die detaillierten biochemischen Vorgänge des Alterns der Linse sind komplex und noch weitgehend ungeklärt. Deshalb ist es bis heute nicht gelungen, die Entwicklung der Katarakt (Linsentrübung, grauer Star → S. 174) medikamentös zu beeinflussen.

Die Zellen der Linse steuern selbstregulativ Stoffwechsel und Wachstum. Die Stoffwechselaktivität ist unentbehrlich für die Erhaltung der Integrität, die Durchsichtigkeit und die optische Funktion. Das Ionengleichgewicht sowie der **Transport von Nährstoffen, Mineralien und Wasser in die Linse** wird durch das Linsenepithel vermittelt. Diese Transportart, als **„Pump-leak"-System** bezeichnet, erlaubt sowohl die aktive Übertragung von Natrium,

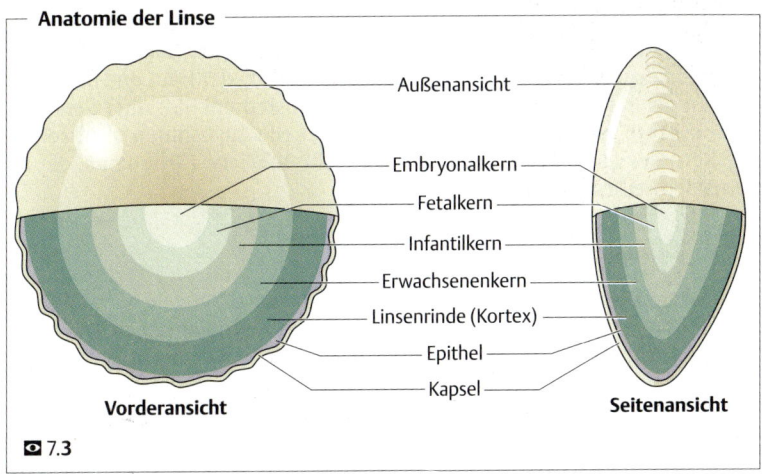

Anatomie der Linse — Außenansicht — Embryonalkern — Fetalkern — Infantilkern — Erwachsenenkern — Linsenrinde (Kortex) — Epithel — Kapsel — Vorderansicht — Seitenansicht

◉ 7.3

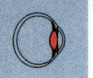

7 Linse (Lens cristallina)

Klinisches Bild bei der Untersuchung mit der Spaltlampe

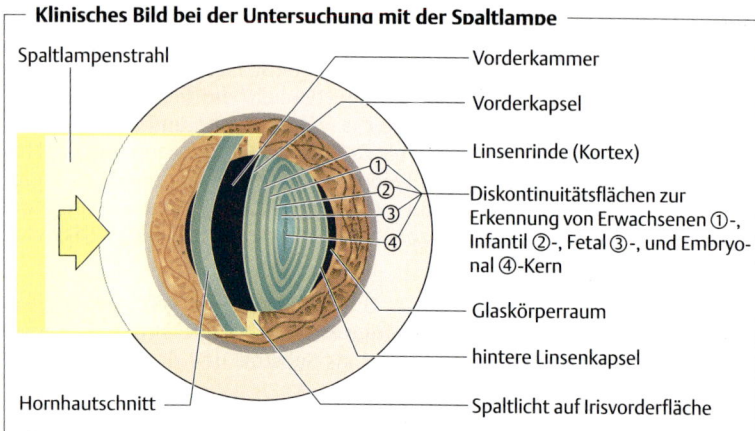

7.4 Die verschiedenen Dichtezonen (1–4) der Linsenentwicklung werden als Diskontinuitätsflächen sichtbar.

Kalium, Calcium und Aminosäuren aus dem Kammerwasser in die Linse, als auch die passive Diffusion durch die hintere Linsenkapsel. Die Aufrechterhaltung dieses Flusses (Homeostasis) ist für die Klarheit der Linse essentiell und eng verknüpft mit dem Wasserhaushalt. Der **Wassergehalt der Linse** ist normalerweise stabil und im Gleichgewicht mit dem umgebenden Kammerwasser. Während des Alterns nimmt die Wasserkonzentration in der Linse ab, während der Anteil unlöslicher Linsenproteine (Albuminoid) zunimmt. Dadurch wird die Linse härter, weniger elastisch (Akkommodationsverlust, → S. 436) und verliert an Transparenz. Eine **Trübung der Linse im Alter** ist somit genauso unausweichlich wie die Faltenbildung der Haut und das Grauwerden der Haare. Sichtbare Linsentrübungen sind bei 95% aller Personen über 65 Jahre vorhanden, jedoch sind individuelle Ausnahmen nicht selten. Der Kern der Linse nimmt zudem eine leicht gelbliche Färbung an, die als Kernsklerose bezeichnet wird.

7.2 Untersuchungsmethoden

Katarakte: Die *rascheste Orientierung* über Linsentrübungen (Katarakte, → 7.4) erhält man bei **Durchleuchtung der Linse im regredienten Licht (Brückner-Test).** Unter Verwendung einer Lichtquelle oder eines Augenspiegels (auf +10 dpt einstellen) erscheinen Trübungen schwarz in der roten Pupille (◐ 7.5). *Detaillierter* und *dreidimensional* läßt sich die Linse mit der **fokalen Beleuchtung der Spaltlampe** bei maximal erweiterter Pupille untersuchen. Trübungen können nach ihrem Ausmaß, ihrem Typ, ihrer Lokalisation, Dichte

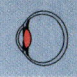

Untersuchung der Linse im regredienten Licht (Brückner-Test)

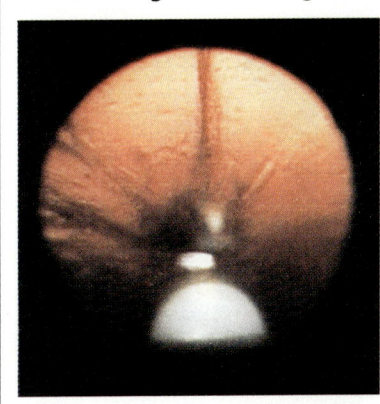

◉ 7.5 Linsentrübungen erscheinen schwarz in der roten Pupille.

und vor allem in ihrer Beziehung zur optischen Achse beurteilt werden. Eine mature Linsentrübung kann man an der weißen Pupille (Leukokorie) auch ohne Hilfsmittel erkennen.

> ❗ Bie fehlendem Einblick auf den Fundus (mature Linsentrübung) ist immer eine Ultraschalluntersuchung (eindimensionaler A-Scan, zweidimensionaler B-Scan) zum Ausschluß einer Erkrankung der tieferen Augenabschnitte angezeigt.

Iris- und Linsenschlottern (Irido- und Lentodonesis): Zitterbewegungen der Iris und der Linse, die an der Spaltlampe erkennbar sind, sind Hinweise auf eine Subluxatio lentis (→ S. 200).

7.3 Fehlbildungen, Anomalien der Linsenform

Formanomalien der Linse sind sehr selten! Ein **Lentikonus** (*engl.:* lenticonus) ist eine umschriebene konische Vorwölbung des vorderen (Lenticonus anterior) oder hinteren Pols (Lenticonus posterior). Ist die Wölbung eher kugelig, spricht man von **Lentiglobus** (*engl.:* lentiglobus). Symptome sind Myopie und eingeschränkter Visus. Einige Patienten mit Alport-Syndrom (Nephropathie, Innenohrschwerhörigkeit, Formanomalie der Linse) weisen einen *vorderen Lentikonus* auf. Ein *Lenticonus posterior* kann mit einer Linsentrübung vergesellschaftet sein (◉**7.6**). Die Therapie entspricht dann der bei kongenitaler oder kindlicher Katarakt.

Eine **Mikrophakie** (*engl.:* microphakia) liegt bei einer Linse mit einem kleinen Durchmesser vor. Jegliche Unterbrechung der Augenentwicklung führt zu einer Mikrophakie. Vorkommen z. B. bei Weill-Marchesani-Syndrom (→ ▬ **7.5**).

Lenticonus posterior

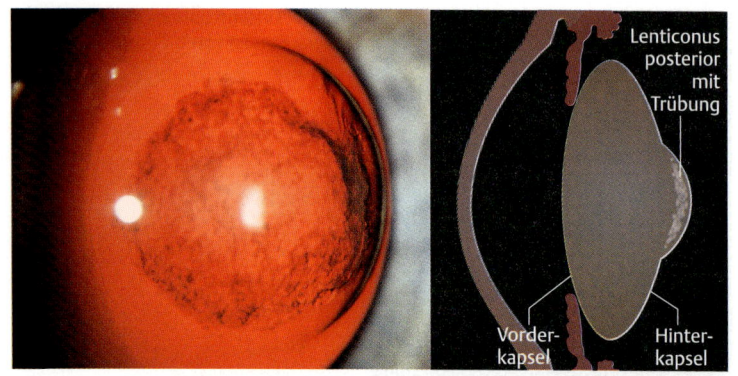

7.6 Konische Vorwölbung des hinteren Pols, die hier mit einer hinteren subkapsulären Trübung vergesellschaftet ist.

7.4 Trübungen der Linse (Katarakte)

Definition

Eine Katarakt liegt vor, wenn die Durchsichtigkeit der Linse so stark vermindert ist, daß die Sicht des Patienten beeinträchtigt ist. Das Wort **Katarakt** (man sagt: *die* Katarakt) ist dem Griechischen entnommen und heißt in der Übersetzung „Wasserfall" (gr. katarrhaktes = herabstürzend), weil man früher glaubte, daß die Katarakt eine geronnene Flüssigkeit sei, die sich (vom Gehirn her kommend) vor die Linse ergossen habe. Das **deutsche Wort „Star"** kommt vom stieren Blick der Sehbehinderten, dem Starren.

→ *Synonym:* grauer Star; *engl.:* cataract

Allgemeine Symptomatik: Die Entwicklung der Katarakt und ihrer Symptome ist in aller Regel ein *schleichender Vorgang!* Die verschiedenen Symptome wie „Alles Grau in Grau", Sehverschlechterung, unscharfes Sehen, verzerrtes Sehen, Blendung, monokulare Doppelbilder, veränderte Farbwahrnehmung usw. werden von den Patienten individuell sehr unterschiedlich empfunden und sind bei verschiedenen Trübungsformen unterschiedlich stark ausgeprägt (→ 7.3; 7.7 a u. b).

! Die Diagnose grauer Star oder Katarakt ist für den Patienten stets beunruhigend und wird sofort mit Operation assoziiert. Deshalb sollte man dem Patienten gegenüber nur dann von einer Katarakt sprechen, wenn man gleichzeitig die Indikation zur Operation stellt. Ist die Katarakt

7.4 Trübungen der Linse (Katarakte)

Kataraktsymptomatik

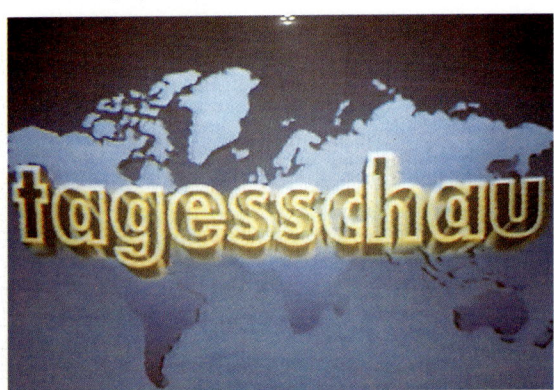

◉ 7.7 **a** Optisches Bild ohne Katarakt.

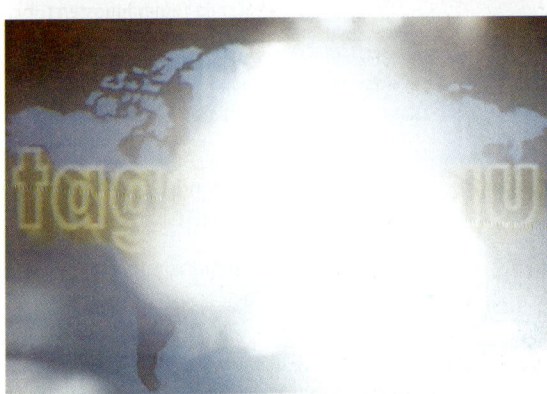

b Optisches Bild mit Katarakt: Grauschleier und teilweiser Bildverlust.

noch nicht so weit fortgeschritten oder kommt der Patient trotz Sehverschlechterung gut zurecht, sollte man nur von Linsentrübung sprechen.

Einteilung: Katarakte können
- nach dem Zeitpunkt des Auftretens (erworbene und angeborene Katarakte)
- dem Reifegrad und
- der Morphologie

eingeteilt werden. Keine Einteilung für sich alleine ist voll zufriedenstellend. Wir folgen der Klassifizierung in ⛁ 7.1.

Tab. 7.1 Einteilung der Katarakte nach dem Zeitpunkt des Auftretens

Erworbene Katarakte (über 99 % aller Katarakte)	❖ Altersstar (Cataracta senilis; über 90 % aller Katarakte)
	❖ Katarakt bei Allgemeinerkrankung
	  – Diabetes mellitus (am häufigsten)
	  – Galaktosämie
	  – Niereninsuffizienz
	  – Mannosidose
	  – Morbus Fabry
	  – Lowe-Syndrom
	  – Morbus Wilson
	  – myotone Dystrophie
	  – Tetanie
	  – Hautleiden
	❖ Katarakt bei Augenerkrankungen (Cataracta complicata)
	  – Heterochromiekatarakt (am häufigsten)
	  – Katarakt bei chronischer Iridozyklitis
	  – Katarakt bei retinaler Vaskulitis
	  – Katarakt bei Retinopathia pigmentosa
	❖ Katarakt nach intraokularen Eingriffen
	  – am häufigsten nach Vitrektomie und Glaskörperersatz (Silikonöl)
	  – nach filtrierenden Eingriffen
	❖ Katarakt bei Verletzungen (Cataracta traumatica)
	  – Kontusions- und Perforationsrosette (am häufigsten)
	  – Infrarotstar
	  – Blitzstar
	  – Strahlenstar
	❖ medikamentös bedingte Katarakt
	  – Kortisonkatarakt (am häufigsten)
	  – selten bei: Chlorpromazin, Miotika, Busulphan

Kongenitale Katarakte (unter 1 % aller Katarakte)	❖ vererbte kongenitale Katarakte
	  – autosomal dominant
	  – rezessiv
	  – sporadisch
	  – X-gebunden
	❖ Katarakte infolge frühembryonaler (transplazentarer) Schädigung
	  – Röteln (40–60 %)
	  – Mumps (10–22 %)
	  – Hepatitis (16 %)
	  – Toxoplasmose (5 %)

7.4 Trübungen der Linse (Katarakte)

7.4.1 Erworbene Katarakte

7.4.1.1 Cataracta senilis (Altersstar)
→ *engl.:* senile cataract

Epidemiologie: Die Cataracta senilis ist die mit Abstand häufigste Kataraktform (90% aller Katarakte). Etwa 5% aller 70jährigen und 10% aller 80jährigen leiden an einer operationswürdigen Katarakt.

! 90% aller Katarakte sind Alterskatarakte!

Ätiopathogenese: Die Pathogenese der Cataracta senilis ist im einzelnen noch nicht geklärt. Eine familiäre Belastung (Familienanamnese) ist nicht selten.

Einteilung und Formen der Alterskatarakt: Die Einteilung nach den **Reifestadien** (🔲 7.2) orientiert sich an der Herabsetzung des Sehvermögens und am Reifegrad, der früher für den Operationszeitpunkt wichtig war. Wir folgen der **morphologischen Einteilung**, da heute morphologische Gesichtspunkte wie die Härte und Dicke des Kerns das operative Vorgehen beeinflussen (🔲 7.3):

Cataracta nuclearis (Kernkatarakt, *engl.:* nuclear cataract). Im 4. Lebensjahrzehnt führt der Druck der peripheren Linsenfaserproduktion zu einer Verhärtung der gesamten Linse, besonders des Kernes. Er nimmt eine *gelblich-bräunliche Färbung* an (*Cataracta nuclearis brunescens*). Dies kann über eine rötlich-bräunliche bis zu einer fast schwarzen Verfärbung der ganzen Linse führen (*Cataracta nigra*). Die Cataracta nuclearis führt wegen der Brechkraftzunahme der Linse zu einer Linsenmyopie, mitunter auch zu einem doppelten Brennpunkt der Linse mit monokularer Diplopie (🔲 7.8).

! Die Kernkatarakt schreitet nur langsam fort! Durch Linsenmyopie bleibt das Nahsehvermögen lange gut (auch ohne Nahbrille)!

🔲 7.2 Einteilung der Katarakte nach dem Reifestadium

Kataraktform	Visus
Cataracta incipiens	noch voll (0,8 – 1,0)
Cataracta immatura	herabgesetzt (0,4 – 0,5)
Cataracta provecta	stark herabgesetzt ($1/50$ – 0,1)
Cataracta matura Cataracta hypermatura	Hell-Dunkel-Wahrnehmung, Wahrnehmung von Handbewegungen vor dem Auge

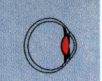

7.3 Übersicht: Cataracta senilis

Kataraktform	Morphologie	Häufigkeit	Symptome
Cataracta nuclearis		etwa 30%, besonders bei höherer Myopie	– Grau-in-Grau-Sehen (wie durch Milchglasscheibe) – Verschwommensehen – Verzerrtsehen – Doppelt- oder Dreifachsehen – starke Blendung bei hellem Licht – verminderte Kontraste – Veränderungen in der Farbwahrnehmung (selten)
Cataracta corticalis — anterior / posterior		etwa 50%	
Cataracta subcapsularis posterior		etwa 20%	
Cataracta matura		Endstadium	– keine gegenständliche Erkennung möglich – Im Falle einer beidseitigen Katarakt ist der Patient praktisch blind und auf die Hilfe anderer im täglichen Leben angewiesen.
Cataracta hypermatura			

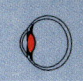

7.4 Trübungen der Linse (Katarakte)

Visus (Sehschärfenentwicklung)	Progredienz	Besonderheiten/ Blendung/ Dämmerungssehen)	Diagnose/Visusprognose
– relativ *späte* Visusbeeinträchtigung! – zunehmend *schlechte Fernsicht* – erhaltenes *gutes Nahsehen* durch myope Wirkung der Kerntrübung	langsam	– Sehen in der Dämmerung oft besser als am Tage, weil durch Dunkelmydriasis an der Trübung vorbeigeschaut wird – Blendung weniger ausgeprägt – monokulare Doppelbilder durch 2 Brennpunkte der Linse	– grobmorphologisch im durchfallenden Licht (Brückner-Test) – detaillierter an der Spaltlampe – Vorhersage des postoperativ zu erwartenden Visus: *Laserinterferenzvisus*
– *frühzeitige* Visusbeeinträchtigung! – durch Hyperopisierung *Fernvisus weniger* beeinträchtigt *als Nahvisus*	schnell (zuweilen zwischenzeitliche Verbesserung der Sehschärfe durch stenopäischen Effekt)	– Patient stark beeinträchtigt durch Blendung (Sonne, Schnee, Scheinwerfer); Patienten suchen Schutz durch Sonnenbrillen und breitkrämpige Hüte	
– *frühzeitige* Visusbeeinträchtigung! – *Nahvisus* besonders *stark* beeinträchtigt, *Fernvisus* dagegen *besser*	schnell	– deutliche *Sehverbesserung in der Dämmerung* und *nachts* (Nyktalopie)	
Sehschärfe reduziert auf Hell-Dunkel-Wahrnehmung; maximal werden Handbewegungen vor dem Auge erkannt	Zwangsläufiger Übergang aller Kataraktformen in die mature/hypermature Form bei genügend langem Zuwarten.	Bei starkem Licht werden gelegentlich grobe Bewegungen und Personen als Umrisse erkannt.	– Leukokorie (weiße Pupille) schon ohne Hilfsmittel erkennbar – genaue Differenzierung mit der Spaltlampe – Laserinterferenzvisus bei dichten Trübungen oft nicht mehr aussagekräftig

Kernkatarakt (Cataracta nuclearis brunescens)

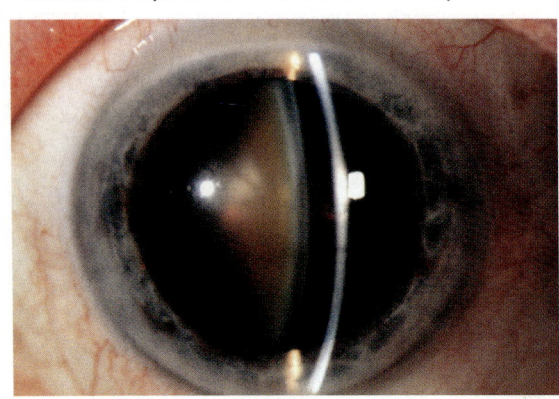

◉ 7.8 Gelblich-bräunliche Färbung des Linsenkerns durch Druck der peripheren Linsenfaserproduktion.

Cataracta corticalis (Rindenkatarakt, *engl.:* cortical cataract). Kerntrübungen sind häufig mit Veränderungen in der Linsenrinde (Kortex) vergesellschaftet. Interessant ist, daß Patienten mit *Cataracta corticalis* eher eine erworbene *Hyperopie* aufweisen, im Gegensatz zu Patienten mit *Cataracta nuclearis*, die eher *myop* werden (s. o.).

Während die Veränderungen bei der *Kern*trübung durch Verhärtung bedingt sind, sind die *Rind*enveränderungen eher durch einen *erhöhten Wassergehalt* gekennzeichnet. An der Spaltlampe fallen bei maximaler Mydriasis folgende morphologische Veränderungen auf:

* *Vakuolen:* Flüssigkeitsansammlungen in Form von kleinen schmalen Bläschen in der Rinde. Die Vakuolen bleiben klein und nehmen zahlenmäßig zu.
* *Wasserspalten:* radiär angeordnete flüssigkeitsgefüllte Spalten zwischen den Fasern.
* *Separation der Lamellen:* weniger häufig als Wasserspalten. Flüssigkeitszone zwischen den Lamellenblättern (oft zwischen den klaren Lamellen der Rindenfasern).
* *Cataracta cuneiformis:* häufiger Befund. Speichenförmige Trübungen, die von der Peripherie der Linse ausgehen.

> ❗ Die Rindenkatarakt schreitet schneller fort als die Kernkatarakt! Kurzzeitige Sehverbesserungen im Verlauf (stenopäischer Effekt, wenn Licht durch eine klare Stelle zwischen zwei Speichentrübungen fällt) sind möglich.

Cataracta subcapsularis posterior (hintere Schalentrübung), *engl.:* posterior subcapsular cataract). *Sonderform der Rindentrübungen*, die in der optischen

7.4 Trübungen der Linse (Katarakte)

Achse beginnt. Als kleines Nest von körnchenförmigen Trübungen beginnend, schreitet diese Kataraktform nach peripher in einer scheibenförmigen Konfiguration fort. Mit Zunahme der Trübung werden auch die übrige Rinde und der Kern mitbeteiligt (übliches Spektrum der Cataracta senilis).

> **!** Die Cataracta subcapsularis posterior führt frühzeitig und rasch zu erheblicher Visusherabsetzung, wobei der Nahvisus oft bedeutend schlechter ist als der Fernvisus (Nahmiosis). Pupillenerweiternde Augentropfen können bei dieser Kataraktform zu einer Visusverbesserung führen!

Cataracta matura (*engl.* mature cataract). Diffus weiße Linse durch *vollständige Eintrübung der Rinde*. Ein gelber Linsenkern wird oft noch schemenhaft erkannt (◉ 7.9). Bei erhöhtem Wasserinhalt kann eine mature Linse „anschwellen" und erhält einen Seidenglanz (Cataracta intumescens – die Linsenkapsel steht unter Druck). Durch die Zunahme der Linsendicke erhöht sich der Pupillarwiderstand mit der Gefahr eines Winkelblockglaukomes (→ S. 269).

> **!** Die Sehkraft ist auf Lichtwahrnehmung reduziert, der Einblick ins Auge ist nicht mehr möglich! Die Staroperation sollte zur Wiederherstellung des Visus erfolgen!

Cataracta matura (reifer Altersstar)

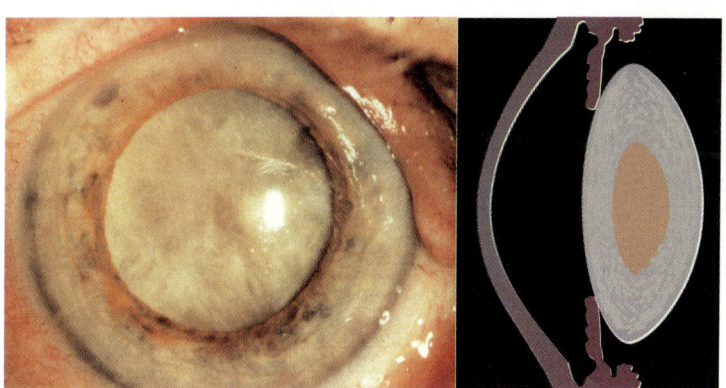

◉ 7.9
- Diffus durchgetrübte Linse; bräunlicher Kern hinter den weißen Rindenmaßen erkennbar,
- Einblick ins Auge nicht mehr möglich,
- Visus auf Hell-Dunkel-Wahrnehmung reduziert.

Cataracta hypermatura (*engl.* hypermature cataract). Schreitet eine mature Katarakt unter vollständiger Verflüssigung der Rinde fort, sinkt der dichte braune Linsenkern in der Kapsel nach unten ab, sein oberer Rand wird im Pupillargebiet sichtbar und hebt sich als dunkelbraune Silhouette von der ihn umgebenden grauweißen Rinde ab. Der Spannungszustand der Linsenkapsel läßt nach; der erschlaffende und schließlich gewellte Kapselsack enthält jetzt unten mehr Linsensubstanz als oben. Dieser als *Cataracta Morgagni* bezeichnete Zustand ist die Endphase einer in der Regel mindestens 2 Jahrzehnte langen Kataraktentwicklung. Dies läßt einen ungefähren Rückschluß auf die Entstehungszeit zu (◘ **7.10 a** u. **b**).

> ❗ Eine rechtzeitige Kataraktextraktion stellt nicht nur den Visus wieder her, sondern verhindert auch die Ausbildung eines phakolytischen Glaukomes.

Wenn nämlich die Linsenkapsel für verflüssigte Linsensubstanzen durchlässig wird, verliert sie aufgrund der Leckage an Volumen. Die Kapsel bekommt Falten. Die austretenden Linsenproteine führen zu einem intraokularen Reizzustand und locken Makrophagen an, die dann zur Verstopfung des Trabekelwerkes führen (*phakolytisches Glaukom* = sekundäres Offenwinkelglaukom, → S. 275).

> ❗ Bei einem phakolytischen Glaukom ist die notfallmäßige Kataraktextraktion der hypermaturen Linse zum Erhalt des Auges angezeigt!

7.4.2 Katarakt bei Allgemeinerkrankungen

Epidemiologie. Mitunter treten Linsentrübungen als diagnostisches Zeichen einer Systemerkrankung auf.

Formen der Katarakt bei Allgemeinerkrankungen:

Katarakt bei Diabetes mellitus (Cataracta diabetica) (*engl.:* diabetic cataract). Die typische Cataracta diabetica beim jugendlichen Diabetiker ist selten. Eine zeitweilige Stoffwechseldekompensation begünstigt das Auftreten von typischen radiären flockenartigen Trübungen der Rinde (Schneeflockenkatarakt). Transitorische Hyperopie und Myopie können vorkommen.

> ❗ Die Cataracta diabetica schreitet rasch fort! Beim älteren Diabetiker beobachtet man gegenüber gleichaltrigen Stoffwechselgesunden etwa 5mal häufiger eine Alterskatarakt, die auch etwa 2–3 Jahre früher auftritt.

Katarakt bei Galaktosämie (*engl.:* galactosemic cataract). Diese *tiefe hintere Rindentrübung* beginnt nach der Geburt. Die Galaktosämie ist eine seltene Ursache der frühen Katarakt bei Kindern, denen ein Enzym fehlt, um Galaktose zu verstoffwechseln. Das Neugeborene nimmt Galaktose reichlich mit der Muttermilch auf. Durch das Fehlen der Uridyltransferase, seltener der

7.4 Trübungen der Linse (Katarakte)

Cataracta hypermatura (überreifer Altersstar)

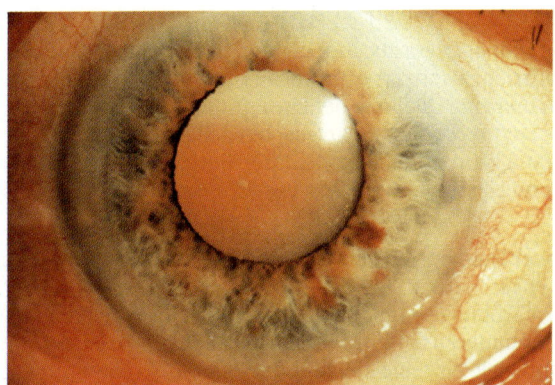

7.10 a Der braune Kern ist in der verflüssigten Rinde abgesunken.

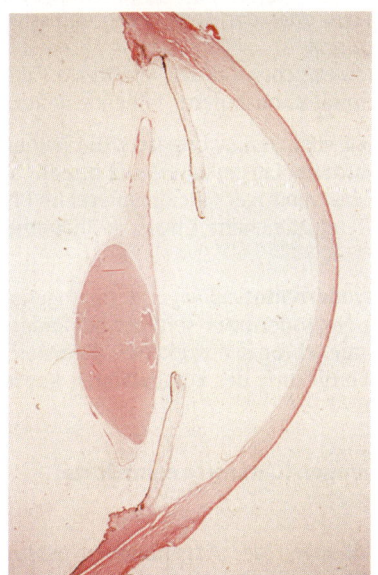

b Das histologische Bild zeigt die Position des abgesunkenen Kerns und den geschrumpften Kapselsack (Autopsieauge).

Galaktokinase, kann Galaktose nicht in Glukose umgewandelt werden, und der Körper wird mit Galaktose bzw. Galaktose und Galaktose-1-Phosphat überschwemmt. Wird die Krankheit rechtzeitig diagnostiziert und das Kind mit galaktosefreier Diät ernäht, sind die Trübungen in den ersten Lebenswochen reversibel.

> Die Katarakt bei Galaktosämie ist die einzige Kataraktform, bei der eine konservative Therapie erfolgreich ist.

Dialysekatarakt. Die Hämodialyse zur Beseitigung einer metabolischen Azidose bei Niereninsuffizienz kann das osmotische Gleichgewicht des Linsenstoffwechsels stören und eine Quellung der Linsenrinde bewirken.

Weitere *seltenere Stoffwechselerkrankungen,* bei denen es zur Ausbildung einer Katarakt kommen kann, sind: Mannosidose, Morbus Fabry, Lowe-Syndrom (okulozerebrorenales Syndrom), Morbus Wilson (hepatolentikuläre Degeneration).

Katarakt bei myotoner Dystrophie (Curschmann-Steinert-Syndrom) (Cataracta myotonica, *engl.:* cataract with myotonic dystrophy). Im 30.–50. Lebensjahr treten Trübungen zunächst in einer dünnen Schicht der vorderen, später auch der hinteren Linsenrinde subkapsulär auf (Rosettenform): *Pathognomonisch* sind viele einzelne kleine „buntgefärbte" Trübungspunkte. Der Nachweis dieser Trübungspunkte ist wichtig für die *Differentialdiagnose*, da bei der Myotonia congenita Thomsen oder der Erbschen progressiven Muskeldystrophie keine Katarakt vorkommt.

Diagnosesicherung: Katarakt, Myotoniezeichen (aktiv: verzögerte Faustöffnung; passiv: Klopfwülste der Extremitätenmuskulatur, fehlende Reflexe).

Katarakt bei Tetanie (Cataracta tetanica, *engl.:* tetany cataract). Die Trübung liegt in einer breiten Zone unter der vorderen Linsenkapsel und besteht aus vielen grauen Punkten. *Diagnosesicherung:* niedriger Calciumspiegel im Blut, positiver Hyperventilationsversuch, Tetaniezeichen: Chvostek-Phänomen, Trusseau-Zeichen, Erb-Zeichen.

Katarakt bei Hautleiden (Cataracta syndermatotica, *engl.:* dermatogenous cataract). Sie entsteht bei chronischer Neurodermitis, seltener bei anderen Hautleiden (Sklerodermie, Poikilodermie, chronisches Ekzem). Kennzeichnend ist eine vordere schildförmige Verdickung der vorgewölbten Kapselmitte (◐ 7.11).

7.4.3 Katarakt bei Augenerkrankungen (Cataracta complicata)

→ *engl.:* complicated cataract

Bei allen länger verlaufenden Entzündungen des Augeninneren entsteht diese Form als Komplikation (Cataracta complicata), besonders bei Heterochromie, chronischer Iridozyklitis, retinaler Vaskulitis und Retinopathia pigmentosa. Es entsteht eine „tuffsteinartige" hintere Schalentrübung, die axial zum Kern hin fortschreitet (extrem lichtstreuende Trübungsform), (◐ 7.12).

7.4 Trübungen der Linse (Katarakte)

Cataracta syndermatotica einer Patientin mit Neurodermitis

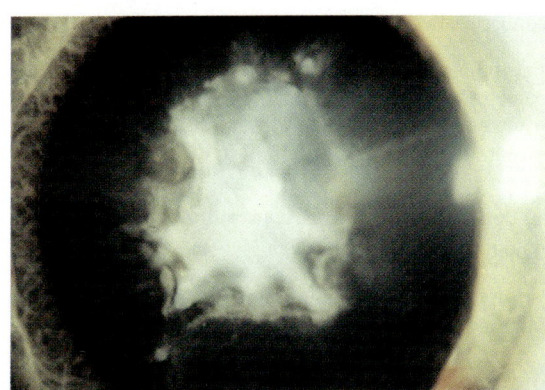

◉ 7.11 Typisch ist die schildförmige, weißliche Trübung unter der vorderen Linsenkapsel in der optischen Achse.

Cataracta complicata bei chronischer Iridozyklitis

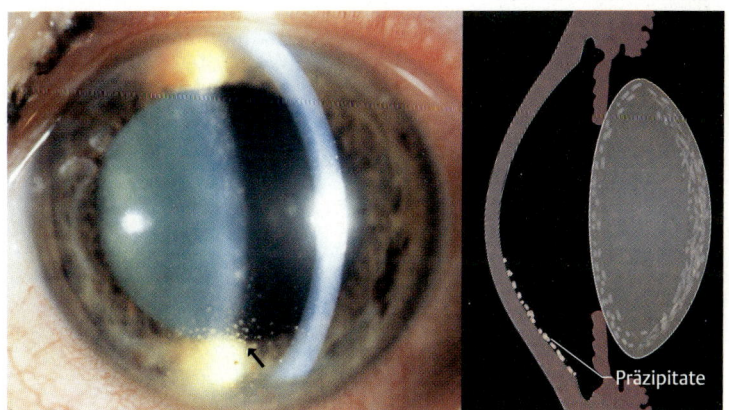

◉ 7.12 Die diffuse Linsentrübung geht von der hinteren Schalentrübung aus. Darüber hinaus sind entzündliche Präzipitate an der Hornhautrückfläche als Zeichen der chronischen Uveitis sichtbar (Pfeil).

7.4.4 Katarakt nach intraokularen Eingriffen

→ *engl.:* secondary cataract after intraocular surgery

Nach einem intraokularen Eingriff entsteht in der Regel am operierten Auge früher als am nichtoperierten Auge eine Katarakt (besonders nach filtrierenden Eingriffen). Nach Vitrektomie und Silikonöltamponade entwickelt sich stets eine sekundäre Katarakt.

7.4.5 Katarakt bei Verletzungen (Cataracta traumatica)

→ *engl.:* traumatic cataract

Diese Linsentrübungen sind bei Männern häufiger als bei Frauen (Arbeitsunfälle, Sportunfälle)! Man unterscheidet:

Häufigere traumatische Katarakte:

- **Kontusions- oder Prellungskatarakt:** Durch eine Augapfelprellung tritt eine rosettenförmige Trübung subkapsulär an der Vorderfläche der Linse auf (Kontusionsrosette mit Fiederung). Sie bleibt meist unverändert bestehen, wandert aber im Laufe der Jahre durch neue Faserapposition in die tiefere Rinde (◉ 7.13).

Seltenere traumatische Katarakte:

- **Infrarotkatarakt** (Glasbläser-, Schmiede-, Wärmestar; *engl.:* glasblower's cataract): setzt voraus, daß die Augen jahrzehntelang ungeschützt der Infrarotstrahlung von Feuer ausgesetzt sind. Pathognomonisch ist eine Spaltung der vorderen Linsenkapsel, deren Ränder sich einrollen und in

---

Kontusions- oder Prellungskatarakt

◉ **7.13** Kontusionsrosette (unter der vorderen Linsenkapsel) nach schwerem stumpfem Bulbustrauma (Contusio bulbi).

der Vorderkammer flottieren (Feuerlamelle). Aufgrund der Arbeitsschutzvorschriften ist diese Form der Katarakt heute selten.
* **Blitzstar** (Cataracta electrica, *engl.:* electric cataract): dichte subkapsuläre Katarakt, die durch Blitzschlag oder Starkstrom ausgelöst wird.
* **Strahlenstar** (Cataracta radiationis; *engl.:* radiation cataract): → Kap. 18, S. 539.

7.4.6 Medikamentös bedingte Katarakt

Cortisonkatarakt (*engl.:* steroid cataract). Bei längerer Cortisontherapie (ob systemisch oder lokal) kann es zu einer hinteren subkapsulären Trübung kommen, ohne daß die genaue Dosis-Wirkungs-Beziehung bekannt ist (◧ **7.14**).

Weitere toxische Linsentrübungen gibt es bei Chlorpromazin, Miotika (speziell Cholinesterasehemmer) sowie Busulphan (Myleran) bei der Behandlung chronisch myeloischer Leukämie.

7.4.7 Kongenitale Katarakte (bei Geburt vorhanden)
→ *engl.:* congenital cataract

Es gibt eine Vielzahl kongenitaler Linsentrübungen. Sie sind entweder erblich oder erworben (transplazentar).

Cortisonkatarakt

◧ **7.14** „Tuffsteinartige" dichte hintere Kapseltrübung nach längerer systemischer Steroidtherapie bei Asthma bronchiale.

7.4.7.1 Vererbte kongenitale Katarakte

Familiäre Formen der kongenitalen Katarakt können autosomal dominant, autosomal rezessiv, sporadisch oder X-gebunden auftreten und sind gewöhnlich wegen ihrer charakteristischen und symmetrischen Morphologie leicht zu diagnostizieren:

Formen der vererbten kongenitalen Katarakt:

Cataracta zonularis (Schichtstar, *engl.:* zonular cataract, lamellar cataract). Trübungen befinden sich in einer Schicht der schalenartig angeordneten Linsenfasern, oft nur äquatorial als sog. Reiterchen (◐ 7.**15**).

Cataracta nuclearis (Kernstar, *engl.:* nuclear cataract). Variante der Cataracta zonularis, wobei anfänglich nur die äußere Schicht des Embryonalkerns betroffen ist (◐ 7.**16**).

Cataracta coronaria (Kranzstar, *engl.:* coronary cataract). Feine, radiär im Äquatorbereich angeordnete Trübungen.

Cataracta coerulea (*engl.:* punctiform cataract). Feine, runde bis keulenförmige bläuliche periphere Trübungen der Linse.

> ❗ Die meisten familiären Linsentrübungen führen nicht zu einer optischen Beeinträchtigung und sind nicht progressiv.

Dies gilt auch für die seltenen, die Linsenkapsel einbeziehenden Trübungen wie: vorderer und hinterer Polstar, vorderer Pyramidalstar und

Cataracta zonularis (Schichtstar)

◐ 7.15 Die Linsentrübungen befinden sich als sog. Reiterchen nur in einer Schicht der Linsenfasern (oft – wie hier – nur äquatorial).

7.4 Trübungen der Linse (Katarakte)

Cataracta nuclearis (Kernkatarakt)

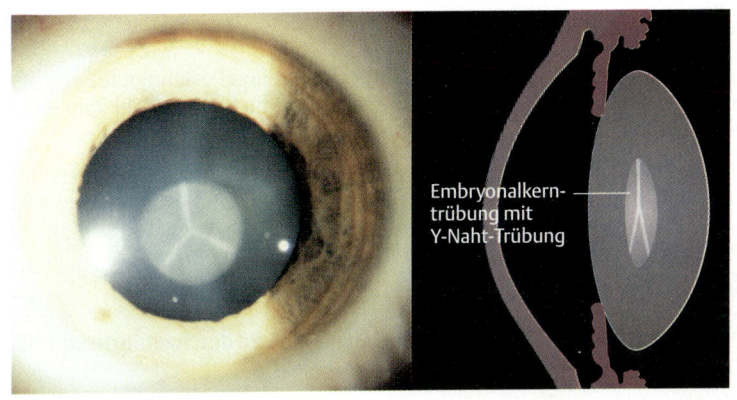

◐ 7.16 Bei dieser Variante der Cataracta zonularis ist zunächst nur die äußere Schicht des Embryonalkerns betroffen, sichtbar als Y-Naht-Trübung.

Mittendorf-Fleck (embryologischer Rest der A. hyaloidea an der hinteren Linsenkapsel → Kap. 11).

7.4.7.2 Katarakte infolge frühembryonaler (transplazentarer) Schädigung

Statistisch ergaben sich bei Erkrankungen von Frauen in den ersten 3 Monaten der Schwangerschaft folgende Häufigkeiten für angeborene Katarakte (Pau 1986):
- Röteln 40–60%,
- Mumps 10–22%,
- Hepatitis 16%,
- Toxoplasmose 5%.

Hier handelt es sich meist um *totale Katarakte* (Cataracta totalis, *engl.:* total cataract) durch Virusinfektion der Mutter in der Frühzeit der Schwangerschaft. Die Schädigung fällt in die organogenetische Phase der Linse, die in der 5.–8. Schwangerschaftswoche angelegt wird. Da die schützende Linsenkapsel zu dieser Zeit noch nicht gebildet ist, können Viren das Linsengewebe offenbar direkt befallen und trüben.

Am häufigsten ist die Rötelninfektion der Mutter, bei der es noch zu weiteren Fehlbildungen kommt (Gregg-Syndrom: Linsentrübung, offener Ductus botalli, Innenohrschwerhörigkeit). Es bestehen eine beidseitige totale Katarakt, erkennbar an der Leukokorie (weiße Pupille) und chorioretinale Narben als Zeichen einer abgelaufenen Aderhautentzündung.

7.4.8 Therapie der Katarakt

7.4.8.1 Medikamentöse Therapie

Trotz theoretischer Ansätze der tierexperimentellen Forschung für eine konservative Kataraktherapie gibt es bei der menschlichen Katarakt keinen Wirkungsnachweis.

 Es gibt zum jetzigen Zeitpunkt keine konservativen Maßnahmen, die zu einer Verhinderung, Verzögerung oder Umkehrung einer Kataraktentwicklung führen! Ausnahme: Katarakt bei Galaktosämie (S. 182).

7.4.8.2 Operative Therapie

Die Staroperation ist der mit Abstand am häufigsten durchgeführte Eingriff in der Augenheilkunde.

Wann soll operiert werden?

Mußte mit den früheren Operationsmethoden auf den Reifegrad der Katarakt geachtet werden, so ist dies heute mit den modernen Operationsmethoden nicht mehr der Fall!
- Bei **doppelseitiger Katarakt** sollte das Auge mit dem schlechteren Visus dann operiert werden, wenn der Patient sich visuell gehandicapt fühlt. Diese Schwelle liegt unterschiedlich hoch, je nach dem Anspruch, den der Patient aufgrund seiner Tätigkeit an sein Sehvermögen stellt.
- Bei **einseitiger Katarakt** wird von Seiten des Patienten mit der Operation oft abgewartet, solange das Sehvermögen des gesunden Auges für den Patienten ausreichend ist.
- Bei einer **maturen Katarakt** sollte in jedem Fall zur baldigen Operation geraten werden.

Wird die Operation erfolgreich sein?

Entscheidend wichtig für den Patienten ist die Perspektive des Operationserfolges! Als Erfolg zählt für den Patienten nur eine merkbare Sehverbesserung. Deshalb ist vor der Operation eine komplette Augenuntersuchung notwendig, um Augenerkrankungen auszuschließen, die den Visus zusätzlich zur Katarakt beeinträchtigen (z.B. unkontrolliertes Glaukom, Uveitis, Makuladegeneration, Netzhautablösung, Optikusatrophie, Amblyopie) und den Erfolg der Kataraktoperation damit in Frage stellen.

 Vor der Operation stets eine detaillierte Anamnese über das Sehvermögen des Patienten vor der Kataraktentwicklung und über andere Augenerkrankungen erheben.

7.4 Trübungen der Linse (Katarakte)

Eine **Prognose hinsichtlich des postoperativ zu erwartenden Visus** (potentielle Auflösungskapazität der Netzhaut) geben bei Linsentrübungen
- die *Retinometervisusbestimmung* (→ S. 442) und
- die *Prüfung der Aderhautfigur* (bei sehr ausgeprägter Trübung wie z.B. Cataracta matura → S. 181).

Sicherheit der Staroperation

Die Staroperation wird heute als mikrochirurgischer Eingriff unter dem Operationsmikroskop durchgeführt. Moderne Techniken, mikrochirurgisches Instrumentarium und atraumatisches Nahtmaterial (30 μm dünne Nylonfäden) sowie speziell geschulte Operateure lassen die Staroperation *bei 98% der Patienten ohne ernste Komplikationen* gelingen. Der Eingriff dauert etwa 30 Min. und ist wie auch die postoperative Phase schmerzlos.

Dauer des Klinikaufenthaltes

Der Krankenhausaufenthalt dauert *zwischen 3–5 Tagen*, abhängig von der postoperativen häuslichen Versorgung des Patienten. Alte, alleinstehende Patienten sind unter Umständen in der frühen postoperativen Phase mit der eigenen Versorgung und der notwendigen medikamentösen Therapie des operierten Auges überfordert. Es *kann auch ambulant operiert werden*, wenn die Versorgung durch den niedergelassenen Augenarzt sichergestellt ist.

Mögliche Anästhesieformen

Die Kataraktextraktion kann in *örtlicher Betäubung* oder in *Vollnarkose* durchgeführt werden. Die meisten Operationen werden heute in Lokalanästhesie durchgeführt. Neben den Wünschen des Patienten gibt es auch ärztliche Gründe für den Rat zur Narkoseform:

Vollnarkose (Intubationsnarkose): empfiehlt sich bei extrem ängstlichen und nervösen, tauben oder geistig behinderten Patienten; bei Patienten mit Morbus Parkinson sowie mit Rheuma, denen schmerzfreies, ruhiges Liegen nicht möglich ist.

Lokalanästhesie (retrobulbäre, parabulbäre oder Oberflächenanästhesie): bei Patienten mit hohem anästhesiologischen Risiko.

Präoperative Beratung über Möglichkeiten des Refraktionsausgleichs (7.4)

Intraokularlinse: Bei 95–98% aller Kataraktextraktionen wird heute eine Intraokularlinse (IOL) ins Auge implantiert, genau dort, wo sich sonst die natürliche Linse befindet (*Hinterkammerlinse*). Ein kunstlinsenhaltiges Auge

7.4 Vergleich von Normalauge (1), Korrektur des kataraktoperierten Auges mit Hinterkammerlinse (2), Kontaktlinse (3), Starglas (4)

Korrektur	Monokulare Bildgröße	Binokularsehen: Kombination	Vorteil/Nachteil
Normalauge ①	normal	① kann kombiniert werden mit ② und ③ Gehirn kann Bildgrößenunterschiede fusionieren	**Gesichtsfeld:** voll normales Sehen
Hinterkammerlinse ②	2% größer als ①	② kann kombiniert werden mit ① ② und ③	**Gesichtsfeld:** voll **IOL:** keine Pflege notwendig **Visus:** (auch ohne Brille) guter Visus, gute Orientierung
Kontaktlinse ③	8–10% größer als ①	③ kann kombiniert werden mit ① ② und ③	**Gesichtsfeld:** voll **KL:** alte Menschen oft mit Pflege und Handhabe überfordert **Visus:** mit KL gut, ohne KL schlechte Orientierung KL-Trageschaden möglich! Bei trockenem Aug KL nicht möglich
Starglas ④	25% größer als ①	④ kann nur kombiniert werden mit ④	**Gesichtsfeld:** eingeschränkt – Brillenskotom **Starbrille:** einfache Handhabung, großes Gewicht, kosmetisch unbefriedigend **Visus:** mit Starglas gut, ohne Glas schlechte Orientierung

wird auch *pseudophakes Auge* genannt. Die Berechnung der Kunstlinsenstärke erfolgt vor der Operation durch Biometrie (IOL-Stärkenberechnung aufgrund echographischer Achsenlängenmessung, IOL-Brechungskonstanten, Hornhautbrechkraft). Man unterscheidet:

- **monofokale IOLs**, d. h. der Patient kann wählen, ob die Kunstlinsenstärke für Fernsicht oder Nahsicht gewählt werden soll und
- **bifokale bzw. multifokale IOLs**, mit denen Objekte in Ferne und Nähe scharf eingestellt werden können. Dabei ist zu beachten, daß die bi- und multifokalen Kunstlinsen die optische Abbildungsqualität monofokaler IOLs nicht erreichen.

Starbrille: Durch die Entwicklung der Intraokularlinse (s. o.) ist die Korrektur des linsenlosen (aphaken) Auges mit dicken Stargläsern, wie sie nach intrakapsulärer Kataraktextraktion die Regel war, *nur noch in Ausnahmefällen nötig*. Bei *einseitiger Aphakie* ist die Korrektur nur eines Auges mit einem Starglas *nicht möglich*, da sonst eine Aniseikonie eintritt, d. h. die Größe der Netzhautbilder zu stark differiert. Die Starbrille eignet sich daher für die Korrektur der *beidseitigen Aphakie*. Stargläser haben (im Unterschied zu Kontaktlinsen) allerdings den Nachteil, daß sie das periphere Gesichtsfeld einengen (*Brillenskotom*).

Kontaktlinsen (weich, hart, sauerstoffdurchlässig): Sie ermöglichen ein fast normales Gesichtsfeld und sind wegen zu vernachlässigendem Bildgrößenunterschied *für einseitige Katarakte als postoperative Korrektur geeignet*. Viele ältere Patienten tun sich jedoch schwer, die Handhabung der Kontaktlinse zu erlernen.

Operationsmethoden

Es wird immer nur ein Auge operiert und der Eingriff am 2. Auge nach etwa einer Woche, bei stabilem Befund des 1. Auges durchgeführt.

Historische Meilensteine:
- **Starstich** (Reklination): 2000 Jahre lang bis ins 19. Jahrhundert wurde die Linse mit einem spitzen Instrument nach hinten in den Glaskörper luxiert und die optische Achse so von der Trübung befreit.
- **1746:** durch J. Daviel **erste extrakapsuläre Staroperation** durch Ablassen des Linseninhaltes nach unten.
- **1866:** durch A. v. Graefe **erster Starschnitt** nach oben.

Intrakapsuläre Kataraktextraktion (ICCE): *Bis vor 15 Jahren war dies die Methode der Wahl*; heute wird die ICCE nur noch bei subluxierten und luxierten Linsen (→ S. 200) eingesetzt. Über einen großen oberen Hornhautschnitt wird die gesamte Linse in ihrer Kapsel (intrakapsulär) mit einem Kältestift angefroren und aus dem Auge herausgezogen (◙ 7.17).

Intrakapsuläre Kataraktextraktion (ICCE)

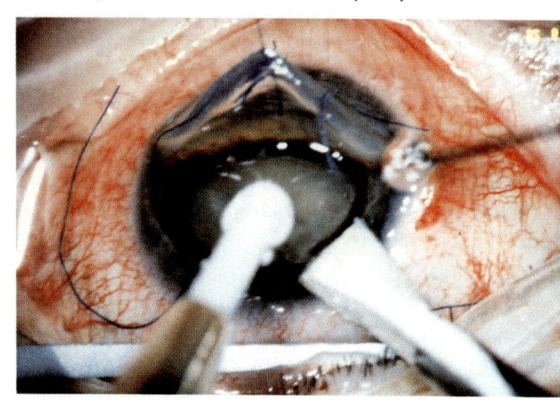

7.17 Entbindung der Linse über einen Hornhautschnitt durch Anfrieren und Herausziehen mit einem Kältestift (Kryoextraktion) – vom Operateur aus gesehen.

Extrakapsuläre Kataraktextraktion (ECCE):

Vorgehen (7.18 a–c): Die vordere Kapsel wird eröffnet (Kapsulorhexis). Anschließend werden nur Linsenkern- und -rinde entfernt (extrakapsuläre Extraktion), die hintere Kapsel und die Zonulaaufhängung bleiben erhalten. Damit ist das Auge fähig, eine Hinterkammerlinse stabil zu tragen.

> ❗ Die extrakapsuläre Kataraktextraktion mit Implantation einer Hinterkammerlinse ist heute die Methode der Wahl!

Der Kern wird heute vorwiegend durch *Phakoemulsifikation* entfernt (= Absaugen des Linsenkerns mit Hochfrequenzultraschall). Zur Erläuterung: Phako = gr. für Linse; Emulsifikation von lat. emulgere = ab-, ausschöpfen und facere = tun). Bei sehr hartem Kern erfolgt die Expression oder das Ausspülen des gesamten Kerns. Anschließend werden die weicheren Rindenanteile mit einem Saug-Spül-Ansatz (Aspirations-Irrigations-Manöver) abgesaugt. Die hintere Kapsel wird poliert und in den dann leeren Kapselsack eine Kunstlinse implantiert (7.19 a u. b). Für die Phakoemulsifikation ist nur ein 3–6 mm langer Schnitt notwendig. Wenn dieser Schnitt tunnelförmig erfolgt, kann man auf eine Naht verzichten (*No-stich-Technik*), da die Wunde sich dann selbst abdichtet.

Vorteile gegenüber der ICCE. Der Einblick auf die Netzhaut ist nach ECCE, insbesondere, wenn ein Nachstar entsteht (s. u.), generell schlechter als bei ICCE. Da jedoch bei der extrakapsulären Technik die Unterteilung des Auges in vorderes und hinteres Segment erhalten bleibt, kann der Glaskörper nicht wie bei der ICCE nach vorne fallen. Die Häufigkeit der Netzhautablösung ist mit 0,1–0,2 % nach ECCE etwa 10mal geringer als nach ICCE, wo sie 2–3 % beträgt.

7.4 Trübungen der Linse (Katarakte)

Extrakapsuläre Kataraktextraktion mit Implantation einer Hinterkammerlinse

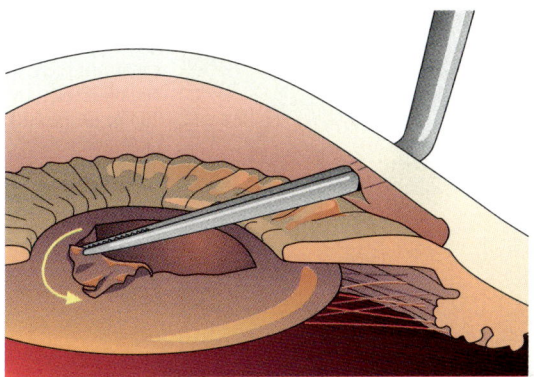

◎ 7.18 **a** Eröffnung der vorderen Linsenkapsel (kreisrunde Kapsulorhexis).

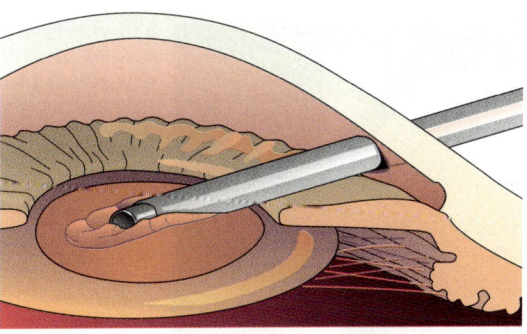

b Ultraschallzertrümmerung des Linsenkerns (Phakoemulsifikation) und Absaugen von Kern- und Rindenanteilen.

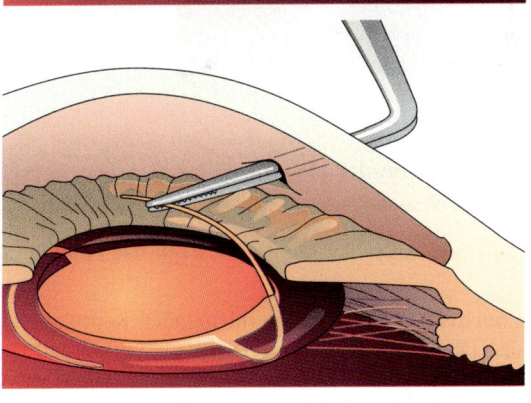

c Implantation der Hinterkammerlinse in den Kapselsack.

Patient mit Hinterkammerlinse (HKL)

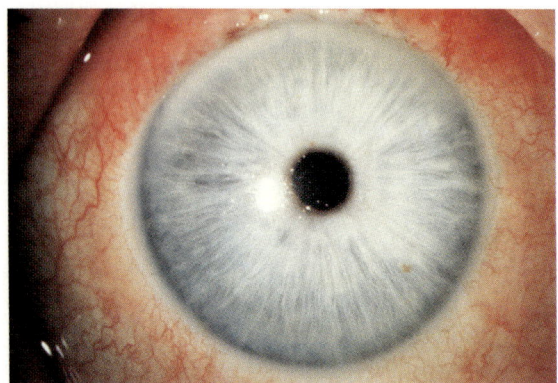

◉ 7.19 a Bei spielender (medikamentös nicht beeinflußter) Pupille ist die HKL nicht erkennbar.

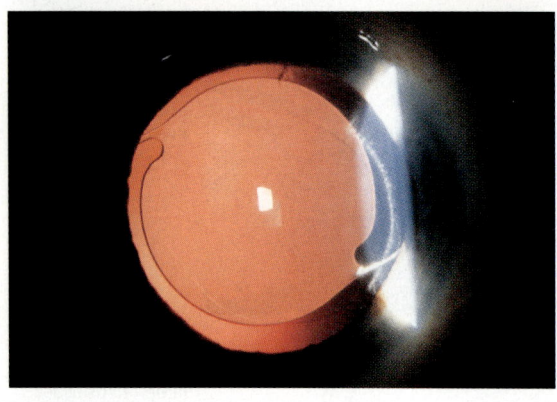

b Gleicher Patient nach Pupillenerweiterung. Die HKL ist im regredienten Licht sichtbar.

7.4.8.3 Nachstar (Cataracta secundaria)

→ *engl.:* after cataract, secondary cataract

Epidemiologie: Etwa 30% oder jeder 3. Patient entwickelt nach einer ECCE einen Nachstar.

Ätiopathogenese: Da bei der ECCE mit den verbleibenden Kapselanteilen auch vermehrungsfähige Linsenepithelzellen zurückgelassen werden (nur die zentrale Vorderkapsel wird ja entfernt), kann sich die Hinterkapsel sekundär durch regeneratorischen und fibrösen Nachstar eintrüben. Der Visus sinkt ab (◉ 7.20 a).

7.4 Trübungen der Linse (Katarakte)

Cataracta secundaria (Nachstar)

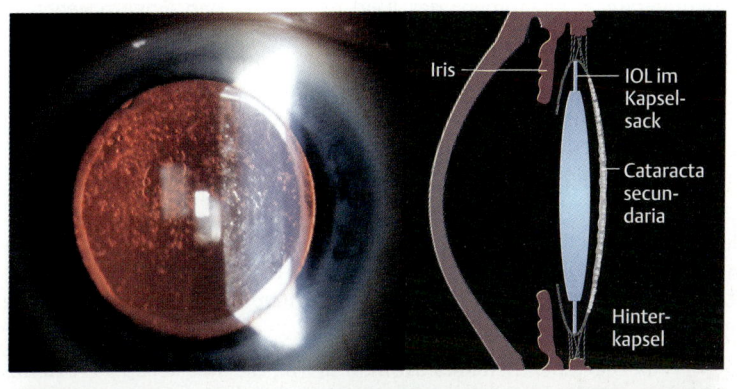

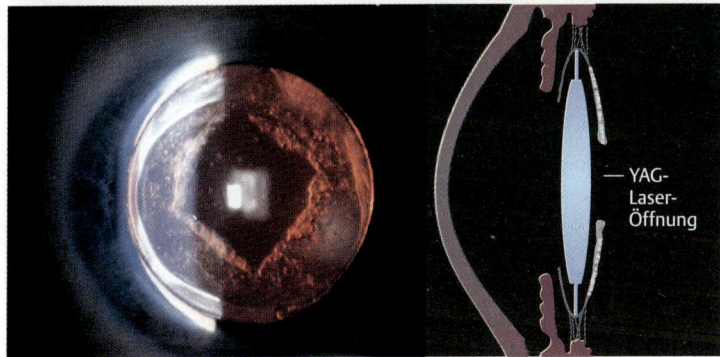

7.20 a Die regeneratorische Cataracta secundaria führt zu Visusabfall und vermehrter Blendung. **b** YAG-Laser-Kapsulotomie: Nach Durchtrennung der hinteren Linsenkapsel ist die optische Achse wieder frei, sofortiger Anstieg des Sehvermögens.

Therapie: Mit einem Neodym-Yag-Laser kann die Hinterkapsel ohne Eröffnung des Auges in der optischen Achse durchtrennt werden. Das Sehvermögen steigt dadurch sofort wieder an (7.20 b).

7.4.8.4 Besonderheiten bei der Operation kindlicher Katarakte

Verhaltensänderungen des Kindes beachten: Kinder mit kongenitaler, traumatischer oder metabolischer Katarakt äußern sich nicht verbal über die Sehbehinderung. Sie ist jedoch an folgenden **Symptomen** zu erkennen:

- Leukokorie,
- okulodigitales Phänomen: das Kind drückt mit den Fingern gegen die Augen/das Auge, da es auf diese Weise Lichtphänomene auslösen kann, die es als interessant empfindet,
- Strabismus: erstes Zeichen einer Sehbehinderung (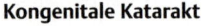7.21),
- Weinen beim Abdecken des gesunden Auges,
- Unsicherheiten beim Laufen und Greifen,
- umherschweifende Augenbewegungen,
- Nystagmus (→ S. 508 f).

Möglichst früh operieren: Die sensible Periode der Fixationsaufnahme liegt in den ersten 6 Lebensmonaten. Deshalb hat die Operation des kindlichen Stars nach dem 1. Lebensjahr *deutlich schlechtere Chancen*, zu einem guten Sehvermögen zu führen.

! Bei der kindlichen Katarakt muß so früh wie möglich operiert werden, um eine Deprivationsamblyopie (Schwachsichtigkeit) zu verhindern.

Bei *einseitiger Katarakt* sind die Aussichten auf den Erfolg der Operation schlechter als bei der doppelseitigen, da das Kataraktauge im Erlernen des Sehens immer einen nicht aufholbaren Rückstand gegenüber dem gesunden Auge hat (Deprivationsamblyopie).

Bei der Operation an die Zukunft denken: Nach Eröffnung der extrem elastischen, vorderen Linsenkapsel kann der weiche kindliche Kortex und Nukleus abgesaugt werden. Wegen der *starken Nachstarentwicklung* im kindlichen Auge (innerhalb 1 Woche) muß bei der Operation die Hinterkapsel primär durchtrennt und der vordere Glaskörper entfernt werden (*geplante hin-*

Kongenitale Katarakt

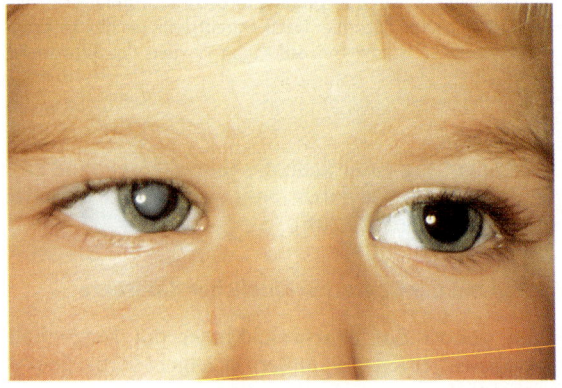

7.21 1 1/2 jähriges Kind mit kongenitaler Katarakt (rechts, Leukokorie). Zusätzlicher Befund: Strabismus convergens des rechten Auges.

7.4 Trübungen der Linse (Katarakte)

tere Kapsulotomie mit vorderer Vitrektomie), um eine klare optische Achse aufrechtzuerhalten. Durch das *Belassen der äquatorialen Kapselanteile* kann in späteren Jahren sekundär eine Hinterkammerlinse implantiert werden.

Refraktion ändert sich ständig: Mit dem Wachstum des Auges ändert sich die Brechkraft in kurzer Zeit erheblich. Die Refraktion des Neugeborenen (30–35 dpt) fällt im 1. Lebensjahr auf 15–25 dpt. Der Refraktionsausgleich wird **bei einseitiger Katarakt** mit *weicher Kontaktlinse* durchgeführt (◉ 7.22). Die Handhabung der weichen Kontaktlinse bei Säuglingen ist schwierig und erfordert intensive Mitarbeit der Eltern. **Bei beidseitiger Katarakt** wird die Korrektur mit *Starbrille* durchgeführt.

> ❗ Im 1. Lebensjahr sollte man alle 2 Monate, im 2. Lebensjahr alle 3–4 Monate die Refraktion durch Skiaskopie (→ Kap. 16) überprüfen und Kontaktlinsen und Gläserstärken anpassen.

Da die Erfahrungen mit Hinterkammerlinsen und der derzeitige Nachbeobachtungszeitraum deutlich geringer sind als die Lebenserwartung der Kinder und man die Linsenstärke der sich ändernden Refraktion nicht anpassen kann ist man heute bei der **Implantation von introkularen Linsen** bei kongenitalen Katarakten noch zurückhaltend.

Orthoptische Nachbehandlung notwendig: Zusätzlich ist besonders *bei einseitiger Katarakt* eine orthoptische Nachbehandlung des operierten Auges zum Aufholen des Rückstandes im Vergleich zum gesunden Auge angezeigt: Fixationskontrollen, Amblyopieschulung (Okklusionsbehandlung → S. 491 f).

Refraktionsausgleich mit weicher Kontaktlinse

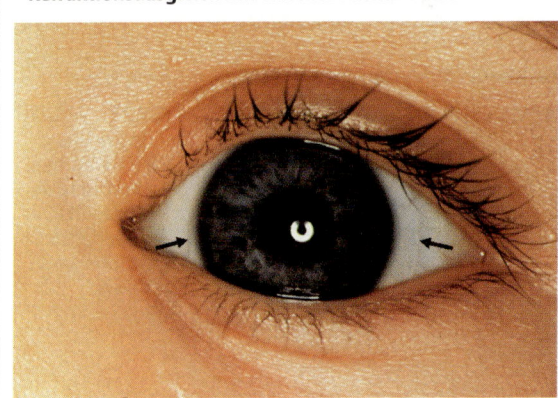

◉ 7.22 Bei einseitiger kongenitaler Katarakt erfolgt der Refraktionsausgleich mit weicher Kontaktlinse (Rand der Kontaktlinse mit Pfeilen markiert).

7.5 Lageveränderungen der Linse (Luxatio und Subluxatio lentis)

Definition

- **Subluxation:** Die Linsenaufhängung (Zonulafasern) ist gelockert, die Linse befindet sich jedoch noch zum Teil in der Fossa hyaloidea ◉ 7.23.
- **Luxation:** Die Linse ist vollständig abgerissen und in den Glaskörper, seltener auch in die Vorderkammer disloziert.

→ *engl.:* dislocation of the lens

Ätiologie: Verschiedene Ursachen kommen in Frage (■ 7.5). Am *häufigsten* führen **Verletzungen** (Contusio bulbi, → S. 520 ff), im späteren Lebensalter auch das **Pseudoexfoliationssyndrom** (Pseudoexfoliatio lentis) zur Luxation bzw. Subluxation der Linse. **Erbliche Ursachen** und **Stoffwechselstörungen** führen *schon früh* zu Lageveränderungen der Linse, sind *insgesamt jedoch selten*. Weitere seltene Ursachen der Linsenverlagerung sind **Hyperlisinämie** (durch Verzögerung der geistigen Entwicklung und Krampfanfälle gekennzeichnet) sowie der **Sulfit-Oxidase-Defekt** (führt zu geistiger Retardierung und Sulfozysteinurie).

! Die häufigsten, nicht traumatischen Ursachen der Linsenluxation sind Marfan-Syndrom, Homozystinurie und Weill-Marchesani-Syndrom.

Symptomatik: Wenn die Linse nur gering verlagert ist, kann dies für den Patienten ohne funktionelle Bedeutung sein. Bei stärkerer Dislokation entstehen hochgradige optische Verzerrungen mit Visusverlust.

Subluxatio lentis bei Marfan-Syndrom

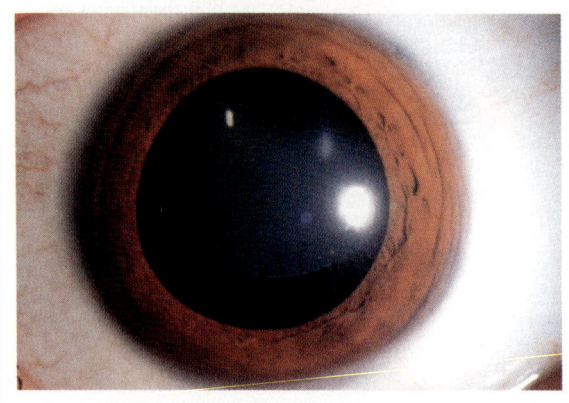

◉ 7.23 Verlagerung der Linse nach nasal oben; Zonulafasern intakt, dadurch Akkommodationsfähigkeit teilweise erhalten.

7.5 Lageveränderungen der Linse (Luxatio und Subluxatio lentis)

Tab. 7.5 Ätiologie der Lageveränderungen der Linse

Ursachen	Lageveränderungen der Linse
❖ Erbliche Ursachen (selten)	
– Ektopia lentis et pupillae: isoliert, monosymptomatisch	– vollständige oder teilweise Verlagerung der Linse (z. B. in die Vorderkammer)
– Marfan-Syndrom: gekennzeichnet u. a. durch: Spindelfingrigkeit, Hochwuchs und Überstreckbarkeit der Gelenke	– Kugellinse, Linsenverlagerung meist nach temporal oben; Zonulafasern elongiert, aber häufig intakt
– Weill-Marchesani-Syndrom: u. a. Kleinwuchs, Kurzfingrigkeit	– Kugellinse, oft kombiniert mit zu kleiner Linse, die Linse ist exzentrisch und nach unten verlagert
– Homozystinurie (Stoffwechselstörung): gekennzeichnet u. a. durch Oligophrenie, Osteoporose und Skelettdeformitäten	– Linsenverlagerung meist nach nasal unten, abgerissene Zonulafasern als „Dauerwelle" auf der Linse sichtbar
❖ Erworbene Ursachen	
– Trauma (wahrscheinlich häufigste Ursache überhaupt)	– Zonuladefekte durch Deformation, dadurch Subluxation bzw. Luxation der Linse möglich
– Pseudoexfoliatio lentis (im späteren Lebensalter)	– Zonulaschwäche durch Lockerung der Faserverankerung an der Linse, dadurch Linsenverlagerungen möglich
– Ziliarkörpertumor (selten)	– Verlagerung der Linse durch Tumor
– große Augen (hohe Myopie, Buphthalmus) (selten)	– Zonuladefekte durch überdimensionales Längenwachstum, dadurch Linsenverlagerung möglich

Diagnostik: Leitsymptom sind Zitterbewegungen der Iris (Irisschlottern) und der Linse bei Augenbewegungen (Irido- und Lentodonesis). Sie sind an der Spaltlampe erkennbar.

Therapie: Optische Gründe (→ Symptomatik) und die Gefahr eines sekundären Winkelblockglaukoms (durch Vorwölbung der Iris und Luxation der Linse in die Vorderkammer) sind Indikationen zur Entfernung der Linse.

8 Gefäßhaut (Tunica vasculosa bulbi)

Gabriele E. Lang und Gerhard K. Lang

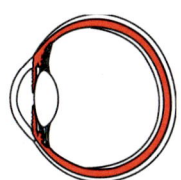

8.1 Grundkenntnisse

Aufbau: Die Gefäßhaut (*engl.:* uveal tract; auch als *Uvea* bezeichnet, bedeutet übersetzt *Weinbeere*, da sie wegen ihres Pigmentgehaltes an eine dunkle Weinbeere erinnert) besteht aus:
* **Regenbogenhaut (Iris)**,
* **Ziliarkörper (Corpus ciliare)** und
* **Aderhaut (Choroidea)**.

Lage: Die Gefäßhaut liegt *zwischen Sklera und Netzhaut*.

Blutversorgung und Innervation: Die **arterielle Versorgung** erfolgt durch die *A. ophthalmica*:
* Die *Aa. ciliares posteriores breves* treten neben dem Sehnerv in das Auge ein und versorgen die *Choroidea*.
* Die *Aa. ciliares posteriores longae* fuhren an der Innenseite der Sklera zum *Ziliarkörper* und zur *Iris*. Sie bilden den Circulus arteriosus iridis major im Bereich der Iriswurzel und den Circulus arteriosus iridis minor im Bereich der Iriskrause.
* Die *Aa. ciliares anteriores* zweigen von Gefäßen der geraden Augenmuskeln ab und haben Verbindung zu den *hinteren Ziliargefäßen*.

Das **venöse Blut** fließt durch *4–8 Vv. vorticosae (Wirbelvenen)* ab, die die Sklera hinter dem Äquator durchdringen und in die Vv. ophthalmicae superiores und inferiores (◘ 8.1) münden. Die **nervöse Versorgung** erfolgt durch die *Nn. ciliares breves et longae*.

8.1.1 Regenbogenhaut (Iris)

Aufbau und Funktion: Die Iris (*engl.:* iris) besteht aus 2 Blättern:
* dem **vorderen, mesodermalen Stromablatt** und
* dem **hinteren, ektodermalen Pigmentblatt**,

das lichtundurchlässig ist und das Auge vor übermäßigem Lichteinfall abschirmt. Linsenvorderfläche und Pigmentblatt liegen im peripupillaren Bereich so dicht aneinander, daß sie z. B. bei Entzündungen leicht miteinander verwachsen können.

Gefäßversorgung der Uvea

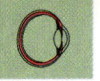

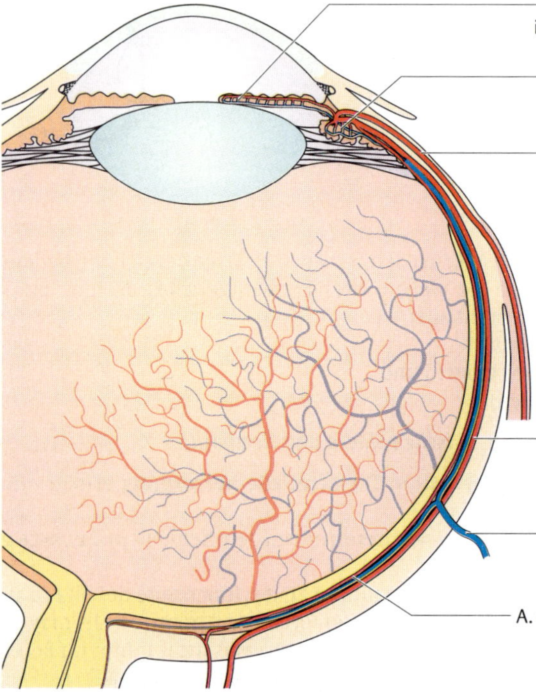

- Circulus arteriosus iridis minor (Iriskrause)
- Circulus arteriosus iridis major
- A. ciliaris anterior
- A. ciliaris posterior longa
- V. vorticosa
- A. ciliaris posterior brevis

8.1 Erläuterung s. Text.

Das Stroma ist durch die **Iriskrause**, unter der der Circulus arteriosus iridis minor liegt, in einen *pupillaren* und einen *ziliaren* Anteil gegliedert. Der pupillare Anteil enthält den **M. sphincter** (parasympathisch innerviert), der ziliare Anteil **Iriswurzel** und **M. dilatator pupillae** (sympathisch innerviert). Diese Muskeln regeln Verengung und Erweiterung der Pupille, so daß die Iris als **Blende** des optischen Systems Auge bezeichnet werden kann.

> Bei Früh- und Neugeborenen ist die Pupillenerweiterung manchmal schwierig, da sich der M. dilatator pupillae relativ spät differenziert.

Oberfläche: Die normale Iris hat ein ausgeprägtes Oberflächenrelief, das aus **Krypten** (Gewebelücken, auch als Lakunen bezeichnet) und **Trabekeln** (Irisbälkchen) besteht, die miteinander verflochten sind. Eine verwaschene Oberflächenstruktur *kann* Hinweis auf eine Entzündung sein (→ S. 212, Iridozyklitis).

Farbe: Die Farbe der Regenbogenhaut ist individuell verschieden, je nach **Melaningehalt der Pigmentzellen (Chromatophoren)** in *Stroma* und *Pigmentblatt*. Bei hohem Melaningehalt sind die Augen dunkelbraun, bei niedrigem grau-blau. **Neugeborene** haben immer eine grau-blaue Iris, da sich das *Pigmentblatt* erst im Verlauf des 1. Lebensjahres allmählich ausbildet. Auch bei **Albinismus** (gestörte Melaninsynthese, → auch S. 210) sind die Augen grau-blau, da zu wenig Melanin vorhanden ist. Im regredienten Licht an der Spaltlampe erscheinen sie rötlich (Fundusreflex).

8.1.2 Ziliarkörper (Corpus ciliare)

Lage und Aufbau: Der **Ziliarkörper** (*engl.:* ciliary body) reicht von der Iriswurzel bis zur Ora serrata und geht dort in die Aderhaut über. Er besteht aus der *vorderen Pars plicata* und der *hinteren Pars plana*, die 3,5 mm hinter dem Limbus liegt. Zahlreiche **Ziliarfortsätze** (Processus ciliares) ragen in die hintere Augenkammer. Von der Pars plana und den Tälern der Ziliarfortsätze spannt sich der Aufhängeapparat der Linse, die Zonula Zinni, zur Linsenkapsel.

Funktion: Der *Ziliarmuskel (M. ciliaris)* ist verantwortlich für die **Akkommodation**. Das zweischichtige *Epithel, das den Ziliarkörper bedeckt*, **produziert** das **Kammerwasser**.

8.1.3 Aderhaut (Choroidea)

Lage und Aufbau: Die Aderhaut (*engl.:* choroid) stellt die **mittlere Hülle des Bulbus** dar. Nach innen wird sie durch die *Bruch-Membran* (Lamina vitrea) begrenzt. Mit einer Schicht großer Gefäße (Lamina vasculosa) und einer Schicht kleiner Gefäße (Choriocapillaris) ist die Aderhaut *sehr gefäßreich*. Der Blutfluß durch die Chorioidea ist der *stärkste des gesamten Körpers*!

Funktion: Die Aderhaut dient der **Regulierung der Temperatur** und der **Ernährung der äußeren Netzhautschichten**.

8.2 Untersuchungsmethoden

Mit der *Spaltlampe* wird durch fokale Beleuchtung die **Oberfläche der Iris** untersucht. *Normalerweise* sind *keine Gefäße sichtbar*.

> **!** Irisgefäße sind nur bei Irisatrophie, Entzündungen oder als Neovaskularisation bei Rubeosis iridis (→ S. 219 u. 8.12) sichtbar.

Wenn Gefäße vorhanden sind, können sie mit der *Irisangiographie* nach intravenöser Injektion von Fluoreszeinnatrium dargestellt werden.

Defekte im Irispigmentblatt leuchten im regredienten Licht an der Spaltlampe rot auf (*Kirchenfensterphänomen*, → 8.6). Durch die *Biomikroskopie* können mit 40facher Vergrößerung an der Spaltlampe auch einzelne Zellen wie Melanomzellen sichtbar werden.

Die *Vorderkammer* des Auges ist *normalerweise optisch leer*. Bei Entzündungen kommt es zu einer erhöhten Permeabilität der **Irisgefäße** (Zusammenbruch der Blut-Kammerwasser-Schranke). Mit Hilfe der *Spaltlampe* kann man dann bei seitlicher punktförmiger Beleuchtung die *Trübungen des Kammerwassers* durch Proteine (Tyndall-Effekt) beobachten. Mit dieser Untersuchungsmethode lassen sich bei Entzündungen auch *Zellen in der Vorderkammer* diagnostizieren.

Die **Iriswurzel**, die sozusagen im „toten Winkel" liegt und daher nicht direkt einsehbar ist, kann man mit Hilfe eines *Gonioskopieglases* untersuchen (→ S. 242). Für die Inspektion des **hinteren Teils der Pars plana**, der ebenfalls im „toten Winkel" liegt, benötigt man ein *Dreispiegelkontaktglas* und muß den Bulbus zusätzlich mit einem Metallstift eindellen, um diesen Teil des Ziliarkörpers überhaupt untersuchen zu können (z. B. bei Verdacht auf ein malignes Melanom des Ziliarkörpers).

Das Pigmentepithel der Netzhaut erlaubt nur eine begrenzte direkte Beurteilung der **Aderhaut** durch die *Ophthalmoskopie* und *Fluoreszenzangiographie* bzw. Indozyaningrün-Angiographie. Veränderungen der Aderhaut (z. B. Tumore oder Hämangiome) lassen sich auch mit der Ultraschalluntersuchung abklären. Bei **Verdacht auf Tumoren** wird das Auge durchleuchtet. Dazu setzt man (nach Tropfanästhesie) gegenüber dem Prozeß ein *Diaphanoskop* (Kaltlichtquelle) auf den Augapfel auf und sieht dann eine *Abschattung des Fundusrots* im Bereich des Tumors.

8.3 Fehlbildungen

8.3.1 Aniridie

→ *engl.:* aniridia

Als Aniridie bezeichnet man das **meist bilaterale Fehlen der Iris**, das *autosomal dominant vererbt* wird oder *sporadisch* auftritt. Eine Aniridie kann außerdem *traumatisch* bedingt sein (z. B. durch perforierende Verletzungen). In der Regel sind jedoch periphere Reste der Iris erhalten, so daß Ziliarzotten und Zonularfasern an der Spaltlampe sichtbar werden (8.2).

> Bei sporadischer Aniridie muß ein Wilms-Tumor der Niere (Miller-Syndrom) ausgeschlossen werden.

8.3 Fehlbildungen

Aniridie

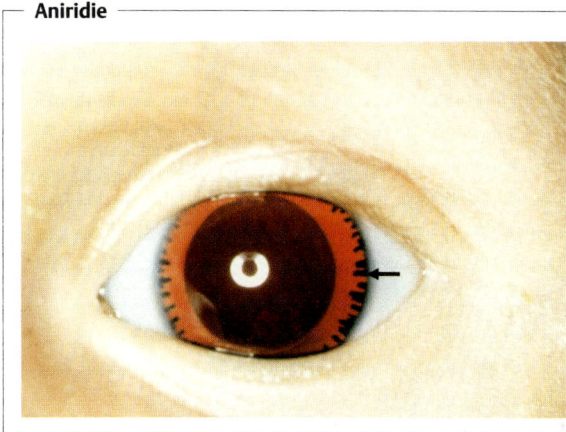

8.2 Die Ziliarzotten (Pfeil) und die Linse sind im regredienten Licht an der Spaltlampe sichtbar.

Als Folge der assoziierten Hypoplasie der Fovea ist die *Sehkraft erheblich reduziert*. Kombinationen mit Nystagmus, Amblyopie, Buphthalmus und Katarakt sind häufig.

> Bei Vorliegen eines Nystagmus besteht immer eine Visusreduktion.

8.3.2 Kolobome

→ *engl.:* coloboma

Eine weitere angeborene Fehlbildung entsteht durch einen **fehlenden Verschluß der fetalen Augenbecherspalte**, der normalerweise etwa in der 6. Schwangerschaftswoche stattfindet. Diese Fehlbildungen bezeichnet man als **konnatale Kolobome**. Sie sind *nach nasal unten* gerichtet und können Iris (8.3), Ziliarkörper, Zonulafasern, Aderhaut und Sehnerv (8.4) betreffen. **Brückenkolobome** zeigen noch erhaltene Reste der Iris oder Aderhaut. Die Beteiligung von Aderhaut und Sehnerv führt häufig zu einer *Visusreduktion*.

Operative Iriskolobome bei Operation des grauen oder grünen Stars werden in der Regel oben angelegt. Auf diese Weise werden sie vom Oberlid bedeckt, so daß der Patient nicht geblendet ist.

Traumatische Iriskolobome sind durch einen Irisabriß (Iridodialyse) verursacht (8.5).

8 Gefäßhaut (Tunica vasculosa bulbi)

Angeborenes Iriskolobom

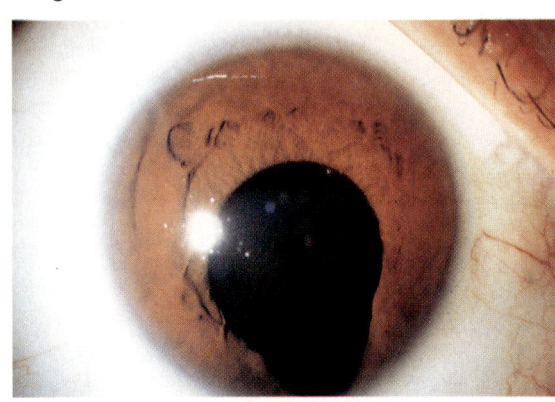

👁 8.3 Das angeborene Iriskolobom liegt nach nasal unten. Die Pupille geht ohne scharfe Abgrenzung in das Kolobom über.

Kolobom von Netzhaut, Aderhaut und Sehnerv

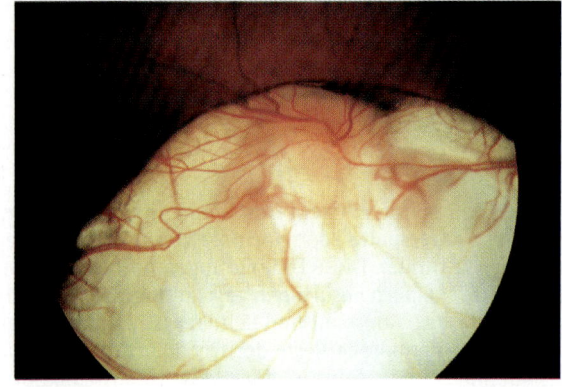

👁 8.4 Das Kolobom von Netzhaut, Aderhaut und Sehnerv ermöglicht den Blick auf die darunterliegende weiße Sklera.

Varianten von Irisveränderungen

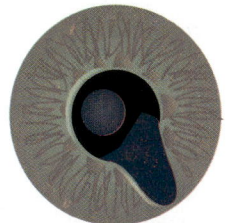

angeborenes Iriskolobom, nasal unten gelegen

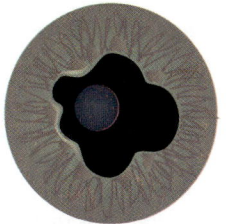

Kleeblatt-Pupille durch hintere Synechien

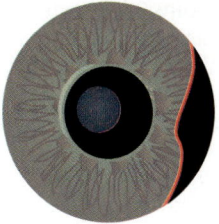

traumatischer Irisabriß (Iridodialyse)

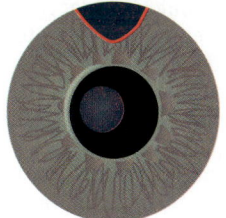

operatives basales Iriskolobom

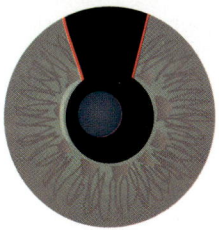

operatives Sektorkolobom

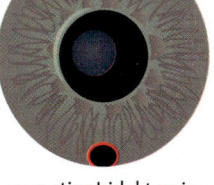

operative Iridektomie (nach Ando)

◉ 8.5   Weitere Erläuterung → S. 207

8.4 Farbanomalien

8.4.1 Störungen der Pigmententwicklung, Heterochromie

→ *engl.:* heterochromia

Störungen der Pigmententwicklung einer Iris können zu einem angeborenen **Farbunterschied zwischen rechter und linker Iris (Heterochromie)** führen. Wenn dabei nur ein Teil der Iris unterschiedlich pigmentiert ist, spricht man von einer **Iris bicolor**. Eine Heterochromie muß nicht unbedingt einen Krankheitswert haben (sog. **Heterochromia simplex**), kann jedoch auch Hinweis auf eine pathologische Veränderung sein. Im einzelnen werden unterschieden:

- **Heterochromia complicata Fuchs** (Ätiologie unklar): Hierbei kommt es *im Erwachsenenalter* zu einer rezidivierenden *Iridozyklitis* (gleichzeitige Entzündung mehrerer Abschnitte der Uvea) und *Präzipitaten auf der Hornhautrückfläche* ohne Ausbildung hinterer Synechien (Zusammenwachsen von Iris und Linse). Das Auge ist *äußerlich reizfrei*. Nicht selten sind die Folgen Linsentrübung (Cataracta complicata) und Steigerung des Augendrucks (Glaukom).
- **Heterochromia sympathica:** Bei *einseitiger Unterfunktion der sympathischen Innervation* wird die betroffene Iris zunehmend heller. (Eine Heterochromie mit einseitiger Hellerfärbung der Iris kommt auch nach Iridozyklitis, Glaukomanfall und Blutungen in die Vorderkammer vor.)
- **Melanosis iridis:** Hierunter versteht man die *Dunklerfärbung* einer Iris.

Außer dem Farbunterschied der beiden Irides führen weder Heterochromia sympathica noch Melanosis iridis zu weiteren Symptomen oder Beschwerden. Die einzige Form der Heterochromie, die zu pathologischen Veränderungen führt, ist die Fuchs-Heterochromie, die bei den genannten möglichen Komplikationen auch therapiert werden muß.

8.4.2 Albinismus

→ *Synonym:* Achromasie; *engl.:* albinism

Der Albinismus (von lat. albus = weiß) ist eine angeborene **Stoffwechselstörung, die zur Hypopigmentierung des Auges führt.** Man unterscheidet:
- **okulären Albinismus** (nur die Augen sind betroffen) und
- **okulokutanen Albinismus** (Augen, Haut und Haare sind betroffen).

Bei Albinismus ist die Regenbogenhaut hellblau, da aufgrund der gestörten Melaninsynthese zu wenig Melanin vorhanden ist. Im regredienten Licht an der Spaltlampe erscheint die *Iris rötlich* (Fundusreflex, ◘ 8.6). Ophthalmoskopisch sind die *Aderhautgefäße sichtbar* (◘ 8.7). Da die Fovea aplastisch ist, besteht eine *deutliche Visusreduktion* und ein *Nystagmus*. Darüber hinaus sind die Patienten lichtscheu (*Photophobie*), da die Filterfunktion des Pigmentblatts entfällt.

Okulärer Albinismus

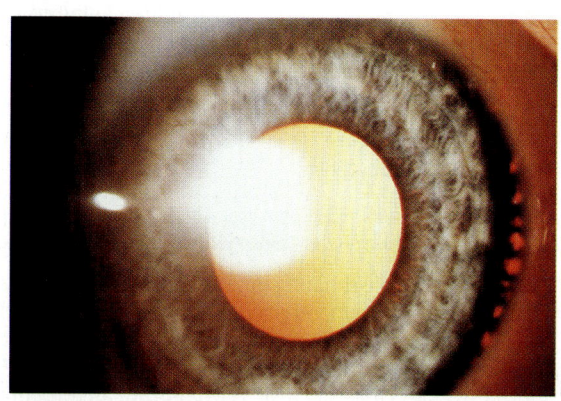

◉ 8.6 Die Iris leuchtet im regredienten Licht peripher rot auf.

Augenhintergrund bei okulärem Albinismus

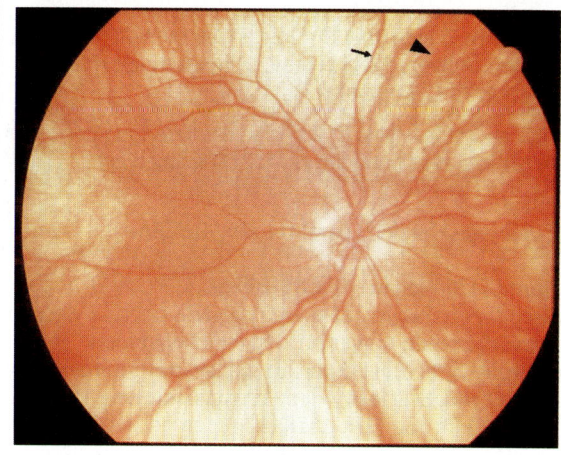

◉ 8.7 Typisch sind die ophthalmoskopisch sichtbaren Aderhautgefäße (Aderhautgefäß ▶; Netzhautgefäß →).

8.5 Entzündungen

Man unterscheidet Entzündungen der Uvea nach verschiedenen Abschnitten im Bulbus:
* Uveitis anterior (**Iritis**),
* Uveitis intermedia (**Zyklitis**) und

8 Gefäßhaut (Tunica vasculosa bulbi)

- Uveitis posterior (**Choroiditis**). Es gibt jedoch auch Entzündungen, die mehrere Abschnitte der Uvea betreffen, wie die **Iridozyklitis** (Entzündung von Iris und Ziliarkörper) oder die **Panuveitis** (Entzündung aller Abschnitte).

8.5.1 Akute Iritis und Iridozyklitis
→ *engl.:* acute iritis and iridocyclitis

Epidemiologie: Die **Iritis** ist die häufigste Form der Uveitis. Sie tritt meist kombiniert mit einer Zyklitis auf. Etwa ³/₄ der **Iridozyklitiden** verlaufen akut.

Ätiopathogenese: Der Iridozyklitis liegt häufig eine **immunologische Ursache** zugrunde wie z.B. eine allergisch-hyperergische Reaktion auf Bakterientoxine. Bei einigen rheumatischen Erkrankungen ist eine gehäufte Assoziation mit der Expression spezifischer Antigene des HLA-Systems (wie HLA-B27) bekannt. Die Iridozyklitis kann aber auch als **Teilsymptom allgemeiner Erkrankungen** wie Morbus Bechterew, Reiter-Syndrom, Sarkoidose usw. auftreten (🞏 8.1). **Infektionen** (seltener) kommen nach perforierenden Verletzungen oder septisch (Bakterien, Viren, Mykosen, Parasiten) vor. Linsenanteile können eine *phakogene Entzündung*, evtl. mit Glaukom verursachen.

Symptomatik: Die Patienten klagen über dumpfe Schmerzen im Bereich des Auges oder der Stirn sowie Sehverschlechterung, Lichtscheuheit (Photophobie) und vermehrten Tränenfluß (Epiphora).

❗ Die akute Iritis bzw. Iridozyklitis ist als Folge der Beteiligung der Ziliarnerven im Gegensatz zur Choroiditis (→ S. 217) schmerzhaft.

Diagnostik: Typisch sind:
- **ziliare Injektion:** Die episkleralen, paralimbalen Gefäße sind blau-rot gefärbt oder
- **gemischte Injektion:** Die Bindehaut ist mitbeteiligt.

Die **Iris** ist **hyperämisch** (bei heller Iris können Irisgefäße sichtbar werden), die **Struktur** erscheint **verwaschen** und es besteht eine **Reizmiosis**.

Die Sehverschlechterung ist bedingt durch die zellige Infiltration der Vorderkammer und Eiweiß- (**Tyndall-Effekt**) oder Fibrinansammlung. Die Präzipitate sammeln sich dreieckförmig (Arlt-Dreieck) unten an der Hornhautrückfläche an. Lagern sich die Exsudate am Boden der Vorderkammer ab, spricht man von einem **Hypopyon** (🞏 8.8). Bei Virusinfektionen kann es zu Blutungen in die Vorderkammer (**Hyphäma**) kommen (🞏 8.9). In seltenen Fällen entwickelt sich zudem ein Hornhautödem.

❗ Hornhautödeme und Tyndall-Effekte (Eiweißansammlung in der Vorderkammer) können durch seitliche Beleuchtung mit einer Visitenlampe bzw. Spaltlampe diagnostiziert werden.

8.5 Entzündungen

8.1 Ursachen der Uveitis in Abhängigkeit von ihrer Lokalisation

Form der Uveitis	Mögliche Ursachen
HLA-B27-assoziierte Iridozyklitis	❖ idiopathisch ❖ Morbus Bechterew ❖ Morbus Reiter ❖ Morbus Crohn ❖ Colitis ulcerosa ❖ Psoriasis
HLA-B27-nichtassoziierte Iridozyklitis	❖ idiopathisch ❖ Viren ❖ Tuberkulose ❖ Sarkoidose ❖ Lues ❖ Lepra ❖ rheumatoide Arthritis (Still-Chauffard-Syndrom) ❖ Heterochromiezyklitis ❖ phakogen ❖ Trauma
Iridozyklitis/Choroiditis	❖ Toxoplasmose ❖ Morbus Boeck ❖ Tuberkulose ❖ Lues ❖ Morbus Behçet ❖ sympathische Ophthalmie ❖ Borreliose ❖ Brucellose ❖ Yersiniose ❖ Listeriose ❖ Malignome
Choroiditis	❖ Toxoplasmose ❖ Morbus Boeck ❖ Lues ❖ Morbus Behçet ❖ Histoplasmose ❖ Toxocara

Hypopyon bei akuter Iridozyklitis

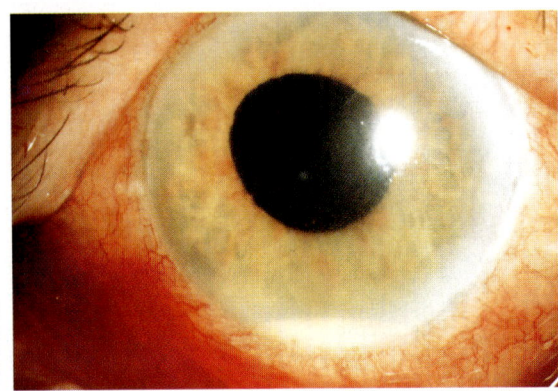

◉ 8.8 Die eitrigen Exsudate lagern sich am Boden der Vorderkammer ab und bilden dort einen Spiegel.

Hyphäma

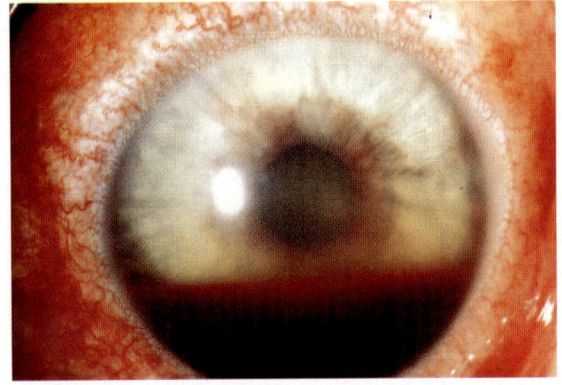

◉ 8.9 Bei Rubeosis iridis, Traumen oder Iridozyklitiden (selten) kann es zu Blutungen in die Vorderkammer kommen.

Differentialdiagnose: 🖻 8.2.

> Bei der akuten Iritis hat die Vorderkammer eine normale Tiefe und es findet sich eine Reizmiosis. Beim akuten Glaukomanfall dagegen ist die Vorderkammer flach und die Pupille übermittelweit (🖻 8.2).

Komplikationen: Komplikationen sind:
* **sekundäres Offenwinkelglaukom** mit Druckanstieg,
* Verwachsungen von Iris und Hornhautrückfläche (**vordere Synechien**) oder
* Verwachsungen von Iris und Linse (**hintere Synechien**) (◉ 8.10).

8.5 Entzündungen **215**

8.2 Differentialdiagnose Iritis – Glaukomanfall

Unterscheidungskriterium	Akute Iritis	Akuter Glaukomanfall
Symptome	dumpfe Schmerzen, Lichtscheu	starke Schmerzen, Erbrechen
Bindehaut	gemischte Injektion	gemischte Injektion
Hornhaut	klar	trüb, ödematös
Vorderkammer	normal tief; es finden sich Zellen und Fibrin	flach
Pupille	eng (Reizmiose)	weit, entrundet
Bulbus	normoton	steinhart

Hintere Synechien nach Iridozyklitis (Kleeblatt-Pupille)

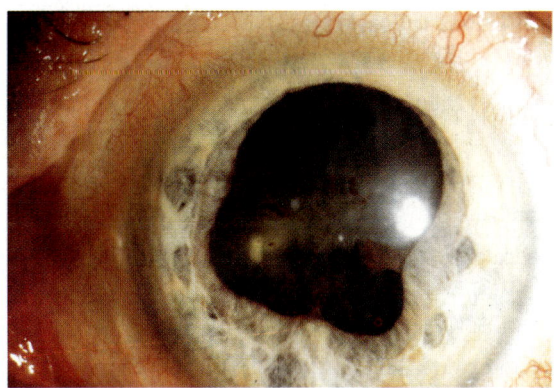

8.10 Infolge einer akuten Iridozyklitis sind Iris und Linse stellenweise synechiert (→ auch 8.5.

Therapie: Bei erregerbedingten Iridozyklitiden (bei Hornhautulzera, perforierender Verletzung, septisch) wird eine antibiotische oder antivirale Therapie lokal und gegebenenfalls systemisch durchgeführt.

> Der Erregernachweis erfolgt durch Bindehautabstrich, bei Sepsis durch Blutkultur. Die antibiotische Therapie sollte sofort begonnen werden, da die Erreger nicht immer nachgewiesen werden können.

Um **Synechien zu vermeiden**, erfolgt eine therapeutische Mydriasis in Kombination mit einer Steroidtherapie. Können keine Erreger nachgewiesen werden, wird eine hochdosierte lokale Steroidtherapie (Prednisolon-Augentropfen stündlich, Injektion von Dexamethason solubile subkonjunktival) verabreicht. Um *hintere* Synechien zu vermeiden, muß die Pupille maximal weit gestellt werden (Atropin, Scopolamin, Cyclopentolat, evtl. Adrenalin und Epinephrin-Augentropfen).

> ❗ Bei Iritis kann die mydriatische Wirkung von pupillenerweiternden Augentropfen abgeschwächt sein, so daß länger wirksame Medikamente wie Atropin verwendet und diese mehrmals täglich getropft werden müssen.

Manchmal können schon **bestehende Synechien** damit gelöst werden, und es bleiben Irisfußpunkte auf der Linsenvorderfläche zurück. Das **sekundäre Offenwinkelglaukom** wird durch Gabe von β-Rezeptoren-Blockern in Augentropfenform und evtl Carboanhydrasehemmern (Azetazolamid) behandelt (→ S. 264, 🗖 10.3).

Prognose: Bei entsprechender Therapie kommt es meist innerhalb weniger Tage zu einer Besserung. Der Übergang in eine chronische Form ist möglich.

8.5.2 Chronische Iritis und Iridozyklitis

→ *engl.:* chronic iritis and iridocyclitis

Epidemiologie: Etwa ¹/₄ der Iridozyklitiden verlaufen chronisch.

Ätiologie: → 🗖 8.1.

Symptome (→ auch „akute Iridozyklitis"): Die chronische Iridozyklitis kann symptomarm verlaufen.

Diagnostik: → „akute Iridozyklitis".

Differentialdiagnose: Differentialdiagnostisch müssen akutes Glaukom (→ S. 269), Konjunktivitis (→ S. 101) und Keratitis (→ S. 141) abgegrenzt werden.

Komplikationen: Bei kompletter hinterer Synechierung im Pupillarbereich spricht man von **Seclusio pupillae**. Da das Kammerwasser nicht mehr zirkulieren kann, entsteht ein **sekundäres Winkelblockglaukom bei Napfkuchen-iris** (= **Iris bombata**). Bei einer **Occlusio pupillae** bildet sich zusätzlich eine fibröse Narbe im Pupillarbereich. Es können sich hintere subkapsuläre Trübungen der Linse entwickeln (**Cataracta complicata**). Bei rezidivierenden Iridozyklitiden kann auch eine **Hornhautbanddegeneration** (→ S. 150) entstehen.

Therapie: Bei einer **Seclusio pupillae** mit sekundärem Winkelblockglaukom ermöglicht eine *YAG-Laser-Iridotomie*, daß das Kammerwasser aus der hinte-

8.5 Entzündungen **217**

ren Augenkammer durch diesen Shunt in die vordere Augenkammer zirkulieren kann. Bei einer **Cataracta complicata** kann im entzündungsfreien Intervall eine *Kataraktextraktion* durchgeführt werden.

Prognose: Durch chronisch rezidivierenden Verlauf kommt es häufig zu Komplikationen wie Synechien oder Katarakt bis zur Erblindung durch Phthisis bulbi (Schrumpfung des Augapfels).

8.5.3 Choroiditis

→ *engl.:* choroiditis

Epidemiologie: Es gibt wenig epidemiologische Untersuchungen zur Choroiditis. Man geht von einer Inzidenz von 4 : 100 000 Einwohnern pro Jahr aus.

Ätiologie: → 8.1.

Symptome: Die Patienten sind schmerzfrei, klagen jedoch über Sehverschlechterung oder Schleiersehen.

> Die Choroiditis verläuft schmerzlos, da die Aderhaut keine sensiblen Nervenfasern enthält.

Diagnostik: Ophthalmoskopisch sieht man einzelne oder mehrere choroiditische Herde, die *im frischen Zustand* weißlich und unscharf begrenzt sind (8.11). Im *Narbenstadium* sind die Herde scharf abgegrenzt und mehr oder

Disseminierte Choroiditis

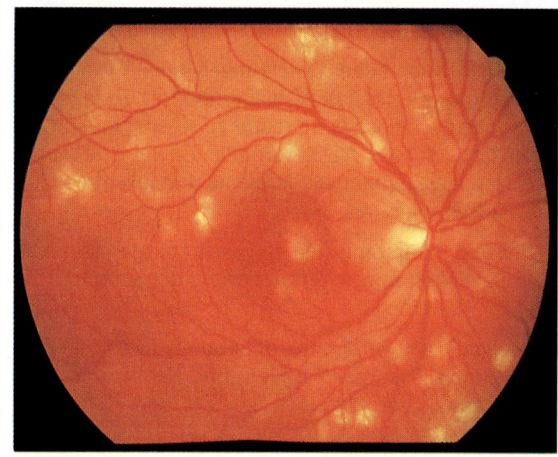

8.11 Die frischeren Entzündungsherde sind gelblich und unscharf begrenzt, die älteren gelbbraun und scharf begrenzt.

weniger braun pigmentiert. Manchmal sieht man die großen Aderhautgefäße durch die atrophischen Narben.

Bei einem **primär choroidalen Prozeß** finden sich *keine Zellen im Glaskörper*. Bei einer Entzündung, die von der Netzhaut ausgeht (= **Retinochoroiditis**), zeigt sich demgegenüber eine *zellige Glaskörperinfiltration*.

Differentialdiagnose: Differentialdiagnostisch müssen Entzündungen der Retina abgegrenzt werden, die mit zelliger Infiltration des Glaskörpers einhergehen und am häufigsten durch Viren oder Toxoplasma gondii verursacht werden.

Therapie: Je nach Ätiologie der Choroiditis erfolgt eine Therapie mit Antibiotika oder Steroiden.

Prognose: Innerhalb von 2–6 Wochen heilen die Entzündungsherde unter Ausbildung von chorioretinalen Narben ab. Im Bereich der Narben resultieren Gesichtsfeldausfälle (Skotome), die zu Visusverlust führen, wenn die Makula betroffen ist.

8.5.4 Sympathische Ophthalmie (Ophthalmia sympathica)

Definition

„Sympathisierende" Uveitis des Partnerauges, insbesondere bei langen Reizzuständen des Auges (z. B. perforierende Verletzungen oder intraokulare Operationen).

→ *engl.:* sympathetic ophthalmia

Epidemiologie: Die sympathische Ophthalmie tritt sehr selten auf.

Ätiopathogenese: Nach perforierenden Verletzungen oder intraokularen Operationen, also nach Eröffnung eines Bulbus, insbesondere bei langen Reizzuständen des Auges, kann es auch noch Jahre später zu einer sympathischen Ophthalmie *des ursprünglich gesunden Auges* kommen. Gewebe des verletzten Auges (Uvea, Linse, Netzhaut) wirken als Antigene und lösen eine Autoimmunerkrankung des Partnerauges aus.

Symptomatik: Die frühesten Symptome sind eingeschränkte Akkommodationsbreite und Lichtscheu. Später folgen Verminderung der Sehschärfe und Schmerzen.

Diagnostik: Klinisch zeigen sich gemischte Injektion sowie Zellen und Eiweiß in Vorderkammer und Glaskörper, Papillen- und Netzhautödem und granulomatöse Entzündung der Choroidea.

Differentialdiagnose: Differentialdiagnostisch müssen Iridozyklitis und Choroiditis anderer Genese abgegrenzt werden (→ 8.1).

Therapie: Das meist erblindete, verletze Auge muß entfernt (enukleiert) werden, um das Antigen zu eliminieren. Lokal und systemisch wird eine hochdosierte Steroidtherapie, bei Bedarf in Kombination mit Immunsuppressiva (Cyclophosphamid, Azathioprin) durchgeführt.

Verlauf und Komplikationen: Die Erkrankung verläuft chronisch mit manchmal schweren Komplikationen einer Uveitis wie Sekundärglaukom, Cataracta complicata, Amotio retinae und Phthisis bulbi. In besonders schweren Fällen führt die sympathische Ophthalmie zur Erblindung.

> ❗ Wenn ein verletztes Auge erblindet ist, sollte es vor Auftreten einer sympathischen Ophthalmie am Partnerauge prophylaktisch enukleiert werden. Ein frühes Zeichen der sympathischen Ophthalmie ist eine eingeschränkte Akkommodationsbreite und Lichtscheu.

8.6 Gefäßneubildungen auf der Iris: Rubeosis iridis

Definition

Gefäßneubildungen auf der Iris im Rahmen verschiedener Netzhauterkrankungen.

→ *engl.:* rubeosis of the iris

Ätiopathogenese: Die häufigsten Ursachen der Rubeosis iridis (◉ 8.12) sind *diabetische Retinopathie* und *Zentralvenenverschluß*. Weniger häufig führt eine Periphlebitis retinae zu Gefäßneubildungen auf der Iris.

Gefäßneubildungen auf der Oberfläche der Iris (Rubeosis iridis)

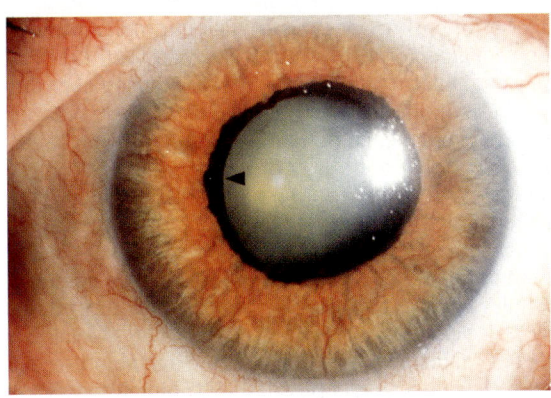

◉ 8.12 Das Pigmentblatt ist im Pupillarbereich vorverlagert (Ektropium uveae, Pfeil). Dieser Befund deutet darauf hin, daß die Rubeosis iridis zumindest schon einige Wochen lang besteht.

Symptome und Diagnostik: Gefäßneubildungen im Irisstroma sind für den Patienten *symptomfrei*. Bei **Gefäßneubildungen im Kammerwinkel** verschließt sich dieser irreversibel und es entsteht ein sekundäres Winkelblockglaukom mit den typischen *Symptomen eines Glaukomanfalles*: Sehverschlechterung, starke Schmerzen, gemischte Injektion, palpatorisch steinharter Bulbus (→ S. 271, ◨ 10.17).

Differentialdiagnose: Differentialdiagnostisch müssen akute Glaukome anderer Genese ausgeschlossen werden wie z. B. das akute Winkelblockglaukom.

Therapie, Prognose und Prophylaxe: Eine Rubeosis iridis ist mit dem *Verlust eines Auges* gleichzusetzen. Sie führt in der Regel zur *irreversiblen Erblindung*. Daher ist es äußerst wichtig, Netzhauterkrankungen rechtzeitig mit Laser zu behandeln, um eine Rubeosis iridis zu verhindern. Bei sekundärem Winkelblockglaukom wird versucht, den Augendruck durch eine Gefrierbehandlung des Ziliarkörpers (Zyklokryotherapie) zu senken. Gelingt dies nicht oder schrumpft das Auge (Phthisis bulbi) und der Patient hat starke Schmerzen, muß das Auge enukleiert werden.

> Bei diabetischer Retinopathie ist die rechtzeitige Laserbehandlung wichtig, um eine Rubeosis iridis zu verhindern.

8.7 Tumoren

8.7.1 Maligne Tumoren (malignes Uveamelanom)
→ *engl.:* uveal melanoma

Das maligne Uveamelanom ist mit einer Häufigkeit von 1 : 10 000 der häufigste primäre intraokulare Tumor. Es entsteht meist in der Choroidea, fast immer ist nur ein Auge betroffen. Im *Bereich der Iris* fallen Tumoren früher auf als bei der Lokalisation am *Ziliarkörper* und an der *Aderhaut* (◨ 8.13).

- **Irismelanome:** Sie sind zunächst *häufig symptomlos*, können aber durch Aussaat von Melanomzellen in den Kammerwinkel zu einem *Sekundärglaukom* führen. Sind die Irismelanome umschrieben lokalisiert, werden sie durch eine *Sektoriridektomie* entfernt.
- **Ziliarkörpermelanome:** Symptome sind Akkommodations- und Refraktionsänderungen durch Verdrängung der Linse. Ziliarkörpermelanome kann man im Block exzidieren.
- **Aderhautmelanome** fallen auf, wenn durch eine Makulabeteiligung die *Sehschärfe absinkt* oder der Patient durch den Tumor und die begleitende Netzhautablösung (*Begleitamotio*) einen Schatten im Gesichtsfeld bemerkt. Mit Hilfe der Diaphanoskopie, Echographie und Fluoreszenzangiographie wird die Diagnose gesichert. Aderhauttumoren werden mit radioaktiven Isotopen mit Applikatoren bestrahlt (*Brachytherapie*). Wenn

8.7 Tumoren **221**

Malignes Melanom der Aderhaut

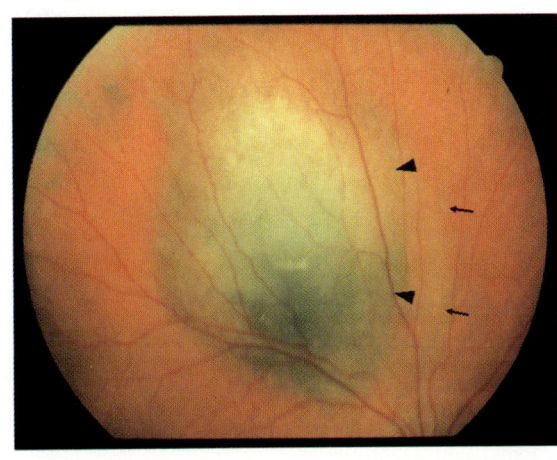

👁 **8.13** Prominenter gelbbrauner Tumor der Aderhaut (▶) mit kollateraler seröser Ablösung der Netzhaut (Begleitamotio →).

der Tumordurchmesser 8 mm und die Prominenz 5 mm überschreitet, muß eine *Enukleation* durchgeführt werden.

❖ **Metastasen der Uvea** gehen am häufigsten von Karzinomen der Mamma oder der Lunge aus. Sie sind meist flach und wenig pigmentiert.

8.7.2 Gutartige Uveatumoren

→ *engl.:* benign choroidal tumors

Aderhautnävi finden sich bei 11 % der Bevölkerung. Sie können zu sekundären Neovaskularisationen mit Netzhautödem führen. Wenn dabei die Makula betroffen ist, können Aderhautnävi (sehr selten) zu einer Sehverschlechterung führen. Normalerweise verursachen gutartige Uveatumoren jedoch keine Symptome.

9 Pupille (Pupilla)

Oskar Gareis und Gerhard K. Lang

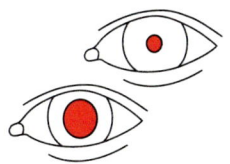

9.1 Grundkenntnisse

Bedeutung und Funktion: Als Pupille (*engl.:* pupil) bezeichnet man die zentrale Öffnung der Regenbogenhaut (Iris), die eine Art Blende darstellt. Sie steuert den Lichteinfall ins Auge und verbessert somit u. a. die Abbildungsqualität.

Lichtreaktion der Pupille: Sie wird über den
- afferenten Schenkel, der den Lichtreiz aufnimmt und weiterleitet, und
- den efferenten Schenkel, der die Irismuskeln innerviert, vermittelt (◉9.1).

Afferenter Schenkel. Er beginnt in den Lichtrezeptoren der Retina (◉ 9.1, A) und verläuft über den N. opticus (B), das Chiasma opticum (C), (dort Kreuzung teilweise zur Gegenseite) und die Tracti optici (D) bis kurz vor das Corpus geniculatum laterale (E). Dort trennt sich von der Sehbahn die *afferente Pupillenreflexbahn* ab, zieht zu den vorderen 4 Hügeln und den prätektalen Kernen (F) und von dort zu *beiden* Edinger-Westphal-Kernen (G). Jeder der beiden prätektalen Kerne leitet zu *beiden* Edinger-Westphal-Kernen weiter. Diese beidseitige Verschaltung hat folgende Konsequenzen:
- Beide Pupillen sind normalerweise gleich groß *(isokor)*, auch bei einseitiger Erblindung; Abweichungen bis 1 mm sind physiologisch.
- Beide Pupillen reagieren mit einer Verengung, auch wenn nur ein Auge beleuchtet wird *(konsensuelle Lichtreaktion)*.

Efferenter parasympathischer Schenkel. Er beginnt *im Edinger-Westphal-Kern* (G). Dessen Nervenfasern lagern sich als parasympathischer Teil dem N. oculomotorius (H) an und ziehen zum Ganglion ciliare (I) in der Orbita. Postganglionär wird via Nn. ciliares breves das Erfolgsorgan, der *M. sphincter pupillae* (J), erreicht.

Ebenfalls parasympathisch vermittelt über den Nucleus Perlia und die Nuclei Edinger-Westphal ist die **Naheinstellungsreaktion**, bestehend aus Akkommodation, Konvergenz und Miosis.

Efferente sympathische Nervenversorgung der Pupille. Sie besteht aus 3 durch Synapsen verbundene Neurone (◉9.2):

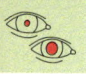

224 9 Pupille (Pupilla)

Parasympathische Pupillenbahn

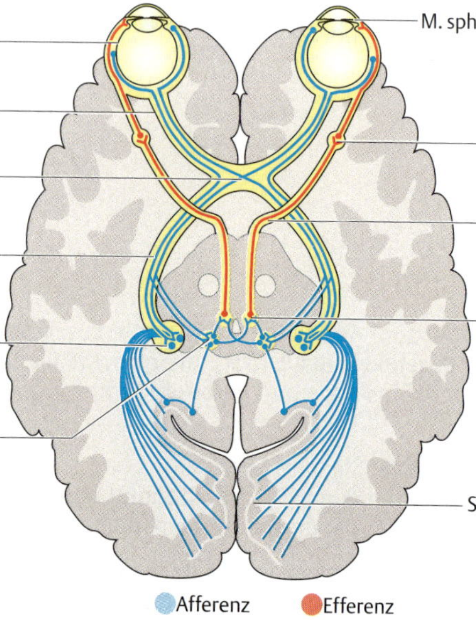

- A Retina
- B N. opticus
- C Chiasma opticum
- D Tractus opticus
- E Corpus geniculatum laterale
- F prätektaler Kern
- G Edinger-Westphal-Kern
- H N. oculomotorius (N. III)
- I Ggl. ciliare
- J M. sphincter pupillae
- Sehrinde (Area 17)
- Afferenz
- Efferenz

👁 9.1 Erläuterung s. Text.

- Das *zentrale 1. Neuron* beginnt im hinteren Hypothalamus (A) zieht durch den Hirnstamm und die Medulla oblongata zum Centrum ciliospinale (Budge) (B) im Halsmark (C8 – Th2).
- Das *präganglionäre 2. Neuron* verläuft vom Centrum ciliospinale über die Rr. communicantes albi und den sympathischen Grenzstrang (C) zum Ganglion cervicale superius (D) (mögliche Schädigung durch unmittelbare Nachbarschaft zur Lungenspitze, z. B. Pancoast-Tumor).
- Das *postganglionäre 3. Neuron* zieht vom Ganglion cervicale superius als Nervengeflecht via Carotis interna, A. ophthalmica und Nn. ciliares longi zum Erfolgsorgan, dem *M. dilatator pupillae* (E).

Physiologische Pupillenweiten: Die Pupillenweite erstreckt sich von ca. 1 mm (**Miosis**) bis zu ca. 8 mm (**Mydriasis**).

- Eher weit sind die Pupillen bei: Jugendlichen, im Dunkeln, bei Freude/Angst/Schrecken (durch gesteigerten Sympathikotonus), bei tiefer Inspiration;
- eher eng bei: Neugeborenen (parasympathischer Grundtonus), alten Menschen (Abnahme der mesenzephalen Hemmung und der sympathischen

Sympathische Nervenversorgung des Auges

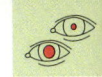

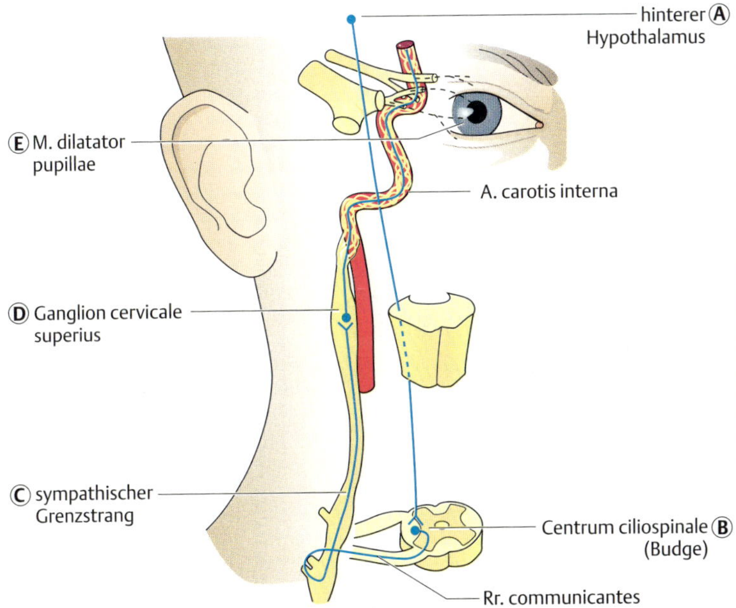

- Ⓐ hinterer Hypothalamus
- Ⓔ M. dilatator pupillae
- A. carotis interna
- Ⓓ Ganglion cervicale superius
- Ⓒ sympathischer Grenzstrang
- Ⓑ Centrum ciliospinale (Budge)
- Rr. communicantes

👁 9.2 Erläuterung s. Text.

dienzephalen Aktivität), im Hellen, im Schlaf, bei Ermüdung (Nachlassen der sympathischen Aktivität).

9.2 Untersuchungsmethoden

Zur vollständigen Untersuchung von Pupillenstörungen gehören die Prüfung der direkten und indirekten Lichtreaktion sowie der Swinging-flashlight-Test, die Naheinstellungsreaktion und die morphologische Beurteilung der Iris (→ S. 205 f). Nur in der *Synopsis der Befunde* lassen sich okuläre bzw. zerebrale Erkrankungen topisch zuordnen (→ 9.**4**).

9.2.1 Prüfung der Lichtreaktion (📕 9.1)

Die Prüfung der Lichtreaktion erfolgt bei nicht zu hellem Tageslicht (Pupille weiter), wobei der Patient in die Ferne blickt (Ausschaltung der Naheinstellungsmiosis).

9.1 Charakteristische Pupillenbefunde bei einseitigen Pupillenbahnläsionen

Lokalisation der Schädigung (einseitig)	Direkte Lichtreaktion	Indirekte Lichtreaktion ipsilateral	Indirekte Lichtreaktion kontralateral	Swinging-flashlight-Test	Befund
afferente Pupillenbahn (N. opticus, Retina) — geringe Läsion	+	++	+	geringere Konstriktion schnellere Dilatation	Isokorie
afferente Pupillenbahn (N. opticus, Retina) — ausgeprägte Läsion	–	++	–	Dilatation	Isokorie
efferente Pupillenbahn — N.-oculomotorius-Läsion	–	–	++	keine Reaktion	Anisokorie
efferente Pupillenbahn — Ganglion-ciliare-Läsion	+	+	++	verzögerte Konstriktion verzögerte Dilatation	Anisokorie

Zeichenerklärung: – = fehlende Reaktion, + = schwache/schwächere Reaktion, ++ = starke/stärkere Reaktion

9.2 Untersuchungsmethoden

Direkte Lichtreaktion: Der Untersucher bedeckt zunächst beide Augen des Patienten. Anschließend gibt er eines frei, worauf sich dessen Pupille normalerweise nach einer Latenzzeit von ca. 0,2 Sek. verengt. Analog wird das andere Auge untersucht.

Indirekte oder konsensuelle Lichtreaktion: Hierzu trennt der Untersucher beide Augen durch seine Hand auf der Nasenwurzel. Auf diese Weise schirmt er das beobachtete Auge von einem *direkten Lichteinfall* ab und verhindert damit eine *direkte Lichtreaktion* dieses Auges. Er beleuchtet dann das andere Auge und beobachtet währenddessen die Reaktion des nicht beleuchteten, abgeschirmten Auges. *Normalerweise verengen sich beide Pupillen*, also auch die des nicht beleuchteten Auges.

„Swinging-flashlight-Test": Er dient zur *Diagnostik einer diskreten einseitigen bzw. einseitig stärker ausgeprägten Störung in der Sensorik* (Sehnerv und/oder Retina) des Auges. Häufig ist eine Schädigung des Sehnervs (z. B. partielle Optikusatrophie) oder der Netzhaut (z. B. Makulopathie, periphere Amotio) nur teilweise, so daß die verbliebenen gesunden Anteile der Afferenz ausreichen, um eine Pupillenverengung bei der Prüfung der direkten Lichtreaktion auszulösen. Diese Konstriktion ist zwar geringer als am gesunden Auge, kann aber bei diskretem Befund der Pupillenreaktion nur sehr schwer klinisch zu erkennen sein. Es ist also zur Beurteilung nötig, das *Reaktionsverhalten beider Pupillen im unmittelbaren Vergleich zu sehen*, um Unterschiede in der Schnelligkeit der Verengung und der anschließenden Erweiterung zu sehen. Hierfür bewegt man eine Lichtquelle wechselnd von einem Auge zum anderen, was als Swinging-flashlight-Test bezeichnet wird.

Zu einem verwertbaren Ergebnis gelangt man nur bei exakter **Durchführung:**
* Patient fixiert Objekt in der Ferne, Raum leicht abgedunkelt (Ausschaltung der Konvergenzmiosis, bessere Erkennbarkeit bei weiterer Pupille).
* Mit einem relativ hellen Licht werden beide Augen abwechselnd beleuchtet in *gleichem* Abstand, mit *gleicher* Zeitdauer und *gleicher* Lichtintensität (gleicher Adaptationszustand beider Augen).
* Beurteilt werden die *initiale Konstriktion* bei Beleuchtung und die *anschließende Erweiterung* der Pupille.

Verengt sich eine Pupille langsamer und erweitert sie sich schneller im Vergleich zum anderen Auge, so spricht man an dem betroffenen (erkrankten) Auge von einer *relativen afferenten Pupillenstörung*. „Relativ" deshalb, da der Unterschied in der Pupillenreaktion nur bei unterschiedlichem Defekt in der Sensorik zwischen rechtem und linkem Auge auftritt.

9.2.2 Prüfung der Naheinstellungsreaktion

Die **Trias der Naheinstellung** besteht aus:
1. Konvergenz der optischen Achsen,
2. Akkommodation,
3. Verengung der Pupille (Miosis).

Bei der Prüfung der Naheinstellungsreaktion blickt der Patient zunächst in die Ferne und anschließend auf ein Objekt in der Nähe. Meist ist dies der Finger des Patienten, der bis zu einem Abstand von 10 cm an die Augen herangeführt wird. Die *Naheinstellungsreaktion ist intakt*, wenn beide Augen bis ca. 10 cm Objektabstand kontinuierlich konvergieren mit Pupillenverengung und Akkommodation je nach Alter des Patienten. Die Pupille darf nicht zusätzlich beleuchtet werden (Lichtreaktionsmiosis).

9.3 Medikamentöse Beeinflussung der Pupille (🕮 9.2)

🕮 9.2 Medikamentöse Beeinflussung der Pupille

Wirkstoffgruppen und einzelne Wirkstoffe	Wirkungsmechanismus/ Wirkungsdauer	Indikation/Besonderheiten
Miotika **Parasympathomimetika**		
❖ direkte Parasympathomimetika	– Wirkung an den Acetylcholinrezeptoren des M. sphincter pupillae (= Miosis) und des M. ciliaris (= Akkommodationszunahme)	Glaukomtherapie
– Acetylcholin	– sehr kurze Wirkungsdauer (wenige Minuten)	nur intraokulare Anwendung (intraoperatives Miotikum, z. B. bei Kataraktoperation), da als Augentropfen wirkungslos (schneller Abbau)
– Pilocarpin	– wirkt 5–7 Stunden	Standardmedikament in der Glaukomtherapie
– Aceclidin	– wirkt 5–7 Stunden – *schwächere* miotische Wirkung als Pilocarpin	Standardmedikament in der Glaukomtherapie
– Carbachol	– wirkt 7–9 Stunden – *stärkere* miotische Wirkung als Pilocarpin	Standardmedikament in der Glaukomtherapie

9.3 Medikamentöse Beeinflussung der Pupille

9.2 (Fortsetzung)

Wirkstoffgruppen und einzelne Wirkstoffe	Wirkungsmechanismus/ Wirkungsdauer	Indikation/Besonderheiten
❖ indirekte Parasympathomimetika	– Wirkung über Acetylcholinesterasehemmung	Glaukomtherapie **Nebenwirkungen:** Katarakt, Iriszysten, evtl. erhöhte Amotiogefahr; daher nicht Mittel der ersten Wahl in der Glaukomtherapie
– Physostigmin (Eserin)	– wirkt 2–3 Tage	
– Prostigmin (Neostigmin)	– wirkt 1 Tag	
Mydriatika		
Parasympatholytika	– Wirkung durch Acetylcholinrezeptor-Blockade am M. sphincter pupillae (= Mydriasis) und M. ciliaris (= Akkommodationslähmung)	
– Tropicamid	– wirkt ca. 4–6 Std. (kürzest wirksames Mydriatikum)	zu diagnostischen Zwecken
– Cyclopentolat	– wirkt ca. 12–24 Std. – mehr Zykloplegikum als Mydriatikum	**diagnostisch** zur objektiven Refraktionsbestimmung; **therapeutisch** zur Ziliarkörperentspannung (z. B. bei Iritis)
– Homatropin	– wirkt ca. 1–2 Tage	therapeutisch, z. B. bei Iritis
– Scopolamin	– wirkt ca. 1 Woche	therapeutisch zur längerfristigen Mydriasis, z. B. Zustand nach Amotiooperation oder bei Iridozyklitis
– Atropin	– wirkt > 1 Woche (am längsten wirksames Mydriatikum)	bei allen langfristigen therapeutischen Pupillenerweiterungen, z. B. Zustand nach Amotiooperation und Iridozyklitis

Fortsetzung ▶

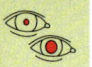

Tab. 9.2 (Fortsetzung)

Wirkstoffgruppen und einzelne Wirkstoffe	Wirkungsmechanismus/ Wirkungsdauer	Indikation/Besonderheiten
Sympathomimetika		
❖ direkte Sympathomimetika	– Wirkung am Adrenalinrezeptor des M. dilatator pupillae	vorwiegend zu diagnostischen Zwecken
– Adrenalin	– nur geringe Wirkung durch schnellen Abbau durch Aminooxidasen	zur Diagnostik beim Horner-Syndrom; intraokular zur besseren Mydriasis während einer Operation
– Phenylephrin	– wirkt ca. 6 Std. (Wirkungseintritt und -dauer wie Tropicamid, → Parasympatholytika) – Vorteil: keine Akkommodationslähmung	wird aufgrund der kurzen Wirkungsdauer vor allem zu diagnostischen Zwecken eingesetzt
❖ indirekte Sympathomimetika	– Hemmung der Rückresorption von Noradrenalin	zu diagnostischen Zwecken
– Kokain 4%	– wirkt ca. 6 Std.	als Augentropfen heute vor allem nur noch für diagnostische Zwecke beim Horner-Syndrom (→ S. 234)
⚠ Keine medikamentöse Mydriasis bei flacher Vorderkammer! Gefahr der Auslösung eines akuten Winkelblockglaukoms!		

9.4 Störungen der Pupillomotorik

Störungen der Pupillomotorik haben eine Vielzahl von Differentialdiagnosen, die nicht nur okuläre, sondern vor allem neurologische und auch internistische Erkrankungen umfassen. Die Schwierigkeit der Diagnosestellung resultiert aus dem *monomorphen klinischen Bild der Isokorie oder Anisokorie.* Daher sind funktionelle Untersuchungen zur weiteren Eingrenzung der Diagnose immer nötig. Im folgenden sind die Pupillenstörungen in der Weise darge-

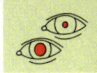

9.4.1 Isokorie bei normaler Pupillenweite

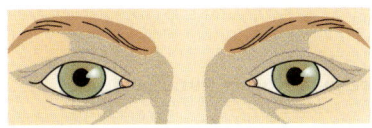

Einseitiges afferentes Defizit (amaurotische Pupillenstarre)
→ *engl.:* relative afferent pupil defect

Ursachen: einseitige Erkrankung der Sensorik, z. B. Ablatio retinae, Neuritis nervi optici, Optikusatrophie, retinaler Gefäßverschluß.

Diagnostik:
- direkte Lichtreaktion vermindert bzw. aufgehoben („amaurotische Pupillenstarre") am erkrankten Auge;
- konsensuelle Lichtreaktion von der erkrankten Seite gering bzw. nicht auslösbar, von der gesunden Seite regelrecht;
- Swinging-flashlight-Test zeigt bei Beleuchtung des erkrankten Auges eine Erweiterung *(Marcus-Gunn-Pupille)* bzw. bei geringeren Läsionen eine verminderte Verengung und frühere Erweiterung (afferenter Pupillendefekt);
- Nahreaktionen regelrecht;
- einseitige Visusminderung und/oder Gesichtsfelddefekt.

> ❗ Eine einseitige Erblindung (afferenter Defekt) verursacht nie eine Anisokorie!

Beidseitiges afferentes Defizit
→ *engl.:* bilateral afferent pupil defect

Ursachen: beidseitige Erkrankungen der Sensorik, z. B. Makulopathie, Optikusatrophie.

Diagnostik:
- verzögerte direkte und konsensuelle Lichtreaktion;
- Swinging-flashlight-Test seitengleich (bei beidseits gleicher Ausprägung der Erkrankung);

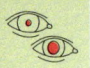

- Naheinstellungsreaktionen regelrecht;
- beidseitige Visus- und/oder Gesichtsfeldbeeinträchtigung.

9.4.2 Anisokorie mit erweiterter Pupille am betroffenen Auge

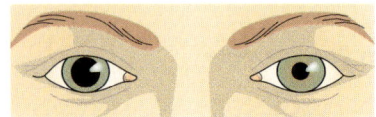

Komplette Okulomotoriusparese (absolute Pupillenstarre)
→ *engl.:* oculomotorius palsy

Ursachen:
- Prozesse an der Schädelbasis, z.B. Tumoren, Aneurysmen, Entzündung, Blutung (Klivuskantensyndrom),
- Prozesse im Bereich der Fissura orbitalis superior bzw. Orbitaspitze.

Diagnostik:
- direkte und konsensuelle Lichtreaktion ohne Pupillenverengung auf der erkrankten Seite (absolute Pupillenstarre);
- keine Naheinstellungsmiosis;
- Motilitätsstörung mit Doppelbildwahrnehmung.

> ❗ Eine plötzliche komplette (motorisch und parasympathisch) Okulomotoriusparese ist immer ein Zeichen für eine potentiell vital bedrohliche Erkrankung. Bei einem bewußtlosen Patienten ist die einseitige Mydriasis häufig das einzige klinische Zeichen hierfür.

Pupillotonie
→ *engl.:* tonic pupil

Ursache: postganglionäre Schädigung des Parasympathikus, vermutlich im Bereich des Ganglion ciliare (z.B. gehäuft auftretend bei Diabetes mellitus, Alkoholismus, Virusinfekt, Trauma).

Diagnostik:
- direkte und konsensuelle Lichtreaktion mit fehlender bzw. stark verzögerter Reaktion mit ggf. wurmförmigen (= segmentalen) Muskelkontraktionen;
- Erweiterung ebenfalls stark verzögert;

- Naheinstellung verlangsamt, aber deutlich vorhanden: Akkommodotonie (Akkommodation mit verzögerter Entspannung);
- keine Motilitätsstörung.
- Pharmakologische Testung mit 0,1 % Pilocarpin
  - im erkrankten Auge deutliche Miosis (Denervierungshypersensibilität)
  - im gesunden Auge keine Pupillenveränderung (zu schwach).
- Adie-Syndrom: zusätzlich zur Pupillotonie fehlende Achilles- und Patellarsehnenreflexe.

> Eine Pupillotonie ist eine relativ häufige, völlig harmlose Ursache einer einseitigen Mydriasis.

Irisdefekte
→ *engl.:* defects of the iris

Ursachen:
- Trauma (Aniridie, Sphinkterrisse),
- Zustand nach akutem Winkelblockglaukom,
- Synechien (Iritis, Operation).

Diagnostik: Anamnese, Spaltlampenbefund.

Zustand nach Tropfenapplikation (einseitige Mydriatikagabe)

Physiologische Anisokorie
→ *engl.:* simple anisocoria

Ursache: vermutlich asymmetrische supranukleäre Hemmung der Edinger-Westphal-Kerne.

Diagnostik:
- direkte und konsensuelle Lichtreaktion sowie Swinging-flashlight-Test zeigen immer gleiche Pupillenweitendifferenz;
- Naheinstellungsreaktion regelrecht;
- Pharmakologische Testung: Kokain-Test (4 % Kokain-Augentropfen in beide Augen, Ausmessung der Pupillenweite nach 1 Std.): beidseitige Pupillenerweiterung weist auf eine intakte Neuronenkette hin.

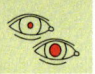

9.4.3 Anisokorie mit enger Pupille am betroffenen Auge

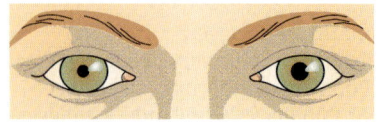

Horner-Syndrom

→ *engl:* Horner's syndrome

Ursachen: Schädigung der Sympathikusbahn.
- Zentral: 1. Neuron:
  - Tumoren,
  - Enzephalitis,
  - Encephalitis disseminata;
- Peripher: 2. Neuron:
  - Syringomyelie,
  - Encephalitis disseminata,
  - Trauma,
  - Rhinopharynxtumoren,
  - Struma,
  - Aneurysma,
  - Lungenspitzenprozesse;
- Peripher (im engeren Sinn): 3. Neuron:
  - vaskuläre Prozesse,
  - Aneurysma der Carotis interna.

Klinisches Bild:
- Miosis (ca. 1–2 mm Differenz) durch Ausfall des M. dilatator pupillae;
- Ptosis (ca. 1–2 mm) durch Ausfall des Müller-Muskels;
- Enophthalmus durch Ausfall von rudimentären Unterlidretraktoren. Das Unterlid steht deshalb höher. Dadurch erscheint das Auge „kleiner" und somit enophthalmisch. Es handelt sich also nur um einen Pseudoenophthalmus;
- verringerte Schweißsekretion (nur bei präganglionären Erkrankungen, da die Schweißdrüseninnervation über die Carotis externa verläuft).

Diagnostik:
- direkte und konsensuelle Lichtreaktion intakt (DD zu Parasympathikusschädigung), Pupille wird langsamer weit (Dilatationsdefizit);
- Naheinstellungsreaktionen intakt;
- Pharmakologische Testung mit Kokain-Augentropfen:

9.4 Störungen der Pupillomotorik

- **peripheres Horner-Syndrom:** *kranke Seite:* geringe Mydriasis (Noradrenalinverminderung durch Schädigung des Nervs), *gesunde Seite:* deutliche Mydriasis;
- **zentrales Horner-Syndrom:** *kranke Seite:* Erweiterung, *gesunde Seite:* Erweiterung (Noradrenalin in den Synapsen nicht beeinträchtigt).

Zustand nach Tropfenapplikation (einseitige Miotikagabe, z. B. Glaukomtherapie)

9.4.4 Isokorie bei enger Pupille

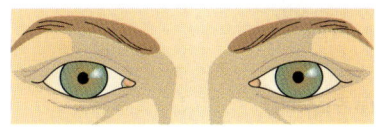

Reflektorische Pupillenstarre

→ *engl.:* Argyll-Robertson-pupil

Ursachen: Genauer Läsionsort nicht bekannt, am ehesten Läsion im Bereich der prätektalen Region und der Edinger-Westphal-Kerne; z. B. Tabes dorsalis (Argyll-Robertson-Phänomen), Enzephalitis, Encephalitis disseminata, Syringomyelie, Trauma, Blutungen, Tumoren, Alkoholismus.

Diagnostik:
- direkte und konsensuelle Lichtreaktion fehlen;
- Naheinstellungsreaktion erhalten bzw. überschießend (Ansteuerung des Edinger-Westphal-Kerns über Konvergenzzentrum);
- Pupille entrundet, Pupillenverengung nicht immer symmetrisch ausgeprägt;
- keine Reaktion auf Dunkelheit oder pharmakologische Reize.

Medikamentös bedingte beidseitige Pupillenverengung

Ursachen:
- Morphium,
- tiefe Narkose,
- Pilocarpin-Augentropfen.

Toxisch bedingte beidseitige Pupillenverengung

Ursache: Pilzvergiftung.

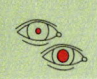

Entzündlich bedingte beidseitige Pupillenverengung

Ursachen:
- Enzephalitis,
- Meningitis.

9.3.5 Isokorie bei weiter Pupille

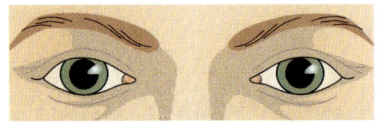

Parinaud-Syndrom (Mittelhirn-Pupille)

→ *engl.:* Parinaud's syndrome

Ursache: Tumoren, z. B. Pinealome, die selektiv Fasern zwischen prätektalen Kernen und Nucleus Edinger-Westphal schädigen.

Diagnostik:
- lichtstarre erweiterte Pupillen;
- normale Naheinstellungsreaktion;
- eingeschränkter Aufwärtsblick (Schädigung des vertikalen Blickzentrums), retraktorischer Nystagmus.

Intoxikation

Ursachen: Atropin, Spasmolytika, Antiparkinsonmittel, Antidepressiva, Botulismus (sehr selten, aber wichtig), CO, Kokain.

Erkrankungen

- Migräne,
- Schizophrenie,
- Hyperthyreose,
- Hysterie,
- epileptischer Anfall,
- erhöhter Sympathikotonus (Bumke's anxiety pupils),
- Koma,
- Agonie.

10 Glaukom

Gerhard K. Lang

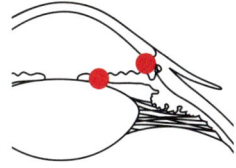

10.1 Grundkenntnisse

Definition

Das Glaukom ist eine Erkrankung, bei der ein erhöhter Augeninnendruck den N. opticus schädigt. Dies führt letztendlich zur Erblindung des Auges.
* **Primär** nennt man ein Glaukom, wenn es nicht die Folge einer anderen Augenerkrankung ist,
* **sekundär,** wenn es in Folge einer anderen Augenerkrankung oder als unerwünschte Nebenwirkung von Heilmaßnahmen und Medikamenten auftritt.

→ *Synonym:* Grüner Star; *engl.:* glaucoma

Epidemiologie: Das Glaukom ist nach dem Diabetes mellitus die *zweithäufigste Erblindungsursache* in entwickelten Ländern. 15–20% aller Blinden haben ihr Augenlicht durch ein Glaukom verloren. Rund 10% der Bundesbürger *über 40 Jahre* haben einen erhöhten Augeninnendruck. Etwa 10% der Patienten beim Augenarzt leiden unter einem Glaukom. Für die Bevölkerung in Deutschland gilt: 8 Millionen Menschen leben mit dem Risiko, ein Glaukom zu bekommen, 800 000 sind bereits daran erkrankt, haben also ein vom Augenarzt erkennbares Glaukom, und 80 000 müssen mit Erblindung rechnen, wenn das Glaukom nicht rechtzeitig diagnostiziert und therapiert wird.

! Die Früherkennung des Glaukoms ist eine der wichtigsten Aufgaben des öffentlichen Gesundheitswesens!

Physiologie und Pathophysiologie der Kammerwasserzirkulation (◉ 10.1): Der *normale intraokulare Druck* (IOD) von durchschnittlich *15 mmHg* beim Erwachsenen liegt erheblich über dem mittleren Gewebsdruck fast aller anderen menschlichen Organe. Ein solch hoher Druck ist wichtig für die optische Abbildung, denn er gewährleistet u. a.:
* die glatte Wölbung der Hornhautoberfläche,
* einen gleichbleibenden Abstand zwischen Hornhaut, Linse und Netzhaut,
* eine gleichmäßige Ausrichtung der retinalen Photorezeptoren und des Pigmentepithels auf der faltenlos gespannten Bruch-Membran.

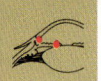

10 Glaukom

Physiologie der Kammerwasserzirkulation

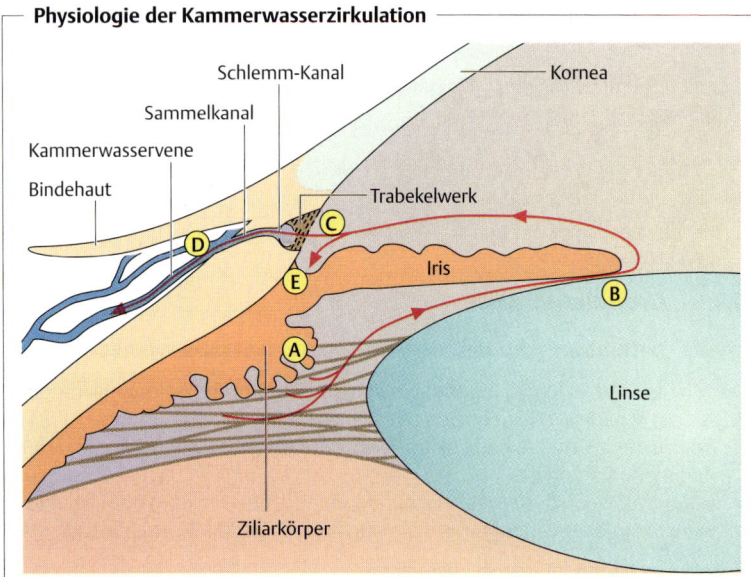

◐ 10.1 Das Kammerwasser überwindet auf seinem Weg vom nicht pigmentierten Ziliarepithel Ⓐ bis unter die Bindehaut Ⓓ 2 physiologische Widerstände: Den Pupillarwiderstand Ⓑ und den Trabekelwiderstand Ⓒ.

Das Kammerwasser wird in den Ziliarzotten gebildet und in die Augenhinterkammer sezerniert (◐ 10.1 Ⓐ). Bei einer Rate von etwa 2–6 µl/min und einem Gesamtvolumen der Vorder- und Hinterkammer von etwa 0,2–0,4 ml bedeutet dies, daß pro Minute etwa 1–2 % des Kammerwassers ersetzt werden.

Das Kammerwasser gelangt durch die Pupille in die Vorderkammer. Da die Iris der Linsenvorderfläche aufliegt, kann das Kammerwasser diesen Widerstand (= **1. physiologischer Pupillarwiderstand**) (◐ 10.1 Ⓑ) so lange nicht passieren, bis ein genügend hoher Druck aufgebaut ist, der die Iris von der Linse abheben kann. Dadurch fließt das Kammerwasser nicht kontinuierlich, sondern stoßweise pulsierend von der Hinterkammer in die Vorderkammer.

Jede *Erhöhung des Pupillendurchflußwiderstandes (Pupillarblock)* führt zu einer Drucksteigerung in der Hinterkammer, wobei sich die Iris an ihrer Wurzel wie ein Segel nach vorne bläht und vor das Trabekelwerk schiebt (⧠ 10.2). Dies ist von besonderer Bedeutung für die *Pathogenese des Winkelblockglaukoms*.

10.1 Grundkenntnisse

⊡ 10.1 Faktoren, die den Pupillardurchflußwiderstand erhöhen (Winkelblockprädisposition)

Verstärkter Kontakt zwischen Pupillarrand und Linse bei:	❖ kleinen Augen (geringe Achslänge)
	❖ großer Linse (vergrößertes Linsenvolumen) aufgrund des
	  – Alters (Linsenvolumen nimmt im Laufe des Lebens um das 6fache zu)
	  – Diabetes mellitus (osmotische Linsenquellung)
	❖ Miose
	  – Alter (Sphinkter und Dilatatoratrophie)
	  – Medikamente (Miotika bei Glaukomtherapie)
	  – Iritis (Reizmiose)
	  – diabetische Iridopathie (Verdickung der Iris)
	❖ hinteren Synechien (Iris-Linsen-Verklebung)

Erhöhte Viskosität des Kammerwassers bei:	❖ Entzündungen (Protein, Zellen, Fibrin im Kammerwasser) ❖ Blutungen (Erythrozyten im Kammerwasser)

Verschiedene Faktoren können den Pupillardurchflußwiderstand erhöhen (⊡ 10.1). Aus dem Kammerwinkel in der Vorderkammer fließt das Kammerwasser
❖ zu etwa 85 % durch das Trabekelwerk (Trabeculum corneosclerale, ◘ 10.1 ©) in den Schlemm-Kanal. Von hier gelangt es über 20 – 30 radiäre Sammelkanäle in die episkleralen Kammerwasservenen (Ⓓ);
❖ zu etwa 15 % über ein uveoskleales Gefäßsystem in den allgemeinen venösen Kreislauf (Ⓔ).

Im Trabekelwerk (Ⓒ) wird der **2. physiologische Widerstand** angenommen. Das Trabeculum corneosclerale spannt sich als lockeres, blutgefäßfreies schwammartiges Gewebe zwischen Skleralsporn und Schwalbe-Grenzring aus. Ein erhöhter Widerstand liegt bei *Offenwinkelglaukomen* vor.

Einteilung: Die Einteilung der Glaukome läßt sich aus ihrer Pathophysiologie herleiten (⊡ 10.2).

> Das weite Spektrum der Glaukome ist praktisch immer auf einen erhöhten Abflußwiderstand und nicht auf eine vermehrte Kammerwasserproduktion zurückzuführen.

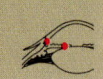

10.2 Einteilung der Glaukome

Glaukomform			Häufigkeit
Offenwinkel-glaukom	primär		über 90 % aller Glaukome
	sekundär		2–4 % aller Glaukome
Winkelblock-glaukom	primär (Pupillar-block-glaukom)		etwa 5 % aller Glaukome
	sekundär		2–4 % aller Glaukome
kindliches Glaukom			1 % aller Glaukome
absolutes Glaukom	keine eigene Glaukomform, sondern beschreibt ein am Glaukom erblindetes, oft schmerzhaftes Auge		

Kammerwinkel anatomisch	Kammerwinkel gonioskopisch	Abflußbehinderung
offen	voll einsehbar; unauffällige Strukturen	im Trabekelwerk
offen	voll einsehbar; Trabekelwerk und sekundär verlegende Zellen erkennbar	durch Erythrozyten, Pigment, Entzündungszellen, die das Trabekelwerk verlegen
blockiert	nicht einsehbar, keine Kammerwinkelstrukturen erkennbar	durch Irisgewebe, das das Trabekelwerk verlegt
blockiert	nicht einsehbar, keine Kammerwinkelstrukturen erkennbar, verlegende Strukturen erkennbar	durch Verlegung des Trabekelwerkes durch vordere Synechien, Narben sowie neugebildete Gefäße (= Rubeosis iridis)
nicht ausdifferenziert	einsehbar; verlegendes embryonales Gewebe und mangelnde Ausdifferenzierung erkennbar	im Trabekelwerk, welches nicht voll ausdifferenziert ist und/oder durch embryonales Gewebe verlegt ist

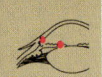

10.2 Untersuchungsmethoden

10.2.1 Schräge Beleuchtung der Vorderkammer

Mit einer Lichtquelle wird tangential zur Irisebene in die Vorderkammer geleuchtet. In Augen mit *normal tiefer Vorderkammer* wird die Iris gleichmäßig ausgeleuchtet. Dies spricht für eine tiefe Vorderkammer mit offenem Kammerwinkel (→ 1.12).

In Augen mit *flacher Vorderkammer* und engem oder verschlossenem Kammerwinkel ist die Iris nach vorne gewölbt und nur ungleichmäßig ausgeleuchtet (→ 1.12).

10.2.2 Spaltlampenuntersuchung

Die *zentrale und periphere Vorderkammertiefe* sollte anhand der Hornhautdicke beurteilt werden. Eine Vorderkammertiefe, die zentral weniger als der 3fachen und peripher weniger als der 1fachen Hornhautdicke entspricht, läßt an einen engen Kammerwinkel denken (10.2). Zur weiteren Abklärung ist eine Gonioskopie unbedingt erforderlich!

> **!** Zur Vorderkammertiefenbeurteilung an der Spaltlampe schmalen Lichtspalt einstellen und leicht schräg einfallen lassen (wie in 10.2).

10.2.3 Gonioskopie

Der Kammerwinkel wird an der Spaltlampe mit einem Gonioskop beurteilt, das direkt auf die Hornhaut aufgesetzt wird (10.3 a u. b).

Spaltlampenuntersuchung zur Beurteilung der Vorderkammertiefe

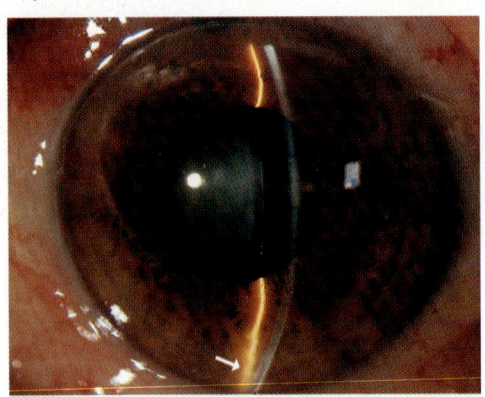

10.2 In der Peripherie ist die Vorderkammer weniger als 1 Hornhautdicke tief. Hornhautlichtreflex und Irislichtreflex berühren sich (→): enger Kammerwinkel. Eine Gonioskopie sollte folgen.

10.2 Untersuchungsmethoden **243**

Gonioskopie und morphologischer Befund der Kammerwinkelstrukturen

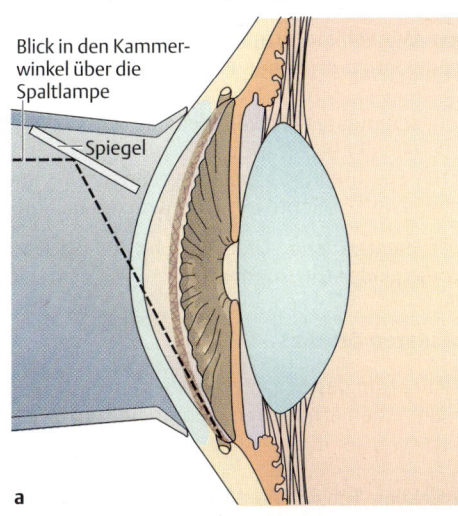

Blick in den Kammerwinkel über die Spaltlampe
Spiegel

a

👁 **10.3**
a Schematische Darstellung der Gonioskopie: Über einen Spiegel des auf die Hornhaut aufgesetzten Gonioskops kann der Kammerwinkel eingesehen werden.
b Gonioskopisches Bild des Kammerwinkels.

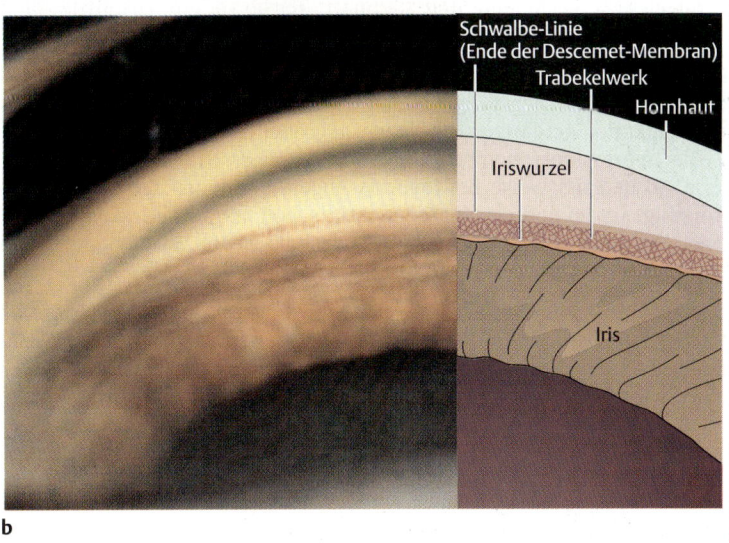

Schwalbe-Linie (Ende der Descemet-Membran)
Trabekelwerk
Hornhaut
Iriswurzel
Iris

b

Es kann differenziert werden:
* Kammerwinkel offen: Offenwinkelglaukom,
* Kammerwinkel verschlossen: Winkelblockglaukom,
* Kammerwinkel im Zugang eingeengt: drohende Winkelblockkonfiguration,
* Kammerwinkel verschlossen: sekundäres Winkelblockglaukom, z. B. durch neugebildete Gefäße bei Rubeosis iridis,
* Kammerwinkel offen, aber mit entzündlichen Zellablagerungen, Erythrozyten oder Pigment im Trabekelwerk: sekundäres Offenwinkelglaukom.

> Die Gonioskopie ist die entscheidende Untersuchung für die Klassifizierung der jeweils vorliegenden Glaukomform.

10.2.4 Messung des intraokularen Druckes

Palpation (◉ 1.15, S. 15): Die Palpation des Augapfels im Seitenvergleich ist eine grobe Orientierungshilfe, um einen erhöhten Augeninnendruck festzustellen.
Hierbei gilt:
* Augapfel fluktuierend eindrückbar: Tensio unter 20 mmHg,
* Augapfel unnachgiebig und steinhart: Tensio ca. 60–70 mmHg (akutes Winkelblockglaukom).

Impressionstonometrie nach Schiötz (◉ 10.4 a u. b): Die *Eindrückbarkeit der Hornhaut* wird am liegenden Patienten geprüft. Je geringer der IOD ist, desto tiefer sinkt der Tonometerstift ein, desto größer ist der Zeigerausschlag.

Die Impressionstonometrie liefert in manchen Fällen ungenaue Ergebnisse. So beispielsweise bei myopen Augen, bei denen die Sklerarigidität erniedrigt ist, so daß der Tonometerstift schon aufgrund dessen tiefer einsinkt. Die Impressionstonometrie ist deshalb heute weitgehend von der Applanationstonometrie verdrängt worden.

Applanationstonometrie: Die Applanationstonometrie stellt heute die *weitverbreitetste Methode der IOD-Messung* dar. Sie gestattet in wenigen Sekunden die Messung des IOD am sitzenden (nach Goldmann, ◉ 10.5 a–c) und liegenden Patienten (nach Draeger). Mit einem planen Druckkörperchen, das einen Durchmesser von 3,06 mm hat, wird die Hornhaut auf einer dementsprechenden Fläche (also 7,35 mm^2) applaniert. Die Sklerarigidität scheidet bei dieser Methode als Fehlerquelle aus (vgl. auch S. 248, Selbsttonometrie).

> Ein IOD von 22 mmHg gilt als verdächtig.
> Cave: Bei Konjunktivitis ist eine Keimübertragung möglich.

Luftstoß-Nonkontakt-Tonometrie: Bei diesem elektronischen Tonometer wird ein 3-ms-Luftstoß gegen die Kornea gerichtet. Die Hornhautverformung wird im Tonometer registriert und der Augendruck aufgrund dieser Deformation kalkuliert.

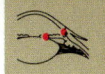

10.2 Untersuchungsmethoden

Impressionstonometrie nach Schiötz

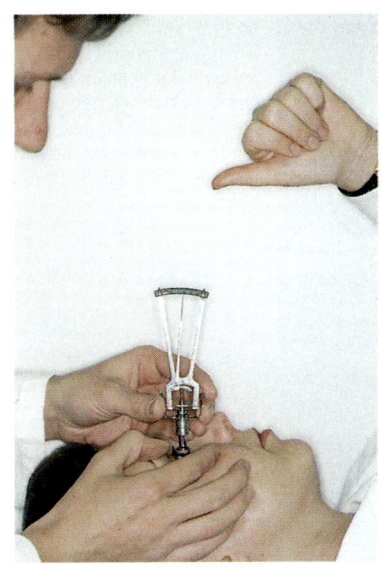

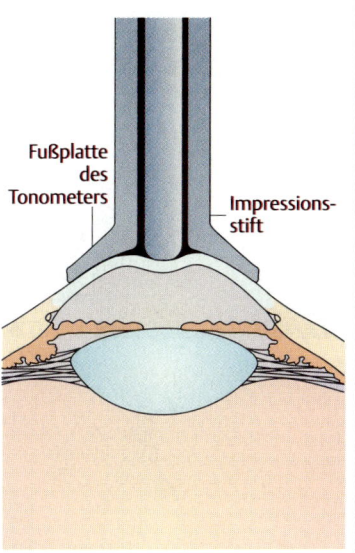

◉ 10.4 **a** Aufsetzen des Tonometers auf die anästhesierte Hornhaut. Der Arzt hält die Lider bei der Messung auseinander, der Patient fixiert mit dem 2. Auge seinen Daumen.

b Detailvergrößerung der Impression der Kornea durch den Impressionsstift. Je härter das Auge, desto geringer die Impression, desto geringer der Zeigerausschlag.

Vorteile:
- Benutzung ohne Oberflächenanästhetikum möglich,
- keine Keimübertragung (Druckmessung bei Konjunktivitis) durch Nonkontaktmessung.

Nachteile:
- Eichung problematisch,
- exakte Messung nur bei niedrigen bis mittleren Drücken,
- unbrauchbar bei vernarbten Hornhautoberflächen,
- subjektiv unangenehm,
- laute Strömungsgeräusche,
- teurer in der Anschaffung als Applanationstonometer.

Messung der Tagesdruckkurve (◉ 10.6): Sie dient dazu, bei Patienten mit Glaukomverdacht das intraokulare Druckniveau und die *Schwankungen über 24 Stunden* zu analysieren.

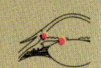

10 Glaukom

Applanationstonometrie nach Goldmann

👁 10.5

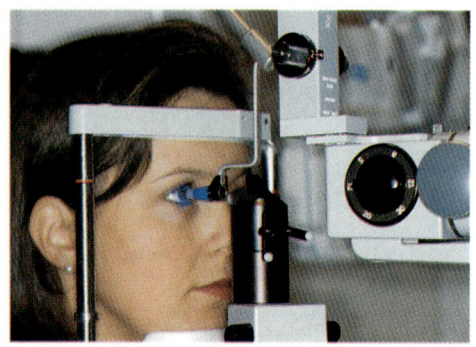

a Augeninnendruckmessung an der Spaltlampe: Das Druckkörperchen wird nach Gabe von fluoreszeinhaltigen anästhesierenden Augentropfen auf die Hornhaut aufgesetzt.

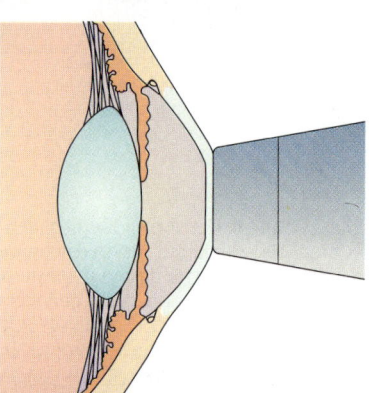

b Die Hornhaut wird auf genau 7,35 mm² applaniert (abgeplattet). Der dafür notwendige Druck entspricht dem Augeninnendruck.

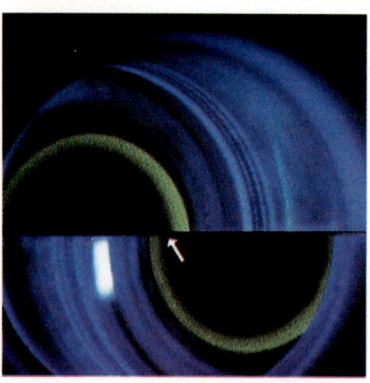

c Blick durch die Spaltlampe: Ablesen des Druckes, wenn die beiden Innenmenisci der Fluoreszeinhalbkreise sich berühren (←).

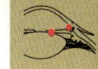

10.2 Untersuchungsmethoden   **247**

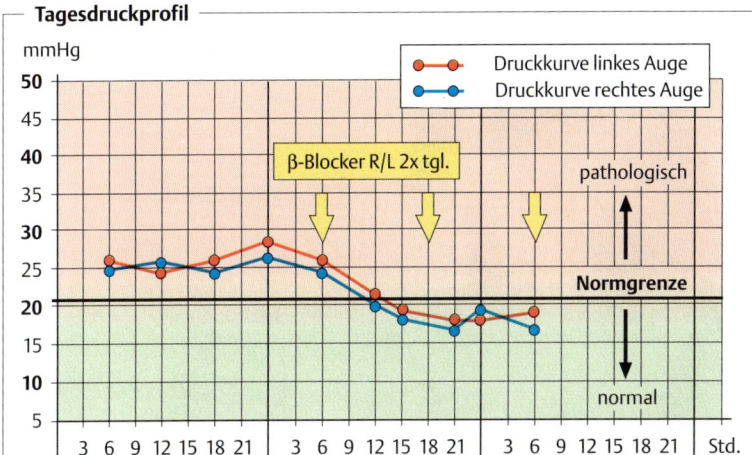

◉ 10.6 Die farbigen Punkte symbolisieren die Meßzeitpunkte. Der Zeitpunkt des Beginns mit antiglaukomatösen Tropfen ist markiert (⇩). Zeitpunkt, Häufigkeit und Seite der Tropfenapplikation sind ebenfalls gekennzeichnet.

! Eine einzelne Druckmessung ist eine „Momentaufnahme". Nur das Tagesdruckprofil gibt verläßlich Aufschluß über das Druckniveau.

Physiologisch bewegt sich der IOD in rhythmischen Schwankungen (Höchstwert häufig nachts oder in den frühen Morgenstunden). Beim Gesunden überschreiten die Tagesschwankungen des IOD 4–6 mmHg gewöhnlich nicht.

Der Druck wird unter stationären Bedingungen um 6 Uhr, 12 Uhr, 18 Uhr, 21 Uhr und 24 Uhr gemessen. Ambulante Tagesdruckprofile, bei denen Messungen in der Nacht oder am frühen Morgen fehlen, haben natürlich weniger Aussagekraft.

! Bei Glaukompatienten, die mit Augentropfen eingestellt sind, ist besonders auf die Tropfzeitpunkte zu achten. Die Druckmessung wird jeweils unmittelbar vor der Tropfenapplikation durchgeführt. Somit wird der IOD zu dem Zeitpunkt gemessen, an dem die Wirkung der Tropfen am weitesten abgeklungen ist.

Selbsttonometrie: In letzter Zeit besteht die Möglichkeit, daß der Patient den Augeninnendruck zu Hause selbst mißt (◉ 10.7) – vergleichbar der Selbstmessung des Blutdrucks und des Blutzuckers. Das Selbsttonometer ermöglicht das Erstellen eines Tagesdruckprofils (s. o.) mit beliebig vielen Messungen unter den normalen Lebens- und Umweltbedingungen. Bei entsprechender Begründung (z. B.: Gefahr eines akuten Glaukoms) kann das

Selbsttonometrie nach dem Prinzip der Applanationstonometrie

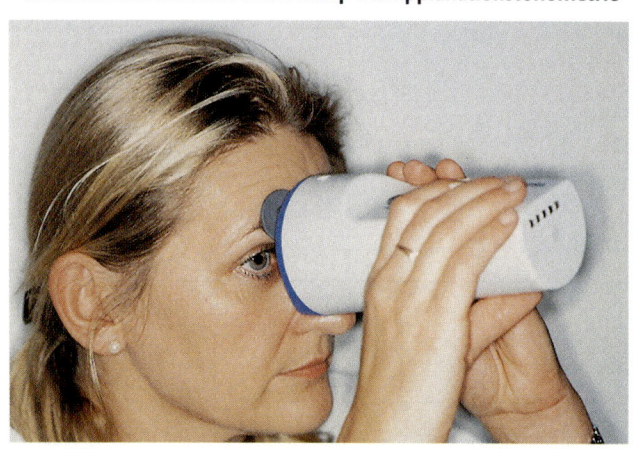

◉ 10.7 Der Patient setzt das Tonometer an der Stirn an und bringt es mittels eines Fixierlichtes in die richtige Position. Das Tonometerköpfchen fährt dann automatisch auf die Hornhaut, mißt dort den Druck (digitale Anzeige) und fährt wieder zurück.

Selbsttonometer verschrieben werden. Seine Handhabung ist allerdings anspruchsvoll. Wenn ein Patient z.B. bereits Probleme mit dem Einträufeln von Augentropfen hat, ist von einem Selbsttonometer eher abzuraten. Am besten eignet sich die Selbsttonometrie für jüngere und motivierte Patienten.

10.2.5 Ophthalmoskopie der Papille

Die Papille weist physiologisch eine Einziehung (= Exkavation) auf, die sich bei länger bestehendem erhöhtem Augeninnendruck vergrößert und ophthalmoskopisch beurteilt werden kann.

Die binokulare Untersuchung der Papille an der Spaltlampe mit Hilfe des Kontaktglases ergibt ein 3dimensionales Bild. Bei erweiterter Pupille kann im Spaltbild die Tiefe der Exkavation stereoskopisch gesehen werden.

> **!** Der Sehnerv ist das „Glaukomgedächtnis" des Auges! Seine Beurteilung sagt aus, ob bereits eine Glaukomschädigung vorliegt und wie weit sie fortgeschritten ist.

Physiologische Exkavation (◉ 10.8): Sie unterliegt einer erheblichen Variationsbreite. Große physiologische Exkavationen sind immer *rund* und unterscheiden sich dadurch von der *vertikalen* Elongation der Exkavation in Glaukomaugen.

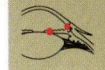

10.2 Untersuchungsmethoden

Normaler Sehnervenkopf

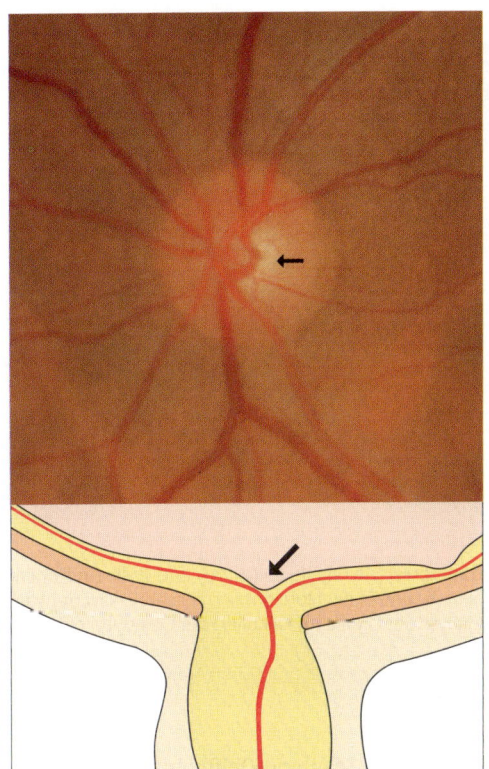

◉ 10.8 Papille randscharf begrenzt, im Netzhautniveau, vital gefärbt; kleine zentrale Exkavation (←), erkennbar an der helleren Farbe.

Papillendokumentation: Zur Papillendokumentation und Verlaufsbeobachtung in der täglichen Routine eignet sich das **skizzenhafte Dokumentieren der Befunde.** Eine längerfristige Beobachtung ermöglicht die **Papillenfotografie mit einer Funduskamera,** wobei man den Sehnerv mit Hilfe der *Stereofotografie auch 3dimensional* darstellen und betrachten kann. Nicht nur die Beobachtung, sondern eine *genaue Vermessung des Sehnervs* ermöglichen Papillometrie und Papillentomographie.

Papillometrie. Die Fläche der Papille, der Exkavation und des neuroretinalen Randsaums (vitales Papillengewebe) wird auf Fotografien des Sehnervs *2dimensional,* planimetrisch vermessen.

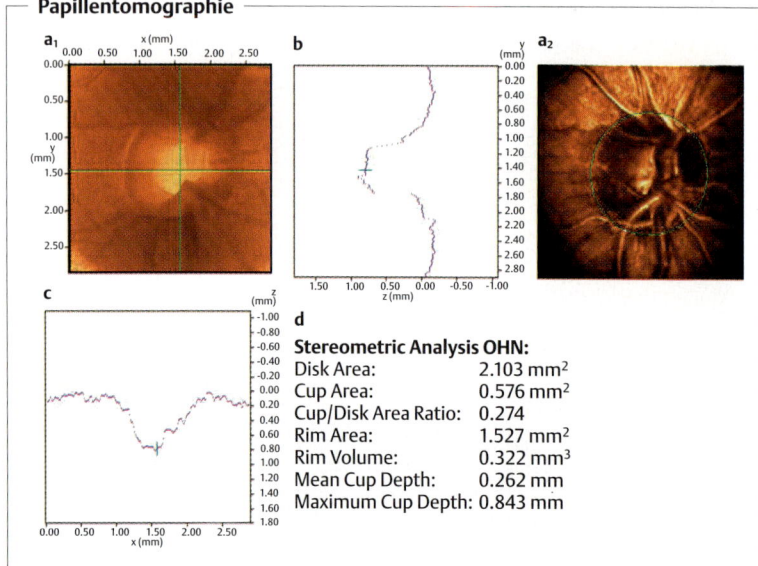

Abb. 10.9 Ein Laserscanningstrahl tastet die Papille ab (**a₁**, **a₂**) und stellt ein Höhen- und Tiefenrelief in der Vertikalen (**b**) und in der Horizontalen (**c**) dar (Exkavationstiefe). In der stereometrischen Analyse der Papille (**d**) kalkuliert der Computer die wichtigsten Papillendaten.

Papillentomographie. Moderne Laser-Scanning-Ophthalmoskope erlauben die *3dimensionale* Dokumentation des Sehnervs (Abb. 10.9).

Glaukomatös veränderter Sehnerv: Er ist an bestimmten *Formveränderungen der Exkavation* zu erkennen. Mit zunehmendem Glaukomschaden des Sehnervs gehen Nervenfasern, fibrovaskuläres und auch gliales Gewebe zugrunde. Diese Gewebsatrophie führt sowohl zu einer *Zunahme der Exkavation* als auch zu einer farblichen *Abblassung der Papille* (Abb. 10.10).

> ❗ Fortschreitende glaukomatöse Papillenveränderungen sind eng verknüpft mit zunehmenden Gesichtsfeldausfällen (Abb. 10.11 a–d).

10.2.6 Gesichtsfelduntersuchung (→ auch S. 399)

Um ein Glaukom so früh wie möglich zu erkennen, ist es notwendig, glaukomatöse Gesichtsfeldausfälle im frühestmöglichen Stadium festzustellen. Wir wissen, daß sich glaukomatöse Gesichtsfeldausfälle zuerst parazentral nasal

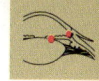

10.2 Untersuchungsmethoden

Glaukomatös geschädigter Sehnerv

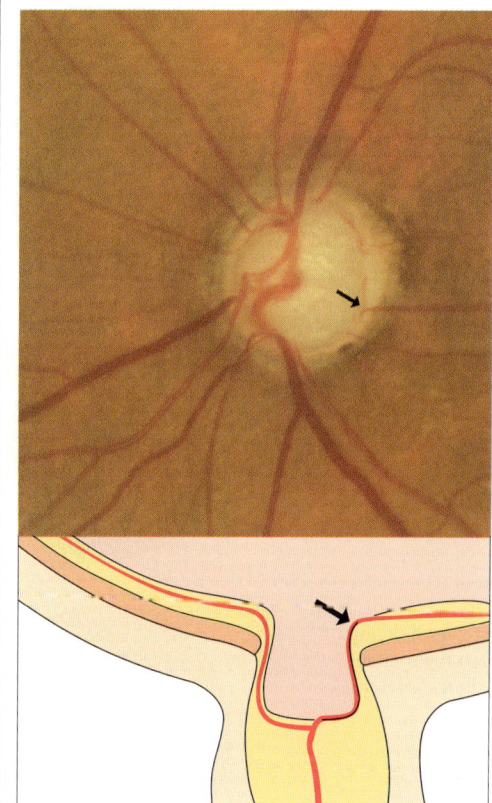

10.10 Die Papille ist randscharf und farbarm (Gewebsatrophie), die Exkavation groß (fast vollständig) mit bajonettartig in die Tiefe abknickenden Gefäßen (→).

oben (häufiger) oder unten, zunächst als relative, später als absolute Skotome manifestieren (◉ 10.**11 a–d**).

In der Auffindung dieser frühen glaukomatösen Gesichtsfeldausfälle ist die *statische Computerperimetrie* (Lichtunterschiedsempfindlichkeitsmessung) allen kinetischen Methoden überlegen. Mit computergesteuerten, halbautomatischen Rasterperimetriegeräten (Octopus, Humphrey-Field-Analyser) wird das zentrale 30-Grad-Gesichtsfeld untersucht (moderne Kampimetrie) (◉ 10.**12**).

Von großer Bedeutung ist die Reproduzierbarkeit der Gesichtsfeldbefunde bei der Verlaufsbeobachtung zum Ausschluß einer Vergrößerung der Ausfälle.

Übersicht über glaukomatöse Gesichtsfeldausfälle

Randständige Exkavation temporal unten (Schädigung der Sehnervfasern, die in diesem Bereich laufen)

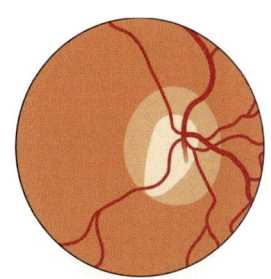

Zunahme der Exkavation. Verdünnung des vitalen Randsaumes. Die Lamina cribrosa wird sichtbar

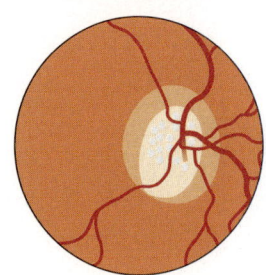

Fortgeschrittene generalisierte Verdünnung der neuroretinalen Randzone, zunehmendes Sichtbarwerden der Lamina cribrosa. Nasale Verdrängung der Gefäße

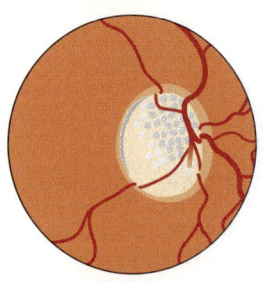

Totale glaukomatöse Optikusatrophie: Vollständige Atrophie des neuroretinalen Randsaumes, kesselförmige Exkavation, bajonettförmig am Papillenrand abgeknickte, z. T. verschwindende Gefäße. Lamina cribrosa diffus sichtbar. Vom atrophischen Papillengewebe sind nur noch Reste vorhanden. Die Papille ist von einem Ring chorioretinaler Atrophie umgeben (Druckatrophie der Aderhaut und Schwund des retinalen Pigmentepithels), Halo glaucomatosus

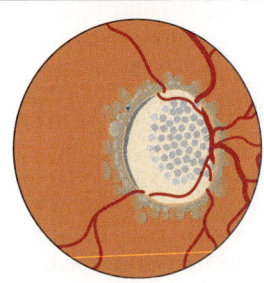

10.11

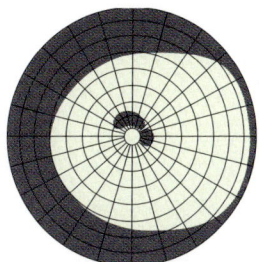

Vergrößerter blinder Fleck und nasal oben gelegenes parazentrales Skotom. Die parazentralen Skotome gehen der Vergrößerung des blinden Fleckes voraus

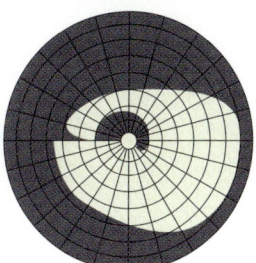

Einengung des nasal oberen peripheren Gesichtsfeldes. Die parazentral gelegenen inselförmigen Skotome fließen zusammen und erreichen den blinden Fleck (Bjerrum-Skotom)

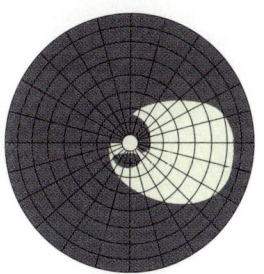

Weiterer nasal oberer Gesichtsfeldverlust. Durchbruch des Bjerrum-Skotomes horizontal abgegrenzt in die nasale Gesichtshälfte. Ein neues Skotom nasal unten weist auf einen Schaden temporal oben gelegener Nervenfasern hin

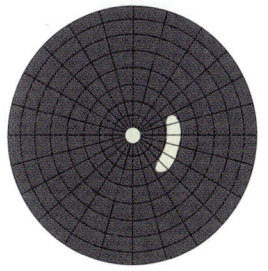

Kleiner zentraler und peripherer Gesichtsfeldrest. Das Bogenskotom hat sich zum Ringskotom um den Fixierpunkt geschlossen. Mit dem Verfall des Fixierpunktes fällt das Zentrum des Sehens aus mit Verbleib eines peripheren Gesichtsfeldrestes

30-Grad-Gesichtsfeldprüfung als Glaukomscreening-Untersuchung
RA 30°

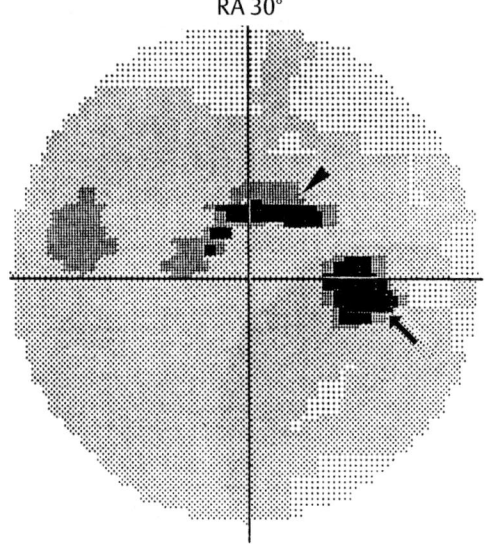

◉ 10.12 Mit dem automatischen Perimeter wird das zentrale Gesichtsfeld auf Skotome untersucht, da bei Glaukomfrühstadien in diesem Bereich die ersten Ausfälle erkennbar werden (→ ◉ 10.11 a–d). Die Abbildung zeigt den Gesichtsfeldausfall bei einem Glaukom im Frühstadium: leicht vergrößerter blinder Fleck (Pfeil) sowie ein bogenförmiges, parazentrales Skotom (Bjerrum-Skotom) (←). Die standardisierten Untersuchungsbedingungen bei der automatischen Perimetrie ermöglichen nicht nur die Früherkennung von Glaukomen, sondern auch die zeitgerechte Diagnose von Befundverschlechterungen, da die Untersuchungsergebnisse reproduzierbar sind.

10.2.7 Untersuchung der retinalen Nervenfaserschicht

Die retinalen Nervenfasern sind in charakteristischer Weise angeordnet, wodurch sich die typischen Gesichtsfeldausfälle beim primär chronischen Offenwinkelglaukom erklären. Parallel zu den frühen und fortschreitenden Sehnerven- und Gesichtsfelddefekten kommt es zu *bogenförmigen* Defekten in der Nervenfaserschicht, die im rotfreien Licht beobachtet werden können (◉ 10.13).

Untersuchung der retinalen Nervenfaserschicht

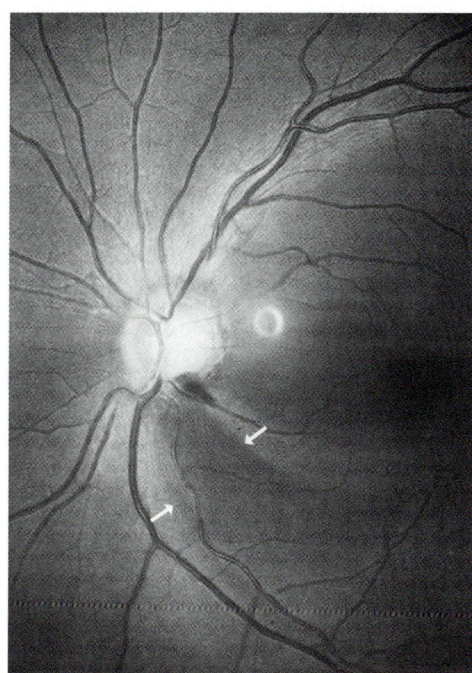

◉ 10.13 Der bogenförmige Ausfall von Nervenfasern (zwischen den Pfeilen) deutet auf einen frühen Glaukomschaden des Sehnervs hin.

10.3 Primäre Glaukome

10.3.1 Primär chronisches Offenwinkelglaukom (PCOG)

Definition

Das PCOG beginnt im mittleren und späteren Lebensalter mit schleichendem Verlauf und progressiver Verschlechterung. Charakteristisch ist, daß der Kammerwinkel stets offen ist!

→ *Synonym:* Glaucoma chronicum simplex; *engl.:* primary open angle glaucoma

Epidemiologie: Das PCOG ist mit über 90 % aller Erwachsenenglaukome die *mit Abstand häufigste Glaukomform.* Die Häufigkeit nimmt nach dem 40. Lebensjahr stark zu und hat den Häufigkeitsgipfel zwischen dem 60. und 70. Lebensjahr (Prävalenz bei 40jährigen 0,9 %, bei über 50jährigen 4,7 %).

Es scheint eine *genetische Disposition* für das primär chronische Offenwinkelglaukom zu geben. Mehr als ein Drittel der Patienten haben Verwandte mit der gleichen Erkrankung.

> Bei Patienten mit einer positiven Familienanamnese ist das Risiko zu erkranken höher.

Ätiopathogenese (s. auch Physiologie und Pathophysiologie der Kammerwasserzirkulation): Die Ursache des PCOG ist nicht bekannt! Man weiß aber, daß der erhöhte **Abflußwiderstand im Trabekelwerk des Kammerwinkels** vorliegt. Primär entsteht der Schaden im Bereich des neuroretinalen Gewebes des Sehnervs (druckbezogene Neuropathie des Sehnervs).

Symptomatik: Während bei der Mehrzahl der Patienten mit PCOG subjektive Symptome jahrelang fehlen, treten bei einer geringen Zahl von Patienten mitunter **unspezifische Beschwerden** wie Kopfschmerzen, Augenbrennen, Augenrötung oder verschwommenes und verschleiertes Sehen auf, die der Patient oft auf eine zu schwache oder fehlende Brille zurückführt. Auch nächtliches Wahrnehmen von Farbringen um Lichtquellen, herkömmlich als Symptom dem Winkelblockglaukom zugeschrieben, kann vorliegen.

> Beim PCOG fehlen typische Symptome oft jahrelang! Regelmäßige Kontrollen durch den Augenarzt sind daher für die Frühdiagnostik entscheidend.

Das PCOG kann bereits weit fortgeschritten sein, bevor der Patient auf einen ausgedehnten Gesichtsfeldverlust an einem oder beiden Augen aufmerksam wird.

Es ist daher entscheidend, die Diagnose so früh wie möglich zu stellen, da die Prognose im Frühstadium viel besser ist als im Spätstadium. Bleibt die Drucksteigerung über Jahre hinweg unerkannt bzw. unbehandelt, nimmt die glaukomatöse Optikusschädigung und der damit verbundene Gesichtsfeldverfall bis hin zur Erblindung zu.

Diagnostik: Augeninnendruckmessung. Ein alarmierendes Zeichen ist ein erhöhter IOD bei einer augenärztlichen Routineuntersuchung.

Tagesdruckprofil. Es finden sich Tagesschwankungen des IOD von mehr als 5–6 mmHg.

Gonioskopie. Der Kammerwinkel ist offen und unauffällig und unterscheidet sich nicht von dem von Patienten ohne Glaukom.

Ophthalmoskopie. Der Sehnervenkopf verrät, ob eine glaukomatöse Exkavation schon eingetreten ist und wie weit fortgeschritten das Glaukom bereits ist. Bei noch unauffälliger Papille und regelrechtem Gesichtsfeld lassen sich im Grünlicht am hinteren Pol bündelförmige Nervenfaserausfälle als pathologische Frühbefunde erkennen.

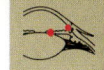

Perimetrie. Als *Suchtest* eignet sich die Rauschfeldperimetrie, weil sie dem Patienten Skotome bewußt macht, sie erkennen und beschreiben läßt. (Vorgehen: Der Patient sieht einen flimmernden Monitor, der an das „Rauschen" eines Fernsehers erinnert. Im Skotombereich nimmt der Patient die Flimmerpunkte nicht wahr.) Danach muß eine gezielte Auslotung erfolgen. Für die *frühen Stadien* ist die automatische Rasterperimetrie geeignet. Spezielle Programme decken früheste glaukomatöse Veränderungen auf (G1-Programm am Octopus-Perimeter, 30-2-Programm am Humphrey-Perimeter). Bei *fortgeschrittenen Glaukomstadien* gewinnt man eine rasche Orientierung über das noch vorhandene Gesichtsfeld mit der kinetischen Handperimetrie am Goldmann-Perimeter (vgl. hierzu auch S. 399 ff).

Differentialdiagnose: Zwei Erkrankungen sind in diesem Zusammenhang wichtig:

Okuläre Hypertension. Patienten mit okulärer Hypertension haben über Jahre hinweg signifikant erhöhte Druckwerte ohne Zeichen einer glaukomatösen Sehnervenschädigung oder eines Gesichtsfeldausfalles. Ein Teil dieser Patientengruppe wird bei weiterhin hohen Druckwerten keine glaukomatösen Schäden entwickeln, der andere Teil wird an einem PCOG erkranken. Die Wahrscheinlichkeit, daß sich ein definitives Glaukom entwickelt, steigt, je höher die intraokulären Druckwerte sind, je jünger der Patient ist und je zwingender die Familienanamnese auf ein Glaukom hindeutet.

Niedrigdruckglaukom. Patienten mit einem Niedrigdruckglaukom haben progressive glaukomtypische Papillen- und Gesichtsfeldveränderungen ohne erhöhte Augeninnendruckwerte. Diese Patientengruppe ist aufgrund des mangelnden Angriffspunktes „IOD" sehr schwer zu therapieren. Nicht selten haben diese Patienten in ihrer Anamnese hämodynamische Krisen (gastrointestinale oder uterine Blutungen mit erheblichem Blutverlust), niedrigen Blutdruck und periphere Gefäßspasmen (kalte Hände und Füße). Auch bei Patienten mit Glaukom kann durch Reduktion des Blutdruckes eine weitere Verschlechterung des Gesichtsfeldes ausgelöst werden.

> ❗ Vorsicht mit blutdrucksenkenden oder kardiovaskulär wirksamen Medikamenten bei Patienten mit Glaukom.

Therapie: Indikationen zum Therapiebeginn.
- *Glaukomatöse Exkavation des Sehnervenkopfes:* Finden sich Anzeichen einer glaukomatös veränderten Exkavation des Sehnervs oder eine Seitendifferenz der Exkavation von mehr als 20%, sollte mit der medikamentösen Therapie begonnen werden.
- Ungeachtet des Sehnervenstatus sollten *Druckwerte über 30 mmHg* routinemäßig medikamentös therapiert werden.
- *Zunehmende glaukomatöse Exkavation des Sehnervenkopfes bzw. zunehmender Gesichtsfeldverlust trotz bestehender Therapie:* Unabhängig vom

gemessenen Druck zeigen diese Befunde an, daß das aktuelle Druckniveau für den Sehnerv zu hoch ist und zusätzliche medikamentöse Therapie notwendig ist. Dies gilt auch für Patienten mit bereits weit fortgeschrittenem Glaukomschaden und nur grenzwertig eingestellten Druckwerten (um 22 mmHg). Hier ist stärkstmögliche medikamentöse Therapie angezeigt, um den Druck so weit wie möglich zu senken (10–12 mmHg).

- *Frühstadien:* Im Frühstadium, speziell bei nur grenzwertig erhöhten Druckwerten, ist es oft schwierig zu entscheiden, ob therapiert werden muß oder nicht. Denn Patienten mit Niedrigdruckglaukom zeigen auch bei offensichtlich normalen Druckwerten (unter 22 mmHg) eine zunehmende Sehnervenexkavation, während Patienten mit erhöhten Druckwerten (25–35 mmHg) über Jahre einen unveränderten Sehnerv haben können.

Patienten mit Glaukomverdacht und Risikofaktoren (familiäre Belastung, mittlere Myopie, Glaukom am 2. Auge, Seitendifferenz in der Papillenexkavation) müssen daher engmaschig (3–4mal/Jahr) kontrolliert werden, besonders wenn sie nicht therapiert werden.

Medikamentöse Therapie. *Prinzipielle Möglichkeiten der medikamentösen Therapie des Glaukoms* (→ auch ◉ 10.**1**):
- Hemmung der Kammerwasserproduktion,
- Erhöhung des trabekulären Abflusses,
- Erhöhung des uveoskleralen Abflusses.

Die verschiedenen Wirkstoffe und Wirkstoffgruppen, die zur medikamentösen Therapie des Glaukoms zur Verfügung stehen, sind in ◉ 10.**14** und ⊡ 10.**3** aufgeführt. Während ◉ 10.**14** der Vollständigkeit halber auch klassische Wirkstoffe enthält, die heute nicht mehr verwendet werden (weil sie zu viele Nebenwirkungen haben und/oder durch bessere Medikamente ersetzt wurden), beschränkt sich ⊡ 10.**3** auf die Wirkstoffe, die heute tatsächlich angewendet werden.

Prinzipien für die medikamentöse Therapie des PCOG:

> ❗ Die Therapie der Wahl bei PCOG ist medikamentös. Nur bei Versagen der medikamentösen Therapie wird operativ vorgegangen.

Es gibt kein allgemeingültiges festes Therapieschema, dennoch lassen sich folgende *Prinzipien* formulieren:
- Miosis nicht erwünscht: Beginn der Therapie mit einem β-Rezeptoren-Blocker (⊡ 10.**3**).
- Miosis nicht störend (besonders bei Aphakie): Beginn mit Miotika.
- Zusätzlich zur Miotikatherapie können β-Rezeptoren-Blocker, Adrenalinderivate, Guanethidin, Dorzolamid und/oder Latanoprost gegeben werden (maximale lokale Therapie).
- Osmotika oder Carboanhydrasehemmer (oral oder i. v.) drosseln die Kammerwasserbildung und können kurzfristig zusätzlich zur lokalen Therapie gegeben werden (in der Regel aufgrund der Nebenwirkungen keine Dauertherapie). Man versucht, mit den schwächsten Medikamenten auszukom-

10.3 Primäre Glaukome

Möglichkeiten der medikamentösen Galukomtherapie

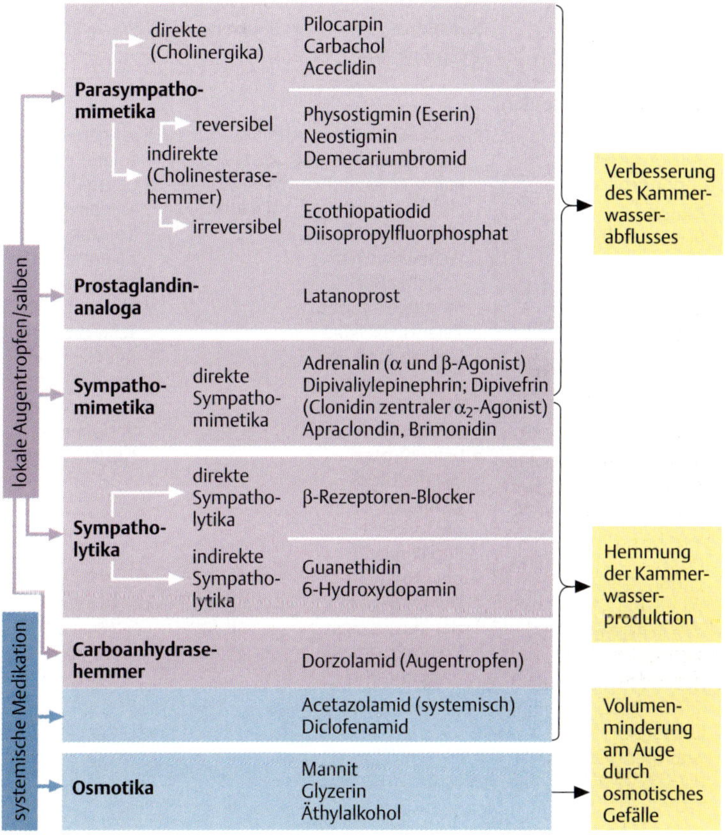

lokale Augentropfen/salben	**Parasympatho-mimetika**	direkte (Cholinergika)	Pilocarpin, Carbachol, Aceclidin
		reversibel indirekte (Cholinesterase-hemmer)	Physostigmin (Eserin), Neostigmin, Demecariumbromid
		irreversibel	Ecothiopatiodid, Diisopropylfluorphosphat
	Prostaglandin-analoga		Latanoprost
	Sympatho-mimetika	direkte Sympatho-mimetika	Adrenalin (α und β-Agonist), Dipivaliylepinephrin; Dipivefrin (Clonidin zentraler α_2-Agonist), Apraclondin, Brimonidin
	Sympatho-lytika	direkte Sympatho-lytika	β-Rezeptoren-Blocker
		indirekte Sympatho-lytika	Guanethidin, 6-Hydroxydopamin
systemische Medikation	**Carboanhydrase-hemmer**		Dorzolamid (Augentropfen)
			Acetazolamid (systemisch), Diclofenamid
	Osmotika		Mannit, Glyzerin, Äthylalkohol

→ Verbesserung des Kammerwasserabflusses (Parasympathomimetika, Prostaglandinanaloga, Sympathomimetika)

→ Hemmung der Kammerwasserproduktion (Sympatholytika, Carboanhydrasehemmer)

→ Volumenminderung am Auge durch osmotisches Gefälle (Osmotika)

◉ 10.14

men, die zur Drucknormalisierung während 24 Std. notwendig sind. (So viel wie nötig, so wenig wie möglich!)

* Bei jeder medikamentösen Druckeinstellung und bei jeder Therapieänderung muß die ausreichende Drucksenkung durch ambulante oder stationäre Druckanalyse überprüft werden.
* Der Patient darf durch die Wirkung der Tropfen in seiner Arbeitsfähigkeit nicht behindert werden. Die Verträglichkeit der Tropfen, Wirkung und Nebenwirkung müssen individuell und im Laufe der Therapie immer wieder erneut beurteilt werden.

10 Glaukom

10.3 Medikamentöse Therapie des Glaukoms

Wirkstoffe und Präparate (Beispiele)	Wirkungsmechanismus	Indikationen	Nebenwirkungen
Parasympathomimetika • **direkte Parasympathomimetika: Cholinergika** – **Pilocarpin:** Pilomann-Öl[6] 2%; Pilopos[1] AT 0,5/1/2/3%, AS 1/2%; Spersacarpin[1] AT 0,25/0,5/1/2/3%, AS 1/2/3%; Vistacarpin N[1] 0,5/1/2/3%; Pilomann 1%, EDOsine AT; Pilo-Stulln 1% AT[1, 7], 0,25%[oK]; Borocarpin/-N[6] 0,5/1/2%; Isopto-Pilocarpin[1] 0,5/1/2/3/4%; Pilocarpin-Augenöl 2%; Pilocarpin AT[1, 7] 1/2%; Pilocarpol AT (in Öl)[3] 1/2%; Pilogel[1, 7] 4%, Pilomann[4, 7] 0,5/1/2/3; Pilomann[7] 2% EDOsine – **Carbachol:** Isopto-Carbachol[1] 0,75/1,5/2,25/3%; Carbamann[1, 7] 1/2/3%; Jestryl-Viskos AT[1, 7] 10 mg – **Aceclidin:** Glaucotat[1]	• beim **PCOG** Verbesserung des Kammerwasserabflusses: die Wirkung ist wahrscheinlich ausschließlich *mechanisch* über Ziliarmuskelkontraktion und Zug auf Trabekelwerk und Skleralsporn • beim **akuten Winkelblockglaukom** steht die forcierte Pupillenverengung und das Herausziehen der Iris aus dem Kammerwinkel im Vordergrund	• PCOG • akutes Winkelblockglaukom	• jüngere Patienten tolerieren die vorübergehende Myopie durch Kontraktion des Ziliarmuskels häufig nicht • Miosis mit Verschlechterung des Nachtsehvermögens und Einengung des peripheren Gesichtsfeldes

Fortsetzung →

Konservierungsstoffe (Angaben ohne Gewähr)

[1] Benzalkoniumchlorid
[2] Benzododeciniumbromid
[3] Cetalkoniumchlorid
[4] Cetrimoniumchlorid
[5] 8-Chinolinolsulfat
[6] Chlorobutanol
[7] Edetinsäure
[8] Ethylmercurithio-benzoesäure
[9] Hydroxybenzoesäuremethylester
[10] Natrium-disulfit
[11] Borsäure
[oK] ohne Konservierungsstoffe

10.3 Primäre Glaukome

Tabelle 10.3 Medikamentöse Therapie des Glaukoms *(1. Fortsetzung)*

Wirkstoffe und Präparate (Beispiele)	Wirkungsmechanismus	Indikationen	Nebenwirkungen
❖ indirekte Parasympathomimetika: Cholinesterasehemmer **– Neostigmin:** Prostigmin[11] AT 3%; Neoeserin[1, 7]	❖ Abflußverbesserung, wobei die Kontraktion des Ziliarmuskels und des Sphincter iridis stärker ausgeprägt ist als bei anderen Miotika	❖ PCOG, wenn andere Miotika nicht mehr wirksam sind	❖ Cholinesterasehemmer werden heute aufgrund ihrer erheblichen okulären und systemischen Nebenwirkungen nicht mehr routinemäßig eingesetzt, sondern nur noch in Einzelfällen (z. B. anderweitig nicht regulierbare Drucksituation)
Sympathomimetika (direkte) **– Dipivefrin (Adrenalinderivat):** d Epifrin[1, 7, 10] 0,1%; Glaucothil[1, 7, 10] 0,1%	❖ Verbesserung des Kammerwasserabflusses und Verminderung der Kammerwasserbildung ❖ in Kombination mit Pilocarpin und Carboanhydrasehemmern zusätzlich drucksenkende Wirkung	❖ PCOG	❖ 10 – 15 % der Patienten entwickeln eine Allergie ❖ gelegentlich tritt ein paradoxer Druckanstieg auf ❖ bei aphaken Patienten führen Adrenalinderivate nachweislich zu zystoider Makulopathie ❖ Oxidationsprodukte der Adrenalinderivate lagern sich in der Bindehaut ab (adrenochrome Pigmentablagerungen) und können zu Kanalikulusobstruktion der Tränenwege führen (→ ◎ 4.24 h)

Fortsetzung →

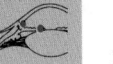

Tab. 10.3 Medikamentöse Therapie des Glaukoms *(2. Fortsetzung)*

Wirkstoffe und Präparate (Beispiele)	Wirkungsmechanismus	Indikationen	Nebenwirkungen
– Clonidin: Isoglaucon[1] $1/16$, $1/8$, $1/4$ %; Haemiton AT[1, 7]	❖ senkt den IOD um etwa 20 %, vorwiegend über eine okuläre Vasokonstriktion ohne Beeinflussung der Pupillenweite und des Akkommodationsvermögens	❖ besonders für jüngere Patienten mit PCOG geeignet	❖ Blutdrucksenkung! Da bei niedrigen Konzentrationen ($1/16$% und $1/8$%) die Wirkung auf den Augendruck genauso ist wie bei höheren Konzentrationen, die Nebenwirkungen jedoch signifikant geringer, sollten nur niedrige Konzentrationen angewendet werden
– Apraclonidin: Iopidine[1] 0,5 %	❖ zusätzlich Verminderung der Kammerwasserproduktion ❖ im Gegensatz zu Clonidin keine systemische Blutdrucksenkung	❖ sehr gute Drucksenkung bei dekompensierten Glaukomen	❖ Cave: Herz-Kreislauf-Erkrankungen
– Brimonidin: Alphagan[1] 0,2 %	❖ Verbesserung des Kammerwasserabflusses durch Verminderung des episkleralen Venendruckes und Verminderung der Kammerwasserproduktion durch Verminderung der Ziliarkörperperfusion	wie Apraclonidin	wie Apraclonidin

Fortsetzung →

Konservierungsstoffe (Angaben ohne Gewähr)

- [1] Benzalkoniumchlorid
- [2] Benzododeciniumbromid
- [3] Cetalkoniumchlorid
- [4] Cetrimoniumchlorid
- [5] 8-Chinolinolsulfat
- [6] Chlorobutanol
- [7] Edetinsäure
- [8] Ethylmercurithio-benzoesäure
- [9] Hydroxybenzoesäuremethylester
- [10] Natrium-disulfit
- [11] Borsäure
- [oK] ohne Konservierungsstoffe

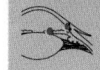

10.3 Medikamentöse Therapie des Glaukoms *(3. Fortsetzung)*

Wirkstoffe und Präparate (Beispiele)	Wirkungsmechanismus	Indikationen	Nebenwirkungen
Sympatholytika ❖ **direkte Sympatholytika: β-Rezeptoren-Blocker** – **Timolol:** Timohexal[1] 0,1/0,25/0,5%; Timolol-POS[1] 0,1/0,25/0,5%; Timolol-ratiopharm[1] 0,25/0,5%; Timomann[1] 0,1/0,25/0,5%; Uniget[1] 0,5%; Tim-Ophtal[1] 0,1/0,25/0,5%; Timosine-mite 0,1/0,2%; Timocomod 0,5% unkonserviert; dispatim 0,1% gel[1]; Timopos COMOD 0,1/0,25/0,5%; Arutimol[1, 7] 0,25/0,5%; Chibro-Timoptol[1] 0,1/0,25/0,5%; Dispatim[1] 0,1/0,25/0,5%; duratimol[1] 0,1/0,25/0,5%; Timolol Dispersa[1] 0,1/0,25/0,5%; – **Betaxolol:** Betoptima[1, 7] 0,56% – **Carteolol:** Arteoptic[1] 1/2% – **Levobunolol:** Vistagan-Liquifilm 0,25%[1, 8, 11], 0,5%[1, 8, 11], 0,5%[oK] – **Metipranolol:** Betamann 0,1%[1, 7]; 0,3%[1, 7], 0,6%[1, 7], 0,3% EDOsine	❖ Drucksenkung durch Verminderung der Kammerwasserbildung *ohne* Beeinflussung von Pupillenweite und Akkommodationsvermögen	❖ PCOG ❖ sekundäre Offenwinkelglaukome ❖ sekundäre Winkelblockglaukome	❖ Senkung der Herzfrequenz und Erhöhung der Bronchialspasmen bei Asthmatikern **Kontraindikation:** Bei Patienten mit obstruktiver Lungenerkrankung, Herzinsuffizienz oder Herzrhythmusstörungen sollten β-Rezeptoren-Blocker mit Vorsicht und nur nach internistischer Konsultation gegeben werden, weil es auch nach lokaler Applikation zur Absorption und damit zu systemischen Nebenwirkungen kommen kann

Fortsetzung →

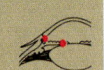

10.3 Medikamentöse Therapie des Glaukoms *(4. Fortsetzung)*

Wirkstoffe und Präparate (Beispiele)	Wirkungsmechanismus	Indikationen	Nebenwirkungen
❖ **indirekte Sympatholytika:** – **Guanethidin:** Thilodigon 0,5 %[1, 7, 10]; Dipivefrin Guanethidin	❖ senken die Kammerwasserproduktion	❖ nur mäßige Drucksenkung	❖ rotes Auge
Prostaglandinanaloga: – **Latanoprost:** Xalatan 0,005 %[1]	❖ Erhöhung des uveoskleralen Kammerwasserabflusses	❖ für alle Patienten mit PCOG geeignet ❖ als additive Therapie zu β-Blockern, Adrenalinderivaten, Pilocarpin und Carboanhydrasehemmern	❖ keine systemischen Nebenwirkungen bekannt ❖ lokal kommt es zur Veränderung der Irisfarbe bei 16 % der Patienten
Carboanhydrasehemmer: – **Dorzolamid:** Trusopt[1] 2 % – **Azetazolamid max 1,0 g/die:** Diamox Tbl. 250 mg, i. v. 500 mg, retard Kps. 500 mg; Glaupax Tbl. 250 mg, Diuramid 250 mg – **Diclofenamid:** Diclofenamid Tbl. 50 mg	❖ Verminderung der Kammerwasserproduktion (das Enzym Carboanhydrase ist über die aktive Sekretion von Bicarbonat an der Kammerwasserbildung beteiligt)	❖ akute Glaukome ❖ operative Eingriffe, die mit Druckerhöhung einhergehen können	❖ unter Dauertherapie bei 40–50 % der Patienten mit Glaukom: – Unwohlsein – Übelkeit – Depression – Anorexie – Gewichtsverlust – Verlust der Libido

Fortsetzung →

Konservierungsstoffe (Angaben ohne Gewähr)

[1] Benzalkoniumchlorid
[2] Benzododeciniumbromid
[3] Cetalkoniumchlorid
[4] Cetrimoniumchlorid
[5] 8-Chinolinolsulfat
[6] Chlorobutanol
[7] Edetinsäure
[8] Ethylmercurithio-benzoesäure
[9] Hydroxybenzoesäuremethylester
[10] Natrium-disulfit
[11] Borsäure
[oK] ohne Konservierungsstoffe

10.3 Primäre Glaukome

Tabelle 10.3 Medikamentöse Therapie des Glaukoms *(5. Fortsetzung)*

Wirkstoffe und Präparate (Beispiele)	Wirkungsmechanismus	Indikationen	Nebenwirkungen
Osmotika: – **Mannit:** Osmofundin 2% – **Glyzerin:** Glycerosteril 10%	❖ intraokuläre Drucksenkung wahrscheinlich durch Erzeugung eines osmotischen Druckgefälles durch die in die Blutbahn eingebrachte hyperosmotische Substanz; dadurch Wasserentzug aus den Flüssigkeitsräumen, vor allem aus Glaskörper und Kammerwasser	❖ ausschließlich bei akuten Drucksteigerungen (Winkelblockglaukom), da relativ kurze Wirkdauer (wenige Stunden)	

Operative Therapie des PCOG. *Indikationen:*
- medikamentöse Therapie nicht ausreichend;
- medikamentöse Therapie wird vom Patienten nicht vertragen (z. B. Allergie, Sehverschlechterung durch die enge Pupille, Schmerzen durch Ziliarspasmen, Ptosis);
- medikamentöse Therapie kann vom Patienten nicht angewandt werden (z. B. wegen mangelnder Compliance und Geschicklichkeit beim Tropfen).

Argon-Laser-Trabekuloplastik (ALT):
- Prinzip: Lasernarben im Trabekelwerk bewirken eine narbige Kontraktion, die in den Zwischenräumen zu einer Aufdehnung des Trabekelwerkes mit Abflußverbesserung führt.
- Vorgehen: Man setzt zwischen 50 und 100 Laserherde im vorderen Anteil des Trabekelwerkes (◨ 10.15).
- Anmerkung: Die Laseroperation des Kammerwinkels ist nur bei offenem Kammerwinkel möglich. Der Eingriff ist weitgehend schmerzlos, hat nur eine geringe Komplikationsrate (Blutungen aus kammerwinkelnahen Gefäßen, Synechien zwischen Iris und Laserherden) und kann ambulant durchgeführt werden. Die ALT ist erfolgversprechend bei Drucksteigerungen bis 30 mmHg und senkt den Augendruck um etwa 6–8 mmHg für

Argon-Laser-Trabekuloplastik (ALT)

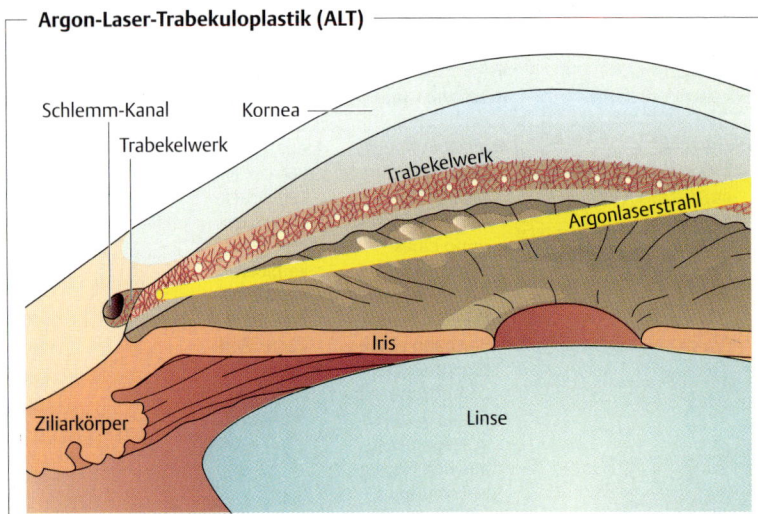

◉ 10.15 An der Spaltlampe wird über ein Gonioskop ein Argon-Laserstrahl auf das Trabekelwerk fokussiert. Zirkulär werden im Trabekelwerk etwa 100 Lasereffekte gesetzt, die zu einer Verbesserung des Kammerwasserabflusses führen.

etwa 2 Jahre. Die ALT wirkt etwa nur bei jedem zweiten Patienten. Der volle Operationseffekt tritt etwa 4–6 Wochen nach der Operation ein.

Filtrierende Eingriffe:

- Prinzip: Das Kammerwasser wird von der Vorderkammer durch eine Skleraöffnung vorbei am Trabekelwerk unter die Bindehaut abgeleitet, wo sich ein dünnwandiges Filterkissen ausbildet, ein Zeichen für einen ausreichenden Kammerwasserfluß.
- Vorgehen (◉ 10.16 a–c): Es wird zunächst ein Bindehautlappen präpariert, der limbus- oder fornixständig sein kann. Anschließend wird ein lamelläres Sklerafenster präpariert. Bei der *Goniotrepanation* wird mit einem 1,5-mm-Trepan an der Korneoskleralgrenze der Zugang zur Vorderkammer gestanzt oder bei der *Trabekulektomie* mit Messer und Schere viereckig ausgeschnitten. Durch diese Öffnung wird eine periphere Iridektomie angelegt. Der Sklerallappen wird wieder locker refixiert und mit Bindehaut gedeckt.
- Anmerkung: 80–85% dieser Operationen senken dauerhaft erfolgreich den Augendruck.

Zyklodialyse:

- Prinzip: Durch einen Spalt wird das Kammerwasser in den supraziliaren Raum geleitet.

10.3 Primäre Glaukome

Filtrierende Operation

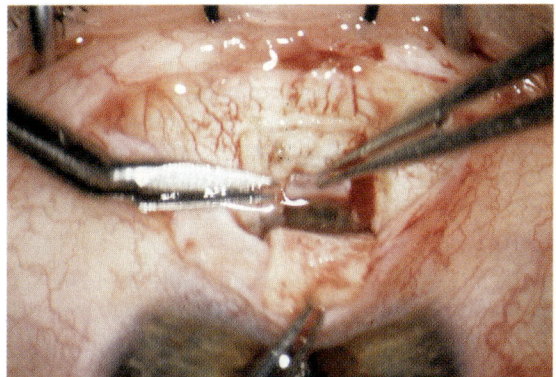

◨ 10.16
a Exzision des Trabekelwerkes mit der Schere (Trabekulektomie).

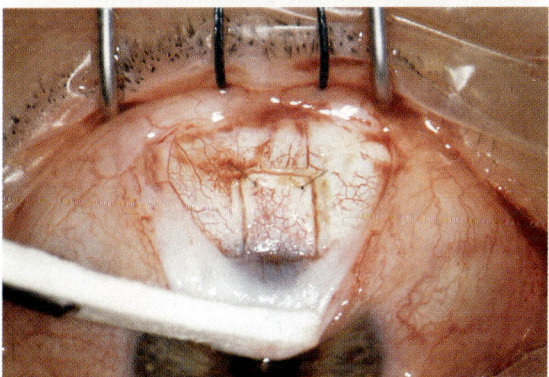

b Wiederverschluß der lamellären Sklerapräparation mit 2 Nähten.

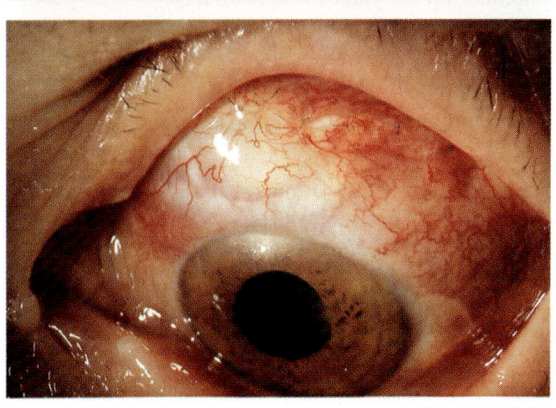

c Postoperativ: prominentes Filterkissen unter der Bindehaut.

- Vorgehen: 4 mm hinter dem Limbus wird in voller Skleradicke eine Inzision bis auf den Ziliarkörper vorgenommen. Mit einem Spatel wird dann die Sklera vom Ziliarkörper separiert und der Spatel nach vorne in die Vorderkammer geschoben. Der Ziliarkörper atrophiert in dem abgelösten Areal, wodurch zusätzlich die Kammerwasserproduktion sinkt.
- Anmerkung: Dieses Verfahren ist heute weniger gebräuchlich als noch vor 20 Jahren, da die Ziliarkörperabhebung nicht exakt dosiert werden kann. Gelegentlich ist eine ausgeprägte Bulbushypotonie die Folge und zwingt dann zum operativen Wiederverschluß des Dialysespaltes.

Zyklodestruktive Eingriffe:
- Prinzip: Hierbei werden Teile des Ziliarkörpers durch die Sklera hindurch so behandelt, daß durch Atrophie der kammerwasserproduzierenden Gewebe der Augendruck sinkt.
- Vorgehen:
  - *Zyklokryokoagulation:* Bei dieser Kältebehandlung wird mit einer Gefriersonde durch die Sklera der Ziliarkörper an verschiedenen Stellen vereist. Wenn nötig, kann der Eingriff wiederholt werden; die Wirkung der Eingriffe addiert sich.
  - *Zyklodiathermie:* Sie funktioniert nach dem gleichen Prinzip wie die Kältebehandlung, jedoch wird eine Diathermienadel durch die Sklera in den Ziliarkörper gestochen und dieser mit Hitze direkt koaguliert. Der Eingriff kann mit und ohne einer vorherigen Präparation eines lamellären Skleradeckels durchgeführt werden.
  - *Zyklophotokoagulation* (d. h. Atrophie des Ziliarkörpers durch YAG-Laser- bzw. Diodenlaserpulse hoher Energie) oder
  - *Zykloatrophie* (Atrophie des Ziliarkörpers durch Hochfrequenzultraschall) sind neuere Therapieformen, die entwickelt wurden, um die Atrophie des Ziliarkörpers wirkungsvoller, gezielter, besser dosierbar und damit schonender für das Auge herbeizuführen.
- Anmerkung: Allen Verfahren der Zyklodestruktion ist gemeinsam, daß sie irreversibel sind, zu bleibender Hypotonie führen können und so am Ende der Therapiemöglichkeiten stehen müssen.

Prophylaxe: Es gibt keine prophylaktischen Maßnahmen zur Verhinderung eines PCOG.

> Entscheidend ist die frühzeitige Diagnose, die nur beim Augenarzt erfolgen kann. Spätestens nach dem 40. Lebensjahr sollte der Augeninnendruck regelmäßig gemessen werden. Der Augenarzt führt routinemäßig bei jeder Untersuchung ein „Glaukomscreening" (Augendruck, Papille) durch. Deshalb sollte im Sinne einer Glaukomvorsorgeuntersuchung die 1. Lesebrille grundsätzlich vom Augenarzt verschrieben werden.

Prognose: Die Prognose hängt entscheidend vom Stadium ab, in dem das PCOG diagnostiziert wird. Generell sind therapeutische Maßnahmen um so wirkungsvoller, je früher sie eingesetzt werden.

10.3.2 Primäres akutes Winkelblockglaukom

Definition

Anfallsweise Erhöhung des IOD auf das Mehrfache seines Normalwertes (10–20 mmHg) durch eine plötzliche Abflußblockade. Kammerwasserproduktion und Trabekelwiderstand sind normal.

→ *Synonym:* akuter Glaukomanfall; *engl.:* primary angle closure glaucoma

Epidemiologie: Häufigkeit bei über 60jährigen: 1:1000 (F:M = 3:1). Eskimos sind häufiger betroffen als andere Rassen, Farbige hingegen nur selten.

Ätiopathogenese (s. auch Physiologie und Pathophysiologie der Kammerwasserzirkulation): In anatomisch prädisponierten Augen (→ 10.1) mit **flacher Vorderkammer** ist der Fluß von Kammerwasser durch die Pupille relativ behindert. Durch diesen **Pupillarblock** erhöht sich der Druck in der Hinterkammer (→ 10.18a). Dadurch wird die periphere Iris nach vorne vor das Trabekelwerk gedrängt, und es kommt zu einer plötzlichen Abflußblockade (**Winkelblock**). Ein typischer Glaukomanfall entsteht einseitig durch Pupillenerweiterung entweder in dunkler Umgebung und/oder unter emotionalem Streß (Schreck oder Angst). Als Musterbeispiel gilt der abendliche Fernsehkrimi. Weiterhin können eine iatrogen bedingte, medikamentöse Mydriasis, wie auch systemisch applizierte Psychopharmaka einen Glaukomanfall auslösen.

> **!** Wichtig beim Einsatz von Mydriatika: Wegen der potentiellen Gefahr, durch eine Pupillenerweiterung einen Glaukomanfall auszulösen, muß die Tiefe der Vorderkammer bei jedem Patienten, auch vor einer routinemäßigen Fundusuntersuchung, beurteilt werden.

Symptomatik: **Akutes Einsetzen von starken Schmerzen.** Der erhöhte intraokuläre Druck löst über die Hornhautnerven (N. ophthalmicus = 1. Ast des N. trigeminus) einen dumpfen Schmerz aus. Durch Ausstrahlung über die 3 Trigeminusäste kann der Schmerz in Schläfe, Hinterkopf und den Ober- und Unterkiefer so projiziert werden, daß primär nicht an das Auge gedacht wird.

Übelkeit und Erbrechen treten durch Vagusreiz auf und können abdominale Erkrankungen vortäuschen. Die Allgemeinsymptome wie Kopfschmerz, Brechreiz, Übelkeit dominieren mitunter so sehr, daß die Lokalsymptome vom Patienten unbeachtet bleiben.

Herabsetzung der Sehkraft. Verschwommenes Sehen und Farbringe um Lichtquellen werden vom Patienten am betroffenen Auge bemerkt. Diese Symptome werden durch das Hornhautepithelödem bedingt, das durch den enormen Druckanstieg hervorgerufen wird.

Prodrome. Vor dem Anfall werden mitunter in größeren Zeitabständen vorübergehendes Nebelsehen oder das Auftreten von Farbringen um Lichtquellen (Halos) angegeben. Diese Prodrome können bei inkomplettem, sich selbst wieder normalisierendem Anfallsgeschehen völlig unterschwellig bleiben und werden vom Patienten entweder nicht bemerkt oder nicht beachtet. Die frühzeitige Erkennung dieser anfallsgefährdeten Patienten (flache Vorderkammer, gonioskopischer Befund) ist wichtig, da eine Schädigung der Kammerwinkelstrukturen weit fortgeschritten sein kann, bevor Symptome offenbar werden.

> Die volle Symptomatik des Glaukomanfalles ist keineswegs immer ausgeprägt. Die Herabsetzung des Sehvermögens kann unbemerkt bleiben, wenn das andere Auge gut sieht. Auch die Heftigkeit der Schmerzen wird individuell sehr verschieden empfunden.

Diagnostik (◎ 10.17):

> Diagnoseweisend ist die Trias:
> - einseitig rotes Auge (konjunktivale und ziliare Injektion),
> - weite, reaktionslose Pupille,
> - palpatorisch hartes Auge.

Weitere Befunde.
- Hornhaut: glanzlos, matt, mit Epithelödem.
- Vorderkammer: flach oder aufgehoben, erkennbar durch fokale seitliche Beleuchtung (→ ◎ 1.12, S. 12) oder an der Spaltlampe. Der Einblick auf die abgeflachte Vorderkammer ist erschwert. Details der Irisoberfläche können nicht festgestellt werden („verwaschene Iriszeichnung").
- Augenhintergrund: infolge der Epitheltrübung der Hornhaut in der Regel nicht einsehbar. Gelingt dies durch Aufhellung der Hornhaut im abklingenden Zustand, so reicht das Spektrum der Papillenveränderungen von einer unauffälligen, vitalen Papilla nervi optici bis hin zu einem unscharf begrenzten, hyperämischen Sehnerv. Die Venen sind dann gestaut, und die Zentralarterie pulsiert auf der Papille, da wegen des hohen IOD nur noch in der Systole Blut ins Auge gelangt.
- Sehvermögen: ist auf Erkennen von Handbewegungen herabgesetzt.

Differentialdiagnose: Die Vielschichtigkeit der Symptome kann Fehldiagnosen verursachen!

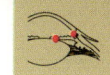

10.3 Primäre Glaukome

Akuter Glaukomanfall: Pupillarblock

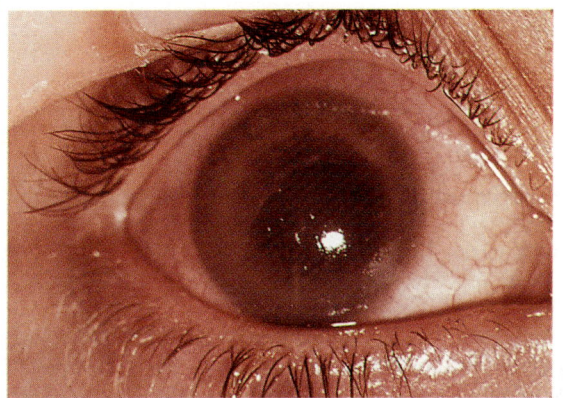

◉ 10.17 Typisch sind:
- konjunktivale und ziliare Injektion (rotes Auge),
- Hornhautödem,
- matte, nicht glänzende Oberfläche mit unscharfem Lichtreflex,
- Hornhaut-Stroma-Trübung mit schlechtem Einblick („verwaschene Iriszeichnung"), flache Vorderkammer,
- Pupille ovalär entrundet, mittelweit (reaktionslose Pupille),
- Augendruck erhöht (palpatorisch „steinhartes" Auge),
- heftige Kopfschmerzen und intestinale Symptome.

- **Allgemeinsymptome** wie Kopfschmerz, Brechreiz, Übelkeit stehen oft im Vordergrund und können leicht an *Appendizitis* oder *Gehirntumor* denken lassen.
- **Iritis/Iridozyklitis.** Auch hierbei ist das Auge rot und die Iris verwaschen gezeichnet, jedoch ist der IOD eher erniedrigt als erhöht.

Therapie:

> ❗ Ein akuter Glaukomanfall ist stets ein Notfall, und der Patient bedarf der sofortigen augenärztlichen Versorgung. Die kausale Therapie des akuten Winkelblockglaukoms ist operativ, wird jedoch konservativ eingeleitet.

Medikamentöse Therapie. *Ziele der konservativen Therapie:*
- den Druck senken und damit
- die Hornhaut aufklaren lassen (für operative Therapie),
- den Schmerz bekämpfen.

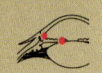

10 Glaukom

Zeitfaktor bei der Drucksenkung:

```
                    Konservative IOD-Senkung
         ┌─────────────────────┴─────────────────────┐
innerhalb 6 Std.                          nicht innerhalb 6 Std.
         │                                           │
Operation am nächsten Tag                 Operation sofort
```

Prinzipien der medikamentösen Therapie bei primärem akutem Winkelblockglaukom (→ 10.3):

- Osmotische Reduktion des Glaskörpervolumens durch systemische *hyperosmolare Lösungen* (oral Glycerin 1,0 – 1,5 g/kg KG oder intravenös Mannit 1,0 – 2,0 g/kg KG).
- Verminderung der Kammerwasserproduktion durch *Hemmung der Carboanhydrase* (intravenös Azetazolamid 250 – 500 mg). Beide Maßnahmen werden initial durchgeführt, um den IOD unter 50 – 60 mmHg zu senken.
- Herausziehen der Iris aus dem Kammerwinkel durch *lokale Miotika*. Pilocarpin 1 % sollte alle 15 Min. getropft werden. Bei fehlender Wirksamkeit kann Pilocarpin öfter (in 5minütigen Abständen) und in bis zu 4 %iger Konzentration appliziert werden. Miotika werden nicht als Mittel der 1. Wahl eingesetzt, da bei Drücken über 40 – 50 mmHg der M. sphincter iridis ischämisch ist und daher nicht auf Miotika reagiert. Da Miotika ferner durch die Entspannung der Zonulafasern eine Vorwärtsverlagerung der Linse (weitere Abflachung der Vorderkammer) bedingen, ist zunächst eine Reduktion des Glaskörpervolumens durch hyperosmolare Lösungen wichtig.
- Bei Bedarf symptomatische Therapie: *Analgetika, Antiemetika* und *Sedativa*.

Mechanische Therapie durch Eindellen der Hornhaut: Durch einfaches, wiederholtes Eindellen der zentralen Hornhaut mit einem Schielhaken oder einem Glasstab (etwa 15 – 30 Sek. lang) wird Kammerwasser in den peripheren Abschnitt des Kammerwinkels gepreßt und so der Kammerwinkel geöffnet. Wird das Trabekelwerk durch diese Manipulation für einige Minuten offengehalten, kann Kammerwasser wieder abfließen, und der IOD sinkt. Dadurch verbessert sich die Reaktivität auf Pilocarpin, und die Hornhaut klart auf.

Operative Therapie (Hinterkammer-Vorderkammer-Shunt). Ist die Hornhaut wieder klar, sollte als *kausale Therapie* der operative Shunt zwischen Vorderkammer und Hinterkammer angelegt werden:

<u>Neodymium-YAG-Laseriridotomie</u> *(nicht bulbuseröffnender Eingriff):* Mit dem YAG-Laser kann man durch mechanische Gewebezerreißung eine Öffnung (Iridotomie) in der peripheren Iris erreichen, ohne das Auge zu eröffnen (10.18 a – c). Die Operation kann in Tropfanästhesie durchgeführt werden (10.19).

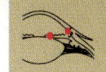

10.3 Primäre Glaukome

Akutes Winkelblockglaukom: Ätiopathogenese und Therapie

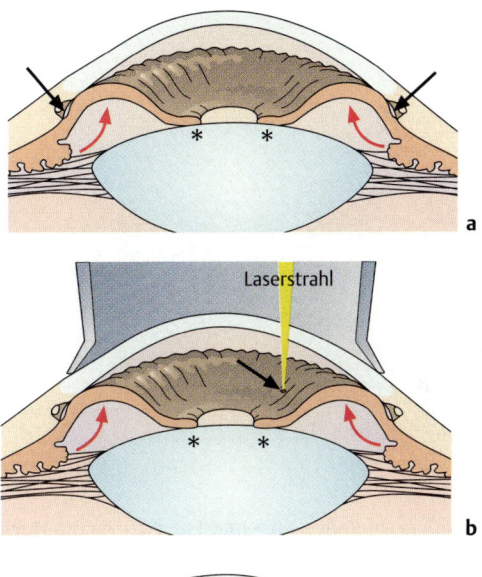

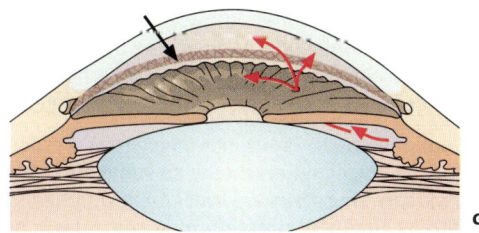

◉ 10.18   **a** Durch den Pupillarblock (*) kann das Kammerwasser nicht mehr in die Vorderkammer fließen. Der Druck in der Hinterkammer steigt (rote Pfeile), und die periphere Iris wird vor das Trabekelwerk gedrängt; es kann kein Kammerwasser mehr abfließen – akuter Winkelblock (→).
b Über ein Kontaktglas wird mit dem Neodymium-YAG-Laser (bewirkt eine gezielte Gewebezerreißung) ein Loch in die Iris geschossen – Hinterkammer-Vorderkammer-Shunt (→), damit das Kammerwasser trotz Pupillarblock (*) wieder in die Vorderkammer fließen kann.
c Durch diese neugeschaffene Öffnung in der Iris fließt das in der Hinterkammer gestaute Kammerwasser in die Vorderkammer. Durch diesen Druckausgleich wird der Pupillarblock „gebrochen", die Iris flacht ab, das Trabekelwerk ist wieder frei (→), Kammerwasser kann wieder ungehindert abfließen, der Augendruck ist wieder normal. Durch die YAG-Laseriridotomie kann sich kein Pupillarblock mehr ausbilden.

YAG-Laseriridotomie

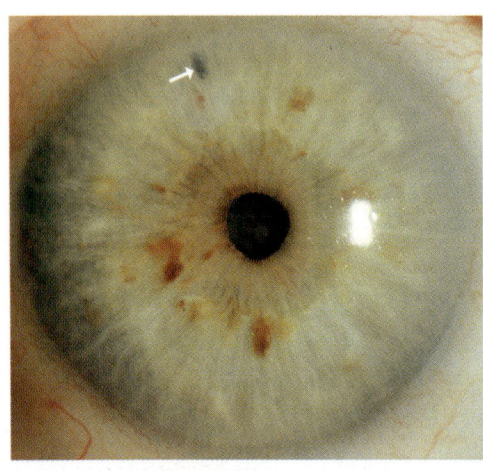

10.19 Die YAG-Laseröffnung in der Iris (→) stellt einen Vorderkammer-Hinterkammer-Shunt dar.

Periphere Iridektomie (bulbuseröffnender Eingriff): Ist die Hornhaut noch ödematös geschwollen, oder handelt es sich um eine sehr dicke Iris, kann eine chirurgische Shunt-Anlegung notwendig werden. Hier wird in der 12-Uhr-Position in örtlicher Betäubung oder Vollnarkose über einen Schnitt am Limbus eine basale Irisausschneidung (Iridektomie) durchgeführt. Die periphere Iridektomie wird heute nur noch in Ausnahmefällen ausgeführt (< 1 – 2 %).

Prophylaxe: Wenn eindeutige Prodrome angegeben werden und der Kammerwinkel im Zugang eingeengt erscheint, so sollte als sicherste Prophylaxe eine *YAG-Iridotomie bzw. eine periphere Iridektomie* durchgeführt werden. Hat an einem Auge bereits ein Anfall stattgefunden, sollte das 2. Auge zur Vorbeugung eines Glaukomanfalls zunächst alle 4 – 6 Std. mit Pilocarpin 1 % getropft werden und, nach der operativen Versorgung und Stabilisierung des Anfallsauges, mit einer Neodymium-YAG-Laseriridotomie versorgt werden.

Prognose: In der Regel kann man den Pupillarblock beim ersten Anfall recht gut medikamentös brechen, den IOD senken und operativ dauerhaft weitere Anfälle verhindern. Bei wiederholten akuten Winkelblockglaukomen oder bei länger als 48 Std. dauernden Kammerwinkelverlegungen entstehen bleibende Verbindungen zwischen der Iriswurzel und dem gegenüberliegenden Trabekelwerk (periphere Synechien). Diese persistierenden Winkelblockglaukome lassen sich durch eine Iridektomie oder YAG-Laseriridotomie nicht mehr kurativ beheben, die Kammerwinkelverlegung bleibt bestehen (persistiert trotz „Shunt-Operation"). Hier ist eine filtrierende Operation notwendig (→ S. 266).

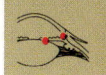

> ❗ Bei reguliertem IOD und aufgeklarter Hornhaut sollte man sich mittels der Gonioskopie versichern, daß der Kammerwinkel wieder offen ist (Ausschluß eines persistierenden Winkelblockes).

10.4 Sekundäre Glaukome

Definition

Diese Glaukome sind durch andere Augenerkrankungen oder Faktoren wie Entzündungen, Trauma, Blutung, Tumoren, Medikamente, physikalische oder chemische Einflüsse verursacht (→ 🖻 10.1).

→ *engl.:* secondary glaucoma

10.4.1 Sekundäre Offenwinkelglaukome

Definition

Die anatomischen Beziehungen zwischen Iriswurzel, Trabekelwerk und peripherer Hornhaut zueinander sind nicht gestört. Das Trabekelwerk ist jedoch verstopft und dadurch der Abflußwiderstand erhöht.

→ *engl.:* secondary open angle glaucoma

Die wichtigsten Formen: Pseudoexfoliationsglaukom. Besonders häufig in skandinavischen Ländern. Amorphes, zellfreies Material lagert sich im gesamten vorderen Segment ab und verstopft das Trabekelwerk.

Pigmentdispersionsglaukom. Typischerweise sind junge myope Männer betroffen. Pigmentgranula lösen sich vermehrt aus dem Pigmentepithel der Iris und verstopfen das Trabekelwerk.

Cortisonglaukom. 35–40% der Bevölkerung reagiert auf 3wöchige lokale oder systemische Steroidgabe mit einer IOD-Erhöhung. Eine vermehrte Ablagerung von Mukopolysacchariden im Trabekelwerk erhöht vermutlich den Abflußwiderstand und ist nach Absetzen der Steroide reversibel.

Entzündungen. *2 Mechanismen* spielen bei der Druckerhöhung eine Rolle.
1. Infolge des Austrittes von Protein aus entzündeten Irisgefäßen *erhöht* sich die *Kammerwasserviskosität.*
2. Das *Trabekelwerk* wird durch Entzündungszellen und Zelldebris *verstopft.*

Phakolytisches Glaukom. Akutes Glaukom in Augen mit maturer und hypermaturer Katarakt. Durch die intakte Linsenkapsel tritt denaturiertes Linsenprotein in die Vorderkammer und wird phagozytiert. Das Trabekelwerk wird durch die proteinbeladenen Makrophagen und das Protein selbst verstopft.

10.4.2 Sekundäre Winkelblockglaukome

Definition

Die Ursache der Drucksteigerung ist bei den sekundären Winkelblockglaukomen wie beim primären Winkelblockglaukom eine Verlegung des Trabekelwerkes. Allerdings ist die primäre Konfiguration der Vorderkammer nicht entscheidend.

→ *engl.:* secondary angle closure glaucoma

Die wichtigsten Ursachen: Rubeosis iridis. Neugebildete Gefäße ziehen den Kammerwinkel wie einen „Reißverschluß" zu (Neovaskularisationsglaukom). Besonders ischämische Netzhauterkrankungen wie *Retinopathia diabetica* und *Zentralvenenverschluß* können zur Ausbildung einer Rubeosis iridis mit progressivem Kammerwinkelverschluß führen. Andere Retinopa-

Neovaskularisationsglaukom: sekundärer Winkelblock bei Rubeosis iridis

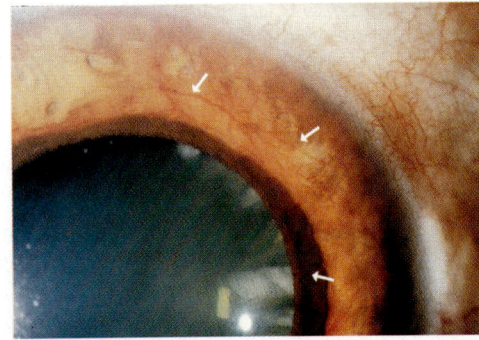

10.20
a Rubeosis iridis: Neugebildete Gefäße (←) auf der Irisoberfläche erkennbar. Durch Kontraktion wird die Rückfläche der Iris (Pigmentepithel) auf die Irisoberfläche gezogen (Ectropium uveae) (←).

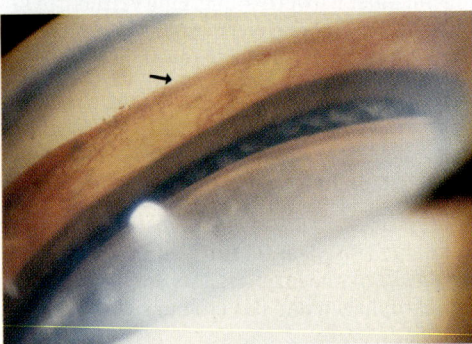

b Gonioskopie: Der Kammerwinkel ist verschlossen, das Trabekelwerk nicht mehr sichtbar (→). Die Rubeosis iridis hat den Kammerwinkel „reißverschlußartig" zugezogen.

thien oder intraokuläre Tumoren können ebenfalls eine Rubeosis iridis bedingen. Augen mit Neovaskularisationsglaukom haben eine schlechte Prognose! (◐ 10.20a u. b).

Trauma. Die posttraumatische Organisation von Blut oder Exsudat im Kammerwinkel sowie der andauernde Kontakt von Iris und Trabekelwerk bei aufgehobener Kammer (nach Verletzung, Operation oder nicht suffizient therapiertem primärem Winkelblock) können zu vorderen Synechien und Kammerwinkelverschluß ohne Rubeosis iridis führen.

Therapie der sekundären Glaukome:

❗ In der Regel ist die medikamentöse Therapie bei Sekundärglaukomen identisch mit der bei primär chronischen Offenwinkelglaukomen.

Da sekundäre Glaukome aber von vielen unterschiedlichen Faktoren verursacht werden und der Kammerwinkel offen oder verlegt sein kann, hängt die Behandlung von der Ätiologie des Glaukoms ab. Es ist sinnvoll, zunächst die Grunderkrankung zu behandeln. Glaukome bei Uveitis (Iritis, Iridozyklitis) werden zunächst konservativ antientzündlich und antiglaukomatös behandelt. Ist die konservative Therapie nicht ausreichend, sind chirurgische Maßnahmen notwendig.

❗ Die Prognose der sekundären Glaukome ist generell schlechter als die der primären Glaukome.

10.5 Kongenitale und infantile Glaukome

Definition

In den ersten Lebensjahren führt jede pathologische Augeninnendruckerhöhung zu einer Dilatation der Bulbuswand, insbesondere der Hornhaut. Es entsteht das charakteristische „große Auge" – der Buphthalmus – mit progressivem Hornhautdurchmesser.

→ *Synonyme:* Buphthalmus, Hydrophthalmus; *engl.:* hydrophthalmus, hydrophthalmia

Epidemiologie: Die Glaukome beim Kind (1 auf 12000–18000 Geburten) machen etwa 1% aller Glaukome aus. Beim primären kongenitalen Glaukom handelt es sich um eine autosomal-rezessiv vererbte Erkrankung (in etwa 70% der Fälle bilateral, in etwa 70% der Fälle sind Knaben betroffen, in etwa 70% der Fälle ist das Glaukom vor dem 6. Lebensmonat manifest).

❗ Das Bewußtsein der Bevölkerung für das Glaukom im Erwachsenenalter ist heute weitgehend geweckt. Unglücklicherweise trifft dies für das Glaukom im Kindesalter noch nicht zu.

Ätiopathogenese (s. auch „Physiologie und Pathophysiologie der Kammerwasserzirkulation"). Die Iris inseriert weit vorne im Trabekelwerk (◯ **10.2**). Unreifes mesodermales Gewebe in Form einer dünnen transparenten Membran (Barkan-Membran) zieht über das Trabekelwerk und hemmt den regelrechten Einstrom des Kammerwassers in den Schlemm-Kanal. Sonst finden sich keine weiteren krankhaften Befunde am Auge oder im Gesamtorganismus.

Neben dem isolierten Buphthalmus können noch weitere Augenveränderungen sekundär zum Bild eines Hydrophthalmus führen:
- Hydrophthalmie bei okulären Mißbildungen,
- Hydrophthalmie bei generalisierten Erkrankungen,
- sekundärer Buphthalmus infolge erworbener Augenerkrankungen.

Ungeachtet der Ursache des Druckanstiegs sind die objektiven Zeichen und klinischen Symptome der kongenitalen und infantilen Glaukomformen gleich und sollten von jedem Arzt erkannt werden.

Symptomatik: Lichtscheu, Augentränen, Hornhauttrübung und Vergrößerung der Hornhaut ein- oder beidseitig sind klassische Zeichen. Diese Veränderungen können von Geburt an vorhanden sein (kongenital), sich bald nach der Geburt oder im Laufe der ersten Lebensjahre entwickeln.

Erkrankte Kinder sind quengelig, schlechte Esser und reiben oft an den Augen. Bei einigen Kindern kann sogar aufgrund des Verhaltens eine geistige Behinderung vermutet werden.

> ❗ Wenn Eltern die „schönen großen Augen" ihres Kindes rühmen, sollte jeder Arzt mißtrauisch sein und den Augendruck messen!
> Es ist entscheidend, die Diagnose möglichst früh im Leben des Kindes zu stellen, bevor die Sehkraft irreparabel geschädigt oder verloren ist.

Diagnostik: Bei vielen Kindern können diese Untersuchungen ohne Narkose durchgeführt werden, besonders bei älteren Kindern ist jedoch gelegentlich zur Diagnosesicherung eine Narkose notwendig (◯ **10.21**).

Messung des IOD. Man sollte generell versuchen, den Druck applanatorisch zu messen (Handapplanationstonometrie).

> ❗ Die Messung wird erleichtert, wenn der hungrige Säugling während der Untersuchung die Flasche bekommt. Er ist dann durch das Füttern abgelenkt und die Druckmessung meist problemlos möglich. Eine derartige Druckmessung ist sehr viel aussagekräftiger als eine Druckmessung in Vollnarkose, da Narkotika, inklusive Barbiturate und Halothan, den Augeninnendruck erniedrigen.

Ophthalmoskopie der Papille. Die Papillenexkavation ist ein sehr sensitiver Indikator für den IOD, speziell in der Phase vor dauerhaftem Gesichtsfeldverlust. Asymmetrie in der Exkavation kann bei der Diagnosestellung und der Verlaufsbeobachtung hilfreich sein.

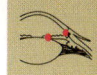

10.5 Kongenitale und infantile Glaukome

Kongenitales Glaukom

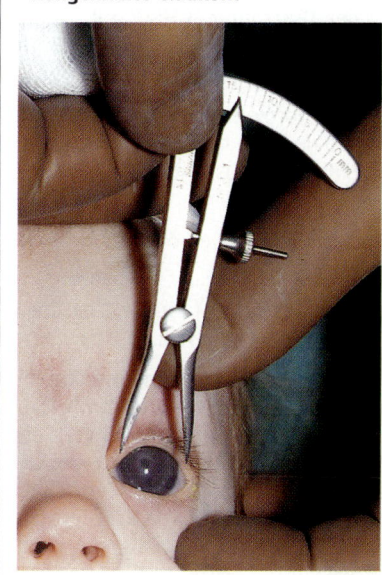

◉ 10.21 Untersuchung eines 3 Monate alten Säuglings mit Buphthalmus unter Narkose. Befund: Hornhautdurchmesser 14,0 mm (normal: ca. 9,5 mm), Stroma getrübt.

Besonderheit: Bei Kindern kann die glaukomatöse Exkavation durchaus reversibel sein. Oft ist sie bereits innerhalb weniger Stunden nach einer erfolgreichen Trabekulotomie erheblich kleiner.

Inspektion der Hornhaut. Die Hornhaut erscheint aufgrund des Epithelödems diffus weißlich getrübt. Durch Risse in der Descemet-Membran können sich Epithel- und Stromaödem noch verstärken. Charakteristisch ist die horizontale oder zirkuläre Anordnung dieser Leisten (Haab-Leisten).

Pathognomonisch ist der große Hornhautdurchmesser! Der Hornhautdurchmesser bei gesunden Neugeborenen ist durchschnittlich 9,5 mm. Eine Vergrößerung auf Werte größer 10,5 mm muß an ein kindliches Glaukom denken lassen. Chronisch erhöhte Augeninnendruckwerte bei einem Kind unter 3 Jahren führen zu einer Vergrößerung des gesamten Auges.

Gonioskopie des Kammerwinkels. Die Untersuchung des Kammerwinkels gibt die entscheidenden Hinweise für die korrekte ätiologische Einordnung: nicht ausdifferenzierter Kammerwinkel. Embryonales Gewebe verlegt das Trabekelwerk.

Differentialdiagnose: „**Große Augen**". Ein großer Hornhautdurchmesser kann als harmlose Anomalie (Megalokornea, → S. 130) vorkommen.

„**Trübe Hornhaut**". Eine diffus getrübte Hornhaut mit Epithelödem tritt bei der **c**ongenitalen **h**ereditären **e**ndothelialen **D**ystrophie (CHED) auf. Trübungen ohne Epithelödem finden sich bei den Mukopolysaccharidosen (Hurler, Scheie, Morquio, Maroteaux-Lamy) und Mukolipidosen.

„**Descemet-Leisten**". Im Gegensatz zu den horizontalen Haab-Leisten des kongenitalen Glaukoms kommen endotheliale Risse noch als Verletzung bei Zangengeburt (vertikale Ausrichtung), bei Keratokonus (→ S. 128) und Keratitis parenchymatosa vor.

! Bei keiner der Differentialdiagnosen liegt ein erhöhter Augeninnendruck vor.

Therapie: Die Therapie des kongenitalen und infantilen Glaukoms ist chirurgisch! Die Prognose ist um so besser, je früher operiert wird.

Prinzip und Vorgehen bei Goniotomie. Mit einer Gonioskopielinse auf dem Auge wird das Goniotomiemesser quer durch die Vorderkammer zum Trabekelwerk vorgeschoben. Mit der Schneide kann nun das Trabekelwerk über etwa 120° bis zum Schlemmschen Kanal eingeschnitten werden, um dem Kammerwasser den Abfluß zu ermöglichen. Nicht selten sind 2 oder 3 Goniotomien an verschiedenen Orten zur Druckregulierung notwendig. Diese Operation kann nur durchgeführt werden, wenn die Hornhaut klar genug ist und die Kammerwinkelstrukturen gut zu sehen sind.

Prinzip und Vorgehen bei Trabekulotomie. Nach Anlegen eines Bindehautlappens und einer Skleralamelle wird durch einen radiären Einschnitt der Schlemm-Kanal aufgesucht und mit einem Trabekulotom sondiert. Anschließend wird die Sonde in die Vorderkammer geschwenkt (◉ 10.22). Dadurch wird die innere Wand des Kanals, das Trabekelwerk und jegliches davorliegendes embryonales Gewebe zerrissen und der Abflußweg für das Kammerwasser geöffnet.

Der Trabekulotomie wird als Ersteingriff eine höhere Erfolgsrate zugeschrieben als der Goniotomie. Diese Operation kann auch bei weitgehend getrübter Hornhaut durchgeführt werden.

Prognose: Goniotomien und Trabekulotomien sind nicht immer erfolgreich!
Aber selbst wenn die initiale trabekuläre Chirurgie erfolgreich zu sein scheint, müssen diese Kinder lebenslang kontrolliert werden (anfangs mehrmals im Jahr, später in jährlichen Abständen), da ein erhöhter Augeninnendruck sich wieder einstellen kann. Dann ist eine erneute Goniotomie oder Trabekulotomie angezeigt.

10.5 Kongenitale und infantile Glaukome

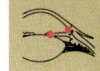

Trabekulotomie

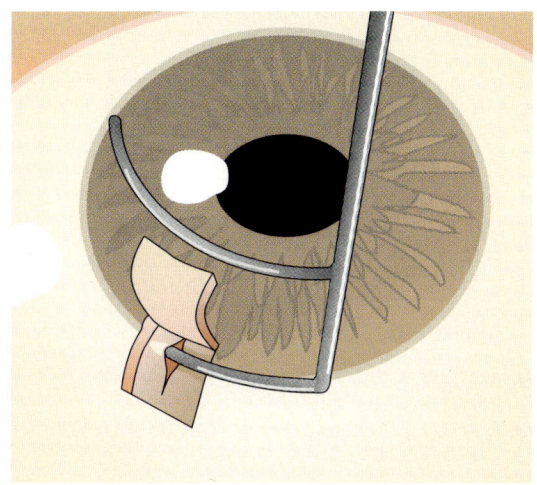

10.22
a Über einen Schnitt bei 12 Uhr wird der Schlemm-Kanal aufgesucht und mit dem Trabekulotom sondiert. Anschließend wird das Trabekulotom unter Zerreißung des embryonalen Gewebes, das den Kammerwinkel verlegt, in die Vorderkammer geschwenkt. Das Kammerwasser kann nun ungehindert in den Schlemm-Kanal abfließen.

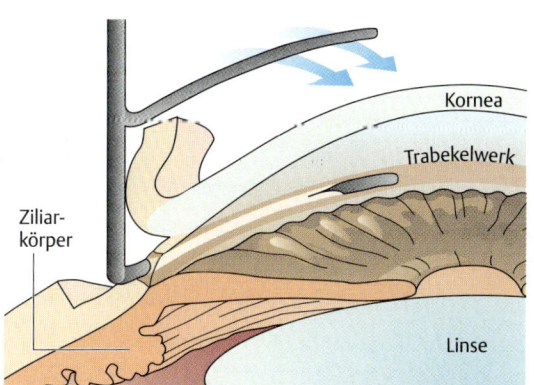

b Über ein Gonioskop, das während der Operation auf das Auge aufgesetzt wird, kann das Einschwenken des Trabekulotoms in die Vorderkammer direkt verfolgt werden.

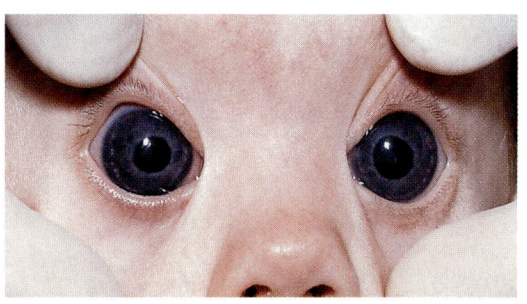

c Rechtes und linkes Auge nach erfolgreicher Trabekulotomie (es handelt sich um dasselbe Kind wie in ◉ 10.**21**). Beidseits klare Hornhaut (scharfe Hornhautreflexe), normaler Augeninnendruck.

11 Glaskörper (Corpus vitreum)

Christoph W. Spraul und Gerhard K. Lang

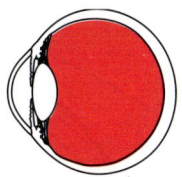

11.1 Grundkenntnisse

Bedeutung des Glaskörpers für das Auge: Der Glaskörper hat eine bulbusstabilisierende Funktion, wobei das Auge jedoch auch ohne Glaskörper bestehen kann (vgl. hierzu Vitrektomie, S. 299). Darüber hinaus verhindert er eine Netzhautablösung.

Embryologie: Die Entwicklung des Glaskörpers (*engl.:* vitreous body) läßt sich in 3 Phasen aufteilen:

* **1. Phase** (5–13 mm Scheitel-Steiß-Länge; 1. Embryonalmonat): Ausbildung des **primären Glaskörpers.** Diese Phase ist durch das Einsprossen von Mesenchym durch die embryonale Augenbecherspalte in den Augenbecher hinein gekennzeichnet. Die *Funktion des primären Glaskörpers* liegt in erster Linie in der Ernährung der sich entwickelnden Linse. Er besteht deshalb hauptsächlich aus einem Gefäßgeflecht auf der Linsenvorderfläche *(Tunica vasculosa lentis anterior)* sowie der Linsenrückfläche *(Tunica vasculosa lentis posterior).* Dieses Gefäßgeflecht wird durch die A. hyaloidea sowie deren Äste (👁 11.1) versorgt. Mit Ausbildung der hinteren Linsenkapsel (Ende des 2. Embryonalmonats) kommt es zur Regression dieses Gefäßsystems und damit auch zur Rückbildung des primären Glaskörpers.
* **2. Phase** (14–70 mm Scheitel-Steiß-Länge, 2. Embryonalmonat): Entwicklung des **sekundären Glaskörpers.** Dieser avaskuläre, aus feinen gewellten Kollagenfasern bestehende Glaskörper wird von der späteren *Netzhaut* gebildet. Er führt zur Kompression des zentral gelegenen primären Glaskörpers, so daß von diesem normalerweise nur noch ein zentral im Glaskörperraum gelegener Kanal **(Canalis hyaloideus, Cloquet-Kanal)** zurückbleibt.
* **3. Phase** (71–110 mm Scheitel-Steiß-Länge, 3. Embryonalmonat): Ausbildung des **tertiären Glaskörpers** aus bestehenden Strukturen des sekundären Glaskörpers. Der sekundäre Glaskörper bleibt erhalten. In dieser Phase werden die *Zonulafasern* ausgebildet, die den Aufhängeapparat der Linse darstellen.

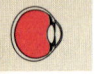

11 Glaskörper (Corpus vitreum)

Transitorische embryonale Gefäßversorgung

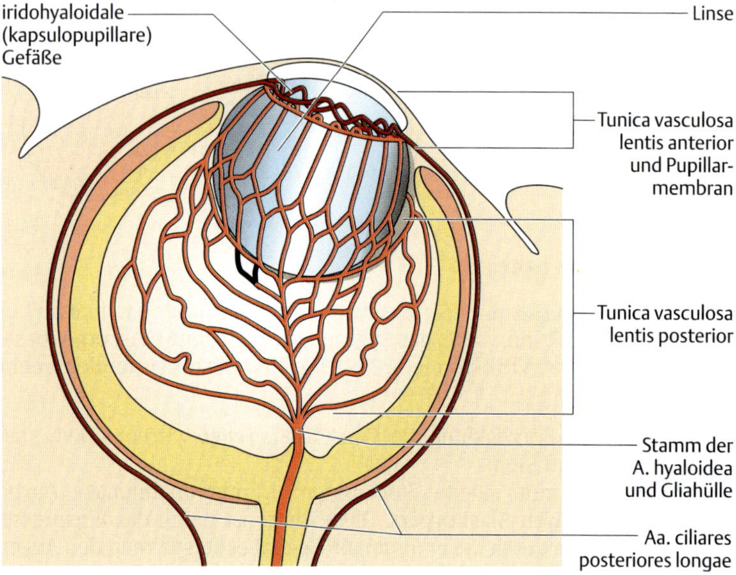

- iridohyaloidale (kapsulopupillare) Gefäße
- Linse
- Tunica vasculosa lentis anterior und Pupillarmembran
- Tunica vasculosa lentis posterior
- Stamm der A. hyaloidea und Gliahülle
- Aa. ciliares posteriores longae

11.1 Die Tunica vasculosa lentis anterior (dunkelrot) anastomosiert durch die iridohyaloidalen (kapsulopupillaren) Gefäße mit der Tunica vasculosa lentis posterior (hellrot).

Zusammensetzung des Glaskörpers: Der gelartige Glaskörper besteht zu 98 % aus Wasser und zu 2 % aus Kollagen und Hyaluronsäure. Er füllt den Glaskörperraum aus, der ca. $^2/_3$ des Gesamtvolumens des Auges einnimmt.

Stabilisierung und Begrenzung des Glaskörpers: Die Hyaluronsäuremoleküle füllen das dreidimensionale kollagene Fasergerüst des Glaskörpers aus und stabilisieren es mechanisch durch ihr hohes negatives elektrostatisches Potential. Durch *Kondensation von peripheren Kollagenfibrillen* entsteht die **Glaskörpergrenzmembran (Membrana hyaloidea)**, die also *keine Basalmembran* ist. Sie haftet an folgenden Stellen fest an den umgebenden Strukturen an (11.2).

- am **Wieger-Ligament** im Bereich der hinteren Linsenkapsel,
- an der **Salzmann-Glaskörperbasis** im Bereich der Ora serrata,
- am peripapillär liegenden **Martegiani-Ring** (ca. 10 µm breit).

Die Verbindungen von Glaskörper und Netzhaut sind generell eher lockerer Natur, wobei es fokal durchaus festere Adhärenzen geben kann. Bei einer

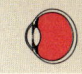

Anheftungsstellen des Glaskörpers und an ihn angrenzende Räume

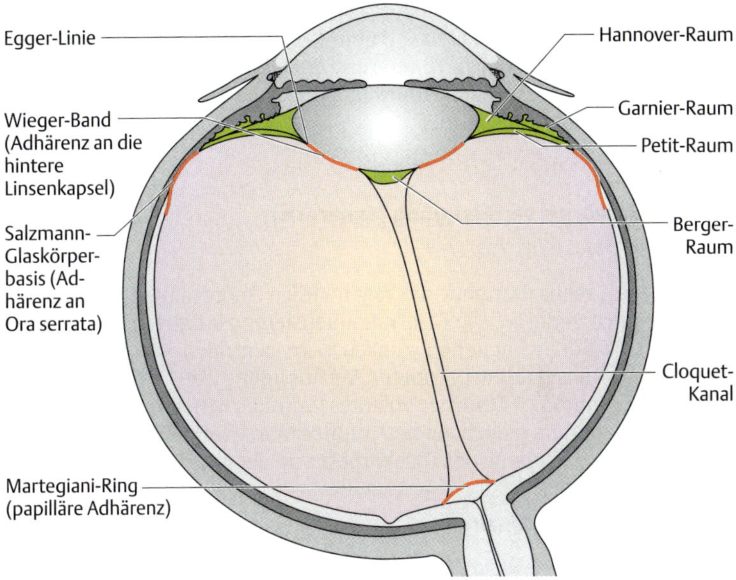

- Egger-Linie
- Wieger-Band (Adhärenz an die hintere Linsenkapsel)
- Salzmann-Glaskörperbasis (Adhärenz an Ora serrata)
- Martegiani-Ring (papilläre Adhärenz)
- Hannover-Raum
- Garnier-Raum
- Petit-Raum
- Berger-Raum
- Cloquet-Kanal

○ 11.2 Glaskörperanheftungsstellen sind mit dicken roten Linien gekennzeichnet und auf der linken Seite beschrieben. An den Glaskörper angrenzende Räume sind in grüner Farbe dargestellt und auf der rechten Seite aufgeführt.

Glaskörperabhebung (→ S. 286) verursachen diese festeren fokalen Verbindungen Probleme, da sich der Glaskörper aufgrunddessen nicht vollständig abhebt. Durch die fokalen Glaskörper-Netzhaut-Adhärenzen kommt es zu fokalen Zugwirkungen auf die Netzhaut mit der Gefahr der Foramenbildung und Netzhautablösung.

Gefäßversorgung und Innervation: Der Glaskörper enthält weder Nerven noch Gefäße. Pathogene Keime können sich daher relativ lange ungestört im Glaskörper vermehren, bis die Abwehr aus den benachbarten Strukturen einsetzt.

11.2 Untersuchungsmethoden

Das anteriore Drittel des Glaskörpers läßt sich gut mit der **Spaltlampe** untersuchen. Für die posterioren Abschnitte benötigt man zusätzlich ein **Kontaktglas** (→ S. 311) oder eine **freigehaltene Sammellinse** (60, 78, 90 dpt). Die

Beurteilung des gesamten Glaskörperraumes erfolgt hauptsächlich mit Hilfe der **indirekten Ophthalmoskopie** (→ S. 311) oder im durchfallenden Licht (**Brückner-Test**) (→ S. 172), wobei Trübungen als dunkle Schatten imponieren. Bei fehlendem Einblick (z. B. aufgrund einer Cataracta matura) erfolgt die Untersuchung des Glaskörperraumes mit Hilfes des **Ultraschalles.**

11.3 Altersveränderungen

11.3.1 Glaskörperverflüssigung (Syneresis)

→ *engl.:* synchysis

Im mittleren Lebensalter geht die regelmäßige Anordnung der Kollagenfasern allmählich verloren. Die Fasern kondensieren zu fädigen und flächigen Strukturen. Dadurch entstehen zunächst im zentralen Glaskörperbereich kleine, flüssigkeitsgefüllte Lakunen („Verflüssigung" des Glaskörpers), die noch kaum Symptome (Mouches volantes) verursachen. Wenn die Verflüssigung des Glaskörpers jedoch ein bestimmtes Maß übersteigt, kommt es zum Kollaps und zur Abhebung des Glaskörpers von der Netzhaut.

11.3.2 Glaskörperabhebung

Definition

Komplette oder partielle Abhebung des Glaskörpers von seiner Unterlage. Am häufigsten findet sich die *hintere* (→ ◉ 11.3 a), sehr viel seltener die *vordere* oder *basale* Glaskörperabhebung.

→ *engl.:* vitreous detachment

Epidemiologie: 6% aller Patienten zwischen dem 54. und 65. Lebensjahr sowie 65% aller Patienten zwischen dem 65. und 85. Lebensjahr weisen eine hintere Glaskörperabhebung auf. Patienten mit Achsenmyopie (→ S. 444) neigen schon in früheren Lebensjahren zur Glaskörperabhebung. Man nimmt an, daß der Glaskörper bei diesen Patienten schneller kollabiert, da er ein „längeres" und damit auch vom Volumen her größeres Auge ausfüllen muß.

Ätiopathogenese: Durch die Glaskörperverflüssigung kommt es zum Kollaps des Glaskörpers, meist im posterioren Bereich, da dort die Verbindungen zur Unterlage am geringsten ausgeprägt sind. Zu einer Abhebung im anterioren Bereich *(vordere Glaskörperabhebung)* sowie im Bereich der Salzmann-Glaskörperbasis *(basale Glaskörperabhebung)* kommt es meist nur, wenn stärkere Kräfte auf den Glaskörper einwirken, wie bei einem Bulbustrauma.

Symptomatik und Befund: Der *Kollaps des Glaskörpers* führt zu Verdichtungen im Glaskörperraum, die für die Patienten als frei bewegliche Trübungen (ring- oder schlangenförmige Linien oder Punkte) imponieren. Diese werden

11.3 Altersveränderungen

auch als **Mouches volantes** (muscae volitantes; fliegende Mücken, *engl.:* „fleeting flies") bezeichnet. Der Glaskörper kann sich komplett oder inkomplett von der Netzhaut abheben. Eine erhöhte Gefahr für eine damit verbundene Netzhautablösung besteht nur bei der inkompletten Abhebung. Bei der *inkompletten Glaskörperabhebung* bleiben Glaskörper und Netzhaut punktuell miteinander verbunden, so daß es bei Augenbewegungen an diesen Stellen zu einem Zug auf die Netzhaut kommt. Dies nimmt der Patient als **Lichtblitze** wahr. Wenn der Zug auf die Netzhaut zu stark wird, kann diese einreißen (= Entstehung eines Netzhautforamens, ◉ 11.3 b–c). Dann besteht die

Entstehung von Netzhautforamina bei der hinteren Glaskörperabhebung

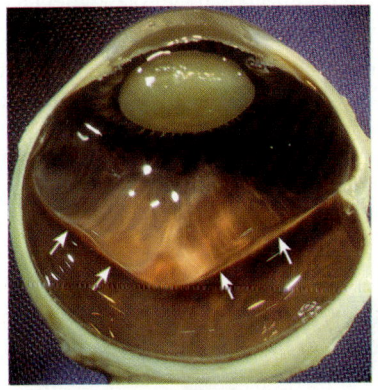

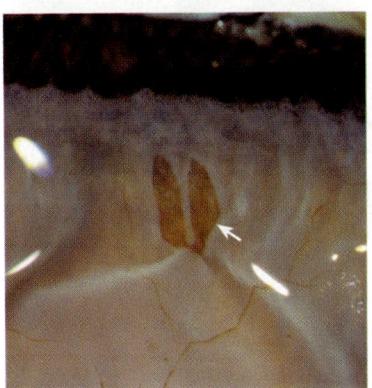

◉ **11.3 a** Komplette hintere Glaskörperabhebung (→). **b** Hierdurch kann es im Bereich der posterioren Anheftungsstelle der Glaskörperbasis an der Netzhaut zu Traktionen und daraus resultierenden Netzhautrissen kommen. **c** Manifestes Netzhautforamen mit Glaskörperzug am Lochdeckel (Autopsieauge) (►).

Gefahr der Netzhautablösung (→ S. 335) sowie der Glaskörperblutung aus verletzten Gefäßen (→ S. 292).

> **!** Mouches volantes, insbesondere aber Lichtblitze erfordern eine eingehende augenärztliche Untersuchung zum Ausschluß eines Netzhautforamens.

Diagnostik: Die Symptome einer Glaskörperabhebung erfordern eine Untersuchung des kompletten Augenhintergrundes zum Ausschluß eines Netzhautdefektes. Bei fehlendem Einblick (z. B. Linsentrübungen, Glaskörperblutung) muß eine Ultraschalluntersuchung durchgeführt werden, um eine Aussage über die vitreoretinale Situation machen zu können.

> **!** Bei einer Glaskörperabhebung im Bereich der papillären Adhärenz *(Martegiani-Ring)* sieht man mit dem Ophthalmoskop im Glaskörper einen rauchartigen Ring *(Weiss-Ring,* ◉ 11.4).

Therapie: Die Symptome der Glaskörperabhebung verschwinden spontan, sobald der Glaskörper vollständig abgelöst ist. Behandelt werden müssen jedoch die Komplikationen, zu denen es bei einer inkompletten Glaskörperabhebung kommen kann, z. B. Netzhautforamen, Netzhautablösung (zur Therapie vgl. Kapitel „Retina", S. 338) sowie Glaskörperblutung.

Weiss-Ring

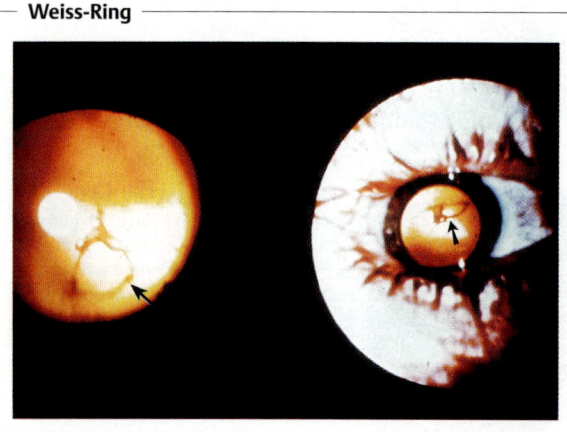

◉ 11.4 Der wie Rauch aussehende Ring entsteht, wenn sich der Glaskörper im Bereich der papillären Adhärenz (Martegiani-Ring) abhebt (Pfeil).

11.4 Pathologische Glaskörperveränderungen

11.4.1 Inkomplette Rückbildung von embryonalem Mesenchym (Entwicklungsstörungen)

Das embryonale Gefäßsystem im Glaskörper- und Linsenbereich bildet sich normalerweise vollständig zurück. Nur der *Cloquet-Kanal* erinnert noch an die embryonale Vorzeit. Die Persistenz dieses Gefäßsystems wird heute als **„Persistent Fetal Vasculature"** oder **PFV** bezeichnet. Im folgenden werden unterschiedliche Ausprägungsgrade dieses Syndroms dargestellt, soweit sie den Glaskörperraum betreffen. Die Persistenz der anterioren Tunica vasculosa lentis führt zu einer persistierenden Pupillarmembran.

11.4.1.1 Mittendorf-Fleck

→ *Synonym:* Hyaloidea-Körperchen; *engl.:* Mittendorf dot

Der Mittendorf-Fleck ist eine kleine, optisch nicht relevante Trübung ca. 0,5 mm nasal des Zentrums im Bereich der hinteren Linsenkapsel. Dies entspricht der Stelle, an der die A. hyaloidea während der Embryonalzeit inseriert hat. Diese harmlose Veränderung findet sich bei bis zu 2 % in der Gesamtbevölkerung. Bei einer Persistenz von *großen* Resten des Arteria-hyaloidea-Systems *kann* (äußerst selten) die normale Linsenfaserentwicklung gestört sein. Dann kommt es zur Ausbildung eines hinteren Polstars (→ S. 188).

11.4.1.2 Bergmeister-Papille → S. 374.

11.4.1.3 Persistenz der Arteria hyaloidea

→ *engl.:* persistent hyaloid artery

Eine *isolierte* Persistenz der A. hyaloidea ist sehr selten. Meist ist dieses Phänomen mit der Persistenz des hyperplastischen primären Glaskörpers verbunden (s. u.). Bei persistierender A. hyaloidea sieht man im Bereich des Cloquet-Kanals einen weißlichen Strang, der von der Papille ausgeht und sich bis zur hinteren Linsenkapsel erstreckt. Die alleinige Persistenz der A. hyaloidea verursacht keine Symptome, eine Therapie ist nicht nötig.

11.4.1.4 Persistierender hyperplastischer primärer Glaskörper (PHPV)

> **Definition**
>
> Fehlende Rückbildung des embryonalen primären Glaskörpers (Arteria-hyaloidea-System einschließlich posteriorer Tunica vasculosa lentis).

→ *engl.:* persistent hyperplastic primary vitreous

Epidemiologie: Auch diese Entwicklungsstörung ist sehr selten.

Symptomatik und Befund: Es handelt sich um ein *meist einseitiges* Krankheitsbild.

Vordere Variante des PHPV. Bei dieser *häufigeren* Variante fällt typischerweise kurz nach der Geburt die *weiße Pupille* (Leukokorie, amaurotisches Katzenauge) auf. Sie ist durch eine weißliche Bindegewebsplatte hinter der Linse verursacht. Je nach Ausprägungsgrad kommt es zu mehr oder weniger starken Veränderungen der Linse (die zu einer mehr oder weniger starken Beeinträchtigung des Sehens führen). Im Extremfall kann die Linse zu einer getrübten Membran *(Cataracta membranacea)* umgebaut sein. Selten kommt es zur Fettgewebsbildung *(Pseudophakia lipomatosa)* oder noch seltener zur *Knorpelbildung im Bereich der Linse.* Durch die retrolentalen Vernarbungsvorgänge werden die Ziliarkörperzotten nach zentral gezogen und im Bereich der Pupille sichtbar. Das Auge bleibt im Wachstum zurück. Dies führt zum *Mikrophthalmus,* sofern nicht gleichzeitig der Abfluß des Kammerwassers behindert ist. Dann bildet sich statt dessen ein *Buphthalmus (Hydrophthalmus)* aus.

Hintere Variante des PHPV. Wenn hauptsächlich posterior gelegene Elemente des embryonalen Gewebes persistieren, kann es zur Netzhautablösung *(Ablatio falciformis)* sowie zur *retinalen Dysplasie* kommen. Die weißliche Bindegewebsplatte ist nur zu sehen, wenn zusätzlich zur posterioren Variante auch noch anteriore Veränderungen des PHPV bestehen. Der Visus ist unterschiedlich stark reduziert, je nach Ausprägung der Netzhautablösung.

Diagnostik: Das charakteristische klinische Bild (→ Symptomatik und Befunde) sowie zusätzliche Ultraschalluntersuchungen (wenn die hinteren Augenabschnitte aufgrund einer Linsentrübung nicht einsehbar sind) führen meist zu einer eindeutigen Diagnose.

Differentialdiagnose: Auszuschließen sind andere Ursachen einer Leukokorie (**11.1**). Die wichtigste Differentialdiagnose, das Retinoblastom, ist meist durch Ultraschall oder CT abzugrenzen. Diese Untersuchungen zeigen beim Retinoblastom einen intraokularen Tumor mit Verkalkungen. Im Unterschied zum PHPV besteht hierbei *kein Mikrophthalmus.*

> ❗ Eine Leukokorie ist solange als ein Retinoblastom zu betrachten, bis das Gegenteil bewiesen ist.

Therapie: In der Regel erfolgt keine Therapie, da der Visus ohnehin weder konservativ noch operativ positiv zu beeinflussen ist. Nur bei (drohenden) Komplikationen, wie progressive Abflachung der Vorderkammer, sekundäre Augendrucksteigerung, Glaskörperblutung und Netzhautablösung, ist eine Operation indiziert. Sie hat dann aber nur das Ziel, das Auge überhaupt und den verbliebenen Visus zu erhalten.

11.4 Pathologische Glaskörperveränderungen

11.1 Differentialdiagnose der Leukokorie

Mögliche Ursache	Abgrenzungskriterien
Kongenitale Katarakt (4–8 : 20 000)	frühe Säuglingsperiode, ein- oder beidseitig, normale Bulbusgröße
Retinoblastom (1 : 20 000)	Säuglings- und Kleinkindalter, normale Bulbusgröße, ein- ($^2/_3$) oder beidseitig ($^1/_3$), Verkalkungen im Tumor
Retinopathia praematurorum Grad V (1 : 20 000)	frühe Säuglingsperiode, meist beidseitig, kein Mikrophthalmus, Frühgeburt mit O_2-Therapie
Retinitis exsudativa Coats	Kindesalter, einseitig
Persistierender hyperplastischer primärer Glaskörper (PHPV)	meist einseitig, meist Mikrophthalmus, konnatal, nach zentral gezogene Ziliarkörperzotten
Tumoren	Astrozytom, Medulloepitheliom
Exsudative Amotio	bei Toxokariasis, Angiomatosis retinae (von-Hippel-Tumor), diffusem Aderhauthämangiom
Andere Ursachen	Norrie-Syndrom, Incontinentia pigmenti (Bloch-Sulzberger), juvenile Retinoschisis, retinale Dysplasie, Glaskörperabszeß, myelinisierte Nervenfasern, Funduskolobom der Papille („morning-glory"-Syndrom), Fremdkörper im Glaskörperraum

Verlauf und Prognose: Verlauf und Prognose hängen hauptsächlich vom Schweregrad der Erkrankung ab. Bei adäquater chirurgischer Intervention kann jedoch häufig das Auge erhalten und der Visus, wenn auch meist auf sehr niedrigem Niveau, stabilisiert werden.

11.4.2 Pathologische Glaskörpertrübungen

11.4.2.1 Asteroide Hyalose

→ *Synonyme:* Scintillatio nivea, Scintillatio albescens, Synchisis nivea; *engl.:* asteroid hyalosis (hyalitis)

Diese meist einseitigen Glaskörpertrübungen (75% der Fälle) sind nicht allzu selten. Ein Zusammenhang mit Diabetes mellitus und Hypercholesterinämie wird vermutet. Es handelt sich um weiße Einlagerungen (histochemisch: Kalkseifen), die mit dem kollagenen Glaskörpergerüst assoziiert und dadurch nur wenig beweglich sind. Die meisten Patienten empfinden diese Trübungen als subjektiv nicht störend. Der Funduseinblick für den Untersucher (imponiert wie „Schneegestöber") kann jedoch deutlich reduziert sein, wogegen die Trübungen bei der Fluoreszenzangiographie interessanterweise nicht stören. Eine Entfernung der Trübungen durch Vitrektomie (→ S. 299) ist selten notwendig (nur dann, wenn der Patient unter den Trübungen leidet, d. h. bei Visusreduktion).

11.4.2.2 Synchisis scintillans

→ *engl.:* synchysis scintillans, cholestero(lo)sis bulbi

Diese *sehr seltenen* Glaskörpertrübungen treten – meist einseitig – nach rezidivierenden intraokularen Entzündungen oder Blutungen auf. Im Unterschied zur asteroiden Hyalose handelt es sich hier um Cholesterinkristalle, die sich frei im Glaskörperraum bewegen, wobei sie der Schwerkraft folgen. Histologisch typisch sind wetzsteinartige Kristalle. Eine operative Therapie ist nur in sehr seltenen Fällen (bei einer Visusreduktion aufgrund der Synchisis scintillans) indiziert.

11.4.2.3 Amyloidhyalose

→ *engl.:* vitreous amyloidosis

Diese *seltene* autosomal dominant vererbte Erkrankung beginnt um das 20. Lebensjahr, schreitet über Jahrzehnte fort und führt schließlich zur Visusreduktion. Bei der Amyloidhyalose kommt es zu pathognomonischen perikollagenösen Ablagerungen des Amyloids an den Glaskörperfasern wobei der Cloquet-Kanal frei bleibt. Histologisch zeigt das Amyloid ein typisches Färbeverhalten. Therapeutisch besteht die Möglichkeit einer Vitrektomie.

11.4.3 Glaskörpereinblutung

Definition

Einblutung in den Glaskörperraum oder in einen Raum, der durch eine hintere Glaskörperabhebung entstanden ist.

→ *engl.:* vitreous hemorrhage

Epidemiologie: Die jährliche Inzidenz beträgt ca. 7 Fälle auf 100 000.

Ätiopathogenese: Für das Entstehen einer Glaskörperblutung kommen 3 **Pathomechanismen** in Betracht (◘ 11.5):
- 1. Blutung aus *normalen retinalen Gefäßen* (z. B. mechanische Schädigung bei akuter Glaskörperabhebung oder Netzhautrissen).

11.4 Pathologische Glaskörperveränderungen

Pathomechanismen der Glaskörperblutung

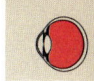

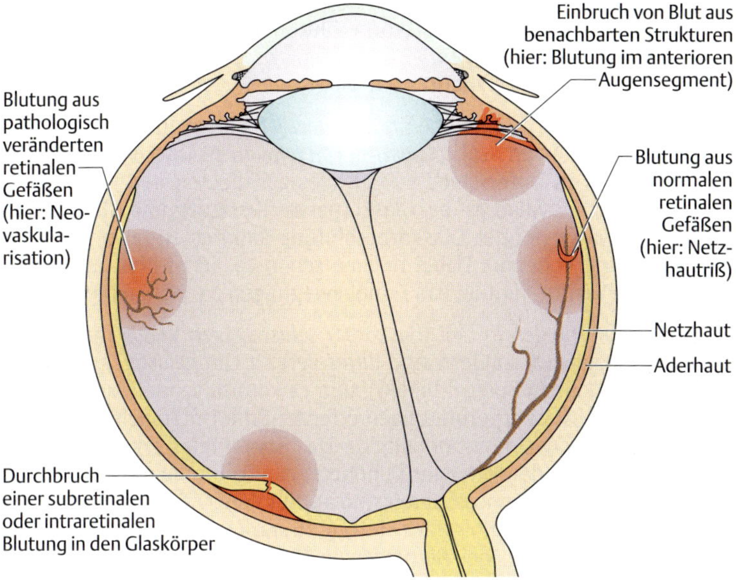

- Einbruch von Blut aus benachbarten Strukturen (hier: Blutung im anterioren Augensegment)
- Blutung aus pathologisch veränderten retinalen Gefäßen (hier: Neovaskularisation)
- Blutung aus normalen retinalen Gefäßen (hier: Netzhautriß)
- Netzhaut
- Aderhaut
- Durchbruch einer subretinalen oder intraretinalen Blutung in den Glaskörper

👁 11.5

- 2. Blutung aus *pathologisch veränderten retinalen Gefäßen* (z.B. bei retinalen Neovaskularisationen bei ischämischen Retinopathien oder bei retinalen Makroaneurysmen).
- 3. Einbruch von *Blut aus der Netzhaut bzw. anderen Quellen* (z.B. aus dem subretinalen Raum oder den vorderen Augenabschnitten).

Häufigere Ursachen einer Glaskörperblutung sind:
- hintere Glaskörperabhebung mit oder ohne Netzhautforamen (38%),
- proliferative diabetische Retinopathie (32%),
- retinaler Venenastverschluß (11%),
- altersbedingte Makuladegeneration (2%),
- retinales Makroaneurysma (2%).

Seltene Ursachen einer Glaskörperblutung sind:
- Arteriosklerose,
- Periphlebitis retinae,

- Terson-Syndrom (Blutung im Subarachnoidalraum → Drucksteigerung → akute Abflußstörung des Blutes aus dem Auge → Dilatation und Riß retinaler Gefäße, Netzhaut- und Glaskörperblutungen),
- perforierende Verletzungen,
- Gefäßtumoren der Netzhaut.

Symptomatik: Die Patienten bemerken *plötzlich* auftretende schwarze Trübungen, die sie manchmal als *„Schwarm von schwarzen Mücken"* oder *„Rußregen"* schildern (im Unterschied zu den weniger dichten und nicht ganz so dunklen „Mouches volantes" bei Glaskörperverflüssigung und Glaskörperabhebung). Bei ausgeprägter Glaskörperblutung kann es zu einer deutlichen *Visusminderung* kommen. Dabei reichen schon ca. 10 µl Blut aus, um den Visus auf die Wahrnehmung von Handbewegungen zu reduzieren.

Diagnostik: *Blutungen in den Glaskörper selbst* zeigen keine charakteristischen Begrenzungen, sondern sind *diffus* verteilt (im *gelartigen* Glaskörper kann das Blut keinen Spiegel bilden), und es kommt schnell zur Blutgerinnung (◐ 11.6a). Glaskörperblutungen erfordern die Untersuchung mit dem Ophthalmoskop oder dem Kontaktglas. Das Kontaktglas erlaubt zusätzlich eine Untersuchung der Netzhaut in höherer Auflösung, so daß damit kleine Foramina besser zu diagnostizieren sind als mit dem Ophthalmoskop. Wenn die Glaskörpertrübung infolge der Blutung zu stark ist, ist eine Ultraschalluntersuchung notwendig. Bei *Blutungen in Bereiche, die an den Glaskörper angrenzen,* also in den retrohyaloidalen Raum oder in den Berger- sowie den Petit-Raum (→ ◐ 11.2) kann es zu einer *charakteristischen Spiegelbildung* der Blutung kommen. Diese Spiegelbildung ist bei der Spaltlampenuntersuchung sichtbar (◐ 11.6b).

Therapie: Bei einer frischen Glaskörperblutung sollte der Patient eine *aufrechte Ruhelage* einnehmen. Dies hat 2 positive Effekte:
- 1. Die Blutung breitet sich nicht weiter in den Glaskörperraum hinein aus.
- 2. Das aufgewirbelte Blut im retrohyaloidalen Raum setzt sich schneller ab.

Danach muß die *Ursache der Glaskörperblutung* behandelt werden (z. B. Laser-Behandlung eines Netzhautrisses). Bei fehlender Resorptionstendenz der Glaskörperhämorrhagie ist eine Vitrektomie indiziert.

Verlauf und Prognose: Die Resorption einer Glaskörperblutung ist insgesamt ein langwieriger Prozeß, wobei der Verlauf von der Lokalisation, der Ursache sowie dem Ausmaß der Glaskörperblutung abhängt. Blutungen in den Glaskörper selbst sind besonders langwierig.

11.4 Pathologische Glaskörperveränderungen

Formen der Glaskörperblutung

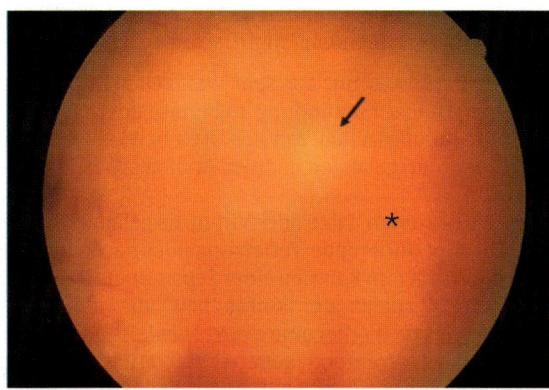

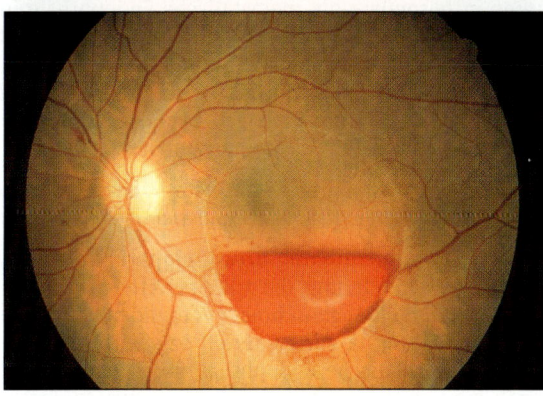

11.6 a u. b
a Diffuse intravitreale Glaskörperblutung: Die Fundusdetails sind durch die Glaskörperblutung nicht oder nur verwaschen zu erkennen (Stern = Zentrum der Glaskörperblutung; Pfeil = Papille).

b Retrohyaloidale Blutung mit Spiegelbildung: Blutung in einen Raum, der durch eine zirkuläre hintere Glaskörperabhebung entstanden ist. Aufgrund der Schwerkraft sind die Erythrozyten abgesunken und haben einen waagrechten Spiegel gebildet.

11.4.4 Glaskörperentzündung (Vitritis) und Endophthalmitis

Definition

Akut oder chronisch verlaufende Entzündungen in den Augeninnenräumen, die entweder mikrobiell oder immunologisch bedingt sind. Strenggenommen ist jede Entzündung im Bereich des Augeninneren eine **Endophthalmitis**. Im klinischen Sprachgebrauch – und auch in diesem Buch – wird jedoch nur dann von Endophthalmitis gesprochen, wenn es sich um eine mikrobiell bedingte Entzündung handelt, bei der auch der Glaskörper beteiligt ist (Vitritis). Auf der anderen Seite ist eine **isolierte Vitritis** ohne Beteiligung anderer Augeninnenräumen – aufgrund der fehlenden Gefäße im Glaskörperraum – kaum denkbar.

→ *engl.:* endophthalmitis, endophthalmia, vitritis

11 Glaskörper (Corpus vitreum)

Epidemiologie: Eine mikrobiell bedingte Vitritis bzw. Endophthalmitis entsteht am häufigsten infolge eines perforierenden Bulbustraumas, in seltenen Fällen (0,05%) auch nach bulbuseröffnenden Eingriffen.

Ätiopathogenese: Da der Glaskörper nur aus sehr wenigen zellulären Elementen besteht (Hyalozyten) ist eine Entzündung im Bereich des Glaskörpers nur möglich, wenn die Entzündungszellen von der Uvea bzw. über retinale Blutgefäße in den Glaskörperraum gelangen können. Ätiologisch kommen in Frage:

- **mikrobielle Erreger,** d. h. Bakterien, Pilze oder Viren; sie gelangen entweder direkt (z. B. durch eine perforierende Verletzung oder nach einer bulbuseröffnenden Operation) oder im Rahmen einer Sepsis (metastatisch) in den Glaskörperraum. Die Virulenz der Keime bzw. die individuelle Abwehrlage entscheidet, ob sich hierbei eine *akute, subakute* oder *chronische* Entzündung entwickelt. Während generell Bakterien gegenüber Viren und Pilzen weit häufiger Auslöser sind, findet man bei immungeschwächten Patienten insbesondere die metastatische Endophthalmitis, welche in erster Linie durch Pilze (vor allem Candida species) verursacht ist (mykotische Endophthalmitis; *engl.:* mycotic endophthalmitis).
- **entzündliches (mikrobiell oder autoimmunologisch) Geschehen in Strukturen, die an den Glaskörper angrenzen** (z. B. Uveitis, Retinitis); dies löst eine sekundäre Begleitreaktion im Glaskörperraum aus.

> ❗ Die akute Endophthalmitis ist ein sehr ernsthaftes Krankheitsbild, bei dem der Verlust des Auges innerhalb von Stunden drohen kann.

Symptomatik: Akute Glaskörperentzündung bzw. Endophthalmitis. Charakteristisch ist eine akute Visusminderung, die mit einem tiefen, dumpfen, kaum auf Analgetika ansprechenden Augenschmerz verbunden ist; die Bindehaut ist stark gerötet. Im Gegensatz zur bakteriell bzw. viral bedingten Endophthalmitis beginnt die mykotische Endophthalmitis subakut, schleichend mit Sehstörungen, die sich chronisch verschlechtern; später (Tage bis Wochen) entstehen dann auch hier starke Schmerzen.

Chronische Glaskörperentzündung bzw. Endophthalmitis. Sie weist einen sehr viel milderen Verlauf mit oftmals nur mäßiggradiger Visusminderung auf.

Diagnostik: Wichtige Hinweise ergeben sich aus der Anamnese und den typischen Symptomen bzw. Beschwerden.

Akute Glaskörperentzündung bzw. Endophthalmitis. Bei der Spaltlampenuntersuchung fällt die massive konjunktivale sowie ziliare Injektion und die Hypopyonbildung (Eiteransammlung in der vorderen Augenkammer) auf. Ophthalmoskopisch sieht man dann den gelblich-grünlich verfärbten Glaskörper (machmal als *Glaskörperabszeß* bezeichnet). Bei fehlendem intraokularem Einblick kann das *Ausmaß der Glaskörperbeteiligung bei einer Endoph-*

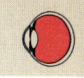

11.4 Pathologische Glaskörperveränderungen

thalmitis mit Hilfe des Ultraschalls beurteilt werden. Bei der *subakut* verlaufenden *mykotischen Endophthalmitis* sieht man in den Anfangsstadien (Tage) Roth-Flecken (= weißliche Netzhautflecken mit hämorrhagischer Umrandung) sowie eine umschriebene Retinochoroiditis mit Glaskörperinfiltrat. Im fortgeschrittenen Stadium ist das Glaskörperinfiltrat cremig-weiß und es kann evtl. zu einer Netzhautablösung kommen.

Chronische Glaskörperentzündung bzw. Endophthalmitis. Bei der Inspektion fällt hierbei meist nur eine mäßige konjunktivale sowie ziliare Injektion auf. Die Spaltlampenuntersuchung zeigt einen durch Entzündungszellen infiltrierten Glaskörper.

Zur Erregersicherung sollten Bindehautabstrich, mikrobiologische Untersuchung von Glaskörperaspirat sowie Blutkulturen (bei Sepsisverdacht) durchgeführt werden. Ein negatives mikrobielles Ergebnis schließt jedoch eine mikrobiell bedingte Entzündung nicht aus; entscheidend ist der klinische Befund. Zur Diagnostik der Retinitis bzw. Uveitis → S. 358 f.

Differentialdiagnose: Bei den meisten Patienten ist die Diagnose bereits klinisch zu stellen. Bei chronischen Verlaufsformen und fehlendem Ansprechen auf eine antibiotische Therapie sollte ein intraokulares Lymphom (Retikulumzellsarkom) ausgeschlossen werden.

Therapie: Mikrobiell bedingte Entzündungen erfordern eine erregerspezifische Therapie – wenn möglich nach Antibiogramm – sowohl lokal und systemisch als auch intravitreal. *Mykotische Endophthalmitiden* werden vorzugsweise mit Amphotericin B und Steroiden behandelt. Eine kurzfristige Vitrektomie ist eine therapeutische Option, deren Indikationen zum jetzigen Zeitpunkt jedoch noch nicht eindeutig festgelegt sind.

Vitreale Begleitreaktionen bei zugrundeliegenden Retinitiden oder Uveititiden sind durch die Behandlung dieser Erkrankungen anzugehen.

Prophylaxe: Generell muß bei intraokularen Eingriffen ein Höchstmaß an Sorge dafür aufgewendet werden, das Einschleppen von Keimen ins Augeninnere zu vermeiden. Patienten, deren Immunsystem infolge von AIDS oder Drogenabusus geschwächt ist, und Patienten mit Dauerkatheter sollten regelmäßig ophthalmologisch untersucht werden.

> Bei Patienten mit Dauerkatheter und Drogenabusus sollte bei Sehstörungen und Schmerzen im Bereich des Auges an eine Candidaendophthalmitis gedacht werden.

Verlauf und Prognose: Die Prognose von **akuten mikrobiell bedingten Endophthalmitiden** hängt von der Virulenz des Erregers sowie davon ab, wie schnell eine wirkungsvolle antimikrobielle Therapie eingeleitet werden kann. Bei sehr virulenten Keimen (z. B. Pseudomonaden) sowie verzögertem Therapiebeginn (also nicht innerhalb von Stunden) ist die Prognose bezüglich des Visus sehr schlecht. Bei postoperativen Entzündungen und schlechtem

Ausgangsvisus kann eine akute Vitrektomie den Verlauf positiv beeinflussen. **Chronische Verlaufsformen** sowie eine Begleitvitritis bei einer Uveitis haben meist eine sehr viel bessere Prognose.

11.4.5 Vitreoretinale Dystrophien

11.4.5.1 Juvenile Retinoschisis
→ *engl.:* juvenile retinoschisis, X-linked retinoschisis

Die juvenile Retinoschisis wird X-chromosomal rezessiv vererbt und *betrifft ausschließlich Männer*. Meist kommt es zwischen dem 20. und 30. Lebensjahr zu einer Spaltbildung der Netzhaut im Makulabereich, was klinisch als „*Radspeichen*"-*Phänomen* imponiert und mit einem erheblichen Visusverlust assoziiert ist. In der Hälfte der Fälle findet man zusätzlich noch eine periphere Spaltung der Netzhaut. Die Ursache dieser Netzhautspaltung wird durch Zug am Glaskörper (Glaskörpertraktionen) erklärt. Histologisch besteht die *Spaltbildung im Bereich der Nervenfaserschicht* im Gegensatz zur altersabhängigen Retinoschisis (→ S. 340), bei der die *Spaltung in der Ebene der äußeren plexiformen Schicht* besteht.

11.4.5.2 Morbus Wagner
→ *engl.:* Wagner's disease

Hierbei handelt es sich ebenfalls um eine hereditäre (autosomal dominant) Erkrankung, bei der es zur zentralen Verflüssigung des Glaskörpers kommt. Diese „optische Leere" des Glaskörperraumes sowie die fibrilläre Kondensation des Glaskörpergerüstes, die mit einer Katarakt assoziiert ist, ist das Kennzeichen der *Wagnerschen vitreoretinalen Degeneration*.

11.5 Die Rolle des Glaskörpers bei verschieden okulären Veränderungen sowie bei der Kataraktoperation

11.5.1 Netzhautablösung

Die enge Verbindung von Glaskörper und Netzhaut kann bei der Glaskörperabhebung zur Entstehung von Netzhautforamina führen, die eine **rhegmatogene** (gr. rhegma = Riß) **Netzhautablösung** nach sich ziehen (→ S. 335). Durch diese Netzhautdefekte erhalten Zellen des retinalen Pigmentepithels Zugang zum Glaskörperraum. Die Pigmentepithelzellen wandern an der Netzhautoberfläche entlang. Dabei nehmen sie myofibroblastenähnliche Eigenschaften an und führen dadurch zur Ausbildung von sub- und epiretinalen Membranen und zur *Kontraktion der Netzhautoberfläche*. Dieses Krankheitsbild wird als **proliferative Vitreoretinopathie (PVR)** bezeichnet. Eine

Wiederanlage der Netzhaut wird bei PVR durch die starren Netzhautfalten sowie die Glaskörpermembranen erheblich erschwert. Sie erfordert daher meist moderne glaskörperchirurgische Techniken.

11.5.2 Retinale Gefäßproliferationen

Bei Netzhautischämien (z. B. diabetische Retinopathie, Frühgeborenenretinopathie, Zentralvenenverschluß, Astvenenverschluß, Sichelzellretinopathie) können sich retinale Gefäßproliferationen entwickeln. Zu einem *bäumchenartigen Wachstum dieser retinalen Neovaskularisationen in den Glaskörperraum hinein* kommt es in der Regel nur, wenn noch keine oder nur eine inkomplette Glaskörperabhebung stattgefunden hat, da diese Proliferationen sozusagen ein Gerüst brauchen, an dem sie entlangwachsen können. Die präretinalen Proliferationen führen häufig zu *Glaskörperblutungen*. Bei fibrotischen Veränderungen kommt es zu Traktionen an der Netzhaut mit Entwicklung einer *traktiven* Amotio retinae (→ S. 335).

11.5.3 Kataraktoperation

Wenn es nach einer Kataraktoperation zur verstärkten Entzündung im anterioren Augensegment kommt, können diese Entzündungsmediatoren durch den *Cloquet-Kanal* zum hinteren Augenpol fortgeleitet werden. Dort kann sich dann ein zystoides Makulaödem *(Hruby-Irvine-Gass-Syndrom* = intrakapsuläre Kataraktextraktion mit Glaskörperinkarzeration in den Wundspalt) ausbilden. Besonders häufig findet sich diese Komplikation nach einer Kataraktoperation, bei der die hintere Linsenkapsel eröffnet wurde und es zu einem Glaskörperverlust kam.

11.6 Operative Therapie: Vitrektomie

Definition

Operative Entfernung des Glaskörpers mit nachfolgendem Ersatz durch Ringer-Lösung, Gas oder Silikonöl.

→ *engl.:* vitrectomy

Indikation: Hauptindikationen sind:
- Glaskörperblutungen, die sich nicht auflösen,
- traktive Netzhautablösungen,
- proliferative Vitreoretinopathie,
- Entfernung von intravitreal dislozierten Linsen und Fremdkörpern sowie
- postoperative oder posttraumatische schwere entzündliche Glaskörperveränderungen.

Vorgehen: Der Glaskörper kann nicht einfach aus dem Auge abgesaugt werden, da es sonst aufgrund der vitreoretinalen Adhärenzen zur Ablösung der Netzhaut kommen würde. Daher ist ein *sukzessives, stückweises Ausschneiden des Glaskörpers mit einem Vitrektom* (Saugschneidegerät) erforderlich. Damit das Auge beim Ausschneiden des Glaskörpers nicht kollabiert, wird der intraokulare Druck mit Hilfe einer Infusion konstant gehalten. Die Beleuchtung erfolgt über eine Fiberoptik (Lichtleiter). Die drei im Durchmesser ca. 1 mm aufweisenden Instrumente (Infusionskanüle, Beleuchtungsquelle, Vitrektom), werden im Bereich der Pars plana in das Auge eingeführt (daher auch der Name: *Pars-plana-Vitrektomie* = PPV), da dort die Gefahr einer artifiziellen Netzhautablösung am geringsten ist (◉ 11.7). Der Operateur hält mit einer Hand das Vitrektom, mit der anderen die Beleuchtungsquelle. Der Einblick in den Glaskörperraum erfolgt mit Hilfe des Operationsmikroskopes, indem spezielle Kontaktlinsen auf die Hornhaut aufgelegt werden. Nachdem der Glaskörper sowie evtl. vorhandene Glaskörpermembranen (◉ 11.7) ent-

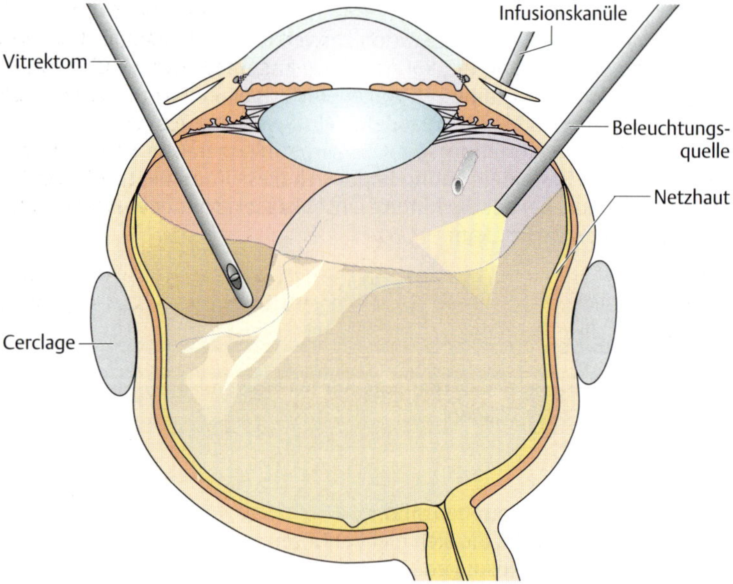

◉ **11.7** Dargestellt sind Infusionskanüle, Beleuchtungsquelle sowie Vitrektom (Saugschneidegerät). Zur Entlastung von verbliebenen Traktionen und Verhinderung einer Netzhautablösung wird meist eine Cerclage im Bereich des Äquators gelegt, die dort für immer verbleibt.

11.6 Operative Therapie: Vitrektomie

fernt wurden, kann man die Netzhaut intraoperativ mit Laser behandeln (z. B. bei proliferativer diabetischer Retinopathie oder zum Umstellen von Netzhautlöchern). In vielen Fällen, z. B. bei sich nicht resorbierenden Glaskörperblutungen, genügt es, das Auge nach Vitrektomie (mit oder ohne Laser-Behandlung) mit Ringer-Lösung aufzufüllen.

Bei einer **komplizierten Netzhautablösung** (also mit Ausbildung von sub- und epiretinalen Membranen und Kontraktion der Netzhautoberfläche, vgl. proliferative Vitreoretinopathie, S. 298) ist das Auffüllen mit Ringer-Lösung nicht ausreichend. In diesen Fällen wird die abgelöste Netzhaut durch Flüssigkeiten mit einem sehr hohen spezifischen Gewicht (z. B. Perfluordecalin) von posterior nach anterior auf ihrer Unterlage quasi ausgewalzt und so zur Wiederanlage gebracht (◨ 11.8 a). Diese „schweren Flüssigkeiten" kann man auch dazu verwenden, um in den Glaskörperraum dislozierte Kunstlinsen aufzuschwemmen. Die Kunstlinsen schwimmen aufgrund ihres geringen spezifischen Gewichtes auf der Oberfläche dieser Flüssigkeiten (◨ 11.8 b). Am Ende der Operation müssen die „schweren" Flüssigkeiten durch Gase (z. B. Gemisch von Luft und Schwefelhexafluorid), die spontan in Tagen bis Wochen resorbiert werden, oder Silikonöl ersetzt werden (muß in einer 2. Operation entfernt werden, s. u.). Bei der postoperativen Lagerung des Patienten ist zu berücksichtigen, daß die Gase aufgrund ihrer Auftriebskraft ihren maximalen Anpreßdruck im superioren Bereich haben (◨ 11.9 a). Bei komplizierten Netzhautsituationen ist eine interne Tamponade über längere Zeit erforderlich. Hierfür hat sich das Silikonöl bewährt, da es bei kompletter Füllung des Glaskörperraumes einen permanenten Druck auf die gesamte Netzhaut ausübt (◨ 11.9 b). Das Silikonöl führt jedoch unweigerlich zur Kataraktbildung, manchmal auch zu Hornhautveränderungen und Glaukomen. Es muß deshalb in einer 2. Operation wieder entfernt werden.

Komplikationen: Die Vitrektomie führt früher oder später praktisch immer zu einer Linsentrübung, selten zu einer Netzhautforamenbildung, Blutung oder Endophthalmitis.

Einsatz „schwerer" Flüssigkeiten in der vitreoretinalen Chirurgie

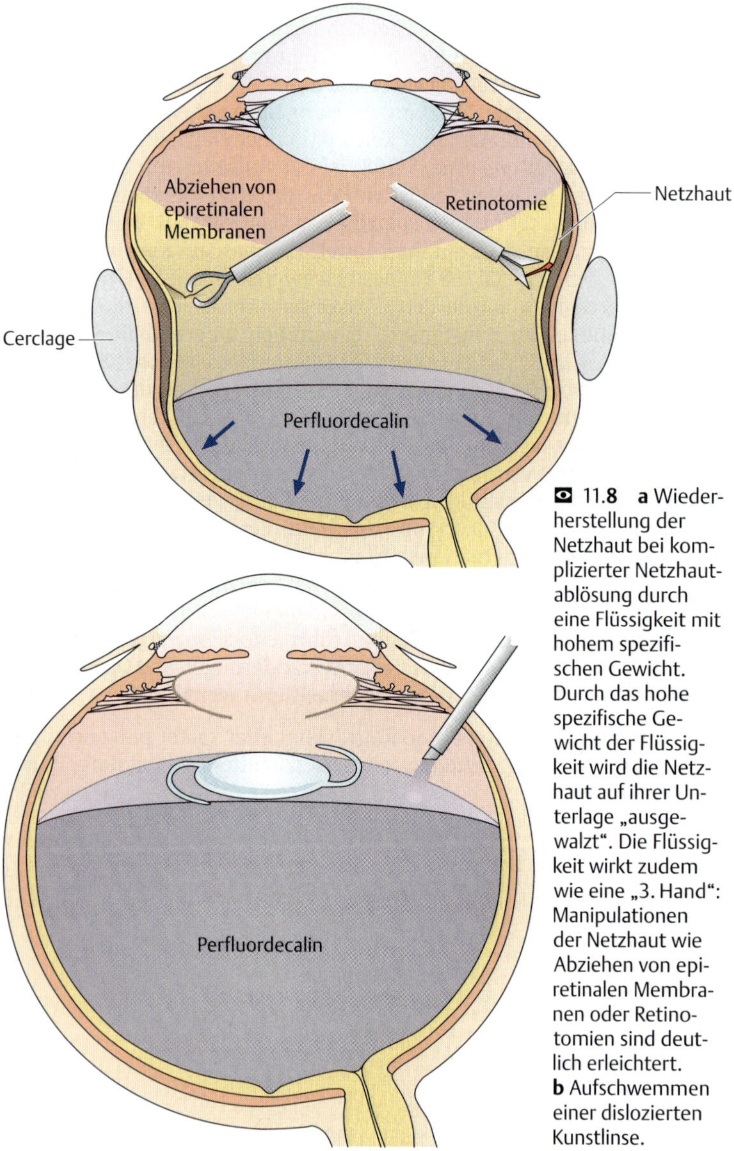

Abziehen von epiretinalen Membranen

Retinotomie

Netzhaut

Cerclage

Perfluordecalin

Perfluordecalin

11.8 a Wiederherstellung der Netzhaut bei komplizierter Netzhautablösung durch eine Flüssigkeit mit hohem spezifischen Gewicht. Durch das hohe spezifische Gewicht der Flüssigkeit wird die Netzhaut auf ihrer Unterlage „ausgewalzt". Die Flüssigkeit wirkt zudem wie eine „3. Hand": Manipulationen der Netzhaut wie Abziehen von epiretinalen Membranen oder Retinotomien sind deutlich erleichtert. **b** Aufschwemmen einer dislozierten Kunstlinse.

11.6 Operative Therapie: Vitrektomie

Einsatz von Gas und Silikonöl in der vitreoretinalen Chirurgie

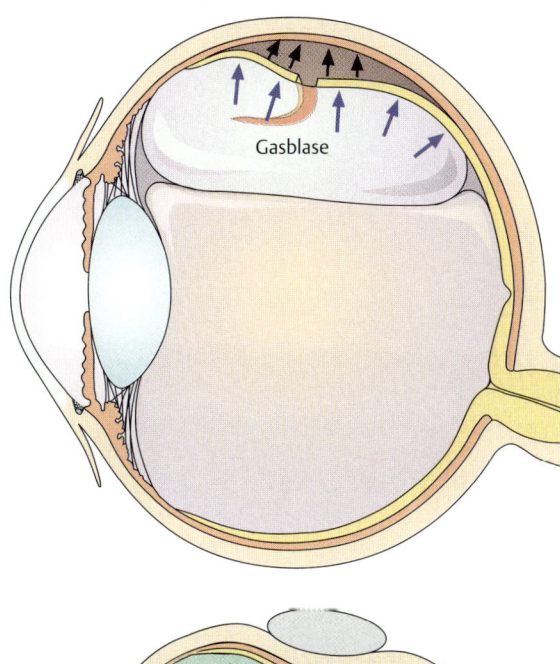

◉ 11.9 **a** Eine intraokulare Gasblase übt aufgrund des Auftriebs hauptsächlich im oberen Bereich (blaue Pfeile) Druck aus. Dies muß bei der postoperativen Lagerung beachtet werden, d. h. der Patient muß so gelagert werden, daß das Foramen in diesem Bereich zu liegen kommt.

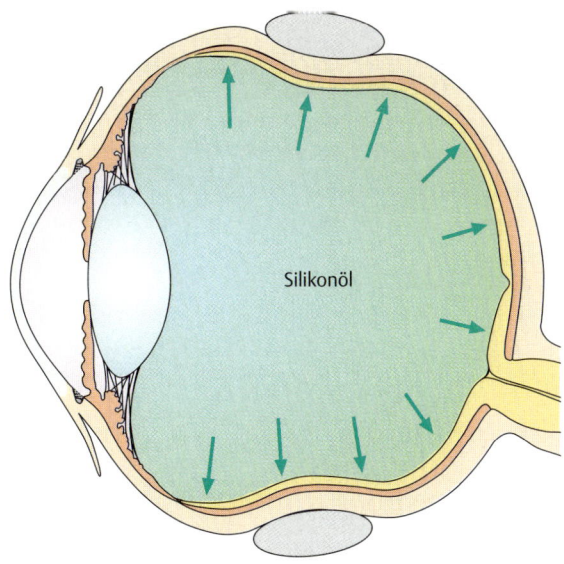

b Eine komplette Füllung des Bulbus mit Silikonöl bewirkt, daß die Netzhaut praktisch überall auf ihrer Unterlage fixiert wird (Pfeile).

12 Netzhaut (Retina)

Gabriele E. Lang und Gerhard K. Lang

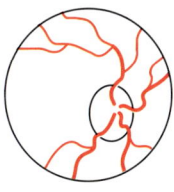

12.1 Grundkenntnisse

Die Netzhaut (*engl.:* retina) ist die *innerste* von 3 übereinanderliegenden Schichten des Augapfels. Sie teilt sich in einen
- **lichtempfindlichen (Pars optica retinae),** die ersten 9 der unten aufgeführten 10 Schichten und einen
- **lichtunempfindlichen Teil (Pars caeca retinae):** Die Pars optica retinae geht an der *Ora serrata* (einem gezackten Rand) in die Pars caeca retinae über.

Embryologie: Die Retina entwickelt sich aus einer *Ausstülpung des Vorderhirns* (Prosenzephalon). Es entstehen Augenbläschen, die sich eindellen und zu einem doppelwandigen Kelch, dem Augenbecher, umformen. Die äußere Wand wird zum Pigmentepithel, aus der inneren Wand differenzieren sich die übrigen 9 Schichten der Netzhaut. Die Verbindung von Netzhaut und Vorderhirn bleibt durch die „retinohypothalamische Bahn" (→ S. 399), die im Sehnerv verläuft, zeitlebens erhalten.

Dicke der Netzhaut (◉ 12.**1**).

Schichten der Netzhaut: Die einzelnen Netzhautschichten sind (von innen nach außen, dem Weg des Lichts entsprechend, ◉ 12.**2**):
1. innere Grenzmembran (Membrana limitans interna; Abgrenzung zum Glaskörper, Fasern der Gliazellen),
2. Nervenfaserschicht (Axone des 3. Neurons),
3. Ganglienzellschicht (Zellkerne der multipolaren Ganglienzellen des 3. Neurons; „datensammelndes System")
4. innere plexiforme Schicht (Synapsen zwischen den Axonen des 2. und den Dendriten des 3. Neurons);
5. innere Körnerschicht (Zellkerne der bipolaren Nervenzellen des 2. Neurons, Horizontalzellen und amakrine Zellen);
6. äußere plexiforme Schicht (Synapsen zwischen den Axonen des 1. und den Dendriten des 2. Neurons),
7. äußere Körnerschicht (Zellkerne der Stäbchen und Zapfen = 1. Neuron),
8. äußere Grenzmembran (Membrana limitans externa, siebartige Platte aus Gliafortsätzen, die von Stäbchen und Zapfen durchbrochen wird),

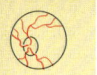

306 12 Netzhaut (Retina)

Dicke der Retina

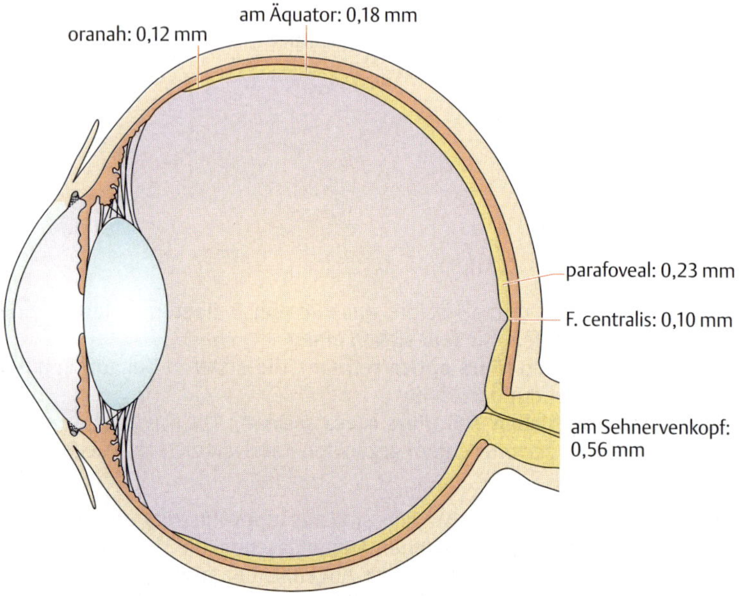

- oranah: 0,12 mm
- am Äquator: 0,18 mm
- parafoveal: 0,23 mm
- F. centralis: 0,10 mm
- am Sehnervenkopf: 0,56 mm

👁 **12.1** Netzhautrisse treten am häufigsten oranah auf.

---

9. Schicht der Stäbchen und Zapfen (die eigentlichen Photorezeptoren),
10. Retinales Pigmentepithel (stark pigmentiertes, einschichtig-kubisches Epithel, das der Aderhaut fest anliegt),
11. Bruch-Membran (Lamina basilaris der Choroidea; trennt die Retina von der Aderhaut).

Gelber Fleck (Macula lutea): Die Makula liegt als querovaler, *gefäßloser* Bezirk im Bereich der Netzhautmitte, 3–4 mm temporal (= 15 Grad) und *etwas unterhalb* der Papille. Ihr Durchmesser entspricht etwa 1 Papillendurchmesser (= 1,7–2 mm). Im rotfreien Licht hat die Makula eine *gelbliche*

👁 **12.2** **a** Netzhautschichten und Untersuchungsmethoden, mit denen pathologische ▶ Prozesse in den einzelnen Schichten diagnostiziert werden (EOG = Elektrookulogramm, → S. 320; ERG = Elektroretinogramm, → S. 319; VEP = visuell evozierte Potentiale, → S. 371). **b** Entsprechendes histologisches Bild der 10 Netzhautschichten.

12.1 Grundkenntnisse

Histologie und Funktion der Netzhautschichten

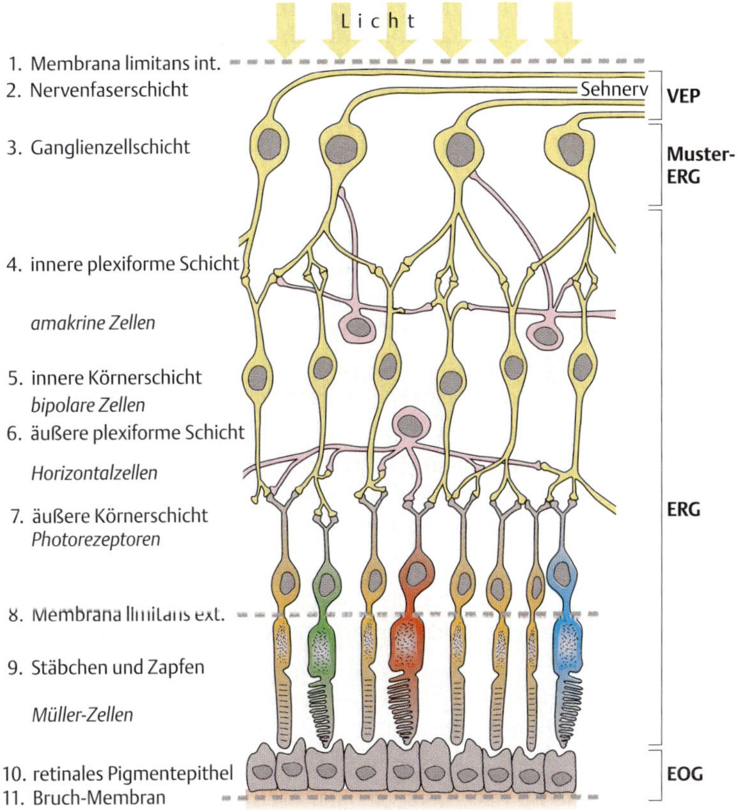

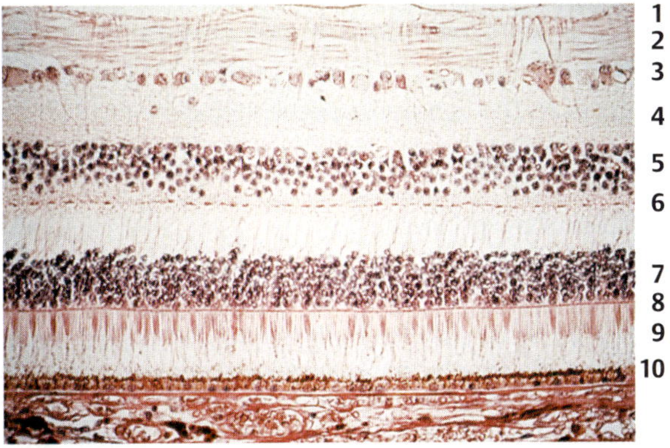

Licht

1. Membrana limitans int.
2. Nervenfaserschicht — Sehnerv — VEP
3. Ganglienzellschicht — Muster-ERG
4. innere plexiforme Schicht
   amakrine Zellen
5. innere Körnerschicht
   bipolare Zellen
6. äußere plexiforme Schicht
   Horizontalzellen
7. äußere Körnerschicht
   Photorezeptoren — ERG
8. Membrana limitans ext.
9. Stäbchen und Zapfen
   Müller-Zellen
10. retinales Pigmentepithel — EOG
11. Bruch-Membran

◉ 12.2

Farbe. Daher rührt der Name „gelber Fleck" = Macula lutea. In ihrer Mitte befindet sich die Netzhautgrube (Fovea centralis retinae), die Stelle des schärfsten Sehens. Die Netzhautgrube enthält nur Zapfen (keine Stäbchen), die einzeln innerviert werden. Das erklärt die hohe Sehschärfe in diesem Bereich. Die Lichtreize können an dieser Stelle fast ungehindert auf die Sinneszellen treffen (1. Neuron), da die bipolaren Zellen (2. Neuron) sowie die Ganglienzellen (3. Neuron) zur Seite verlagert sind.

Gefäßversorgung der Netzhaut: Die **inneren Schichten** der Netzhaut (innere Grenzmembran bis innere Körnerschicht) werden von der Zentralarterie (A. centralis retinae) versorgt. Sie entspringt der A. ophthalmica, tritt mit dem Sehnerv ins Auge ein und verzweigt sich an der inneren Oberfläche der Retina. Die Zentralarterie ist eine echte Arterie mit einem Durchmesser von 0,1 mm. Sie ist eine Endarterie ohne Anastomosen und teilt sich in 4 Hauptäste auf (→ ◙ 12.**8**).

> ❗ Da die Zentralarterie eine Endarterie ist, führt ein Verschluß zum Infarkt der Netzhaut (→ S. 327).

Die **äußeren Schichten** (äußere Netzhautschicht bis Pigmentepithel) sind kapillarfrei. Sie werden durch Diffusion hauptsächlich aus der kapillarreichen Lamina choriocapillaris der Aderhaut ernährt. Die **Netzhautarterien** sind normalerweise *hellrot,* haben hellglänzende Reflexstreifen (→ ◙ 12.**8**), die mit zunehmendem Alter verblassen, und zeigen keine Pulsation (eine Arterienpulsation ist pathologisch!). Die **Netzhautvenen** sind *dunkelrot,* mit schmalem Reflexstreifen und können eine spontane Pulsation auf der Papille zeigen (physiologisch).

> ❗ Eine Pulsation der Netzhautvenen ist physiologisch, eine Pulsation der Netzhautarterien pathologisch.

Die Gefäßwände sind durchsichtig, so daß mit dem Augenspiegel nur die Blutsäule zu sehen ist. Nach Gefäßbau und Größe gehören die Netzhautgefäße zu den Arteriolen und Venolen (die aber häufig als Venen und Arterien bezeichnet werden). Das **Kaliberverhältnis Arterie zu Vene** beträgt 2:3, Kapillaren sind nicht sichtbar.

Innervation der Netzhaut: Die neurosensorische Retina ist nicht sensibel innerviert.

> ❗ Netzhauterkrankungen verlaufen schmerzfrei, weil die neurosensorische Retina nicht sensibel innerviert ist.

Weg des Lichts durch die Netzhautschichten: Wenn elektromagnetische Strahlung im Bereich des sichtbaren Lichtes (Wellenlänge 380–760 nm) auf die Netzhaut auftritt, wird sie von den Photopigmenten der Außensegmente absorbiert. Durch mehrstufige photochemische Reaktionen entstehen elektrische Signale. Sie erreichen die Photorezeptorsynapsen als Aktionspotentiale, die dort auf das 2. Neuron weitergeleitet werden. Durch Überleitung auf das 3. und 4. Neuron erreicht das Signal schließlich die Sehrinde.

> ❗ Das Licht muß durch 3 Schichten von Zellkernen treten, bis es an die lichtempfindlichen Stäbchen und Zapfen gelangt (inverse Lage der Photorezeptoren, bedingt durch die Entstehung der Retina aus einer Ausstülpung des Vorderhirns).

Lichtsinn: Die Netzhaut verfügt über 2 Arten von lichtempfindlichen Zellen: Stäbchen und Zapfen. Die 110–125 Millionen **Stäbchen** vermitteln das *mesopische* und das *skotopische Sehen* (= Dämmerungs- und Nachtsehen). Sie sind etwa 500mal lichtempfindlicher als die Zapfen und enthalten das Photopigment Rhodopsin.

> ❗ Das Dämmerungssehen läßt jenseits des 50. Lebensjahres nach, insbesondere bei zusätzlicher Altersmiose, Katarakt und herabgesetzter Sehschärfe. Patienten mit Glaukom, die mit Miotika behandelt werden, sollten daher nachts und bei Dämmerung nicht Auto fahren.

Die 6–7 Millionen **Zapfen** im Bereich der Makula sind für das *photopische Sehen* (= Tagessehen) sowie das Auflösungsvermögen und das Farbensehen zuständig. **3 verschiedene Zapfentypen** werden unterschieden:
* Blau-,
* Grün- und
* Rot-Zapfen.

Ihre Sehpigmente sind aus dem gleichen Retinal, jedoch aus unterschiedlichem Opsin zusammengesetzt. Ab einer bestimmten **Gesichtsfeld-Leuchtdichte** geht das Zapfensehen in das Stäbchensehen über. Unter Leuchtdichte versteht man die je Flächeneinheit senkrecht abgestrahlte Lichtstärke, die in candela/m^2 gemessen wird (abgekürzt cd/m^2). Die Zapfen sind für das Sehen bis zu einer Leuchtdichte von 10 cd/m^2 zuständig, die Stäbchen ab 0,01 cd/m^2 (Dämmerungssehen: von 0,01–10 cd/m^2; Nachtsehen bei weniger als 0,01 cd/m^2).

Adaptation ist die Anpassung des Lichtsinnes des Auges an verschiedene Helligkeitsstufen. Dies geschieht durch Vergrößerung bzw. Verkleinerung der Pupillenweite und Wechsel von Zapfen- auf Stäbchensehen. So kann das menschliche Auge sowohl bei Tag als auch bei Nacht sehen. Bei der *Helladaptation* wird das Rhodopsin ausgebleicht, so daß das Stäbchensehen zugunsten des Zapfensehens ausfällt. Die Helladaptation erfolgt wesentlich schneller als die Dunkeladaptation. Bei der *Dunkeladaptation* regeneriert sich das Rhodopsin innerhalb von 5 Min. (Sofortadaptation) rasch und innerhalb von 30 Min. bis zu 1 Std. zu einem noch besseren Nachtsehen (Daueradaptation). Die Helligkeitsreizschwelle kann man mit einem *Adaptometer* ermitteln. Dazu erfolgt zunächst eine 10minütige intensive Hellanpassung. Danach wird der Untersuchungsraum abgedunkelt und mit Lichttestmarken die Helligkeitsreizschwelle festgestellt. Auf diese Weise kann man eine Adaptationskurve erstellen (◐ 12.3).

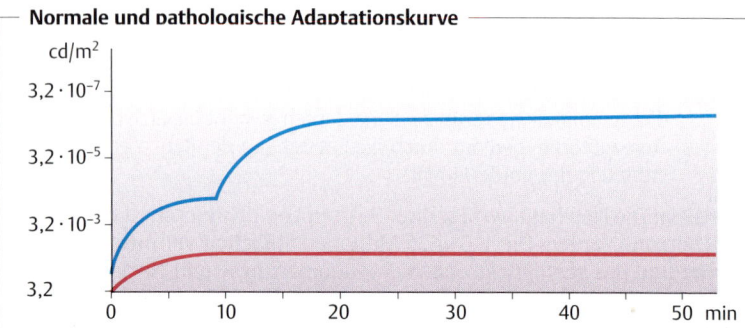

◉ 12.3 Abszisse: Adaptationsgeschwindigkeit in Min.; Ordinate: Leuchtdichte der jeweiligen Testmarke in candela/m². Die blaue Linie zeigt den normalen Kurvenverlauf mit dem typischen Kohlrausch-Knick (= Übergang von Zapfen- zu Stäbchensehen), die rote Linie die wesentlich flachere Kurve bei Retinopathia pigmentosa, → S. 350.

Blendungsempfindlichkeit: Unter Blendung versteht man eine *Störung des Adaptationszustandes bei hoher Leuchtdichtendifferenz im Sehfeld,* z.B. in der Dunkelheit durch das Scheinwerferlicht entgegenkommender Fahrzeuge oder bei intensiver Sonnenbestrahlung mit Reflexion. Da die Netzhaut auf eine geringere Leuchtdichte eingestellt ist, kommt es in diesen Situationen zur Visusminderung. Häufig führt die Blendung zu reflektorischem Lidschluß oder Zukneifen der Augen. Die Blendungsempfindlichkeit kann mit einem sog. *Nyktometer* getestet werden. Dabei werden dem Untersuchten bei intensiver Blendung in rascher Abfolge Sehzeichen präsentiert, die er erkennen muß. Die Blendungsempfindlichkeit bzw. die Geschwindigkeit der Adaptation und Readaptation des Auges ist vor allem für die Fahrtauglichkeit entscheidend.

12.2 Untersuchungsmethoden

Prüfung der Sehschärfe, → S. 4

12.2.1 Untersuchung des Augenhintergrundes

Direkte Ophthalmoskopie (Spiegeln im aufrechten Bild, ◉ 12.**4a,** → auch ◉ 1.**13**, S. 13): Ein elektrischer Augenspiegel (Ophthalmoskop) wird dicht an das Patientenauge angenähert. Das Bild des Augenhintergrunds erscheint 16fach vergrößert.

Vorteile. Durch die starke Vergrößerung ist auch die *Beurteilung dezenter Netzhautbefunde* (z. B. Diagnose eines Makulaödems) möglich. Mit der *Rekoss-Scheibe* des Ophthalmoskops (in die unterschiedliche Linsen eingebaut sind) kann man verschiedene Plus- und Minuslinsen vorschalten. Mit diesen Linsen werden einerseits Fehlsichtigkeiten von Untersucher und Patient ausgeglichen. Andererseits kann man auf diese Weise auch die *Prominenz von Netzhautveränderungen* messen, z. B. eine Papillenprominenz bei Stauungspapille oder die Prominenz eines Tumors. Dabei wird der jeweils flachste und der jeweils prominenteste Teil gemessen. Ein Unterschied von 3 dpt von flachster zu höchster Stelle entspricht einer Prominenz von 1 mm. Das Spiegeln im aufrechten Bild ist wesentlich leichter als das im umgekehrten Bild und kann auch von einem wenig Geübten durchgeführt werden.

Nachteile. Das Bild des Augenhintergrundes ist zwar stark vergrößert, man sieht allerdings *nur einen kleinen Ausschnitt des Augenhintergrundes*. Dieser Nachteil kann auch durch Schwenken des Ophthalmoskops nur bedingt ausgeglichen werden. Zudem erhält man mit der direkten Ophthalmoskopie nur ein 2dimensionales Bild.

Indirekte Ophthalmoskopie (Spiegeln im umgekehrten Bild, ◨ 12.4b u. c): Eine Sammellinse (+ 14 – + 30 dpt) wird in ca. 13 cm Entfernung vor das Patientenauge gehalten. Das Bild des Augenhintergrundes erscheint 2 – 6fach vergrößert, wobei der Untersucher ein *virtuelles, seitenverkehrtes Bild im Brennpunkt der Lupe* sieht. Es gibt Lichtquellen für die monokulare oder binokulare Beobachtung.

Vorteile. Gute Übersicht über den gesamten Fundus, stereoskopisches Fundusbild bei binokularen Systemen, optimale Ausleuchtung.

Nachteile. Wesentlich kleinere Vergrößerung als bei der direkten Ophthalmoskopie; die indirekte Ophthalmoskopie erfordert Übung und Erfahrung.

Kontaktglasuntersuchung: Mit zusätzlich vorgesetzten Vergrößerungslinsen (z. B. Dreispiegelkontaktglas) kann man den Augenhintergrund auch an der Spaltlampe untersuchen (→ ◨ 12.5).

Vorteile. Man erhält ein stark vergrößertes dreidimensionales Fundusbild und trotzdem einen guten Überblick über den gesamten Fundus. Zusätzlich ist es möglich, „tote Winkel" des Auges (wie den Kammerwinkel) einzusehen. Die Kontaktglasuntersuchung verbindet also die Vorteile von direkter und indirekter Ophthalmoskopie. Sie ist deshalb der *Goldstandard* bei der Diagnose von Netzhauterkrankungen.

Fundusuntersuchung mit dem Augenspiegel (Ophthalmoskopie)

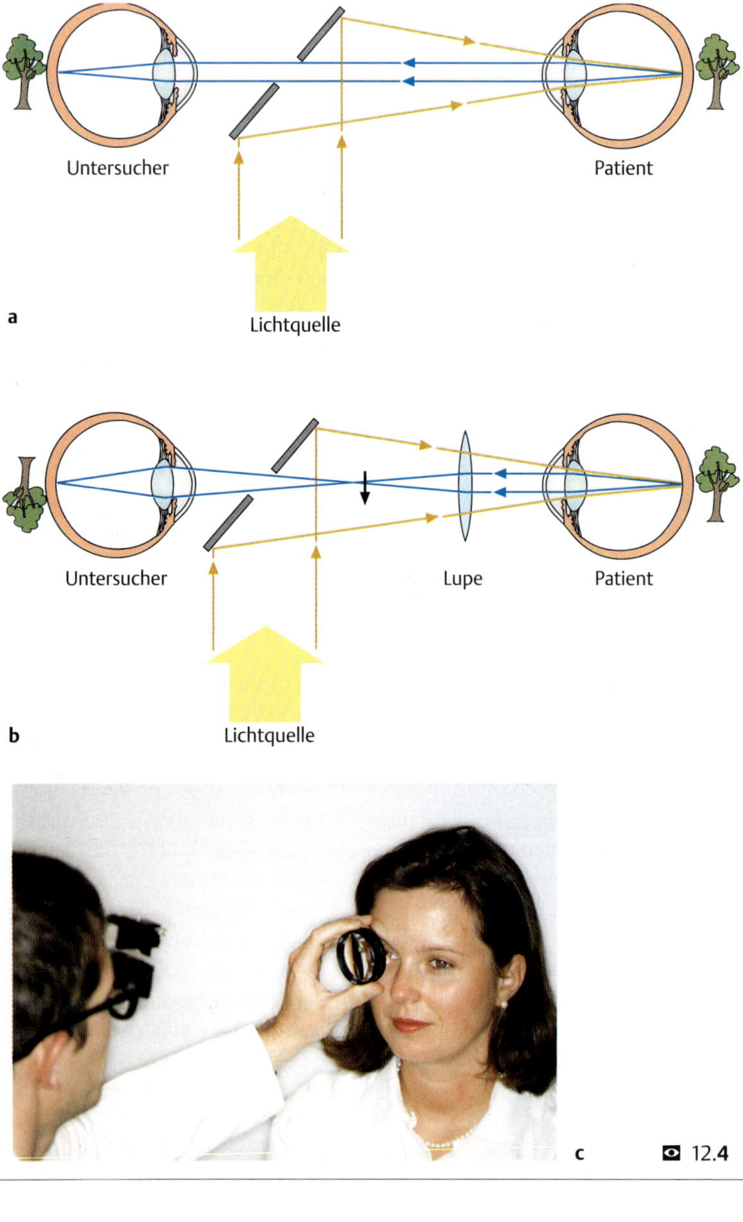

a Untersucher — Lichtquelle — Patient

b Untersucher — Lichtquelle — Lupe — Patient

c ◉ 12.4

◀ ◉ **12.4 a** Direkte Ophthalmoskopie: Der Untersucher sieht ein aufrechtes Bild des Augenhintergrundes (→ auch ◉ 1.13). **b** Indirekte Ophthalmoskopie: Der Untersucher sieht ein auf dem Kopf stehendes Bild des Augenhintergrundes. Das Bild ist zudem seitenverkehrt und virtuell, da es erst durch die zwischengeschaltete Lupe entsteht, die der Untersucher einige Zentimeter vor das Auge des Patienten hält. **c** Position von Untersucher und Patient bei der indirekten binokularen Ophthalmoskopie.

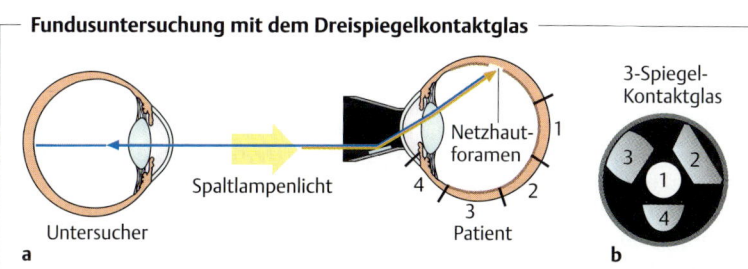

◉ **12.5 a/b** Prinzip der Untersuchung: Das Glas wird nach Lokalanästhesie direkt auf das Auge aufgesetzt. Aufbau des Dreispiegelkontaktglases nach Goldmann: Mit den verschiedenen Spiegeln des Kontaktglases können folgende Netzhautbereiche eingesehen werden: 1 hinterer Augenpol; 2 mittlere Netzhautperipherie; 3 äußere Netzhautperipherie (wichtig bei der Diagnose von Netzhautlöchern); 4 Gonioskopiespiegel (→ S. 242 f).

> ❗ Bei ausgeprägter Trübung der optischen Medien (z. B. Cataracta matura), bei der ein direkter Einblick auf die Netzhaut durch die oben genannten Untersuchungen nicht mehr möglich ist, kann man die Aderfigur der Netzhautgefäße prüfen. Dazu beleuchtet man die Sklera in allen 4 Quadranten direkt, indem man eine Lichtquelle dicht über der Sklera hin- und her bewegt. Bei intakter Netzhaut kann der Patient den Schatten der eigenen Gefäße auf der Netzhaut erkennen (entoptisches Phänomen). Sie sehen für ihn wie „Adern eines Blattes im Herbst" aus. Wenn der Patient diese Phänomene erkennt, beträgt seine potenzielle retinale Sehleistung mindestens 0,1.

Ultraschalluntersuchung (Echographie): Wenn ein direkter Funduseinblick aufgrund von Trübungen der optischen Medien (Katarakt, Glaskörperblutung) nicht möglich oder ein Netzhaut-Aderhaut-Befund nicht sicher zu diagnostizieren ist, sollte eine Ultraschalluntersuchung durchgeführt werden. Intraokulare Gewebe reflektieren Ultraschallwellen unterschiedlich. Die Netzhaut reflektiert Ultraschallwellen stark, der Glaskörper normalerweise kaum. Eine Netzhautablösung kann deshalb durch eine Ultraschallunterchung nachgewiesen und von einer Veränderung am Glaskörper abgegrenzt werden. Hoch reflektiv sind auch Drusen des N. opticus. Zudem ist mit der Echographie die Diagnose intraokularer Tumore möglich, die eine Prominenz von mindestens 1,5 mm aufweisen. Mit Hilfe der Ultraschalluntersuchung kann man darüber hinaus aufgrund der spezifischen Gewebsreflektivität die Dignität von Tumoren beurteilen und z. B. Aderhautnävi von malignen Melanomen (◉ **12.6**) abgrenzen.

> **!** Bei Trübung der optischen Medien (Katarakt, Glaskörperblutung) kann mit Ultraschall eine Netzhautablösung festgestellt werden, da die Retina im Gegensatz zum Glaskörper hochreflektiv ist. Maligne Aderhautprozesse können durch Echographie gesichert werden.

Fundusphotographie: Pathologische Fundusveränderungen können mit Hilfe einer Spiegelreflexkamera aufgenommen werden. Dies ermöglicht u. a. eine exakte Verlaufskontrolle. Insbesondere pathologische Prozesse an den *innersten* Netzhautschichten, wie Veränderungen der Nervenfaserschicht, Blutungen oder Mikroaneurysmen stellt das rotfreie Bild der Funduskamera kontrastreicher dar.

Fluoreszenzangiographie (Fluoreszein oder Indocyaningrün): Für die Fluoreszeinangiographie injiziert man 10 ml 5 %es Fluoreszeinnatrium in eine Kubitalvene. Anschließend werden in den Strahlengang der Spiegelreflexkamera ein Erreger- und ein Sperrfilter eingeschwenkt. Durch den blauen Erregerfilter gelangt nur blaues Licht zur Netzhaut, das das Fluoreszein zur Fluoreszenz anregt. Der Sperrfilter (gelb-grün) hält demgegenüber den blauen Anteil des Lichts zurück, so daß die Kamera letztendlich nur noch das Fluoreszenzbild aufnimmt (◉ **12.7**).

Fundusuntersuchung mit Ultraschall

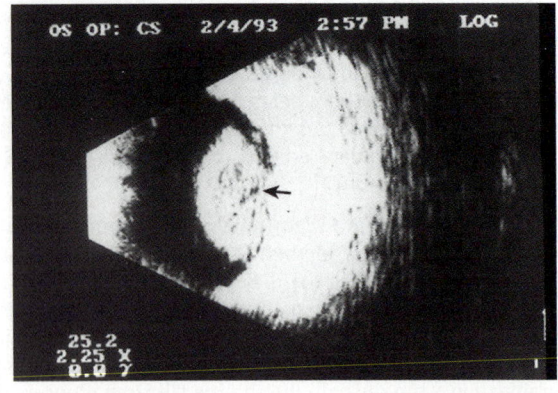

◉ **12.6** Echographischer Befund eines malignen Melanoms (Pfeil).

Fundusuntersuchung mit Fluoreszeinangiographie

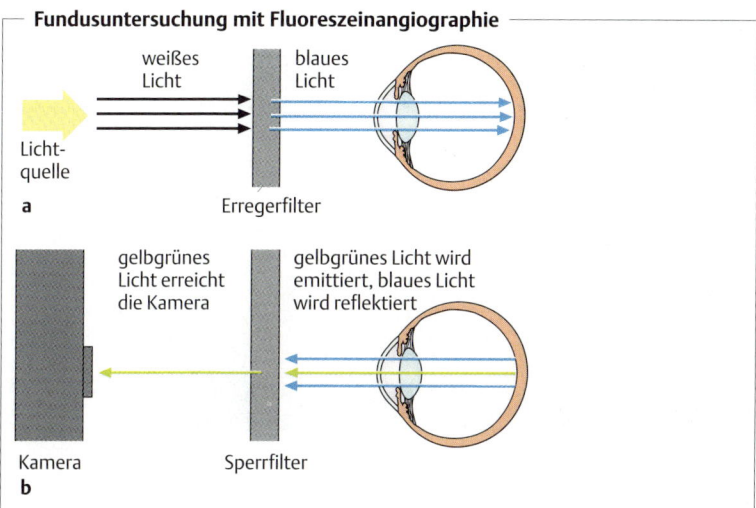

12.7 In den Strahlengang einer Spiegelreflexkamera werden ein Erreger- und ein Sperrfilter eingeschwenkt. **a** Zunächst filtert der Erregerfilter nur das blaue Licht aus dem weißen heraus. Dieses regt das zuvor injizierte Fluoreszein in den Fundusgefäßen an. **b** Das durch das Fluoreszein entstehende gelb-grüne Licht wird emittiert, das blaue Licht reflektiert. Der Sperrfilter hält den blauen Lichtanteil zurück, so daß die Kamera letztendlich nur das Fluoreszenzbild aufnimmt

Die Fluoreszenzangiographie dient der Diagnose von vaskulären Netzhauterkrankungen wie diabetische Retinopathie, Venenverschlüssen, altersbedingter Makuladegeneration und entzündlichen Netzhautprozessen. Bei Störungen der Blut-Netzhaut-Schranke (Zonulae occludentes im Kapillarendothel) tritt Fluoreszein aus den Netzhautgefäßen aus. Auch Erkrankungen der Aderhaut wie Choroiditis oder Tumore können mit dieser Methode (Indocyanin besser als Fluoreszein) abgegrenzt werden.

12.2.2 Allgemeines zu physiologischen und pathologischen Fundusbefunden

Normaler Augenhintergrund (engl.: normal fundus): Die **Netzhaut** ist *normalerweise vollkommen transparent ohne Eigenfarbe* (gleichmäßig hellroter Farbton durch Gefäße der Aderhaut) (12.8). Die **Gefäße der Aderhaut** sind als solche durch das retinale Pigmentepithel nicht zu erkennen. Ein *Transparenzverlust der Netzhaut ist immer Hinweis auf einen pathologischen* Prozeß (bei Netzhautödemen z. B. wird die Netzhaut weißlich-gelblich). Die **Papille**

Normaler Fundus

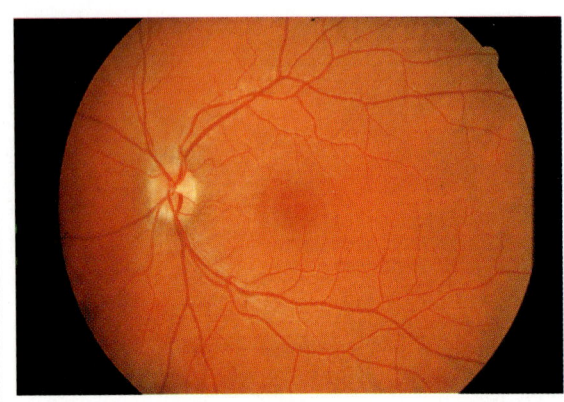

● 12.8 Die Makula („gelber Fleck") liegt etwa 3–4 mm temporal und etwas unterhalb der Papille. Der gleichmäßig hellrote Farbton des Fundus ist durch Gefäße der Aderhaut bedingt. Das Kaliber von Arterie zu Vene beträgt 2:3.

ist normalerweise *randscharf, gelb-orange gefärbt* (bei Jugendlichen blaß rosa, bei Kindern deutlich blasser) und weist *evtl.* eine *zentrale Vertiefung* (Exkavation) auf (zu pathologischen Veränderungen, → S. 371 ff). Durch Lichtreflexion an der inneren Grenzmembran sieht man am Augenhintergrund normalerweise *zahlreiche Reflexe.* Im jugendlichen Alter ist zudem ein **Reflex der Fovea** und ein die Makula umgebender **Wallreflex** (durch Übergang der Vertiefung der Makula in das höhere Netzhautniveau) physiologisch (● 12.9).

Wallreflex um die Makula (Pfeil)

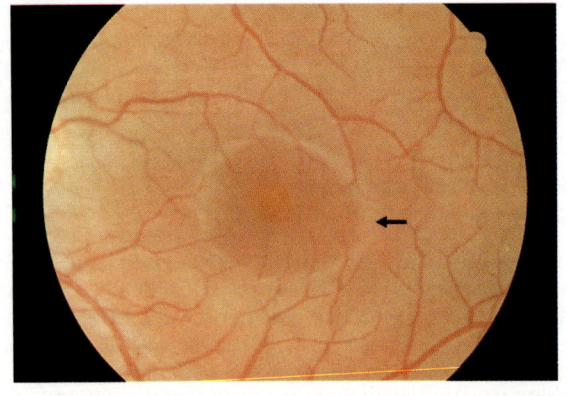

● 12.9 Typischer, reflexreicher jugendlicher Fundus (→ Wallreflex).

Altersveränderungen (age related changes): Im Alter wird die **Papille** blaßgelb, oft entsteht eine flache Exkavation und eine zirkumpapilläre Aderhautatrophie. Der **Augenhintergrund** wird matt und reflexarm. Im Pigmentepithel der Netzhaut sind *Drusen* zu sehen (PAS = positive Ablagerungen in der Bruch-Membran) und mittelperipher *retikuläre Pigmentepithelproliferationen*. Durch Elastizitätsverlust verlaufen die *Arteriolen gestreckt* und sind durch Wandverdickungen *ungleichmäßig gefüllt*. Man findet eine *Schlängelung der Venolen* und *Kreuzungszeichen*, d. h. an Kreuzungsstellen der Gefäße komprimiert die sklerotische Arterie die Vene. Dadurch verdünnt sich die venöse Blutsäule. Im Extremfall ist sie komplett unterbrochen.

Pathologische Fundusveränderungen: Generell gilt, daß ein *Transparenzverlust der Netzhaut* Zeichen für einen pathologischen Prozeß ist (bei einem Netzhautödem wird die Netzhaut z. B. weißlich-gelblich, → ◎12.19). Das Besondere bei der Diagnose pathologischer Netzhaut- (und Aderhaut-)veränderungen ist, daß Aussehen und Art dieser Veränderungen eine genaue *topographische Zuordnung* des jeweiligen Krankheitsprozesses erlauben. Aufgrund des ophthalmoskopischen Bildes läßt sich also meist feststellen, in welcher der in ◎12.2 dargestellten Schichten sich der Krankheitsprozeß abspielt. Um willkürlich ein Beispiel herauszugreifen: Auf ◎12.27 (nicht exsudative altersbedingte Makuladegeneration) sieht man, daß sich die Drusen und Atrophien im retinalen Pigmentepithel befinden, die darüberliegenden Netzhautstrukturen sind unbeeinflußt (sichtbar an den „intakten" Gefäßen).

12.2.3 Farbsinnprüfung

Farbsinnstörungen (*Synonym:* Farbenfehlsichtigkeit; *engl.:* alterations of colour vision) können angeboren (vor allem bei Männern, da X-chromosomal rezessiv vererbt) oder erworben sein, z. B. bei Erkrankungen der Makula (z. B. Morbus Stargardt, → S. 347 f). **Qualitative Störungen des Rot-Grün-Sehens** werden mit pseudoisochromatischen Tafeln nach Ishihara oder Stilling-Velhagen geprüft. Sie enthalten Zahlen oder Buchstaben aus kleinen Farbpunkten in Verwechslungsfarben (◎12.10), die Patienten mit einer Farbsinnstörung nicht lesen können. Mit Farbfleckverfahren (Farnsworth-Test, ◎12.11) werden zusätzlich **Blau-Gelb-Störungen** erfaßt.

 Pseudoisochromatische Tafeln enthalten Zahlen, die Patienten mit einer Farbsinnstörung nicht erkennen können. Bei Farbfleckverfahren können Patienten mit einer Farbsinnstörung Steine mit unterschiedlicher Farbabstufung (entsprechend den Regenbogenfarben) nicht in der richtigen Reihenfolge anordnen.

Eine **quantitative Beurteilung von Farbsinnstörungen** ist mit dem Nagel-Anomaloskop möglich. Die Prüfscheibe besteht aus 2 Hälften: einer unteren

Ishiharatafeln zur Diagnose von Störungen des Rot-Grün-Sehens

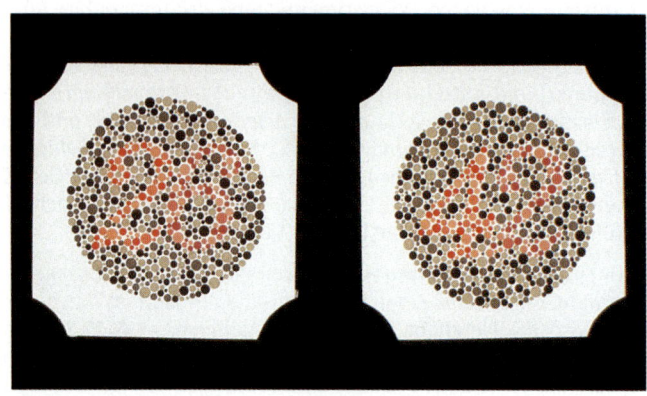

👁 12.10 Der Farbtüchtige erkennt links die Zahl 26, rechts 42.

Farnsworth-Test zur Diagnose von Rot-Grün- und Blau-Gelb-Sehstörungen

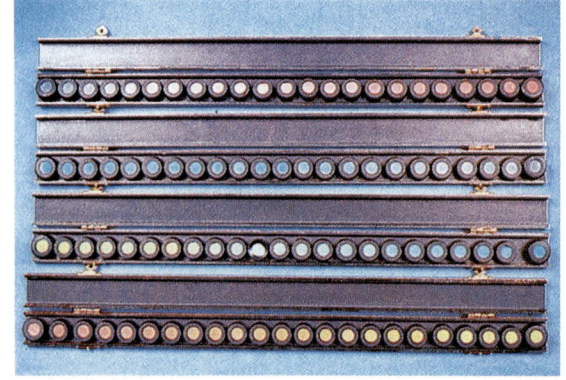

👁 12.11 Die Steine mit unterschiedlicher Farbabstufung sollen entsprechend den Regenbogenfarben in die richtige Reihenfolge gebracht werden.

gelben Hälfte, deren Helligkeit verändert werden kann, und einer oberen Hälfte, die der Patient durch Mischen von Rot und Grün entsprechend dem Gelbfarbton der unteren Hälfte einstellen muß. Aus der Einstellung wird der Anomalquotient berechnet. Bei der Einstellung verwendet der Grünblinde zuviel Grün, der Rotblinde zu viel Rot. Farbsinnstörungen können nicht therapiert werden.

Prüfung des Gesichtsfeldes (Perimetrie) → S. 399

12.2.4 Elektrophysiologische Untersuchungsmethoden
(Elektroretinogramm, Elektrookulogramm,
visuell evozierte Potentiale, → ◘ 12.2 a)

Elektroretinographie (ERG): Bei dieser Untersuchungsmethode wird die elektrische *Antwort der Netzhaut auf kurze Lichtexposition* mit Hilfe von Elektroden aufgezeichnet (◘ 12.12 a). Das Elektroretinogramm (ERG) wird photopisch (= nach Helladaptation) und skotopisch (= nach Dunkeladaptation) bestimmt. Es besteht aus einer negativen A-Welle (Antwort der Photorezeptoren) und einer positiven B-Welle (im wesentlichen Antwort der Bipolarzellen und der Müller-Stützzellen) (◘ 12.12 b). Durch ein **Flimmer-ERG** (Setzen von Flimmer-Lichtreizen) kann speziell die Zapfenantwort, mit einem

— **Elektroretinographie (ERG)** —

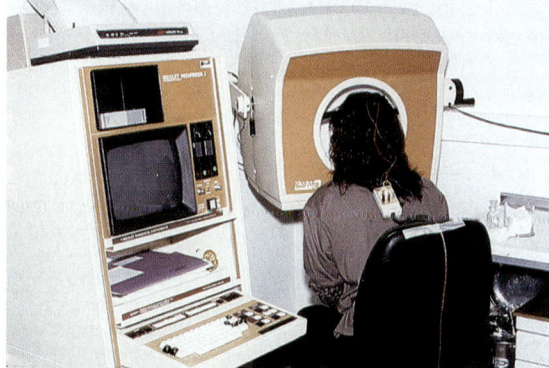

◘ 12.12
a Ableitung von Netzhautpotentialen mit einer Elektrode in einer Hornhauthaftschale und einer Hautelektrode.

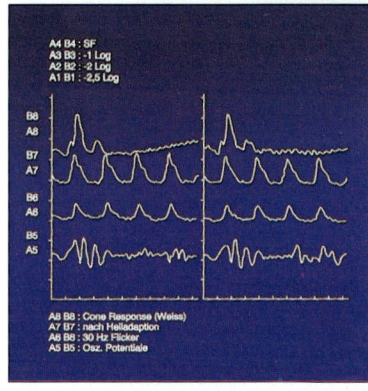

b Normales Elektroretinogramm.

Muster-ERG (z. B. Schachbrettmuster) und den oszillatorischen Potentialen können die inneren Netzhautschichten beurteilt werden. Beim ERG handelt es sich um eine *Summenantwort* der Netzhaut. Mit einem **fokalen ERG** können bestimmte Bezirke der Netzhaut isoliert abgeleitet werden.

! Die klassische Indikation zur Durchführung einer Elektroretinographie ist die Retinopathia pigmentosa, bei der früh skotopische und photopische Potentiale erloschen sind.

Elektrookulogramm (EOG): Mit dem EOG werden *pathologische Veränderungen des retinalen Pigmentepithels* erfaßt, wie z. B. die vitelliforme Makuladystrophie (→ S. 349). Bei dieser Untersuchungsmethode macht man sich zunutze, daß das Auge elektrisch ein Dipol ist (Kornea positiver, Pigmentepithel der Retina negativer Pol). Das Ruhepotential zwischen Hornhaut und Netzhaut im Vergleich zur Hornhaut wird indirekt mit 2 Schläfenelektroden gemessen (◉ 12.13). Während der Messung führt der Patient gleichförmige Augenbewegungen aus, indem er zwischen 2 Fixierlichtern hin und her blickt. Im helladaptierten Zustand ist das Ruhepotential normalerweise

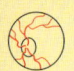

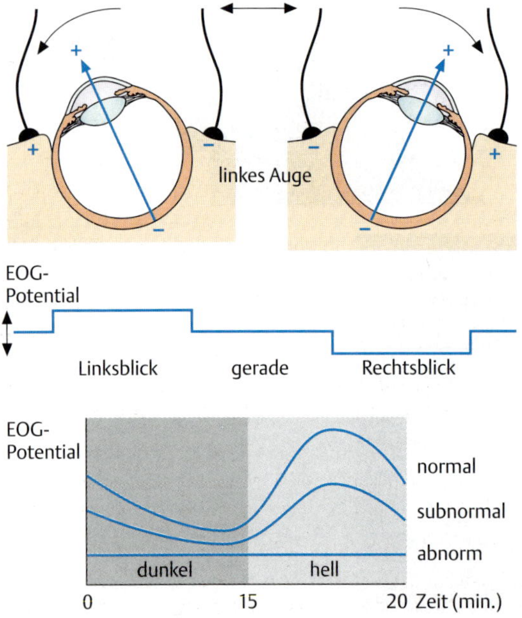

◉ **12.13** Das Auge ist ein Dipol mit vorderem (+) und hinterem (−) Augenpol. Beim EOG werden die Lageveränderungen des Ruhepotentials der Netzhaut mit 2 Schläfenelektroden aufgezeichnet.

höher als im dunkeladaptierten. Zur Beurteilung wird ein Quotient *(Arden-Quotient)* aus den hell- und dunkeladaptierten Potentialen gebildet, der normalerweise über 1,8 beträgt. Bei pathologischen Veränderungen ist der Quotient erniedrigt.

> **!** Die typische Indikation zur Durchführung eines EOG ist die vitelliforme Makuladystrophie (Morbus Best) mit einem deutlich erniedrigten Arden-Quotienten.

Visuell evozierte Potentiale (VEP): Mit dieser Untersuchungsmethode werden Schäden im Verlauf der Sehbahn diagnostiziert. Das VEP ist also keine „netzhautspezifische" Untersuchung wie ERG oder EOG. Die Methode wird im Kapitel „Sehnerv", S. 371 kurz erläutert.

12.3 Gefäßerkrankungen

12.3.1 Diabetische Retinopathie (Retinopathia diabetica)

Definition

Die diabetische Retinopathie ist eine Mikroangiopathie des Auges.

→ *engl.:* diabetic retinopathy

Epidemiologie: In den Industrieländern ist die diabetische Retinopathie eine der Hauptursachen für neu auftretende Erblindungen. Nach 20 Jahren haben etwa 90 % aller Diabetiker eine Retinopathie.

Pathogenese und einzelne Stadien der diabetischen Retinopathie: Der Diabetes mellitus kann zu Veränderungen fast aller okulären Gewebe führen; Sicca-Symptomatik, Xanthelasma, mykotische Orbitainfektionen, transitorische Refraktionsänderungen (= vorübergehende Änderung der Lichtbrechung im Auge), Katarakt, Glaukom, Optikusneuropathie, Augenmuskelparesen. *90 % der Sehbeeinträchtigungen* bei Diabetikern werden jedoch durch die diabetische Retinopathie verursacht. Die international gebräuchlichste Nomenklatur zur Beschreibung der unterschiedlichen Veränderungen bei diabetischer Retinopathie (🗖 12.1) geht auf die Einteilung der „Diabetic Retinopathy Study" zurück. Man unterscheidet nicht proliferative Stadien (1. mild, 2. mäßig, 3. schwer) (◙ 12.14) und proliferative Stadien (1. früh, 2. Hochrisiko) (◙ 12.15 – 17).

Symptomatik: Die diabetische Retinopathie bleibt lange symptomlos. Erst im Spätstadium bei Beteiligung der Makula oder Glaskörperblutung bemerkt der Patient eine Sehverschlechterung oder erblindet plötzlich.

Diagnostik: Eine diabetische Retinopathie und deren verschiedene Stadien (→ 🗖 12.1) werden durch stereoskopische Untersuchung des Augenhinter-

12.1 Veränderungen bei diabetischer Retinopathie (DR)

Stadium der Retinopathie	Veränderungen an der Netzhaut
Nicht proliferative DR:	❖ Mikroaneurysmen ❖ intraretinale Blutungen ❖ Ablagerung von Lipiden in der Retina (harte Exsudate) ❖ Netzhautödem ❖ Kaliberschwankungen der Venen ❖ exzessive Blutungen ❖ Cotton-wool-Herde (= Nervenfaserinfarkte, weiche Exsudate) ❖ intraretinale mikrovaskuläre Anomalien
Proliferative DR:	❖ präretinale Neovaskularisationen ❖ Glaskörperblutung ❖ Traktionsamotio (= Netzhautablösung durch Zugkräfte nach Glaskörpervernarbung) ❖ Rubeosis iridis (= Neubildung von Gefäßen auf der Regenbogenhaut, die den Kammerwinkel verschließen können, → S. 240; damit Gefahr des akuten, sekundären Winkelblockglaukoms)

Mäßige, nicht proliferative diabetische Retinopathie

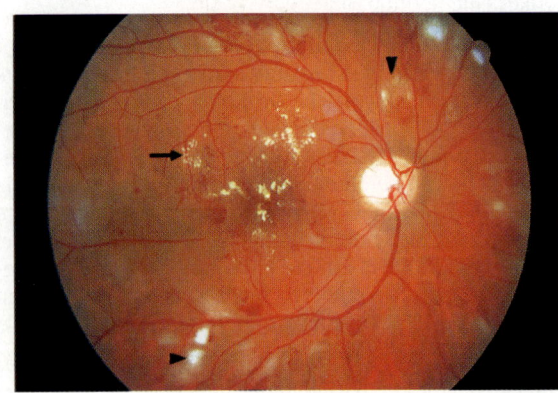

12.14 Mikroaneurysmen, intraretinale Blutungen, harte Exsudate (Pfeil) und Cotton-Wool-Herde (Pfeilspitzen).

12.3 Gefäßerkrankungen

Proliferative diabetische Retinopathie

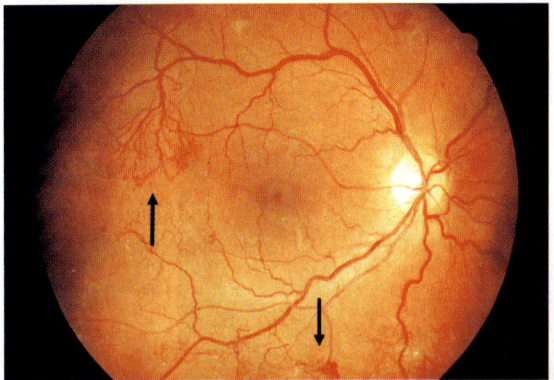

👁 12.15
a Typisch sind die präretinalen Neovaskularisationen (Pfeile).

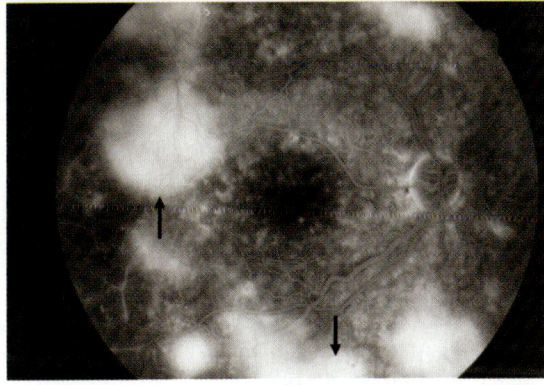

b Korrespondierendes angiographisches Bild. Im Bereich der Neovaskularisationen tritt Fluoreszein aus (Pfeile).

grundes bei weiter Pupille (Goldstandard ist die ophthalmoskopische und die Beurteilung anhand von stereoskopischen Fundusfotographien) diagnostiziert. Wenn eine Therapie nötig ist, wird die Fluoreszeinangiographie zur Klärung der Laserindikation eingesetzt. Der Ausschluß bzw. Nachweis einer Rubeosis iridis erfolgt bei spielender, also nicht medikamentös beeinflußter Pupille an der Spaltlampe und durch Gonioskopie des Kammerwinkels.

Differentialdiagnose: Differentialdiagnostisch müssen andere vaskuläre Netzhauterkrankungen, im wesentlichen hypertonische Fundusveränderungen (Absicherung durch Ausschluß der Grunderkrankung) abgegrenzt werden.

12 Netzhaut (Retina)

Proliferative diabetische Retinopathie (Hochrisiko-Stadium)

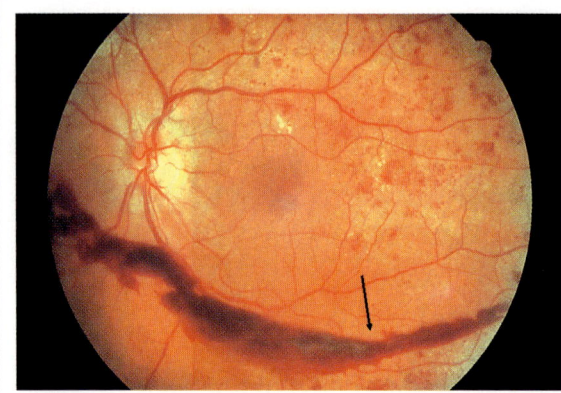

◉ 12.16 Typisch für dieses Stadium der diabetischen Retinopathie ist u. a. die hier gut sichtbare Glaskörperblutung (Pfeil). Erst in diesem späten Stadium bemerkt der Patient eine Sehverschlechterung.

Therapie: Bei klinisch signifikantem Makulaödem (= Makulaödem, das die Sehschärfe bedroht) wird eine zentrale Laserbehandlung am hinteren Pol, bei proliferativer diabetischer Retinopathie eine panretinale Laserbehandlung in etwa 5 Sitzungen durchgeführt.

Prophylaxe: Wenn bei Patienten mit Diabetes mellitus nicht regelmäßige ophthalmologische Vorsorgeuntersuchungen durchgeführt werden, setzt man den Patienten fahrlässig der Erblindung aus. Daher sollten bei Typ-II Diabetikern mit Diagnosestellung, bei Typ-I Diabetikern spätestens nach 5 Jahren, jährliche augenärztliche Untersuchungen durchgeführt werden, bei Vorliegen einer diabetischen Retinopathie häufiger. Bei Schwangeren sollte einmal im Trimester eine Untersuchung erfolgen.

Verlauf und Prognose: Eine optimale Blutzuckereinstellung kann das Auftreten einer Retinopathie verhindern oder verzögern. Es kann aber trotz optimaler Therapie zu einer diabetischen Retinopathie kommen. Wenn im Rahmen einer diabetischen Retinopathie eine Rubeosis iridis (Neubildung von Gefäßen auf der Iris) entsteht, ist dies mit dem Verlust des betroffenen Auges gleichzusetzen, da die Rubeosis ein unaufhaltsamer Prozeß ist.

> ❗ Die Gefahr der Erblindung infolge einer diabetischen Retinopathie kann durch optimale Blutzuckereinstellung, regelmäßige ophthalmologische Kontrollen und rechtzeitige Therapie eingedämmt, letztendlich aber nicht immer völlig gebannt werden.

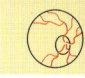

12.3 Gefäßerkrankungen

Proliferative diabetische Retinopathie vor und nach Laser-Therapie

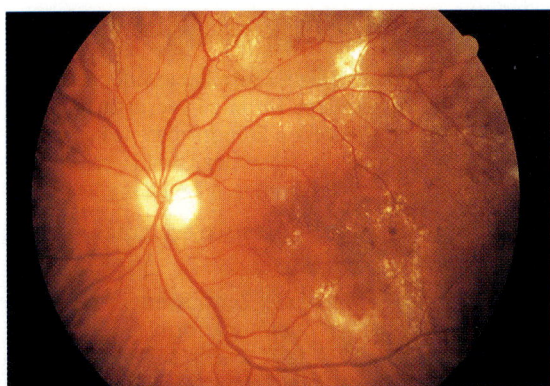

12.17
a Proliferative diabetische Retinopathie mit klinisch signifikantem Makulaödem vor der Laser-Behandlung.

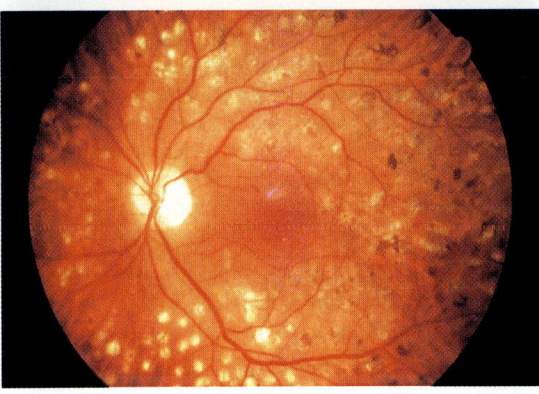

b Befund nach erfolgreicher Laser-Therapie (Laser-Herde weißlich-bräunlich).

12.3.2 Retinale Venenverschlüsse

Definition

Venenverschlüsse entstehen durch eine Zirkulationsstörung in der Zentralvene oder einem Seitenast.

→ *engl.:* retinal vein occlusions

Epidemiologie: Nach der diabetischen Retinopathie sind retinale Venenverschlüsse die zweithäufigste *vaskuläre* Netzhauterkrankung. Häufigste Grunderkrankungen sind arterielle Hypertonie und Diabetes mellitus und von okulärer Seite das Glaukom.

> Häufige internistische Grunderkrankungen von Venenverschlüssen sind arterielle Hypertonie und Diabetes mellitus. Häufige okuläre Grunderkrankungen stellen Glaukom und retinale Vaskulitis dar.

Ätiopathogenese: Verschlüsse der retinalen Zentralvene oder von deren Ästen werden häufig durch lokal entstandene Thromben verursacht, an Stellen, an denen sklerotische Arterien die Venen komprimieren. Bei **Zentralvenenverschlüssen** liegt der Thrombus in Höhe der Lamina cribrosa, bei **Venenastverschlüssen** häufig an einer arteriovenösen Kreuzung.

Symptomatik: Die Patienten bemerken eine Sehverschlechterung nur, wenn Makula oder Papille beteiligt sind.

Diagnostik und Befunde: Die Diagnose eines **Zentralvenenverschlusses** kann gestellt werden, wenn man streifen- oder punktförmige Blutungen in allen 4 Netzhautquadranten findet (⊙ 12.18 a). Nicht selten findet man gestaute und vermehrt geschlängelte Venen. Beim **Venenastverschluß** kommt es im betroffenen Versorgungsgebiet zu intraretinalen Blutungen (entweder Blutungen in nur 1 Quadranten, ⊙ 12.18 b, oder in 2 Quadranten, sog. hemisphärischer Venenastverschluß). Zusätzlich können Cotton-wool-Herde und Netzhaut- oder Papillenödem vorliegen (Netzhaut- und Papillenödem können auch gleichzeitig vorliegen). Bei länger bestehenden Verschlüssen kann man auch Lipidablagerungen finden. Nach dem Ausmaß der Kapillarverschlüsse werden **nicht ischämische** und **ischämische** Formen von Venenverschlüssen unterschieden. Der Ischämietyp wird mit Hilfe der Fluoreszenzangiographie festgelegt.

Differentialdiagnose: Differentialdiagnostisch müssen andere vaskuläre Netzhauterkrankungen, insbesondere eine diabetische Retinopathie (Frage nach evtl. bestehender Grunderkrankung bzw. Ausschluß durch Internisten) ausgeschlossen werden.

Therapie: Im **akuten Stadium des Venenverschlusses** sollte der Hämatokritwert durch Hämodilution auf 35–38% gesenkt werden. Bei ischämischen Formen von Venenverschlüssen wird eine Laser-Behandlung durchgeführt, wenn es zu Neovaskularisationen oder Rubeosis iridis (= Gefäßneubildung auf der Iris) gekommen ist. Bei **Venenastverschlüssen mit Makulaödem** führt man eine zentrale Laser-Behandlung durch, wenn der Visus 3 Monate nach dem Verschluß $\leq 0,5$ beträgt.

Prophylaxe: Internistische und okuläre Grunderkrankungen müssen frühzeitig diagnostiziert und dann auch umgehend behandelt werden.

Verlauf und Prognose: Bei etwa einem Drittel der Patienten kommt es zu einer Visusverbesserung, bei einem Drittel bleibt der Visus unverändert, bei einem Drittel kommt es (trotz Therapie) zu einer Verschlechterung des Visus. Komplikationen sind präretinale Gefäßneubildungen, Netzhautablösung und Rubeosis iridis mit Winkelblockglaukom.

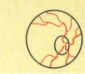

12.3 Gefäßerkrankungen

Retinale Venenverschlüsse

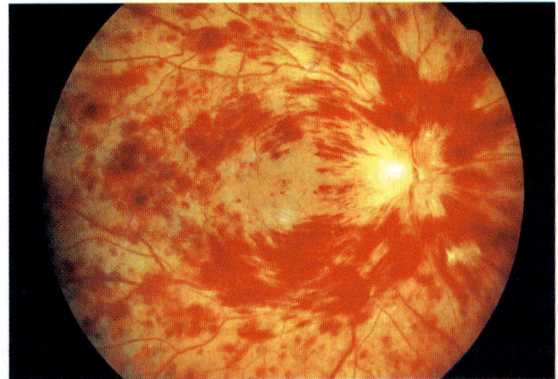

12.18
a Zentralvenenverschluß: In allen Netzhautquadranten sind Blutungen zu sehen.

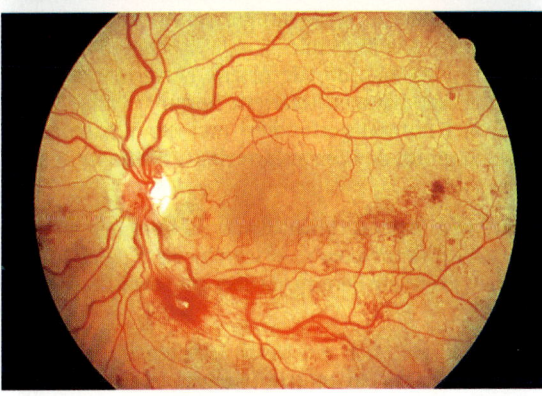

b Venenastverschlüsse der beiden unteren Hauptäste: Bei Astverschlüssen kommt es nur im betroffenen Netzhautquadranten zu Blutungen.

12.3.3 Retinale Arterienverschlüsse

Definition

Infarkt der Netzhaut durch einen **Verschluß der Zentralarterie** im Bereich der Lamina cribrosa oder einen **Arterienastverschluß.**

→ *engl.:* retinal artery occlusions

Epidemiologie: Retinale Arterienverschlüsse sind deutlich seltener als Venenverschlüsse.

Ätiopathogenese: Die Ursache von retinalen Arterien- und Arterienastverschlüssen sind *häufig* Emboli (🗔 12.2). *Seltene* Ursachen sind entzündliche Veränderungen wie Arteriitis temporalis Horton.

> ❗ Beim Auftreten eines Zentralarterienverschlusses insbesondere in Kombination mit Kopfschmerzen muß ein Morbus Horton ausgeschlossen werden.

Symptomatik: Beim **Zentralarterienverschluß** klagt der Patient in der Regel sofort nach Verschluß über *plötzliche einseitige Erblindung ohne Schmerzen*. Beim **Arterienastverschluß** bemerkt er eine Visusreduktion oder Gesichtsfeldausfälle.

Diagnostik und Befund: Die Diagnose erfolgt mit dem Ophthalmoskop. Im **akuten Stadium des Zentralarterienverschlusses** erscheint die *Netzhaut* aufgrund eines Ödems der Nervenfaserschicht *grau-weiß* und ist *nicht mehr transparent*. Nur die *Fovea centralis,* die keine Nervenfasern enthält, bleibt als *kirschroter Fleck* sichtbar, da an dieser Stelle das Rot der Aderhaut weiterhin durchscheinen kann (◉ 12.19a). Die Blutsäule ist unterbrochen. Selten findet man einen Embolus. Wenn eine ziliretinale Arterie (Arterie, die aus den Ziliararterien, nicht aus der Netzhautzentralarterie kommt) vorliegt, bleibt das von ihr versorgte Gebiet normal perfundiert und der Visusverlust ist geringer. Im **chronischen Stadium des Zentralarterienverschlusses** entwickelt sich eine *Optikusatrophie.*

> ❗ Im akuten Stadium des Zentralarterienverschlusses erscheint die Fovea centralis bei der Ophthalmoskopie als kirschroter Fleck (kein Ödem der Nervenfaserschicht in diesem Bereich, da über der Fovea keine Nervenfasern liegen).

Beim **Arterienastverschluß** findet sich ein Netzhautödem im betroffenen Versorgungsgebiet (◉ 12.19b). Die **Perimetrie** (Gesichtsfelduntersuchung)

🗔 12.2 Emboliequellen retinaler Arterienverschlüsse

Art des Embolus	Emboliequelle
Calciumemboli (weiß):	atheromatöse Plaques der A. carotis oder der Herzklappen
Cholesterolemboli (gelb):	atheromatöse Plaques der A. carotis
Thrombozyten-Fibrin-Emboli (grau):	bei Vorhofflimmern, Myokardinfarkt oder infolge einer Herzoperation
Myxom-Emboli:	bei Vorhofmyxom (junge Patienten)
Bakterielle, mykotische Emboli (Roth-Flecken):	bei Endokarditis, Septikämie

12.3 Gefäßerkrankungen

Retinale Arterienverschlüsse

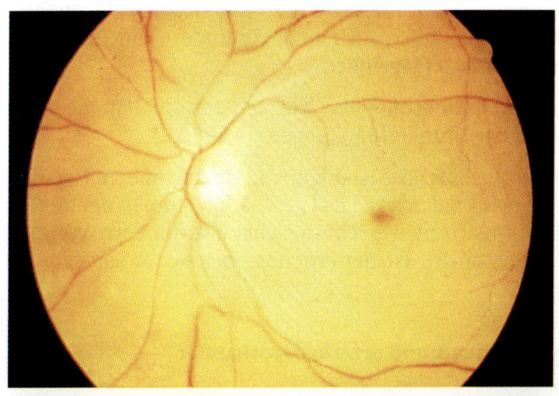

◉ **12.19 a** Zentralarterienverschluß. Typisch sind die hauchdünnen Gefäße und das ausgedehnte Netzhautödem (Netzhaut verliert Transparenz), das nur die Fovea ausspart, die als kirschroter Fleck sichtbar ist.

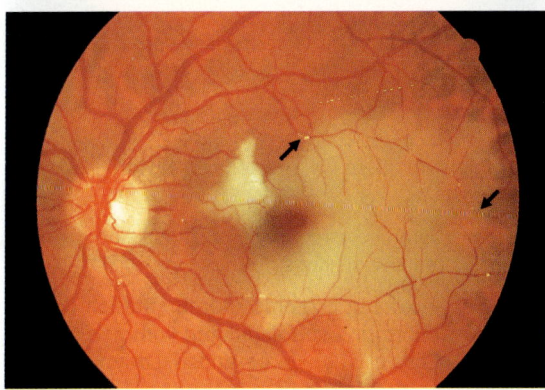

b Arterienastverschlüsse. In den betroffenen Arterienästen sind multiple Emboli zu sehen (Pfeile).

ergibt einen totalen (bei Verschluß der Zentralarterie) oder segmentalen (bei Arterienastverschluß) Gesichtsfeldausfall.

Differentialdiagnose: Differentialdiagnostisch sind Lipidspeichererkrankungen wie Morbus Tay-Sachs, Niemann-Pick und Gaucher auszuschließen, die ebenfalls zur Entstehung eines kirschroten Flecks der Fovea führen können, klinisch allerdings aufgrund der vielfachen zusätzlichen Symptome und des geringeren Alters der Patienten eindeutig abzugrenzen sind.

Therapie: Auch bei sofortiger Therapie sind Notfallmaßnahmen in der Regel erfolglos. Eine Bulbusmassage, augendrucksenkende Medikamente oder Parazentese (Stichinzision) sollen den Embolus in ein peripheres Netzhautgefäß abschwemmen. Calciumantagonisten oder Hämodilution sollen die Durchblutung verbessern. Eine Lysetherapie wird wegen der schlechten Prognose (kann die Erblindung letztlich auch nicht verhindern) und des vitalen Risikos im Prinzip nicht mehr angewendet.

Prophylaxe: Wichtig ist der Ausschluß bzw. die rechtzeitige Therapie prädisponierender internistischer Grunderkrankungen (→ 🗔 12.2).

Verlauf und Prognose: Die Prognose ist ungünstig, da die inneren Netzhautschichten *schon nach etwa 1 Std. irreversibel* geschädigt sind. In der Regel ist eine Erblindung bei Zentralarterienverschluß nicht zu verhindern. Wenn nur ein Arterienast verschlossen ist, ist die Prognose besser (außer es ist ein Makulaast betroffen).

12.3.4 Fundus hypertonicus und arteriosleroticus

Definition

Arterielle Veränderungen bei Hypertonie beruhen primär auf einem Vasospasmus, bei Arteriosklerose auf einer Verdickung der Arteriolenwand.

→ *engl.:* hypertensive retinopathy; sclerotic changes

Epidemiologie: Klinisch spielt vor allem die arterielle Hypertonie eine wichtige Rolle.

> ❗ Gefäßveränderungen aufgrund arterieller Hypertonie sind die häufigste Ursache retinaler Venenverschlüsse.

Pathogenese: Bei Bluthochdruck kann es zum Zusammenbruch der Blut-Netzhaut-Schranke oder zur Obliteration von Kapillaren kommen. Die Folge sind intraretinale Blutungen, Cotton-wool-Herde und Netzhautödem oder Papillenschwellung.

Symptomatik: Patienten mit hohem Blutdruck leiden häufig unter Kopf- oder Augenschmerzen. Zu Sehstörung und Visusverschlechterung kommt es bei hypertonischen Gefäßveränderungen erst im Stadium III oder IV. Die Arteriosklerose bleibt bezüglich der Augen asymptomatisch.

Diagnostik: Hypertonische und arteriosklerotische Fundusveränderungen werden durch Ophthalmoskopie, möglichst in Mydriasis diagnostiziert (🗔 12.3 und 12.4). Veränderungen der Netzhautgefäße findet man häufig, Aderhautinfarkte bei akutem Blutdruckanstieg selten (Elschnig-Flecken – umschriebene Atrophie und Proliferationen des Pigmentepithels im Infarktbereich).

Differentialdiagnose: Andere vaskuläre Netzhauterkrankungen wie die diabetische Retinopathie müssen durch Ophthalmoskopie ausgeschlossen wer-

12.3 Gefäßerkrankungen

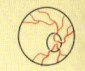

12.3 Stadien der hypertensiven Gefäßveränderungen (nach Keith-Wagener-Barker)

Stadium	Kennzeichen des Stadiums
Stadium I:	Verengung und Tortuositas (= auffallende Schlängelung) der Arteriolen
Stadium II:	starke Gefäßverengung und Gunn-Kreuzungszeichen Einschnürung der venösen Blutsäule durch Kompression der sklerotischen Arterie an einer A-V-Kreuzung (→ S. 317)
Stadium III:	Blutungen, harte Exsudate, Cotton-wool-Herde, Netzhautödem (Abb. 12.20)
Stadium IV:	Papillenödem

Die WHO unterscheidet einen Fundus hypertonicus (Stadium I und II) und einen Fundus hypertonicus malignus (Stadium III und IV)

12.4 Stadien der arteriosklerotischen Gefäßveränderungen (nach Scheie)

Stadium	Kennzeichen des Stadiums
Stadium I:	Verbreiterung der Arteriolenreflexe
Stadium II:	Kreuzungszeichen
Stadium III:	Kupferdrahtarterien (= kupferfarbener Reflex der Arterien)
Stadium IV:	Silberdrahtarterien (= silbriger Reflex der Arterien)

Retinopathia hypertensiva (Stadium III)

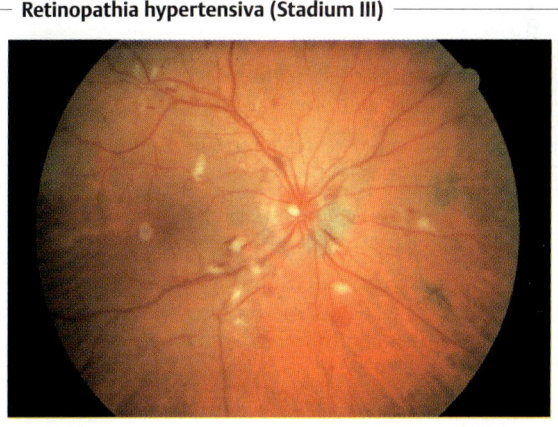

12.20 Typisch für dieses Stadium sind u. a. die hier gut sichtbaren Blutungen und Cotton-wool-Herde.

den (bei der diabetischen Retinopathie stehen eher Parenchym- als Gefäßveränderungen im Vordergrund, Absicherung durch Ausschluß bzw. Nachweis der Grunderkrankung).

Therapie: Bei Fundusveränderungen infolge einer arteriellen Hypertonie ist die Therapie der Grunderkrankung entscheidend. Der Blutdruck sollte auf unter 140/90 mmHg abgesenkt werden. Bei arteriosklerotisch bedingten Fundusveränderungen ist keine Therapie möglich.

Prophylaxe: Um Komplikationen (s. u.) zu vermeiden, sind regelmäßige Kontrolle des Blutdrucks und ophthalmoskopische Untersuchung des Fundus nötig.

Verlauf und Komplikationen: Folge von arteriosklerotischen und hypertonischen Gefäßveränderungen der Netzhaut sind arterielle und venöse Gefäßverschlüsse sowie die Ausbildung von Makroaneurysmen, die zu Glaskörperblutungen führen können. Bei Papillenödem kann durch nachfolgende Optikusatrophie eine bleibende, manchmal massive Visusreduktion resultieren.

Prognose: Die oben beschriebenen Komplikationen sind in manchen Fällen trotz guter Blutdruckeinstellung nicht zu vermeiden.

12.3.5 Morbus Coats

Definition

Fast immer *einseitige,* angeborene teleangiektatische Veränderungen der Netzhautgefäße, die zu Exudationen und letztlich zur exsudativen Amotio retinae (Netzhautablösung) führen.

→ *engl.:* Coat's disease

Epidemiologie: Die eher seltene Krankheit manifestiert sich im Kindes- und Jugendalter. In der Regel sind Jungen betroffen (zu etwa 90 %).

> Der Morbus Coats tritt in der Regel bei Jungen im Kindes- und Jugendalter auf. Er ist fast immer einseitig.

Pathogenese: Teleangiektasien und Aneurysmen führen zu Exsudationen und zur Amotio retinae (→ S. 335).

Symptomatik: Im Frühstadium kommt es zur Visusreduktion, im fortgeschrittenen Stadium zu einseitiger Leukokorie (= weißes Aufleuchten der Pupille, → ◨ 12.36) oder einseitigem Strabismus (auch die Kombination von Leukokorie *und* Strabismus ist möglich).

Diagnostik und Befunde: Ophthalmoskopisch sieht man Teleangiektasien, subretinale weißliche Exsudate mit exsudativer Amotio und Blutungen (◨ 12.21).

Morbus Coats

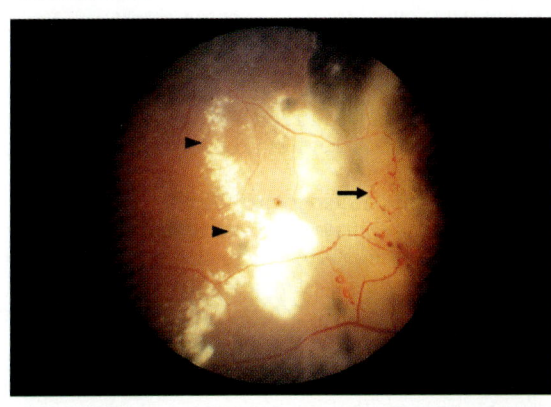

◉ 12.21 Typische teleangiektatische Gefäßveränderungen (Pfeil) und exsudative Amotio mit zahlreichen Lipidablagerungen (Pfeilspitzen).

Differentialdiagnose: Im fortgeschrittenen Stadium müssen ophthalmoskopisch Retinoblastom (→ S. 361) und Frühgeborenenretinopathie (Anamnese) ausgeschlossen werden, die ebenfalls zur Leukokorie führen.

Therapie: Therapie der Wahl ist die Verödung der Gefäßveränderungen durch Laser oder Kryoapplikation.

Verlauf und Prognose: Unbehandelt führt die Erkrankung zur Erblindung durch totale Netzhautablösung. Durch eine Therapie kann man bei etwa 50% der Patienten eine Erblindung verhindern.

12.3.6 Frühgeborenenretinopathie (Retinopathia praematurorum)

Definition

Netzhauterkrankung, die auf einer Störung der normalen Entwicklung der Netzhautgefäße bei Frühgeborenen mit einem Geburtsgewicht unter 2500 g beruht.

→ *engl.:* retinopathy of prematurity = ROP

Epidemiologie: Die Erkrankung ist insgesamt selten. Besonders gefährdet sind Kinder unter 1000 g Geburtsgewicht. Trotz optimaler Betreuung und Überwachung des Sauerstoffpartialdruckes kann eine ROP nicht immer verhindert werden.

Ätiopathogenese: Durch die Frühgeburt und die damit verbundene Sauerstoffexposition kommt es zu einer Störung der normalen Entwicklung der Netzhautgefäße mit Vasoobliteration und anschließender Vasoproliferation.

Die Folge sind Glaskörperblutungen, Netzhautablösung und im späten Narbenstadium die retrolentale Fibroplasie (Gefäße und Bindegewebe verbacken mit der abgelösten Netzhaut).

Befunde und Symptomatik: Nach anfangs symptomlosem Verlauf kommt es bei Glaskörperblutung oder Amotio retinae zu einem sekundären Strabismus. Im Stadium der retrolentalen Fibroplasie kann eine Leukokorie auftreten. Zur Stadieneinteilung → 12.5.

Die Ausdehnung der jeweiligen pathologischen Veränderung wird (wie grundsätzlich in der Augenheilkunde) analog zur Unterteilung einer Uhr in 12 „Stunden" angegeben (z.B. die Demarkationslinie reicht von 1–6 Uhr.). Ein Plus-Stadium liegt vor, wenn zusätzlich zu den beschriebenen Veränderungen Dilatation und Tortuositas (vermehrte Schlängelung) der Netzhautgefäße am hinteren Pol vorliegen.

Diagnostik: Die Netzhaut muß spätestens 4 Wochen nach der Geburt bei weiter Pupille untersucht werden (bei Frühgeborenen Routineuntersuchung). Die Verlaufskontrolle richtet sich nach dem Grad der Vaskularisation der Netzhaut.

Differentialdiagnose: Differentialdiagnostisch müssen andere Ursachen der Leukokorie wie Retinoblastom oder Katarakt (→ 11.1) berücksichtigt werden.

Therapie: Im Stadium IV und V ist eine chirurgische Therapie nur in seltenen Fällen erfolgreich. Im Stadium III wird eine Laser- oder Kryokoagulation der Netzhaut im Bereich der nicht perfundierten Netzhaut durchgeführt.

Prophylaxe: Sauerstoffpartialdruck möglichst niedrig halten und ophthalmologische Vorsorgeuntersuchungen durchführen.

> ❗ Besondere Bedeutung kommt der Früherkennung der ROP zu.

Verlauf und Prognose: Bei 85% der Kinder im Stadium I und II heilt die Retinopathie spontan aus.

12.5 Stadieneinteilung bei Frühgeborenenretinopathie

Stadium	Kennzeichen
Stadium I:	Demarkationslinie (= Abbruch der Netzhautgefäße, Übergang in nicht vaskularisierte Netzhaut)
Stadium II:	Leistenbildung (= Entwicklung von intraretinalem Proliferationsgewebe)
Stadium III:	Leiste mit extraretinalen Proliferationen
Stadium IV:	subtotale Netzhautablösung
Stadium V:	totale Netzhautablösung

12.4 Degenerative Netzhauterkrankungen

12.4.1 Netzhautablösung (Amotio retinae, Ablatio retinae)

> **Definition**
>
> Unter Netzhautablösung versteht man eine Abhebung der neurosensorischen Netzhaut (→ ◐ 12.2 a) vom retinalen Pigmentepithel, dem sie normalerweise lose aufliegt. Man unterscheidet:
> - **rhegmatogene** (rißbedingte, also infolge eines Netzhautloches),
> - **traktive** (= zugbedingte, d. h. durch Glaskörperstränge, die einen Zug auf die Netzhaut ausüben, vgl. proliferative Vitreoretinopathie, sowie komplizierte Netzhautablösung, → S. 301),
> - **exsudative** (= flüssigkeitsbedingte Amotio: zwischen neurosensorische Netzhaut und Pigmentepithel dringt Blut, Fett oder seröse Flüssigkeit; typisches Beispiel: Morbus, Coats, → S. 332) und
> - **tumorbedingte** Amotio.
>
> Die **primäre Amotio** ist in den meisten Fällen rißbedingt. Selten kann aber auch eine **sekundäre Netzhautablösung** (infolge anderer Erkrankungen, z. B. Entzündungen oder Verletzungen) rißbedingt sein. Darüber hinaus sind – selten – Kombinationen möglich. Im Verlauf einer längerbestehenden Netzhautablösung entwickelt sich häufig eine proliferative Vitreoretinopathie (PVR siehe Kap. Glaskörper, → S. 298).

→ *engl.:* retinal detachment

Epidemiologie: Obwohl die Netzhautablösung in der augenärztlichen Praxis relativ selten ist, hat sie große klinische Bedeutung, da sie ohne sofortige Therapie zur Erblindung führen kann.

Rhegmatogene Amotio (häufigste Form der Amotio): Ca. 7% der Erwachsenen weisen Netzhautlöcher auf, wobei die Häufigkeit mit *höherem Lebensalter* zunimmt. Der Altersgipfel liegt zwischen dem 5. und 7. Lebensjahrzehnt, was auf die Bedeutung der (ebenfalls altersabhängigen) hinteren Glaskörperabhebung (= Lösung des Glaskörpers von der Netzhautinnenfläche) für die Entstehung der Amotio hinweist (→ S. 286). Die Amotioinzidenz beträgt 1 : 10000 Einwohner pro Jahr, die Prävalenz etwa 0,4% im hohen Lebensalter. Eine familiäre Disposition zur Netzhautablösung ist bekannt. Auch im Zusammenhang mit *Myopie* tritt die Amotio vermehrt auf. Während die Prävalenz der Amotio bei Emmetropie (Normalsichtigkeit) bei 0,2% liegt, liegt sie bei hoher Myopie von über – 10 dpt bei 7%.

Exsudative, traktive und tumorbedingte Amotio spielen quantitativ eine geringere Rolle.

Ätiopathogenese: Rhegmatogene Amotio: Die Entwicklung einer rhegmatogenen Amotio setzt das *Vorhandensein eines Netzhautloches* (in der Regel in

der peripheren Netzhaut, selten in der Makula) voraus (12.22). Nach der Form unterscheidet man:
- *Rundlöcher:* ein Netzhautstück ist infolge einer hinteren Glaskörperabhebung komplett vom Glaskörper ausgerissen worden und
- *Hufeisenlöcher:* die Netzhaut ist nur eingerissen.

Nicht jedes Netzhautloch führt jedoch zur Amotio. Zur Ablösung der Netzhaut kommt es erst dann, wenn sich der Glaskörper abhebt, verflüssigt und Glaskörperflüssigkeit durch das Netzhautloch unter die Netzhaut dringt. Wenn die Adhäsionskräfte diesem Prozeß nicht mehr standhalten, kommt es zur Amotio. Auch traktive Kräfte (Zugkräfte) des Glaskörpers (meist Glaskörperstränge, → S. 287) können mit oder ohne Vorliegen einer Glaskörperverflüssigung zu einer Netzhautablösung führen. Insgesamt ist also (und das gilt letztlich für alle Formen der Netzhautablösung) ein *dynamisches Wechselspiel von Traktions- und Adhäsionskräften* entscheidend. Je nachdem, ob die Traktions- oder die Adhäsionskräfte stärker sind, kommt es zu einer Amotio oder nicht.

Traktive Amotio. Sie entwickelt sich durch Zugkräfte präretinaler fibrovaskulärer Stränge auf die Netzhaut (→ PVR, S. 298), vor allem infolge von proliferativen Netzhauterkrankungen (z.B. diabetische Retinopathie).

Exsudative Amotio. Hier steht der Zusammenbruch der inneren oder äußeren Blut-Netzhaut-Schranke (in der Regel infolge einer vaskulären Erkrankung, wie z.B. Morbus Coats) im Vordergrund. Dadurch sammelt sich zwischen neurosensorischer Netzhaut und Pigmentepithel subretinale Flüssigkeit mit oder ohne harte Exsudate an.

Hufeisenforamen (Pfeil) und Netzhautablösung (weißliche Netzhaut)

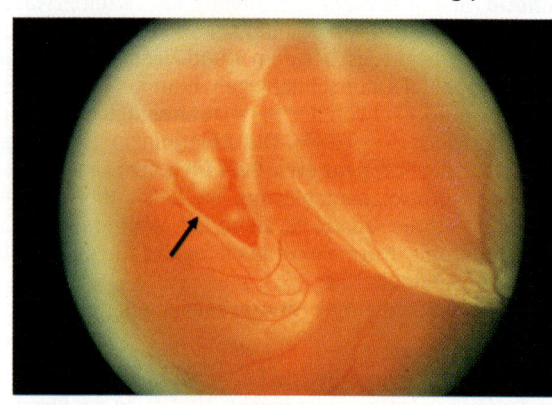

12.22 Typischer rötlicher (hufeisenförmiger) Netzhautriß (Pfeil) und blasige Netzhautablösung.

12.4 Degenerative Netzhauterkrankungen

Tumorbedingte Amotio. Entweder hebt das Transsudat aus den Tumorgefäßen oder die Masse des Tumors die Netzhaut von ihrer Unterlage ab.

Symptomatik: Die Amotio kann lange Zeit asymptomatisch verlaufen. Im Stadium der akuten hinteren Glaskörperabhebung bemerkt der Patient **Lichtblitze** (Photopsien) sowie **Mouches volantes** (schwarze Punkte, die sich bei Blickbewegungen mitbewegen). Wenn infolge der Glaskörperabhebung ein Netzhautriß entsteht, kann auch ein Netzhautgefäß einreißen. Aus diesem Gefäß tritt dann Blut in den Glaskörper. Dies nimmt der Patient als sog. **Rußregen** wahr (viele kleine schwarze Pünktchen, die nach unten absinken). Ein weiteres Symptom ist ein **Schatten im Gesichtsfeld.** Dazu kommt es, wenn sich die Netzhaut ablöst. Je nachdem, ob dieser Schatten wie ein Vorhang, der sich senkt, oder wie eine von unten hochwachsende Mauer wahrgenommen wird, ist die Netzhautablösung oben oder unten lokalisiert. Wenn sie das Zentrum der Netzhaut erfaßt hat, kommt es zu einer raschen und deutlichen **Visusverschlechterung,** bei Beteiligung der Makula zusätzlich zu **Metamorphopsien** (Verzerrtsehen).

Diagnostik: Die Diagnose wird durch stereoskopische Fundusuntersuchung in Mydriasis gestellt. Die abgelöste Netzhaut wird weiß, ödematös und verliert ihre Transparenz. Ophthalmoskopisch sieht man eine blasenartige Abhebung der Netzhaut, bei der **rhegmatogenen Amotio** zusätzlich ein rot leuchtendes Netzhautloch (→ ◉ 12.22). Die Risse entstehen bei der rhegmatogenen Amotio am häufigsten in der oberen Netzhauthälfte im Bereich äquatorialer Degenerationen. Bei der **Traktionsamotio** sieht man zusätzlich zur blasenartigen Netzhautabhebung präretinale graue Stränge, bei der **exsudativen Amotio** das typische Bild einer serösen Netzhautabhebung, d. h. die exsudative Amotio geht in der Regel mit massiven Fettablagerungen, oft auch mit intraretinalen Blutungen einher.

Die **tumorbedingte Amotio** (z. B. bei malignem Melanom) führt zu einer sekundären Netzhautablösung über dem Tumor oder tumorfern im Bereich der unteren peripheren Netzhaut. Bei nicht eindeutig klassifizierbaren Netzhautbefunden und bei Verdacht auf einen Tumor kann die Diagnose mit Hilfe der Echographie weiter gesichert werden.

> ❗ Eine fern vom Tumor, unten lokalisierte Amotio ist ein Zeichen dafür, daß der Tumor maligne ist.

Differentialdiagnose: Abzugrenzen ist in erster Linie die altersabhängige **Retinoschisis,** bei der es in seltenen Fällen sogar auch zu einer rhegmatogenen Netzhautablösung kommen kann (→ S. 340). Darüber hinaus kann eine Netzhautablösung auch mit einer **Aderhautamotio** verwechselt werden. Durch Flüssigkeitsansammlung in der Aderhaut (in Folge von entzündlichen Aderhauterkrankungen, wie z. B. Vogt-Koyanagi-Harada-Syndrom) wölben sich retinales Pigmentepithel und Netzhaut vor. Diese Formen der Netzhautablösung haben im Unterschied zu den anderen hier besprochenen eine dunkelbraun-grünliche Farbe.

Therapie: Netzhautlöcher mit nur geringer zirkulärer Netzhautablösung können mit **Argon-Laser** behandelt werden (◉ 12.23). Dabei wird die Netzhaut um das Loch herum wieder angeheftet. Das Netzhautloch selbst bleibt also bestehen. Durch die Narbe, die bei der Argon-Lasertherapie entsteht, wird jedoch die weitere Ablösung verhindert. Ausgedehntere Netzhautablösungen werden in der Regel in Intubationsnarkose mit einer **Silikonschaumplombe** versorgt, die außen auf die Sklera aufgenäht wird (◉ 12.24a–c). Sie kann entweder radiär (also senkrecht zum Limbus) oder limbusparallel angelegt werden. Dadurch wird die Augapfelwand von außen im Bereich des Netzhautloches eingedellt. Auf diese Weise kommt der Bereich des Netzhautloches wieder mit dem retinalen Pigmentepithel in Kontakt. Durch die Eindellung wird zusätzlich der Zug des Glaskörpers auf die Netzhaut vermindert. Um die wiedererlangte Verbindung von neurosensorischer Netzhaut und retinalem Pigmentepithel zu stabilisieren, erzeugt man eine **künstliche Narbe,** indem man an dieser Stelle mit einer Kryo(= Kälte)sonde einen Entzündungsreiz setzt. Bei erfolgreicher Operation verhindert diese Narbe eine erneute Netzhautablösung. Bei multiplen Netzhautlöchern oder, wenn man das Netzhautloch nicht finden kann, muß der Augapfel mit einem **Silikonband (Cerclage)** umschnürt werden. Die bisher beschriebenen Verfahren gelten in erster Linie für die *unkomplizierte Netzhautablösung,* also ohne PVR (= proliferative Vitreoretinopathie). Bei der *komplizierten Netzhautablösung* (mit PVR) kann ebenfalls zunächst das Aufnähen einer Silikonschaumplombe versucht werden. Wenn diese Behandlung nicht zum Erfolg führt, werden die vitreoretinalen Proliferationen ausgeschnitten und der **Glaskörper ausge-**

Netzhautloch unmittelbar nach Argon-Laser-Koagulation

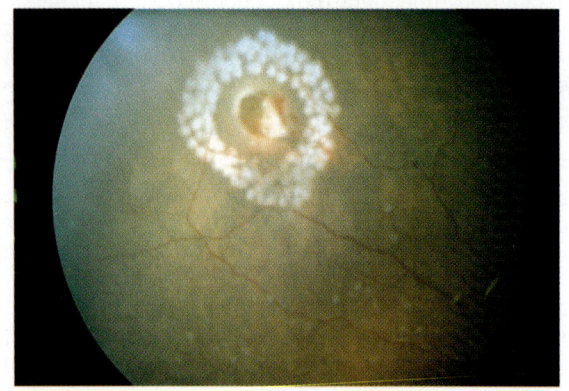

◉ 12.23 Um das Foramen herum sieht man zirkuläre weiße Laser-Herde.

12.4 Degenerative Netzhauterkrankungen

Wiederanlegen einer abgelösten Netzhaut mit Silikonschaumplombe

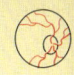

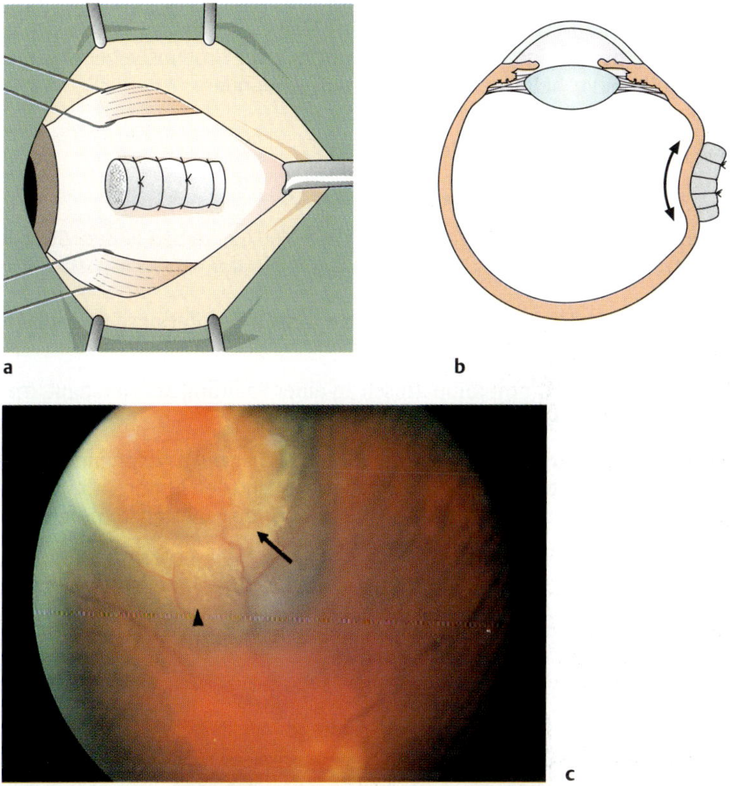

12.24 a Die Augenmuskeln sind angeschlungen, das Auge wird in die richtige Position für die Operation gebracht. Die Plombe wird dann von außen auf die Sklera aufgenäht. **b** Schnitt durchs Auge: Die Plombe ist aufgenäht. Der Bulbus wird durch die Plombe im Bereich des Netzhautloches eingedellt. **c** Das Hufeisenforamen (Pfeil) ist durch die radiäre Plombe (Pfeilspitze) unterfüttert, die Netzhaut liegt wieder an.

tauscht (**Vitrektomie,** → S. 299), indem er durch eine Ringer-Lösung, Gas oder Silikonöl ersetzt wird. Diese Flüssigkeiten tamponieren das Auge von innen.

Prophylaxe: Bei Risikopatienten (positive Familienanamnese, hohe Myopie) sollten ab dem 40. Lebensjahr regelmäßige, in der Regel jährliche augenärztliche Kontrollen durchgeführt werden.

Verlauf und Prognose: Etwa 95% der **rhegmatogenen Netzhautablösungen** können operativ geheilt werden. Bei Makulabeteiligung (d.h. die initiale Amotio hat die Makula mit einbezogen) bleibt eine Visusbeeinträchtigung zurück. Bei den **übrigen Formen der Amotio** ist die Prognose eher ungünstig und häufig mit erheblicher Visusreduktion verbunden.

12.4.2 Altersabhängige Retinoschisis

Definition

Häufig beidseitige Spaltung der Netzhaut in eine innere und äußere Schicht. Meist liegt die Spaltung im Niveau der äußeren plexiformen Schicht (◉ 12.25).

Epidemiologie: Etwa 25% aller Menschen weisen eine Retinoschisis auf (Tendenz im Alter zunehmend).

Pathogenese: Es kommt idiopathisch zu einer Spaltung der Netzhaut, meist im Bereich der äußeren plexiformen Schicht.

Symptomatik: Die Retinoschisis verläuft *überwiegend asymptomatisch*. Nur wenn die Netzhautspaltung sehr ausgeprägt ist und den hinteren Pol erreicht, kann es zu Visusreduktion und Wahrnehmung von Schatten kommen.

Diagnostik: Ophthalmoskopisch sieht man eine blasenförmige Abhebung des inneren, abgespaltenen Netzhautanteiles. Die Innenseite sieht wie gehämmertes Metall aus. Selten entstehen Löcher in innerem und äußerem Netzhautblatt.

Retinoschisis

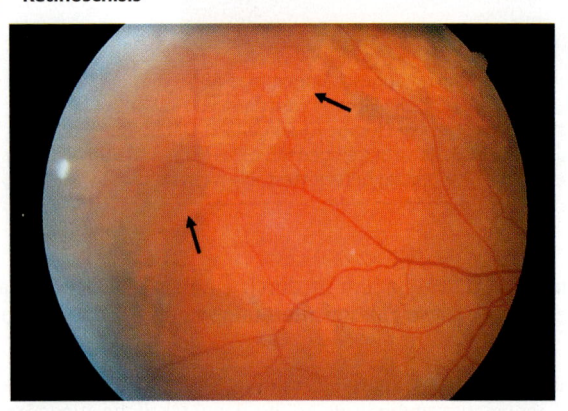

◉ 12.25 Netzhautspaltung mit blasiger Abhebung der inneren Netzhautschichten (Pfeile).

Differentialdiagnose: Differentialdiagnostisch muß eine *rhegmatogene Netzhautablösung* ausgeschlossen werden. Ophthalmoskopisch findet man bei der Netzhautablösung ein durchgehendes Netzhautloch, die Netzhaut ist nicht so transparent wie bei der Retinoschisis. Jedoch können auch bei der Retinoschisis Netzhautlöcher auftreten, die in der inneren Schicht in der Regel sehr klein sind und kaum erkannt werden können, in der äußeren Schicht sehr groß sind. Nur wenn in beiden Netzhautblättern ein Loch vorliegt, kann es bei der Retinoschisis zu einer kompletten rhegmatogenen Netzhautablösung kommen.

Therapie: Eine Behandlung ist meist nicht erforderlich. Wenn es zu einer Netzhautablösung kommt, die sehr selten auftritt, so werden die operativen Standardverfahren der Amotiochirurgie (→ S. 339) angewandt.

! Die altersabhängige Retinoschisis ist im Gegensatz zur Amotio in der Regel nicht behandlungsbedürftig.

Verlauf und Prognose: Die Prognose der Retinoschisis ist sehr gut. Selten kommt es zu einer progredienten Netzhautspaltung oder Amotio mit nachfolgender Visusreduktion.

12.4.3 Periphere Netzhautdegenerationen

Definition

Unter peripherer Netzhautdegeneration versteht man oraparallel liegende degenerative Veränderungen in peripheren Netzhautarealen. Es handelt sich dabei entweder um
- **harmlose Netzhautveränderungen,** wie Pars-plana-Zysten des hinteren Ziliarkörpers oder periphere chorioretinale Atrophien (Pflastersteindegeneration) oder um
- **Vorstufen einer Netzhautablösung,** wie verdünnte Netzhautstellen, die als Glitzerpunktbeete und Gitterlinienbeete bezeichnet werden.

→ *engl.:* peripheral retinal degeneration

Epidemiologie: Die Prävalenz der Läsionen beträgt 6–10%.

Pathogenese: unbekannt.

Symptomatik: Periphere Netzhautdegenerationen sind asymptomatisch.

Diagnostik: Die Diagnose wird durch eine ophthalmoskopische Untersuchung der peripheren Netzhaut bei weitgestellter Pupille gestellt, entweder durch eine binokulare indirekte Ophthalmoskopie oder eine Dreispiegelkontaktglasuntersuchung.

Pflastersteindegenerationen erscheinen dabei als weißliche, scharf begrenzte Areale zwischen Ora serrata und Äquator mit ausgeprägter Atrophie der Netzhaut, des Pigmentepithels und der Choriocapillaris. **Glitzerpunktbeete** sind gelblich, weißliche, glitzernde Pünktchen, bestehend aus Mikroglia und Astrozyten. **Gitterlinienbeete** sind verdünnte Netzhautstellen mit weißlichen, sklerosierten Gefäßen. Reaktiv entwickeln sich Atrophien und Hypertrophien des retinalen Pigmentepithels im Bereich der äquatorialen Degenerationen sowie Verflüssigung des darüberliegenden Glaskörpers.

Differentialdiagnose: Die Befunde sind sehr charakteristisch und klinisch leicht zu diagnostizieren. Selten kommen differentialdiagnostisch vaskuläre Prozesse oder entzündliche Veränderungen und Narben anderer Genese in Frage.

Therapie: Eine Behandlung ist nicht erforderlich bzw. nicht sinnvoll, da sich das Risiko einer Netzhautablösung mit der Laser-Therapie nicht erniedrigt. Ophthalmologische Verlaufskontrollen sollten in regelmäßigen Abständen durchgeführt werden.

Prophylaxe: Eine Prophylaxe ist nicht möglich.

Verlauf und Prognose: Der Verlauf ist in der Regel günstig. Im Bereich von Glitzerpunktbeeten oder Gitterlinienbeeten können sich atrophische Rundlöcher entwickeln. Das Langzeitrisiko, eine Netzhautablösung zu entwickeln beträgt jedoch nur etwa 1%.

12.4.4 Chorioretinopathia centralis serosa

Definition

Seröse Abhebung der Netzhaut und/oder des retinalen Pigmentepithels.

Ätiopathogenese: Die seröse Abhebung entsteht durch einen Defekt der äußeren Blut-Netzhaut-Schranke („tight junctions" im retinalen Pigmentepithel). Es werden lokale Dysregulationen vermutet, die im Zusammenhang mit *psychischem* oder *physischem Streß* stehen können.

Epidemiologie: Die Erkrankung betrifft überwiegend Männer in der 3.–4. Lebensdekade.

Symptome: Die Patienten bemerken eine Sehverschlechterung, zentrale relative Gesichtsfeldausfälle (dunkler Fleck), Verzerrtsehen (Metamorphopsie), vergrößertes Sehen (Makropsie) oder verkleinertes Sehen (Mikropsie) der Objekte.

Diagnostik: Ophthalmoskopisch sieht man eine seröse Abhebung der Netzhaut, meistens im Makulabereich. Bei längerem Bestehen entwickelt sich an der Stelle des Flüssigkeitsaustritts eine zarte braun-weiße Pigmentepithelnarbe. Durch die Schwellung der Netzhautmitte kommt es zu einer Achsenverkürzung und damit Hyperopisierung. Mit Hilfe der **Fluoreszenzangio-**

12.4 Degenerative Netzhauterkrankungen

Chorioretinopathia centralis serosa (RCS)

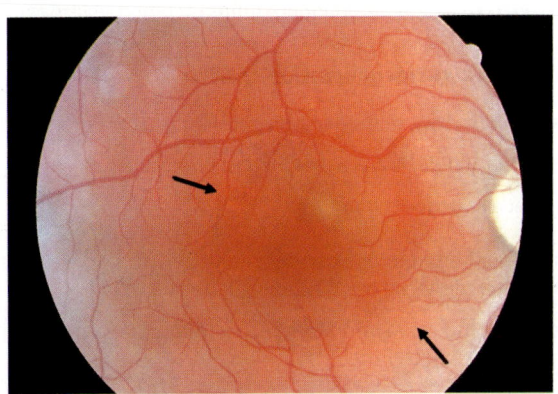

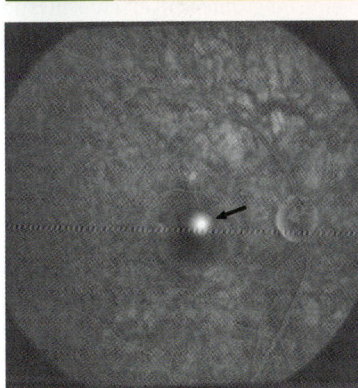

◉ 12.26
a Blasenförmige Flüssigkeitsansammlung unter der Netzhaut (Pfeile).

b Entsprechender angiographischer Befund. Die Flüssigkeitsaustrittsstelle stellt sich als Hyperfluoreszenz (Pfeil) dar.

graphie kann im aktiven Stadium die Stelle des Flüssigkeitsaustritts (Quellpunkt) identifiziert werden (◉ 12.26a u. b).

Therapie: Beim **ersten Auftreten** ist eine Behandlung in der Regel nicht erforderlich. Die Netzhautschwellung heilt spontan innerhalb einiger Wochen ab. Bei **Rezidiven** kann eine Laser-Behandlung durchgeführt werden, wenn der Quellpunkt extrafoveal liegt. Eine Behandlung mit Kortikosteroiden ist kontraindiziert, da diese in seltenen Fällen selbst zur Entwicklung einer Chorioretinopathia centralis serosa führen können.

Verlauf und Prognose: Die Prognose ist in der Regel günstig. Bei Rezidiven oder chronischen Formen kann es zu einer dauerhaften Sehherabsetzung kommen.

12.4.5 Altersbedingte Makuladegeneration

Definition

Fortschreitende Degeneration der Makula in höherem Lebensalter.

→ *engl.:* age-related macular degeneration

Epidemiologie: Die altersbedingte Makuladegeneration ist die häufigste Ursache für eine Erblindung jenseits des 65. Lebensjahres.

Pathogenese: Durch Akkumulation von Stoffwechselprodukten entwickeln sich Drusen im retinalen Pigmentepithel.

Symptomatik: Die Patienten bemerken eine *langsame* Sehverschlechterung. Ist die Makula ödematös, klagen sie über Verzerrtsehen (Metamorphopsien) und Mikro- oder Makropsie.

Befunde und Diagnostik: Ophthalmoskopisch kann man 3 verschiedene Stadien unterscheiden, die chronologisch aufeinander folgen (12.6).

Differentialdiagnose: Abgegrenzt werden müssen andere vaskuläre Netzhauterkrankungen, z.B. Venenastverschlüsse (ophthalmoskopisch) und ein malignes Melanom (echographisch).

Therapie: Es gibt keine sicher wirksame medikamentöse Therapie. Im exsudativen Stadium kann bei etwa 5–10 % der Patienten (bei denen die Fovea von den Neovaskularisationen nicht betroffen ist) eine Laser-Behandlung durchgeführt werden. Es sollte versucht werden, vergrößernde Sehhilfen anzupassen, wie Leselupe oder Lupenbrille.

Verlauf und Prognose: Der Verlauf ist chronisch und führt zu progredientem Visusverlust.

12.6 Stadien der altersbedingten Makuladegeneration

Stadium	Kennzeichen
1. nicht exsudativ:	Drusen, Atrophien und Proliferationen des retinalen Pigmentepithels (Abb. 12.27 a)
2. exsudativ:	seröse Abhebung der Retina, des retinalen Pigmentepithels und Blutungen (Abb. 12.27 b)
3. disziform:	fibröse Narbe (Abb. 12.27 c)

12.4 Degenerative Netzhauterkrankungen

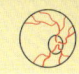

Die 3 Stadien der altersbedingten Makuladegeneration (AMD)

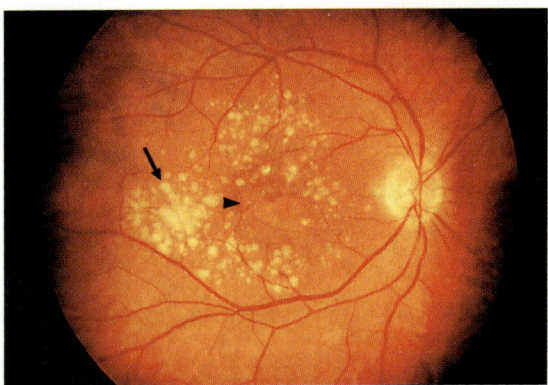

◉ 12.27
a Nicht exsudative altersbedingte Makuladegeneration: Typisch sind Drusen (Pfeil) und zentrale geographische Atrophie (Pfeilspitze).

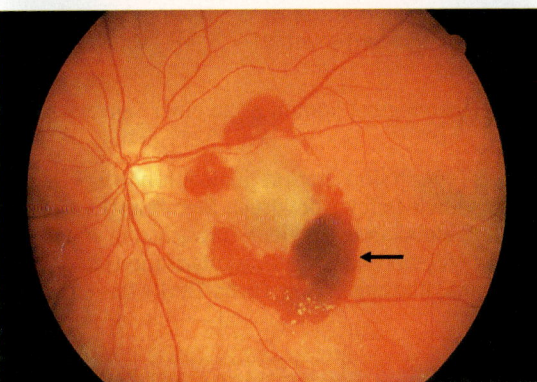

b Exsudative altersbedingte Makuladegeneration: Typisch sind die intraretinalen Blutungen (Pfeil).

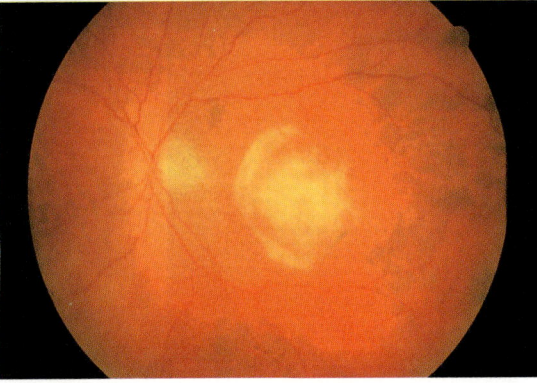

c Disziforme altersbezogene Makuladegeneration: Typisch ist die fibröse Narbe.

> ! Im exsudativen Stadium der Makuladegeneration kann bei 10% der Patienten eine Laserbehandlung durchgeführt werden, wenn die Diagnose frühzeitig gestellt wird.

12.4.6 Myopischer Fundus (Fundus myopicus)

Definition

Der myopische Fundus ist durch pathologische Netzhaut-Aderhaut-Atrophien gekennzeichnet.

→ *engl.:* myopic fundus

Epidemiologie: Myopisch bedingte Netzhaut-Aderhaut-Atrophien sind selten.

Pathogenese: Sie treten meist im Rahmen hochgradiger Myopien über – 6 dpt auf. Ursache sind Dehnungsveränderungen von Netzhaut, Aderhaut und Bruch-Membran infolge des bei Achsenmyopie (→ S. 444) verlängerten Bulbus.

Symptomatik: Bei Makulabeteiligung kommt es zu einer Sehverschlechterung.

Befunde und Diagnostik: Typisch sind chorioretinale Atrophien peripapillär und am hinteren Augenpol sowie Defekte der Bruch-Membran (Lacksprünge) (◉ 12.28). Durch diese Defekte kann es zu einer Einwachsung von Gefäßen unter die Netzhaut kommen (subretinale Neovaskularisation) und infolgedessen zu Netzhautödem und Blutungen (sog. Fuchs-Fleck). Das Endstadium

Fundus myopicus

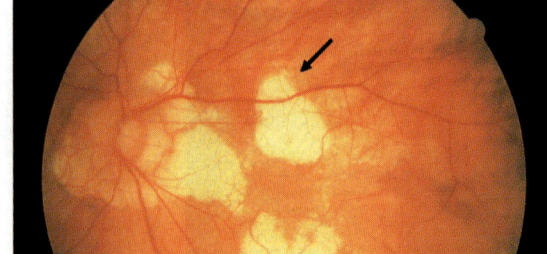

◉ **12.28** Ausgedehnte chorioretinale Atrophien (Pfeile).

ist eine disziforme Narbe. Die Diagnose wird ophthalmoskopisch gestellt. Bei Verdacht auf Vorliegen einer subretinalen Neovaskularisation wird eine Fluoreszenzangiographie durchgeführt.

Differentialdiagnose: Ophthalmoskopisch müssen choroidale Narben oder „angioid streaks" (Defekte der Bruch-Membran) bei Pseudoxanthoma elasticum ausgeschlossen werden. Bei Vorliegen einer Myopie ist die Diagnose eindeutig.

Therapie: Eine ursächliche Therapie gibt es nicht. Wichtig ist, eine Myopie optimal mit Brille oder Kontaktlinsen zu korrigieren, um der Progredienz der Myopie keinen Vorschub zu leisten. Bei subretinalen Neovaskularisationen kann bei juxta- oder extrafovealer Lage eine Laserkoagulation durchgeführt werden.

Verlauf und Prognose: Bei chronisch progredientem Verlauf kommt es zu zunehmendem Visusverlust. Die Prognose bei subretinaler Neovaskularisation ist ungünstig. Bei myopen Augen treten auch häufiger Netzhautablösungen auf.

12.5 Dystrophische Netzhauterkrankungen

12.5.1 Makuladystrophien

Definition

Makuladystrophien sind erbliche Erkrankungen der Makula, die in der Regel bilateral symmetrisch auftreten und sich meistens zwischen dem 10. und 30. Lebensjahr manifestieren.

→ *engl.:* macular dystrophies

12.5.1.1 Morbus Stargardt

Definition:

Makuladystrophie, die vom retinalen Pigmentepithel ausgeht.

→ *Synonym:* juvenile Makuladegeneration; *engl.:* Stargardt's disease

Vererbung: autosomal rezessiv.

Epidemiologie: Der Morbus Stargardt ist insgesamt selten.

Symptomatik: Zwischen dem 10. und 20. Lebensjahr kommt es zu einer progredienten Sehverschlechterung.

Morbus Stargardt

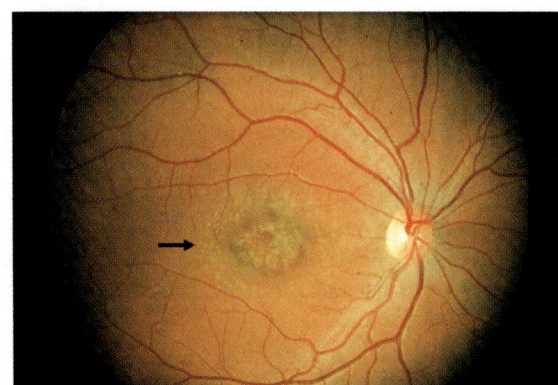

Abb. 12.29 Typische fleckförmige Veränderungen der Netzhaut (Pfeil) und ausgedehnte Atrophie des Pigmentepithels im Makulabereich.

Befunde und Diagnostik: Anfangs sind die Befunde dezent mit weißlichen Flecken im Bereich der Makula (Abb. 12.29), evtl. kombiniert mit Flecken am gesamten Fundus *(Fundus flavimaculatus)*. ERG und EOG sind normal oder reduziert. Im späteren Stadium werden die weißlichen Flecken deutlicher und mehr, was sich aber nicht unbedingt in ERG und EOG niederschlagen muß.

Differentialdiagnose: Ophthalmoskopisch müssen andere Erkrankungen abgegrenzt werden, die mit weißlichen Flecken einhergehen wie autosomal dominant vererbte Drusen. Die Diagnose wird durch die Fluoreszenzangiographie gesichert. Für den Morbus Stargardt ist diagnostisch beweisend, daß die Aderhautfluoreszenz blockiert ist.

Therapie: Eine Behandlungsmöglichkeit gibt es nicht. Durch Kantenfilterbrillen und vergrößernde Sehhilfen kann das Restesehvermögen besser ausgenützt werden.

Prophylaxe: Eine Prophylaxe ist nicht möglich. Untersuchung der Geschwister und genetische Beratung sind angezeigt.

Verlauf und Prognose: Die Erkrankung verläuft chronisch progredient. Im Endstadium liegt der Visus meist bei $\leq 0{,}1$.

12.5 Dystrophische Netzhauterkrankungen

12.5.1.2 Morbus Best (vitelliforme Makuladystrophie)

→ *Synonym:* Best-Makulopathie;
engl.: Best's disease, vitelliform macular dystrophy

Epidemiologie: Die Erkrankung ist ähnlich selten wie der Morbus Stargardt.

Vererbung: Der Morbus Best wird autosomal dominant vererbt, mit variabler Penetranz und Expressivität. Der Genlocus liegt auf Chromosom 11 (11 q 13).

Symptomatik: Die klinische Manifestation liegt zwischen 5. und 15. Lebensjahr. Subjektiv kommt es zunächst zu einer geringen Herabsetzung des Sehvermögens. In späten Stadien kann die Sehschärfe auf etwa 0,1 reduziert sein.

Befunde und Diagnostik: Typisch für diese Form der Makuladystrophie ist, daß das *Sehvermögen zu Beginn der Krankheit kaum eingeschränkt,* der *morphologische Befund* jedoch *auffallend* ist: Im Bereich der Makula erkennt man mit dem Ophthalmoskop gelbliche runde, vitelliforme Läsionen (◉ 12.30), die wie der Dotter eines Spiegeleies aussehen (von lat. vitellus = Eidotter). In der Regel sind diese Läsionen bilateral und symmetrisch, es sind jedoch auch exzentrische Läsionen möglich. Die verschiedenen Manifestationsstadien sind in ▯ 12.6 zusammengefaßt.

! Die eigelbähnliche Veränderung der Makula führte zur Namensgebung vitelliforme Makuladystrophie.

Differentialdiagnose: Die Diagnose kann in der Regel aufgrund des klinischen Bildes eindeutig gestellt werden. Beweisend für das Vorliegen eines

Morbus Best (vitelliformes Stadium)

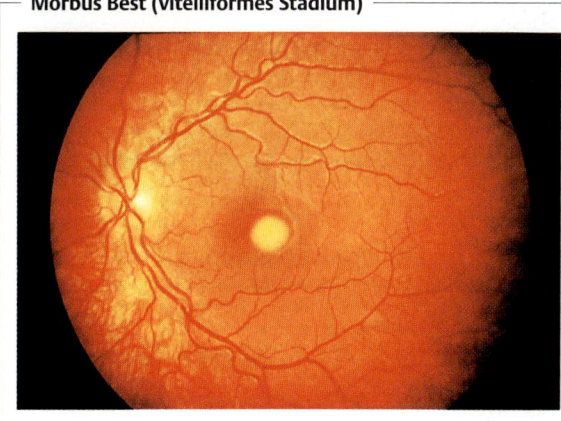

◉ 12.30 Die gelbe, scharf begrenzte Läsion sieht wie der Eidotter eines Spiegeleies aus.

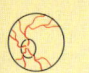

12.6a Manifestationsstadien der vitelliformen Makuladystrophie (Morbus Best)

Stadium	Kennzeichen
prävitelliformes Stadium	gelbliche zentrale Pigmentverschiebung
vitelliformes Stadium	gelbe scharf begrenzte Läsion, wie Eidotter eines Spiegeleies (→ Abb. 12.30)
Pseudohypopyonstadium	Absinken des gelblichen Materials
vitelliruptives Stadium	unregelmäßige gelbliche Ablagerungen wie „Rührei"
Narbenstadium	Übergang in eine Narbe

Morbus Best ist ein stark erniedrigter oder erloschener Hellanstieg im EOG bei normalem ERG.

Therapie: Eine ursächliche Behandlung ist nicht möglich.

Prophylaxe: Familienuntersuchung und genetische Beratung sind erforderlich.

Verlauf und Prognose: Die Prognose ist günstiger als beim Morbus Stargardt. Die Erkrankung verläuft chronisch progredient. Meistens bleibt auf dem besseren Auge ein Visus von 0,5 bestehen. Sekundär kann es jedoch zu Visusverlust durch subretinale Neovaskularisationen (Einwachsen von Gefäßen unter die Netzhaut) kommen.

12.5.2 Retinopathia pigmentosa

Definition

Unter diesem Begriff wird eine heterogene Gruppe von Netzhauterkrankungen zusammengefaßt, die zu progressivem Visusverlust, Gesichtsfeldausfällen und Nachtblindheit führen. Der Name rührt daher, daß diese Erkrankungen u. a. zur *Ablagerung von Pigment* führt, die bei der klassischen Form (→ Befunde und Diagnostik) von der Peripherie bis zum Zentrum der Netzhaut fortschreitet.

→ *engl.:* retinitis pigmentosa

Epidemiologie: Die Inzidenz der Retinopathia pigmentosa wird weltweit auf 1 : 35 000 – 1 : 7000, die Häufigkeit mutierter Allele auf 1 : 80 geschätzt.

Formen der Retinopathia pigmentosa:
1. Stäbchen-Zapfen-Dystrophie (klassische Retinopathia pigmentosa, die mit Abstand häufigste Form),
2. Zapfen-Stäbchen-Dystrophie (inverse Retinopathia pigmentosa),
3. sektorförmige Retinopathia pigmentosa,

12.5 Dystrophische Netzhauterkrankungen

4. Retinopathia pigmentosa sine pigmento,
5. unilaterale Retinopathia pigmentosa,
6. Amaurosis congenita Leber (im frühen Kindesalter),
7. Retinitis punctata albescens,
8. in Kombination mit anderen Erkrankungen im Rahmen von Syndromen und Stoffwechselstörungen (z. B. Mukopolysaccharidosen, Fanconi-Syndrom, Mukolipidose IV, peroxisomale Störungen, Abetalipoproteinämie, Cockayne-Syndrom, mitochondriale Myoenzephalopathien, Usher-Syndrom, neuronale Zeroid-Lipofuszinosen, „renale tubuläre Defekt" Syndrome usw.).

Da die Retinopathia pigmentosa fast ausschließlich als Stäbchen-Zapfen-Dystrophie vorkommt, werden die anderen hier aufgeführten, sehr seltenen Formen nicht näher besprochen. Lediglich die inverse Form der klassischen Retinopathia pigmentosa wird zum Vergleich ebenfalls erläutert.

Vererbung: Aus der heterogenen Gruppe der Retinopathia pigmentosa (RP) konnten genetisch einzelne Formen definiert werden. Es können sowohl verschiedene Genotypen als auch eine variable Expression des Phänotyps oder verschiedene Krankheitsstadien eines bestimmten Genotyps vorliegen. Es gibt *mehr als 15 rein okuläre Formen* der Retinopathia pigmentosa. Die häufigste Vererbungsform ist autosomal rezessiv (60%), gefolgt von autosomal dominant (bis 25%) und X-chromosomal (15%). Rhodopsingenmutationen (Chromosom 3), „retinal degeneration slow" (RTS)-Gen-Mutationen (Chromosom 6) sind beschrieben.

Symptomatik: Die ersten Symptome der Retinopathia pigmentosa sind Blendung, Nachtblindheit, fortschreitende Gesichtsfeldausfälle, Visusreduktion sowie Farbsinnstörungen. Das Manifestationsalter ist abhängig vom Vererbungsmodus.

Befunde und Diagnostik: Die Diagnose erfolgt mit dem Ophthalmoskop und zeigt ein klassisches Bild.

Stäbchen-Zapfen-Dystrophie (zuerst sind vor allem die Stäbchen betroffen). Im Bereich der mittleren Netzhautperipherie findet man *knochenkörperchenähnliche Proliferationen* des retinalen Pigmentepithels, die sich langsam nach zentral und weiter peripher ausdehnen (◙ 12.**31**). Dabei sind früh Farbsinn- und Kontrastempfinden gestört. Im fortgeschrittenen Stadium entwickelt sich eine *Optikusatrophie* (wachsgelbe Papille). Die *Arterien* sind enggestellt, der Fundus ist sehr *reflexarm*. Typisch ist ein sog. *„Flintenrohr"-Gesichtsfeld* mit lange erstaunlich gutem Visus, aber progredientem Ausfall des peripheren Gesichtsfeldes.

Zapfen-Stäbchen-Dystrophie (zuerst sind vor allem die Zapfen betroffen). Es kommt *sehr früh* zu einem Visusverlust und *langsam progredient* zu Gesichtsfeldausfällen. Gesichert wird die Diagnose bei beiden Formen der Retinopathia pigmentosa durch ein Elektroretinogramm, daß früh im Krankheitsverlauf stark erniedrigt oder erloschen ist.

Retinopathia pigmentosa im fortgeschrittenen Stadium

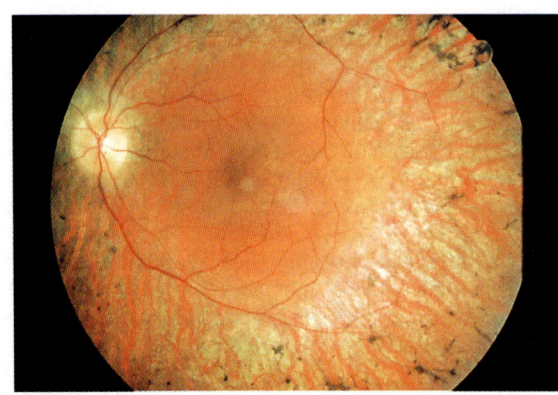

12.31
Typisch sind die hauchdünnen Gefäße, die wachsgelbe Papille (Optikusatrophie) und die knochenkörperähnliche Proliferation des retinalen Pigmentepithels.

Differentialdiagnose: Differentialdiagnostisch sind Veränderungen abzugrenzen, die unter dem Begriff „Pseudoretinitis pigmentosa" zusammengefaßt werden, da sie klinisch an das Bild einer Retinopathia pigmentosa erinnern. Die wichtigsten **Ursachen,** die in diesem Zusammenhang abzugrenzen sind, sind:
- posttraumatische Veränderungen (Retinopathia sclopetaria),
- postinflammatorische bzw. postinfektiöse Veränderungen (Rötelnretinopathie mit sog. „Pfeffer- und Salz"-Fundus durch punktförmige Atrophien und Proliferationen des retinalen Pigmentepithels, Lues mit fleckförmigen Pigmentepithelatrophien und Proliferationen),
- Tumoren,
- Medikamente (z. B. Chloroquin, Myambutol, Thioridazine).

Therapie: Eine ursächliche Therapie ist nicht möglich; Kantenfilterbrillen (Brillen mit meist orange oder braun gefärbten Gläsern, die bestimmte Wellenlängen herausfiltern) und vergrößernde Sehhilfen ermöglichen eine bessere Ausnützung des Restsehvermögens.

Prophylaxe: keine.

Verlauf und Prognose: Die Retinopathia pigmentosa verläuft chronisch progredient, der Verlauf ist je nach Variante unterschiedlich und führt bei schweren Formen zur Erblindung.

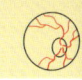

12.6 Medikamentös bedingte Retinopathie

Definition

Durch Medikamenteneinnahme verursachte Netzhautveränderungen.

→ *engl.:* drug induced retinopathy

Epidemiologie: Medikamentös bedingte Retinopathien sind selten.

Pathogenese: Die Pathogenese ist abhängig von dem betreffenden Medikament.

Befunde und Symptomatik: Medikamentös bedingte Retinopathien können lange Zeit asymptomatisch verlaufen. Wenn die Makula betroffen ist, kommt es zu einer Visusreduktion.

Chloroquin (Resochin) beispielsweise führt in Abhängigkeit von der Gesamtdosis (über 250 g) zu einer Schädigung der Netzhaut. Initial kann ein Ödem der Makula auftreten. Später entwickeln sich punktförmige Pigmentepithelveränderungen bis zu einer sog. „Schießscheiben- oder Bull's-eye"-Makulopathie, hervorgerufen durch ringförmige Hypo- und Hyperpimentierungen im Bereich der Makula (◐ 12.32). Der Befund ist in der Regel bilateral symmetrisch. Zu weiteren medikamentös bedingten Veränderungen an der Netzhaut → S. 577 ff im Anhang.

Diagnostik: Die Diagnose wird durch binokulare Ophthalmoskopie bei weiter Pupille sowie elektrophysiologische Abklärung mit ERG, EOG und VEP gesichert (→ ◐ 12.2a).

Chloroquinschädigung der Makula (Bulls-eye-Makulopathie)

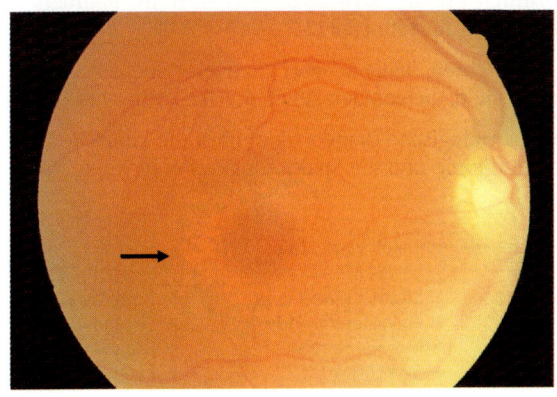

◐ 12.32 Nach längerer Einnahme des Medikaments kommt es zu ringförmig angeordneten Atrophien und Proliferationen des retinalen Pigmentepithels (Pfeil).

Differentialdiagnose: Differentialdiagnostisch kommen zahlreiche andere Netzhauterkrankungen in Frage, die zu Veränderungen des retinalen Pigmentepithels oder zu intraretinalen Blutungen führen teilweise im Rahmen der behandelten Grunderkrankungen.

Therapie: Wenn möglich, sollte das Medikament abgesetzt werden.

Prophylaxe: Bei Medikamenten, die bekanntermaßen okuläre Nebenwirkungen haben, sollten vor und während der Behandlung regelmäßige ophthalmologische Kontrollen durchgeführt werden.

Verlauf und Prognose: Der Verlauf ist abhängig vom Medikament und der Dosis. Nach Absetzen der Medikamente kann es zu Befundbesserungen, aber insbesondere bei Chloroquin auch zu weiteren Befundverschlechterungen kommen, die auch nach Jahren noch auftreten können.

12.7 Entzündliche Netzhauterkrankungen

12.7.1 Retinale Vaskulitis

Definition

Bei der retinalen Vaskulitis handelt es sich um eine Entzündung der Netzhautgefäße. Typischerweise findet man Zellen im Glaskörper.

→ *engl.:* retinal vasculitis

Epidemiologie: Die retinale Vaskulitis gehört zu den häufigeren Krankheitsbildern.

Ätiopathogenese: Die Ursache einer retinalen Vaskulitis wird oft nicht gefunden. Sie kann durch Erreger verursacht sein oder im Rahmen von immunologischen Prozessen auftreten (■ 12.7).

Symptomatik: Die Patienten klagen über Sehverschlechterung oder schwarze Punkte im Blickfeld, die von den Zellen im Glaskörper herrühren.

Diagnostik: Die ophthalmologische Diagnostik umfaßt die klinische Untersuchung, die Ophthalmoskopie und die Spaltlampenuntersuchung. Mit der

■ 12.7 Wichtigste Ursachen der retinalen Vaskulitis

❖ idiopathisch	❖ Morbus Wegener	❖ Borreliose
❖ Morbus Eales	❖ Polyarteriitis nodosa	❖ Listeriose
❖ Morbus Behçet	❖ Morbus Horton	❖ Brucellose
❖ multiple Sklerose	❖ Sarkoidose	❖ Lues
❖ Lupus erythematodes	❖ Tuberkulose	❖ Viren

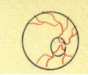

12.7 Entzündliche Netzhauterkrankungen

Spaltlampe findet man *Zellen im Glaskörper*. Ophthalmoskopisch zeigen sich weißliche präretinale Infiltrate (◉ 12.33), Einscheidungen der Gefäße (meist der Venen), Gefäßverschlüsse, intraretinale Blutungen und Netzhautödem. Mit der Fluoreszenzangiographie können das Vorliegen und die Aktivität von Neovaskularisationen beurteilt werden. Internistische, immunologische und infektiöse Grunderkrankungen (→ ▥ 12.7) müssen ausgeschlossen werden.

Differentialdiagnose: Andere vaskuläre Netzhauterkrankungen wie Venenverschlüsse müssen ausgeschlossen werden. Bei diesen Erkrankungen findet man im Unterschied zur retinalen Vaskulitis *keine Zellen im Glaskörper.*

Therapie: Bei bekannter Grunderkrankung erfolgt eine kausale Therapie. Symptomatisch wird lokal, wenn keine Kontraindikation vorliegt, systemisch mit Steroiden behandelt. Bei Vorliegen von Neovaskularisationen wird eine Lasertherapie durchgeführt.

Prophylaxe: Außer der Therapie einer evtl. Grunderkrankung ist keine Prophylaxe möglich.

Verlauf und Prognose: Als Folge von Gefäßverschlüssen können sich Neovaskularisationen entwickeln, aus denen es zu Glaskörperblutungen kommen kann. Eine weitere Komplikation stellt die Traktionsamotio dar.

Retinale Vaskulitis

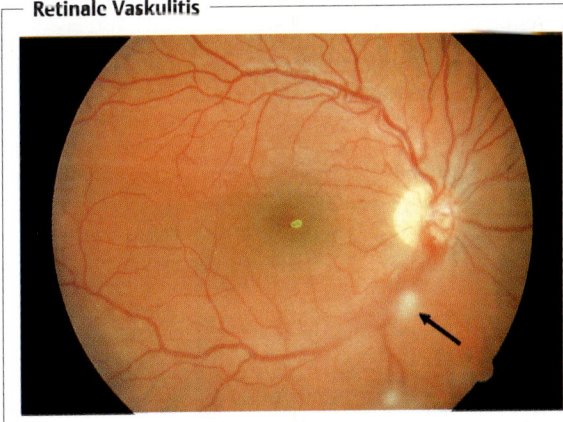

◉ 12.33 Ophthalmoskopisch sind weißliche, präretinale Glaskörperinfiltrate zu sehen (Pfeil).

12.7.2 Retinochoroiditis toxoplasmotica

Definition

Infektiöse fokale Netzhaut-Aderhaut-Entzündung.

→ *engl.:* toxoplasmotic retinochoroiditis

Epidemiologie: Es handelt sich um ein häufigeres Krankheitsbild.

Pathogenese: Der Erreger, Toxoplasma gondii, wird durch *orale Aufnahme von Zysten* (in rohem Fleisch) oder von *Oozysten* (aus Katzenkot) übertragen. Bei der angeborenen Form werden die Erreger diaplazentar von der Mutter auf das Kind übertragen.

Symptomatik und Diagnostik: Generell gilt, daß eine negative Serologie (KBR) eine Toxoplasmoseinfektion nicht ausschließt, wenn der klinische Befund klassisch ist. Für beide Formen ist charakteristisch, daß man bei der ophthalmoskopischen Untersuchung *grau-weiße retinochoroiditische Herde mit umgebender Glaskörperinfiltration* und *begleitender Vaskulitis* (◉ 12.34) vorfindet. Bei der **kongenitalen Toxoplasmose** haben die betroffenen Kinder eine *Makulanarbe,* durch die der Visus *erheblich* beeinträchtigt ist. Dies führt nicht selten zu sekundärem Strabismus. Bei intrazerebraler Beteiligung kann es gleichzeitig zu Hydrozephalus und intrakraniellen Verkalkungen kommen. Bei der **erworbenen Form** ist der Visus nur beeinträchtigt, wenn die Makula betroffen ist. Dies ist selten der Fall.

> ❗ Die kongenitale Toxoplasmose verursacht eine angeborene Makulanarbe, durch die der Visus erheblich beeinträchtigt ist.

Rezidiv einer Toxoplasmose

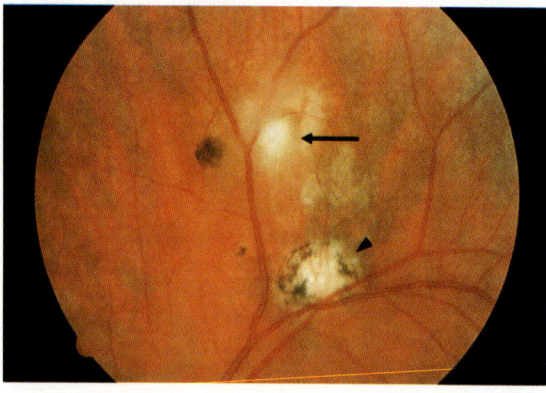

◉ 12.34 Frischer, grau-weißer retinochoroiditischer Herd (Pfeil) und braun-weiße retinochoroidale Narben (Pfeilspitze). Rezidiv meist am Rande der alten Narbe – „motherspot".

Differentialdiagnose: Eine Chorioretinitis bei TBC, Sarkoidose, Borreliose oder Lues müssen durch die Serologie abgegrenzt werden.

Therapie: Therapie der Wahl ist eine Kombination aus Pyrimethamin, Sulfonamid, Folinsäure und Steroiden (jeweils Standarddosis).

Prophylaxe: Rohes Fleisch und Katzenkot meiden.

Verlauf und Prognose: Wenn die Makula nicht beteiligt ist, heilt die Retinochoroiditis in der Regel ohne massiven Visusverlust ab, es kann jedoch jederzeit zu Rezidiven kommen. Bei der angeborenen Form ist keine Heilung möglich.

12.7.3 AIDS-bedingte Netzhautveränderungen

Definition

Netzhautveränderungen im Rahmen von AIDS sind entweder eine AIDS-assoziierte Mikroangiopathie oder Infektionen durch Keime.

→ *engl.:* AIDS-related retinal disorders

Epidemiologie: Bis zu 80% der Patienten mit AIDS haben dadurch bedingte Netzhautveränderungen, andere Augenbeteiligungen sind selten.

Pathogenese: Die Pathogenese der Mikroangiopathie ist nicht endgültig geklärt. Opportunistische Infektionen sind häufig durch Viren bedingt.

Symptomatik: Die Mikroangiopathie verläuft in der Regel symptomfrei. Bei infektiös bedingten Netzhautveränderungen klagen die Patienten über Sehverschlechterungen und Gesichtsfeldausfälle.

Diagnostik: Bei der **AIDS-bedingten Mikroangiopathie** findet man ophthalmoskopisch Blutungen, Mikroaneurysmen, Teleangiektasien der Gefäße und Cotton-Wool-Herde. Man nimmt an, daß eine direkte Beteiligung vaskulärer Endothelzellen durch HIV oder Immunkomplex-vermittelte Schädigungen der Endothelzellen und Gefäße eine Rolle spielen.

Bei 20–40% der älteren Patienten tritt eine **Zytomegalievirusretinitis** auf. Dabei zeigen sich häufig periphere Netzhautnekrosen und intraretinale Blutungen (◨ 12.35). Selten kommt es zu Gefäßverschlüssen. Sekundär kann sich eine rhegmatogene (rißbedingte) Netzhautablösung entwickeln. Bei Abheilung entstehen feinkörnige Pigmentepithelnarben.

Seltener kann es im Rahmen von AIDS zu **Netzhautentzündungen** kommen, die **durch Herpes-simplex-** und **Zoster-Viren, Toxoplasma gondii** oder **Pneumocystis carinii** verursacht werden. Die Diagnose einer viral bedingten Netzhauterkrankung im Rahmen von AIDS wird durch den Versuch des Virusnachweises im Serum und dessen Resistenzbestimmung gesichert.

Zytomegalievirusretinitis

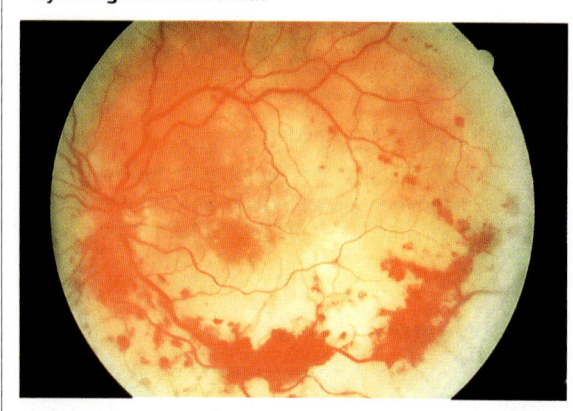

12.35 Typisch sind die ausgedehnten weißlichen Netzhautnekrosen und Blutungen.

Differentialdiagnose: Serologisch müssen entzündliche Veränderungen der Netzhaut anderer Genese abgegrenzt werden.

Therapie: Eine Mikroangiopathie ist nicht behandlungsbedürftig. Virale Retinitiden werden mit Ganciclovir oder Foscarnet, Herpes-simplex- und Zosterinfektionen mit Aciclovir behandelt.

Prophylaxe: Bei bekannter Virusinfektion ophthalmologische Vorsorgeuntersuchungen.

Verlauf und Prognose: Die Prognose der Mikroangiopathie ist sehr gut. Bei erregerbedingten Retinitiden kommt es unbehandelt zur Erblindung. Bei rechtzeitiger Diagnosestellung kann die Sehschärfe häufig erhalten werden.

12.7.4 Virusretinitis

Definition

Durch Viren verursachte entzündliche Netzhauterkrankung.

→ *engl.:* viral retinitis

Epidemiologie: Die Virusretinitis ist ein eher seltenes Krankheitsbild.

Pathogenese und Epidemiologie: Durch Viren, am häufigsten durch Zytomegalie-, Herpes-simplex- oder Zoster-, aber auch Rötelnviren ausgelöste Entzündung der Netzhaut und der Netzhautgefäße. Häufig treten Virusretinitiden bei immuninkompetenten Patienten auf.

Symptomatik: Die Patienten klagen über Sehverschlechterung oder Gesichtsfeldausfälle.

Diagnostik: Mit der Spaltlampe erkennt man Zellen im Glaskörper. Ophthalmoskopisch zeigt sich eine Nekrose der Netzhaut, häufig mit intraretinalen Blutungen (→ ◉ 12.35). Diese Nekrosen können akut auftreten und sich innerhalb weniger Tage steppenbrandähnlich über die Netzhaut ausdehnen. Wenn die Retinitis abheilt, entwickeln sich flächige Narben.

Während der Schwangerschaft können Rötelnviren zu Embryopathien beim Kind führen. Dann findet man bei der ophthalmoskopischen Untersuchung typische feinkörnige Pigmentepithelnarben am Augenhintergrund, die häufig mit einer kongenitalen Katarakt verbunden sind. Die Diagnose wird durch Bestimmung der Virustiter im Serum gesichert. Gleichzeitig ist zu prüfen, ob eine evtl. Immuninkompetenz vorliegt.

Differentialdiagnose: Differentialdiagnostisch müssen Retinochoroiditen und eine Vaskulitis abgegrenzt werden (bei diesen Erkrankungen findet man im Unterschied zur Virusretinitis keine Nekrosen).

Therapie: Die Behandlung wird je nach auslösendem Virus mit hochdosierten antiviralen Medikamenten durchgeführt (Aciclovir, Ganciclovir, Foscarnet).

Prophylaxe: Bei Immuninkompetenz sollten ophthalmologische Vorsorgeuntersuchungen bei Verdacht auf Virusinfektionen durchgeführt werden.

Verlauf und Prognose: Bei früher Diagnosestellung kann die Virusretinitis aufgehalten werden. Bei immuninkompetenten Patienten kommt es jedoch häufig zu Rezidiven. Beim retinalen Nekrosesyndrom ist eine Erblindung in der Regel nicht zu verhindern.

12.7.5 Netzhautentzündung infolge einer Borreliose

Definition

Meist durch Borrelia burgdorferi ausgelöste entzündliche Veränderungen der Netzhaut.

→ *engl.:* lyme disease

Epidemiologie: Die Häufigkeit dieser Netzhautentzündungen nimmt in den letzten Jahren deutlich zu.

Ätiologie: Die Entzündung wird durch Spirochäten ausgelöst, die meist durch den Biß infizierter Zecken übertragen werden.

Befunde und Symptomatik: Die Borreliose kann am Auge zu vielfältigen entzündlichen Veränderungen mit den entsprechenden Symptomen führen:

Neben Konjunktivitis, Keratitis und Iridozyklitis sind retinale Vaskulitis, Netzhautarterienverschlüsse, Neuroretinitis und Neuritis nervi optici sowie Choroiditis beschrieben.

! Bei unklaren Retinochoroitiden sollte eine Borreliose als Ursache ausgeschlossen werden.

Diagnostik: Sie erfolgt durch ophthalmologische Untersuchung und serologischen Nachweis der Erreger.

Differentialdiagnose: Entzündliche Augenveränderungen anderer Genese (z. B. aufgrund einer Toxoplasmose oder Tuberkulose) sind abzugrenzen.

Therapie: Antibiotische Behandlung alternativ mit Tetracyclin oder Penicillin G oder Cephalosporinen der 3. Generation.

Verlauf und Prognose: Netzhautentzündungen infolge einer Borreliose neigen zu Rezidiven.

12.7.6 Parasitär bedingte Netzhautentzündungen

Definition

Entzündliche Veränderungen der Netzhaut durch Infektion mit Parasiten, wie Onchocerca volvulus (Erreger der Onchozerkose), Toxocara canis oder cati (= Hunde- bzw. Katzenspulwurm), Taenia solium (Schweinebandwurm) und andere Schmarotzer.

→ *engl.:* parasitic retinal diseases

Epidemiologie: Die Onchozerkose gehört neben Trachom und Lepra weltweit zu den häufigsten Erblindungsursachen. In Europa ist sie jedoch sehr selten, genauso wie die anderen hier aufgeführten parasitären Erkrankungen.

Ätiopathogenese: Onchocerca volvulus wird durch Mückenstich (sog. Kriebelmücken) übertragen. Dabei gelangen die Larven (Mikrofilarien) in die Haut, wo sie subkutane Knötchen (Onchozerkome) bilden. In diesen reifen sie heran und bilden neue Mikrofilarien, die auch in die Umgebung wandern. Wenn die Onchozerkome in Augennähe liegen, ist die Gefahr einer Invasion besonders groß.

Toxocara canis oder cati (Eier des Hunde- oder Katzenspulwurms) werden fäkal-oral vom Hund auf den Menschen übertragen. Im Magen-Darm-Kanal schlüpfen die Larven, gelangen von dort aus in die Blutbahn und überschwemmen so den ganzen Körper. Dabei kann auch die Aderhaut betroffen sein.

Taenia solium: Mit dem Schweinebandwurm kann man sich durch Verzehr larvenhaltigen Schweinefleisches oder orale Aufnahme von Bandwurmeiern infizieren. Die Eier können auch von geschlechtsreifen Bandwürmern im Darm freigesetzt werden. Die ausgeschlüpften Larven wandern über die Blutbahn in verschiedene Organe und können so auch das Auge erreichen.

Diagnostik und Befunde: Ophthalmoskopisch sieht man intraokulare Entzündungen. Im Rahmen einer Onchozerkose sind neben Keratitis und Iritis auch Retinochoroiditis bekannt. Histologisch findet man Mikrofilarien in der Netzhaut. Durch viszerale Larva migrans bzw. Toxocara canis und cati können Komplikationen mit Endophthalmitis und Amotio auftreten. Auch subretinale Granulome und entzündliche Netzhautveränderungen durch Larven sind bekannt. Durch *Larven verschiedener Wurmarten* kann eine diffuse unilaterale subakute Neuroretinitis (DUSN) verursacht werden mit dem typischen Bild von intra- und subretinalen grau-weißen Herden. Auch *Fliegenlarven* können im Rahmen einer Ophthalmomyiasis in den subretinalen Raum gelangen.

Differentialdiagnose: Entzündliche Netzhautveränderungen und subretinale Granulome anderer Ursache.

Therapie: evtl. Laserbehandlung der Wurmlarven oder operative Entfernung.

Verlauf und Prognose: Erblindungen sind nicht selten.

12.8 Tumoren und Hamartome der Netzhaut

12.8.1 Retinoblastom

Definition

Das Retinoblastom ist ein angeborener oder in frühester Kindheit entstehender maligner Tumor, der aus unreifen Netzhautzellen hervorgeht.

→ *engl.:* retinoblastoma

Epidemiologie: Das Retinoblastom ist der häufigste bösartige Tumor des Auges im Kindesalter (Häufigkeit etwa 1 : 20 000). Bei 30 % der Betroffenen ist es beidseitig.

Pathogenese: Bei etwa 95 % der Patienten stellt man eine somatische Mutation fest. Bei den übrigen Patienten handelt es sich um eine autosomal dominante Vererbung. Bei Keimzellmutationen wurden Veränderungen auf dem Chromosom 13 q gefunden. Die Retinoblastome treten dann unter Umständen an mehreren Netzhautstellen oder bilateral auf.

> ! Bei autosomal dominanter Vererbung müssen die Geschwister des betroffenen Kindes regelmäßig augenärztlich untersucht werden.

Symptomatik: Das Retinoblastom manifestiert sich bei 90 % der Kinder vor dem 3. Lebensjahr. Bei 60 % der Kinder fällt den Eltern eine Leukokorie (weißlich-gelbe Pupille, ◙ 12.36) auf, bei 20 % ein Strabismus und bei 10 % ein rotes Auge.

Leukokorie des linken Auges aufgrund eines Retinoblastoms

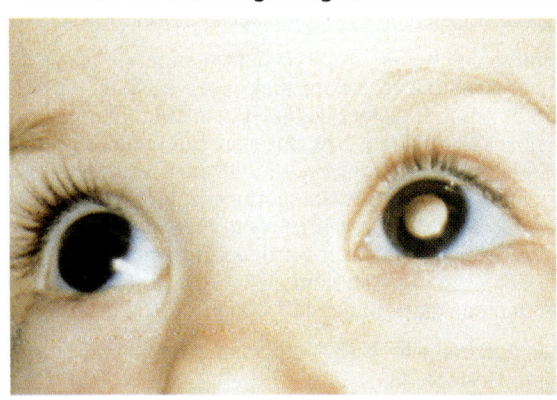

◐ 12.36 Das weißliche Aufleuchten der Pupille des linken Auges ist ein typischer Befund beim Retinoblastom.

❗ Bei jedem Kind mit Strabismus muß bei der Erstuntersuchung eine Funduskontrolle in Mydriasis zum Ausschluß eines Retinoblastoms durchgeführt werden.

Befunde und Diagnostik: Ophthalmoskopisch sieht man einen grau-weißen, vaskularisierten Netzhauttumor, der im fortgeschrittenen Stadium früher als *amaurotisches Katzenauge* bezeichnet wurde. Eine Infiltration des Glaskörpers, der Vorderkammer (Pseudohypopyon) und der Orbita sind möglich. Wenn zusätzlich das zweite Auge und die Zirbeldrüse befallen sind, spricht man von einem *trilateralen Retinoblastom*.

❗ Unter einem trilateralen Retinoblastom versteht man die zusätzliche Manifestation im Bereich der Zirbeldrüse.

Da sich im Tumor häufig Verkalkungen befinden, kann die Diagnose in zweifelhaften Fällen durch Röntgenaufnahmen und Computertomographie erhärtet werden.

Differentialdiagnose: Insbesondere müssen
- eine Katarakt (bei Leukokorie),
- ein primärer Strabismus (bei Strabismus) sowie
- eine Infektion (bei rotem Auge)

ophthalmoskopisch ausgeschlossen werden.
Darüber hinaus sind Amotio retinae, persistierender hyperplastischer primärer Glaskörper (PHPV) und Morbus Coats auszuschließen.

Therapie: Eine Strahlentherapie mit Ruthenium- oder Jod-Plombe und Kryotherapie sind bei Tumoren, die weniger als 4 Papillendurchmesser groß sind, möglich. Bei größeren Tumoren muß das Auge enukleiert werden.

Prophylaxe: Nach Diagnosestellung muß das Partnerauge 5 Jahre lang vierteljährlich in Mydriasis untersucht werden. Danach kann die Untersuchung in größeren Abständen erfolgen.

Verlauf und Prognose: Unbehandelt führt das Retinoblastom durch Metastasierung ins Gehirn zum Tod. Die Patienten erkranken häufig an einem malignen Zweittumor wie einem Osteosarkom.

12.8.2 Astrozytom

Definition

Das Astrozytom oder astrozytische Hamartom ist ein von den Astrozyten des neuralen Stützgewebes ausgehender *gutartiger* Tumor.

→ *engl.:* astrocytoma

Epidemiologie: Astrozytome sind selten.

Ätiopathogenese: Astrozytome gehören zu den Phakomatosen und sind vermutlich angeborene Veränderungen, die von der Nervenfaserschicht ausgehen. Sie können sich rein okulär oder im Rahmen der tuberösen Hirnsklerose (Morbus Bourneville-Pringle) manifestieren.

Symptomatik: *Okulär* sind die Patienten *meist asymptomatisch*. Bei verkalkenden astrozytischen Hamartomen im Bereich der Basalganglien oder der Ventrikel können Krampfanfälle und mentale Retardierung auftreten. Bei einem Astrozytom im Rahmen eines Morbus Bourneville-Pringle findet sich an der Gesichtshaut das typische Adenoma sebaceum.

Befund und Diagnostik: Das Astrozytom wird entweder zufällig bei einer Augenuntersuchung aus anderen Gründen, manchmal auch aufgrund einer Visusreduktion diagnostiziert. Bei der ophthalmoskopischen Untersuchung stellt man *einzelne* oder *multiple maulbeerartige Tumoren* von 1–2 Papillenflächengrößen fest. Sie sind weißlich und häufig verkalkt. Im Blaulicht (Blaufilter bei der Fluoreszenzangiographie, → S. 314) weisen die Tumoren eine Autofluoreszenz auf.

Differentialdiagnose: Bei Kindern muß ein Retinoblastom abgegrenzt werden (ophthalmoskopisch meist größer). Differentialdiagnostisch kommt auch ein Toxocara-canis-Granulom in Frage (Nachweis bzw. Ausschluß durch Serologie).

Therapie: Von ophthalmologischer Seite ist keine Therapie erforderlich. Um eine zerebrale Beteiligung auszuschließen, muß der Patient an den Neurologen überwiesen werden.

Verlauf und Prognose: Die Tumoren vergrößern sich nur selten.

12.8.3 Hämangiome

Definition

Kapilläre Hämangiome oder Hämangioblastome finden sich bei der Angiomatosis retinae (Morbus von Hippel-Lindau).

→ *engl.:* hemangioma

Epidemiologie: Hämangiome sind selten.

Ätiopathogenese: Es handelt sich um *gutartige* kongenitale Veränderungen. Eine autosomal dominante Vererbung ist möglich.

Morbus von Hippel-Lindau

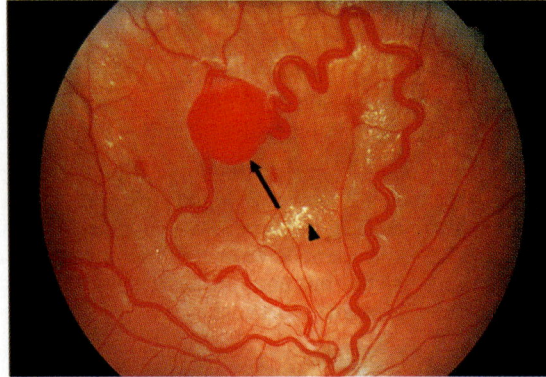

◉ 12.37
a Hämangioblastom (Pfeil) bei Morbus von Hippel-Lindau mit erweiterten zu- und abführenden Gefäßen und Netzhautabhebung mit harten Exsudaten (Pfeilspitze).

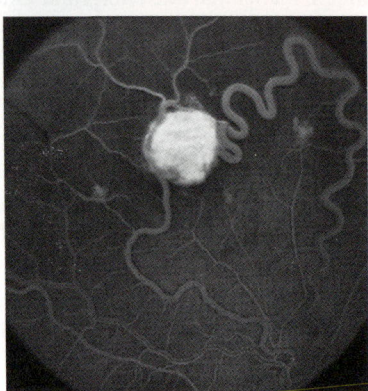

b Korrespondierender fluoreszeinangiographischer Befund.

Symptomatik: Bei Entwicklung einer exsudativen Amotio kommt es zur Sehverschlechterung.

Befunde und Diagnostik: Es finden sich Hämangiome der Netzhaut, die von verdickten und vermehrt geschlängelten Arterien und Venen versorgt werden (◉ 12.37a u. b). 50 % der Patienten weisen bilaterale Veränderungen auf.

Differentialdiagnose: Differentialdiagnostisch müssen ein Morbus Coats, razemöse Hämangiome der Netzhaut (Wyburn-Mason Syndrom) und kavernöse Hämangiome abgegrenzt werden. Zerebrale Hämangiome, Nierenzysten, Hypernephrome und Phäochromozytome müssen zudem ausgeschlossen werden.

Therapie: Hämangiome der Retina werden durch Laser- oder Kryokoagulation behandelt. Nicht selten kommt es jedoch zur exsudativen Amotio retinae (Risiko wird durch die Therapie verstärkt).

Verlauf und Prognose: Der Verlauf ist langsam progredient. Bei Entwicklung einer Netzhautablösung ist die Prognose bezüglich des Visus eher ungünstig.

13 Sehnerv (N. opticus)

Oskar Gareis und Gerhard K. Lang

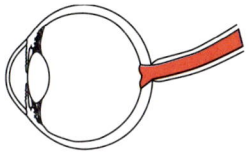

13.1 Grundkenntnisse

Der Sehnerv (*engl.:* optic nerve) erstreckt sich von der Rückseite des Auges bis zum *Chiasma opticum* (◉ 13.1). Nach dieser charakteristischen Kreuzung ziehen die Sehnervfasern als *Tractus opticus* zum *Corpus geniculatum laterale*. Je nach Schädelform hat der Sehnerv eine Gesamtlänge von 35–55 mm. Er gliedert sich in einen
* intrabulbären,
* intraorbitalen und
* intrakraniellen Teil.

Verlauf des Sehnervs

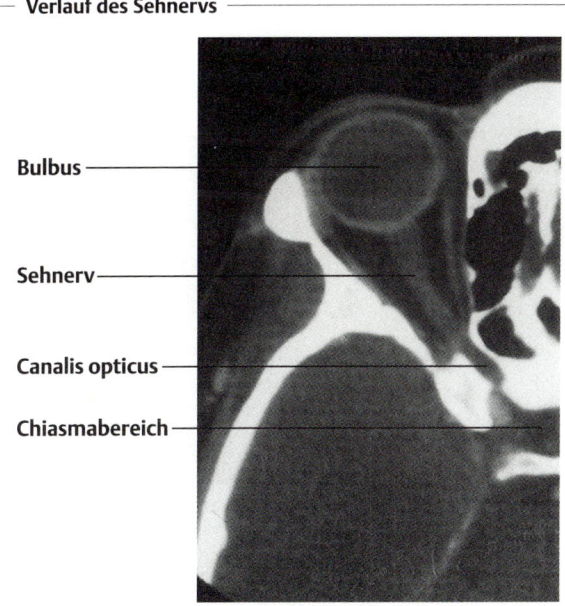

◉ 13.1 CT-Bild mit Darstellung des intraorbitalen und intrakraniellen Sehnervenverlaufs.

Bulbus

Sehnerv

Canalis opticus

Chiasmabereich

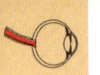

13.1.1 Intrabulbärer Teil des Sehnervs: Die Papille

Der intrabulbäre Teil des Sehnervs ist ophthalmoskopisch als **Papilla nervi optici** sichtbar. Hier münden alle retinalen Nervenfasern zum Austritt in den Sehnerv sowie die A. und V. centralis retinae. Durch das Fehlen von Photorezeptoren findet sich an dieser Stelle ein absoluter Sehausfall im Gesichtsfeld, der als blinder oder Mariotte-Fleck bezeichnet wird.

Form und Größe: Die Papille (◉ 13.2) ist normalerweise *leicht hochoval* und hat im Mittel eine Fläche von ca. 2,7 mm^2 und einen horizontalen Durchmesser von ca. 1,8 mm, wobei die *physiologische Variabilität der Papillengröße* für die Fläche 1 : 7 und für den horizontalen Durchmesser ca. 1 : 2,5 ist.

Farbe: Die physiologische Färbung ist *gelb-orange,* wobei die temporale Papillenhälfte meist etwas blasser ist.

Begrenzung: Die Papille ist *scharf* gegenüber dem umliegenden retinalen Gewebe abgegrenzt. Nasal ist die Abgrenzung aufgrund der dichter gedrängten Nervenfasern etwas undeutlicher als temporal. Parapapillär, häufig nach temporal, kann sich ein sichelförmiger Pigmentkonus oder eine unregelmäßige Pigmentierung mit teilweiser Aufsicht auf die Sklera von innen anschließen.

Prominenz der Papille: Die normale Papille ist nicht prominent, die Nervenfasern erheben sich kaum aus dem Netzhautniveau.

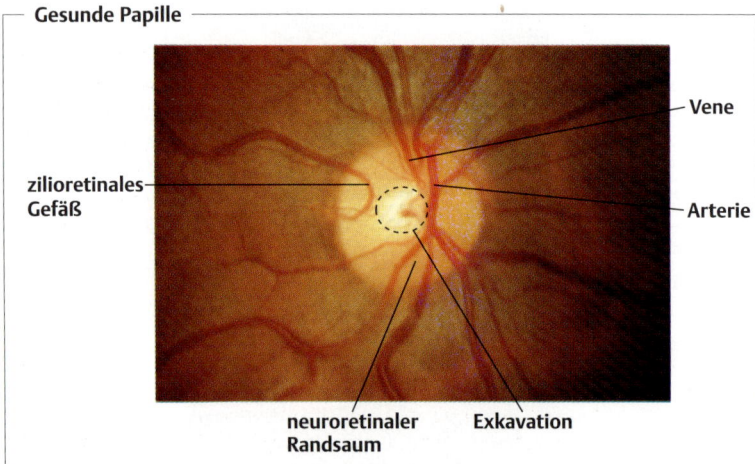

◉ 13.2 Typische Kennzeichen einer gesunden Papille sind gelb-orange gefärbter neuroretinaler Randsaum und scharfe Abgrenzung zur Retina.

Neuroretinaler Randsaum (◉ 13.2): Bündelung aller Sehnervenfasern bei ihrem Austritt in den Optikoskleralkanal. Er weist eine *charakteristische Konfiguration* auf: Die schmalste Stelle liegt im temporal horizontalen Bereich, gefolgt vom nasal horizontalen Bereich; die breitesten Areale sind vertikal unten und oben.

Exkavation: Hierunter versteht man die *leicht exzentrisch gelegene Aushöhlung* des Sehnervs, die korrespondierend zum neuroretinalen Randsaum leicht queroval ist. Sie ist der hellste Teil der Papille; aus ihr treten keine Nervenfasern aus (◉ 13.2). Die **Größe der Exkavation** korreliert mit der Papillengröße; d. h. je größer die Papille, desto größer die Exkavation. Da eine Vergrößerung der Exkavation einen Verlust von Sehnervenfasern im neuroretinalen Randsaum bedeutet, ist die *Dokumentation der Exkavationsgröße von besonderer Wichtigkeit*. Sie wird als Verhältnis von *Exkavations-* zu *Papillendurchmesser* (E/P-Wert) sowohl horizontal als auch vertikal angegeben. Absolute E/P-Werte, die den Übergang ins Pathologische signalisieren, existieren aufgrund der Größenvariabilität der Papille nicht.

A. und V. centralis retinae: Sie treten meist etwas nasal der Papillenmitte in das Auge ein. Eine sichtbare Pulsation der Vene hat keinen Krankheitswert. Eine *Pulsation der Arterie* ist demgegenüber *immer pathologisch* (erhöhter Augendruck, Aortenstenose).

Zilioretinale Gefäße sind aberrierende Gefäße direkt aus der Aderhaut (Aa. ciliares posteriores breves), die „spazierstockähnlich" meist über den temporalen Papillenrand ziehen und die inneren Schichten der Netzhaut versorgen (◉ 13.2).

Blutversorgung der Papille (◉ 13.3): Sie erfolgt über den *Haller-Zinn-Gefäßkranz* (Circulus arteriosus Zinnii), der eine Anastomosierung von Seitenästen der hinteren kurzen Ziliararterien (Aa. ciliares posteriores breves) und der A. centralis retinae ist. Beide Gefäßgruppen stammen aus der A. ophthalmica, die von der A. carotis interna abzweigt und durch das Foramen opticum zum Auge gelangt. Ca. 8 mm vor dem Austritt des Sehnervs aus dem Bulbus zweigen die A. und V. centralis retinae in den Sehnerv ab. Um den Sehnerv herum durchdringen ca. 10 hintere kurze Ziliararterien die Sklera.

13.1.2 Intraorbitaler und intrakranieller Teil des Sehnervs

Der **intraorbitale Teil** beginnt nach Durchtritt durch eine siebförmige sklerale Bindegewebsplatte, die Lamina cribrosa. Um extreme Augenbewegungen zu ermöglichen, ist der Sehnerv innerhalb der Orbita S-förmig gekrümmt.

Nach Durchtritt durch den Canalis opticus beginnt der kurze **intrakranielle Teil** bis zum Chiasma opticum. Der Sehnerv ist intraorbital und intrakranial wie das Gehirn von Dura mater, Pia mater und Arachnoidea umhüllt (→ ◉ 13.3). Die Blutversorgung erfolgt durch Gefäße der Pia mater.

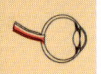

13 Sehnerv (N. opticus)

Gefäßversorgung des Sehnervenkopfs

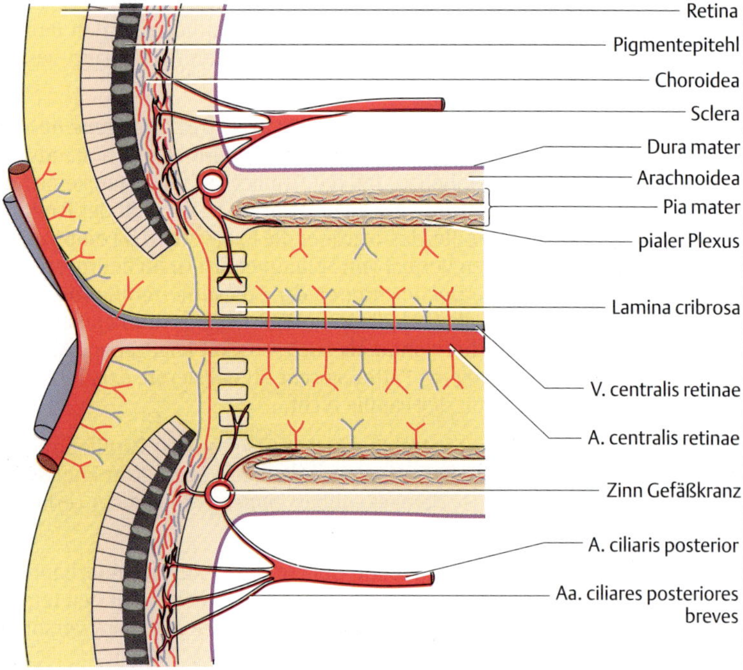

- Retina
- Pigmentepitehl
- Choroidea
- Sclera
- Dura mater
- Arachnoidea
- Pia mater
- pialer Plexus
- Lamina cribrosa
- V. centralis retinae
- A. centralis retinae
- Zinn Gefäßkranz
- A. ciliaris posterior
- Aa. ciliares posteriores breves

◉ 13.3 Der Sehnerv wird sowohl von den Aa. ciliares posteriores breves als auch von der A. centralis retinae mit Blut versorgt.

13.2 Untersuchungsmethoden

Hierzu gehören:
- Ophthalmoskopie (→ Kap. 1, S. 13),
- Visusprüfung (→ Kap. 1, S. 4),
- Gesichtsfelduntersuchung (→ Kap. 14, S. 399),
- Pupillenreaktion (→ Kap. 9, S. 225 ff),
- Prüfung des Farbensehens (z. B. Panel-D-15-Test) sowie
- VEP (visuell evoked potentials).

Farbsinnuntersuchung mit dem Panel-D-15-Test: Der Panel-D-15-Test gehört zu den Farbflecktestverfahren. Er besteht aus 15 kleinen Farbmarken, die in ihrer farblichen Ähnlichkeit von Patienten auszusuchen und an eine feststehende blaue Farbmarke anzureihen sind. Bei Farbsinnstörungen kommt es zu typischen Verwechslungen innerhalb der farblich aufeinander abgestimmten Reihe. Anhand dieser Verwechslungen kann die jeweilige Farbsinnstörung diagnostiziert werden.

VEP (visuell evoked potentials): Das VEP kann als *isoliertes okzipitales EEG* aufgefaßt werden. Die elektrische Arbeit des Gehirns infolge optischer Reize wird mittels Elektroden über dem Okzipitalhirn abgeleitet. Beurteilt wird die *Leitungsgeschwindigkeit* (= Latenz; Normwert zwischen 90 und 110 ms) und die *Spannungsdifferenz* zwischen Okzipitalhirn und Hautelektrode (= Amplitude; Normwerte laborabhängig). *Wichtigste Indikation* für das VEP ist die Retrobulbärneuritis (S. 380) zum Nachweis einer Verlängerung der Latenzzeit bei Demyelinisierung (z. B. Encephalitis disseminata).

13.3 Randunscharfe Papillenveränderungen

13.3.1 Angeborene randunscharfe Papillenveränderungen

Es gibt Varianten der Papille, die mit einer partiellen oder zirkulären Randunschärfe einhergehen, *ohne daß dies einen Krankheitswert hat*. Sie sind sorgfältig von pathologischen Befunden abzugrenzen.

13.3.1.1 Schräger Sehnerveneintritt

→ *engl.:* tilted disk

Wenn der **Sehnerv schräg nasal aus dem Auge austritt** (◉ 13.4), so kommt es *in der nasalen Zirkumferenz* zu einer mehr oder weniger ausgeprägten Prominenz der Nervenfasern und somit zur Randunschärfe der Papille aufgrund

Schräger Sehnerveneintritt

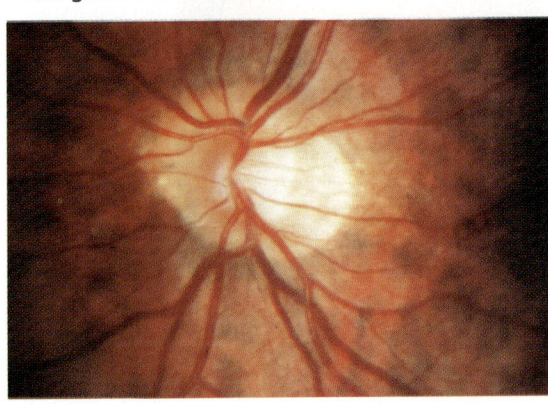

◉ 13.4 Nasal dicht gedrängte Nervenfasern führen zur leichten Prominenz und Randunschärfe der Papille.

dicht gedrängter Nervenfasern. Korrespondierend dazu sind die *Nervenfasern im temporalen Bereich gestreckt,* wodurch sich der neuroretinale Randsaum nicht eindeutig abgrenzen läßt. Häufig schließt sich nach temporal eine sichelförmige weißliche Zone an (Conus temporalis). Dieser Konus tritt besonders bei Myopie auf (Conus myopicus, → S. 346) und kann auch zirkulär sein.

13.3.1.2 Gekippte Sehnervenscheibe

→ *engl.:* tilted disk

Wenn der **Sehnerv nach oben aus dem Auge austritt** (◉ 13.5), so spricht man von der gekippten Sehnervenscheibe oder Tilted disk. In Analogie zum schrägen Sehnerveneintritt kommt es in der *oberen Zirkumferenz zur Papillenrandunschärfe.* Zusätzlich kann eine Reihe von Abweichungen auftreten: Conus inferior, Situs inversus der Netzhautgefäße, Fundusektasie, Myopie und Gesichtsfeldausfälle. Diese Befunde, die in unterschiedlicher Kombination auftreten, werden als **Tilted-disk-Syndrom** bezeichnet. Es ist insofern von *großer klinischer Bedeutung,* als durch die Fundusektasie nach nasal unten Gesichtsfeldausfälle nach temporal oben verursacht werden können. Sie müssen, sofern sie beidseitig sind, sorgfältig von Hypophysentumoren abgegrenzt werden. Das Krankheitbild wird als eine *Form des rudimentären Koloboms* aufgefaßt (→ S. 392).

Gekippte Sehnervenscheibe

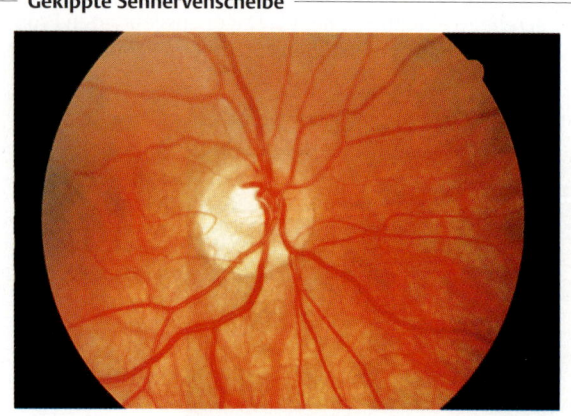

◉ 13.5 Schräger Sehnerveneintritt von oben mit Conus inferior und sektorähnlicher Fundusektasie nach unten.

13.3.1.3 Pseudostauungspapille (Pseudoneuritis hyperopica)

→ *engl.:* pseudopapilledema

Die Pseudostauungspapille (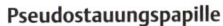13.6) ist an einen *kleinen Optikoskleralkanal* gebunden. Durch die räumliche Enge führen dicht gedrängte Nervenfasern zu einer **zirkulären Randunschärfe mit leichter Prominenz der Papille.** Eine Exkavation fehlt, die retinalen Gefäße können vermehrt geschlängelt sein. Pathomorphologische Veränderungen (Blutungen, Nervenfaserödem, Hyperämie) fehlen, Visus und Gesichtsfeldfunktion sind regelrecht. Eine Pseudostauungspapille *kann* mit einer Hyperopie auftreten, wird aber genauso häufig bei emmetropen und leicht myopen Augen gesehen.

Differentialdiagnose: Stauungspapille, Drusenpapille (→ 13.1)

13.3.1.4 Markhaltige Nervenfasern (Fibrae medullares)

→ *engl.:* medullated nerve fibers

Normalerweise sind die retinalen Nervenfasern nicht myelinisiert. Gelegentlich existieren in der Retina jedoch auch **myelinisierte Areale** (13.7). Sie kommen bevorzugt **am Rand der Papille** vor. Aufgrunddessen ahmen sie durch ihr weißliches streifiges Aussehen eine sektorielle oder zirkuläre Randunschärfe nach. Markhaltige Nervenfasern können *auch in der Netzhautperipherie* auftreten. Gemäß ihrer Lage in der innersten Netzhautschicht überdecken sie mehr oder weniger stark die retinalen Gefäße. Markhaltige Nervenfasern verursachen normalerweise keinen Funktionsverlust, nur ausgeprägte Befunde können zu kleinen Skotomen führen.

Pseudostauungspapille

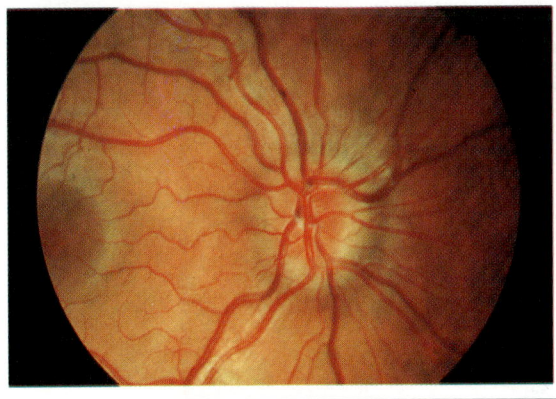

13.6 Zirkulär randunscharfe Papille mit fehlender Exkavation.

Markhaltige retinale Nervenfasern

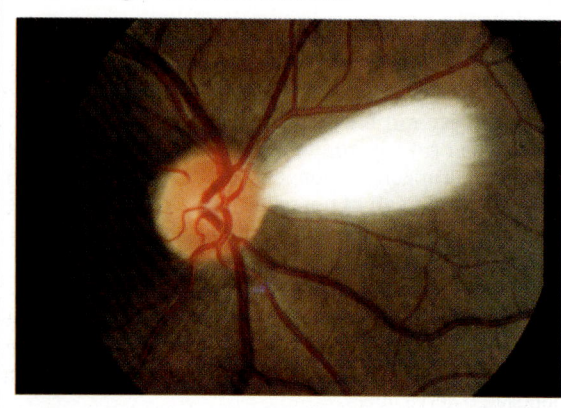

◉ 13.7 Die myelinisierten und daher weißlich streifigen Nervenfasern am Rande der Papille können eine partielle Randunschärfe nachahmen.

13.3.1.5 Bergmeister-Papille (Membrana epipapillaris; Reste der A. hyaloidea)

→ *engl.:* Bergmeister's papilla

Die A. hyaloidea versorgt, von der Papille ausgehend, während der Embryonalzeit Glaskörper und Linse. Bildet sich das gliale und fibröse Gewebe nur unvollständig zurück, so bleiben Reste, meist auf der nasalen Seite der Papille übrig, die als **Bergmeister-Papille** bezeichnet werden. Bei schleierartiger Überspannung der Papille spricht man auch von **Membrana epipapillaris** (◉ 13.8). Im allgemeinen bleibt diese Veränderung *symptomlos*.

Bergmeister-Papille

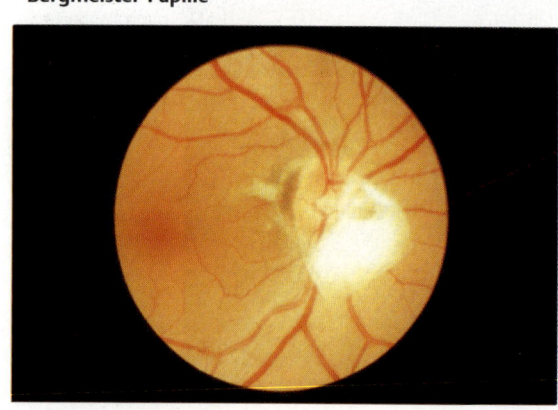

◉ 13.8 Auf der nasalen Seite sind die Reste der A. hyaloidea zu sehen, die die Papille schleierartig überspannen (Membrana epipapillaris).

13.3 Randunscharfe Papillenveränderungen

13.3.1.6 Drusenpapille

→ *engl.: optic disc drusen*

Drusen sind **meist beidseitig (70%) vorkommende sagokornähnliche gelbliche Körperchen im Papillengewebe,** die bei oberflächlicher Lage ophthalmoskopisch sichtbar sind, bei tiefer Lage im Optikoskleralkanal nicht. Die Drusenpapille (◉ 13.9) ist durch diese Einlagerungen *unscharf begrenzt, leicht prominent* und *ohne Exkavation.* Pathomorphologische Zeichen, wie Hyperämie und Nervenfaserödem fehlen. Strichförmige Papillenrandblutungen und subretinale parapapilläre Blutungen können jedoch in seltenen Fällen auftreten.

Ätiologisch scheint eine kleine Lamina cribrosa zu einer Behinderung des axoplasmatischen Flusses zu führen und somit zur Axondegeneration zu disponieren. Dadurch kommt es zu extraaxonal liegenden Verkalkungen (= Drusen). (Drusen der Netzhaut sind hyaline Einlagerungen in der Bruch-Membran: also etwas völlig anderes!)

Drusen verursachen meist **keine Funktionsausfälle.** Bei tiefer Lage ist eine Druckatrophie der Nervenfasern mit konsekutiven Gesichtsfeldausfällen möglich.

Pathognomonisch für die *Diagnose* der Drusenpapille ist der Echographiebefund mit hochreflektiven Papilleneinlagerungen; ferner der Fluoreszenzangiographiebefund mit Autofluoreszenz vor Farbstoffinjektion.

Zur Differentialdiagnose → 🔲 13.1.

— **Drusenpapille** —

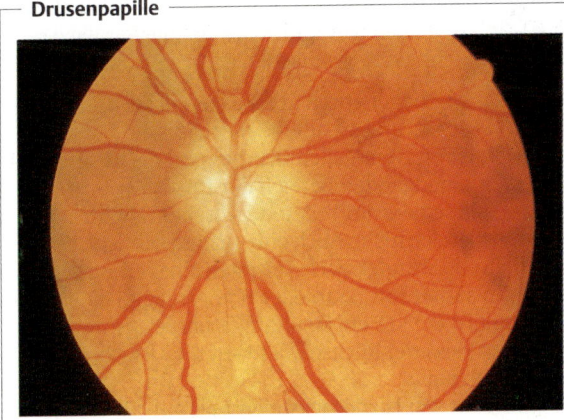

◉ 13.9 Durch die sagokornähnlichen gelblichen Einlagerungen (Drusen) ist die Papille leicht höckrig und unregelmäßig unscharf begrenzt ohne Exkavation.

13.3.2 Erworbene randunscharfe Papillenveränderungen: Papillenödeme

Den bisher dargestellten Normvarianten bzw. angeborenen Papillenveränderungen steht die *pathologische Papillenrandunschärfe infolge eines Nervenfaserödems* gegenüber. Diese Veränderung wird mit dem Oberbegriff Papillenödem bezeichnet. Dieser Begriff sollte jedoch, wenn möglich, genauer differenziert werden:

- **Papillenödem ohne primäre Axonschädigung:**
  - Stauungspapille;
  - Stauungspapille é vacuo (s. u.);
- **Papillenödem mit direkter Axonschädigung:**
  - Entzündung: Papillitis/Retrobulbärneuritis;
  - Infarktgeschehen: ischämische Optikoneuropathie (nicht arteriitisch, arteriitisch);
- **Papillenödem durch Infiltration:**
  - z. B. hämatologische Grunderkrankung.

13.3.2.1 Stauungspapille (STP)

Definition

Beidseitiges Papillenödem aufgrund einer Hirndrucksteigerung.

→ *engl.:* papilledema

Epidemiologie: Epidemiologische Daten aus den 50er Jahren beschreiben noch bei 60 % der Patienten mit Hirntumor eine STP; durch die Fortschritte in der Neuroradiologie ist die STP jedoch wesentlich seltener geworden. Damit ist auch ihre diagnostische Wichtigkeit gesunken.

Ätiopathogenese: Eine klare pathogenetisch überzeugende Theorie zur Entstehung der STP fehlt. Im Vordergrund steht eine mechanische Vorstellung: Die Fortleitung eines erhöhten intrakraniellen Druckes und die Behinderung des Axonplasmastromes im einengenden Bereich der Lamina cribrosa führt zum Nervenfaserödem. Eine sichere Korrelation zwischen Hirndruck und Prominenz der STP existiert jedoch nicht. Auch eine sichere zeitliche Korrelation gibt es nicht; innerhalb von Stunden nach Auftreten eines erhöhten Hirndruckes kann aber (z. B. bei akuter intrakranieller Hämorrhagie) eine ausgeprägte STP entstehen. Somit ist die STP ein *fakultatives, unspezifisches Zeichen bei Hirndruckerhöhung,* das keinerlei Rückschlüsse auf die Ursache oder die Lokalisation eines Prozesses zuläßt.

In ca. 60 % der Fälle beruht die Hirndrucksteigerung mit STP auf einem *intrakraniellen Tumor,* in 40 % der Fälle liegen ihr andere Ursachen wie Hydrozephalus, Meningitis, Hirnabszeß, Enzephalitis, maligne Hypertonie oder intrakranielle Hämorrhagien zugrunde. Die Ursachenabklärung erfolgt durch den Neurologen, Neurochirurgen bzw. Internisten.

> **!** Jede STP erfordert eine sofortige Ursachenabklärung (vitale Bedrohung durch Hirndrucksteigerung!).

Die STP-Häufigkeit bei Hirntumor nimmt mit zunehmendem Alter ab. Im 1. Lebensjahrzehnt beträgt sie noch 80%, im 7. Lebensjahrzehnt nur noch 40%. Bei Optikusatrophie kann keine STP mehr entstehen, da die Entstehung einer STP an intakte Nervenfasern gebunden ist.

Sonderformen:
- *Foster-Kennedy-Syndrom* (engl.: Foster Kennedy syndrome): einfache Optikusatrophie (S. 388) durch direkten Tumordruck auf der einen Seite, STP durch Erhöhung des intrakraniellen Druckes auf der anderen Seite (z. B. Keilbeinflügelmeningeome, Frontalhirnprozesse).
- *STP é vacuo:* Nervenfaserödem aufgrund einer Hypotension des Auges, z. B. perforierende Verletzung, Fistelbildung nach intraokularer Operation.

Symptomatik und Diagnostik: Die Sehfunktionen bleiben über längere Zeit ungestört, so daß eine ausgeprägte Diskrepanz zwischen morphologischem und funktionellem Befund besteht *(wichtiges differentialdiagnostisches Kennzeichen).* **Frühe Funktionsstörungen** können reversible Verdunkelungserscheinungen (Obskurationen) sein; in der *Perimetrie* findet sich ein vergrößerter blinder Fleck (◯ 13.10c). Ausfälle der zentralen Sehfunktion und konzentrische Einengung des Gesichtsfeldes sind **funktionelle Spätzeichen** bei bereits vorhandener komplexer Optikusatrophie (S. 388).

> **!** Die STP imponiert durch deutlichen morphologischen und gering beeinträchtigten funktionellen Befund.

Mit dem *Ophthalmoskop* sind folgende **Phasen** zu unterscheiden:

Frühphase (◯ 13.10a): Die Papille ist gemäß der unterschiedlichen relativen Dichte der Nervenfasern (→ Papille, S. 368) zuerst in der nasalen und dann in der unteren und oberen Zirkumferenz randunscharf. Die *Exkavation bleibt zunächst bestehen* (wichtige Differentialdiagnose zur Pseudostauungspapille und Drusenpapille). Die Papille ist hyperämisch durch Dilatation der Kapillaren, die Zentralvene zeigt keine Pulsation. Peripapilläre konzentrische Netzhautfalten (Paton-Falten) durch Ansammlung von Ödem können auftreten.

Akutstadium (◯ 13.10b): Zunehmende Prominenz der Papille, radiäre streifenförmige Papillenrandblutungen und grauweiße Exsudate; die *Exkavation ist oft nicht mehr abgrenzbar.* Die Papillenfarbe wird rot bis graurot.

Chronische Phase. Die Papille ist deutlich ödematös, die *Exkavation verstrichen,* die Hyperämie rückläufig.

Stauungspapille

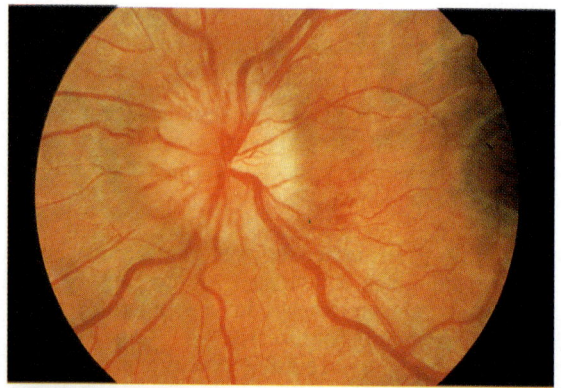

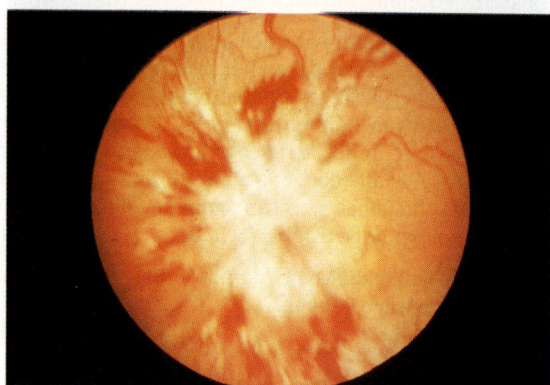

◉ 13.10 **a** Frühphase einer Stauungspapille: Beginnende Randunschärfe in der nasalen Zirkumferenz. Die Papille ist aufgrund der Erweiterung der Kapillaren hyperämisch, die Exkavation noch sichtbar.

b Akutstadium: Die Papille wird zunehmend prominent und grau bis graurot. Radiäre streifenförmige Blutungen und grauweiße Exsudate sind sichtbar, die Exkavation ist nicht mehr sicher abgrenzbar.

Atrophische Phase. Durch Astrozytenproliferation kommt es zur komplexen (sekundären) Optikusatrophie (S. 388).

Differentialdiagnose: Pseudostauungspapille, Drusenpapille (◉ 13.1); Papillopathien ohne Funktionsausfälle, Papillenödem bei Hypertonus, Neuritis nervi optici (S. 380).

Therapie: Senkung des intrakraniellen Druckes, je nach Grunderkrankung (→ Ätiopathogenese). Nach Normalisierung des intrakraniellen Druckes kommt es zu einer Rückbildung der STP innerhalb einiger Wochen. Meist bleibt eine mehr oder weniger ausgeprägte komplexe Optikusatrophie übrig je nach Dauer der STP.

13.3 Randunscharfe Papillenveränderungen

Stauungspapille (Fortsetzung)

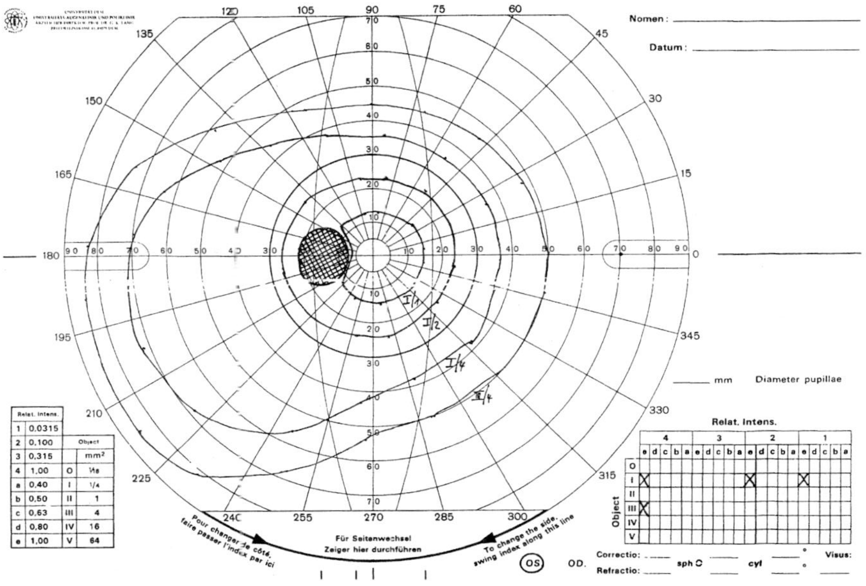

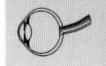

13.10 c Funktioneller Befund: Der vergrößerte blinde Fleck (schraffiert) ist ein frühes funktionelles Korrelat zum ophthalmoskopischen Befund. Der blinde Fleck ist ein absolutes Skotom (doppelt schraffiert), d.h. die Marke V/4 wird nicht erkannt; die Vergrößerung des blinden Flecks ist ein relatives Skotom (einfach schraffiert), d.h. in diesem Beispiel wurde die Marke I/4 nicht erkannt. Die bei der Untersuchung verwendeten Prüfmarken sind Lichtmarken von unterschiedlicher Größe (hierfür stehen die römischen Zahlen) und Lichtintensität (hierfür stehen die arabischen Zahlen und die Buchstaben). Je größer die Zahl, desto größer und lichtstärker ist die jeweilige Prüfmarke. Im Schema rechts unten wird eingetragen, welche Prüfmarken bei der Untersuchung verwendet wurden, im Schema links unten sind die den Ziffern und Buchstaben entsprechenden Werte aufgeführt.

13.1 Differentialdiagnose Pseudostauungspapille – Drusenpapille – Stauungspapille

Unterscheidungs-kriterium	Pseudostauungs-papille	Drusenpapille	Stauungspapille
❖ Papillengröße	klein	klein	unabhängig
❖ Exkavation	fehlt	fehlt	vorhanden (initial)
❖ spontaner Venenpuls	evtl. vorhanden	evtl. vorhanden	fehlt
❖ Venen und papilläre Kapillaren	unauffällig	unauffällig	gestaut
❖ Papillenfärbung	unauffällig	eher blaß	hyperämisch
❖ peripapilläre Blutungen	fehlen	fehlen	vorhanden
❖ peripapilläre Nervenfasern	unauffällig	unauffällig	ödematös
❖ Angiographie	unauffällig	Autofluoreszenz	frühe Leckagen
❖ Echographie	untypisch	hochreflektive Einlagerungen	untypisch

13.3.2.2 Neuritis nervi optici (Sehnervenentzündung)

Definition

Eine Neuritis nervi optici ist eine Entzündung des Sehnervs, die entweder *im* Auge (= **Papillitis**) oder *hinter* dem Auge (= **Retrobulbärneuritis**) liegen kann.

→ *engl.:* optic neuritis; papillitis/retrobulbar neuritis.

Epidemiologie: An Neuritis nervi optici erkranken meist Erwachsene zwischen dem 20. und dem 45. Lebensjahr, wobei Frauen häufiger betroffen sind als Männer. 20 – 40 % aller Patienten mit einer Neuritis entwickeln eine Encephalitis disseminata. Während der Erkrankung haben 40 – 50 % Sehbahnstörungen.

Ätiopathogenese:
Papillitis.
- *Entzündliche Prozesse:* Infektionskrankheiten (z. B. Borreliose, Malaria, Lues); fortgeleitete Entzündungen aus Orbita, Nasennebenhöhlen, Schädelbasis;
- *Autoimmunerkrankungen* z. B. Lupus erythematodes, Polychondritis, Morbus Crohn, Colitis ulcerosa, Panarteriitis nodosa, Morbus Wegener;

13.3 Randunscharfe Papillenveränderungen

- *toxische Schädigung* z. B. Methanol, Blei, Myambutol, Chloramphenicol.

In 70 % der Fälle bleibt die *Genese ungeklärt*.

Retrobulbärneuritis. Dominante Ursache sind *Entmarkungserkrankungen des ZNS*, z. B. Encephalitis disseminata. In 20 % der Fälle ist die Retrobulbärneuritis monosymptomatisches Frühsymptom für eine Encephalitis disseminata, aber auch *die oben genannten Ursachen* für die Papillitis sind differentialdiagnostisch stets zu berücksichtigen.

Symptomatik: Das **Leitsymptom** ist der *plötzliche Visusverlust*, der gelegentlich mit Fieber einhergehen kann *(Uhthoff-Phänomen)*. Im Gesichtsfeld tritt typischerweise ein Zentralskotom auf (◐ 13.11 b); parazentrale Skotome, Zentrozökalskotom (Makula und blinder Fleck), keilförmige Ausfälle bis hin zur Erblindung sind aber auch möglich.

Weitere Symptome sind Schmerz, der sich bei extremen Blickrichtungen (Bewegungsschmerz) und bei Druck auf den Bulbus (Repulsionsschmerz) verstärkt, und verminderte Wahrnehmbarkeit von Farbintensitäten.

Diagnostik: Die **Papillitis** (◐ 13.11 a) zeigt im ophthalmoskopischen Bild ein Ödem und eine Hyperämie des Sehnervenkopfes. Dadurch verstreicht die Exkavation und der Papillenrand wird unscharf. Papillenrandblutungen können, müssen aber nicht vorkommen. Die Prominenz ist deutlich geringer als bei der STP.

Bei **Retrobulbärneuritis** ist der Papillenbefund unauffällig.

> ❗ Bei einer Retrobulbärneuritis sieht der Patient nichts (Zentralskotom) und der Arzt nichts (normaler Fundusbefund).

Weitere Untersuchungsbefunde sind: afferente Pupillenstörung (obligatorisch) (→ Kap. 9, S. 226), Rot-Grün-Farbsinnstörung, verzögerte Latenz im VEP (→ S. 371).

Differentialdiagnose:

Stauungspapille: Initial kein Funktionsausfall.

Ischämische Optikoneuropathie: kein Zentralskotom, die Patienten sind meist über 60 Jahre.

Therapie: Sie richtet sich nach der Grunderkrankung; bei Retrobulbärneuritis mit starker Visusminderung (< 0,1) Megadosis-Steroidtherapie möglich (1. – 3. Tag: 1000 mg Prednisolon i. v., 4. – 14. Tag 1 mg Prednisolon/kg Körpergewicht p. o.). Diese Therapie führt aber lediglich zu einer schnelleren Visuserholung. Der Endvisus nach Retrobulbärneuritis ist mit und ohne Megadosis-Steroidtherapie nach einem Jahr identisch.

Prognose: Sie hängt von der Grunderkrankung ab. Starke Visusminderung auf Dauer oder auch deutliche Spontanbesserung sind möglich. Die **Retrobulbärneuritis bei Encephalitis disseminata** hat meist eine gute Spontan-

Papillitis

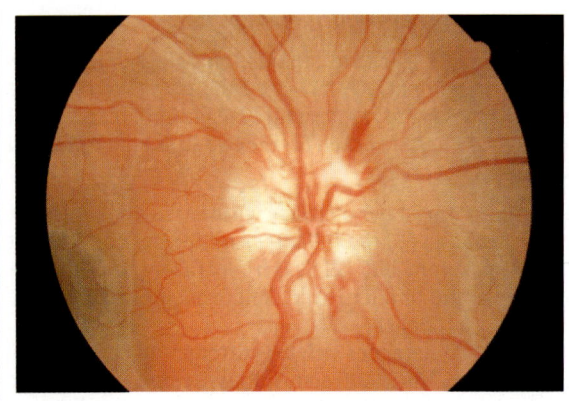

13.11 a Papillitis bei Borreliose: Durch Ödem und Hyperämie des Sehnervenkopfes ist die Papille leicht randunscharf und die Exkavation verstrichen.

besserungstendenz (ohne Therapie!) innerhalb von ca. 4 Wochen. *Diskrete Funktionsdefekte* wie z. B. vermindertes Kontrastsehen und Minderung der Wahrnehmung von Farbintensitäten bleiben jedoch *immer* zurück. Morphologisch findet sich *immer* eine *Abblassung der Papille* (komplexe Optikusatrophie nach Papillitis, partielle einfache Optikusatrophie nach Retrobulbärneuritis).

13.3.2.3 Anteriore ischämische Optikoneuropathie (AION)

Die anteriore ischämische Optikoneuropathie (AION) wird je nach Genese unterschieden in:
* anteriore ischämische Optikoneuropathie **arteriosklerotischer Genese** und
* anteriore ischämische Optikoneuropathie **arteriitischer Genese**.

Anteriore ischämische Optikoneuropathie arteriosklerotischer Genese

Definition

Akute Durchblutungsstörung der Papille (Infarkt der Papille) aufgrund arteriosklerotischer Gefäßveränderungen.

→ *Synonyme:* Apoplexia papillae, Optikomalazie, Papilleninfarkt; *engl.:* arteriosclerotic ischemic optic neuropathy.

Epidemiologie: Die AION arteriosklerotischer Genese ist eine verbreitete Ursache der plötzlichen Sehminderung mit der größten Inzidenz zwischen

13.3 Randunscharfe Papillenveränderungen

Papillitis (Fortsetzung)

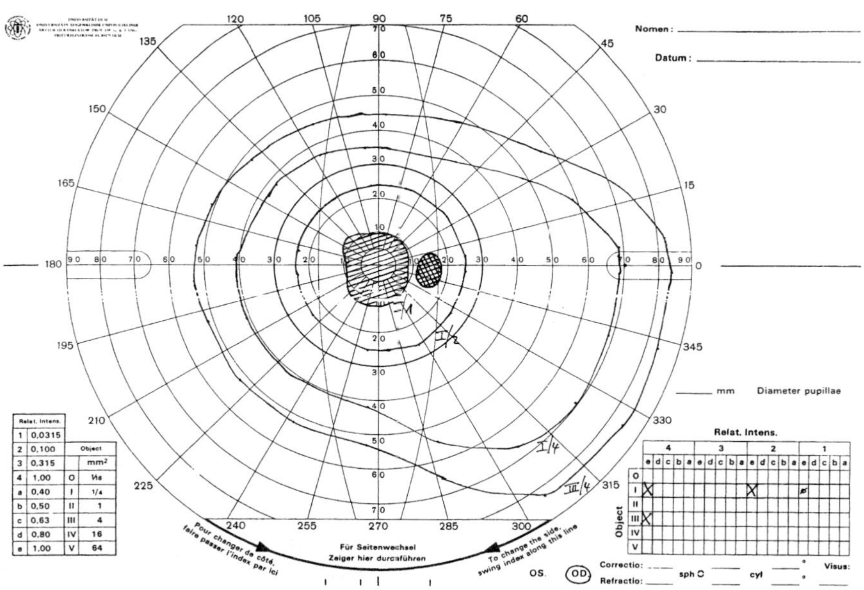

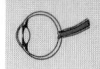

■ 13.11 **b** Zentralskotom bei Papillitis: Ein Zentralskotom ist ein typischer funktioneller Befund bei Retrobulbärneuritis, der aber auch bei einer Papillitis vorkommen kann. In diesem Fall handelt es sich um ein relatives Skotom (deshalb nur einfach schraffiert), d. h. das zentrale Areal wird nur mit der Prüfmarke I/1 und sc wächer nicht erkannt, mit größeren Marken jedoch schon (vgl. hierzu auch Abb. 13.**10**). Parazentral davon befindet sich der blinde Fleck.

dem 60. und 70. Lebensjahr. Im Gegensatz zur AION arteriitischer Genese kommt sie jedoch auch nicht selten bei Erwachsenen unter 60 Jahren vor.

Ätiopathogenese: Die Ursache liegt in einer akuten Durchblutungsstörung im Bereich von Seitenästen der hinteren kurzen Ziliararterien und des Haller-Zinn-Gefäßkranzes auf dem Boden einer schweren Arteriosklerose. Begünstigend wirkt außerdem ein enger Optiksklerallkanal (kleine Papille). Die sog. *diabetische Papillopathie* ist auch diesem Formenkreis zuzuordnen, wobei diese aber eine bessere Prognose quoad visum hat.

Symptomatik: Der Patient berichtet über eine *plötzliche einseitige Sehminderung*, die durch eine segmentale oder völlige Infarzierung des vorderen Anteils des Sehnervs bedingt ist. Das Ausmaß erstreckt sich von keilförmigen (◨ 13.12 b) und horizontalen Gesichtsfeldausfällen (in Korrelation zum sektoriell betonten Nervenfaserödem), wobei die untere Gesichtshälfte weit häufiger betroffen ist, bis zu hochgradigen konzentrischen Einschränkungen und Erblindung. Der Visus kann, muß aber nicht beeinträchtigt sein. Eine afferente Pupillenstörung besteht immer.

Diagnostik: In der **Anamnese** finden sich häufig u. a. Hypertonus, Diabetes mellitus sowie Hyperlipidämien.

Im **ophthalmoskopischen Bild** ist die Papille ödematös und dadurch randunscharf, wobei die Randunschärfe häufig sektoriell betont ist (wichtiges differentialdiagnostisches Kennzeichen, ◨ 13.12 a). Zusätzlich ist der Sehnervenkopf hyperämisch mit Randblutungen.

> Eine sektoriell betonte Papillenrandunschärfe mit korrespondierendem Gesichtsfeldausfall weist auf eine AION hin.

Anteriore ischämische Optikoneuropathie (AION)

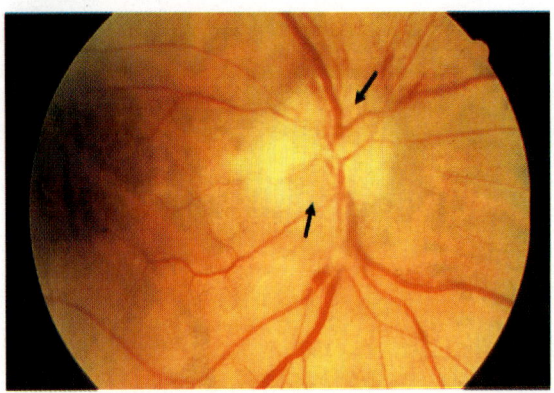

◨ 13.12 a Oben und unten sektoriell betonte Randunschärfe (Pfeile) infolge eines Ödems als typisches morphologisches Zeichen einer AION.

13.3 Randunscharfe Papillenveränderungen

Anteriore ischämische Optikoneuropathie (AION) (Fortsetzung)

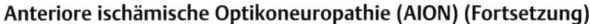

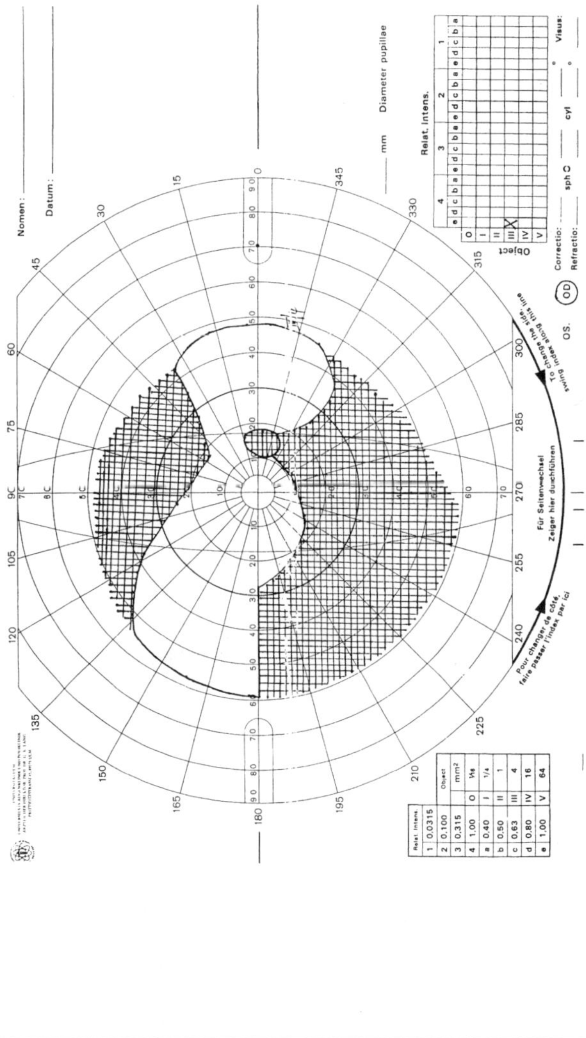

Abb. 13.12 **b** Keilförmiger Gesichtsfeldausfall nach unten und oben als funktionelles Korrelat zu einer sektoriell betonten Papillenrandunschärfe. Es handelt sich um absolute Skotome (daher doppelt schraffiert).

Therapie: Die AION ist therapeutisch kaum zugänglich. Versucht werden Hämodilution (z.B. Haes 10%, Pentoxyphillin-Infusionen, ASS, Aderlaß je nach Hämatokrit) und systemische Steroidgabe zur Begrenzung des Ödems. Wichtig ist die Ursachenabklärung (internistisch, Karotis-Doppler) und die Therapie einer Grunderkrankung (z.B. Diabetes mellitus, arterielle Hypertonie).

Prognose: meist schlecht, selbst bei früh einsetzender Therapie. Innerhalb von ca. 3 Wochen wird eine einfache, seltener auch eine komplexe Optikusatrophie sichtbar.

Anteriore ischämische Optikoneuropathie arteriitischer Genese

Definition

Akute Durchblutungsstörung der Papille aufgrund einer Entzündung mittlerer und kleiner Arterienäste.

→ Synonyme: Arteriitis temporalis, Riesenzellarteriitis, Morbus Horton; *engl.:* giant-cell arteriitis.

Epidemiologie: Die Inzidenzrate liegt bei ca. 3 pro 100 000 Einwohnern pro Jahr. Die Erkrankung tritt fast ausschließlich jenseits des 60. Lebensjahres auf, wobei Frauen etwas häufiger (zu 55%) betroffen sind. 50% aller Patienten erleiden innerhalb von Tagen bis ca. 3 Monaten nach Beginn der Erkrankung einen Augenbefall.

Ätiopathogenese: Die Riesenzellarteriitis ist eine häufig bilaterale granulomatöse Vaskulitis, die bevorzugt mittlere und kleinere Arterien betrifft. Prädilektion besteht für die Aa. temporales, A. ophthalmica, Aa. ciliares breves posterior, Aa. centralis retinae und den proximalen Teil der Aa. vertebrales, die in variabler Kombination betroffen sein können.

Symptomatik: Der Patient berichtet über eine *einseitige plötzliche Erblindung oder zumindest hochgradige Sehminderung.* Weitere Symptome sind Kopfschmerzen, schmerzhafte Kopfhaut im Bereich der Temporalarterien, druckdolente Temporalarterien, Kauschmerz (pathognomonisch!), Gewichtsverlust, reduzierter Allgemeinzustand und Leistungsabfall. In der Anamnese können Amaurosis fugax und eine Polymyalgia rheumatica vorkommen.

Diagnostik: Das **ophthalmoskopische Bild** entspricht dem bei arteriosklerotisch bedingter AION (→ 13.12a). **Weitere Untersuchungsbefunde** sind eine stark erhöhte BSG *(Sturzsenkung)* (wichtigster Blutparameter!), erhöhtes CRP, Leukozytose und Eisenmangelanämie.

> Bei jeder AION die BSG bestimmen!

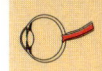

13.3 Randunscharfe Papillenveränderungen

Prominente Aa. temporales bei Arteriitis temporalis (Morbus Horton)

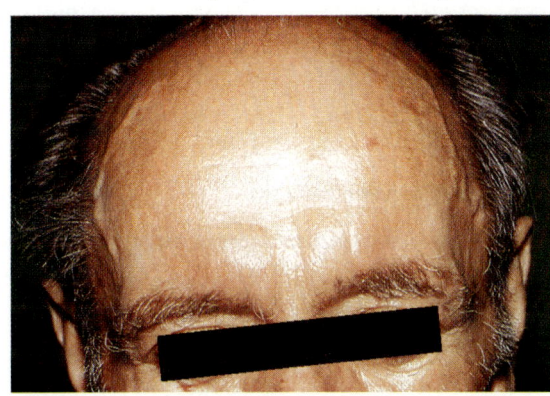

◉ 13.**13** Die prominenten Temporalarterien sind druckschmerzhaft und pulsieren nicht.

Die Temporalarterien sind prominent (◉ 13.**13**), druckschmerzhaft und pulsieren nicht. Die Diagnose wird durch eine Biopsie der Aa. temporales gesichert. Aufgrund des segmentalen Gefäßbefalls schließt ein negativer histologischer Befund eine Riesenzellarteriitis jedoch nicht aus.

❗ Bei jeder AION an eine Riesenzellarteriitis denken.

Differentialdiagnose: AION arteriosklerotischer Genese.

Therapie: *Sofortige* hochdosierte systemische Steroidtherapie (bis zu 1000 mg Prednison i.v. initial). Die Steroide werden gemäß dem Rückgang der BSG, dem CRP und der klinischen Symptomatik reduziert, eine Erhaltungsdosis über Monate ist aber notwendig. Rheologische Maßnahmen, z.B. Pentoxyphillin-Infusionen, können versucht werden.

❗ Bereits bei Verdacht auf Riesenzellarteriitis ist die hochdosierte systemische Steroidgabe (z.B. 250 mg Prednison i.v.) zum Schutz des 2. Auges indiziert.

Prognose: Die Prognose ist für das betroffene Auge auch bei frühem Therapiebeginn *schlecht*. Da aber in ca. 75% das 2. Auge innerhalb weniger Stunden bzw. auch Gehirnarterien betroffen sein können, besteht für die sofortige Durchführung der Steroidtherapie eine vitale Indikation.

13.3.2.4 Infiltratives Papillenödem
→ *engl.:* infiltration of the optic nerve head

Im Rahmen von Leukosen oder anderen Blutdyskrasien kommt es in ca. $1/3$ der Fälle zur Infiltration der Papille. Diese Infiltration bewirkt ein Papillenödem, das meist parallel mit einer Infiltration der Meningen einhergeht. Das Papillenödem kann somit sowohl Folge einer direkten leukämischen Infiltration als auch einer sekundären Druckerhöhung in den Optikusmeningen sein. Die Prognose ist quoad visum et vitam schlecht.

13.4 Randscharfe Papillenveränderungen

13.4.1 Optikusatrophie (Sehnervenschwund)

Definition

Irreversibler Verlust von Axonen im Bereich des III. Neurons (retinale Ganglienzellschicht bis Corpus geniculatum laterale).

→ *engl.:* optic atrophy

Morphologische und pathologische Einordnung: Die Einordnung einer Optikusatrophie geschieht nach morphologischen sowie pathogenetischen Gesichtspunkten. **Gemäß dem ophthalmoskopischen Bild** unterscheidet man die
- einfache („primäre"; *engl.:* primary optic atrophy),
- komplexe („sekundäre"; *engl.:* secondary optic atrophy) und
- die glaukomatöse Optikusatrophie (→ S. 250).

Pathogenetisch lassen sich bei der einfachen Optikusatrophie eine
- *aszendierende* (Schädigungsort vor der Lamina cribrosa = präliminarer Optikus oder Retina) oder
- eine *deszendierende* (Schädigungsort hinter der Lamina cribrosa = retrobulbär oder intrakraniell) Atrophie

unterscheiden.

Ätiologie:

Ätiologie der einfachen Optikusatrophie.

Die wichtigsten Ursachen sind:
- *aszendierend (nach 2 – 4 Wochen):*
  - meist durchblutungsbedingt (Zentralarterienverschluß, anteriore ischämische Optikoneuropathie);
- *deszendierend (nach 4 – 6 Wochen):*
  - druckbedingt (orbitale/intrakranielle Raumforderung, Hydrozephalus);
  - traumatisch (Abriß, Quetschung des Sehnervs durch Fraktur, Optikusscheidenhämatom);
  - entzündlich (Retrobulbärneuritis, Arachnitis opticochiasmatica, Lues);
- *toxisch:*
  - chronischer Abusus von minderwertigem Tabak und Alkohol (Tabak-Alkohol-Amblyopie);

- Blei, Arsen, Thallium;
- Methylalkohol;
- Medikamente (Ethambutol, Chloramphenicol, Gentamicin, Isoniacid, Vincristin, Penicillamin u. a.);
❖ *kongenital-hereditär:*
  - infantil-hereditäre Optikusatrophie (autosomal-dominant/rezessiv: schleichende Visusverschlechterung, Farbsinnstörung, Gesichtsfeldausfälle);
  - juvenil-hereditäre Optikusatrophie (ähnlich wie infantil-hereditäre Optikusatrophie, nur Beginn meist später, im 2. Lebensjahrzehnt)
  - Leber-Optikusatrophie → S. 391;
  - infantil-rezessive Optikusatrophie (Behr): → S. 391;
❖ *Allgemeinleiden:*
  - Blutungsanämie, perniziöse Anämie;
  - Leukosen.

Ätiologie der komplexen Optikusatrophie.
Die wichtigsten Ursachen sind:
❖ Stauungspapille (S. 376),
❖ anteriore ischämische Optikoneuropathie (S. 382) und
❖ Papillitis (→ S. 380).

> ❗ Jede Optikusatrophie muß ätiologisch abgeklärt werden zum Ausschluß möglicher intrazerebraler vital bedrohlicher Ursachen (z. B. Tumor).

Symptomatik: Die Bandbreite der Funktionsausfälle bei Optikusatrophie ist groß; sie reicht von kleinen peripheren Gesichtsfeldausfällen bei partieller Optikusatrophie bis zu hochgradigen konzentrischen Gesichtsfeldausfällen oder Erblindung bei totaler Optikusatrophie.

Diagnostik: Die wichtigsten Untersuchungen sind die sorgfältige Anamnese, die Ophthalmoskopie und die Perimetrie. Zur Verlaufskontrolle und bei beginnenden Optikusatrophien können Untersuchungen des Farbensehens und ggf. das VEP (→ S. 371) hilfreich sein.

Einfache Optikusatrophie. Im ophthalmoskopischen Bild ist **die Papille scharf begrenzt und blaß** (◻ 13.14). Die Blässe kann die gesamte Papille umfassen (kalkweiße Papillenfärbung bei totaler Optikusatrophie), eine temporale oder auch sektorielle Abblassung ist möglich. Der neuroretinale Randsaum ist atrophiert, woraus eine Abflachung der Papille resultiert. Die retinalen Gefäße haben einen verminderten Durchmesser.

Komplexe Optikusatrophie. Im ophthalmoskopischen Bild ist die Papille blaß und infolge Astrozytenproliferation leicht prominent mit verwaschenem Rand (◻ 13.15). Die Exkavation ist ganz oder teilweise verstrichen; die retinalen Gefäße sind verengt.

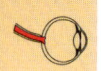

Einfache Optikusatrophie

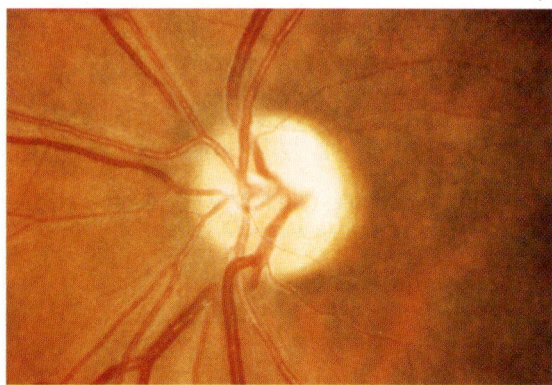

◉ **13.14** Die Papille ist scharf begrenzt und blaß, der neuroretinale Randsaum atrophiert; die Papille ist infolgedessen abgeflacht.

Komplexe Optikusatrophie

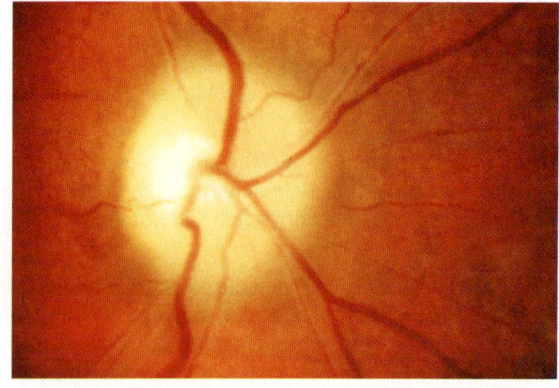

◉ **13.15** Prominente und blasse Papille infolge Astrozytenproliferation.

Therapie: Es handelt sich um eine *irreversible* Schädigung der Nervenfasern. Eine wirksame Therapie existiert somit nicht.

Prognose: Liegt eine therapierbare Ursache (z. B. Tumor, Perniziosa) zugrunde und wird diese frühzeitig erkannt, so kann das Fortschreiten verhindert werden. Ist dies nicht der Fall, so ist die Prognose quoad visum schlecht.

Besondere Formen der Optikusatrophie

Leber-Optikusatrophie (*engl.:* Leber's optic atrophy): Erkrankung beider Sehnerven *ohne zusätzliche neurologische Symptomatik*. In 85% der Fälle sind Männer um das 20. – 30. Lebensjahr betroffen. Der Erkrankung liegen Mutationen in der mitochondrialen DNA zugrunde.

Ophthalmoskopisch besteht ein Papillenödem wie bei einer Papillitis mit nachfolgender einfacher Optikusatrophie, eine Retrobulbärneuritis initial ist auch möglich.

Funktionell führt ein großes zentrozäkales Skotom mit peripherer Gesichtsfeldeinschränkung innerhalb weniger Monate zu erheblicher Sehstörung, jedoch unter Erhalt eines bleibenden Sehrestes.

Eine *Therapie* existiert nicht.

Behr-Optikusatrophie (infantil-rezessive Optikusatrophie, *engl.:* Behr's disease): Auch dies ist eine Erkrankung beider Sehnerven, jedoch in Abgrenzung zur Leber-Optikusatrophie *mit zusätzlicher neurologischer Symptomatik* (z.B. Ataxie, geistige Retardierung), die autosomal rezessiv vererbt wird und sich im frühkindlichen Alter manifestiert.

Ophthalmoskopisch besteht eine fortschreitende Optikusatrophie mit starkem Visusabfall ohne vollständige Erblindung.

Eine *Therapie* existiert nicht.

Wachsgelbe Optikusatrophie (*engl.:* waxy pallor optic atrophy): Die wachsgelbe Optikusatrophie (◉ 13.16) ist mit tapetoretinalen Degenerationen (z.B. Retinopathia pigmentosa → S. 350) vergesellschaftet.

Wachsgelbe Optikusatrophie

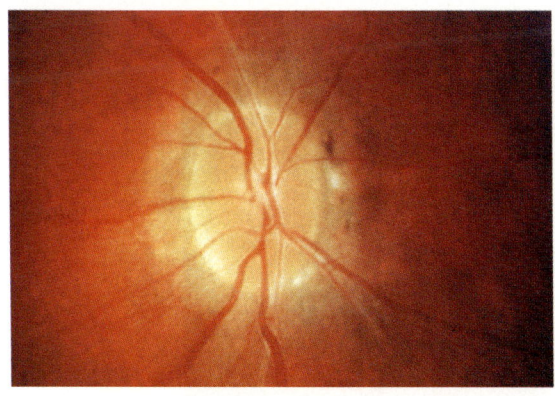

◉ 13.16 Die wachsgelbe Optikusatrophie ist mit tapetoretinaler Degeneration vergesellschaftet.

Ophthalmoskopisch zeigt die *Papille eine wächserne Blässe,* sie ist flach und ihr Rand ist gut abgegrenzt. Die zentralen Netzhautgefäße sind hochgradig verdünnt. Die *Entstehung der wachsgelben Farbe* ist *unklar.*
Eine *Therapie* existiert nicht.

13.4.2 Grubenpapille
→ *engl.:* optic nerve pits

Eine Grubenpapille (◨ 13.**17**) ist durch eine **ovale oder runde gräuliche Einsenkung im Papillengewebe ohne Beeinträchtigung des Papillenrandes** gekennzeichnet. Diese Gruben liegen meist temporal unten, können aber auch an anderen Stellen auftreten. In 85 % der Fälle ist ein Auge betroffen; mehrere Gruben in einer Papille sind beschrieben. In 25 % der Fälle kommt es in Abhängigkeit von der Lage der Papillengrube zu einer serösen Abhebung der Netzhaut. Betrifft die Abhebung die Makula, so resultiert daraus eine deutliche Sehschärfenminderung, die therapeutisch (mit Laser) nur schwer zugänglich ist. Ansonsten ist die Grubenpapille ein *Zufallsbefund ohne Funktionsminderung.* Sie wird als rudimentäres Kolobom gedeutet.

13.4.3 Kolobom der Papille (Handmann-Anomalie, Morning-glory-Papille)
→ *engl.:* coloboma of the optic nerve head

Ein Kolobom der Papille (◨ 13.**18**) beruht auf einem inkompletten Schluß der während der Embryonalzeit vorhandenen Fissur. Die Papille ist vergrößert mit trichterförmiger Vertiefung mit weißlichem Gewebe und juxtapapillä-

Grubenpapille

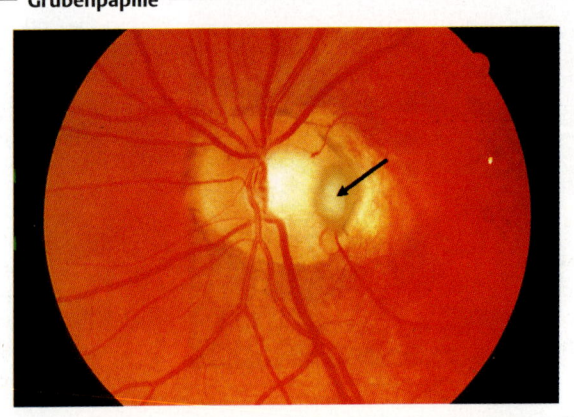

◨ 13.**17** Temporal lokalisierte, ovale, gräuliche Einsenkung im Papillengewebe (Pfeil).

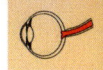

Kolobom der Papille

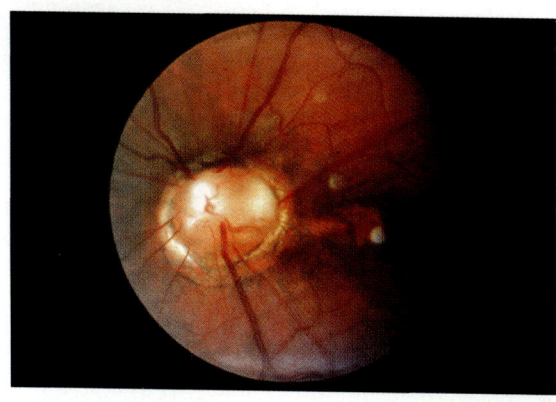

◉ 13.**18** Die Papille ist vergrößert und trichterförmig vertieft mit weißlichem Gewebe und juxtapapillärem Pigmentring. Die retinalen Gefäße entstammen keinem arteriellen bzw. venösen Gefäßstamm.

rem Pigmentring. Die Netzhautgefäße treten radiär über den Papillenrand ohne zentrales Stammgefäß. Patienten mit einem Papillenkolobom haben oft eine *herabgesetzte Sehschärfe* und *Gesichtsfelddefekte*.

13.5 Tumoren

Sehnerventumoren werden in **intraokulare** (sehr selten!) und **retrobulbäre Tumoren** eingeteilt.

13.5.1 Intraokulare Sehnerventumoren

→ engl.: intraocular tumors of the optic nerve

Melanozytom (◉ 13.**19**): Benigner pigmentierter Tumor, der vor allem bei farbigen Rassen vorkommt. Die Farbe des Tumors variiert von grau bis pechschwarz. Er liegt oft exzentrisch und überschreitet den Papillenrand. In 50 % der Fälle findet man einen juxtapapillären choroidalen Nävus. Die Sehschärfe ist im allgemeinen normal, diskrete Gesichtsfeldveränderungen können vorkommen.

Astrozytome (◉ 13.**20**): Astrozytome stellen sich als weiß reflektierende maulbeerartige Gewebsmasse dar, die verkalken kann. Die Größe reicht bis zu einem Vielfachen des Papillendurchmessers. Der Tumor ist stark vaskularisiert. Bei entsprechender Größe mit Sehnervenkompression kann es zu Gesichtsfeldausfällen kommen. Astrozytome kommen im Rahmen einer tuberösen Sklerose (Morbus Bourneville-Pringle) und Neurofibromatose (Morbus Recklinghausen) vor.

Melanozytom

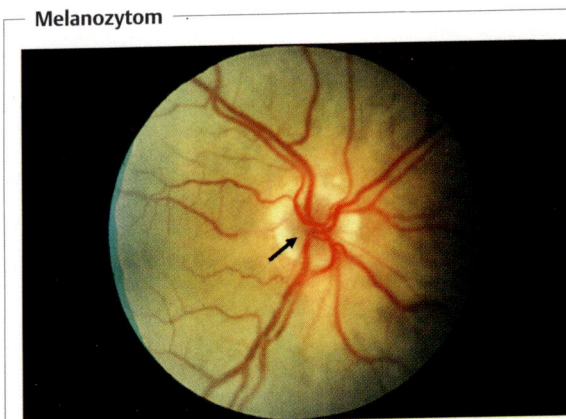

◉ 13.19 Benigner Tumor in der Papille, der eine Sonderform der uvealen Naevi darstellt (Pfeil).

Astrozytom bei tuberöser Sklerose (Morbus Bourneville-Pringle)

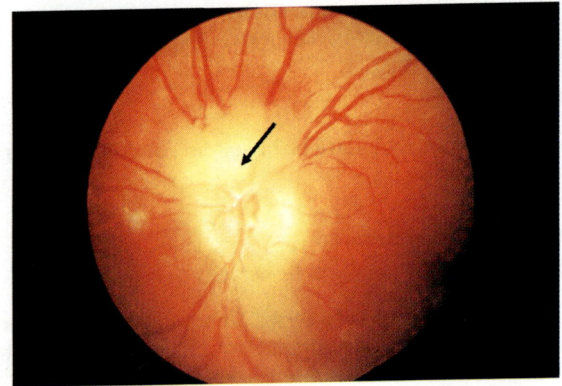

◉ 13.20 Weißlicher, maulbeerartiger Tumor am oberen Papillenrand (Pfeil).

Hämangiome (◉ 13.21): Kapilläre Hämangiome sind exzentrisch gelegene runde orangefarbene Gefäßmißbildungen auf der Papille (= Morbus von Hippel). Eine Vergesellschaftung mit anderen Angiomen ist möglich (z.B. im Zerebellum = Morbus von Hippel-Lindau).

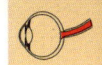

13.5 Tumoren **395**

Kapilläres Hämangiom bei Morbus von Hippel

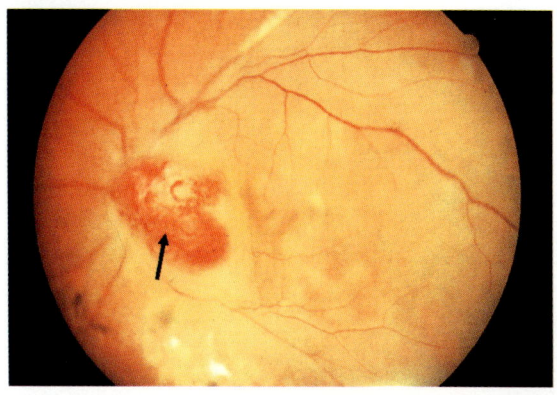

13.21 Exzentrisch gelegene, kapilläre Gefäßfehlbildung auf der Papille (Pfeil).

13.5.2 Retrobulbäre Sehnerventumoren

→ *engl.:* optic nerve tumors

Die häufigsten retrobulbären Tumoren sind **Gliome** und **Meningeome**. *Symptome* sind eine meist langsame Sehverschlechterung mit Exophthalmus. *Ophthalmoskopisch* findet man eine einfache Optikusatrophie (deszendierend). Bei *Optikusscheidenmeningeom* ist die Ausbildung optikoziliarer Shunt-Gefäße bei Kompression der zentralen Netzhautgefäße typisch.

14 Sehbahn

Oskar Gareis und Gerhard K. Lang

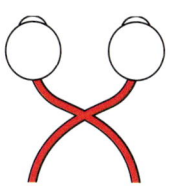

14.1 Grundkenntnisse

Die Sehbahn (*engl:* visual pathway) läßt sich anatomisch in 6 Teile untergliedern (◉ 14.**1**):

1. N. opticus (Fasciculus opticus): Die Gesamtheit der Sehnervenfaserbündel eines Auges.

2. Chiasma opticum: Hier kreuzen die Nervenfasern beider Sehnerven in charakteristischer Weise. Die *zentralen* und *peripheren Fasern* aus den temporalen Hälften ziehen *ungekreuzt* in die *ipsilateralen* Tracti optici. Die *Fasern der nasalen Hälften kreuzen* und münden in die *kontralateralen* Tracti optici. Auf dem Weg dorthin verlaufen die inferionasalen Fasern in einem kleinen Bogen durch das proximale Ende des kontralateralen N. opticus (*vorderes Wilbrand-Knie*), die superionasalen Fasern in einem kleinen Bogen durch den ipsilateralen Tractus opticus (*hinteres Wilbrand-Knie*).

3. Tractus opticus: Die Gesamtheit der ipsilateralen und kontramedialen *Sehnervenfasern*.

4. Corpus geniculatum laterale (lateraler Kniehöcker, primäres Sehzentrum): Hier endet der Tractus opticus. Das *3. Neuron* wird *auf das 4. umgeschaltet* (daher keine Optikusatrophie bei Schädigung nach dem Corpus geniculatum laterale).

5. Radiatio optica (Gratiolet-Sehstrahlung): Die Fasern für die *unteren Netzhautquadranten* ziehen durch die Temporallappen, die für die *oberen Quadranten* durch die Parietallappen zum Okzipitallappen und von dort zur Sehrinde.

6. Area striata (Sehrinde, Area 17 nach Brodman): Innerhalb der Area striata findet eine starke *Auffächerung der Nervenfasern* statt, wobei die Makula den größten Teil einnimmt. Die makuläre Präsentation liegt am äußersten hinteren Okzipitalpol. Nach frontal schließt sich die zentrale und mittlere Gesichtsfeldperipherie an. Am weitesten frontal liegt die temporale Gesichtsfeldsichel, die nur unilateral vorhanden ist.

Anatomie der Sehbahn

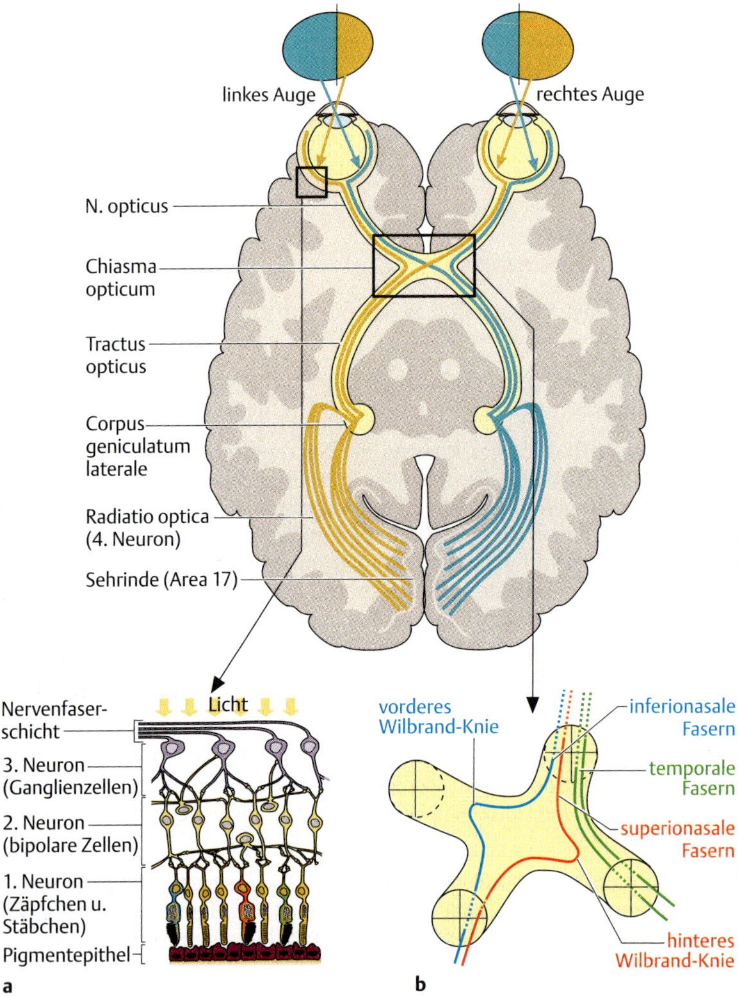
linkes Auge
rechtes Auge
N. opticus
Chiasma opticum
Tractus opticus
Corpus geniculatum laterale
Radiatio optica (4. Neuron)
Sehrinde (Area 17)
Licht
Nervenfaser-schicht
3. Neuron (Ganglienzellen)
2. Neuron (bipolare Zellen)
1. Neuron (Zäpfchen u. Stäbchen)
Pigmentepithel
a
vorderes Wilbrand-Knie
inferionasale Fasern
temporale Fasern
superionasale Fasern
hinteres Wilbrand-Knie
b

14.1 **a** Übersicht über den Verlauf der Sehbahn. **b** Aufbau der Retina. **c** Verlauf der Nervenfasern im Chiasma opticum.

Von der Sehrinde aus bestehen weitere Verknüpfungen mit Assoziationszentren und Bereichen der Okulomotorik (**Areae para- und peristriatae**). Neben der optischen Bahn existiert noch eine phylogenetisch ältere Bahn, die **retinohypothalamische Bahn**, die vom Chiasma abzweigt. Sie übermittelt dem Zwischenhirn-Hypophysen-System Lichtreize zur Stoffwechsel- und Hormonstimulation und beeinflußt den Schlaf-Wach-Rhythmus.

14.2 Untersuchungsmethoden

Gesichtsfelduntersuchung (Perimetrie): Die Perimetrie ist die wichtigste Untersuchung bei Sehbahnläsionen und läßt Rückschlüsse auf den Läsionsort zu (topische Diagnostik). Sie ist somit auch von neurologischem Interesse. Unter „Gesichtsfeld" versteht man das *Wahrnehmungsfeld des Auges bei unbewegtem Geradeausblick.* Es umfaßt die Gesamtheit aller Punkte (Gegenstände, Flächen) im Raum, die bei *Fixation eines Punktes* gleichzeitig vom Auge gesehen werden.

Die Untersuchung wird *monokular* durchgeführt. Das **Prinzip** besteht darin, daß der Patient bei definiertem Adaptationszustand und bestimmter Umfeldhelligkeit einen zentralen Punkt im Gerät (s. u.) fixiert. In der Halbkugel auftauchende wahrgenommene Lichtmarken signalisiert der Untersuchte mittels Knopfdruck, wodurch ein akustisches Signal ausgelöst wird.

2 Formen der Perimetrie werden unterschieden:

1. Kinetische Perimetrie. Hierfür werden *Halbkugelperimeter nach Goldmann* (14.2a) oder *Rodenstock* verwendet. Bei der kinetischen Perimetrie werden *bewegte* Lichtmarken von peripher in die Halbkugel geführt. Lichtmarken gleicher Größe und Intensität ergeben einen konzentrischen Kreis gleicher Wahrnehmung *(= Isoptere).* Gemäß der zunehmenden Empfindlichkeit der Netzhaut nach zentral werden die Testmarken während der Untersuchung immer kleiner und lichtärmer und somit die Isopteren immer kleiner (14.2b).

Der Vorteil der kinetischen Perimetrie ist die persönliche Interaktion von Arzt und Patient. Diese Methode eignet sich daher besonders für ältere Patienten, die Schwierigkeiten haben, einem stereotyp ablaufenden Computerprogramm zu folgen. *Spezielle Indikationen* für die kinetische Perimetrie sind neurologisch bedingte Gesichtsfeldausfälle und gutachterliche Untersuchungen (→ S. 545) (Hemi-/Quadrantenanopsien).

2. Statische Perimetrie. Hierfür werden meist computergesteuerte Geräte, *z. B. Humphrey-Field-Analyzer* (14.3a) oder *Octopus 2000* u. a. verwendet, obgleich auch mit einem Halbkugelperimeter nach Goldmann oder Rodenstock statisch perimetriert werden kann. Bei der statischen Perimetrie werden *unbewegte* Lichtmarken so lange in ihrer Helligkeit gesteigert, bis sie wahrgenommen werden. Von der Makula mit höchster Empfindlichkeit nimmt die Helligkeitsschwelle kontinuierlich zur Peripherie ab. Je nach klini-

Halbkugelperimeter nach Goldmann und entsprechender Gesichtsfeldbefund

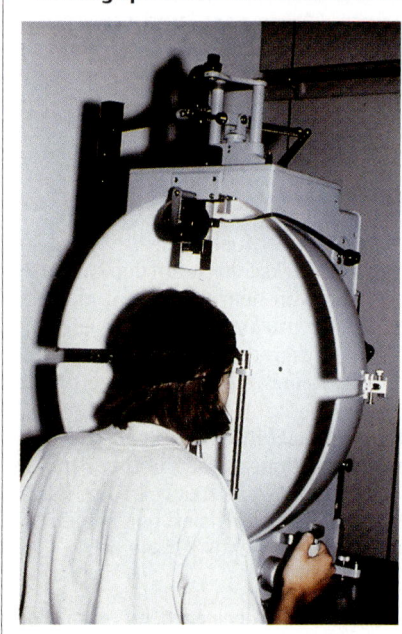

◉ 14.2 **a** Der Patient fixiert den schwarzen Punkt in der Mitte der Halbkugel mit einem Auge. Sobald er die von außen nach innen geführte Lichtmarke wahrnimmt, gibt er über den Druckknopf in der rechten Hand ein akustisches Signal. Der Untersucher sitzt dabei hinter der Halbkugel. Von dort aus steuert er die Lichtmarke und protokolliert, welche Punkte der Untersuchte erkannt hat.

scher Fragestellung können unterschiedliche Computerprogramme gewählt werden, z. B. Außengrenzen, 30-Grad-Gesichtsfeld bei Glaukom (◉ 14.3 **b**) u. a.

Weitere Untersuchungsmethoden:
- Papillenbefund (→ S. 388),
- Pupillenreaktion (→ S. 225),
- VEP (→ S. 371),
- CT bzw. MRT zur Ursachenabklärung.

14.2 Untersuchungsmethoden

Halbkugelperimeter nach Goldmann und entsprechender Gesichtsfeldbefund

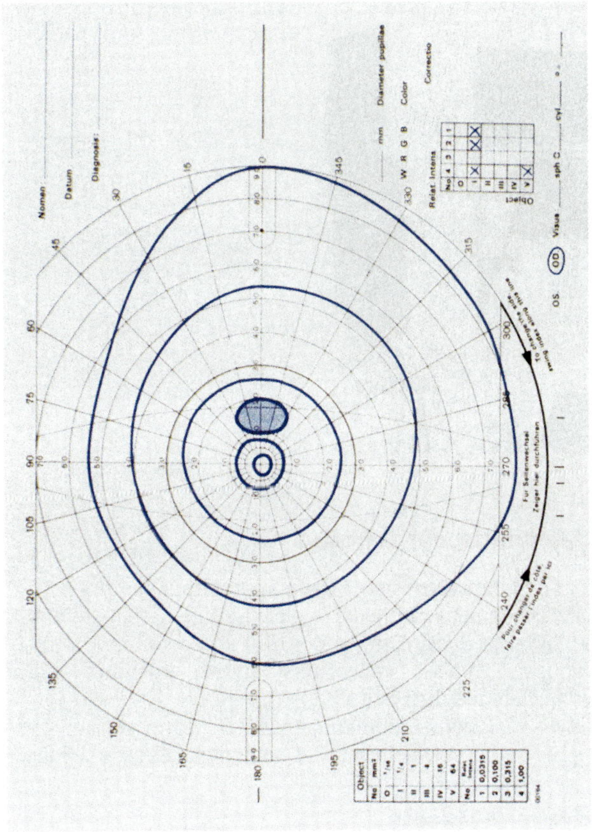

14.2 b Regelrechter Gesichtsfeldbefund. Aufgrund anatomischer Gegebenheiten (Nasenwurzel und Orbitadach) ist das Gesichtsfeld nach nasal und oben physiologischerweise eingeschränkt. Der blinde Fleck (Papille) liegt normalerweise 10–20 Grad parazentral horizontal; am rechten Auge rechts, am linken Auge links.

Humphrey-Field-Analyzer und entsprechender Gesichtsfeldbefund

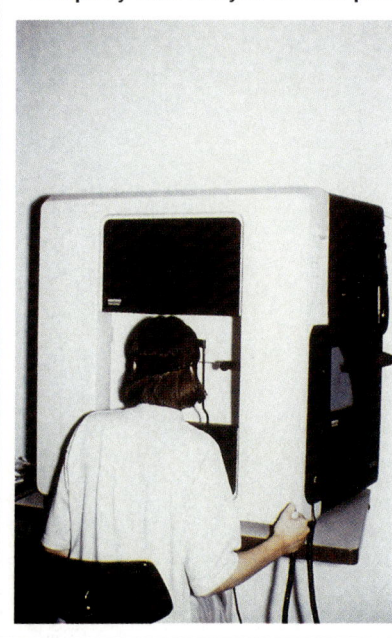

🔵 14.3 **a** Auch bei der statischen Perimetrie fixiert der Patient einen schwarzen Punkt in der Mitte der Halbkugel und gibt ein akustisches Signal über den Druckknopf in der rechten Hand, sobald er eine Lichtmarke wahrnimmt. Das Ergebnis wird im Monitor rechts angezeigt.

14.3 Erkrankungen der Sehbahn

Läsionen in der Sehbahn lassen sich 3 Hauptabschnitten zuordnen:
1. Prächiasmale Läsionen (= Sehnerv) → gleichseitige Gesichtsfeldausfälle.
2. Chiasmale Läsionen (Erkrankungen des Chiasma opticums) → bitemporale Hemianopsie (typisch), aber auch andere ein- und beidseitige Gesichtsfeldausfälle möglich (s. u.).
3. Retrochiasmale Läsionen (Erkrankungen der Sehbahn zentral vom Chiasma = Tractus opticus bis Sehrinde) → homonyme Gesichtsfeldausfälle.

14.3.1 Prächiasmale Läsionen

Erkrankungen des Sehnervs führen zu gleichseitiger Sehschärfenminderung und/oder Gesichtsfeldausfällen (→ Kap. 13).

14.3.2 Chiasmale Läsionen

Anatomie: Das Chiasma opticum und die Sehnerven (🔵 14.4) liegen *auf dem Diaphragma sellae*, einer Duraduplikatur, die das Dach der Sella turcica bildet.

14.3 Erkrankungen der Sehbahn

Humphrey-Field-Analyzer und entsprechender Gesichtsfeldbefund

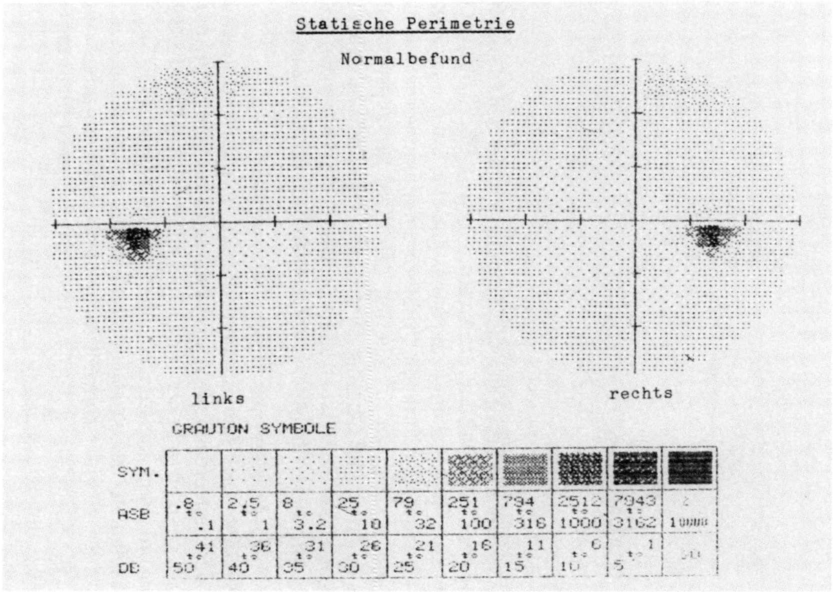

14.3 b Regelrechter Gesichtsfeldbefund rechts und links im 30-Grad-Bereich. Der Grad des Gesichtsfeldausfalles wird mit zunehmenden Graustufen dargestellt, die gemäß Tabelle bestimmten Beleuchtungsstärken (ASB = apostilb) zugeordnet sind bzw. zur besseren Darstellung der retinalen Empfindlichkeit logarithmisch (DB = Dezibel) dargestellt werden. Das dunkle Areal in beiden Schemata entspricht dem blinden Fleck.

Anatomische Nachbarschaftsbeziehungen des Chiasma opticums

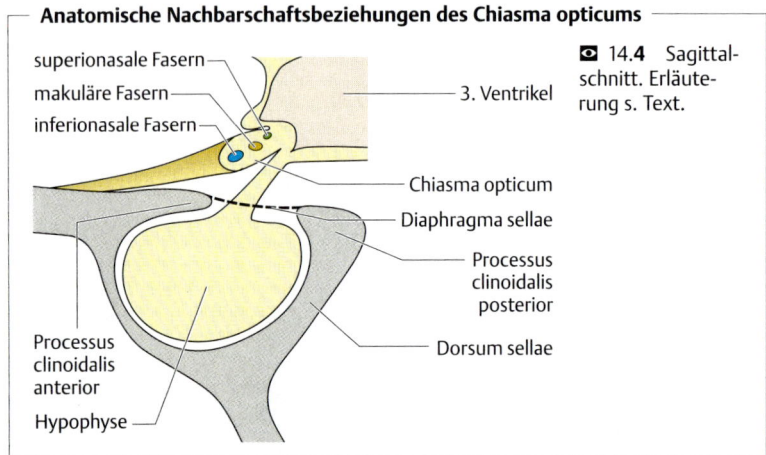

14.4 Sagittalschnitt. Erläuterung s. Text.

Unterhalb des Chiasmas befindet sich die Hypophyse in der Sella. Die **seitliche Begrenzung des Chiasmas** bildet die A. carotis interna. **Oberhalb des Chiasmas** befinden sich Hypothalamus und Lobus anterior cerebri. **Innerhalb des Chiasmas** kreuzen die inferonasalen Fasern unten und vorne und sind daher bei *Hypophysentumoren* am ehesten betroffen. Die superonasalen Fasern kreuzen innerhalb des Chiasmas hinten und oben und sind daher bei *Kraniopharyngeomen* am ehesten betroffen. Die Makulafasern kreuzen in diffuser Verteilung überall im Chiasma, so auch hinten und oben.

Ätiologie und korrespondierende Gesichtsfeldausfälle:

Hypophysenadenome. Dies sind Tumoren, die von hormonsezernierenden Zellen des Hypophysenvorderlappens ausgehen. Mit zunehmender Größenausdehnung nach oben erreicht der Tumor zuerst die vordere Chiasmakante und komprimiert die dort kreuzenden inferonasalen Fasern (14.5). Dies führt zu einem initialen *Gesichtsfeldausfall* im oberen temporalen Gesichtsfeld, der nach unten zu einer kompletten bitemporalen Hemianopsie fortschreiten kann. Die Ausdehnung des Gesichtsfeldverlustes ist meist unsymmetrisch. Das Auge mit dem größeren Gesichtsfeldverlust zeigt oft die geringere zentrale Sehschärfe.

Kraniopharyngiome. Dies sind langsam wachsende Tumoren, die sich aus versprengtem Gewebe der Rathke-Tasche entlang des Hypophysenstiels entwickeln. Kraniopharyngiome komprimieren das Chiasma von hinten oben und betreffen so zuerst die kreuzenden superonasalen Nervenfasern (14.6). Der korrespondierende *Gesichtsfeldausfall* beginnt daher im inferotemporalen Quadranten und bereitet sich in den superotemporalen Quadranten aus.

14.3 Erkrankungen der Sehbahn

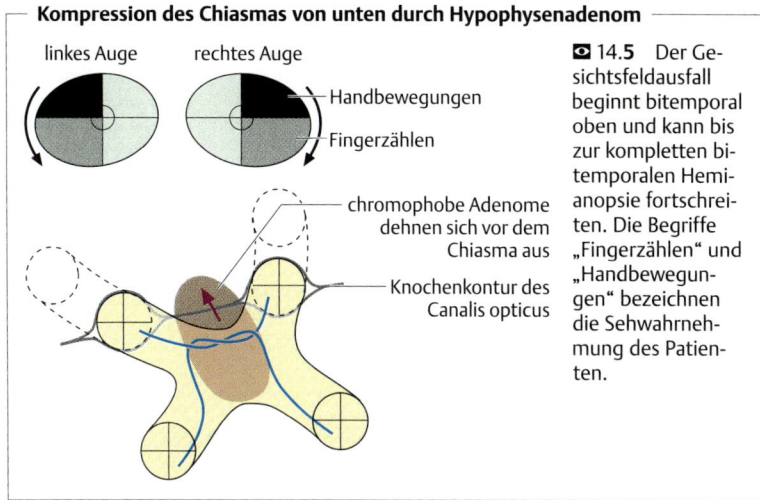

14.5 Der Gesichtsfeldausfall beginnt bitemporal oben und kann bis zur kompletten bitemporalen Hemianopsie fortschreiten. Die Begriffe „Fingerzählen" und „Handbewegungen" bezeichnen die Sehwahrnehmung des Patienten.

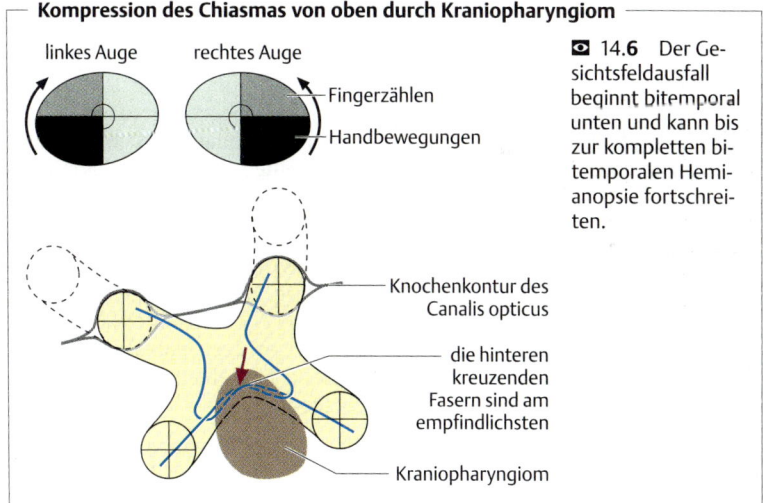

14.6 Der Gesichtsfeldausfall beginnt bitemporal unten und kann bis zur kompletten bitemporalen Hemianopsie fortschreiten.

Meningeome. Dies sind Tumoren, die von der Arachnoidea ausgehen und je nach Entstehungsort unterschiedliche Teile des Chiasmas betreffen (◉ 14.7). Wenn sie am Tuberculum sellae entstehen, können sie entweder den N. opticus oder das Chiasma komprimieren. Tumoren, die den Übergang des Seh-

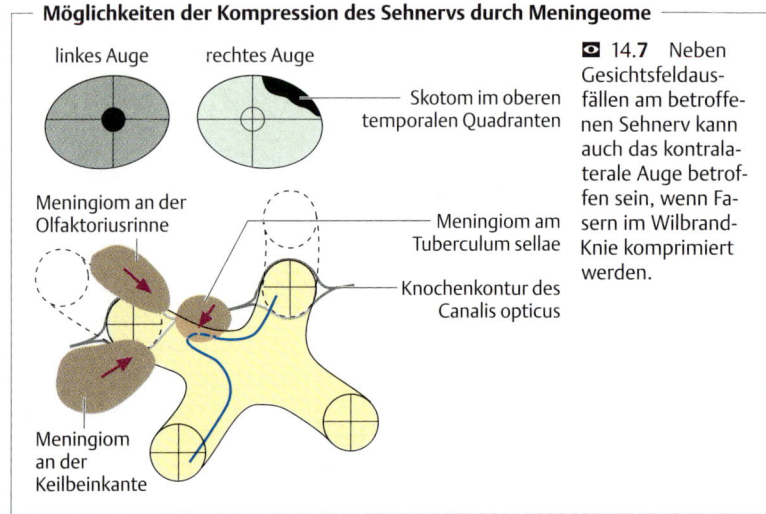

Möglichkeiten der Kompression des Sehnervs durch Meningeome

linkes Auge — rechtes Auge — Skotom im oberen temporalen Quadranten

Meningiom an der Olfaktoriusrinne

Meningiom am Tuberculum sellae

Knochenkontur des Canalis opticus

Meningiom an der Keilbeinkante

14.7 Neben Gesichtsfeldausfällen am betroffenen Sehnerv kann auch das kontralaterale Auge betroffen sein, wenn Fasern im Wilbrand-Knie komprimiert werden.

nervs auf das Chiasma komprimieren, üben gleichzeitig Druck auf die Fasern des Wilbrand-Knies aus. Es entsteht dadurch außer einem ipsilateralen Zentralskotom ein kontralateraler *Gesichtsfeldausfall* im oberen temporalen Quadranten. Meningeome können auch von der Keilbeinkante ausgehen und den Sehnerv komprimieren. Diejenigen, die in der Olfaktoriusrinne entstehen, können einen Verlust des Riechsinnes und eine Kompression des N. opticus bewirken.

Aneurysmen. Die Dilatation eines Aneurysmas der A. carotis interna kann eine Kompression des Chiasmas von lateral bewirken (14.8). Der entsprechende *Gesichtsfeldausfall* ist im Beginn einseitig, kann aber beidseitig werden, wenn das Chiasma gegen die kontralaterale A. carotis interna gedrückt wird. Initial entsteht ein ipsilateraler halbseitiger Gesichtsfeldausfall nach nasal, gefolgt bei Kompression der Gegenseite von einem kontralateralen halbseitigen Gesichtsfeldausfall ebenfalls nach nasal.

Andere Chiasmaveränderungen. Außer den Einwirkungen auf das Chiasma von außen, können Veränderungen am Chiasma selbst, wie Gliome, Demyelinisierungen und Traumata auftreten. Das Chiasma kann auch an infiltrativen oder entzündlichen Veränderungen der basalen Leptomeningen (Arachnoiditis opticochiasmatica) beteiligt sein mit *sehr großer Variabilität des Gesichtsfeldausfalles*.

Symptomatik, Diagnostik und klinisches Bild: Durch Druck auf den Sehnerv entsteht eine **einfache, absteigende Optikusatrophie**. Diese geht mit

14.3 Erkrankungen der Sehbahn

Chiasma-Kompression von lateral durch Aneurysma der Carotis interna

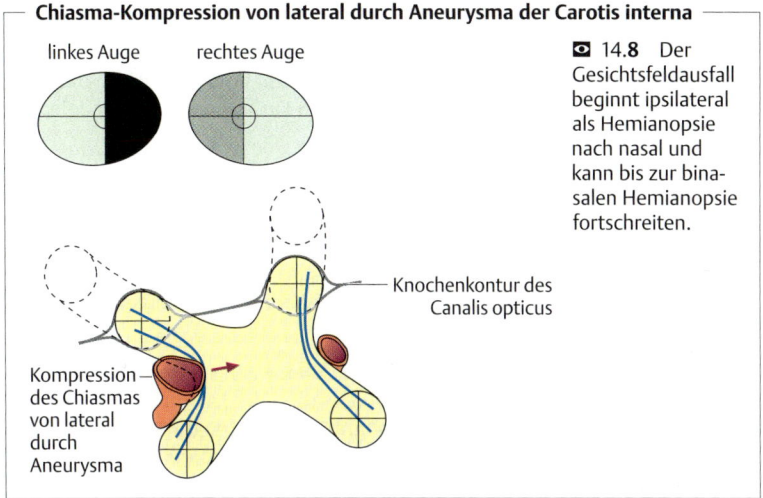

Abb. 14.8 Der Gesichtsfeldausfall beginnt ipsilateral als Hemianopsie nach nasal und kann bis zur binasalen Hemianopsie fortschreiten.

einer mehr oder weniger ausgeprägten **Visusreduktion** und **Gesichtsfeldausfällen** (→ Ätiologie) einher. Besteht dieser Gesichtsfeldausfall aus einer heteronymen bitemporalen Hemianopsie (Scheuklappenphänomen), so spricht man von einem **Chiasmasyndrom**, wobei die Gesichtsfeldausfälle häufig inkongruent sind. Das Chiasmasyndrom entwickelt sich *langsam* und stellt somit ein Spätstadium meist eines Hypophysenadenoms oder Kraniopharyngioms dar.

> Als Chiasmasyndrom bezeichnet man eine heteronyme bitemporale Hemianopsie mit Visusreduktion und ein- oder beidseitiger Optikusatrophie.

Bitemporale Gesichtsfeldausfälle sind zwar typisch für Chiasmaprozesse, aufgrund der Vielfältigkeit der möglichen Schädigungslokalisationen im Chiasmabereich besteht jedoch eine große Variabilität der Gesichtsfeldausfälle je nach Ätiologie.

> Bitemporale Gesichtsfeldausfälle sind chiasmalen Ursprungs.
> Bei unklaren Gesichtsfeldausfällen immer an eine Chiasmaläsion denken!

Nach Visusbestimmung, Untersuchung der Pupillenreaktion, Perimetrie und Funduskopie mit Papillenbeurteilung besteht die weitere Diagnostik in Sellaröntgenaufnahme (Vergrößerung bzw. Destruktion der Sella turcica bei Hypophysenadenom), CT, NMR, Karotisangiographie und ggf. endokrinologischer Abklärung.

Therapie je nach zugrundeliegender Ursache: neurochirurgisch oder medikamentös (z. B. Bromocriptin bei Hypophysentumoren).

Prognose: Sie hängt von der Grunderkrankung ab; bei frühzeitiger Diagnose und Therapie ist die Rückbildung der okulären Funktionsausfälle möglich.

14.3.3 Retrochiasmale Läsionen

Ätiologie: Retrochiasmalen Läsionen kann eine Vielzahl von **neurologischen Erkrankungen** zugrunde liegen, z. B. Tumoren, vaskuläre Insulte, basale Meningitis, Aneurysmen der A. communicans posterior, Abszesse, Verletzungen (u. a. Okzipitalpol durch Contre-coup-Wirkung), Gefäßspasmen (bei Migraine ophthalmique).

Symptomatik, Diagnostik und klinisches Bild: Insbesondere der Gesichtsfeldbefund läßt Rückschlüsse auf die Lokalisation der Läsion zu. Der **Perimetrie** kommt daher hinsichtlich der topographischen Diagnostik eine Schlüsselrolle zu. Allen retrochiasmalen Sehbahnläsionen ist die *Beidseitigkeit und Gleichseitigkeit der Gesichtsfeldausfälle* gemeinsam, wobei Inkongruenzen der Ausfälle nicht selten sind.

> ❗ Homonyme Gesichtsfeldausfälle sind retrochiasmalen Ursprungs.

Läsionen des Tractus opticus und des Corpus geniculatum laterale. Da die Nervenfasern auf sehr kleinem Raum konzentriert verlaufen, ist der typische Gesichtsfeldausfall eine homonyme Hemianopsie. Rechtsseitige Läsionen führen zu linksseitigen Gesichtsfeldausfällen und umgekehrt. Ferner kann eine partielle einfache Optikusatrophie auftreten, da das 3. Neuron betroffen ist, das von der Retina bis zum Corpus geniculatum laterale reicht. Es besteht eine *afferente Pupillenstörung kontralateral zur Läsion* (Ursache ungeklärt).

Läsionen der Sehstrahlung. Die *Gesichtsfeldausfälle* sind aufgrund der großen Auffächerung der Sehstrahlung *vielgestaltig*. Typisch sind bei Schädigung sowohl des Temporal- als auch Parietallappens *homonyme Hemianopsien*. Ist vorwiegend der Temporallappen betroffen, so führt dies zu einer homonymen *oberen* Quadrantenanopsie; ist vorwiegend der Parietallappen betroffen, zu einer homonymen *unteren* Quadrantenanopsie. Der Papillenbefund ist normal, da ja bereits das 4. Neuron betroffen ist; bei ca. 30 % besteht ein *afferenter Pupillendefekt kontralateral zur Läsion* (Ursache unbekannt).

Läsionen der Sehrinde. Die Gesichtsfeldausfälle ebenso wie die Schädigungen der Sehstrahlung sind *homonym-hemianopisch*. Je nach Ausdehnung kann die Makula ausgespart oder mitbetroffen sein.

Sonderformen.

Kortikale Amaurose (Rindenblindheit). Bei beidseitigen Prozessen der Sehrinde, insbesondere Verletzungen, kann es zu Gesichtsfeldausfällen sowohl

14.3 Erkrankungen der Sehbahn

nach temporal als auch nach nasal kommen bei *normaler Pupillenreaktion* und *normalem Papillenbefund*.

Optisch-visuelle Agnosie (Seelenblindheit). Bei Schädigungen der Assoziationszentren, häufig Parietallappen- und Sehrindenrandzonenläsionen, kann der Erkrankte zwar sehen, aber *das Gesehene nicht interpretieren oder einordnen*, z.B. Alexie (Leseblindheit), Farbenagnosie (Nichterkennen von Farben).

Weitere Symptome bzw. Befunde können je nach Grunderkrankung Kopfschmerzen, Übelkeit, Erbrechen und Stauungspapille sein. Die differenzierte Diagnosestellung erfolgt mittels CT und NMR.

Therapie: Sie erfolgt durch den Neurologen oder den Neurochirurgen, je nach zugrundeliegender Erkrankung.

Prognose: schlecht, meist keine Rückbildung der eingetretenen Gesichtsfeldausfälle.

Gesichtsfeldausfälle bei den wichtigsten Sehbahnläsionen

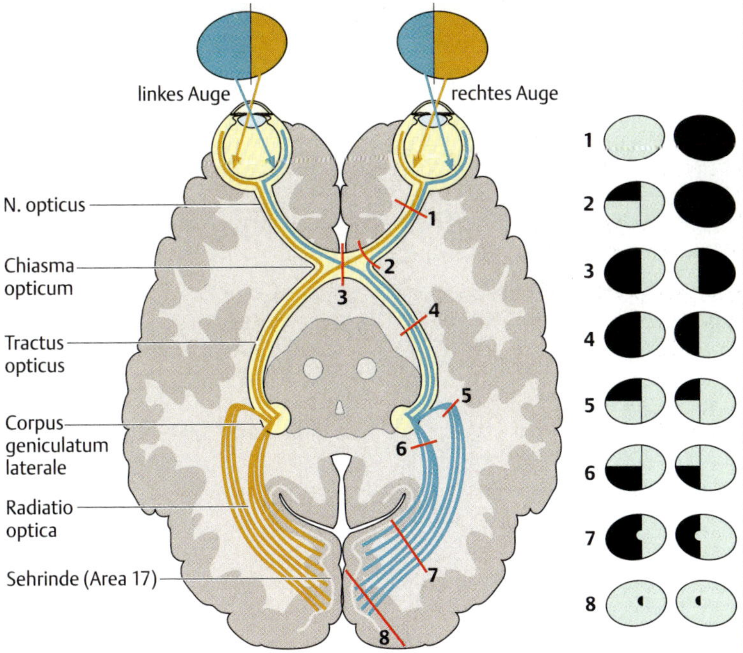

14.9

Augenmigräne (Migraine ophthalmique)

Sie beruht auf einer **temporären spastisch-atonischen Zirkulationsstörung der A. cerebri posterior**, die u. a. die Sehrinde versorgt. Die **Symptome** sind vielfältig. Typisch sind einseitig parazentral beginnendes homonymes Flimmerskotom, aneinandergereihte Lichtblitze (Fortifikationsspektren) und grelle Farbwahrnehmungen. Dazu kommen Kopfschmerzen, Übelkeit und Schwindel. Augenmuskellähmungen können ebenfalls vorkommen (*ophthalmoplegische Migräne*). **Therapie:** durch den Neurologen.

Abbildung 14.**9** gibt noch einmal eine **zusammenfassende Übersicht** über alle wichtigen Sehbahnläsionen und die damit korrespondierenden Gesichtsfeldausfälle.

15 Augenhöhle (Orbita)

Christoph W. Spraul und Gerhard K. Lang

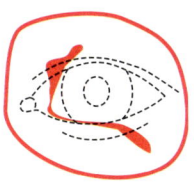

15.1 Grundkenntnisse

Grundsätzliche Bedeutung der Orbita für das Auge: Die Orbita (*engl.:* orbital cavity) ist sozusagen das *schützende knöcherne Gehäuse* für Bulbus mit Sehnerv, Augenmuskeln, Nerven und Blutgefäße sowie Tränendrüse. Diese Strukturen sind von orbitalem Fettgewebe umgeben. Die Orbita hat die *Form* eines leicht nach außen und unten divergierenden *Trichters*, wobei die 6 Augenmuskeln an der Spitze des Trichters um den Sehnerv herum ihren Ursprung haben und am Bulbus ansetzen. Der Bulbus bewegt sich somit in der Orbita wie in einer *Gelenkhöhle*.

Knöchernes Gehäuse: Es besteht aus 7 Knochen (◎ 15.1):
- Os frontale (Stirnbein),
- Os ethmoidale (Siebbein),
- Os lacrimale (Tränenbein),
- Os sphenoidale (Keilbein),
- Os maxillare (Oberkieferknochen),
- Os palatinum (Gaumenbein) und
- Os zygomaticum (Jochbein).

Der knöcherne Eingang der Orbita bildet einen stabilen Ring, die übrige knöcherne Begrenzung besteht aus teilweise sehr dünnen Knochenlamellen (→ Nachbarstrukturen).

Nachbarstrukturen: Klinisch von Bedeutung ist die enge Nachbarschaft der Orbita zu den umliegenden Strukturen. Die inferior liegende **Kieferhöhle** ist durch eine 0,5 mm dicke Knochenlamelle, die **Siebbeinzellen**, die sich medial hinten befinden, sind nur durch eine 0,3 mm dicke Knochenlamelle, bzw. *nur durch Periost* von der Orbita getrennt. In *unmittelbarer Nachbarschaft* der Augenhöhle befinden sich zudem:
- **Keilbeinhöhle,**
- **mittlere Schädelgrube,**
- **die Gegend des Chiasmas,**
- **Hypophyse** und
- **Sinus cavernous.**

15 Augenhöhle (Orbita)

Vorderansicht der linken Augenhöhle

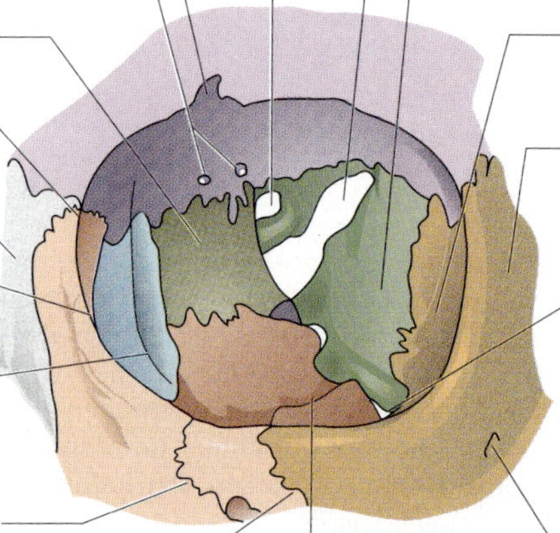

- Incisura frontalis
- Canalis opticus
- Fissura orbitalis superior
- Foramina ethmoidalia anterius et posterius
- Facies orbitalis majoris ossis sphenoidalis
- Lamina orbitalis ossis ethmoidalis
- Facies orbitalis ossis zygomatici
- Sutura frontomaxillaris
- Os zygomaticum
- Os nasale
- Crista lacrimalis anterior
- Fissura orbitalis inferior
- Crista lacrimalis posterior
- Sutura infraorbitalis
- Sutura zygomaticomaxillaris
- Sulcus infraorbitalis
- Foramen zygomaticofaciale

15.1 Darstellung der 7 Knochen sowie der orbitalen Öffnungen.

Oben ist die **vordere Schädelgrube** sowie die **Stirnhöhle** benachbart. Die verschiedenen knöchernen Öffnungen der Orbita und die durch sie verlaufenden Strukturen sind in 15.1 aufgeführt. Aufgrund dieser anatomischen Lage wird die Orbita häufig bei Erkrankungen der genannten benachbarten Strukturen in Mitleidenschaft gezogen. So kann es z.B. bei Entzündungen der Nasennebenhöhlen zur Orbitaphlegmone kommen (→ S. 422 f).

Die Orbita ist von Periost (Periorbita) ausgekleidet und wird nach vorne durch das Septum orbitale, das sich vom Orbitalrand zum Tarsus erstreckt, den Lidbändchen (Lig. palpebrale mediale und laterale) sowie den Lidern abgeschlossen.

Arterielle Versorgung: Sie erfolgt aus der **A. ophthalmica** einem Ast der A. carotis interna. Die A. ophthalmica hat über die A. supraorbitalis und die A. supratrochlearis Verbindungen zur A. angularis, einem Ast der A. carotis externa.

> Bei Stenosen der A. carotis interna kann es in der A. supraorbitalis und der A. supratrochlearis zur dopplersonographisch nachweisbaren Stromumkehr kommen.

Tab. 15.1 Öffnungen der knöchernen Orbita und sie durchziehende Strukturen

Öffnungen der Orbita	Strukturen
Foramen opticum (Canalis nervi optici)	❖ N. opticus ❖ A. ophthalmica

Fissura orbitalis superior	❖ N. oculomotorius
	❖ N. trochlearis
	❖ N. abducens
	❖ N. ophthalmicus V_1:
	  – N. lacrimalis
	  – N. frontalis
	  – N. nasociliaris
	❖ Vv. ophthalmicae superiores

Foramen rotundum	❖ N. maxillaris V_2
Fissura orbitalis inferior	❖ N. infraorbitalis ❖ N. zygomaticus ❖ V. ophthalmica inferior
Canalis infraorbitalis	❖ N. infraorbitalis

Venöser Abstrom aus der Orbita: Er erfolgt über die **V. ophthalmica inferior** in den Plexus pterygoideus, über die **V. ophthalmica superior** in den Sinus cavernosus, sowie über die **V. angularis** zu den Gesichtsvenen.

15.2 Untersuchungsmethoden

Leitsymptome: Kennzeichen vieler Orbitaerkrankungen ist die ein oder beidseitige Verlagerung des Bulbus im Sinne eines **Enophthalmus** (Zurücksinken des Bulbus in die Orbita) oder **Exophthalmus** (Protrusio bulbi = Hervortreten des Bulbus aus der Orbita) (Abb. 15.2). Abzugrenzen ist der **Pseudoexophthalmus**, der durch einen großen Augapfel (d. h. langer Bulbus) bei hoher Myopie verursacht ist sowie der **Pseudoenophthalmus** bei kleinem Augapfel, d. h. kurzer Bulbus (Phthisis bulbi, Mikrophthalmus).

Die nachfolgende Auflistung von Untersuchungsmethoden umfaßt in aufsteigender Reihenfolge die einfachen, gängigen Untersuchungen bis hin zu den schwierigen, aufwendigeren Methoden. Generell gilt, daß bei orbitalen Erkrankungen die interdisziplinäre Zusammenarbeit mit dem HNO-Arzt, Neurologen, Neurochirurgen, Neuroradiologen, Internisten, Nuklearmediziner sowie dem Onkologen erforderlich ist.

15 Augenhöhle (Orbita)

Funktionsweise und Gebrauch des Spiegelexophthalmometers nach Hertel

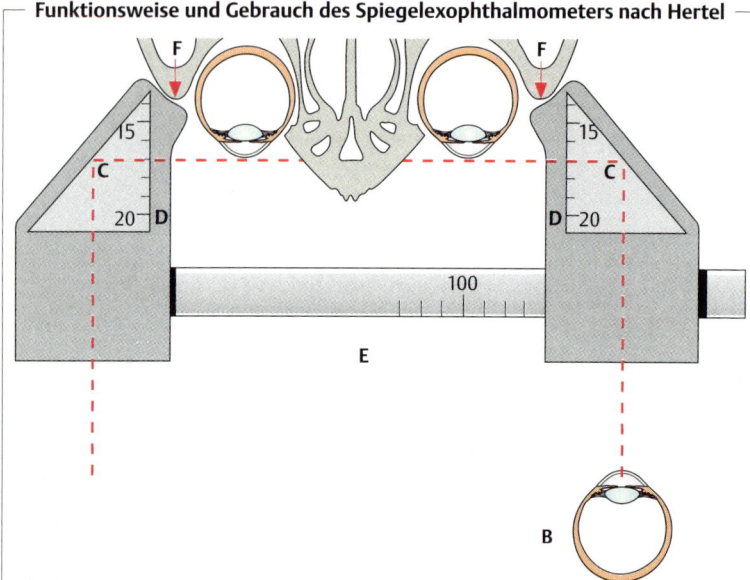

15.2 a Die extraorbitale Prominenz des Auges wird von der Vorderfläche der Hornhaut (gestrichelte Linie) bis zur temporalen knöchernen Begrenzung (F) gemessen. Dazu betrachtet der Untersucher die Vorderfläche der Hornhaut über einen Spiegel (C). Die extraorbitale Prominenz wird dann auf der eingearbeiteten Skala (D) in mm abgelesen. Um reproduzierbare Werte zu erhalten, ist es wichtig, daß das Spiegelexophthalmometer jedesmal mit gleicher Einstellung der Basis (mm) (E) aufgesetzt wird.

Visusprüfung: → S. 4

Motilitätsprüfung: Je nach Muster der Augenbewegungsstörung kann sich hieraus ein **Hinweis auf die Ursache der Störung**, d.h. neurogene, myogene oder mechanische Ursache, ergeben (→ Kap. 17).

Fundusuntersuchung: Retrobulbäre Prozesse können von außen auf den Bulbus drücken. Dies führt manchmal zu **ophthalmoskopisch sichtbaren Aderhautfalten**. Bei Tumordruck auf den N. opticus kann die **Papille atrophisch** oder **ödematös** sein. Beim Optikusscheidenmeningeom kommt es zum Teil zu **Shunt-Gefäßen auf der Papille**.

Exophthalmometrie: Mit dem *Spiegelexophthalmometer (nach Hertel)* (15.2a u. **b**) wird gemessen, wie weit der Bulbus über den knöchernen

15.2 Untersuchungsmethoden

Funktionsweise und Gebrauch des Spiegelexophthalmometers nach Hertel

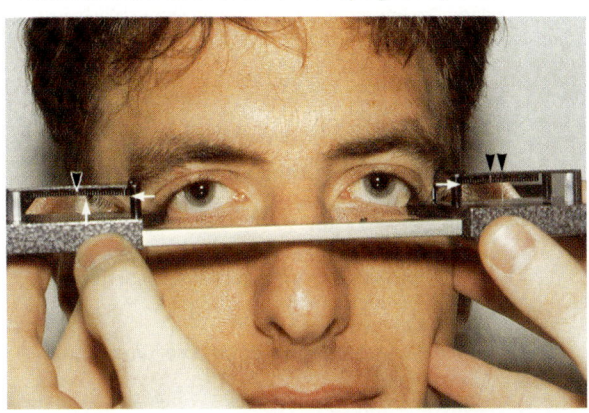

◉ 15.2 **b** Das Exophthalmometer wird auf die tiefste Stelle im Bereich des temporalen Os zygomaticum aufgesetzt. Um beim Ablesen eine paralaktische Verschiebung zu vermeiden, werden 2 eingearbeitete Striche (Pfeilspitzen, rechts im Bild) durch adäquate horizontale Verschiebung des Auges des Untersuchers übereinander projiziert (Pfeil, links im Bild). Erst dann wird auf der Skala (kurze weiße Pfeile) die extraorbitale Prominenz der Vorderfläche der Hornhaut (langer weißer Pfeil) abgelesen. Die Messung erfolgt jeweils mit nur einem Auge des Untersuchers und zwar für die Messung des rechten Patientenauges mit dem linken und für die Messung des linken Patientenauges mit dem rechten Auge des Untersuchers.

Orbitarand nach vorne ragt. Die **veränderte Lage des Bulbus in Relation zum Orbitarand** ist ein Leitsymptom vieler orbitaler Erkrankungen (→ 🖻 15.2).

❗ Wichtiger als der absolute Wert ist die Seitendifferenz, die ab 3 mm als pathologisch anzusehen ist. Einen einseitigen Exophthalmus kann man auch ohne Exophthalmometer erkennen, wenn man, hinter dem Patienten stehend, dessen Oberlider etwas anhebt und von oben über dessen Stirn zur Wange blickt.

Gesichtsfeldprüfung (→ S. 399): Sie dient dem **Nachweis einer Schädigung des N. opticus** bei Erkrankungen der Orbita.

Ultraschalluntersuchung: Bei dieser nicht invasiven Untersuchung stehen 2 Techniken zur Verfügung:
1. Mit dem **B-Bild** (B steht für **B**rightness) ist eine *2dimensionale Darstellung der oribtalen Strukturen* möglich. Indikationen: orbitale Raumforderungen.

15.2 Ursachen für Exophthalmus bzw. Enophthalmus, aufgegliedert nach ätiologisch ähnlichen Krankheitsbildern. Die Anordnung erfolgt sowohl hinsichtlich der jeweiligen Krankheitsgruppe als auch innerhalb der Gruppe nach Häufigkeiten

Lageveränderung	Ursachen
Exophthalmus (Protrusio bulbi)	❖ Endokrine Orbitopathie (häufigste Ursache) **Entzündliche Orbitaveränderungen** ❖ Orbitaphlegmone (häufigste Ursache bei Kindern) ❖ Pseudotumor orbitae (Autoimmunprozeß) ❖ Myositis der Augenmuskeln (Sonderform des Pseudotumors) ❖ Orbitaabszeß ❖ Sinus-cavernosus-Thrombose (ernsthaftes Krankheitsbild) ❖ ausgeprägte Tenonitis ❖ Mukozele ❖ Mykose (bei immunsupprimierten Patienten) ❖ parasitärer Orbitabefall (Rarität) **Vaskulär bedingte Orbitaveränderungen** ❖ arteriovenöse Fisteln (pulsierend) ❖ Orbitahämatom (meist traumatisch) ❖ Orbitavarizen (intermittierender Exophthalmus) **Tumore der Orbita** (langsam progredient) **Bildungsanomalien** ❖ Dyskranien (vorzeitiger Schluß von Schädelnähten) ❖ Meningoenzephalozele (sehr selten) ❖ Osteopathien (eher selten)
Enophthalmus	**Orbitafrakturen** (häufigste Ursache) ❖ Blow-out-Fraktur, wenn nicht mit orbitalem Hämatom assoziiert **Neurogene Ursachen** ❖ Horner-Syndrom (Sympathikusdysfunktion) ❖ Lähmungen der schrägen Augenmuskeln **Schwund des Orbitagewebes** (symmetrisch) ❖ Atrophie des orbitalen Fetts im Alter ❖ Dehydratation

2. Die **A-Bild-Technik** (A steht für **A**mplitude) erlaubt eine *genaue Vermessung von Sehnerv- und Muskeldicken*. Indikation: z. B. Verlaufskontrolle bei endokriner Orbitopathie.

Zusätzlich ist die **Kombination mit einer Doppler-Technik** möglich, um die Strömungsverhältnisse beurteilen zu können.

Konventionelle Röntgenuntersuchungen: Sie erlauben meist nur Aussagen über die **Beschaffenheit der knöchernen Strukturen**, also z. B. darüber, ob eine Fraktur vorliegt oder nicht und wo sie lokalisiert ist. Kleinere Frakturen können durch diese konventionellen Röntgenuntersuchungen häufig nicht diagnostiziert werden und erfordern die Computertomographie.

Computertomographie und Kernspintomographie: Diese modernen Untersuchungstechniken erlauben eine genaue Darstellung der orbitalen Strukturen in verschiedenen Schnittebenen und sind die **Standardverfahren zur Tumordiagnostik**.

> Bei Orbitatraumata sollte wegen der besseren Beurteilung der knöchernen Strukturen zuerst eine Computertomographie, bei Verdacht auf Weichteilveränderungen zunächst eine Kernspintomographie durchgeführt werden.

Angiographie: Diese ist bei **Verdacht auf arteriovenöse Fisteln** indiziert.

15.3 Fehlbildungen

Angeborene Fehlbildungen mit Auswirkungen auf die Orbita sind insgesamt sehr selten.

15.3.1 Kraniofaziale Dysplasien

15.3.1.1 Kraniostenosen

→ *engl.:* craniostenosis

Bei diesen Krankheitsbildern kommt es zu **prämaturen Nahtsynostosen der Schädelknochen**. Klinisch zeigt sich häufig ein *beidseitiger Exophthalmus* assoziiert mit einem *Hypertelorismus* und *Auswärtsschielen*. Die mechanische Beeinträchtigung des N. opticus zeigt sich durch das Entstehen einer *Stauungspapille* und erfordert dann die operative Dekompression, um eine Optikusatrophie zu verhindern.

Turmschädel

→ *Synonym:* Turrizephalus; *engl.:* turricephaly

Der **vorzeitige Verschluß der Kranznaht** führt zur Aufrichtung, Abflachung und Verkleinerung der Orbita.

Dysostosis craniofacialis

→ *Synonym:* Morbus Crouzon; *engl.:* craniofacial dysostosis

Bei **vorzeitigem Verschluß von Kranz- und Sagittalnaht** entsteht ebenfalls ein hoher Schädel (Brachyzephalie) und eine zu kleine Orbita. Charakteristisch ist zudem eine breite Nasenwurzel (Papageiennase) sowie ein vorstehendes Kinn (Progenie).

> ❗ Bei frühkindlicher Enukleation kann es zur **Orbitahypoplasie** kommen, weil der Bulbus einen Wachstumsreiz für die Augenhöhle darstellt. Eine rechtzeitige Prothesenanpassung ist deshalb erforderlich.

15.3.2 Mandibulofaziale Dysplasien

15.3.2.1 Dysplasia oculoauriculovertebralis

→ *Synonym:* Goldenhar-Syndrom;
engl.: oculoauriculovertebral dysplasia

Neben Außenohrfehlbildungen und Kiemengangsrudimenten im Wangenbereich findet man **epibulbäre limbusnahe Dermoide** (→ ◉ 4.19).

15.3.2.2 Dysostosis mandibulofacialis

→ *Synonyme:* Treacher-Collins-Syndrom = inkomplette Form;
Franceschetti-Syndrom = komplette Form;
engl.: mandibulofacial dysostosis

Dieses **Fehlbildungssyndrom des 1. Kiemenbogens** ist gekennzeichnet durch Orbitadeformitäten mit *antimongoloider Lidstellung, Unterlidkolobome,* Tieferstand der Ohren sowie hypoplastischem Unterkiefer mit Fehlbildungen der Zähne.

15.3.2.3 Okulomandibuläre Dysostose

→ *Synonym:* Hallermann-Streiff-Syndrom;
engl.: oculo-mandibulo dysostosis

Neben dem typischen „Vogelgesicht" kann ein bilateraler Mikrophthalmus assoziiert mit einer Katarakt, Nystagmus sowie Strabismus vorliegen.

15.3.2.4 Rubinstein-Taybi-Syndrom

→ *engl.:* Rubinstein-Taybi syndrome

Bei dieser kraniomandibulofazialen Dysplasie fallen die antimongoloide Lidspalte, Hypertelorismus, Epikanthus sowie Enophthalmus auf. Beschrieben sind auch Katarakte, Iriskolobome sowie infantile Glaukome.

15.3.3 Meningoenzephalozele

→ *engl.:* menigoencephalocele

Durch einen **inkompletten Verschluß der Knochennähte** kann es im Bereich der Orbita zu Ausstülpungen von Durasack mit Gehirnanteilen kommen. Klinisch findet man einen machmal *pulsierenden Exophthalmus* oder im Extremfall eine *tumoröse Vorwölbung*.

15.3.4 Osteopathien

→ *engl.:* osteopathies

Bei zahlreichen Erkrankungen dieses Formkreises kommt es zu Orbitaveränderungen. Die bekanntesten sind die *Osteopathia deformans Paget* (engl. Paget's disease of bone), *Dysostosis multiplex Hurler* (Gargoylismus; engl.: Hurler's disease, gargoylism) sowie die *Marmorknochenkrankheit* Albers-Schönberg (Osteopetrose; engl.: Albers-Schönberg marble bones), bei der es zudem zu Druckatrophien des N. opticus kommt.

15.4 Orbitabeteiligung bei Autoimmunerkrankung: Endokrine Orbitopathie

Definition

Autoimmunerkrankung mit Beteiligung der Orbita, die häufig mit Schilddrüsenfunktionsstörungen assoziiert ist. Histologisch zeigt sich in der Orbita ein entzündlich-infiltrativer Prozeß.

→ *Synonym:* Basedow-Krankheit; *engl.:* Basedow's disease, Grave's disease, Grave's ophthalmopathy, thyroid-related orbitopathy

Epidemiologie: Frauen sind 8mal häufiger betroffen als Männer. 60% der Patienten haben eine Hyperthyreose; 10% der Patienten mit Schilddrüsenerkrankungen entwickeln im Laufe ihres Lebens eine endokrine Orbitopathie.

> Die endokrine Orbitopathie stellt die häufigste Ursache sowohl des einseitigen als auch des beidseitigen Exophthalmus dar.

Ätiopathogenese: Die genaue Ätiologie dieser Autoimmunerkrankung ist noch unklar. Histologisch zeigt sich eine lymphozytäre Infiltration der Orbita mit Einlagerungen von Glukosaminoglykanen. Die Augenmuskeln sind dabei besonders stark befallen. Nach der akuten Phase kommt es zur Fibrosebildung.

> Ein autonomes Adenom der Schilddrüse ist nicht mit einer endokrinen Orbitopathie assoziiert. Manche Patienten mit endokriner Orbitopathie zeigen zeitlebens keine Schilddrüsenfunktionsstörungen.

Symptomatik: Die meist schmerzlose Erkrankung beginnt zwischen dem 20. und 45. Lebensjahr. Die Patienten berichten über gerötete, trockene Augen mit Druckgefühl (Sicca-Syndrom) sowie kosmetische Beeinträchtigungen. Gleichzeitig ist die Motilität des Bulbus eingeschränkt und es kommt zu Doppelbildern.

Diagnostik: Leitsymptome sind der *Exophthalmus* der nur in 10% der Fälle einseitig auftritt sowie die Lidveränderungen mit Ausbildung von *charakteristischen Lidzeichen* (🔲 15.3 u. 🔲 15.3). Die Muskelverdickungen (hauptsächlich M. rectus inferior und medialis) mit nachfolgender Fibrosierung führen zu Motilitätsstörungen und Doppelbildern. Die Blickhebung ist eingeschränkt, was bei der **Bestimmung des intraokularen Druckes** bei Aufblick zu falsch hohen Werten führt. Das Konvergenzvermögen ist ebenfalls eingeschränkt (*Möbius-Zeichen*).

Die klinische Verdachtsdiagnose der endokrinen Orbitopathie wird durch die **sonographisch** oder **computertomographisch bestimmbaren Verdickungen der extraokularen Augenmuskeln** untermauert (🔲 15.4). Die weitere Diagnostik muß zusammen mit dem Internisten, Endokrinologen und Röntgenologen erfolgen.

Differentialdiagnose: Seltenere Krankheitsbilder wie Orbitatumore (→ S. 428 f) und orbitale Pseudotumore (→ S. 424 f) müssen ausgeschlossen werden.

🔲 15.3   Lidzeichen bei endokriner Orbitopathie

Lidzeichen	Erläuterung
✦ Dalrymple-Zeichen	Retraktion des Oberlides mit sichtbarer Sclera superior des Limbus und erweiterter Lidspalte mit Ausbildung einer Keratitis e lagophthalmo (Überfunktion des Müller-Muskels)
✦ von-Gräfe-Zeichen	Retraktion des Oberlides bei Blicksenkung (Überfunktion des Müller-Muskels)
✦ Gifford-Zeichen	erschwertes Ektropionieren des Oberlides (bedingt durch Lidödeme)
✦ Stellwag-Zeichen	seltener Lidschlag
✦ Kocher-Zeichen	starrer Blick
✦ Lidflattern beim Lidschluß	

15.4 Orbitabeteiligung bei Autoimmunerkrankung **421**

Patientin mit endokriner Orbitopathie, links ausgeprägter als rechts

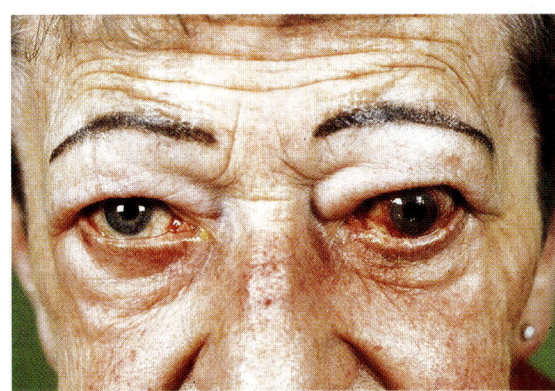

🔾 15.3 Typisch sind neben – vor allem links gut erkennbarem – Exophthalmus, die Retraktion des Oberlides mit sichtbarer Sclera superior des Limbus (Dalrymple-Zeichen), die konjunktivale Injektion und der starre Blick (Kocher-Zeichen).

Computertomogramm eines Patienten mit endokriner Orbitopathie

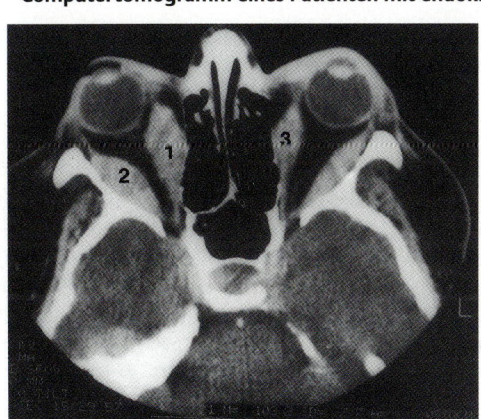

🔾 15.4 Deutlich sichtbar sind die verdickten extraokulären Muskeln; hauptsächlich der M. rectus medialis (1) und der M. rectus lateralis (2) der rechten Orbita sowie der M. rectus medialis (3) in der linken Orbita.

Therapie: Neben der *Behandlung der Schilddrüsenfunktionsstörungen* sind *systemische Cortisongabe* (initial 60–100 mg Prednison) sowie *Röntgenbestrahlung der Orbita* im **akuten Stadium** die Haupttherapieprinzipien. Bei **refraktären Fällen** ist die *chirurgische Orbitadekompression* notwendig, um einen druckbedingten Sehnervenschaden zu vermeiden. Die **Keratitis e lagophthalmo** (Keratitis bei extremem Exophthalmus infolge mangelhaften Lidschlusses) ist mit *Tränenersatzmittel* bzw. *Tarsorrhaphie* (teilweise oder völlige Vernähung von Ober- und Unterlid zur Verkürzung oder zum Verschluß der Lidspalte) zu behandeln. Im **chronischen Stadium** können *Augenmuskeloperationen* zur Korrektur von Schielstellungen sowie *lidchirurgische Eingriffe* zur Korrektur von Lidfehlstellungen (z. B. Lidhöherstand) erforderlich werden.

Verlauf und Prognose: Bei rechtzeitiger Behandlung bleibt die Sehschärfe gut. Im chronischen Stadium bleibt der Exophthalmus jedoch trotz guter internistischer Betreuung oft bestehen.

15.5 Entzündliche Veränderungen

Entzündliche Veränderungen sind aufgrund der engen Nachbarschaft zu den Nasennebenhöhlen mit ihrem besonders hohen Entzündungspotential nach der endokrinen Orbitopathie die *zweithäufigsten* orbitalen Erkrankungen. Die Orbitaphlegmone ist in dieser Gruppe die *schwerwiegendste*.

15.5.1 Orbitaphlegmone

Definition

Akute Entzündung des Orbitainhaltes mit den Leitsymptomen Motilitätsstörungen und allgemeines Krankheitsgefühl.

→ *engl.:* orbital cellulitis

> Bei Kindern ist die Orbitaphlegmone die häufigste Ursache für einen Exophthalmus.

Ätiopathogenese: Die akute Entzündung im Bereich der Orbita posterior des Septum orbitale ist *meist* eine aus der Umgebung fortgeleitete Entzündung. Über 60 % aller Fälle (bei Kindern sogar 84 %) sind als **sinugen**, insbesondere von den Siebbeinzellen und der Stirnhöhle ausgehend, einzustufen. Bei Säuglingen können fortgeleitete **Zahnkeimentzündungen** ursächlich sein. *Seltener* findet man dieses Krankheitsbild bei Gesichtsfurunkel, Erysipel, Hordeolum, Panophthalmitis, Orbitaverletzungen und Sepsis.

Symptomatik: Die Patienten haben ein erhebliches Krankheitsgefühl, manchmal mit Fieber und Schmerzen, die durch Augenbewegungen verstärkt werden.

Diagnostik: Typisch ist der **Exophthalmus** mit ausgeprägter **Bindehaut**-(Chemosis) und **Lidschwellung** sowie die deutliche **Einschränkung der Bulbusbeweglichkeit** („eingemauerter" Bulbus, ◨ 15.5). Die Patienten können eine **Leukozytose** mit **erhöhter BSG** aufweisen. Bei klinischem Verdacht ist eine HNO-ärztliche Vorstellung bzw. Mitbehandlung zur Beurteilung der Nasennebenhöhlen erforderlich.

15.5 Entzündliche Veränderungen

Patient mit Orbitaphlegmone

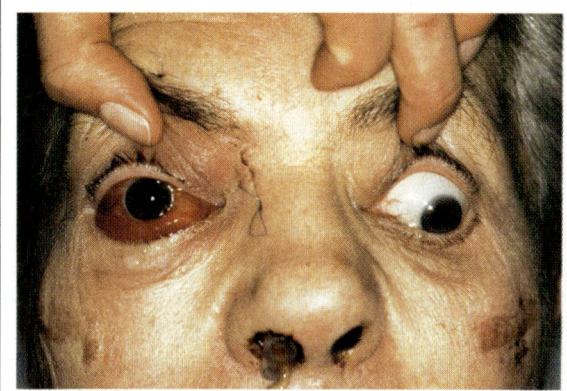

◉ 15.5 Typisch sind Chemosis (Bindehautschwellung), Exophthalmus sowie Motilitätseinschränkung (das rechte Auge bewegt sich nicht mit).

Differentialdiagnose: Abzugrenzen ist die **häufigere** *präseptale Lidphlegmone (engl.* preseptal cellulitis), bei der der Entzündungsprozeß *vor* dem Septum orbitale lokalisiert ist, und *Motilitätsstörungen* sowie *Chemosis fehlen*. **Seltenere Krankheitsbilder**, die differentialdiagnostisch abzugrenzen sind, sind: *Pseudotumor orbitae* (→ S. 424 f), *Periostitis orbitae* (→ S. 426) evtl. mit Ausbildung eines *subperiostalen Abszesses* und *orbitaler Abszeß*.

❗ Das wichtigste differentialdiagnostische Merkmal der Orbitaphlegmone ist die deutliche Motilitätsstörung des Auges („eingemauerter Bulbus"). Bei Kindern ist auch an das Rhabdomyosarkom zu denken.

Therapie: Sie besteht in einer **stationären hochdosierten intravenösen antibiotischen Behandlung** (Oxacillin 1,5 g alle 4 Std. kombiniert mit Penicillin G 1 Mio. Einheiten, ebenfalls alle 4 Std.; bei Kleinkindern wird Ceftrixon, bei Schulkindern Oxacillin in Kombination mit Cefuroxim in der entsprechenden Dosierung verwandt) sowie **Sanierung der Nebenhöhlen** bei sinugener Ätiologie.

Verlauf und Komplikationen: Die orbitale Entzündung kann zur **Destruktion des N. opticus** mit konsekutiver Atrophie und Erblindung führen. Bei eitriger Thrombophlebitis der Orbitavenen kann es zur **Sinus-cavernosus-Thrombose** (→ S. 424) kommen mit Meningitis, Hirnabszeß oder Sepsis.

❗ Eine Orbitaphlegmone kann in eine lebensbedrohliche Situation (Sinus-cavernosus-Thrombose) münden.

15.5.2 Sinus-cavernosus-Thrombose

Definition

Seltenes, jedoch *schweres, akutes* Krankheitsbild mit Thrombosierung der kavernösen Räume des retroorbitalen Sinus cavernosus, meist bei eitrigen Prozessen in der Nachbarschaft. Keine Erkrankung der Orbita im eigentlichen Sinne.

→ *engl.:* cavernous sinus thrombosis

Ätiopathogenese: Es handelt sich um fortgeleitete eitrige Entzündungen des Mittelohrs, des Felsenbeins, der Orbita sowie der Gesichtshaut (V. angularis).

Symptomatik: Die Patienten zeigen ein akutes Krankheitsbild mit Kopfschmerzen, Benommenheit, Fieber und Erbrechen.

Klinik und Befund: Der Augenarzt stellt einen *meist beidseitigen Exophthalmus* fest sowie eine *venöse Stauung der episkleralen und konjunktivalen Gefäße*, kombiniert mit multiplen Paresen der Hirnnerven. Die *neurogene Lähmung aller Augenmuskeln* wird als **Ophthalmoplegia totalis** bezeichnet, bei *zusätzlicher Beteiligung des N. opticus* als **Orbitaspitzensyndrom**.

> ❗ Die Motilitätsstörung des Bulbus ist vorwiegend neurogen, bedingt durch die Schädigung der Nerven im Sinus cavernosus im Gegensatz zur mechanischen Bewegungseinschränkung durch die orbitale Entzündung bei der Orbitaphlegmone.

Diagnostik und Therapie: Diese liegen hauptsächlich in den Händen von HNO-Ärzten, Neurochirurgen sowie Internisten. Erforderlich ist eine hochdosierte systemische antibiotische Therapie sowie eine Antikoagulation.

15.5.3 Pseudotumor orbitae

Definition

Lymphozytischer orbitaler Tumor *unbekannter Genese*.

→ engl.: orbital inflammatory syndrome, orbital pseudotumor

Symptomatik und Befund: Schmerzhafte, mäßiggradige Entzündungsreaktion mit **Lidschwellung, Chemosis** und ein- oder beidseitigem **Exophthalmus**. Bei Befall der extraokulären Muskeln kommt es zu **Motilitätsstörungen mit Diplopie**.

Diagnostik: Die **Computer- und Kernspintomographie** zeigt eine diffuse Weichteilschwellung. Nur durch eine **Biopsie** kann die Diagnose gesichert werden.

15.5 Entzündliche Veränderungen

> ❗ Manchmal ähnelt das computertomographische Bild einem infiltrativen Tumor.

Differentialdiagnose: Abzugrenzen sind die häufigere, meist nicht schmerzhafte **endokrine Orbitopathie** (→ S. 419 f) sowie die meist bakteriell bedingte **Orbitaphlegmone** (→ S. 422 f). **Sonderformen des Pseudotumor orbitae** sind die Myositis sowie das Tolosa-Hunt-Syndrom (idiopathischer granulomatöser Entzündungsprozeß im Bereich der Orbitaspitze mit schmerzhafter Ophthalmoplegia totalis).

Therapie: Hochdosierte, **systemische Cortisongaben** (initial 100 mg Prednisolon) führen meist zur Remission. Bei refraktären Fällen kann eine Orbitabestrahlung oder eine Entlastungsoperation indiziert sein.

15.5.4 Myositis
➜ *engl.:* myositis

Dies ist eine **Sonderform des Pseudotumor orbitae**, wobei hier die lymphatische Infiltration *vorzugsweise ein* oder *mehrere Augenmuskeln* betrifft. Neben dem deutlichen *Bewegungsschmerz* finden sich *Augenmotilitätsstörungen mit Doppelbildwahrnehmung* (Diplopie). Je nach Ausmaß der myositischen Veränderungen zeigt sich ein *Exophthalmus* mit *Chemosis* und *Lidschwellung*. Die *Ultraschalluntersuchung* (◉ 15.6) zeigt die verdickten Augenmuskeln, die oft mit einer *Tenonitis* (Entzündung der Tenon-Kapsel) assoziiert sind.

> ❗ Bei der endokrinen Orbitopathie ist nur der Muskelbauch verdickt, bei der Myositis der gesamte Muskel.

Diagnose einer Myositis

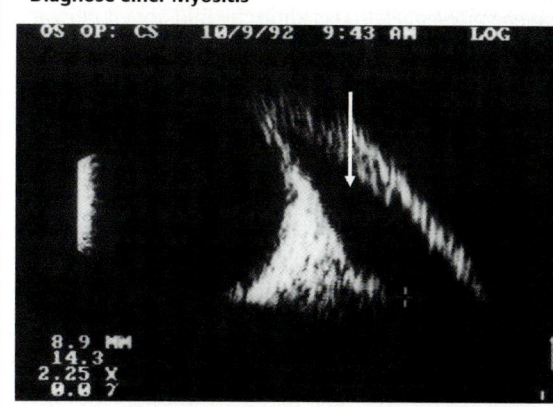

◉ 15.6 Auf dem Ultraschallbild (B-Bild) ist der insgesamt verdickte hyporeflektive M. rectus medialis sichtbar (Pfeil).

15.5.5 Periostitis orbitae

→ *engl.*: orbital periostitis

Hierunter versteht man eine *meist bakterielle* (Aktinomykose, Tuberkulose, Lues) **Entzündung der die Orbita auskleidenden Knochenhaut** (Periost). *Seltener* ist die Ursache eine *Osteomyelitis* oder – bei Säuglingen – eine *Entzündung der Zahnkeimanlage*. Die *klinische Symptomatik* ist ähnlich der *Orbitaphlegmone* mit jedoch deutlich geringerer Ausprägung und ohne Motilitätsstörungen des Auges. Bei Einschmelzung des Prozesses entsteht ein subperiostaler Abszeß, bei weiterer Ausbreitung eine Orbitaphlegmone (→ S. 422 f).

15.5.6 Mukozele

→ *Synonym:* Schleimzyste; *engl.*: mucocele, mucopyocele

Die **mit Schleim gefüllten Zysten** wachsen bei einer *chronischen Sinusitis* in die Orbita ein. Dadurch wird Orbitainhalt verdrängt und es entsteht ein Exophthalmus.

Eine **Therapie** ist erforderlich bei:
- einer kosmetisch oder funktionell störenden Verlagerung des Bulbus (z. B. Lagophthalmus, Motilitätsstörungen),
- Kompression des Sehnervs sowie
- einer Infektion der Mukozele (= Pyozele).

15.5.7 Mykosen (Mukormykose, Aspergillus-Mykose)

→ *engl.*: mucormycosis; aspergillosis, aspergillomycosis

Diese *insgesamt seltenen Erkrankungen* finden sich insbesondere bei immunsupprimierten Patienten (Diabetes mellitus, HIV). Ausgangspunkt ist auch hier häufig ein *Nasennebenhöhlenbefall*. Das klinische Bild ähnelt dem anderer entzündlicher Orbitaerkrankungen.

15.6 Vaskuläre Veränderungen

Diese Veränderungen sind *insgesamt eher selten*. Die wichtigste und häufigste Erkrankung in dieser Gruppe ist der pulsierende Exophthalmus.

15.6.1 Pulsierender Exophthalmus

Definition

Akuter Exophthalmus mit tast- und hörbaren, pulssynchronen Pulsationen bei *Karotis-sinus-cavernosus-Fistel* oder *arteriovenösem Aneurysma*.

→ *Synonym:* Exophthalmus pulsans; *engl.*: pulsating exophthalmos (proptosis)

15.6 Vaskuläre Veränderungen

Ätiopathogenese: Eine *pathologische Verbindung zwischen A. carotis interna* (direkter Shunt) *bzw. deren Ästen* (indirekter Shunt) *und dem Sinus cavernosus* führt zur „Aufblähung" des orbitalen Venennetzes. Die Ursache ist meist (80%) traumatisch, seltener durch Lues oder Arteriosklerose bedingt.

Symptomatik: Die Patienten berichten über ein unangenehmes, maschinenartiges, pulssynchrones Geräusch im Bereich des Kopfes.

Diagnostik: Der erhöhte Venendruck führt zur **Erweiterung der episkleralen und konjunktivalen Gefäße** (◉ 15.7), zu retinalen Stauungszeichen mit Blutungen, Exsudationen und Stauungspapille sowie zu **erhöhtem intraokularem Druck**. Durch den erhöhten Druck im Sinus cavernosus kann es zur Okulomotorius- sowie Abduzensparese kommen.

> ❗ Mit dem Stethoskop sind die Geräuschphänomene bei der direkten Fistel gut hörbar.

Die Ultraschalluntersuchung mit Doppler-Sonographie bestätigt dann den klinischen Verdacht. Die Shunt-Lokalisation ist jedoch nur mit der **Angiographie** möglich.

Therapie: Nach Lokalisation des Shunts ist in Zusammenarbeit mit dem Neuroradiologen eine selektive Embolisation möglich.

> ❗ Bei kleinen Shunts ist durch Druckschwankungen (wie z. B. im Flugzeug) ein spontaner Verschluß möglich.

Karotis-Sinus-cavernosus-Fistel

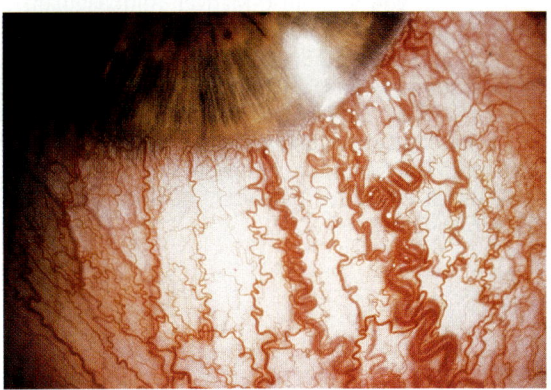

◉ 15.7 Deutliche Erweiterung und korkenzieherartiger Schlängelung der episkleralen und konjunktivalen Gefäße.

15.6.2 Intermittierender Exophthalmus

→ *Synonym:* Exophthalmus intermittens;
  engl.: intermittent exophthalmos

Dieses *seltene* Krankheitsbild mit **zeitweilig auftretendem ein- oder beidseitigem Exophthalmus** beruht auf einer *varikösen Erweiterung der Orbitavenen*, z. B. infolge eines Traumas oder bei Morbus Osler. Die Patienten berichten über ein wechselnd stark ausgeprägtes Hervortreten des Augapfels. Insbesondere *bei Erhöhung des venösen Abflußwiderstandes* (beim Pressen, Bücken, Schreien oder durch Kompression der Halsgefäße) kommt es zum meist einseitigen Exophthalmus, manchmal assoziiert mit verstärkter Füllung der episkleralen und/oder konjunktivalen Gefäße. Die *Ultrasonographie mit Valsalva-Manöver* erlaubt eine Diagnosestellung. *Abzugrenzen* ist die Karotis-Sinus-cavernosus-Fistel oder das arteriovenöse Aneurysma mit meist dramatischem Krankheitsbild mit Pulsationen, und Steigerung des intraokularen Druckes. Bei diesen Krankheitsbildern zeigt die Ultraschalluntersuchung eine *generalisierte* Erweiterung der orbitalen Venen. In seltenen Fällen (z. B. bei kosmetisch inakzeptablem Exophthalmus oder Hornhautoberflächenproblemen bei therapieresistenten Benetzungsstörungen) kann eine risikoreiche (Gefahr der Alteration wichtiger Strukturen in der Orbita wie z. B. zarter Blutgefäße oder Nerven) operative Entfernung der Orbitavarizen indiziert sein.

15.6.3 Orbitahämatom (orbitale Blutung unterschiedlichster Genese)

→ *engl.:* orbital hematoma

Hierbei kommt es, **meist traumatisch** bedingt, **seltener bei hämorrhagischen Diathesen** (z. B. aufgrund von Vitamin-C-Mangel, Antikoagulanzien, Leukämie) zur orbitalen Blutung. Aber auch retrobulbäre Injektionen vor einer Augenoperation und akute venöse Stauungen (Hustenanfälle, Asphyxie, Geburt) können Orbitahämatome verursachen. Neben dem *Exophthalmus* kommt es zu *Monokel- oder Brillenhämatom, Lidschwellung* und *Hyposphagma*; selten zu *Motilitätseinschränkungen*. Bei drohender Druckschädigung des N. opticus oder Durchblutungsstörung der A. centralis retinae ist eine Entlastung z. B. durch einen Lidspaltenschnitt oder Orbitotomie (Eröffnung der Augenhöhle) indiziert.

15.7 Tumore

15.7.1 Orbitatumore

Alle Orbitatumore verursachen aufgrund der Raumforderung und der daraus folgenden Verdrängung des Bulbus einen Exophthalmus, der häufig mit Motilitätsstörungen verbunden ist. Einige Tumore führen darüber hinaus zu besonderen, zusätzlichen Symptomen und Befunden (diese sind bei den im folgenden besprochenen Tumoren gesondert erwähnt).

Die *Tumoren der Tränendrüse* werden im Kapitel 3 „Tränenorgane" besprochen.

15.7.1.1 Hämangiom

→ *engl.:* hemangioma

Hämangiome sind die *häufigsten gutartigen Orbitatumore* sowohl im Kindes- als auch im Erwachsenenalter. Sie sind *meist nasal oben* gelegen. Im **Kindesalter** findet man häufig *kapilläre* Hämangiome (sie schwellen beim Schreien des Kindes an), im **Erwachsenenalter** meist *kavernöse* Hämangiome. Eine *Therapie* ist nur dann erforderlich, wenn die Gefahr der Amblyopie durch Verlegung der optischen Achse bzw. die Gefahr einer Sehnervenkompression besteht. Das kapilläre Hämangiom beim Kind kann mit Cortisongabe oder niedrig dosierter Bestrahlung behandelt werden.

15.7.1.2 (Epi)dermoidzyste

→ *engl.:* (epi)dermoid cyst

Diese Läsionen sind *bei Kindern mit die häufigsten orbitalen Tumore*. Ätiologisch sind sie Choristome, d.h. in die Tiefe verlagerte dermale oder epidermale Strukturen, *meist* jedoch *anterior des Septum orbitale* (daher eigentlich nicht mehr in der Orbita selbst) gelegen. Posterior des Septum orbitale gelegene Läsionen werden meist erst im Erwachsenenalter manifest. Die *Therapie* besteht in der kompletten Exzision.

15.7.1.3 Neurinom/Neurofibrom

→ *engl.:* neurinoma/neurofibroma

Diese Tumore sind häufig mit der *Neurofibromatose v. Recklinghausen* assoziiert. Wenn sie im Sehnervenkanal liegen, müssen sie entfernt werden, bevor es zur Druckschädigung des N. opticus gekommen ist.

15.7.1.4 Meningeom

→ *engl.:* meningioma

Das Meningeom kann vom N. opticus (**Optikusscheidenmeningeom**) oder vom Schädelinnenraum (**Keilbeinmeningeom**) ausgehen. Die Symptome variieren je nach Sitz des Tumors. Es kann zum Exophthalmus, Motilitätsstörungen und zur Druckschädigung des N. opticus kommen. Radiologisch findet man häufig *Hyperostosen*. Die Therapie besteht in der neurochirurgischen Tumorentfernung. Auch Meningeome sind (wie Neurinome) in 16% der Fälle mit einer *Neurofibromatose* (Morbus Recklinghausen) verbunden. Das *Optikusscheidenmeningeom* ist histologisch meist als benigne einzustufen, rezidiviert jedoch bei inkompletter Entfernung. Interessanterweise liegt das Durchschnittsalter der Patienten bei 32 Jahren (20% sind jünger als 20 Jahre).

15.7.1.5 Langerhans-Zell-Histiozytose

→ *Synonym:* Histiozytosis X; *engl.:* histiocytosis X

Proliferation von Langerhans-Zellen unklarer Ätiologie. Alle 3 Krankheitsbilder:
- Abt-Letterer-Siwe (maligne),
- Hand-Schüller-Christian-Histiozytose (benigne) sowie
- seltener das eosinophile Granulom (benigne)

können bei Orbitabeteiligung zum Exophthalmus führen.

15.7.1.6 Leukämische Infiltrate

→ *engl.:* leukemic infiltrations

Leukämische Infiltrate finden sich besonders bei der akuten lymphoblastischen Leukämie sowie bei einer Sonderform der myeloischen Leukämie (granulozytisches Sarkom [Chlorom]). Zusätzlich zum Exophthalmus zeigt sich oft eine entzündliche Komponente.

15.7.1.7 Lymphome

→ *engl.:* lymphoid tumors

Lymphome können isoliert oder im Rahmen einer systemischen Erkrankung vorkommen. Eine Zusammenarbeit mit dem Onkologen ist erforderlich. Therapeutisch ist die Radiatio sowie eine Chemotherapie möglich. Meist handelt es sich um *niedrig maligne Tumore*. Eine Ausnahme stellt das **hoch maligne Burkitt-Lymphom** dar, das eine hohe Affinität zur Orbita besitzt.

15.7.1.8 Rhabdomyosarkom

→ *engl.:* rhabdomyosarcoma

Dies ist der *häufigste bösartige orbitale Primärtumor im Kindesalter*. Der Tumor wächst sehr schnell und muß aufgrund der oft bestehenden „entzündlichen" Komponente differentialdiagnostisch von der Orbitaphlegmone (→ S. 422 f) abgegrenzt werden. Diagnostisch ist eine Computertomographie und evtl. eine Biopsie erforderlich. Mit modernen Therapieschemata (Chemotherapie und Bestrahlung) ist eine Heilung in vielen Fällen möglich.

15.7.2 Metastasen und fortgeleitete Tumore

Im **Kindesalter** ist die Metastasierungrate in die Orbita häufiger als diejenige in die Aderhaut. Im **Erwachsenenalter** ist dies umgekehrt. Die häufigsten orbitalen Metastasen im Kindesalter gehen von einem *Neuroblastom* aus. Maligne Tumore aus der Nachbarschaft können ebenfalls in die Orbita einbrechen.

15.7.3 Sehnervengliome
→ *engl.:* optic nerve glioma

Im *Kindesalter* ist dies der *zweithäufigste, potentiell bösartige Tumor* der Orbita. Bei 25% der Patienten ist das Sehnervengliom mit einer *Neurofibromatose* (Morbus von Recklinghausen) assoziiert. 15% aller Patienten mit Neurofibromatose entwickeln ein Sehnervengliom. Die Prognose ist nur bei kompletter Resektion gut.

Verletzungen
→ Kap. 18

15.8 Orbitachirurgie

Die Orbita wird chirurgisch hauptsächlich von **anterior** (transkonjunktival oder transpalpebral, da kosmetisch günstig) oder **lateral** (Krönlein; bessere Übersicht während der Operation) eröffnet. *Transantrale* (Zugang durch die Kieferhöhle), *-frontale, -kranielle* und *-nasale* Orbitotomien werden seltener angewandt.

Die **Exenteratio orbitae** ist bei fortgeschrittenen malignen Tumoren erforderlich. Hierbei wird der gesamte Orbitainhalt einschließlich Lidern entfernt.

16 Optik und Refraktionsfehler

Christoph W. Spraul und Gerhard K. Lang

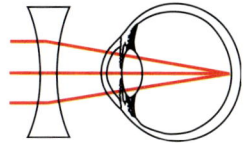

16.1 Grundkenntnisse

16.1.1 Sehleistung und Sehschärfe

Sehleistung: Hierunter versteht man das Auflösungsvermögen des Auges ohne korrigierende optische Hilfsmittel (**Visus sine correctione: V. s. c, Visus naturalis, „Rohvisus"**).

Sehschärfe bezeichnet demgegenüber das Auflösungsvermögen bei optimaler Korrektur durch optische Hilfsmittel (**Visus cum correctione: V. c. c,** wird durch Sehproben bestimmt, → S. 4).

Sowohl Sehleistung als auch Sehschärfe geben Auskünfte darüber, wie weit 2 Objekte auseinander liegen dürfen, um vom Auge noch als getrennt wahrgenommen werden zu können (**Trennschärfe, Minimum separabile**). Damit das Auge 2 Objekte als getrennt wahrnehmen kann, muß auf der Netzhaut zwischen 2 gereizten Zapfen mindestens 1 ungereizter liegen. In der Mitte der Netzhaut liegen die Zapfen mit einem Abstand von nur 2,5 µm am dichtesten nebeneinander (**zentrale Sehschärfe**). In der Peripherie der Netzhaut wird dieser Abstand größer. Deshalb nimmt dort auch die Sehleistung/Sehschärfe ab. Der Abstand der Zapfen auf der Netzhaut sowie physikalische Gesetze (Streuungen, optische Abbildungsfehler) limitieren das Minimum separabile, den **minimalen Sehwinkel** im Durchschnitt auf 1 Bogenminute (der individuelle Maximalwert liegt bei ca. $1/2$ Bogenminute), also ca. $1/60$ Grad ≙ 0,004 mm = Breite eines Zapfens. Dies entspricht der maximalen Auflösungskapazität der Netzhaut (◨ 16.1).

16.1.2 Refraktion: Emmetropie und Ametropie

Unter Refraktion versteht man das Verhältnis der Brechkraft von Linse und Hornhaut (brechende Medien) zur Achsenlänge des Bulbus. Unterschieden wird die Emmetropie (*engl.:* emmetropia) von der Ametropie (*engl.:* ametropia).

16 Optik und Refraktionsfehler

Emmetropie (Rechtsichtigkeit): Das Verhältnis zwischen Achsenlänge des Auges und Brechkraft von Hornhaut und Linse ist ausgeglichen. Parallel ins Auge einfallende Strahlen vereinigen sich deshalb im Brennpunkt *auf* der Netzhaut (◉ 16.2, ◉ 16.6a) und nicht *vor* oder *hinter* der Netzhaut, wie dies bei der Ametropie der Fall ist.

Auflösung des Auges (Minimum separabile)

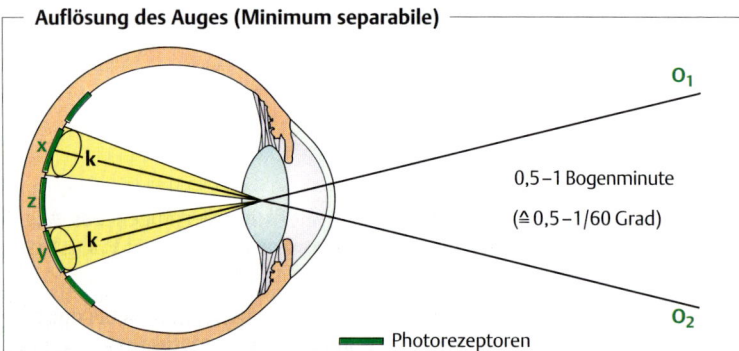

◉ 16.1 Zwei Objektpunkte (O1 und O2) können nur dann getrennt wahrgenommen werden, wenn auf der Netzhaut zwischen 2 gereizten Zapfen (x, y) ein nicht gereizter (z) liegt. Aufgrund optischer Abbildungsfehler sowie Streuungsphänomenen wird ein punktförmiges Objekt als Kreis (k) abgebildet. Dies resultiert in einer maximalen Auflösung des Auges von 0,5–1 Bogenminute ($^{0,5}/_{60}$ – $^{1}/_{60}$ Grad) (Abbildung ist nicht maßstabsgetreu).

Brennpunkte bei Emmetropie und Ametropie

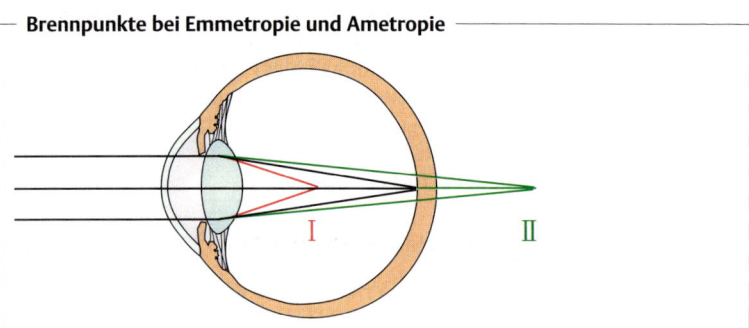

◉ 16.2 Parallele Strahlen aus dem Unendlichen vereinigen sich bei Emmetropie (schwarze Linien) in einem Brennpunkt auf der Netzhaut. Bei Hyperopie liegt dieser Brennpunkt (II) hinter der Netzhaut (grüne Linien), bei Myopie (I) vor der Netzhaut (rote Linien).

16.1 Grundkenntnisse

Ametropie (Fehlsichtigkeit): Es besteht ein Mißverhältnis zwischen Achsenlänge des Auges und Brechkraft von Linse und Hornhaut = **Achsenametropie** (häufiger) oder **Brechungsametropie** (seltener). Die häufigsten Erkrankungen sind die Kurz- und Weitsichtigkeit, sowie der Astigmatismus.

Nur sehr wenige Menschen haben eine Refraktion von genau ± 0,0 dpt. Ca. 55 % der 20–30jährigen in Europa zeigen jedoch eine Refraktion zwischen +1 und −1 dpt.

> ❗ Emmetropie ist nicht gleichzusetzen mit guter Sehschärfe. Das Auge kann andere Erkrankungen haben, die die Sehschärfe reduzieren (z. B. Optikusatrophie oder Amblyopie).

Die Brechkraft eines optischen Linsensystems wird international in *Dioptrien (dpt)* angegeben und nach den Gesetzen der geometrischen Optik berechnet. Nach dem **Brechungsgesetz von Snellius** wird der Lichtstrahl abhängig vom Einfallswinkel und vom Unterschied der Brechungsindizes **n** der jeweiligen Medien (🗔 16.1) gebrochen.

Die **Gesamtbrechkraft des normalsichtigen Auges** beträgt maximal ca. 63 dpt bei einer Achsenlänge des Bulbus von 23,5 mm. Davon entfallen 43 dpt auf die Hornhaut und ca. 10–20 dpt auf die Linse (je nach Akkommodationszustand). Aus optischen Gründen ist es jedoch nicht möglich, diese beiden Brechkräfte einfach zu addieren. Zum einen wegen der unterschiedlichen optischen Medien, die das Linsensystem des Auges umgeben, zum anderen wegen des Abstandes von Linse zu Hornhaut.

> ❗ Die Brechkraft (D, gemessen in dpt) eines optischen Systems entspricht dem reziproken Wert der Brennweite einer Linse (f, gemessen in m). Daraus ergibt sich: $D = 1/f$

Beispiel: Vereinigt eine Linse parallel einfallendes Licht 0,5 m *hinter* der Linse, beträgt die Brechkraft $1/0,5\ m = +2\ dpt$ (Sammellinse). Liegt der virtuelle Brennpunkt 0,5 m *vor* der Linse, beträgt die Brechkraft $1/-0,5\ m = -2\ dpt$ und es handelt sich um eine Zerstreuungslinse (🖻 16.3).

🗔 16.1 Wichtige Brechungsindizes **n** der verschiedenen Gewebe des Auges (aus Krause, K.: Methoden der Refraktionsbestimmung. Biermann, Münster 1985)

Augengewebe	Brechungsindex n
Hornhaut	1,376
Kammerwasser	1,336
Linse an den Polen	1,385
Linse im Kern	1,406
Glaskörper	1,336

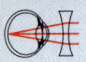

Strahlengang in einer Sammel- und in einer Zerstreuungslinse

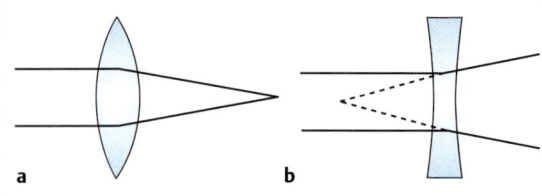

a b

🔍 16.3 **a** Die Sammellinse (bikonvex) bündelt einfallende Strahlen in einem Brennpunkt hinter der Linse. **b** Eine Streulinse (bikonkav) sorgt dafür, daß sich die Strahlen in keinem Punkt treffen. Man kann sich jedoch vorstellen, daß die Strahlen von einem virtuellen Brennpunkt ausgehen, der vor der Linse liegt.

16.1.3 Akkommodation (Naheinstellungsvermögen)

Die oben beschriebene Brechkraft des Auges ist keine konstante Größe. Damit auf der Netzhaut sowohl naheliegende als auch entfernte Objekte scharf abgebildet werden können, muß die Brechkraft entsprechend angepaßt und verändert werden (Akkommodation). Dies wird durch die *Verformbarkeit der Linse* gewährleistet.

Akkommodationsmechanismen: An der Akkommodation sind Linse, Zonulafasern und Ziliarmuskel beteiligt.
- **Linse:** Die löslichen Proteine der Linse sind von einer elastischen dünnen Linsenkapsel umschlossen, wobei die hintere Linsenkapsel eine stärkere Krümmung (r = 6,0 mm) aufweist als die vordere (r = 10,0 mm). Die *Eigenelastizität der Linsenkapsel* versucht den Linseninhalt zu einer Kugel zu verformen, was jedoch im nichtakkommodierten Zustand durch den Zug der Zonulafasern verhindert wird. Die Verformbarkeit des Linseninhalts läßt im Alter durch die Einlagerung unlöslicher Proteine zunehmend nach.
- **Zonulafasern (Zonula Zinni):** Die zirkulär um den Linsenäquator inserierenden Zonulafasern verbinden die Linse mit dem Ziliarkörper. Dadurch wird die Linse stabil in ihrer Position gehalten und der Zug des Ziliarmuskels auf die Linse weitergegeben.
- **Ziliarmuskel:** Bei *Kontraktion des ringförmigen Ziliarmuskels* verringert sich die Spannung auf die Zonulafasern. Die Linse kann sich – ihrer physikalisch-chemischen Tendenz folgend – der Gestalt einer Kugel (r = 5,3 mm) annähern, wobei sich vor allem die Kurvatur der vorderen Linsenkapsel verändert. Durch die Verformung kommt es zu einer *Brechkrafterhöhung*, der Blickpunkt rückt in die Nähe (🔍 16.4), d. h. Objektpunkte in der Nähe werden scharf gesehen. Bei *Erschlaffung des Ziliarmuskels* verstärkt sich der Zug auf die Linse und es kommt zur Abflachung. Die daraus resultierende *Brechkraftverringerung* rückt den Blickpunkt in die Ferne (🔍 16.4), d. h. Objektpunkte in der Ferne werden scharf gesehen.

16.1 Grundkenntnisse

Morphologische Veränderungen bei der Akkommodation

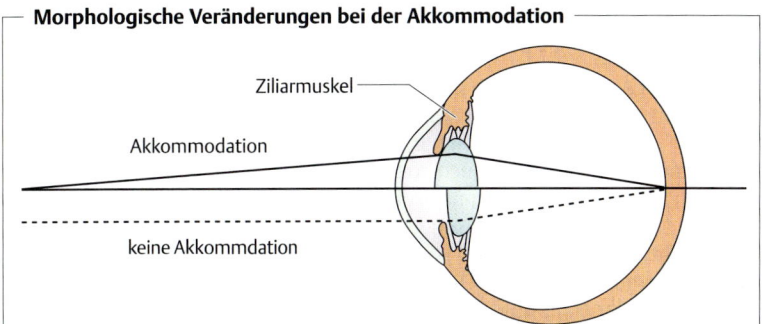

◉ **16.4 Obere Bildhälfte:** Bei der Akkkommodation wird die Linse zunehmend kugelförmig, wobei insbesondere die vordere Linsenfläche steiler wird. Der Ziliarmuskel rückt etwas nach vorne, die Vorderkammer wird flacher. Objektpunkte aus der Nähe (durchgezogene Linie) werden scharf auf der Netzhaut abgebildet.
Untere Bildhälfte: Bei entspanntem Ziliarkörper werden parallele Strahlen (gestrichelte Linie) auf der Netzhaut vereint (keine Akkommodation). Objektpunkte aus der Ferne werden scharf auf der Netzhaut abgebildet.

Der Ziliarmuskel wird von den kurzen Ziliarnerven innerviert, die als parasympathische Fasern im N. oculomotorius (N. III) verlaufen und im Ganglion ciliare umgeschaltet werden. Parasympatholytika (Atropin, Scopolamin, Cyclopentolat) hemmen die Funktion des Ziliarmuskels und führen damit zu einer Unfähigkeit zur Nahakkommodation. Zusätzlich führen diese als *Zykloplegika* bezeichneten Medikamente zu einer *Mydriasis*, durch Hemmung des M. sphincter pupillae. *Parasympathomimetika* (Pilocarpin) bewirken eine Kontraktion des Ziliarmuskels und des M. sphincter pupillae (*Miosis*).

❗ Bei *ruhendem* Ziliarmuskel sind die Zonulafasern angespannt und das Auge ist für den Blick in die Ferne eingestellt.

Die Akkommodation ist einem *Regelkreis* unterworfen, wobei die Regelgröße eine scharfe Abbildung auf der Netzhaut ist. Dieses System erkennt vermutlich anhand der Farbdispersion des Netzhautbildes, in welche Richtung die Akkommodation gegenzuregeln ist.

Akkommodationsvermögen (Akkommodationsbreite): Sie gibt die durch Akkommodation *maximal mögliche Brechkraftzunahme* in Dioptrien an (◉ 16.5). Mathematisch ergibt sich das Akkommodationsvermögen aus der Subtraktion der Brechkraft im Nahpunkt von der Brechkraft im Fernpunkt. Der **Nahpunkt** (**Punctum proximum**) ist die kürzeste Entfernung, die gerade noch scharfes Sehen erlaubt, der **Fernpunkt** (**Punctum remotum**) beschreibt den am weitesten entfernt gelegenen Punkt, der noch scharf gesehen werden kann. Fern- und Nahpunkte begrenzen den Akkommodationsbereich, dessen Lage im Raum von der Brechkraft (Refraktion) des Auges abhängig ist.

Beispiel. Bei einem Patienten liegt der Nahpunkt bei 0,1 m, der Fernpunkt bei 10 m. Dann beträgt die Akkommodationsbreite 10 dpt −1 dpt = 9 dpt.

Beim emmetropen Auge liegt der Fernpunkt im Unendlichen. Durch Akkommodation können jedoch auch Objekte in der Nähe scharf abgebildet werden (◨ 16.6 b). Mit zunehmendem Alter vermindert sich die Verformbarkeit der Linse und die Akkommodationsbreite wird geringer (◨ 16.5). Zur **Alterssichtigkeit (Presbyopie)** kommt es jedoch erst, wenn die *Akkommodationsbreite unter 3 dpt* sinkt. Durch den allmählichen Verlust der Akkommodation rückt der Nahpunkt immer mehr in die Ferne, „die Arme werden zu kurz zum Lesen". Je nach Alter und Einschränkung der Akkommodation gleicht man die Presbyopie mit Sammellinsen von 0,5–3 dpt aus (→ ◨ 16.6 c u. **d**).

16.1.4 Adaptation an unterschiedliche Lichtintensitäten

Neben der Entfernung regelt das einem Photoapparat ähnliche Blenden-Linsen-System Auge auch die Anpassung an unterschiedliche Lichtintensitäten automatisch, um eine „Überbelichtung" zu vermeiden. Dies geschieht durch folgende Mechanismen.
1. **Regulation des Lichteinfalls durch die als Blende wirkende Iris.** Diese Regulation dauert ca. 1 Sek. und kann die Lichtintensität auf der Netzhaut in einem Bereich von ca. 1 Zehnerpotenz verändern.

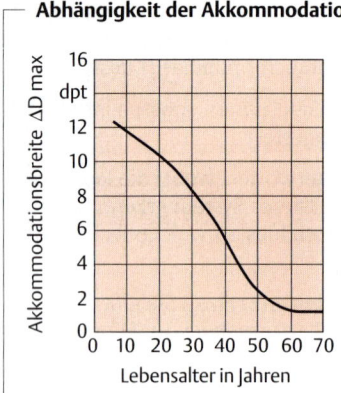

Abhängigkeit der Akkommodationsbreite (dpt) vom Lebensalter

◨ **16.5** Wenn die Akkommodationsbreite unter 3 dpt sinkt, benötigt ein zuvor emmetroper Patient eine Lesebrille (nach Goersch 1987).

16.1 Grundkenntnisse

Refraktionsverhältnisse des Auges bei Emmetropie

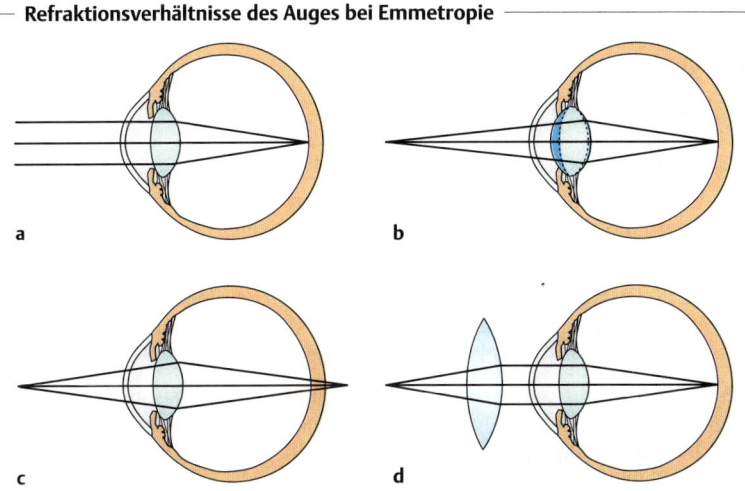

◉ 16.6 **a** Strahlen, die aus dem Unendlichen parallel ins Auge einfallen (Ferneinstellung), haben beim *nicht akkommodierten* Auge ihren Brennpunkt auf der Netzhaut.
b Durch Akkommodation vereinigen sich auch aus der Nähe ins Auge einfallende Strahlen in einem Punkt auf der Netzhaut und das Objekt wird scharf abgebildet.
c Bei nicht genügender Akkommodation (z. B. im Alter) werden Objekte in der Nähe unscharf abgebildet.
d Bei ungenügender Akkommodation im Alter ist zum Nahsehen das Vorsetzen einer Sammellinse nötig.

2. Adaptation an verschiedene Lichtintensitäten durch **Veränderung der „Empfindlichkeit" der Netzhaut**. Die „Empfindlichkeit" der Netzhaut auf Licht ist abhängig von der *Konzentration von Photopigment in den Photorezeptoren* sowie von der *neuronalen Aktivität der retinalen Zellen*. Die Änderung der neuronalen Aktivität ist ein schneller Vorgang (wenige msec) und kann die Lichtempfindlichkeit der Netzhaut über 3 Zehnerpotenzen verändern. Die Veränderung der Konzentration von Photopigment dauert Minuten, kann jedoch einen weiten Bereich der Lichtempfindlichkeit der Netzhaut von 8 Zehnerpotenzen abdecken.

16.2 Untersuchungsmethoden

Visusprüfung → S. 4, Kap. 1

16.2.1 Refraktionsbestimmung

Unter Refraktionsbestimmung versteht man die Bestimmung derjenigen *zusätzlichen* Brechkraft, die notwendig ist, um auf der Netzhaut ein scharfes Bild zu erhalten. Unterschieden werden subjektive und objektive Methoden. Bei den subjektiven Methoden ist man auf Patientenangaben angewiesen.

Subjektive Refraktionsbestimmung: Prinzipiell werden bei dieser Methode solange verschiedene Gläserkombinationen vorgehalten, bis ein maximaler Visus erreicht ist (→ Korrektur von Refraktionsfehlern, S. 458).

Objektive Refraktionsbestimmung: Die objektive Refraktionsbestimmung ist unumgänglich, wenn keine subjektiven Angaben gemacht werden können (z. B. bei Kleinkindern) oder diese unzuverlässig sind. Weiterhin beschleunigt sie die subjektive Refraktionsbestimmung sehr.

Skiaskopie (Schattenprobe). Durch die Pupille wird Licht auf die Netzhaut geworfen. Der Untersucher beobachtet die optischen Phänomene in der Pupille des Patienten beim Bewegen des Lichtes (◉ 16.7).

Refraktometrie. Das Meßprinzip beruht auf der ophthalmoskopischen Beobachtung einer auf der Netzhaut des Patienten abgebildeten Testfigur. Der Abstand zwischen Testfigur und Auge wird solange verändert, bis das Bild auf der Netzhaut scharf erscheint. Mit Hilfe der gefundenen Werte läßt sich die Refraktion bestimmen. Alternativ zur Veränderung des Abstandes können auch unterschiedliche Linsen in den Strahlengang gehalten werden.

◉ 16.7 Mit dem Skiaskop wird vom Untersucher in einem Abstand von ca. 50 cm vom Patienten eine Lichtquelle (gelbe Strahlen) über die Pupille (dunkle Fläche) des Patienten bewegt. Hierbei kommt es zu einem Lichtreflex (rote Fläche) in der Pupille des Patienten. Entscheidend ist, wie sich dieser Lichtreflex (rote Fläche) beim Bewegen der Lichtquelle des Skiaskops verhält. Es gibt 2 Möglichkeiten:
a Mitbewegung: Der Lichtreflex in der Pupille (rote Fläche) zeigt die *gleiche* Richtung (rote Pfeile) wie die Richtung der Lichtquelle des Skiaskops (gelbe Pfeile). Dies bedeutet, daß der Fernpunkt des Auges *hinter* der Lichtquelle liegt. **b Gegenbewegung:** Der Lichtreflex in der Pupille (rote Fläche) zeigt eine *gegenläufige* Bewegung (rote Pfeile) zur Bewegungsrichtung der Lichtquelle des Skiaskops (gelbe Pfeile). Hier liegt der Fernpunkt des Auges *zwischen* Auge und Lichtquelle. Der Untersucher hält so lange die entsprechenden Gläser (bei Mitbewegung Plusgläser, bei Gegenbewegung Minusgläser) vor das Auge des Patienten, bis in dessen Pupille keine Bewegung des Lichtreflexes mehr zu sehen ist. Die Bewegung des Skiaskops löst nun nur noch ein kurzes Aufflackern der Pupille aus **(Flackerpunkt)**. Auf diese Weise wird das richtige Glas zur Korrektur der Fehlsichtigkeit ermittelt.

16.2 Untersuchungsmethoden

Autorefraktometrie. Hier erfolgt die Refraktionsbestimmung automatisch mit Hilfe lichtempfindlicher Detektoren und einem steuernden Rechner bis ein scharfes Bild der Testfigur entsteht. Diese Geräte arbeiten im infraroten Bereich.

Objektive Bestimmung der Brechkraft mit dem Fleckskiaskop

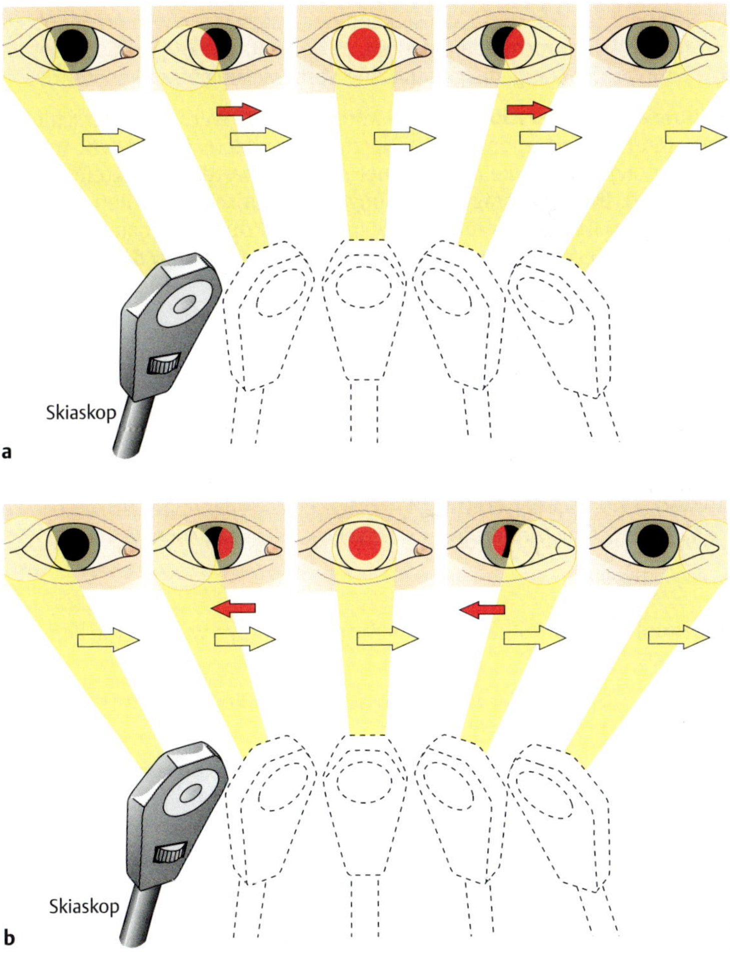

a

b

◉ 16.7

> Jede objektive Refraktionsbestimmung muß, wenn möglich, subjektiv abgeglichen werden.

16.2.2 Prüfung der potentiellen Auflösungskapazität der Netzhaut bei getrübten optischen Medien

Bei getrübten optischen Medien (z. B. Katarakt) benötigt man spezielle Untersuchungstechniken, um festzustellen, wie groß die potentielle Sehleistung der Netzhaut ist. Auf diese Weise kann der Augenarzt einschätzen, ob eine Optimierung der brechenden Medien, z. B. eine Kataraktoperation oder eine Hornhautverpflanzung, die gewünschte Verbesserung bewirken würde.

Retinometervisusbestimmung: Mittels Laser werden unterschiedlich breite Interferenzstreifen auf die Netzhaut projiziert. Der Patient muß die Richtung angeben, in die diese immer schmäler werdenden Streifen ausgerichtet sind. Bei ausgeprägten Trübungen der optischen Medien (z. B. Cataracta matura) ist diese Untersuchung nicht mehr durchführbar. Die orientierende Prüfung erfolgt dann durch die **Prüfung der Aderfigur der Netzhautgefäße** (→ S. 313).

16.3 Refraktionsanomalien (🗎 16.2)

16.3.1 Myopie (Kurzsichtigkeit)

Definition

Mißverhältnis zwischen Brechkraft und Achsenlänge des Auges, so daß parallel einfallende Strahlen einen *Brennpunkt vor der Netzhaut* haben (◉ 16.8 a).

→ *engl.:* myopia.

Epidemiologie: Ca. 25 % der 20 – 30jährigen in Europa weisen eine Refraktion kleiner als −1 dpt auf.

Ätiologie: Die Ätiologie der Myopie ist unklar. Die familiäre Häufung läßt genetische Faktoren annehmen.

Pathophysiologie: Während sich bei Emmetropie die parallel aus dem Unendlichen einfallenden Strahlen auf der Netzhaut treffen, vereinigen sie sich beim myopen (kurzsichtigen) Auge bereits *vor* der Netzhaut (◉ 16.8 a). So entstehen *beim Blick in die Ferne* auf der Netzhaut *keine scharfen Bilder* (◉ 16.8 a). *Scharf* abbilden kann das myope Auge *nur Gegenstände, die aus kurzer Entfernung betrachtet werden* und vom Objekt bis zum Auge einen divergenten Strahlengang aufweisen (◉ 16.8 b). Der Fernpunkt ist in die Nähe gerückt, er liegt z. B. bei einer Myopie von −1 dpt bei 1 m.

16.3 Refraktionsanomalien

Tab. 16.2 Zusammenfassende Übersicht über die wichtigsten Refraktionsanomalien

Refraktionsanomalie	Brennpunkt parallel einfallender Strahlen	Ursachen	Sehvermögen	Mögliche Komplikationen	Optische Korrektur
Myopie (Kurzsichtigkeit)	vor der Netzhaut	❖ zu langes Auge (Achsenmyopie) oder ❖ zu starke Brechkraft (Brechungsmyopie)	❖ sehr gutes Nahsehen ❖ schlechtes Weitsehen	❖ Gefahr der Amotio retinae erhöht ❖ zu den bes. Komplikationen bei Myopia maligna → S. 445	Zerstreuungslinsen (Minusgläser, Konkavgläser)
Hyperopie (Weitsichtigkeit)	hinter der Netzhaut	❖ zu kurzes Auge (Achsenhyperopie) oder ❖ zu geringe Brechkraft (Brechungshyperopie)	❖ schlechtes Nahsehen ❖ durch Akkommodation ist normales Weitsehen möglich (in jungen Jahren und bei geringer bis mittlerer Hyperopie)	❖ Disposition zum akuten Winkelblockglaukom (flache Vorderkammer!), daher: Vorsicht bei diagnostischer oder therapeutischer Mydriasis! ❖ Einwärtsschielen	Sammellinsen (Plusgläser, Konvexgläser)
Astigmatismus (Stabsichtigkeit)	Brennpunktlosigkeit (kein scharfes Bild auf der Netzhaut)	Wölbungsanomalien der normalerweise sphärischen (kugelförmigen) Oberflächen der brechenden Medien (Hornhaut, Linse)	Patienten sehen alles verzerrt	Gefahr der Refraktionsamblyopie	Zylindergläser; Korrektur durch Brille nur bei regulärem Astigmatismus möglich

Refraktionsverhältnisse bei Myopie

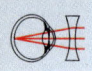

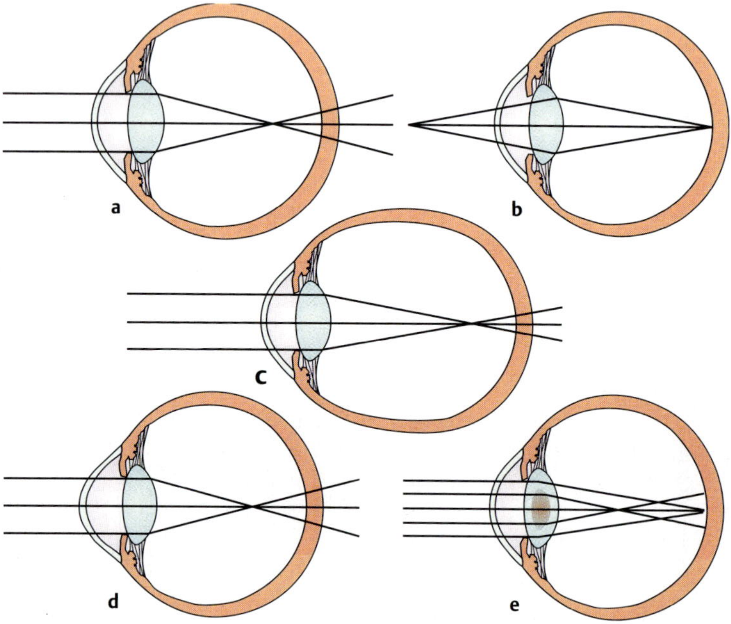

16.8 a Der Brennpunkt von parallel einfallenden Strahlen liegt vor der Netzhaut. **b** Nur nahegelegene Objekte, die einen konvergenten Strahlengang zum Auge hin zeigen, werden auf der Netzhaut vereinigt und scharf gesehen. Der Fernpunkt liegt im Endlichen. **c** Achsenmyopie: normale Brechkraft bei zu langem Auge. **d** Brechungsmyopie: zu starke Brechkraft bei normal langem Auge. **e** Kernkatarakt mit zusätzlichem Brennpunkt (Doppelbildentstehung).

> Bei Myopie läßt sich der Fernpunkt (Abstand vom Auge = A) nach folgender Formel berechnen: A (m) = 1/D. D entspricht der Myopie in [dpt].

Als Ursache kommt ein *zu langes Auge* bei normaler Brechkraft (**Achsenmyopie**) (16.8c) oder (seltener) eine *zu starke Brechkraft* bei normal langem Auge (**Brechungsmyopie**) (16.8d) in Frage.

> 1 mm Bulbuslängendifferenz zum Normalauge entspricht einem Brechkraftunterschied von ca. 3 dpt.

16.3 Refraktionsanomalien

Sonderformen der Brechungsmyopie:
- myopisierende Sklerosierung des Linsenkernes (*Katarakt*) im Alter (→ S. 177). Hier entsteht manchmal ein zusätzlicher Brennpunkt (◉ 16.8 e), was dann zur monokularen Diplopie (Doppelbildwahrnehmung) führen kann;
- Keratokonus (Zunahme der Brechkraft der Hornhaut (→ S. 128);
- Sphärophakie (kugelige Linsenform).

Formen: Unterschieden werden:
- **Myopia simplex** (Schulmyopie): Sie beginnt mit etwa 10 – 12 Jahren und nimmt nach dem 20. Lebensjahr meist nicht mehr zu. Die Refraktion überschreitet selten 6 dpt. Es gibt jedoch auch eine *benigne progressive Myopie* bis 12 dpt, die sich erst mit 30 Jahren stabilisiert.
- **Myopia maligna (progressiva):** Krankheit mit hoher erblicher Komponente, die ohne äußere Einflüsse ständig fortschreitet.

Symptomatik und Diagnostik: Die Diagnose wird aufgrund des typischen Beschwerdebildes und der Refraktionsbestimmung gestellt. Patienten mit Myopie sehen sehr gut in der Nähe. Beim Blick in die Ferne blinzeln sie, um die Sehleistung durch Verengung der Eintrittspupille im Sinne einer stenopäischen Lücke zu erhöhen. Von diesem Blinzeln hat die Myopie auch ihren Namen: gr. myein = blinzeln, die Augen schließen. *Im Alter* können Patienten mit Myopie ohne Korrektur lesen, indem sie den Lesetext etwa in den Bereich des Fernpunktes der Augen halten.

Die typischen **morphologischen Veränderungen** bei Myopie bezeichnet man als **Myopiesyndrom**. Insbesondere die progressive Myopie ist durch eine *Verdünnung der Sklera* mit posteriorer Aussackung (Staphyloma posticum verum, → S. 162) charakterisiert. Durch diese *Bulbusvergrößerung* bedingt, kommt es zur *Verlagerung der Augenachsen*. Dies imponiert manchmal als scheinbares Einwärtsschielen. Die *Vorderkammer* ist *tief*, der kaum in Anspruch genommene *Ziliarmuskel atrophisch*. Das Glaskörpervolumen wird zu klein für das große Auge und kollabiert vorzeitig. Dabei entstehen *Glaskörperverdichtungen*, die die Patienten als „fliegende Mücken" (mouches volantes) beschreiben.

Bezüglich der morphologischen Veränderungen des Fundus (myopische Makulopathie, Fuchs-Fleck → S. 346).

Das **Risiko einer Netzhautablösung** (Amotio retinae) ist bei Myopie erhöht, steigt jedoch *nicht* mit dem Grad der Myopie.

 Wegen des erhöhten Risikos einer Netzhautablösung sind Patienten mit Myopie besonders sorgfältig auf Vorstufen der Amotio zu untersuchen (Degenerationen des Äquators sowie Netzhautrisse). Sowohl bei der Anpassung der ersten Brille als auch in regelmäßigen Intervallen danach ist deshalb eine Untersuchung des Fundus in Mydriasis erforderlich.

Die **Glaukomdiagnostik** ist bei Patienten mit Myopie erschwert, da die Augendruckmessung mit dem Schiötz-Tonometer (→ S. 224) durch die erniedrigte Sklerarigidität niedrigere Werte als normal ergibt.

> Bei Myopie ergibt die Applanationstonometrie (→ S. 224) die verläßlichsten Werte, da die Sklerarigidität nur eine geringe Rolle spielt.

Auch die **Papillenexkavation** ist bei Patienten mit Myopie aufgrund des schrägen Sehnerveneintritts schwer zu beurteilen, was ebenfalls die Diagnose eines Glaukomes erschwert.

Therapie: Die zu starke Brechkraft der brechenden Medien muß abgeschwächt werden. Dies erfolgt durch **Zerstreuungslinsen** (Minusgläser, Konkavgläser) (◉ 16.9 a). Das Prinzip dieser Gläser besteht darin, daß parallele Strahlen hinter der Zerstreuungslinse divergent werden. Die divergenten Strahlen schneiden sich im virtuellen Brennpunkt vor der Linse. Die Brechkraft (D) ist negativ (Minusgläser) und ergibt sich durch 1/f (f = Brennweite in m). Früher wurden für die Herstellung *bikonkave* oder *plankonkave* Gläser verwandt, die mit vielen optischen Nachteilen behaftet waren. Heute werden die Abbildungsfehler (→ S. 467) durch Verwendung von *meniskusförmigen, durchgebogenen, punktuell abbildenden* Gläsern reduziert.

Die **Korrektur mit Kontaktlinsen** (◉ 16.9 b) hat optische Vorteile (→ S. 462). Die Bildverkleinerung auf der Netzhaut ist geringer als bei der Brillenkorrektur. Die Abbildungsfehler werden verringert. Bei Myopien über 3 dpt werden diese Vorteile für die Praxis relevant.

> Je näher das „Minusglas" am Auge ist, desto schwächer muß aus optischen Gründen seine Brechkraft sein.

Zur Korrektur der Myopie sollten keine stärkeren Minusgläser verwendet werden als unbedingt erforderlich, da eine Überkorrektion zwar durch etwas Akkommodation ausgeglichen werden könnte, jedoch meist nicht vertragen

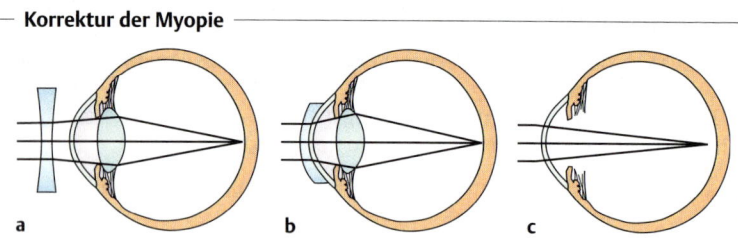

Korrektur der Myopie

a b c

◉ 16.9 **a** Korrektur durch Zerstreuungslinsen (Minusgläser), **b** Korrektur durch Kontaktlinse, **c** operative Korrektur durch Linsenentfernung zur Brechkraftminderung.

wird. Es entsteht dann eine akkommodative Asthenophie (rasche Ermüdung der Augen), da der atrophische Ziliarmuskel durch Daueranspannung zu sehr belastet wird.

> ❗ Myope Patienten sind „akkommodationsfaul" (atrophischer Ziliarmuskel). Eine sehr geringgradige Unterkorrektur wird oft besser akzeptiert als ein gestochen scharfes Bild bei einer nur minimalen Überkorrektur.

In besonderen Fällen kann die **Entfernung der klaren Linse** (◘ 16.9 c) zur Brechkraftreduktion des myopen Auges durchgeführt werden. Diese Operation ist jedoch relativ häufig mit einer Netzhautablösung assoziiert und wird deshalb kaum mehr durchgeführt. Weiterhin besteht die Möglichkeit der **Implantation einer Vorderkammerlinse** (Zerstreuungslinse) vor die normale Linse zur Brechkraftreduktion. Für weitere operative Maßnahmen → S. 158 f.

In Gesundheitsbüchern werden Übungen beschrieben, mit denen angebliche Brechungsfehler wie die Kurzsichtigkeit ohne Brille oder Kontaktlinsen behandelt werden können. Solche Übungen können die unscharfe Abbildung auf der Netzhaut nicht beeinflussen, sie verbessern die Sehleistung durch das Erlernen einer besseren Nutzung von visuellen Zusatzinformationen nur scheinbar. Spätschäden durch eine unterlassene Korrektur nach der Pubertät sind allerdings nicht zu erwarten.

16.3.2 Hyperopie (Weitsichtigkeit)

Definition

Bei Hyperopie besteht ein Mißverhältnis zwischen Brechkraft und Achsenlänge des Auges, so daß parallel einfallende Strahlen ihren *Brennpunkt* erst *hinter der Netzhaut* haben (◘ 16.10 a)

→ *Synonyme:* Hypermetropie, Übersichtigkeit; *engl.:* hyperopia.

Epidemiologie: Ca. 20 % der 20–30jährigen Europäer weist eine Refraktion größer als + 1 dpt auf. Bei den meisten Neugeborenen besteht eine geringe Hyperopie (*Neugeborenenhyperopie*). Diese nimmt in den ersten Lebensjahren ab. Im Alter verschiebt sich die Refraktion wegen der Sklerosierung des Linsenkerns zur myopen Seite hin.

Ätiopathogenese: Die Mechanismen, die die Koordination von Bulbusentwicklung zu vorhandener Brechkraft der optischen Medien steuern, sind zur Zeit nicht hinreichend geklärt.

Pathophysiologie: Beim Weitsichtigen liegt der *Fernpunkt* des Auges virtuell *hinter der Netzhaut* des Auges (◘ 16.10 b). Nur konvergent einfallende Strahlen können sich auf der Netzhaut vereinigen (◘ 16.10 b). Ursache ist ein *zu kurzes Auge* bei normaler Brechkraft (**Achsenhyperopie**) (◘ 16.10 d) oder (sel-

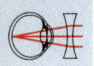

16 Optik und Refraktionsfehler

Refraktionsverhältnisse bei Hyperopie

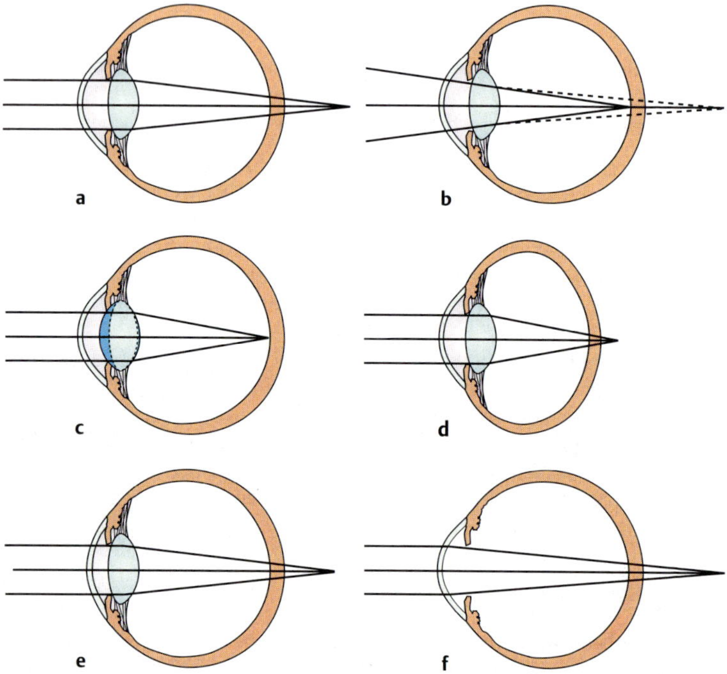

◎ 16.10 **a** Der Brennpunkt von parallel einfallenden Strahlen liegt hinter der Netzhaut. **b** Divergente Strahlen vereinigen sich auf der Netzhaut. Der virtuelle Fernpunkt liegt hinter dem Auge (gestrichelte Linien). **c** Um den Brennpunkt auf die Netzhaut zu verlagern, muß der Weitsichtige bereits beim Blick in die Ferne akkomodieren. **d** Achsenhyperopie: Die Brechkraft ist normal, das Auge jedoch zu kurz (häufiger). **e** Brechungshyperopie: Das Auge ist normal lang, die Brechkraft jedoch zu gering (seltener). **f** Sonderform der Brechungshyperopie: Linsenlosigkeit (Aphakie).

tener) eine *zu geringe Brechkraft* bei normaler Augenlänge (**Brechungshyperopie**, ◎ 16.10 e). Bei der Achsenhyperopie, die meist angeboren ist, besteht eine flache Vorderkammer mit einer dicken Sklera und stark entwickeltem Ziliarmuskel.

> **!** Hyperope Augen haben wegen der flachen Vorderkammer eine Disposition zum akuten Winkelbockglaukom. Dieses kann durch eine diagnostische sowie therapeutische Mydriasis provoziert werden.

16.3 Refraktionsanomalien

Sonderformen der Brechungshyperopie:
* Linsenlosigkeit durch Linsenluxation,
* Linsenlosigkeit bei Zustand nach Staroperation ohne intraokulare Kunstlinse (→ **16.10**).

Um den Brennpunkt auf die Netzhaut zu verlagern, muß der Weitsichtige *bereits beim Blick in die Ferne akkommodieren* (**16.10c**), so daß das Auge beim Sehen in die Nähe nicht weiter akkommodiert werden kann, *nahe Gegenstände* bleiben folglich *unscharf*. Da die Akkommodation mit der Konvergenzbewegung gekoppelt ist, kann durch diesen Vorgang *Einwärtsschielen* hervorgerufen werden (Strabismus convergens accommodativus, → S. 478).

Symptomatik: In jungen Jahren kann eine geringgradige bis mittlere Hyperopie durch Akkommodation ausgeglichen werden. Dies führt jedoch zur Dauerbeanspruchung des Ziliarmuskels und insbesondere beim Lesen zu **asthenopischen Beschwerden** (Augen- und Kopfschmerzen, Augenbrennen, Blepharokonjunktivitis, verschwommenes Sehen, schnelle Ermüdbarkeit). Zusätzlich kann es, wie bereits erwähnt, zum **Einwärtsschielen** kommen. Läßt die Akkommodation im Laufe des Lebens nach, wird insbesondere das Nahsehen zunehmend mühsamer. Hyperope werden deshalb scheinbar früher presbyop (alterssichtig).

Diagnostik: Bei der Fundoskopie findet man manchmal eine leicht verwaschen erscheinende und zuweilen **prominente Papille** (Pseudoneuritis hyperopica); Funktionsstörungen (Gesichtsfeldausfälle, Visusreduktion, Störung des Farbensehens) sind hiermit jedoch nicht assoziiert. Die Netzhaut ist für das kleine Auge zu groß, was zur **Schlängelung der retinalen Gefäße** (Tortuositas vasorum) führt. Die Übergänge zu pathologischen Formen der Achsenlängenverkürzung (wie z. B. einen Mikrophthalmus) sind fließend.

Da der Ziliarmuskel bei einer geringen oder mittleren Hyperopie permanent angespannt wird, um die Hyperopie auszugleichen, wird er überbeansprucht und kann sich selbst dann nicht mehr entspannen, wenn die Hyperopie durch Plusgläser bereits korrigiert wurde (Restakkommodation). Diese verbleibende Hyperopie (**latente Hyperopie**) wird übersehen, wenn eine Refraktion durchgeführt wird, ohne daß der Ziliarkörper vorher medikamentös mit Zykloplegika (z. B. Cyclopentolat, Atropin) vollständig gelähmt wurde. Zusammen mit der manifesten Hyperopie ergibt die latente Hyperopie das gesamte Ausmaß der vorliegenden Hyperopie.

 Bei unklaren asthenopischen Beschwerden ist immer eine Refraktionsbestimmung in Zykloplegie durchzuführen, um eine latente Hyperopie auszuschließen.

Therapie: Die fehlende Brechkraft muß durch **Sammellinsen** (Plusgläser, Konvexgläser) ausgeglichen werden (**16.11a**). Im Jugendalter kann bei geringen Hyperopien ohne Beschwerden zunächst abgewartet werden. Das Prinzip sphärischer Plusgläser besteht darin, daß sich parallel einfallende

Korrektur der Hyperopie

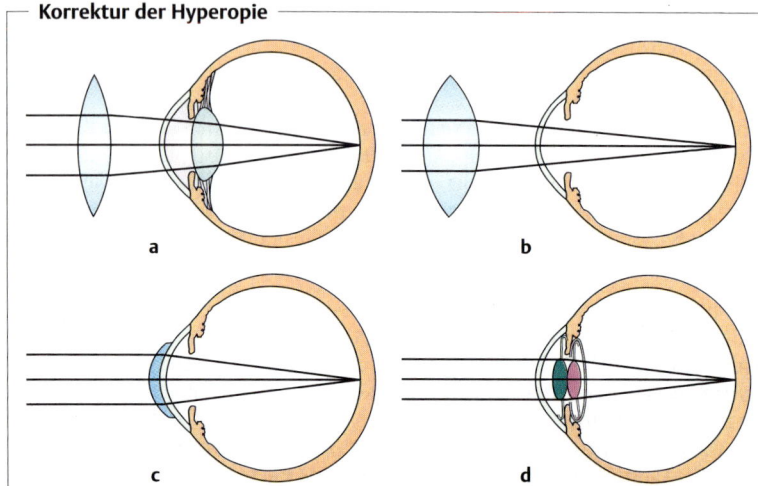

Abb. 16.11 **a** Korrektur der Hyperopie durch Sammellinsen (Plusgläser). **b–d** Korrektur der Linsenlosigkeit durch Starglas (**b**), Kontaktlinse (**c**), Vorderkammerlinse (**d**, blau) oder Hinterkammerlinse (**d**, rot).

Strahlen hinter der Linse im Brennpunkt vereinigen. Bei Plusgläsern ist die Brechkraft (D) positiv. Sie ergibt sich aus der Formel $1/f$ (f = Brennweite in m). Früher wurden für die Herstellung *bikonvexe* oder *plankonvexe* Gläser verwandt, die mit vielen optischen Nachteilen behaftet waren. Die Abbildungsfehler sphärischer Plusgläser (→ S. 467) sind bei den heute verwendeten *meniskusförmigen, durchgebogenen, punktuell abbildenden Gläsern* vergleichsweise gering.

Vor der Brillenglasbestimmung muß die *gesamte vorliegende Hyperopie* bestimmt werden (→ Diagnostik). In einem 2. Schritt ist dann das **stärkste Plusglas** zu verordnen, das der Patient gerade noch ohne Sehverschlechterung toleriert, d. h. der Patient darf nicht überkorrigiert werden. Hiermit ist der manifeste Anteil der Hyperopie ausgeglichen. Trägt der Patient diese Korrektur permanent, dann wird sich mit der Zeit auch der latente Anteil der Hyperopie korrigieren lassen (→ Diagnostik). Denn nach Korrektur des manifesten Anteils der Hyperopie ist die Daueranspannung des Ziliarkörpers nicht mehr notwendig.

> Vor einer Korrektur der Hyperopie ist immer eine Refraktionsbestimmung in Zykloplegie durchzuführen. Die Korrektur erfolgt zunächst mit dem stärksten Plusglas, das subjektiv ohne Visusverschlechterung toleriert wird.

Die Bestimmung der erforderlichen Brechkraft zur **Korrektur einer Aphakie** erfordert hingegen *keine Zykloplegie*. Zum Ausgleich der fehlenden Brechkraft der Linse sind auch hier *Plusgläser* notwendig. Je näher das „Plusglas" an der Netzhaut ist, desto stärker muß seine Brechkraft sein, damit die einfallenden Strahlen in einem Brennpunkt auf der Netzhaut vereinigt werden können; ein Starglas (◨ 16.11 b) hat deshalb ca. 12 dpt, eine Kontaktlinse (◨ 16.11 c) ca. 14 dpt, eine Vorderkammerlinse ca. 20 dpt und eine Hinterkammerlinse ca. 23 dpt (◨ 16.11 d).

16.3.3 Astigmatismus (Stabsichtigkeit)

Definition

Beim Astigmatismus (Brennpunktlosigkeit von gr.: stigma = Punkt) besteht eine Krümmungsanomalie der brechenden Medien, so daß parallel einfallende Lichtstrahlen nicht zu einem Punkt vereinigt, sondern zu einer Linie auseinandergezogen werden.

→ *engl.:* astigmatism

Epidemiologie: 42% aller Menschen weisen einen Astigmatismus $\geq 0{,}5$ dpt auf. Bei ca. 20% liegt dieser über 1 dpt und sollte optisch korrigiert werden.

Pathophysiologie: Die brechenden Medien des astigmatischen Auges sind nicht sphärisch (kugelförmig), sondern *brechen in einem Meridian (Hauptschnitt) anders als in dem dazu senkrechten Meridian* (◨ 16.12). Es existieren deshalb 2 „Brennpunkte". So wird z.B. ein *punktförmiges Objekt* im Brennpunkt des ersten Meridians (I) als scharfer *Stab* abgebildet, erfährt jedoch

Abbildung bei astigmatischer Hornhaut

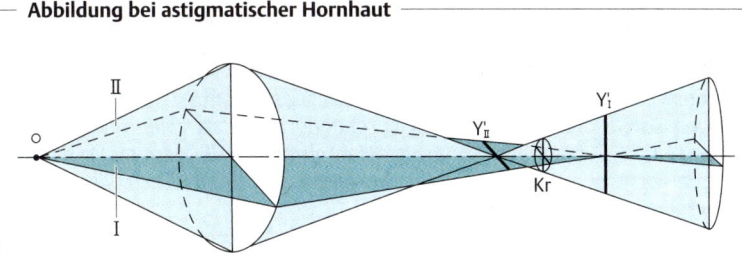

◨ 16.12 Die beiden Hauptmeridiane (I und II) stehen senkrecht aufeinander. Ein punktförmiges Objekt (o) wird jeweils in den beiden Brennpunkten der Hauptmeridiane als Stab abgebildet (Y'$_{II}$ und Y'$_I$). In der Mitte zwischen diesen Brennpunkten befindet sich der „Kreis kleinster Verwirrung" (Kr), der Ort mit der geringsten Unschärfe der Abbildung.

auch im Brennpunkt des anderen Meridians (II) eine um 90 Grad verdrehte scharfe stabförmige Abbildung. In der Mitte zwischen diesen beiden „Brennlinien" befindet sich der *„Kreis kleinster Verwirrung"*. Dies bezeichnet den Ort, an dem die Abbildung in allen Richtungen gleich stark verzerrt erscheint, also den Ort mit der geringsten Unschärfe der Abbildung.

Es besteht *Brennpunktlosigkeit* für das Gesamtsystem.

Der **Gesamtastigmatismus** des Auges setzt sich aus den Einzelastigmatismen der brechenden Medien zusammen.

- Hornhautvorderfläche,
- Hornhautrückfläche,
- Linsenvorderfläche sowie
- Linsenrückfläche.

In seltenen Fällen kann auch die Netzhaut bei einer nicht sphärischen Wölbung zum Astigmatismus beitragen.

Einteilung und Ursachen: Der Astigmatismus kann folgendermaßen eingeteilt werden:

- **äußerer Astigmatismus:** Astigmatismus der Hornhautvorderfläche;
- **innerer Astigmatismus:** Summe der übrigen Astigmatismen.

Zusätzlich kann der Astigmatismus auch *nach der Lage des stärker brechenden Meridians* (Hauptschnitt) eingeteilt werden.

- **Astigmatismus rectus** („mit der Regel", am häufigsten): Stärker brechender Meridian liegt senkrecht (zwischen 70 und 110 Grad).
- **Astigmatismus inversus** („gegen die Regel"): Stärker brechender Meridian liegt waagerecht (zwischen 160 und 20 Grad).
- **Astigmatismus obliquus:** Stärker brechender Meridian liegt schräg (zwischen 20 und 70 oder 110 und 160 Grad).

Bei den bisherigen Ausführungen wurde davon ausgegangen, daß es sich um einen **regulären Astigmatismus** handelt, bei dem nur 2 Hauptschnitte (Meridiane) existieren, die auch noch annähernd senkrecht aufeinander stehen (◉ 16.12). Ursache ist vermutlich eine zu hohe Lidspannung, die zu einer astigmatischen Veränderung der Hornhautoberfläche führt.

Hiervon abzugrenzen ist der **irreguläre Astigmatismus**. Hier sind die Wölbungen sowie die Brechkraft der brechenden Medien *völlig unregelmäßig* (◉ 16.13a). Es entstehen multiple Brennpunkte und dadurch ein völlig unscharfes Bild auf der Netzhaut. Folgende Krankheitsbilder sind hierfür ursächlich:

- Hornhautulzerationen mit Vernarbungen der Hornhaut,
- perforierende Hornhautverletzungen,
- fortgeschrittener Keratokonus (→ S. 128),
- Katarakt,
- Lentikonus (→ S. 173).

Irregulärer Hornhautastigmatismus

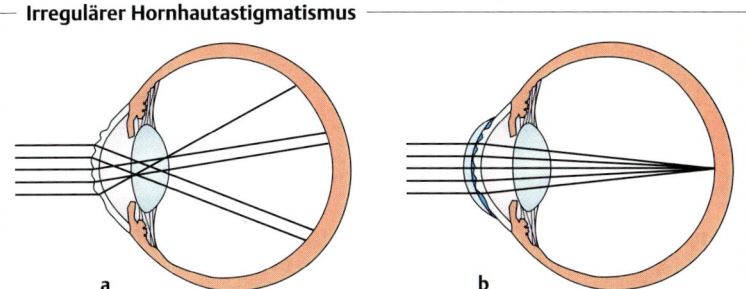

16.13 a Wölbung und Brechkraft der brechenden Medien sind völlig unregelmäßig, so daß multiple Brennpunkte entstehen. **b** Korrektur des irregulären Hornhautastigmatismus durch formstabile Kontaktlinse.

Symptomatik: Patienten mit Astigmatismus sehen alles verzerrt. Das vergebliche Bemühen, den Brechungsfehler durch Akkommodation auszugleichen, kann zu asthenopischen Beschwerden (wie z.B. Augenbrennen und Kopfschmerzen) führen.

Diagnostik: Eine *grobe Schätzung* des Astigmatismus ist mit der **Placidoscheibe** möglich. Dabei wird das Spiegelbild der konzentrischen Ringe auf der Hornhaut beurteilt. Beim *regulären Astigmatismus* sind die Ringe *oval* verformt, *bei irregulärem Astigmatismus unregelmäßig verzerrt*. Mittels computergesteuerter Hornhauttopographen (**Videokeratoskopie**) kann mit Hilfe dieses Prinzips ein Bild über die *Verteilung der Brechungswerte* auf der gesamten Hornhaut angefertigt werden (→ 5.3, → S. 124 f). Die *Messung der zentralen Hornhautverkrümmung* und dadurch auch der Brechkraft der Hornhaut ist mit dem **Ophthalmometer nach Helmholz oder Javal** möglich. Hierbei werden 2 Meßfiguren (16.14) zur Deckung gebracht.

Therapie: Die Korrektur sollte möglichst frühzeitig erfolgen. Andernfalls entwickeln Kinder eine nicht mehr zu korrigierende Refraktionsamblyopie, da kein scharfes Bild auf der Netzhaut entsteht.

Therapie des regulären Astigmatismus. Ziel der Korrektur ist es, die „Brennlinien" der 2 Hauptmeridiane zu einem Brennpunkt zusammenzubringen. Hierzu muß ein Glas verwandt werden, das *nur in einer Ebene bricht*. Diese Anforderungen erfüllen **Zylindergläser** (16.15a). Nachdem die beiden „Brennlinien" zu einem Brennpunkt vereinigt wurden, können bei Bedarf **zusätzliche sphärische Gläser** diesen Brennpunkt auf die Netzhaut verlagern.

Therapie des irregulären Astigmatismus. Er ist *nicht* mit einer Brille zu korrigieren. Beim *äußeren Astigmatismus* hilft eine formstabile Kontaktlinse

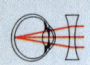

Diagnostik des Hornhautastigmatismus mit dem Ophthalmometer

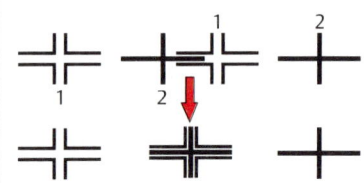

◉ 16.14 Das Schema zeigt Hornhautspiegelbildchen (Hohlkreuz [1] und Strichkreuz [2]) des Ophthalmometers der Firma Zeiss. Diese werden auf der Hornhaut abgebildet und haben je nach Krümmung der Hornhaut einen unterschiedlichen Abstand voneinander. Der Untersucher muß die Bildchen durch Veränderung ihrer Projektionswinkel zur Deckung bringen. Dann kann er auf einer Skala im Gerät die Achse der Hauptmeridiane, die Hornhautkrümmung (mm) sowie die dazugehörige Brechkraft (dpt) ablesen. Die Messung erfolgt in den beiden Hauptmeridianen. Die Differenz ergibt den Astigmatismus. Bei irregulärem Astigmatismus sind die Bildchen verzerrt und eine Bestimmung ist oft nicht möglich.

(◉ 16.13 b), eine Keratoplastik (→ S. 154), oder eine operative Korrektur des Refraktionsfehlers (→ S. 158 f). Der irreguläre *innere Astigmatismus* ist meistens linsenbedingt. Hier ist eine Linsenentfernung mit Implantation einer Kunstlinse erforderlich.

! Nur reguläre Astigmatismen können mit Brille ausgeglichen werden.

16.3.4 Anisometropie (Ungleichsichtigkeit)

Definition

Bei der Anisometropie haben beide Augen unterschiedliche Brechkraft.

→ *engl.:* anisometropia

Epidemiologie: Bei weniger als 1 % der Bevölkerung liegt eine Anisometropie von mindestens 4 dpt vor.

Ätiopathogenese: Die unterschiedliche Entwicklung der Refraktion in beiden Augen ist nicht geklärt. Bekannt ist jedoch die familiäre Häufung dieser meist angeborenen Erkrankung.

Pathophysiologie: Bei der Anisometropie haben beide Augen eine unterschiedliche Brechkraft. Dieser Refraktionsunterschied kann für jedes Auge solange individuell (z. B. durch unterschiedliche Brillengläser) korrigiert werden, solange er *unter 4 dpt* liegt. Ist der Refraktionsunterschied jedoch ≧ 4 dpt, werden die Bilder auf der Netzhaut so unterschiedlich groß abgebildet

16.3 Refraktionsanomalien

Korrektur des regulären Astigmatismus durch Zylindergläser

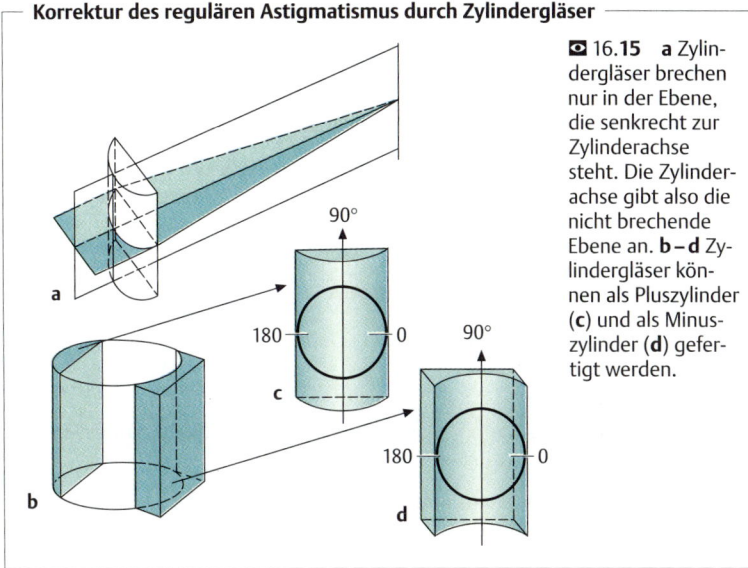

◉ 16.15 **a** Zylindergläser brechen nur in der Ebene, die senkrecht zur Zylinderachse steht. Die Zylinderachse gibt also die nicht brechende Ebene an. **b–d** Zylindergläser können als Pluszylinder (**c**) und als Minuszylinder (**d**) gefertigt werden.

(**Aniseikonie**), daß das Gehirn sie nicht mehr zu einem Bild fusionieren kann, das Binokularsehen ist gefährdet, und es besteht die Gefahr der Amblyopieentwicklung (*Amblyopia ex anisometropia* → S. 480). Die Aniseikonie (= der Bildgrößenunterschied auf der Netzhaut) hängt nicht nur vom Grad der Refraktionsanomalie, sondern auch wesentlich von der **Art der Korrektur** ab. Je näher die Korrektur am Ort des Refraktionsdefizits stattfindet, desto geringer ist die Veränderung der Bildgröße auf der Netzhaut. Während bei einer Korrektur durch intraokulare *Kunstlinsen* praktisch *kein Bildgrößenunterschied* auftritt, kommt es bei Verwendung von *Kontaktlinsen* zu einem geringen aber *meist irrelevanten Bildgrößenunterschied*. Eine Korrektur durch *Brillen* führt jedoch *ab ca. 4 dpt* Unterschied zu einer nicht *mehr tolerierbaren Aniseikonie* (→ ◨ **7.4**, S. 192).

Symptomatik: Die meist angeborenen Anisometropien sind *oft symptomlos*. Die Kinder kennen den Zustand nicht anders. Es besteht jedoch eine *Schielneigung*, da die Binokularfunktionen unterentwickelt bleiben können. Bei Korrektur der Anisometropie und dadurch bedingter nicht akzeptabler Aniseikonie klagen die Patienten über visuelle Mißempfindungen bzw. *Doppelbilder*.

Diagnostik: Anisometropien werden meist bei Routineuntersuchungen entdeckt. Die Diagnose wird aufgrund der Refraktionsbestimmung gestellt.

Therapie: Erforderlich ist der Ausgleich des Refraktionsfehlers. Anisometropien > 4 dpt können wegen der relevanten Aniseikonie nicht mehr mit einer **Brille** ausgeglichen werden. Hier sind **Kontaktlinsen** und selten operative Maßnahmen (→ S. 158 f) sowie bei einseitiger Aphakie und Kontaktlinsenunverträglichkeit die **sekundäre Linsenimplantation** notwendig.

> Eine einseitige Aphakie ist mit einem einseitigen Starglas nicht zu korrigieren, da dadurch eine Aniseikonie von ca. 25 % hervorgerufen werden würde.

16.4 Akkommodationsstörungen

16.4.1 Akkommodationsspasmus

Definition

Unter einem Akkommodationsspasmus wird eine inadäquate, länger anhaltende Ziliarmuskelkontraktion verstanden.

→ *Synonyme:* Akkommodationskrampf, Ziliarmuskelkrampf;
  engl.: spasm of accomodation

Ätiopathogenese: Der *seltene* Akkommodationsspasmus entsteht als *funktionelle Störung* oder *iatrogen* bei der Behandlung junger Patienten mit Glaukom mit Parasympathomimetika (Miotika). Den funktionellen Störungen liegt häufig eine Übererregbarkeit des Akkommodationszentrums zugrunde, die vor allem bei Kindern (oft Mädchen) psychogen sein kann. *Selten* ist der Spasmus *organisch* bedingt, hier liegen meist Reizungen im Okulomotoriuskerngebiet (Hirndruck, zerebrale Erkrankungen) oder Veränderungen im Ziliarmuskel (bei Contusio bulbi) zugrunde.

Symptomatik: Die Patienten klagen über einen tiefen Augenschmerz und Unscharfsehen in der Ferne (Linsenmyopie).

Diagnostik und Differentialdiagnose: Die Diagnose wird anhand der Symptomatik sowie der Refraktionsbestimmung mit Messung der Akkommodationsbreite gestellt. Diese erfolgt mit dem Akkommodometer, wobei die Brechkraftdifferenz zwischen Nah- und Fernpunkt bestimmt wird. *Differentialdiagnostisch* abzugrenzen ist die latente Hyperopie (→ S. 449). Im Kindesalter fällt häufig ein assoziiertes akkommodatives Einwärtsschielen sowie eine akkommodative Pupillenverengung auf.

Therapie: Sie richtet sich nach dem bestehenden Grundleiden. Bei rezidivierenden Akkommodationskrämpfen kann eine Therapie mit Zykloplegika (Tropicamid, Cyclopentolat) versucht werden.

Prognose: Bei den iatrogenen Ursachen ist der Spasmus nach Absetzen der Parasympathomimetika voll reversibel. Auch Patienten mit einer funktionellen Ursache weisen eine gute Prognose auf. Der organisch bedingte Spasmus erfordert eine Behandlung der Grunderkrankung, zeigt dann aber meist auch eine gute Prognose.

16.4.2 Akkommodationslähmung

Definition

Unfähigkeit zur Akkommodation, die durch eine Parese des parasympathisch innervierten M. ciliaris verursacht wird.

→ *engl.:* palsy of accommodation

Ätiopathogenese: Folgende Ursachen dieses *insgesamt seltenen* Krankheitsbildes kommen hauptsächlich in Betracht:
- **Iatrogene, medikamentös bedingte Lähmung** durch Parasympatholytika: Atropin, Cyclopentolat, Scopolamin, Homatropin, Tropicamid.
- **Periphere Ursachen:** Okulomotoriusparesen, Läsionen des Ganglion ciliare oder des Ziliarmuskels.
- **Zentrale Ursachen:** Schädigung des Akkommodationszentrums bei Diphtherie, Diabetes mellitus, chronischem Alkoholismus, Meningitis, Apoplex, multipler Sklerose, Lues, Intoxikationen (Blei, Ergotamin), Medikamente (Isoniazid, Piperazin) sowie Tumoren.

Symptomatik: Die Unfähigkeit zur Akkommodation führt zu Verschwommensehen in der Nähe und kann bei gleichzeitiger Lähmung des M. sphincter pupillae mit einer Mydriasis assoziiert sein. Folgende Krankheitsbilder, auf die deshalb näher eingegangen werden soll, zeigen eine besondere Symptomkonstellation.
- **Postdiphtherische Akkommodationslähmung:** Diese passagere Lähmung ist toxisch bedingt und tritt ca. 4 Wochen nach der Infektion *ohne* Pupillenstörung auf. Manchmal ist damit eine Gaumensegelparese und/oder Bewegungsstörungen der unteren Extremitäten assoziiert.
- **Akkommodationslähmung bei Botulismus:** Dies ist eine ebenfalls toxisch bedingte Lähmung *mit* Pupillenbeteiligung (*Mydriasis*) und kann das erste Symptom des Botulismus sein! Assoziiert sind Sprach-, Schluck- und Augenmuskelstörungen mit Doppelbildwahrnehmung.
- Die **Pupillotonie** (tonische Pupillenkontraktion; → S. 232f) ist mit einer tonisch verlaufenden Akkommodation verbunden.
- Die **sympathische Ophthalmie** (→ S. 218) ist durch Abnahme der Akkommodationsbreite (auch am gesunden Auge) gekennzeichnet.

> **!** Bei jedem Verdacht auf eine sympathische Ophthalmie ist die Akkommodationsbreite zu messen.

Diagnostik: Neben der Messung der Akkommodationsbreite mit dem Akkommodometer ist nach anderen okulären und nicht okulären Symptomen zu fragen.

Therapie: Sie richtet sich nach der zugrundeliegenden Ursache.

Prognose: Die **Pupillotonie** zeigt einen chronischen, nicht reversiblen Verlauf der Akkommodationseinschränkung. Die **toxisch bedingten Akkommodationslähmungen** sind bei Beherrschung der Grundkrankheit reversibel.

16.5 Korrektur von Refraktionsfehlern

16.5.1 Brillengläser

Einstärkegläser

Man unterscheidet
- **sphärische Gläser**, die in allen Achsen gleich brechen, von
- **torischen Gläsern** (sog. Zylindergläser), die nur in einer Achse brechen.

Sphärische und torische Gläser können, wenn erforderlich, miteinander kombiniert werden.

Die **Bestimmung des Brechwertes der Gläser** erfolgt mit dem Scheitelbrechwertmesser manuell oder automatisch. Die erhaltene Refraktion wird dann als eine *sphärozylindrische Kombination* angegeben. Nach Übereinkunft ist die angegebene Achse des Zylinderglases senkrecht zu seiner brechenden Achse (◘ 16.**15 b** u. **c**). Die Orientierung dieser Achse in bezug auf das Auge erfolgt nach dem TABO-Schema (Technischer Ausschuß für Brillenoptik) (◘ 16.**16**).

Beispiel: +4,00 dpt −2,00 dpt/90 Grad bedeutet, daß das Glas eine Kombination aus Sammellinse (+4 dpt) und Zylinderglas (−2 dpt) darstellt, das die Achse bei 90 Grad hat.

> Hält man ein Brillenglas einige Zentimeter vor das eigene Auge und bewegt es hin und her, dann zeigt ein Minusglas gleichsinnige, ein Plusglas gegensinnige Scheinbewegungen der durch das Glas sichtbaren Objekten. Ein Zylinderglas zeigt Verzerrungen beim Drehen.

Mehrstärkengläser

Im Unterschied zu den eben charakterisierten Einstärkegläser mit einheitlichem Brechwert besteht bei den Mehrstärkengläsern in einem bestimmten Areal des Glases eine andere Brechkraft. Diese Gläser sind als *Kombination von 2 oder mehreren Gläsern in einem Glas* aufzufassen.

16.5 Korrektur von Refraktionsfehlern   **459**

Brillenrezept

Brillenverordnung

für Herrn/Frau/Frl. _____

_____

_____

_____

		Sphär.	Zyl.	Achse	Prism.	Bas.	Scheitel-abstand
F	R	+ 4,0	− 2,0	90°			
	L			°			
N	R			°			
	L			°			

R   L

Art der Brille: _____

Bemerkungen: _____

_____

_____

Ort, Datum _____   _____
                              Unterschrift

16.16 Die Refraktionswerte für das rechte Auge sind bereits ausgefüllt. Zusätzlich wurde noch die Zylinderachse auf dem TABO-Schema markiert (rote Linie). Das TABO-Schema ist eine verbindliche Regelung über die Lage der Zylinderachsen relativ zum Auge. So entspricht z. B. eine senkrechte Zylinderachse (rote Linie) auf dem TABO-Schema 90 Grad.

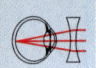

16 Optik und Refraktionsfehler

Zweistärkengläser (Bifokalgläser): Im *oberen und mittleren Teil des Glases* ist die *Fernkorrektur*, im unteren Teil die *Nahkorrektur* eingeschliffen (◉ 16.17 a u. b). Der Patient kann jetzt mit *einer* Brille sowohl in der Ferne alles scharf sehen als auch lesen, ohne ständig zwischen 2 Brillen wechseln zu müssen. Beim Lesen wird nämlich der Blick nach unten gesenkt und konvergiert. Genau dort befindet sich der Nahteil in der Brille. Bei speziellen Sehanforderungen kann dieser Nahteil auch oben angebracht werden. Hiermit können z. B. Piloten die Instrumente über dem Kopf ablesen.

Dreistärkengläser (Trifokalgläser): Bei diesen Gläsern wurde zwischen Fernteil und Nahteil noch ein *3. Glas* eingeschliffen, um auch den *Zwischenbereich zwischen Ferne und Leseabstand* bei völliger Akkommodationslosigkeit scharf sehen zu können (◉ 16.17 c).

Progressivgläser (Gleitsichtgläser): Um den *Bildsprung beim Blick durch die verschiedenen Zonen* des Glases *zu umgehen* und ein *scharfes Bild in jeder Entfernung* zu ermöglichen, wurden die Gleitsichtgläser entwickelt (◉ 16.18).

Mehrstärkengläser

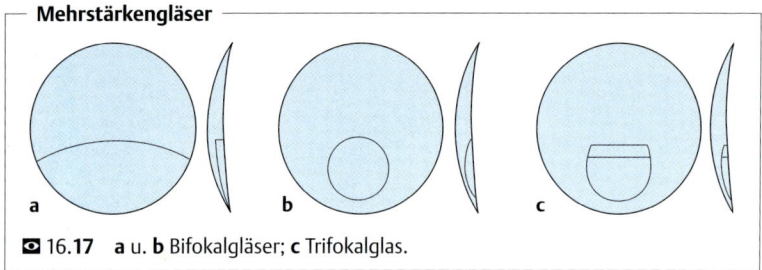

◉ 16.17 a u. b Bifokalgläser; c Trifokalglas.

Gleitsichtglas

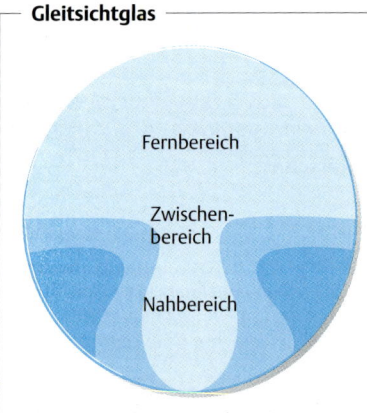

◉ 16.18 Hier besteht ein stufenloser Übergang zwischen Fernteil (oben), Zwischenbereich (Mitte) und Nahteil (unten), in dem die Brechkraft kontinuierlich zunimmt. Nur im hellblauen Bereich besteht eine gute Qualität der optischen Abbildung. Dieser hellblaue „Kanal" ist um so schmäler, je höher die Addition im Nahteil ist; gleichzeitig nehmen mit der Höhe der Addition auch die peripheren Verzerrungen (dunkelblaue Fläche) des Glases zu.

Diese Gläser sind zudem kosmetisch unauffällig. Sie zeigen *zentral gute* optische *Abbildungen*, sind jedoch *peripher mit einem hohen Astigmatismus behaftet*. Ein Großteil der Menschen kann sich jedoch an diesen Umstand der peripheren Verzerrung gewöhnen.

> Patienten mit Presbyopie (Alterssichtigkeit) gewöhnen sich besser an Gleitsichtgläser, wenn die Presbyopie noch gering ist und wenn vorher noch keine Bifokalbrillen getragen wurden.

Spezialgläser

Folgende Gläser wurden für besondere Ansprüche konzipiert:

Kunststoffgläser: Diese Gläser dienen der *Gewichtsreduktion der Brille bei hohen Ametropien*. Ein weiterer Vorteil ist die geringe Zersplittungstendenz (Kindern werden stets Kunststoffgläser ordiniert). Diese Gläser sind jedoch kratzempfindlich.

Lichtschutzgläser (Absorptionsgläser): Diese Gläser sind bei *verstärkter Blendungsempfindlichkeit* indiziert.

> Im Straßenverkehr und bei Dämmerung sowie nachts sind alle Gläser mit mehr als 20 % Lichtreduktion (Absorption) gefährlich (Sehschärfenreduktion).

Phototrope Gläser (selbsttönende Gläser): Die Intensität des ultravioletten Lichtes steuert den Grad der Verdunkelung des Glases. Bei Kälte werden die Gläser dunkler als in der Wärme. Die Aufhellung ist in der Kälte verzögert, in der Wärme beschleunigt. Es gibt Lichtdämpfungen zwischen 15 und 50 % sowie zwischen 30 und 65 %.

> Phototrope Gläser sind beim Autofahren problematisch. Im warmen Auto bei geschlossenen Fenstern (fehlendes UV-Licht) findet nur eine geringgradige Verdunkelung statt. Die Aufhellung von dunklen Gläsern bei einer Tunneldurchfahrt ist zu langsam.

Entspiegelte Gläser: Durch Aufdampfen von speziellen, sehr dünnen Schichten (Magnesiumfluorid) auf die Gläser wird die *Lichtreflexion auf Vorder- und Rückseite reduziert*.

Brillenanpassung

Während der Patient auf Sehzeichen schaut, hält man ihm verschiedene Linsenkombinationen vor das Auge. Der Patient muß angeben, welche von 2 Linsen ein schärferes Bild entstehen läßt. Die bessere Linse wird dann mit dem nächsten Glas verglichen. So findet man schrittweise die optimale Korrektur. Am schnellsten kommt man zum Ziel, wenn eine objektive Refraktion als Ausgangspunkt für den subjektiven Abgleich vorliegt. Die Refraktionsbestimmung erfolgt entweder mit **Probiergläsern** aus dem Brillenkasten oder mit dem **Phoropter**, der eine Vielzahl von Linsen enthält, die automatisch oder manuell in allen Kombinationen vorgeschaltet werden können. Hierbei wird in 3 Stufen vorgegangen:

* **1. Monokularer Abgleich:** *Für jedes Auge* wird *gesondert* die optimale Refraktion bestimmt, mit der der beste Visus erreicht wird. Bei *myopen Patienten* wird das schwächstmögliche Minusglas, bei *hyperopen Patienten* das stärkstmögliche Plusglas verwandt. Zum Feinabgleich kann der Rot-Grün-Test verwandt werden, der auf der chromatischen Aberration (→ S. 467) basiert. Hierbei vergleicht der Patient Optotypen auf grünen und roten Feldern; durch Feinanpassung der Refraktion ist es möglich, den Brennpunkt des Lichtes genau auf die Netzhaut zu verschieben (Optotypen werden auf rotem sowie grünem Feld gleich scharf gesehen).
* **2. Binokularer Abgleich:** Ziel dieses Schrittes ist es, ein *Gleichgewicht* zwischen beiden Augen herzustellen.
* **3. Bestimmung der Nahrefraktion:** Zum Schluß erfolgt die *Nahvisusbestimmung* sowie, wenn erforderlich, die *Bestimmung des Nahzusatzes*. Dies erfolgt in Abhängigkeit der bevorzugten Lese- bzw. Arbeitsposition des Patienten.

Die so gefundenen Werte werden auf dem Brillenrezept (→ ◉ 16.**16**) ordiniert. Wichtig für den Optiker ist zudem das Notieren des **Hornhautscheitelabstandes (HSA)**, bei dem die Refraktion durchgeführt wurde. Dies ist der *Abstand der Hornhautvorderfläche von der Rückfläche des Probierglases*. Wenn die *gefertigte Brille* einen anderen Hornhautscheitelabstand hat, muß dies bei der Stärke des Brillenglases berücksichtigt werden, da die optische Wirkung von Brillengläsern vom jeweiligen Abstand vom Auge abhängt.

Bevor die Gläser in die Brillenfassung eingepaßt werden, ist noch der **Pupillenabstand** zu messen, damit die Gläser richtig zentriert werden können. Denn das *Zentrum des Glases* sollte *vor der Pupille* des Auges sein. Andernfalls kann die prismatische Wirkung der Gläser bei exzentrischem Durchblick zu asthenopischen Beschwerden (wie Augenbrennen, Kopfschmerzen etc.) führen.

> ❗ Bei jeder Brillenanpassung bei über 40jährigen sollte der Augeninnendruck gemessen werden (Früherkennung eines Glaukomes).

16.5.2 Kontaktlinsen

16.5.2.1 Vorteile und Eigenschaften von Kontaktlinsen

Kontaktlinsen liegen der Hornhautoberfläche unmittelbar auf. Bei richtiger Anpassung gewöhnen sich jedoch die meisten Patienten an diesen Fremdkörper. Die Kontaktlinse korrigiert den Refraktionsfehler im Gegensatz zur Brille näher am Ort der Entstehung. Deshalb ist auch die *Qualität der optischen Abbildung durch Kontaktlinsen besser als durch die Brille*. Die Netzhautbilder

16.5 Korrektur von Refraktionsfehlern

werden wesentlich weniger in ihrer Größe beeinflußt als bei der Brillenkorrektur. Es gibt kein Beschlagen bei Regen oder Dunst und die Verzerrungen der Bilder beim Blick durch den Rand des Brillenglases fallen weg. Insbesondere *bei hohen Ametropien* fällt die kosmetische Entstellung durch dicke Brillengläser weg. *Hohe Anisometropien* (→ S. 454) sind aus optischen Gründen (Aniseikonie) überhaupt nur mit Kontaktlinsen zu korrigieren.

Kontaktlinsen werden durch folgende **Kennwerte** charakterisiert:
- Durchmesser der Kontaktlinse,
- Krümmungsradius der Rückfläche,
- geometrische Gestaltung der Rückfläche (sphärisch, asphärisch, mehrkurvig, torisch),
- Brechwert,
- Material sowie
- Sauerstoffdurchlässigkeit des Materials (DK).

Die Hornhaut benötigt Sauerstoff aus dem präkornealen Tränenfilm. Um dies zu gewährleisten, *müssen die Kontaktlinsenmaterialien sauerstoffdurchlässig sein*. Dies um so mehr, je weniger die Kontaktlinse sich bewegt und dadurch einen Tränenaustausch erlaubt. Die Kontaktlinsen können sowohl aus einem *formstabilen* als auch aus einem *flexiblen* Material gefertigt werden.

Formstabile („harte") Kontaktlinsen

Diese Kontaktlinsen haben eine stabile, kaum veränderbare Form. Sie sind *sehr gewöhnungsbedürftig* und sollten deshalb regelmäßig getragen werden. Ziel bei der Herstellung ist es, die Rückfläche der Kontaktlinse der Hornhautvorderfläche so gut wie möglich anzupassen (◉ 16.19). Dann kann die Linse auf dem präkornealen Tränenfilm schwimmen. Sie wird bei jedem Lidschlag

Sitz einer formstabilen Kontaktlinse auf dem Auge

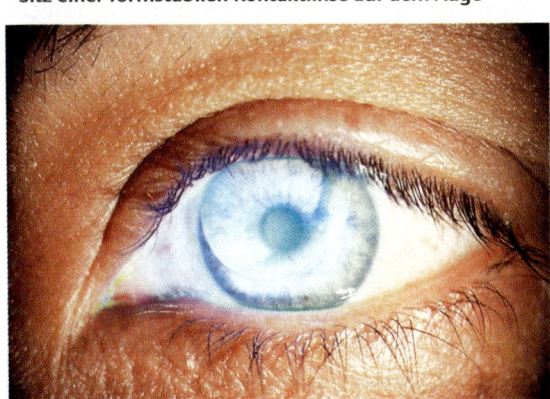

◉ **16.19** Zwischen Hornhautvorderfläche und Linsenrückfläche befindet sich die Tränenlinse.

hochgezogen, und kehrt danach wieder in ihre zentrale Lage zurück. Hierbei kommt es zum Austausch des Tränenfilms.
Früher wurde Plexiglas (PMMA) als Material verwandt. Dieses Material hat jedoch praktisch keine Sauerstoffdurchlässigkeit. Die Linsen wurden in einem kleinen Durchmesser angepaßt und zudem sehr flach geformt (d. h. zentrale Auflage auf der Hornhaut mit peripherem Abstehen). Dies erlaubte einen ausgezeichneten Tränenaustausch und somit eine erstaunlich lange Tragedauer. *Heute* stehen hoch sauerstoffdurchlässige Materialien (z. B. Silikon-Copolymere) zur Verfügung. Damit besteht keine zeitliche Begrenzung mehr beim *täglichen* Tragen. In besonderen Fällen (ungeschickte aphake Patienten) können diese Linsen auch über Nacht im Auge bleiben (*verlängertes Tragen*).

Formstabile Kontaktlinsen sind *sphärisch*, aber auch *torisch* herstellbar. Einen **Hornhautastigmatismus von weniger als 2,5 dpt** gleichen **sphärische** Kontaktlinsen fast vollständig aus. Dies ist deshalb möglich, weil der Raum zwischen sphärischer Kontaktlinsenrückfläche und astigmatischer Hornhautvorderfläche durch die Tränenflüssigkeit (*Tränenlinse*) ausgefüllt wird. Die Tränenflüssigkeit hat fast den gleichen Brechungsindex wie die Hornhaut. Bei **höheren Hornhautastigmatismen** oder **inneren Astigmatismen** müssen **torische** Kontaktlinsen verwendet werden. Sogar die Korrektur eines hochgradigen **Keratokonus** ist mit formstabilen Linsen möglich.

Weiche Kontaktlinsen

Das Kontaktlinsenmaterial (z. B. Hydrogele) ist weich und anschmiegsam und wird subjektiv als *wesentlich angenehmer* empfunden. Die *Sauerstoffdurchlässigkeit* ist abhängig vom Wassergehalt (36–85 %) des Materials (je höher, desto besser die Permeabilität für O_2), meistens jedoch *geringer als der formstabiler Linsen*. Das Material nimmt viel leichter Fremdstoffe auf und speichert diese. Der Durchmesser der flexiblen Linsen ist mit 12,5–16 mm größer als der der formstabilen Linsen. Flexible Linsen stützen sich am Limbus ab. Die Beweglichkeit der Linse beim Lidschlag beträgt oft nur wenige $^1/_{10}$ mm. Der *Tränenaustausch unter der Linse* ist dadurch deutlich *reduziert*. Deshalb sind die *täglichen Tragezeiten begrenzt* und Nachtpausen zur Regeneration der Hornhaut unbedingt erforderlich. Dieser Grundsatz kann nur in besonderen Ausnahmesituationen und unter engmaschiger ärztlicher Kontrolle umgangen werden.

Da sich die Linsen fast vollständig an die Hornhaut anschmiegen, ist ein *Hornhautastigmatismus mit sphärischen weichen Linsen nicht zu korrigieren*. Hier sind dann torische weiche Linsen erforderlich.

Speziallinsen

Folgende Speziallinsen sind für besondere Situationen erhältlich:

Therapeutische Kontaktlinsen: Bei **Erosionen der Hornhaut** beschleunigen weiche ultradünne (0,05 mm) Kontaktlinsen durch den mechanischen Schutz (bandagierende Wirkung) die Reepithelialisierung. Zudem reduzieren sie den Schmerz. Weiche Kontaktlinsen sind auch als Medikamententräger zu verwenden, da sie diese speichern und nur sehr langsam wieder abgeben.

Corneal Shields: Dies sind kontaktlinsenähnliche Gebilde aus Kollagen. Durch die Kollagenasen im Tränenfilm werden diese bei pathologischen Veränderungen im Bereich der vorderen Augenabschnitte (Erosionen, Ulzera) langsam aufgelöst. Sie dienen als **Bandage** sowie als **Medikamententräger**.

Iris-Print-Linsen: Bei **Aniridie** sowie Patienten mit **Albinismus** werden diese eingefärbten Kontaktlinsen mit zentral freier Pupille verwandt. Dadurch wird ein kosmetisch gutes Ergebnis, eine reduzierte Blendung sowie ein evtl. nötiger Ausgleich eines Refraktionsfehlers erreicht.

Bifokale Kontaktlinsen: Um auch **Patienten** mit **Presbyopie** mit Kontaktlinsen versorgen zu können, wurden bifokale Kontaktlinsen entwickelt. Hierbei wird in die Kontaktlinse wie bei der Brille ein *Nahteil* eingeschliffen. Dieser Nahteil befindet sich immer unten, da die Linse dort schwerer ist. Beim Lesen mit Blicksenkung nach unten wird dieser Nahteil dann durch das feststehende Unterlid über die Pupille geschoben und so optisch wirksam. Eine andere Möglichkeit ist die *Diffraktion* (Lichtbeugung im Gegensatz zur Lichtbrechung) durch konzentrische Ringe auf der Rückseite der Kontaktlinse. Hierbei werden gleichzeitig 2 Bilder erzeugt: ein refraktives aus der Ferne und ein diffraktives aus der Nähe. Der Patient sucht sich das aus, welches für ihn gerade wichtig ist. Schließlich ist es auch möglich, ein Auge für die Ferne und ein Auge für die Nähe zu korrigieren (*Monovision*).

Nachteile von Kontaktlinsen

Kontaktlinsen beeinflussen die Hornhaut mechanisch und metabolisch. Deshalb ist eine *ständige augenärztliche Kontrolle* erforderlich.

Mechanische Beeinflussung der Hornhaut kann zu *passageren Refraktionsänderungen* führen, so daß eine Brille nach Abnahme der Linse vorübergehend nicht mehr paßt („spectacle blur"). Kontaktlinsen erfordern eine sorgfältige *tägliche Reinigung* sowie Desinfektion. Im Gegensatz zur Brille ist dies mühsamer, zeitraubender und teurer. Dies ist insbesondere bei weichen Linsen zu beachten.

Metabolische Beeinflussung der Hornhaut: Das makromolekulare Netz des Materials absorbiert Eiweiße, Eiweißabbauprodukte (jelly bumps), niedermolekulare Substanzen (Medikamente, Desinfektionsmittel) sowie Bakterien und Pilze. Wird die tägliche Kontaktlinsenpflege nicht adäquat durchgeführt dann können ernsthafte Komplikationen (→ S. 466) drohen. Weiche Kontaktlinsen beeinträchtigen durch die grenzwertige Sauerstoffpermeabilität den Metabolismus der Hornhaut. Für Patienten mit einem Sicca-Syndrom (→ S. 64) sind Kontaktlinsen weniger geeignet.

Komplikationen beim Tragen von Kontaktlinsen

Komplikationen werden hauptsächlich bei *weichen* Linsen beobachtet:

Infektiöse Keratitis (Hornhautinfiltrationen, Ulzera) verursacht durch Bakterien, Pilze sowie Protozoen, → S. 130 f.

 Eine Akanthamöbenkeratitis ist eine ernsthafte Komplikation bei Trägern weicher Kontaktlinsen und erfordert oft eine perforierende Keratoplastik (PkP).

Gigantopapilläre Konjunktivitis: Allergische Reaktion der Oberlidbindehaut auf denaturierte Proteine mit Bildung von pflastersteinartigen Proliferationen (→ S. 104).

Hornhautvaskularisationen sind als Folge der zu geringen Sauerstoffversorgung der Hornhaut zu interpretieren.

Schwere chronische Konjunktivitis: Sie macht ein weiteres Tragen der Linsen meist unmöglich.

16.5 Prismen

Prismen lenken parallele Lichtstrahlen in eine andere Richtung um. Die optische Stärke wird in *Prismendioptrien (pdpt)* angegeben. Prismengläser können mit sphärischen und torischen Gläsern kombiniert werden. Bei der Brillenverordnung wird die Stärke sowie die Lage der Basis des Prismas angegeben. Verwendet werden Prismengläser bei Beschwerden infolge einer Heterophorie (latentes Schielen), Augenmuskelparesen und als Vorbereitung auf eine Schieloperation.

 Ein Prisma mit der Stärke von 1 dpt lenkt einen Lichtstrahl in 1 m Entfernung um 1 cm zur Prismenbasis ab.

16.5.4 Vergrößernde Sehhilfen

Bei **Reduktion der zentralen Sehschärfe** durch Zerstörung der Fovea mit Zentralskotom sind vergrößernde Sehhilfen erforderlich. Die Vergrößerung geht jedoch immer mit einer *Verkleinerung des Gesichtsfeldes* einher. Deshalb erfordern diese optischen Hilfsmittel Geduld, Gewöhnung, Motivation und Geschicklichkeit. Eine Kooperation von Augenarzt und Optiker ist oft hilfreich. Folgende **Systeme** mit zunehmender Verstärkung sind verfügbar:

Verstärkung der Nahbrille: Je stärker die Nahbrille, desto geringer der Leseabstand. Die Vergrößerung (V) ist abhängig von der Brechkraft der Nahbrille (D) und beträgt $V = D/4$.

16.5 Korrektur von Refraktionsfehlern **467**

Beispiel: Eine 10 dpt starke Nahbrille vergrößert 2¹/₂ fach. Das Objekt muß jedoch 10 cm dicht ans Auge gebracht werden.

Lupen sind in verschiedenen Stärken, beleuchtet oder unbeleuchtet erhältlich.

Lupenbrillen, Fernrohrbrillen, Prismen-Lupenbrillen: Hierbei wird auf ein oder beide Brillengläser ein optisches Vergrößerungssystem montiert. Das optische Prinzip beruht auf dem Galilei- oder Keplersystem.

Fernsehlesegerät: Hiermit wird ein Lesetext bis zu 45fach vergrößert.

16.5.5 Abbildungsfehler von Augenlinsen und Brillengläser

Optisch wirksame Linsen (Brillengläser, Augenlinse) haben immer kleine Mängel. Diese Mängel sind keine Materialfehler sondern durch die physikalischen Gesetze bedingt. Bei teuren Optiken werden diese Fehler durch die Verwendung einer Vielzahl von Linsen in bestimmter Anordnung reduziert.

Chromatische Aberration (Dispersion)

Hierunter versteht man die **Abhängigkeit der Brechkraft von der Wellenlänge des Lichtes.**

Licht besteht aus einer Mischung von unterschiedlichen Wellenlängen. *Kurzwelliges* Licht (blau) wird stärker gebrochen als *langwelliges* Licht (rot) (◐ 16.20). Deshalb ergibt monochromatisches Licht (eine Wellenlänge) eine bessere Abbildung auf der Netzhaut.

! Die chromatische Aberration ist Grundlage des Rot-Grün-Tests zum Feinabgleich bei der Refraktionsbestimmung (→ S. 462).

Chromatische Aberration

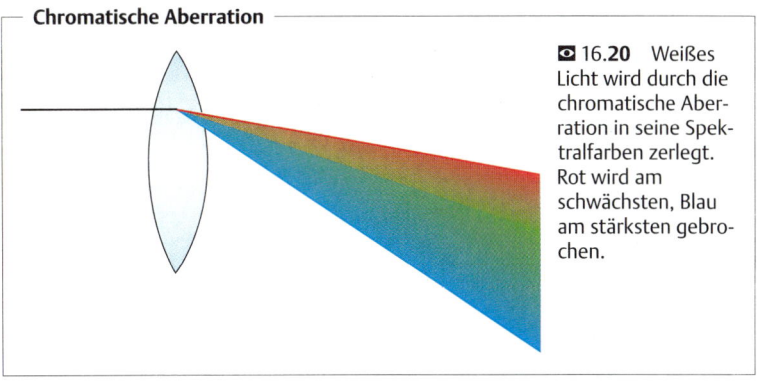

◐ **16.20** Weißes Licht wird durch die chromatische Aberration in seine Spektralfarben zerlegt. Rot wird am schwächsten, Blau am stärksten gebrochen.

Sphärische Aberration

Hierunter versteht man die **Abhängigkeit der Brechkraft vom Ort des Auftreffens des Lichtstrahls auf die Linse.**

> Gibt ein Patient an, beim Vorhalten einer Scheibe mit einer sehr kleinen punktförmigen Öffnung (stenopäische Lücke) besser zu sehen als ohne diese, so liegt meist ein nicht ausgeglichener Brechungsfehler des Auges vor.

Je weiter peripher Lichtstrahlen auf eine Linse auftreffen, desto stärker werden sie gebrochen (◨ 16.**21**). Durch die Iris wird im Auge ein Großteil der Randstrahlen ausgeblendet. Bei enger Pupille wird besonders viel Randstrahlung ausgeblendet so daß die *Tiefenschärfe verbessert* wird. Bei weiter Pupille hingegen ist die *Tiefenschärfe wesentlich schlechter*.

> Patienten mit weitgetropften Pupillen dürfen kein Fahrzeug führen.

Astigmatische Aberration

Beim Blick durch eine sphärische Linse wird ein punktförmiges Objekt strichförmig abgebildet („Astigmatismus schiefer Bündel").

Blickt man durch eine Linse exzentrisch, so wirkt sie als *Prisma* (◨ 16.**22a**). Prismen brechen einen Lichtstrahl zur Prismenbasis hin (◨ 16.**22b**). Darüber hinaus kommt es auch hier zur spektralen Zerlegung des Lichtes (*Dispersion*), wobei kurzwelliges Licht (blau) stärker gebrochen wird als langwelliges (rot). Die astigmatische Aberration ist ein ungewolltes Phänomen aller Gläser beim schrägen Durchblick.

Hiervon abzugrenzen sind die *astigmatischen (torischen) Gläser* (→ S. 458), die beim *geraden* Durchblick die optische Korrektur des Astigmatismus des Auges bewirken.

Verzeichnung

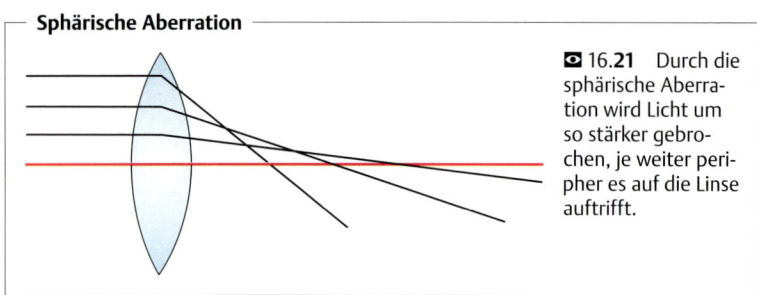

Sphärische Aberration

◨ 16.**21** Durch die sphärische Aberration wird Licht um so stärker gebrochen, je weiter peripher es auf die Linse auftrifft.

16.5 Korrektur von Refraktionsfehlern

Astigmatische Aberration

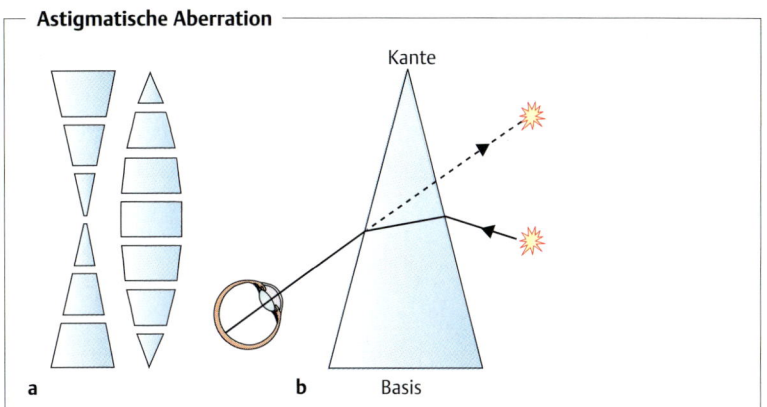

◐ 16.22 **a** Linsen kann man sich aus vielen Prismen zusammengesetzt denken. Dies erklärt viele optische Phänomene von Linsen (z. B. Streuung). **b** Ein Prisma bricht einen Lichtstrahl 2mal zur Basis hin (durchgezogener Strich). Das Auge des Beobachters meint jedoch, daß das Objekt zur Kante des Prismas hin verlagert ist (gestrichelte Linie).

Hierunter versteht man die **Veränderung des Abbildungsmaßstabes besonders in der Peripherie**, so daß ein scharfes Bild mit Verzeichnungen in der Peripherie entsteht. Bei Konvex-(Plus-)Gläsern ist die Verzeichnung *kissenförmig*, bei Konkav-(Minus-)Gläsern *tonnenförmig* (◐ 16.23).

> ❗ Aufgrund dieser physiologischen, optisch-physikalisch bedingten Abbildungsfehler ist das optische Auflösungsvermögen des Auges begrenzt und liegt bei ca. $1/80$ Grad. Das Raster der retinalen Photorezeptoren entspricht ziemlich genau diesem Auflösungsvermögen. Eine feinere retinale Struktur wäre also zwecklos.

16 Optik und Refraktionsfehler

Verzeichnung

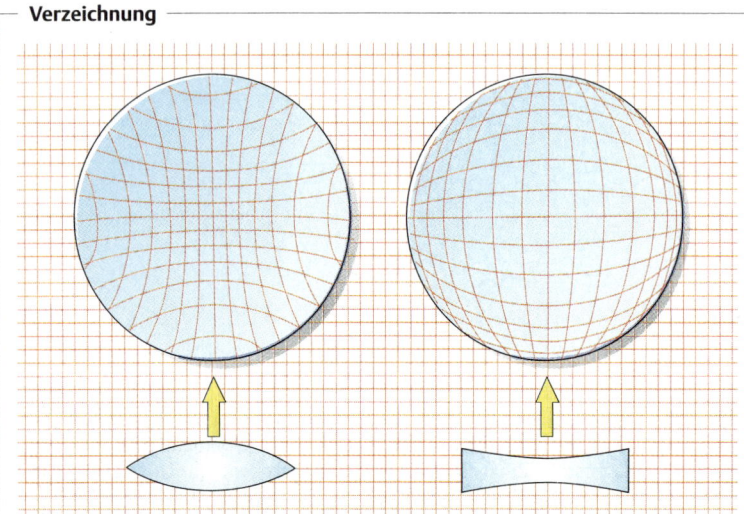

◉ **16.23** Bei der Abbildung durch Gläser erfolgt bei Plusgläsern eine kissenförmige, bei Minusgläsern eine tonnenförmige Veränderung des Objektes.

17 Bulbusmotilität und Schielen

Doris Recker, Josef Amann und Gerhard K. Lang

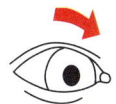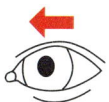

Definitionen

Als Schielen (**Strabismus**) bezeichnet man das Abweichen der Sehachse eines Auges von der Normalstellung.
Es werden **2 Hauptformen des manifesten Schielens (Heterotropie)** unterschieden:
1. Der **Strabismus concomitans**, das **Begleitschielen** (von lat. concomitare = begleiten): Das schielende Auge *begleitet* das führende Auge in allen Bewegungsrichtungen, der Schielwinkel ist also in allen Blickrichtungen gleich. Diese Form des Schielens kommt als Strabismus monolateralis (nur ein Auge schielt) und als Strabismus alternans (die Augen schielen abwechselnd) vor.
2. Der **Strabismus paralyticus**, das **Lähmungsschielen** (→ S. 495): Es beruht auf der Lähmung eines oder mehrerer äußerer Augenmuskeln. Im Unterschied zum Begleitschielen ist der Schielwinkel beim Strabismus paralyticus nicht in allen Blickrichtungen gleich. Deshalb wird diese Form des Strabismus auch als **Strabismus incomitans** bezeichnet.

→ *engl.:* strabismus

Epidemiologie: Die Häufigkeit des Schielens im mitteleuropäischen Raum liegt bei 5–7%. Insgesamt ist der **Strabismus convergens (Einwärtsschielen)** in Europa und Nordamerika weitaus häufiger als der **Strabismus divergens (Auswärtsschielen)**. Während **Begleitschielen** vor allem im Kindesalter vorkommt, sind vom **Lähmungsschielen** vorwiegend Erwachsene betroffen. Dies hängt damit zusammen, daß das Begleitschielen in der Regel angeboren oder in den ersten Lebensjahren erworben, das Lähmungsschielen dagegen meist erworben ist (z. B. durch einen Unfall).

17.1 Grundkenntnisse

Augenmotilität: Die Augen werden von folgenden äußeren Muskeln bewegt (◉ 17.1):

* von den **4 geraden Augenmuskeln:** M. rectus superior, inferior, medialis und lateralis sowie
* von den **2 schrägen Augenmuskeln:** M. obliquus superior und inferior. Alle Muskeln entspringen am Anulus tendineus. Nur der M. obliquus inferior hat seinen Ursprung in der Nähe der Tränensackgrube. Während die *geraden Augenmuskeln* den Augapfel von hinten umfassen und mit ihren Sehnenenden sowohl oben und unten als auch an beiden Seiten der Sklera ansetzen, setzen die *schrägen Augenmuskeln* temporal hinter dem Äquator an. Der Ansatz der Muskeln spielt eine Rolle hinsichtlich ihrer Zugrichtung (→ ◉ 17.1).

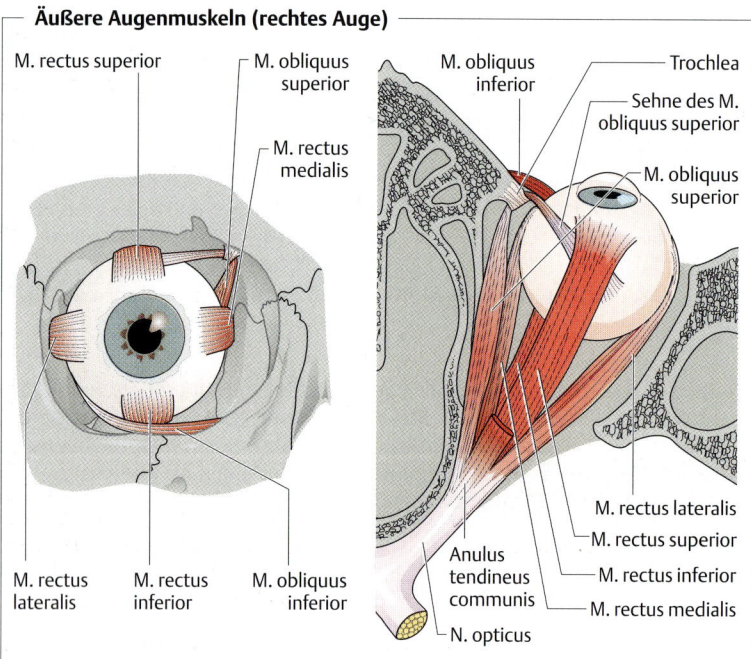

Äußere Augenmuskeln (rechtes Auge)

◉ 17.1 a u. b Die beiden schrägen Augenmuskeln setzen temporal hinter dem Äquator, die 4 geraden Augenmuskeln sowohl oben und unten als auch an beiden Seiten der Sklera an.

Das Bindegewebe zwischen den einzelnen Augenmuskeln ist in die **Tenon-Kapsel** eingebaut. Weitere anatomische Begriffe, die in diesem Zusammenhang eine Rolle spielen, sind das **laterale und mediale Checkligament**, das die seitlichen Verbindungen des orbitalen Bindegewebes bezeichnet und das **Lockwood-Ligament**. Darunter versteht man die Spannbänder zwischen dem M. rectus inferior und dem M. obliquus inferior, die sich wie eine Hängematte zum Rectus medialis und lateralis ausdehnen.

Die genannten anatomischen Strukturen sorgen ebenso wie die gleichmäßige Innervation der äußeren Muskeln (gleichwirkende Muskeln beider Augen werden gleich stark innerviert) für das Gleichgewicht der Augen. Änderungen, die diese Balance stören (wie z.B. eine Augenmuskellähmung, die die Kontraktionsfähigkeit des betroffenen Muskels einschränkt oder aufhebt), führen zum Strabismus. Der Schielwinkel ist Ausdruck des pathologischen Gleichgewichts.

Zugrichtung der äußeren Augenmuskeln. Die **horizontalen Augenmuskeln** ziehen das Auge nur in *eine* Richtung: Der M. rectus lateralis zieht das Auge nach außen (*Abduktion),* der M. rectus medialis nach innen (*Adduktion*). **Alle anderen Augenmuskeln** haben neben ihrer Haupt- auch noch eine *Nebenzugrichtung*. Je nach Verlauf und Ansatz des Muskels am Bulbus (s. 17.1) sowie Blickrichtung können sie das Auge heben und senken, ad- und abduzieren, ein- oder auswärtsrollen. Vorwiegend *hebende Wirkung* haben der M. rectus superior und der M. obliquus inferior, vorwiegend *senkende Wirkung* der M. rectus inferior und der M. obliquus superior. Die Haupt- und Nebenzugrichtung der 6 Augenmuskeln sind in 17.1 dargestellt. Sie spielen vor allem für das Verständnis des Lähmungsschielens ein große Rolle.

Innervation der Augenmuskeln: Der N. oculomotorius (N. III) innerviert alle Augenmuskeln mit Ausnahme des M. obliquus superior (N. trochlearis, N. IV) und des M. rectus lateralis (N. abducens, N. VI) (→ 17.1). Die **Augenmuskelkerne** liegen im Hirnstamm am Boden des 4. Ventrikels und sind durch den Fasciculus longitudinalis medialis (Faserbündel mit Anschluß an die Augenmuskel-, Halsmuskel- und Vestibulariskerne zur Koordination der Augapfel und Kopfbewegungen) miteinander verbunden. (17.2). Verschiedene **Blickzentren im Gehirn** steuern die Augen- und Blickbewegungen. Sowohl die Lage der Augenmuskelkerne als auch die Kenntnis der Blickzentren spielen in erster Linie im Zusammenhang mit Blicklähmungen und Lähmungsschielen (und dann v. a. für den Neurologen) eine Rolle. Beispielsweise kann man aus der Art einer Blicklähmung ungefähr auf den Ort der Schädigung im Gehirn schließen.

> Mit Ausnahme des M. obliquus superior und des M. rectus lateralis werden alle Augenmuskeln vom N. oculomotorius innerviert.

Physiologie des binokularen Sehens: Streng genommen „sehen" wir mit unserem Gehirn. Die Augen sind lediglich die bildaufnehmenden Sinnesorgane. Ihre Bilder werden durch eine Kodierung der Reize auf der Netzhaut

17 Bulbusmotilität und Schielen

17.1 Funktion der äußeren Augenmuskeln in Geradeausstellung des Auges

Muskel	Hauptzugrichtung	Nebenzugrichtung	Beispiel (rechtes Auge)	Innervation
M. rectus lateralis	Abduktor	keine		N. abducens
M. rectus medialis	Adduktor	keine		N. oculomotorius
M. rectus superior	Heber	Einwärtsroller und Adduktor		N. oculomotorius
M. rectus inferior	Senker	Auswärtsroller und Adduktor		N. oculomotorius
M. obliquus superior	Einwärtsroller	Senker und Abduktor		N. trochlearis

17.1 Grundkenntnisse

Tab. 17.1 (Fortsetzung)

Muskel	Hauptzug-richtung	Nebenzug-richtung	Beispiel (rechtes Auge)	Innervation
M. obliquus inferior	Auswärtsroller	Heber und Abduktor	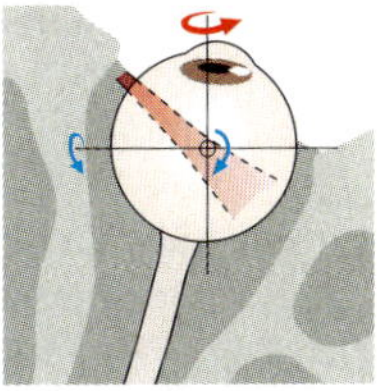	N. oculomotorius

Lage der Augenmuskelkerne und Blickzentren

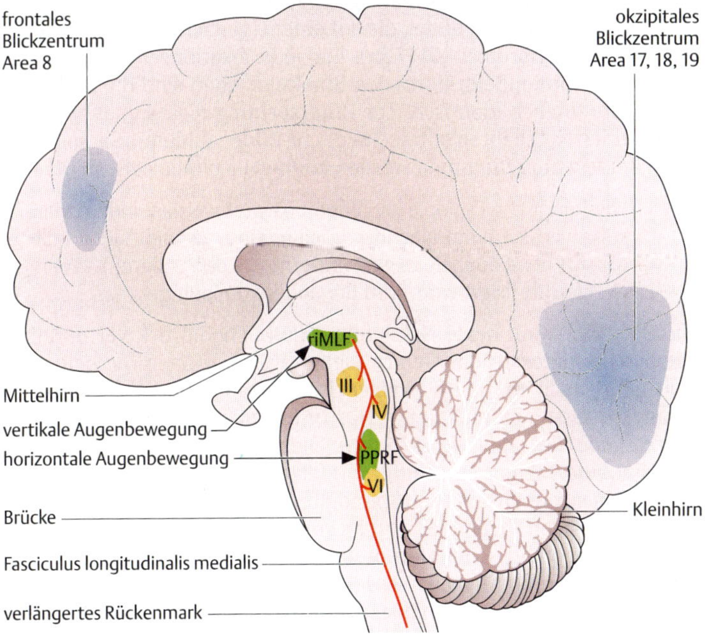

- frontales Blickzentrum Area 8
- okzipitales Blickzentrum Area 17, 18, 19
- Mittelhirn
- vertikale Augenbewegung — riMLF
- horizontale Augenbewegung — PPRF
- Brücke
- Kleinhirn
- Fasciculus longitudinalis medialis
- verlängertes Rückenmark

Abb. 17.2 Der N. oculomotorius (N. III) innerviert alle Augenmuskeln mit Ausnahme des M. obliquus superior (N. trochlearis, N. IV) und des M. rectus lateralis (N. abducens, N. VI). Der rostrale interstitielle Kern des medialen longitudinalen Faszikulus (riMLF) ist für vertikale Augenbewegungen und rasche Nystagmusphasen (Augenzittern, S. 508) zuständig, die paramediane pontine retikuläre Formation (PPRF) für horizontale Augenbewegungen.

festgehalten. Sehnerv und Sehstrahlung leiten die Bildinformation in dieser kodierten Form an die Sehrinde weiter.

Durch die **Sensorik** entsteht in jedem Auge ein Netzhautbild, das an die übergeordneten Zentren weitergeleitet wird. Dabei richtet die **Motorik** beide Augen auf ein Sehobjekt, so daß auf beiden Netzhäuten das gleiche Bild entsteht. Es kann vom Gehirn zu einem **binokularen Seheindruck** verarbeitet werden. Dieses Zusammenspiel von Motorik und Sensorik wird subjektiv nicht bemerkt.

Qualitativ werden **3 Stufen des binokularen Sehens** unterschieden:

1. *Simultansehen:* 2 verschiedene Bilder werden durch die Netzhäute beider Augen *gleichzeitig* wahrgenommen. Beim normalen Binokularsehen haben beide Augen *denselben* Fixationspunkt, der immer auf die Fovea centralis fällt. Die Abbildung eines Gegenstandes trifft also immer auf *identische* (deckungsgleiche) Netzhautbereiche, auf sog. *korrespondierende Netzhautstellen* (= normale Netzhautkorrespondenz). Auf diese werden Objektpunkte abgebildet, die auf einem (gedachten) Kreis liegen, dem *geometrischen Horopter* (◨ 17.**3a**). Für jede Fixationsentfernung gilt ein anderer Horopter. Beim normalen Binokularsehen sind die Bilder beider Netzhäute folglich identisch. Zur Untersuchung dieses Phänomens kann man beiden Netzhäuten unterschiedliche Bilder anbieten. Sie sollten dann auch beide wahrgenommen werden können (= *physiologische Diplopie*).

> ❗ Physiologische Diplopie kann demonstriert werden, indem man 2 Bleistifte vertikal hintereinander in einer Linie vor die Augen hält (einen Bleistift etwa doppelt so weit entfernt wie den anderen). Wenn jeweils ein Bleistift fixiert wird, wird der andere doppelt gesehen.

2. *Fusion:* Nur, wenn beide Netzhäute einen Seheindruck vermitteln (also identische Bilder an das Gehirn weiterleiten), können die beiden Netzhautbilder auch im Gehirn zu *einem* Bild verschmelzen. Fusionsstörungen können Doppelbilder (Diplopie, Horror fusionis) verursachen.

3. *Stereoskopisches (räumliches) Sehen:* Dies ist die qualitativ höchste Stufe des Binokularsehens. Es ist aufgrund folgender Voraussetzungen möglich: Damit Objektpunkte auf korrespondierende oder identische Netzhautstellen beider Augen abgebildet werden können, müssen sie, wie erwähnt, auf *demselben* geometrischen Horopter liegen. Objektpunkte, die *vor* oder *hinter* diesem Horopter liegen, werden folglich nicht auf identische, sondern auf sog. *nichtkorrespondierende, querdisparate Netzhautstellen* abgebildet (von lat. disparare = absondern, trennen). Die Folge ist, daß diese Objektpunkte doppelt wahrgenommen werden (Diplopie). In einem eng begrenzten Areal vor und hinter dem jeweiligen Horopter werden die nichtkorrespondierenden Netzhautbilder jedoch zu *einem* Bild verschmolzen. Dieses Areal wird als *Panum-Areal* bezeichnet. Nichtkorrespondierende Netzhautbilder, die innerhalb des Panum-Areals liegen, werden im Gehirn zu einem dreidimensionalen, räumlichen Seheindruck

Geometrischer und physiologischer Horopter (Sehkreis)

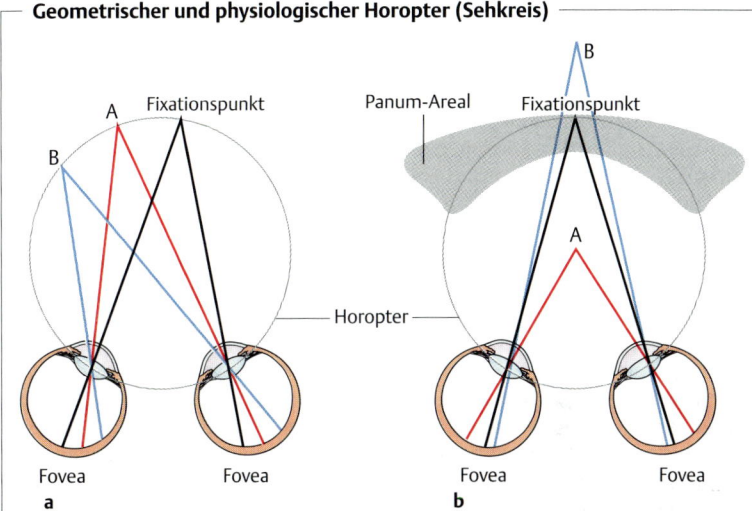

Abb. 17.3 a Geometrischer Horopter. Bei normalem Simultansehen fallen die Strahlen aus dem Fixationspunkt in beiden Augen auf die Fovea centralis. Objektpunkte (A und B) auf dem geometrischen Horopter fallen also auf korrespondierende Netzhautstellen. **b Physiologischer Horopter:** In einem engen Bereich vor oder hinter dem Horopter (Panum-Areal) können 2 Netzhautbilder noch zu einem Bild verschmolzen werden. Die nicht im Panum-Areal liegenden Punkte A und B werden auf nichtkorrespondierende Netzhautstellen abgebildet.

verarbeitet und nicht als Doppelbilder interpretiert (Abb. 17.3 b). Vielmehr setzt das Gehirn die Doppelbilder in Tiefenunterschiede um.

17.2 Begleitschielen (Strabismus concomitans; manifestes Schielen)

Definition

Beim Begleitschielen ist der Schielwinkel (im Unterschied zum Lähmungsschielen) in allen Blickrichtungen gleich, d. h. das schielende Auge *begleitet* das andere, nicht schielende Auge in einem immer gleichen Winkel.

→ *engl.:* concomitant strabismus

Epidemiologie: Das Begleitschielen entsteht fast ausschließlich im Kindesalter. (Ca. 5,3–7,4% aller Kinder sind davon betroffen.) In 60–70% der Fälle manifestiert es sich erstmals vor Abschluß des 2. Lebensjahres.

Ätiologie: Bei Geburt ist weder scharfes noch binokulares Sehen vorhanden, und auch in den ersten Lebensjahren sind die sensomotorische Koordination und das beidäugige Sehen sehr labil. Treten in dieser Zeit *Störungen in bezug auf die Sensorik, Motorik oder die zentrale Verarbeitung der Seheindrücke* auf, kann die Zusammenarbeit beider Augen unterbrochen werden und ein Strabismus entstehen. Die Ursachen des Begleitschielens bleiben jedoch häufig unklar. Folgende Ursachen sind heute bekannt:

- **Genetische Faktoren:** Bei ca. 60 % der schielenden Kinder läßt sich anamnestisch eine familiäre Häufung nachweisen.
- **Unkorrigierte Refraktionsfehler** sind eine Teilkomponente in der Entstehung des Begleitschielens. Dabei neigen Kinder mit *Hyperopie* (Übersichtigkeit) zum *Einwärtsschielen*. Erklärung: Konvergenz (gleichzeitige Einwärtsbewegung beider Augen bei Fixierung eines Objekts in der Nähe) und Akkommodation (Scharfeinstellung eines Gegenstandes) sind immer miteinander gekoppelt. Ein Kind mit Hyperopie muß, um seine Übersichtigkeit auszugleichen, beim Sehen in die Ferne akkommodieren *ohne* zu konvergieren. Mit der Akkommodation erfolgt aber stets auch ein Konvergenzimpuls, der das Einwärtsschielen auslösen kann.
- **Fusionsschwäche:** Sie kommt im Zusammenhang mit *Anisometropie* (ungleicher Brechkraft) und *Aniseikonie* (ungleicher Bildgröße) beider Augen vor sowie nach längerer einseitiger Abdeckung eines Auges mit einem Verband bei *Heterophorie* (latentem Schielen, → S. 493).
- **Einseitige Sehschwäche:** Starke Kurzsichtigkeit, Hornhautnarben, Linsentrübungen (Katarakt), Makulaveränderungen sowie Netzhauterkrankungen können einen sekundären Strabismus verursachen. Als *Ursache im Bereich der Netzhaut* kommen in Frage: Retinoblastom, Morbus Coats, Frühgeborenenretinopathie, Netzhautablösung oder zentrale Netzhautnarben bei konnataler Toxoplasmose.

> **!** Bei der Erstuntersuchung eines Schielpatienten ist es dringend erforderlich, nicht nur die vorderen Augenabschnitte, sondern auch den Augenhintergrund beider Augen in Mydriasis (Pupillenerweiterung) zu untersuchen.

- **Weitere mögliche Ursachen** des Begleitschielens sind:
  - perinatale Schädigungen, wie Frühgeburt und Asphyxie,
  - Gehirntraumen und Enzephalitiden.

Pathophysiologie: Durch die Abweichung der Sehachse des Schielauges werden Gegenstände nicht auf korrespondierenden Netzhautstellen abgebildet. Nun würde man erwarten, daß diese Patienten ständig über Doppelbilder klagen, da von der Netzhaut des rechten und linken Auges unterschiedliche Bildinformationen an das Gehirn geliefert werden. Dem zentralen Nervensystem stehen jedoch beim Begleitschielen 2 Mechanismen zur Verfügung, mit deren Hilfe diese Doppelbilder vermieden werden können:

1. Die **Suppression:** Durch einen zentralen Hemmechanismus werden die Seheindrücke des schielenden Auges ausgeschaltet. Die Suppression findet auf 2 verschiedene Arten statt:
Als *Zentralskotom:* Dieser Gesichtsfeldausfall entsteht, wenn die wahrgenommenen Objekte zwar auf die gleiche Stelle der Fovea beider Augen abgebildet werden, beide Augen jedoch aufgrund des Schielens unterschiedliche Objekte wahrnehmen. Da dies zu einer Konfusion führen würde, wird das Objekt, das das schielende Auge auf der Fovea abbildet, „ausgeblendet".
Als *Fixierpunktskotom:* Dieser Gesichtsfeldausfall entsteht, wenn im schielenden Auge der Seheindruck des führenden Auges auf einer Netzhautstelle *neben* der Fovea abgebildet wird. Der Fixationspunkt fällt dann also nicht, wie dies physiologisch der Fall ist, auf die Fovea, sondern neben sie (= Diplopie). Zur Unterdrückung der Diplopie entsteht das Skotom auf dieser nicht identischen Netzhautstelle.
2. Die **sensorische Anpassung:** Beim *beidäugigen* Sehen kann der Fixationspunkt des *schielenden* Auges beim Blick geradeaus *jenseits* der Fovea liegen (*anomale Netzhautkorrespondenz*), während er beim *nicht schielenden* Auge grundsätzlich *auf* die Fovea fällt. In diesem Fall wird die *Sehschärfe* des schielenden Auges herabgesetzt, so daß das dort entstehende Bild gegenüber dem Bild, das im gesunden Auge entsteht, in den Hintergrund tritt.

Schielamblyopie als Folge der Suppression. Aufgrund der ständigen Suppression in Form des Zentral- und Fixierpunktskotoms kann vor allem bis zum 6. Lebensjahr eine hochgradige Sehschwäche (Amblyopie) entstehen. Mit zunehmendem Alter ist die Therapie der Amblyopie immer weniger erfolgreich, ab dem 6.–8. Lebensjahr ist die Amblyopie irreversibel. Die Amblyopie kommt nur bei uni- oder monolateralem, also einseitigem Schielen vor. Beim wechselseitigen Schielen (Strabismus alternans) fixieren bzw. schielen beide Augen abwechselnd, so daß auch beide Augen abwechselnd im Sehen geübt werden. Von der Schielamblyopie müssen andere Formen der Sehschwäche differentialdiagnostisch abgegrenzt werden. Sie sind in ◨ 17.2 aufgeführt.

 Tritt ein Strabismus vor dem 6. Lebensjahr auf, entwickelt sich häufig eine Amblyopie, so daß eine ophthalmologische Untersuchung und Therapie frühzeitig erfolgen muß.

17.2.1 Formen des Begleitschielens

Im wesentlichen werden unterschieden:
- **Einwärts- oder Innenschielen** (Esotropie): Abweichen der Sehachse nach innen,
- **Auswärts- oder Außenschielen** (Exotropie): Abweichen der Sehachse nach außen und

17.2 Formen der Amblyopie (Sehschwäche)

Formen der Amblyopie	Ursache	Therapie
Schielamblyopie	Suppression des Schielauges	Okklusionsbehandlung (S. 490f)
Deprivationsamblyopie	organische Erkrankungen, z. B. Ptosis, Katarakt	frühzeitige Operation und ggf. Okklusionsbehandlung
Refraktionsamblyopie	unterschiedlicher Brechungsfehler	Brillenkorrektur oder Kontaktlinsen und ggf. Okklusionsbehandlung
Bilaterale Amblyopie	Nystagmus (→ S. 508), Astigmatismus, spät korrigierte Refraktionsfehler	keine

- **Höhenschielen** (Hyper- und Hypotropie): Höher- bzw. Tieferstand eines Auges.
- Das **Verrollungsschielen** (Zyklotropie = Verrollung des Auges um die Sehachse) ist als isolierte Schielform (also nicht z. B. in Verbindung mit Lähmungsschielen) extrem selten und wird daher hier nicht näher behandelt.

17.2.1.1 Einwärtsschielen (Esotropie, Strabismus convergens)

Epidemiologie: Das Einwärtsschielen gehört in Europa zu den häufigsten Formen des Schielens.

Symptomatik und Diagnostik: Es werden 3 Formen des Einwärtsschielens unterschieden:
1. **Kongenitale Esotropie** (frühkindliches Schielsyndrom, engl.: congenital strabismus): Das Schielen ist bereits *bei der Geburt vorhanden* oder entsteht *innerhalb der ersten 6 Lebensmonate*.
Typisch für diese Form des Schielens ist der große, wechselnde Schielwinkel (◘ 17.4a u. b), das fehlende Binokularsehen, der latente Nystagmus (unwillkürliches Augenzittern, das nur auftritt bzw. deutlich stärker wird, wenn ein Auge abgedeckt wird), das inkonstante Schiefhalten des Kopfes (jeweils in Richtung des führenden Auges) und das zusätzliche Höhenschielen (Strabismus sursoadductorius und dissoziiertes Höhenschielen, → S. 485).
Eine weitere Bewegunsstörung, die beim frühkindlichen Schielsyndrom grundsätzlich auftritt, ist das A- und V-Syndrom. Es ist die *Folge einer zentralen Fehlsteuerung* (Fehler im Innervationsmuster für gerade und schräge Augenmuskeln).

Wechselseitiger (alternierender) Strabismus convergens

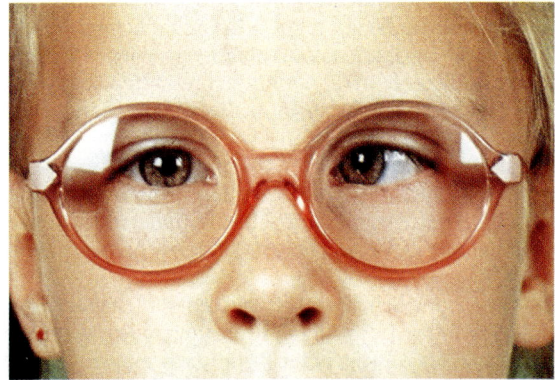

◉ **17.4** Bei dieser Form des Strabismus übernehmen die Augen abwechselnd die Führung. **a** Stellung der Augen bei Rechtsfixation.

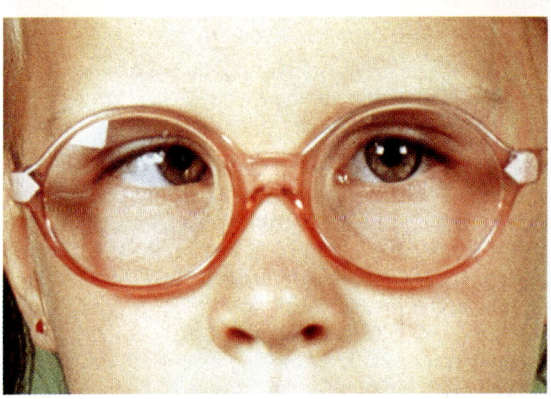

b Stellung der Augen bei Linksfixation.

- Als *A-Syndrom* bezeichnet man den Innenschielwinkel, der bei Blickhebung zu- und bei Blicksenkung abnimmt,
- Als *V-Syndrom* den Innenschielwinkel, der bei Blickhebung ab- und bei Blicksenkung zunimmt.
2. **Erworbenes Schielen** (*engl.:* acquired strabismus): Hierbei muß zwischen 2 Formen unterschieden werden:
    - 1. Das Schielen *beginnt im Alter sensorischer Formbarkeit* (im Alter von 1–3 Jahren). Meist tritt es etwa im 2. Lebensjahr auf und führt zu sensorischen Anpassungssymptomen in Form von *einseitigem* Schielen, meist schon mit Amblyopie und überwiegend anomaler Korrespondenz.
    - 2. Das Schielen *manifestiert sich im 3.–7. Lebensjahr*. Diese Form von *akutem normosensorischem Spätschielen* ist sehr viel seltener als die

oben genannte Form. Da das Binokularsehen bereits gut entwickelt ist, können die betroffenen Kinder das schielende Auge nicht sofort durch Suppression ausschalten. Sie leiden folglich bei Schielbeginn *plötzlich* unter Doppelbildern, die sie durch das Zukneifen eines Auges zu unterdrücken versuchen. Entscheidend für das Aufrechterhalten des Binokularsehens ist, daß die Therapie *sofort* beginnt. Sie besteht aus folgenden Schritten:
- Objektive Refraktionskontrolle (→ S. 440) mit Pupillenerweiterung (Atropin oder Cyclopentolat), um festzustellen, ob eine Refraktionsanomalie besteht. (Nach klinischer Erfahrung findet man mittlere und höhere Hyperopie bei erworbenem Schielen häufiger als bei kongenitalem.)
- Exaktes Bestimmen des Schielwinkels mit entsprechendem Ausgleich durch Prismenfolien, die auf der Brille angebracht werden.
- Falls sich der Schielwinkel mit einer Brille nach einigen Wochen nicht entspannen läßt oder Emmetropie besteht, ist die Operation indiziert.

> Beim normosensorischen Spätschielen ist das Binokularsehen gut entwickelt. Eine Operation innerhalb von 1/4 bis 1/2 Jahr ermöglicht die Bewahrung oder Wiedererlangung des stereoskopischen Sehens.

3. **Mikrostrabismus** (*engl.:* microstrabismus): Unter Mikrostrabismus versteht man ein einseitiges Einwärtsschielen, das *kosmetisch relativ unauffällig* ist (Schielwinkel bis zu 5 Grad). Aufgrund dieser Tatsache wird der Mikrostrabismus häufig zu spät erkannt (d.h. erst im 4.–6. Lebensjahr). Die Amblyopie, die infolgedessen am schielenden Auge entstanden ist, kann dann bereits stark ausgeprägt sein. Eine weitere Folge des Mikrostrabismus ist die anomale retinale Korrespondenz (ARK, → S. 479). Das binokulare Sehen ist jedoch trotz ARK und Amblyopie zum Teil erhalten, läßt sich allerdings therapeutisch nicht mehr zum Positiven beeinflussen. Die Behandlung konzentriert sich deshalb auf die Korrektur der Amblyopie durch Okklusion.

17.2.1.2 Störungen im Verhältnis von Akkommodation und Konvergenz

Wenn das Verhältnis zwischen Akkommodation und Konvergenz gestört ist, kann der Schielwinkel schwanken, je nachdem, ob ein Objekt in der Ferne oder Nähe fixiert ist. Beim *Konvergenzexzeß* beispielsweise ist der Schielwinkel beim Blick auf ein Objekt in der Nähe größer als beim Blick auf ein Objekt in der Ferne. Die Korrektur der Störung erfolgt deshalb mit einer Bifokalbrille, die im Falle des Konvergenzexzesses einen verstärkten Nahteil hat (🔾 17.5a u. b). Ein Restschielwinkel kann trotz Brillenkorrektur verbleiben. Es gibt jedoch auch die Form der Schielwinkelentspannung bis zum Parallelstand mit gutem Binokularsehen.

17.2 Begleitschielen

Akkommodativer Strabismus convergens rechts

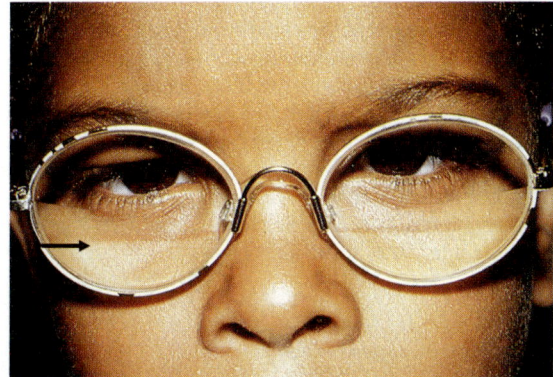

17.5 a Blick durch den oberen Fernteil der Bifokalbrille.

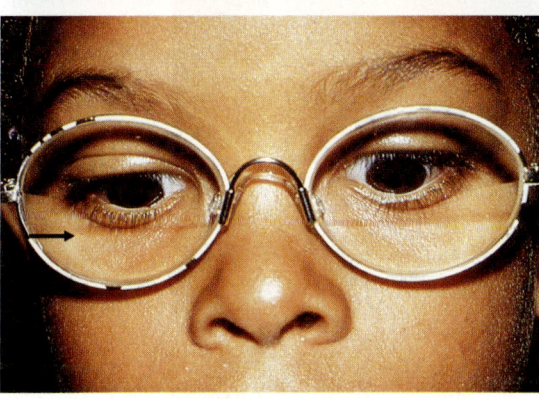

b Blick durch den Nahteil der Bifokalbrille. (Der Pfeil zeigt die Trennlinie zwischen Nah- und Fernteil.)

! Störungen des Akkommodations-Konvergenz-Verhältnisses lösen Schielschwankungen bei Nah- und Fernfixation aus.

17.2.1.3 Auswärtsschielen (Strabismus divergens, Exotropie)

Auswärtsschielen tritt als manifestes Schielen insgesamt seltener auf als Einwärtsschielen. Bei Erwachsenen ist es jedoch (da meist erworben, s. u.) häufiger als bei Kindern, die im Verhältnis dazu häufiger ein Einwärtsschielen zeigen. Das Auswärtsschielen führt seltener zur Amblyopie eines Auges, da oft wechselseitiges (alternierendes) Schielen vorliegt. Manchmal tritt „Panora-

masehen" auf, d.h. der Patient hat ein vergrößertes binokulares Gesichtsfeld. Man unterscheidet folgende Formen:
- **Intermittierendes Auswärtsschielen**. Dies ist die *häufigste Form* des Strabismus divergens. Beim intermittierenden Auswärtsschielen besteht der Schielwinkel nur beim Blick in die Ferne, beim Blick in die Nähe liegt normales Binokularsehen vor (◉ 17.6a u. b); in der Abweichphase wird supprimiert. Diese Form des Schielens kann in leichten Fällen nur *latent* auftreten, d.h. es kommt nur unter bestimmten Umständen (z.B. bei Müdigkeit) zum intermittierenden Schielen.
- **Sekundäres Auswärtsschielen** tritt bei Sehschärfenreduzierung eines Auges durch Erkrankung oder Verletzung auf.

Intermittierender Strabismus divergens rechts

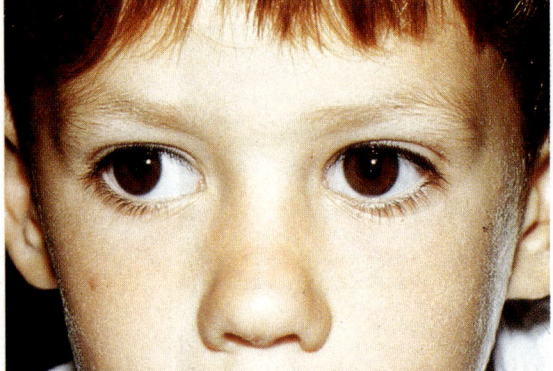

◉ 17.6　**a** Beim Blick in die Ferne weicht das rechte Auge ab.

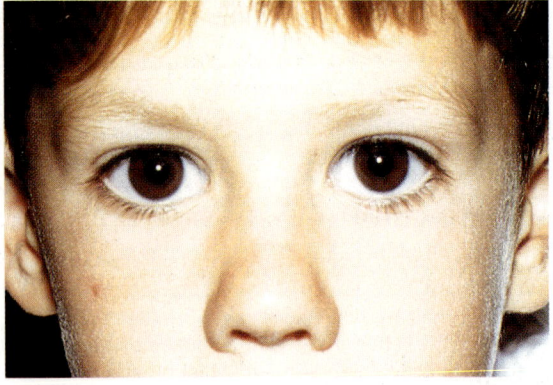

b Beim Nahsehen tritt das Schielen nicht auf.

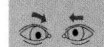

17.2 Begleitschielen

- **Konsekutives Auswärtsschielen** entsteht nach Schieloperation eines Innenschielens. Nicht selten liegt eine operative Überkorrektur zugrunde.

17.2.1.4 Höhenschielen (Hyper- und Hypotropie)

Fehler im Innervationsmuster für gerade und schräge Muskeln sind wie beim A- und V-Syndrom auch typische Ursachen des Höhenschielens. Es ist meist gekoppelt mit Außen- oder Innenschielen, z. B. beim frühkindlichen Schielsyndrom. Hierbei kommen häufig Strabismus sursoadductorius und dissoziiertes Höhenschielen vor.

Strabismus sursoadductorius ist eine *Vertikal*abweichung des adduzierten Auges nach oben, wenn man *horizontale* Blickbewegungen ausführen läßt.

Dissoziiertes Höhenschielen ist ein *wechselseitiges Abweichen der Augen nach oben*. Das jeweils nicht fixierende oder beim Abdecktest (→ S. 486) verdeckte Auge steht höher.

17.2.2 Diagnostik des Begleitschielens

17.2.2.1 Prüfung der Augenstellung mit der Taschenlampe

Dies ist eine der grundlegenden und in der Regel die erste Untersuchung, die der Augenarzt bei Verdacht auf ein Begleitschielen durchführt. Dazu hält er eine Taschenlampe dicht unterhalb der eigenen Augen und beobachtet die Lichtreflexe auf den Hornhäuten des Patienten (*Methode nach Hirschberg*) bei Fixation in der Nähe (30 cm). Diese liegen normalerweise symmetrisch. Findet sich der Hornhautreflex an einem Auge nicht symmetrisch, so liegt ein Schielen vor. Bei normalem Binokularsehen oder Pseudostrabismus sind die Hornhautreflexe symmetrisch, bei Einwärtsschielen, Auswärts- und Höhenschielen asymmetrisch angeordnet.

17.2.2.2 Diagnose einer Schielamblyopie bei Säuglingen und Kleinkindern (Preferential-looking-Test)

Schielen tritt am häufigsten im Säuglings- und Kleinkindalter auf und muß auch in diesem Alter behandelt werden, um Einschränkungen der Sehfähigkeit zu vermeiden. Da man sich in diesem Alter bei der Untersuchung noch nicht auf die Mithilfe des Patienten verlassen kann, müssen Untersuchungstechniken angewendet werden, die nur wenig Mitarbeit des Patienten voraussetzen. Mit dem Preferential-looking-Test kann man das Sehvermögen früh (ab dem 4.–6. Lebensmonat) testen. Eine verläßliche Erkennung einer Schielamblyopie ist damit zwar nicht möglich, bei *Defekten des gesamten visuellen Systems* jedoch sind die Teller Acuity-Cards (TAC) (◨ 17.7) empfindlich genug, um Defizite rechtzeitig aufzudecken.

Schieldiagnostik beim Kind mit der Teller Acuity-Card

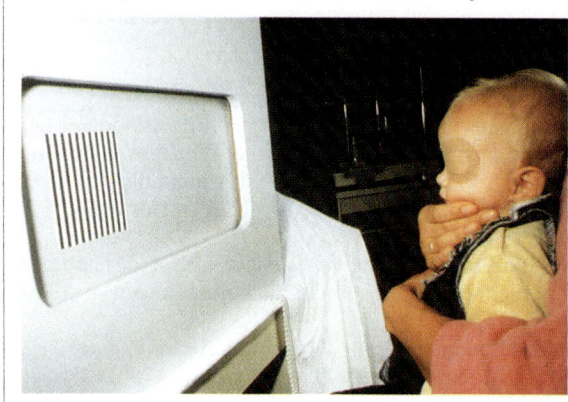

◉ 17.7 Die Teller Acuity-Card steht in einem Schaukasten, hinter dem der Untersucher sitzt. Auf diese Weise kann er feststellen, welche Hälfte der Karte der Säugling fixiert. Bevorzugt er die gestreifte Seite, fixiert er gut.

Vorgehensweise: dem Säugling wird eine Karte (TAC) mit gleicher Grundhelligkeit dargeboten, auf deren einer Hälfte ein gestreiftes Muster zu sehen ist. Der Untersucher sitzt dabei hinter einem „Schaukasten", der ihn von vorne und von der Seite verdeckt. Er kann durch ein Beobachtungsloch in der Mitte der Karte nur die Augen des Säuglings sehen und feststellen, welche Hälfte der Karte er fixiert. Wenn der Säugling die Seite mit dem Streifenmuster bevorzugt, liegt eine gute Fixation vor.

17.2.2.3 Diagnose von ein- und wechselseitigem Schielen (einseitiger Abdecktest)

Mit dem einseitigen Abdecktest (Cover-Test) kann zwischen manifestem Strabismus monolateralis und alternans unterschieden werden. Der Patient wird aufgefordert, einen Punkt zu fixieren. Vom Untersucher wird dann ein Auge abgedeckt. Das nicht abgedeckte Auge wird beobachtet (◉ 17.8 a – c).

* Bei **monolateralem, einseitigem Schielen** weicht *immer das gleiche Auge* in die Schielstellung ab. Sofern das abgedeckte Auge schielt, bleibt also das aufgedeckte Auge, das folglich das führende und nicht schielende ist, auf den Fixationspunkt gerichtet. Wird dagegen das nichtschielende Auge abgedeckt, muß das schielende plötzlich die Führung übernehmen. Dies geschieht durch eine sichtbare Einstellbewegung. Erfolgt dabei die Einstellung von innen nach außen, handelt es sich um Einwärtsschielen, erfolgt sie von außen nach innen, liegt ein Auswärtsschielen vor.
* Bei **bilateralem, wechselseitigem Schielen** fixieren demgegenüber *beide Augen abwechselnd* bzw. verfallen in eine Schielstellung.

17.2 Begleitschielen **487**

Reaktion des schielenden Auges beim einseitigen Abdecktest

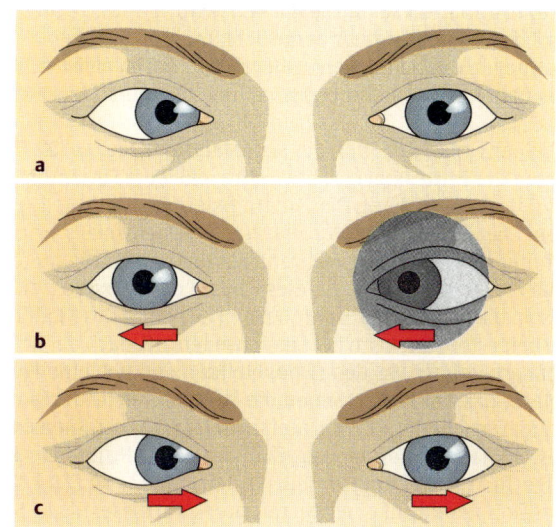

👁 **17.8 a** Einseitiges Innenschielen des rechten Auges. **b** Einseitiger Abdecktest (Cover-Test): Beim Abdecken des linken, führenden Auges macht das schielende, rechte Auge eine Einstellbewegung von innen nach außen und übernimmt die Führung. Das linke, abgedeckte Auge weicht ab. **c** Nach Aufdecken des linken, führenden Auges wandert das schielende, rechte Auge erneut in die Schielstellung. Das linke, führende Auge ist wieder auf den Fixationspunkt gerichtet.

17.2.2.4 Ausmessen des Schielwinkels

Das exakte Ausmessen des Schielwinkels ist für die Verordnung der richtigen Prismenfolie (die den Schielwinkel ausgleicht) und die meist anschließende korrigierende Operation von ganz entscheidender Bedeutung. Ein Fehler beim Ausmessen führt zu einer Über- oder Unterkorrektur des Schielwinkels bei der Operation. *Beispiel:* Bei einem Innenschielen von + 15 Grad wird der M. rectus internus (medialis) um 4,0 mm rückgelagert, der M. rectus lateralis um 5,0 mm verkürzt.

Der Schielwinkel wird mit dem **Abdecktest in Kombination mit der Verwendung verschieden starker Prismengläser** ausgemessen. Dazu fixiert der Patient mit dem *führenden* Auge einen bestimmten Punkt in 5 m oder 30 cm Entfernung (je nachdem, welcher Schielwinkel ausgemessen werden soll). Der Untersucher hält dem Patienten nun solange verschieden starke Prismengläser vor das schielende Auge, bis dieses keine Einstellbewegung mehr macht. Das ist dann der Fall, wenn der Schielwinkel der Stärke des jeweiligen Prismas entspricht und durch dieses ausgeglichen wird. Bei der Untersuchung muß die Spitze des Prismas immer in die Schielrichtung zeigen.

Um die Untersuchung zu vereinfachen, gibt es sog. *Prismenleisten*, auf denen mehrere Prismen nach zunehmender Stärke übereinandergesetzt sind.

Häufig wird der Schielwinkel mit Hilfe des sog. **Maddox-Kreuzes** (◉ 17.9) ausgemessen, dessen in der Mitte angebrachte Lichtquelle dem Patienten bei der Untersuchung als Fixierpunkt dient. Der Patient fixiert die Lichtquelle mit dem *führenden* Auge. Die *Ausmessung des objektiven Schielwinkels* erfolgt dann wie oben geschildert mit Prismen. Während bei Kindern häufig nur der objektive Schielwinkel gemessen wird, da dies (außer dem Fixieren eines bestimmten Punktes, in diesem Fall der Lichtquelle in der Mitte des Maddox-Kreuzes) keine Mitarbeit erfordert, kann bei Erwachsenen z. B. nach der *Lokalisation von Doppelbildern* gefragt werden (Doppelbilder sind z. B. eine Folge des Lähmungsschielens, das bei Erwachsenen die hauptsächliche Form des Schielens ist, → S. 495). Dazu benötigt der Untersucher dann die Zahlenskala des Maddox-Kreuzes. (Es hat 2 Skalen, eine großziffrige für die Prüfung in 5 m und eine kleinziffrige für die Prüfung in 1 m Entfernung, → ◉ 17.**9**.) Der Patient lokalisiert das Doppelbild auf einer bestimmten Zahl dieser Skala. Seinen Angaben entsprechend gleicht der Untersucher den Schielwinkel des gelähmten Auges mit den entsprechenden Prismengläsern aus. Die Bilder des schielenden und des nichtschielenden Auges werden dadurch überlagert, so daß der Patient nicht mehr doppelt sieht.

> Der Schielwinkel kann in Prismendioptrien oder Winkelgraden gemessen werden. Eine Prismendioptrie bricht die Strahlen um ca. $^1/_2$ Winkelgrad. Somit entsprechen 2 pdpt 1 Grad.

17.2.2.5 Bestimmen der Fixationsart

Bei dieser Untersuchung prüft man, *welche Netzhautstelle des Schielauges* fixiert. Der Patient fixiert in einem speziellen Augenspiegel ein Sternchen, das auf dem Augenhintergrund abgebildet wird. Der Untersucher beobachtet den Augenhintergrund:
* Bei **zentraler Fixation** fällt das Sternchen genau auf die Fovea centralis.
* Bei **exzentrischer Fixation** wird das Sternchen auf eine Netzhautstelle außerhalb der Fovea abgebildet (◉ 17.**10**). Meist liegt dieser Fixationspunkt zwischen Fovea und Papille.

Aus der Fixationsart kann auf die mögliche *Sehschärfe* geschlossen werden. Je weiter die Fixationsstelle von der Fovea centralis entfernt liegt, desto schlechter ist das Auflösungsvermögen der Netzhaut, um so reduzierter folglich die Sehschärfe. Die anfängliche Therapie besteht deshalb darin, eine

Maddox-Kreuz

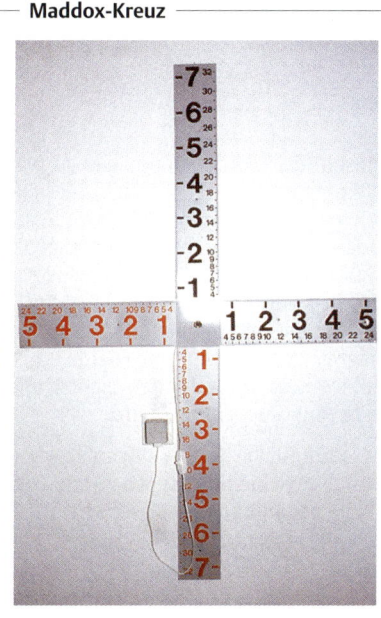

◉ 17.9 Das Maddox-Kreuz dient vor allem bei der Untersuchung von Kindern häufig nur als Fixationsobjekt (s. die Lichtquelle in der Mitte). Die beiden Zahlenskalen (eine großziffrige für die Untersuchung aus 5 m Entfernung, eine kleinziffrige für die Untersuchung aus 1 m Entfernung) werden erst relevant, wenn der Patient (wie z. B. beim Lähmungsschielen) Doppelbilder lokalisieren soll (zur Vorgehensweise, s. Text).

Prüfung der Fixation mit dem Augenspiegel

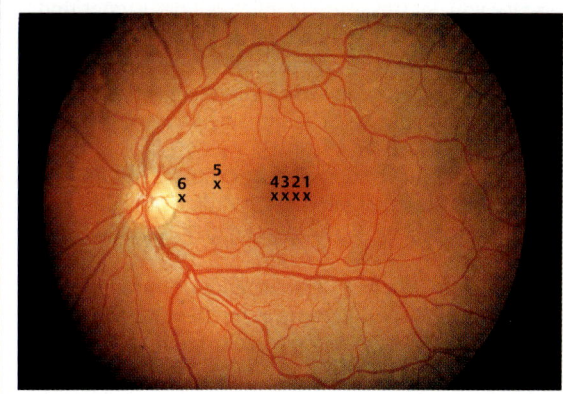

◉ 17.10
1 = foveolare Fixation; 2 = parafoveolare Fixation; 3 = makuläre Fixation; 4 = paramakuläre Fixation; 5 u. 6 = exzentrische Fixation.

extrafoveolare Fixation durch Okklusionsbehandlung in eine foveale Fixation zu verändern.

17.2.2.6 Prüfung des Binokularsehens

Lichtstreifentest nach Bagolini: Bei diesem Test werden Plangläser verwendet, die mit sehr feinen, parallel verlaufenden Rillen versehen sind. Diese Rillen bewirken, daß eine punktförmige Lichtquelle zu einem Lichtstreifen auseinandergezogen wird. Die Gläser werden in der Versuchsbrille so angeordnet, daß die Lichtstreifen bei intaktem Binokularsehen ein diagonales Kreuz bilden. Man fordert den Patienten auf, das Verhalten der Lichtstreifen zu beschreiben, während er auf eine punktförmige Lichtquelle blickt. Wenn der Patient ein diagonales Kreuz sieht, liegt Simultansehen vor (beide Augen sehen zugleich). Wenn er nur einen der schräg verlaufenden Lichtstreifen sieht, heißt das, daß das jeweilige andere Auge supprimiert wird.

Lang-Test: Mit diesem Test läßt sich das räumliche Sehvermögen schon im Säuglingsalter prüfen. Auf einer Karte sind verschiedene Gegenstände abgebildet, die das Kind nur wahrnimmt, wenn es räumlich sehen kann.

17.2.3 Therapie des Begleitschielens

Therapie des Begleitschielens im Kindesalter: Sie ist im allgemeinen eine Langzeitbehandlung. Die Behandlungszeit kann sich unter Umständen von den ersten Lebensmonaten bis zum 12. Lebensjahr ausdehnen. Therapeutische Maßnahmen und Erfolge sind nicht nur vom klinischen Ablauf bestimmt, sondern ebenso von der Gesamtpersönlichkeit des Kindes und von der Kooperationsfähigkeit der Eltern. Der ganze Behandlungsweg kann (nach Ausschluß anderer Erkrankungen, wie Erkrankungen der Netzhaut) in **3 Abschnitte mit entsprechenden Zwischenzielen** eingeteilt werden.
1. Der Augenarzt prüft zunächst, ob das Schielen eine Ursache hat, die mit einer **Brille** zu therapieren ist (z. B. Hyperopie).
2. Wenn sich die Schielstellung nicht oder nicht vollständig mit einer Brille korrigieren läßt, ist der nächste (bzw. parallel zur Brillenverordnung erfolgende) Schritt die Therapie bzw. Verhinderung der Amblyopie durch **Okklusionsbehandlung**.
3. Sobald die Okklusionsbehandlung zu ausreichender Sehschärfe beider Augen geführt hat, erfolgt die Stellungskorrektur der Augen/des Auges durch **Operation** (Ausnahme: normosensorisches Spätschielen, näheres, s. bei „Operation"). Die Stellungskorrektur ist die Voraussetzung für normales binokulares Sehen und soll gleichzeitig eine kosmetische Verbesserung erzielen.

17.2 Begleitschielen

Therapie des Begleitschielens im Erwachsenenalter: Die operative Veränderung der Augenstellung hat hier nur noch den Zweck einer kosmetischen Korrektur. Eine funktionelle Verbesserung der Zusammenarbeit beider Augen ist nicht mehr zu erzielen.

17.2.3.1 Brillenverordnung

Ist das Schielen auf eine Ursache zurückzuführen, die mit einer Brille behandelbar ist, kann zumindest der akkommodative Anteil des Schielens durch eine Brille beseitigt werden. Oft bleibt jedoch auch mit Brille ein (behandlungsbedürftiges) Restschielen bestehen.

17.2.3.2 Therapie bzw. Vermeiden einer Schielamblyopie

Die wirksamste Methode, eine Schielamblyopie zu vermeiden oder zu behandeln, ist eine strenge Okklusionsbehandlung durch Pflaster oder Abkleben eines Brillenglases. Dabei wird *vorwiegend das führende Auge* okkludiert (abgedeckt).

Pflasterokklusion: Bei schwerer Amblyopie mit exzentrischer Fixation ist Pflasterokklusion (◨ 17.11) erforderlich. Bei Brillenokklusion (s. u.) besteht die Gefahr, daß das Kind versucht, die Okklusion seines gut sehenden Auges sozusagen zu übergehen, indem es über den Rand der Brille hinweg mit dem

Amblyopiebehandlung durch Pflasterokklusion

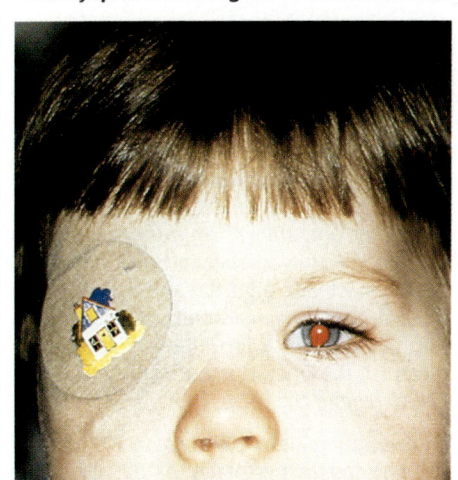

◨ **17.11** Um am schielenden amblyopen Auge eine Visusverbesserung zu erzielen, wird das führende, gut sehende Auge stunden- oder tageweise abgeklebt.

Führungsauge fixiert. Damit wäre die Okklusionsbehandlung, die ja gerade das schlecht sehende Auge trainieren soll, zunichte gemacht.

Brillenokklusion: Bei leichter Amblyopie genügt es meist, das Brillenglas des führenden Auges mit einer matten Folie zu bekleben. In diesem Fall versucht das Kind selten, über das abgedeckte Brillenglas hinweg zu fixieren, da auch das schielende Auge ausreichend scharf sieht.

Vorgehen: Die Dosierung der Okklusion muß so ausgewogen sein, daß das sehtüchtige Auge nicht an Sehschärfe verliert. Bei **leichter Amblyopie** wird das führende Auge stundenweise, bei **schwerer Amblyopie** *altersentsprechend* tageweise okkludiert. *Beispiel:* Bei einem *4jährigen* Patienten wird *4 Tage* lang das nicht schielende Auge okkludiert und das schielende Auge frei gelassen. Anschließend werden für 1 Tag beide Augen frei gelassen. Am folgenden Tag beginnt man mit dieser Abfolge von neuem.

> Die Amblyopiebehandlung muß im frühen Kindesalter erfolgen. Je jünger das Kind, desto besser und schneller der Erfolg. Die obere Altersgrenze für die Okklusionsbehandlung ist ca. das 9. Lebensjahr. Je früher mit dieser Behandlung begonnen wird, desto rascher kann man eine Amblyopie beseitigen.

Ziel der Behandlung ist beim frühkindlichen Schielen *alternierendes Schielen* mit *voller Sehschärfe* und *zentraler Fixation* beider Augen. Die Binokularfunktionen sind dabei nicht so entscheidend, da diese bei frühem Schielbeginn ohnehin nicht normal entwickelt und daher auch nicht mehr positiv zu beeinflussen sind.

17.2.3.3 Operation

Operation beim frühkindlichen Schielsyndrom: Es sollte erst operiert werden, wenn die Amblyopiebehandlung erfolgreich war (s. o.). Zudem ist es ratsam, ein gewisses Alter des Patienten abzuwarten, da eine adäquate Nachsorge (z. B. die regelmäßige und exakte Kontrolle der Sehschärfe durch Tests, die die Mitarbeit des Patienten erfordern) bei zu jungen Patienten (unter 4 Jahren) nicht gewährleistet ist. Erfolgt die operative Korrektur bei einem sehr jungen Patienten vor einer erfolgreichen Amblyopiebehandlung, besteht die Gefahr, daß ein Auge in der Sehschärfe nachläßt, ohne daß dies (nach Korrektur der Schielstellung) bemerkt wird. Andererseits sollte operiert werden, bevor das Kind in die Schule kommt und dort aufgrund der Schielstellung dem Spott der Mitschüler ausgesetzt ist. Die Operation hat in diesem Fall nur eine *kosmetische Korrektur der Schielstellung* zur Folge.

Operation bei normosensorischem Spätschielen: In diesem Fall muß die Operation demgegenüber so früh wie möglich erfolgen, da das vorrangige

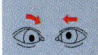

Ziel in diesem Fall das *Erhalten der Binokularfunktion* ist, die ja beim frühkindlichen Schielsyndrom ohnehin fehlt.

Vorgehen: Mit einem operativen Eingriff ändert man weniger die Muskelkraft als vielmehr die Position der Augen in Ruhelage. Beim **Einwärtsschielen** wird z. B. eine Kombination von Rücklagerung des M. rectus medialis und Resektion des M. rectus lateralis durchgeführt (kombinierte Schieloperation). Der M. rectus medialis wird also gelockert, da er „zu stark zieht" (→ ◉ 17.1), der M. rectus lateralis dagegen verkürzt, damit er „stärker zieht". Die Dosierung richtet sich nach dem Schielwinkel. Beim **Strabismus sursoadductorius** wird der M. obliquus inferior rückgelagert und evtl. auch der M. obliquus superior durch eine Faltung des Muskels gestärkt. Bei **Auswärtsschielen** wird eine Kombination aus Rücklagerung des M. rectus lateralis und Resektion des M. rectus medialis vorgenommen.

17.3 Latentes Schielen (Heterophorie)

Definition

Als Heterophorie bezeichnet man eine Muskelgleichgewichtsstörung beider Augen, die nur unter bestimmten Umständen (s. u.) zu einer Abweichung der Augen vom Parallelstand führen kann (im Gegensatz zur Orthophorie = Muskelgleichgewicht und damit Parallelstand der Augen). Somit besteht *primär immer ein Parallelstand der Augen* und *volles Binokularsehen*.
Folgende Formen werden (in Analogie zum manifesten Schielen) unterschieden:
- **Esophorie:** latentes Abweichen der Sehachse nach innen;
- **Exophorie:** latentes Abweichen der Sehachse nach außen;
- **Hyperphorie:** latenter Höherstand eines Auges,
- **Hypophorie:** latenter Tieferstand eines Auges,
- **Zyklophorie:** latente Verrollung eines Auges um die Sehachse.

→ *engl.:* latent strabismus

Epidemiologie: Die Störung kommt bei 70–80 % der Bevölkerung vor, wobei die Häufigkeit mit zunehmendem Alter ansteigt.

Ätiopathogenese und Symptomatik: Die Heterophorie wird solange nicht manifest, solange die Fusionsfähigkeit der Augen nicht beeinträchtigt ist. Durch eine Fusionsschwäche, z. B. infolge von Alkoholgenuß, Streß, Ermüdung, Gehirnerschütterung oder psychischer Belastung kann die Muskelgleichgewichtsstörung jedoch vorübergehend (in einzelnen Fällen auch dauerhaft) zu Schielen führen. Sie ist dann mit typischen Beschwerden verbunden, wie z. B. Kopfschmerzen, Verschwommensehen, Diplopie und schnelle Ermüdbarkeit der Augen.

Diagnostik: Latentes Schielen wird mit dem **Aufdecktest** diagnostiziert. Mit diesem Test werden die besonderen Bedingungen, unter denen latentes Schielen erst auftritt (herabgesetzte Fusionskraft z.B. infolge starker Ermüdung oder Alkoholeinfluß), simuliert, der *Fusionszwang also aufgehoben.* Im Vordergrund des Aufdecktests steht – im Unterschied zum Abdecktest (→ S. 487) – die *Reaktion des eben noch abgedeckten Auges beim Wiederaufdecken.* Das gerade wieder aufgedeckte Auge macht ganz offensichtlich eine Fusionsaufnahmebewegung, um den beidäugigen Sehakt wieder aufzunehmen.

Therapie: Eine Behandlung der Heterophorie ist nur bei Beschwerden notwendig. Die Konvergenzschwäche kann durch **orthoptische Übungen** günstig beeinflußt werden. Dazu fixiert man z.B. auf Augenhöhe ein kleines Objekt, das man dann langsam ganz dicht vor die Augen führt. Das Objekt darf dabei nicht doppelt gesehen werden. **Prismenbrillen** zum Ausgleich des latenten Schielwinkels helfen nur vorübergehend und sind wegen teilweiser Zunahme der Heterophorie umstritten. Eine **Schieloperation** ist nur indiziert, wenn das latente Schielen in ein manifestes übergeht.

17.4 Scheinbares Schielen (Pseudostrabismus)

Bei Kleinkindern täuscht ein ausgeprägter, breiter Nasenrücken und ein Epikanthus (Hautfalte am inneren Rand des Oberlids), durch den die Lidspalte nasal verkürzt erscheint, häufig ein Schielen vor (◉ 17.12). Der Eindruck, das Kind schiele einwärts, entsteht besonders beim Seitwärtsblick. Mit dem Taschenlampentest (→ S. 485) läßt sich jedoch nachweisen, daß die

Pseudostrabismus

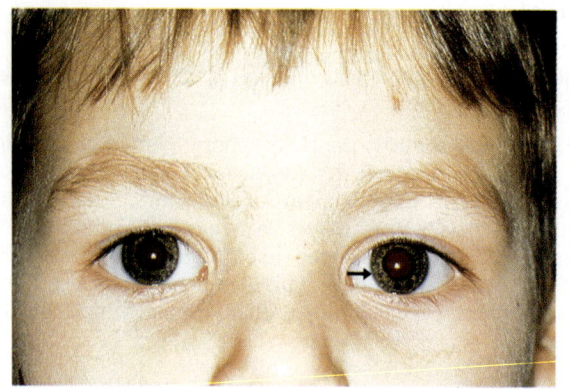

◉ 17.12 Das Einwärtsschielen des linken Auges (Pfeil) wird durch einen breiten Nasenrücken nur vorgetäuscht, nach den Hornhautreflexen besteht Parallelstand.

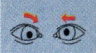

17.5 Augenmuskellähmungen und Lähmungsschielen

Hornhautreflexe symmetrisch liegen, beim Abdecktest (→ S. 486 f) fehlen die Einstellbewegungen. In der Regel verschwindet der Epikanthus während der ersten Lebensjahre mit der Ausformung des Nasenrückens.

17.5 Augenmuskellähmungen (Ophthalmoplegie) und Lähmungsschielen (Strabismus paralyticus)

Definitionen

Augenmuskellähmungen können einen oder mehrere Augenmuskeln gleichzeitig betreffen. Die Lähmung kann unvollständig (**Parese**, häufiger) oder vollständig (**Paralyse**, seltener) sein. Je nach Ursache (s. u.) und Ausprägung ist die Folge eine Blicklähmung oder eine Schielstellung (sog. Lähmungsschielen).

- **Blicklähmung:** Beeinträchtigung bzw. Aufhebung koordinierter Augenbewegungen (z. B. Vertikallähmung: die Blickbewegungen nach oben und unten sind eingeschränkt oder aufgehoben).
- **Lähmungsschielen:** Schielstellung aufgrund einer
  - *isolierten* Bewegungseinschränkung *eines* Auges oder
  - einer *asymmetrischen* Bewegungseinschränkung *beider* Augen.

Der Schielwinkel ist nicht (wie beim Begleitschielen, → S. 477 ff) in allen Blickrichtungen gleich, sondern nimmt in der Zugrichtung des gelähmten Muskels zu (*inkomitanter* Schielwinkel).

→ *engl.:* paralytic strabismus (Lähmungsschielen).

Ätiologie und Formen von Augenbewegungsstörungen: Man unterscheidet zwischen

- **kongenitalen Augenbewegungsstörungen**, z. B. aufgrund von
  - pränatalen Enzephalitiden,
  - Aplasien von Augenmuskelkernen oder
  - Geburtstraumen und
- **erworbenen Augenbewegungsstörungen**, z. B. infolge von
  - Diabetes mellitus,
  - multipler Sklerose,
  - intrakraniellen Tumoren,
  - Arteriosklerose,
  - zentraler Ischämie (Apoplex),
  - AIDS,
  - Traumen etc.

Augenbewegungsstörungen sind entweder:
- neurogen,
- myogen oder
- mechanisch bedingt.

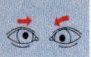

17 Bulbusmotilität und Schielen

Neurogen bedingte Augenbewegungsstörungen (vgl. hierzu auch Augenmuskellähmungen durch Hirnnervenschädigung, S. 504). Nach dem Ort der Läsion unterscheidet man (🗐 17.3):

- *Läsion der Augenmuskelnerven* (= *infranukleäre* Augenbewegungsstörung; der häufigste Grund für ein Lähmungsschielen).

Betroffen sein können (→ 🗐 17.1):
- Hirnnerv III (= N. oculomotorius, führt zur Lähmung mehrerer Muskeln; selten),
- Hirnnerv IV (= N. trochlearis, führt zur Lähmung des M. obliquus superior; häufig),
- Hirnnerv VI (= N. abducens, führt zur Lähmung des M. rectus lateralis; häufig);
- *Läsion der Augenmuskelkerne* (= nukleäre Augenbewegungsstörung) (→ ◉ 17.2);

🗐 **17.3** Einteilung der neurogen bedingten Augenmuskellähmungen nach dem Ort der Läsion (→ Abb. 17.2)

Augenbewegungsstörung	Ursachen	Lokalisation der Schädigung	Folgen
Infranukleäre Augenbewegungsstörung	❖ bei jüngeren Patienten: – Traumen – multiple Sklerose – Infektionskrankheiten – Hirntumore ❖ bei älteren Patienten: – vaskuläre Erkrankungen – Diabetes – Hypertonie – Arteriosklerose	❖ Läsion im Verlauf der Augenmuskelnerven: – Läsion im Verlauf der Hirnnerven III (N. oculomotorius), – IV (N. trochlearis) oder – VI (N. abducens)	Lähmung einzelner oder mehrerer Augenmuskeln eines Auges oder beider Augen; dadurch Schielstellung oder vollständige Blicklähmung
Nukleäre Augenbewegungsstörung	❖ multiple Sklerose ❖ Myasthenia gravis ❖ Meningoenzephalitis ❖ Lues ❖ AIDS	Läsion im Bereich der Augenmuskelkerngebiete	Lähmungen der Augenmuskeln beider Augen in unterschiedlicher Ausprägung möglich

17.5 Augenmuskellähmungen und Lähmungsschielen

Tab. 17.3 (Fortsetzung)

Augenbewegungsstörung	Ursachen	Lokalisation der Schädigung	Folgen
Supranukleäre Augenbewegungsstörung:			
❖ horizontale Blicklähmung	❖ Diabetes ❖ Apoplexie ❖ Tumoren ❖ Enzephalitiden ❖ vaskuläre Insulte ❖ multiple Sklerose	Läsion im PPRF (→ Abb. 17.2)	❖ alle konjugierten, also gleichsinnigen Augenbewegungen zur Seite der Läsion hin sind gestört ❖ öfter zusätzlich periphere Fazialisparese ❖ beide Augen sind betroffen
❖ vertikale Blicklähmung (Parinaud-Syndrom)	❖ Mittelhirninfarkte ❖ Tumoren der Vierhügelregion, z.B. Pinealome und Germinome	Läsion im ri MLF (→ Abb. 17.2)	❖ isolierte Lähmung des Auf- oder Abblickes (häufig) ❖ kombinierte Auf- und Abblicklähmungen (selten) ❖ mittelweite Pupillen ❖ Störung der Akkommodation ❖ Konvergenznystagmus ❖ ruckartige Oberlidretraktion

Internukleäre Ophthalmoplegie (INO)	❖ bei jüngeren Patienten: beidseitige INO
	  – multiple Sklerose
	❖ bei älteren Patienten: einseitige INO
	  – Hirnstamminfarkt
		Läsion im Fasciculus longitudinalis medialis (→ Abb. 17.2)	❖ Medialislähmung bzw. Störung der Adduktion eines Auges bei Seitwärtsblick, nicht aber bei Naheinstellungskonvergenz (→ Abb. 17.13)
			❖ Rucknystagmus am abduzierten Auge so lange die Lähmung besteht
			❖ bei *bilateraler INO* feinschlägiger, vertikaler Blickrichtungsnystagmus

> Da die Okulomotoriuskerne beider Seiten, nicht aber die Nerven sehr dicht beieinander liegen, sprechen beidseitige Lähmungen für eine Läsion des Kerngebiets, einseitige für die Läsion eines Nervs.

- *Läsion der Zentren, die den Augenmuskelkernen vorgeschaltet sind (supranukleäre Augenbewegungsstörung; → Blickzentren, → ◉ 17.2);* dies führt besonders häufig zu Blicklähmungen.
- Möglich (aber sehr selten) ist auch eine Störung bzw. *Läsion in der Faserverbindung von 2 Nervenkernen (internukleäre Augenbewegungsstörung)* z. B. durch eine Läsion des Fasciculus longitudinalis medialis (→ ◉ 17.2 u. ◉ 17.13, Internukleäre Ophthalmoplegie).

Internukleäre Ophthalmoplegie rechts

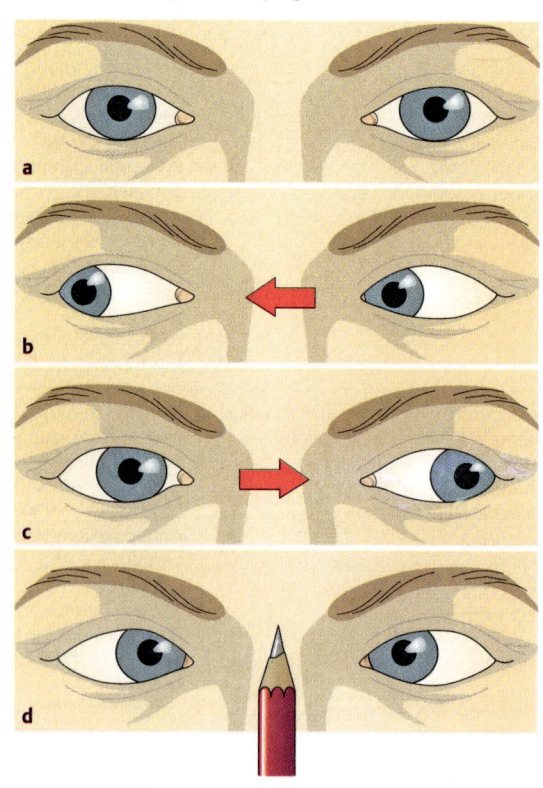

◉ 17.13 **a** Parallelstand. **b** Blickwendung nach rechts: unauffällig. **c** Blickwendung nach links: Das rechte Auge kann nicht adduziert werden, da der Fasciculus longitudinalis medialis unterbrochen ist. **d** Die Konvergenzreaktion funktioniert bei beiden Augen.

17.5 Augenmuskellähmungen und Lähmungsschielen

Myogen bedingte Augenbewegungsstörungen (insgesamt selten). Hierzu zählen Lähmungen aufgrund

* *endokriner Orbitopathie:* häufigste Ursache myogen bedingter Augenbewegungsstörungen, z.T. erhebliche Motilitätsstörungen durch Änderung der Kontraktions- und Dehnungsfähigkeit der Augenmuskeln; (Näheres s. Kap. 15, S. 419 f);
* *okulärer Myasthenie:* Störung der neuromuskulären Übertragung; Antikörper gegen die Acetylcholin-Rezeptoren; typisch für die okuläre Myasthenie sind daher wechselnde Paresen, die sich keinem bestimmten Hirnnerv eindeutig zuordnen lassen. Typischerweise nehmen die Paresen im Verlauf des Tages zu (Ermüdungserscheinung).

  Wichtige diagnostische Hilfsmittel:
  - Simpson-Test: Der Patient wird aufgefordert, 1 Min. nach oben zu sehen. Wenn währenddessen eines oder beide Oberlider allmählich absinken (Ermüdung des M. levator palpebrae), ist die Diagnose Myasthenie nahezu gesichert.
  - Tensilon-Test: Mit diesem Test wird die Diagnose gesichert. Der Patient erhält 1–5 mg Tensilon intravenös. Bei Vorliegen einer Myasthenie, verliert sich die Parese innerhalb weniger Sekunden (zur näheren Beschreibung des Tensilon-Tests, s. Lehrbuch der Neurologie);
* *chronisch progressiver externer Ophthalmoplegie (CPEO):* meist doppelseitige, über Jahre hinweg allmählich fortschreitende Lähmung einzelner oder aller äußerer Augenmuskeln; im Endstadium völlige Unbeweglichkeit beider Augen; aufgrund der symmetrischen Lähmung: keine Schielstellung und keine Doppelbilder;
* *okulärer Myositis:* Entzündung eines oder mehrerer Augenmuskeln; die Pathogenese ist ungeklärt; die Beweglichkeit der Augen ist oft weniger in Zugrichtung des entzündeten Muskels als vielmehr in der Gegenrichtung eingeschränkt, da der entzündete Muskel zwar paretisch, vor allem aber nicht genügend dehnbar ist. Oft sind weitere Symptome, wie z.B. Schmerzen beim Bewegen der Augen vorhanden.

Mechanisch bedingte Augenbewegungsstörungen. Hierzu zählen Lähmungen aufgrund von:
* *Frakturen* (z.B. Blow-out-Fraktur: Durch Bruch des Orbitabodens ist der M. rectus inferior, manchmal auch der M. obliquus inferior eingeklemmt; daraus resultiert eine erschwerte Blickhebung, manchmal auch eine Schielstellung;
* *Hämatomen* oder
* *Schwellungen* im Bereich von Orbita oder Gesichtsschädel (z.B. Orbitaabszeß, Orbitatumor).

Symptomatik: Schielstellung: Die Lähmung einzelner oder mehrerer Augenmuskeln führt dazu, daß der jeweilige Antagonist sozusagen „Übergewicht" bekommt. Daraus resultiert eine jeweils typische Schielstellung, anhand der man feststellen kann, welcher Muskel gelähmt ist (vgl. Diagnostik). Dies ist vor allem bei der Abduzens- und der Trochlearisparese unproblematisch, da sowohl der N. abducens als auch der N. trochlearis jeweils nur einen äußeren Augenmuskel innervieren (→ ◨ 17.1).

Beispiel Abduzensparese (◉ 17.14). Durch eine Läsion des N. abducens ist der M. rectus lateralis gelähmt, das Auge kann also nicht mehr *ab*duziert werden. Aus der Parese des M. rectus lateralis resultiert gleichzeitig eine Überfunktion seines Antagonisten, des M. rectus medialis. Da dieser für die *Ad*duktion zuständig ist, verharrt das betroffene Auge in einer *Einwärts*schielstellung.

Blicklähmung. Wenn einzelne oder mehrere Muskeln beider Augen symmetrisch gelähmt sind, führt dies zu einer Bewegungseinschränkung der Augen in eine bestimmte Richtung (z.B. *vertikale Blicklähmung*, sog. *Parinaud-Syndrom*, kommt vor allem bei Pinealistumor vor; es besteht eine Läsion des riMLF, → ◉ 17.2). Eine Lähmung *aller äußeren* Augenmuskeln führt zu einer kompletten Blicklähmung. Das Vorliegen einer Blicklähmung läßt vermuten, daß es sich um eine supranukleäre Läsion handelt, also eine Störung in den Blickzentren. Dies erfordert die Abklärung durch den Neurologen.

Doppelbilder. Der Verlust der binokularen Zusammenarbeit der Augen aufgrund einer Augenmuskellähmung führt zu Doppelbildern. Nur bei mäßiger Parese ist ein normales Binokularsehen zu erwarten. Da die Parese meist plötzlich auftritt, sind Doppelbilder die typischen Beschwerden, die den Patienten zum Arzt führen. Manche Patienten lernen nach einigen Stunden, Tagen oder Wochen eines der Doppelbilder zu unterdrücken, andere hingegen haben ständig bestehende Doppelbilder. Kinder lernen diese Unterdrückung im allgemeinen schneller als Erwachsene.

Abduzensparese links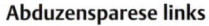

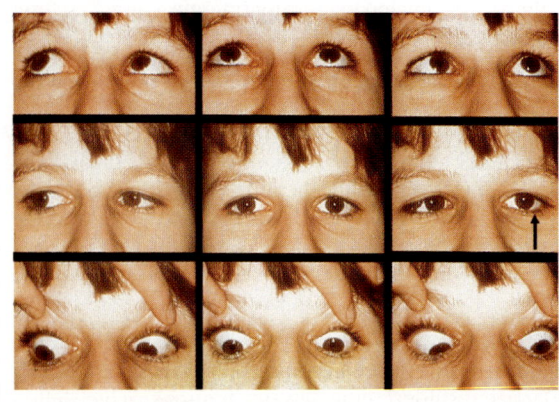

◉ **17.14** Beim Blick nach links bleibt das linke Auge stehen (Pfeil).

17.5 Augenmuskellähmungen und Lähmungsschielen

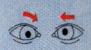

Ursachen. Doppelbilder entstehen, wenn das Fixationsobjekt nur in einem Auge auf der Fovea abgebildet wird, im anderen aber auf einen peripheren Netzhautpunkt fällt. Das Objekt wird demzufolge in 2 verschiedenen Richtungen lokalisiert und folglich auch 2mal abgebildet (◉ 17.15 a u. b). Das Doppelbild des abgewichenen Auges ist dabei meistens etwas unschärfer, da das Auflösungsvermögen des Auges in der Netzhautperipherie eingeschränkt ist. Trotzdem weiß der Patient nicht, welches der Bilder das reale und welches das irreale ist und kann deshalb z. B. nicht gezielt nach Gegenständen greifen.

Der *Abstand der Doppelbilder* ist bei Augenmuskellähmungen in der ursprünglichen Hauptzugrichtung des ausgefallenen Muskels am größten.

Beispiel Trochlearisparese (◉ 17.16). Der vom N. trochlearis innervierte M. obliquus superior ist vor allem ein Einwärtsroller und in Adduktion Senker (→ ◨ 17.1) außerdem in Geradeausstellung Abduktor. Deshalb wird die Moti-

---

Gekreuzte und ungekreuzte Doppelbilder

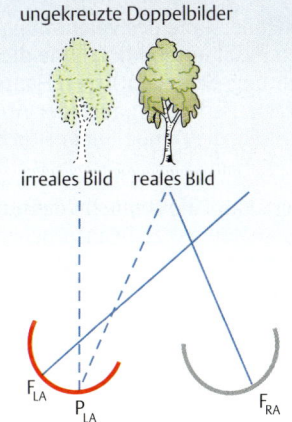

a Innenschielauge

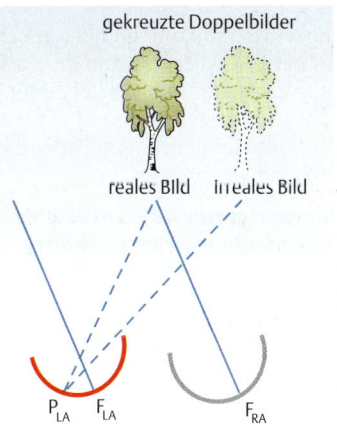

b Außenschielauge

◉ **17.15 a** Strabismus convergens am linken Auge (LA) mit ungekreuzten Doppelbildern. Rechtes Auge: Führungsauge; linkes Auge: Strabismus convergens. Der Seheindruck der Fovea des Führungsauges fällt im Schielauge auf eine nasale Netzhautstelle (P LA) neben die Fovea und wird im freien Raum nach temporal lokalisiert = ungekreuzte, gleichnamige Doppelbilder.

b Strabismus divergens am linken Auge (LA) mit gekreuzten Doppelbildern. Rechtes Auge: Führungsauge; Linkes Auge: Strabismus divergens – Der Seheindruck der Fovea des Führungsauges fällt im Schielauge auf eine temporale Netzhautstelle (P LA) neben die Fovea und wird im freien Raum nach nasal lokalisiert = gekreuzte, ungleichnamige Doppelbilder.

Trochlearisparese rechts

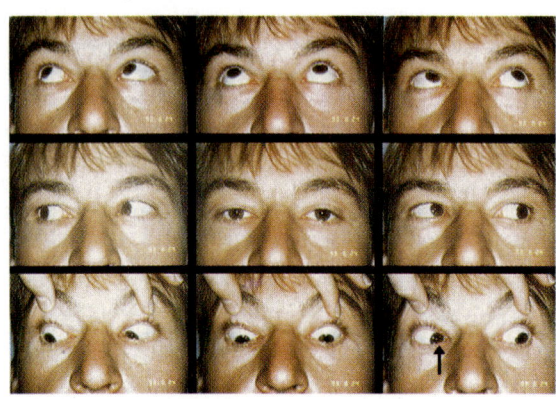

◉ 17.16 Höherstand des rechten Auges beim Blick nach links unten (Pfeil).

litätseinschränkung und der gleichzeitige Höherstand des gelähmten Auges am besten sichtbar, wenn der Patient nach nasal unten blickt (wie dies z.B. beim Lesen der Fall ist). Bei dieser Blickrichtung, der eigentlichen Hauptzugrichtung des gelähmten M. obliquus superior, ist folglich auch der Abstand der Doppelbilder für den Patienten am größten, die Doppelbilder sind daher am unangenehmsten.

Kompensatorische Kopfhaltung. Der Patient kann die Doppelbilder nur vermeiden, wenn er den gelähmten Muskel gar nicht erst zu beanspruchen versucht. Aus diesem Grund nimmt er eine typische kompensatorische Kopfhaltung mit Blick in das doppelbildfreie Blickfeld ein: Er neigt den Kopf und wendet ihn zu der Schulter, die dem gelähmten Auge gegenüber liegt.

Diesen Umstand macht man sich auch bei der Absicherung der Diagnose einer Trochlearisparese mit dem *Bielschowsky-Kopfneigetest* zunutze (◉ 17.17): Der Test besteht darin, daß der Untersucher den Kopf des Patienten auf die Seite des gelähmten Auges neigt. Fixiert der Patient dann mit dem gesunden Auge, weicht das gelähmte Auge nach oben ab. Wird der Kopf zur Seite des gesunden Auges geneigt, entsteht keine Höhenabweichung (weitere diagnostische Abklärung s. u. Diagnostik).

Okulärer Schiefhals. Die kompensatorische Kopfhaltung ist bei der Trochlearisparese von allen Hirnnervenparesen am ausgeprägtesten und am typischsten. Eine *angeborene* Trochlearisparese kann deshalb zum sog. okulären Schiefhals (Torticollis ocularis) führen.

Inkomitanter Schielwinkel. Auch der Schielwinkel ist beim Lähmungsschielen von der Blickrichtung abhängig (also nicht gleichbleibend oder konkomi-

17.5 Augenmuskellähmungen und Lähmungsschielen

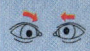

Bielschowsky-Kopfneigetest (Trochlearisparese rechts)

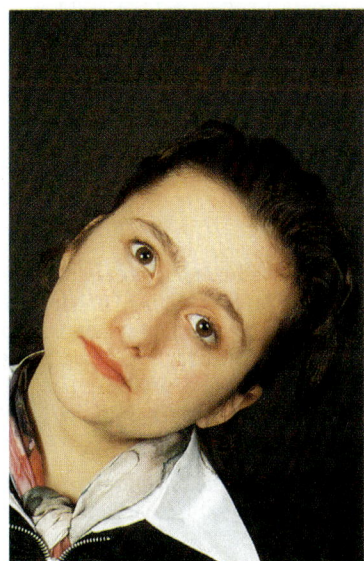
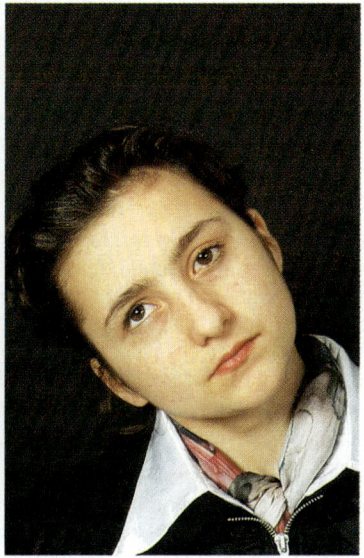

👁 17.17 **a** Wenn die Patientin den Kopf nach links neigt (also zur gesunden Seite), weicht das rechte Auge bei Fixation mit dem linken, nicht gelähmten Auge nicht nach oben ab. **b** Bei Kopfneigung nach rechts, zur Seite des gelähmten Muskels hin, weicht das rechte Auge bei Fixation mit dem linken nach oben ab.

tant wie beim Begleitschielen). Wie der Abstand der Doppelbilder ist er beim Blick in die Aktionsrichtung des gelähmten Muskels am größten. Je nachdem welches Auge fixiert, unterscheidet man:
– *primären Schielwinkel:* Schielwinkel bei Fixation mit dem gesunden Auge (kleiner Schielwinkel) und
– *sekundären Schielwinkel:* Schielwinkel bei Fixation mit dem gelähmten Auge (großer Schielwinkel).

❗ Der sekundäre Schielwinkel ist immer größer als der primäre, da bei der Fixation mit dem gelähmten Auge nicht nur dem gelähmten Muskel, sondern auch dem Synergisten am anderen Auge verstärkt Impulse zukommen (z. B. bei einer Abduzensparese rechts kommen bei Rechtsfixation dem M. rectus medialis am linken Auge verstärkt Impulse zu, dadurch wird der Schielwinkel noch größer).

Augenmuskellähmungen durch Hirnnervenschädigung: Da die Lähmungen aufgrund einer Läsion von Hirnnerven am häufigsten sind, soll hier im Gegensatz zu den anderen unter Ätiologie aufgeführten Augenbewegungsstörungen etwas näher auf sie eingegangen werden. Aus den Ursachen, die hier beispielhaft aufgeführt sind, wird klar, daß die Diagnose einer Augenmuskellähmung immer zu einer weiteren diagnostischen Abklärung (häufig durch den Neurologen) führen muß, um z. B. einen Tumor oder eine bestimmte Grunderkrankung (Diabetes mellitus) auszuschließen bzw. festzustellen.

Abduzensparese (*engl.:* abducens palsy):
Ursachen: Hauptursachen der relativ häufigen Abduzensparese sind Gefäßveränderungen (Diabetes mellitus, Hypertonie, Arteriosklerose) und intrazerebrale Tumoren. Häufig entsteht durch den Tumor ein erhöhter Liquordruck, dem der N. abducens wegen seines langen Verlaufs auf der Schädelbasis ausgesetzt ist. Bei *Kindern* können flüchtige, isolierte Abduzensparesen im Rahmen von Infektionskrankheiten, fiebrigen Infekten oder nach Impfungen auftreten.

Folgen: Der M. rectus lateralis ist gelähmt, sein Antagonist, der M. rectus medialis erhält dadurch ein Übergewicht. Die Abduktion ist daher gestört oder fällt ganz aus, das betroffene Auge steht in einer Einwärtsschielstellung (→ ◨ 17.**14**). Doppelbilder: Es bestehen gleichnamige, also nicht gekreuzte horizontale Doppelbilder (→ ◨ 17.**15**); ihr Abstand ist bei versuchter Abduktion am größten.

Beispiel Abduzensparese am rechten Auge:
- Kopfzwangshaltung: Rechtsdrehung,
- in Geradeausstellung: Innenschielen,
- Blick nach rechts: größter Schielwinkel und größter Abstand der Doppelbilder,
- Blick nach links: kein Schielwinkel und keine Doppelbilder.

Sonderform der Abduzensparese: Retraktionssyndrom (*engl.:* retraction syndrome).

Ursachen: Das (seltene) Retraktionssyndrom ist eine angeborene, einseitige Motilitätsstörung, die durch eine intrauterin erworbene Schädigung des N. abducens entsteht.

Folgen: Der M. rectus lateralis wird nicht mehr durch den N. abducens, sondern durch Fasern des N. oculomotorius innerviert, die zum M. rectus medialis gehören. Dadurch ist zum einen (*wie bei der Abduzensparese*) die *Abduktion eingeschränkt* und es besteht meist ein geringes Einwärtsschielen; zum anderen zieht sich der Bulbus (*anders* als bei der Abduzensparese) *bei versuchter Adduktion* in die Orbita zurück. Dabei verengt sich die Lidspalte. Diese *Retraktion des Bulbus* bei versuchter Adduktion resultiert daraus, daß 2 entge-

17.5 Augenmuskellähmungen und Lähmungsschielen

gengesetzt wirkende Muskeln (M. recuts lateralis und medialis) durch denselben Nerv (N. oculomotorius) innerviert werden und folglich gleichzeitig am Bulbus ziehen: der eine nach außen, der andere nach innen.

Trochlearisparese (*engl.:* trochlear palsy).

Ursachen: Häufigste Ursachen sind Traumata, seltenere Ursachen Gefäßveränderungen (Diabetes mellitus, Hypertonie, Arteriosklerose). Die Trochlearisparese ist ein relativ häufiges Phänomen.

Folgen: Der M. obliquus superior ist vor allem ein Einwärtsroller und in Adduktion ein Senker. Daraus resultieren der Höherstand des gelähmten Auges bei Adduktion und das Höhenschielen (→ ◨ 17.16). Es bestehen vertikale Doppelbilder, die beim Blick nach nasal unten (z.B. beim Lesen oder Treppensteigen) am weitesten voneinander entfernt sind. Zur kompensatorischen Kopfhaltung, s. Symptomatik. Beim Blick nach oben bestehen keine Doppelbilder.

Okulomotoriusparese (*engl.:* oculomotor palsy).

Ursachen: Ursachen der (seltenen) Okulomotoriusparese sind größtenteils Erkrankungen des Gefäßsystems z.B. Aneurysmata und andere vaskuläre Prozesse.

Folgen:
- Komplette Okulomotoriusparese: *Alle inneren* und *fast alle äußeren* Augenmuskeln sind betroffen. Daher fallen sowohl Akkommodation als auch Pupillenreaktion aus. Durch den Ausfall der im N. oculomotorius verlaufenden parasymmetrischen Fasern besteht eine Mydriasis. Da auch der M. levator palpebrae gelähmt ist, kommt es zusätzlich zur Ptosis. Das gelähmte Auge schielt nach unten außen, weil M. rectus lateralis und M. obliquus superior normal funktionieren. Der Patient hat aufgrund der Ptosis (Pupille ist bedeckt) keine Doppelbilder.
- Partielle Okulomotoriusparese:
  - äußere Okulomotoriusparese (isolierte Lähmung der vom N. oculomotorius versorgten *äußeren* Augenmuskeln, → ◨ 17.1), daher: Schielstellung nach außen unten; wenn wegen Ptosis das Oberlid die Pupille bedeckt, hat der Patient keine Doppelbilder;
  - innere Okulomotoriusparese: isolierte Lähmung der vom N. oculomotorius versorgten *inneren* Augenmuskeln; daher: keine Akkommodation (Lähmung des M. ciliaris) und Mydriasis (Lähmung des M. sphincter pupillae); da kein Schielen besteht, hat der Patient auch keine Doppelbilder (→ auch Pupillotomie, Adie-Syndrom S. 232).

Kombinierte Hirnnervenparesen. Die Hirnnerven III, IV und VI können auch gleichzeitig gelähmt sein, z.B. wenn die Läsion in der Orbitaspitze oder im Sinus cavernosus liegt. Der Verdacht auf eine kombinierte Läsion läßt sich durch die Hornhautsensibilitätsprüfung erhärten, da der 1. Trigeminusast, der für die Sensibilität der Hornhaut zuständig ist, durch den Sinus cavernosus verläuft. Bei aufgehobener Hornhautsensibilität muß abgeklärt werden, ob die Läsion im Sinus cavernosus lokalisiert ist.

Diagnostik von Augenmuskellähmungen: Prüfung der 9 Hauptblickrichtungen (→ S. 5). Man fordert den Patienten auf, dem Finger des Untersuchers oder einem Stift mit den Augen zu folgen, ohne den Kopf zu bewegen. Am aussagekräftigsten sind die 6 diagnostischen Blickrichtungen (rechts, re oben, re unten, links, li oben, li unten), während die Bewegungen nach oben und unten von mehreren Muskeln ausgeführt werden und damit keine genaue Zuordnung erlauben. Bleibt ein Auge bei einer Blickrichtung zurück, erlaubt dies Rückschlüsse auf den betroffenen Muskel.

Bielschowsky-Kopfneigetest nur bei Verdacht auf Trochlearisparese, s. Symptomatik.

Ausmessen des Schielwinkels. Das Ausmessen des Schielwinkels in den 9 Hauptblickrichtungen erlaubt eine Aussage über das Ausmaß der Parese (wichtig für die operative Korrektur). Sie erfolgt an der Tangententafel nach Harms (◧ 17.18), die zusätzlich zu den senkrecht gekreuzten Balken, aus denen das Maddox-Kreuz besteht (→ S. 489), auch noch Diagonalen enthält.

Schielwinkelmessung an der Harms-Tangententafel

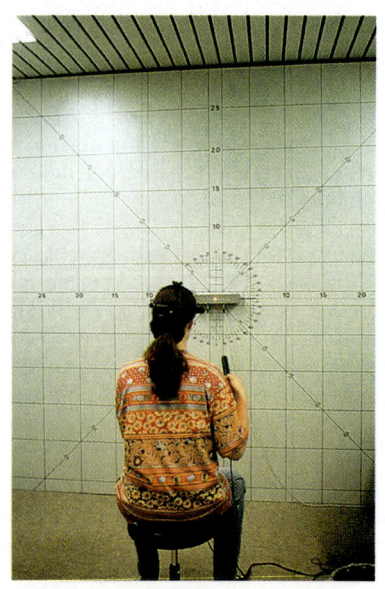

◧ **17.18** Die Patientin sitzt in einem Abstand von 2,5 Metern vor der Tafel und fixiert das Licht in der Mitte. Der Untersucher prüft die 9 Hauptblickrichtungen. Dabei dient das Gitternetz dem Ablesen der Horizontal- und Vertikalabweichungen, die Diagonalen der Schielwinkelausmessung bei Kopfneigung um 45 Grad (Bielschowsky-Kopfneigetest bei Trochlearisparese). Ein kleiner Projektor an der Stirn der Patientin erlaubt durch ein Positionskreuz eine relativ genaue Kontrolle der Kopfhaltung. Zusätzlich kann mit der Harms-Tangententafel die Verkippung des Bildes (Lähmungsschielen führt häufig zur Verkippung der Bilder) ausgemessen werden. Zu diesem Zweck wird das Fixierlicht in der Mitte der Tafel zu einem Lichtstrich aufgeblendet.

17.5 Augenmuskellähmungen und Lähmungsschielen

Sie ermöglichen es, den Schielwinkel auch bei Kopfneigung (wie sie z. B. bei einer Trochlearisparese auftritt) auszumessen.

Differentialdiagnostik: Tabelle 17.4 zeigt wichtige Unterschiede zwischen Lähmungsschielen und Begleitschielen auf.

Therapie von Augenmuskellähmungen: Operation. Die Operation beim Lähmungsschielen sollte nicht vor Ablauf eines Jahres durchgeführt werden, da in dieser Zeit eine spontane Rückbildung der Parese erfolgen kann. Vor der Operation ist unbedingt eine genaue Abklärung der Ursache nötig, um eine gegebenenfalls bestehende Grunderkrankung (wie z. B. einen Diabetes mellitus) zu therapieren. Bei störenden Doppelbildern besteht die Möglichkeit, die Augen bis zum Zeitpunkt der Operation abwechselnd mit einem Pflaster zu okkludieren oder auf der Brille (bei Nichtbrillenträgern aus Fensterglas) das Glas über dem gelähmten Auge mit Prismenfolie zu versehen, die den Schielwinkel ausgleicht und damit die Doppelbilder aufhebt. (Letzteres ist bei extremem Schielen nicht immer möglich.) Falls eine Operation erforderlich wird, muß auf die richtige *Dosierung des Schielwinkels* geachtet werden (→ S. 487). Ziel der Operation ist, daß der Patient anschließend im normalen

📖 17.4 Differentialdiagnose zwischen Begleitschielen und Lähmungsschielen

Abgrenzungs-kriterium	Begleitschielen	Lähmungsschielen
Beginn	im frühen Lebensalter, anfangs oft nur periodisch	in jedem Lebensalter möglich, Beginn plötzlich
Ursache	Vererbung, unkorrigierte Refraktionsfehler, perinatale Schädigungen	Erkrankung bzw. Schädigung der Augenmuskeln sowie ihrer Nerven und Kerne
Diplopie	keine; Suppression (außer beim normosensorischen Spätschielen)	Doppelbilder vorhanden
Kopfzwangshaltung	keine	ständig
Räumliches Sehen	nicht vorhanden	nur bei Einnehmen der kompensatorischen Kopfzwanghaltung (→ Symptomatik) vorhanden
Sehschärfe	meist einseitige Sehschwäche	Sehvermögen unverändert
Schielwinkel	in allen Blickrichtungen gleich	wechselnd, in Aktionsrichtung des gelähmten Muskels zunehmend

Blickfeld, also bei gerader Kopfhaltung, sowohl bei Blick in die Nähe als auch in die Ferne keine Doppelbilder mehr sieht. Es ist nicht möglich durch die Operation für *alle Blickfelder* doppelbildfreies Sehen zu erreichen.

Vorgehen: Bei der Operation können die *Antagonisten des gelähmten Muskels* am betroffenen Auge durch Rücklagerung *geschwächt* werden. Durch eine Resektion oder Faltung des gelähmten Muskels kann der Schielwinkel zusätzlich reduziert werden.

> Die Schieloperation bei einer Augenmuskellähmung ist möglich nach Ablauf einer Regenerationszeit von ca. 1 Jahr.

17.6 Nystagmus (Augenzittern)

Definition

Unter Nystagmus versteht man ein beidseitiges, unwillkürliches, rhythmisches Augenzittern, das ruck- oder pendelartig sein kann (sog. Ruck- und Pendelnystagmus).

→ *engl.:* nystagmus.

Man unterscheidet verschiedene Nystagmusformen, die in 17.5 aufgeführt sind.

Ätiopathogenese: Ätiologie und Pathogenese des Nystagmus sind nach wie vor ungeklärt. Der Nystagmus ist auch ein *physiologisches Phänomen*, das z. B. durch den Blick auf rasch vorbeiziehende Objekte (wie dies z. B. beim Blick aus einem fahrenden Zug der Fall ist, sog. optokinetischer Nystagmus) ausgelöst wird (in Form eines Rucknystagmus).

Therapie: Falls eine Nystagmusberuhigung durch Konvergenzbewegung möglich ist, können Prismen mit Basis außen verordnet werden. In besonderen Fällen (z. B. bei Kopfzwanghaltung, die der Patient zur Beruhigung des Nystagmus einnimmt) kann eine Operation (z. B. nach Kestenbaum) indiziert sein. Dabei wird eine Parallelverschiebung der horizontalen Augenmuskeln vorgenommen, so daß die Muskeln, die bei Kopfzwanghaltung kontrahiert sind, geschwächt und die, die bei Kopfzwanghaltung gedehnt sind, gestärkt werden.

17.6 Nystagmus (Augenzittern)

Tab. 17.5 Formen des Nystagmus

Formen	Beginn	Merkmale	Art des Nystagmus
Okulärer Nystagmus	angeboren oder früh erworben	❖ bei organischen Schäden beider Augen: z. B. Albinismus, Katarakt, Farbenblindheit, Glaskörpertrübung Makulanarben; ❖ dadurch erhebliche Sehminderung ❖ evtl. besteht gleichzeitig ein sekundärer Strabismus	❖ Pendelnystagmus
Kongenitaler Nystagmus	angeboren oder früh erworben (im 3. Lebensmonat)	❖ Nystagmus durch Fixation nicht gebremst, sondern angeregt ❖ Schlagrichtung meist horizontal ❖ Intensität ändert sich mit Blickrichtung (meist bei Blick in die Nähe geringer als bei Blick in die Ferne)	❖ ständiger Wechsel zwischen Pendel- und Rucknystagmus
Latenter Nystagmus	angeboren oder früh erworben	❖ immer mit angeborenem Strabismus verbunden ❖ Manifestation nur durch spontanes Abdecken eines Auges bei Fixationswechsel ❖ Schlagrichtung des Nystagmus wechselt mit Wechsel der Fixation (s. rechte Spalte)	❖ bei Rechtsfixation: rechtsschlägiger Nystagmus; ❖ bei Linksfixation: linksschlägiger Nystagmus ❖ der Nystagmus tritt in Form eines Rucknystagmus auf
Fixationsnystagmus	erworben	❖ bei Erkrankungen des Hirnstammes oder des Kleinhirns infolge vaskulärer Insulte, multipler Sklerose, Traumata oder Tumoren	❖ pendelnde oder sonst abnorme Schlagform
Blickparetischer Nystagmus	erworben	s. Fixationsnystagmus	❖ ruckartige Schlagform (dieser Nystagmus ist vor allem bei Beginn einer Augenmuskellähmung sichtbar, wenn der Betroffene versucht, den Muskel, bei dem die Lähmung gerade einsetzt, zu benutzen)

18 Unfallophthalmologie

→ *engl.*: ocular traumatology

Gerhard K. Lang

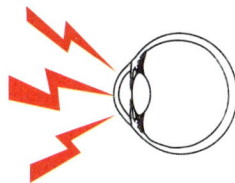

18.1 Untersuchungsmethoden

Obwohl die Schutzvorschriften in den letzten Jahren zugenommen haben (Anschnallpflicht; Arbeitsplatzschutzbestimmungen, z.B. Schutzbrillenpflicht bei Arbeiten an schnell laufenden, rotierenden Maschinen), ist die Zahl der Augenverletzungen immer noch sehr hoch. Es ist daher sehr wichtig, daß jeder Allgemeinarzt ebenso wie medizinisches Hilfspersonal eine Augenverletzung nicht nur erkennen, sondern auch primär versorgen kann. Die genaue Beurteilung und Versorgung einer Augenverletzung sollte jedoch nur durch einen Augenarzt erfolgen. Für die genauere Einordnung einer Augenverletzung gibt es folgende diagnostische Möglichkeiten:

Anamnese: Eine gründliche Anamnese gibt deutliche Hinweise auf die Ursache der Verletzung, z.B.:
- Hammer- und Meißelarbeiten legen immer den Verdacht auf einen intraokulären Fremdkörper nahe,
- Schleif- und Flexarbeiten auf Hornhautfremdkörper,
- Schweißarbeiten auf eine Verblitzung.

> ❗ Bei jeder Augenverletzung klären, ob ausreichender Impfschutz gegen eine Tetanusinfektion besteht.

Inspektion (grobmorphologische Untersuchung): Augenverletzungen verursachen häufig Schmerzen, Lichtscheu (Photophobie) und Lidkrampf (Blepharospasmus). Um das verletzte Auge trotzdem in Ruhe und für den Patienten schmerzfrei untersuchen zu können, empfiehlt sich vor der Inspektion ein Tropfen Oberflächenanästhetikum. Mit einer fokussierten Lichtquelle, vorzugsweise kombiniert mit einer Vergrößerungslupe, werden dann zunächst Hornhaut und Bindehaut auf Traumaspuren untersucht (zur Untersuchungstechnik → 👁 1.11). Zur weiteren diagnostischen Abklärung können die Lider ektropioniert werden, um die tarsale Seite und die Umschlagsfalte der Lider (Fornix) zu inspizieren. Ein Fremdkörper kann dann sofort entfernt werden.

Ophthalmoskopie: Mit einer Lichtquelle oder einem Ophthalmoskop kann der Status tieferliegender intraokulärer Strukturen grob beurteilt werden; z.B. ob eine Glaskörperblutung (dann fehlt im regredienten Licht der Rotlichtreflex) oder eine Netzhautblutung vorliegt. Bei einer offensichtlich schweren Verletzung mit Bulbuseröffnung (charakterisiert durch weiches Auge, zur Perforationsstelle hin verzogene Pupille, Irisprolaps sowie intraokulare Blutung in Vorderkammer und Glaskörper) sollten unnötige Manipulationen am Auge unbedingt vermieden werden, um keinen weiteren Schaden (z. B. Austritt intraokularer Strukturen) zu provozieren.

> ❗ Um die Dringlichkeit der Versorgung einer Lid- und Augenverletzung richtig einzuschätzen, ist die Unterscheidung zwischen bulbuseröffnender (→ S. 528) und nicht bulbuseröffnender Verletzung (→ S. 520) besonders wichtig. Eine bulbuseröffnende Verletzung hat wegen der Gefahr des Augenverlustes höchste Priorität.

18.2 Einteilung der Augenverletzungen nach dem Verletzungsmechanismus

- **Mechanisch bedingte Verletzungen:**
  - Lidverletzungen,
  - Verletzungen der Tränenorgane,
  - Bindehautverletzung,
  - Fremdkörper auf Horn- und Bindehaut,
  - Erosio corneae,
  - nicht perforierende Verletzung (stumpfes Bulbustrauma),
  - Orbitabodenverletzung (Blow-out-Fraktur),
  - perforierende Verletzung (Verletzung mit Bulbuseröffnung),
  - Pfählungsverletzung der Orbita;
- **Chemisch bedingte Verletzungen:** Verätzungen;
- **Physikalisch bedingte Verletzungen:**
  - Verbrennungen,
  - Strahlungsverletzungen (ionisierende Strahlen),
  - Verblitzung;
- **Indirekte okuläre Traumen:** Angiopathia retinae traumatica (Purtscher).

18.3 Mechanisch bedingte Verletzungen

18.3.1 Lidverletzung

→ *engl.:* lid injury

Ätiopathogenese: Verletzungen der Lider können praktisch bei allen Verletzungen im Gesichtsbereich vorkommen. Besondere Bedeutung haben:
- Lidverletzungen mit durchtrennter Lidkante und
- Lidabrisse im inneren Lidwinkel mit abgerissenen Tränenröhrchen (Canaliculi).

Klinisches Bild: Wegen des Gefäßreichtums und der lockeren Gewebetextur bluten Lidwunden stets erheblich. Hämatom und Schwellung sind ausgeprägt (◘ 18.**1**). *Schürfwunden* betreffen meist nur die oberflächlichen Hautschichten, *Stich- und Schnittverletzungen* sowie *alle Lidabrisse durch stumpfe Gewalteinwirkung* (Faustschlag) häufig alle Lidschichten. Bißverletzungen der Lider (Hundebiß) sind oft mit Tränenwegsverletzungen verbunden.

Therapie: Bei der chirurgischen Versorgung von Lidverletzungen, speziell von Lidkantendurchtrennungen ist auf spannungsfreien, schichtweisen Wundverschluß zu achten, um spätere Komplikationen (Narbenektropium) zu vemeiden (◘ 18.**2**).

18.3.2 Verletzungen der Tränenorgane
→ *engl.:* injuries of the lacrimal system

Ätiopathogenese: Die **Tränenröhrchen** können bei Schnitt- und Rißverletzungen im inneren Lidwinkel durchtrennt werden (Hundebiß, Glassplitter). Eine Obliteration von **Tränenpünktchen** und **-kanälchen** geht meist auf eine Verbrennung oder Verätzung zurück (→ S. 532 f). Eine Verletzung des **Tränensacks** oder der **Tränendrüse** kommt in der Regel in Verbindung mit einem schweren Gesichtsschädeltrauma (Hufschlag, Verkehrsunfall) vor. Als Folgeerscheinung entstehen häufig Tränensackentzündungen, die oft nur chirurgisch (Dakryozystorhinostomie, → S. 61) saniert werden können.

Klinisches Bild: zur Tränensackentzündung vgl. Kap. 3, S. 59; zum Abriß der Tränenwege (Abrisse im medialen Lidwinkel), ◘ 18.**3**.

Therapie: Tränenwegsverletzungen werden unter dem Mikroskop operiert, indem man die Kanälchen durch Ringintubation mit einem Silikonschlauch schient (◘ 18.**3 b – f**), der über eine spezielle Sonde eingeführt wird. Der Silikonschlauch bleibt 3 – 4 Monate liegen und wird dann gezogen.

> ❗ Die chirurgische Versorgung von Lid- und Tränenwegsverletzungen muß durch den Augenarzt erfolgen.

18.3.3 Bindehautverletzung
→ *engl.:* conjunctival laceration

Epidemiologie: Wegen ihrer exponierten Lage, Dünnheit und Verschieblichkeit sind Rißverletzungen der Bindehaut häufig (meist in Verbindung mit Unterblutung).

Ätiopathogenese: Bindehautrisse entstehen am häufigsten durch Stichverletzungen (z.B. durch Hineinbücken in eine Stechpalme oder einen ins Gesicht schnellenden Ast).

514 18 Unfallophthalmologie

Ober- und Unterlidverletzung mit Abriß der Tränenwege

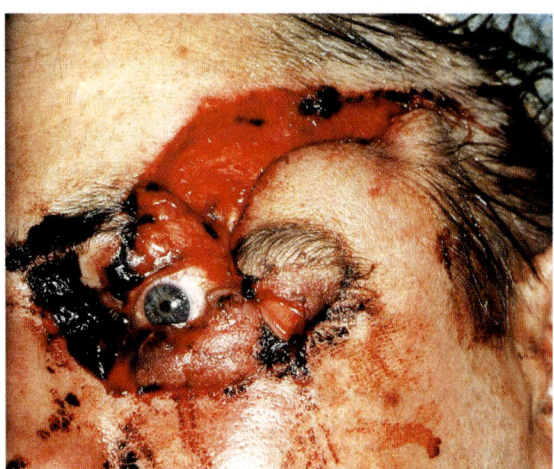

◉ 18.1 a Durch die Verletzung ist die Hornhaut exponiert, Lidschluß und damit Befeuchten von Horn- und Bindehaut sind nicht mehr möglich.

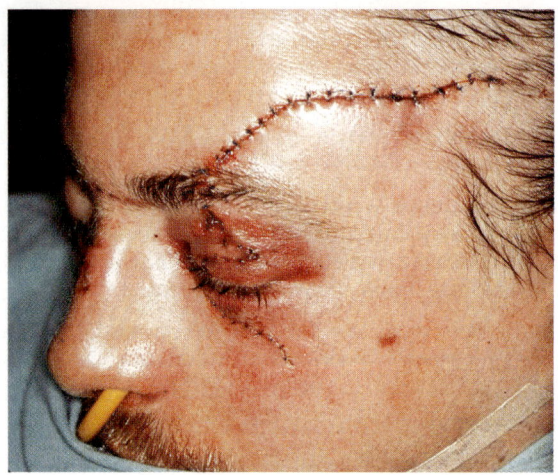

b Befund am Ende der Operation.

Symptomatik und Diagnostik: Der Patient hat das Gefühl, einen Fremdkörper im Auge zu haben. Dies ist jedoch meist nur schwach ausgeprägt. Bei der Untersuchung stellt man im Verletzungsgebiet eine umschriebene Bindehautrötung oder Unterblutung (Hyposphagma) fest. Das Ausmaß der Bindehautdehiszenz kann manchmal nur durch Anfärben der Bindehautläsion mit Fluoreszein sichtbar gemacht werden.

18.3 Mechanisch bedingte Verletzungen

Ober- und Unterlidverletzung mit Abriß der Tränenwege

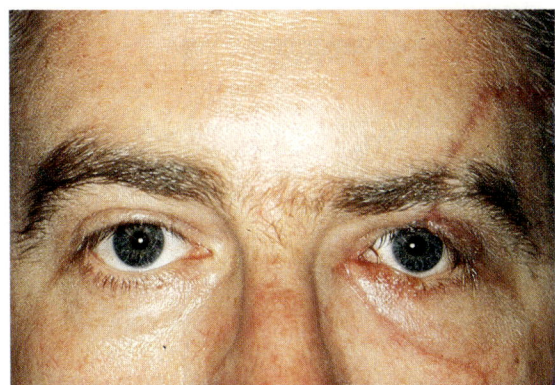

◉ 18.1c Befund 2 Monate nach der Wundversorgung (Kunststoffschlauch zur Schienung der Tränenwege in loco, zur Operationstechnik, → auch ◉ 18.3).

Narbenektropium links nach unsachgemäßer Wundversorgung

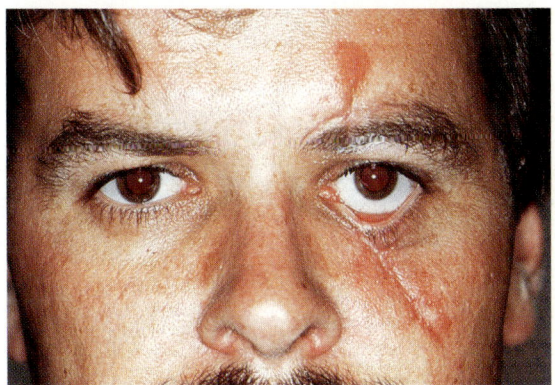

◉ 18.2 Infolge des nicht spannungsfreien und nicht schichtweisen Wundverschlusses „zieht" die Narbe das Unterlid nach unten.

Therapie: Kleine Bindehautläsionen müssen nicht versorgt werden, da die Bindehaut eine sehr gute Heilungstendenz hat. Größere Risse mit flottierenden Wundlappen werden mit resorbierbaren Fäden readaptiert.

> Bei Bindehautverletzungen stets auch an eine perforierende Verletzung denken und bei der Wundversorgung die darunterliegende Sklera nach Tropfanästhesie inspizieren!

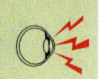

18 Unfallophthalmologie

Chirurgische Versorgung eines Lidabrisses mit Tränenwegabriß (bikanalikuläre Ringintubation)

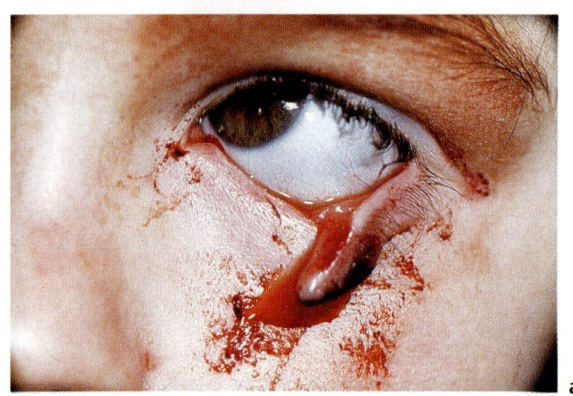

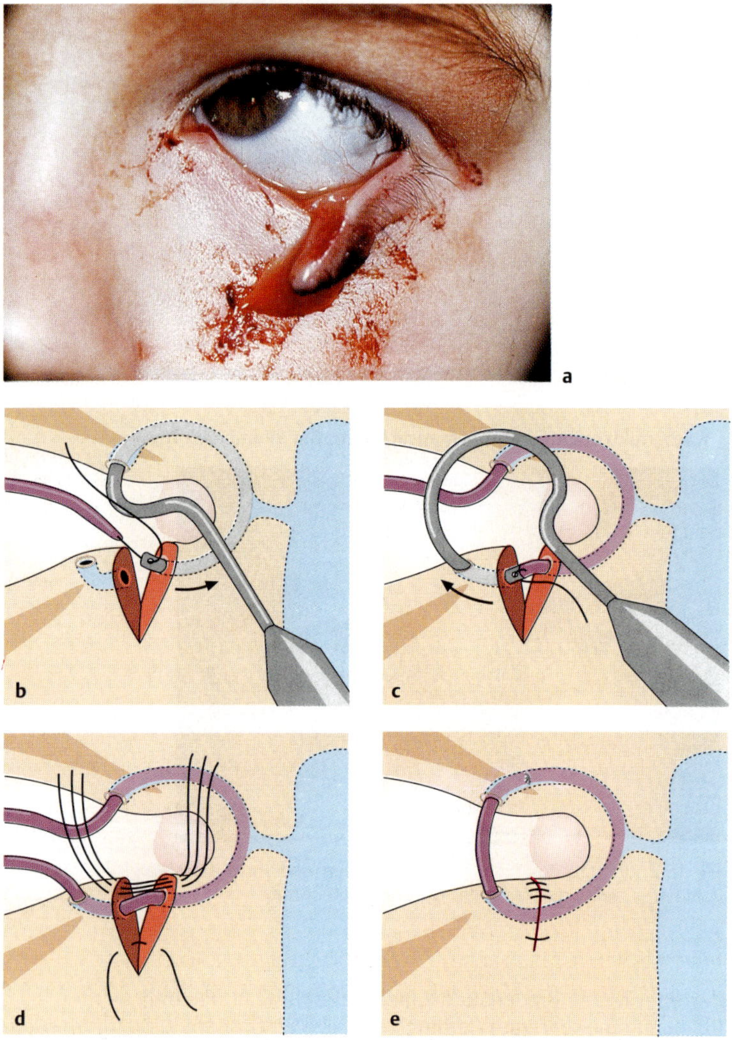

◉ 18.3 a–e

18.3 Mechanisch bedingte Verletzungen

Chirurgische Versorgung eines Lidabrisses mit Tränenwegabriß (bikanalikuläre Ringintubation) (Fortsetzung)

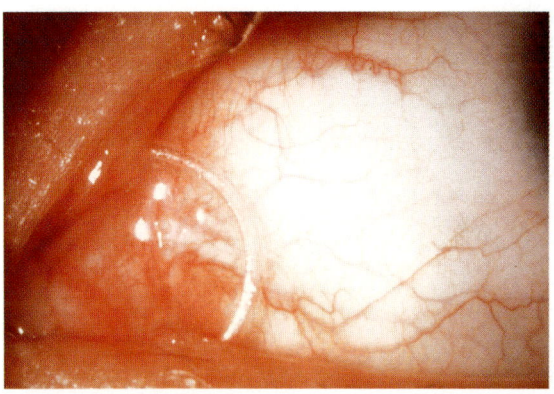

◉ 18.3f

a Befund vor Wundversorgung. **b** Die Pigtail-Sonde wird durch das unverletzte, obere Tränenkanälchen eingeführt. Am medialen Rand der Verletzung kann nun der Silikonschlauch eingefädelt und durchgezogen werden. **c** Danach schiebt man die Sonde in das Tränenpünktchen des verletzten Canaliculus und faßt das andere Ende des Kunststoffröhrchens. **d** Abschließend werden die Schlauchenden zu einem Ring miteinander verbunden. **e** u. **f** Befund nach Wundversorgung.

18.3.4 Fremdkörper auf Binde- und Hornhaut

→ *engl.*: corneal and conjunctival foreign body

Epidemiologie: Fremdkörper auf Binde- und Hornhaut verursachen mit die häufigsten Notfallsituationen in der allgemein- und augenärztlichen Praxis.

Ätiopathogenese: Fremdkörper aus der Luft, insbesondere aber kleine Metallsplitter von Schmirgel- und Flexscheiben setzten sich oft auf Binde- und Hornhaut fest oder brennen sich dort ein.

Symptomatik und Diagnostik: Der Patient hat bei jedem Lidschlag das Gefühl, einen Fremdkörper im Auge zu haben. Dazu kommen Schmerzen, Epiphora (Augentränen) und Blepharospasmus (Lidkrampf). Am Auge ist, je nachdem wie lange der Befund schon besteht (wenige Stunden bis mehrere Tage), eine konjunktivale bis ziliare Injektion zu sehen (◉ 18.4a u. b). Die Fremdkörper selbst, die auf Hornhaut und Bindehaut sitzen, sind oft so klein, daß sie nur mit der Lupe zu erkennen sind (Infiltrat, Rostring). Wenn *kein* Fremdkörper zu sehen ist und die Hornhaut nach dem Anfärben mit Fluoreszein vertikale Kratzspuren aufweist, liegt der Fremdkörper subtarsal (→ ◉ 5.11, S. 142).

Bindehaut- und Hornhautfremdkörper sowie Fräser zur Entfernung

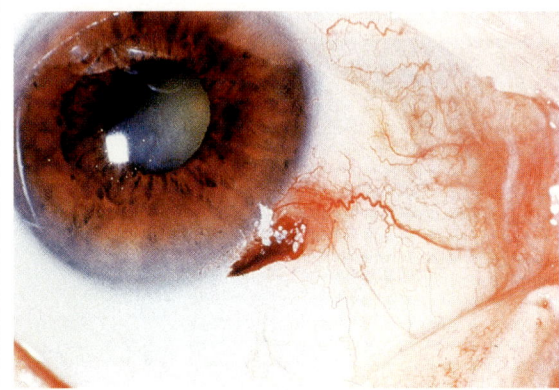

👁 18.4a Bindehautfremdkörper (festgehakte Getreidegranne) am Limbus corneae mit konjunktivaler Injektion.

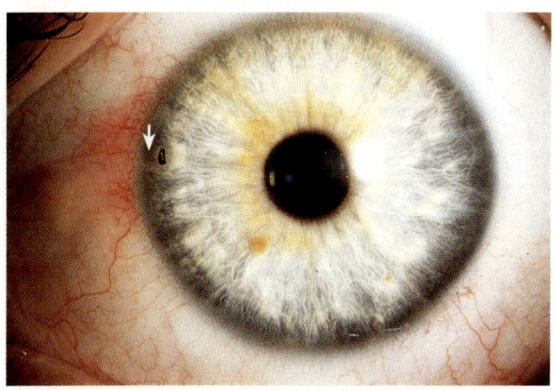

b Eingebrannter Hornhautfremdkörper: Beim Flexen am Tag zuvor (ohne Augenschutz) ist ein Splitter ins Auge gekommen (Pfeil), der jetzt einen geringen Infiltrationsrand zeigt. Nota bene: Konjunktivale und ziliare Injektion an der Stelle des Fremdkörpers (vgl. hierzu auch 👁 4.6, S. 80).

❗ Fremdkörpergefühl bei jedem Lidschlag, Tränen und Blepharospasmus sowie vertikale Kratzspuren auf der Hornhautoberfläche sind typisch für den subtarsalen Fremdkörper.

Therapie: Fremdkörper auf Horn- und Bindehaut. Mit einer feinen Nadel oder Kanüle wird der Fremdkörper aus seinem Bett herausgehebelt. Das Fremdkörperbett, das häufig rostig oder leukozytär infiltriert ist, wird sorgfältig und vollständig mit einem Bohrer ausgefräst (👁 18.4b) und bis zum Abheilen der Wunde eine Behandlung mit antibiotischer Augensalbe und evtl. Verband durchgeführt.

Bindehaut- und Hornhautfremdkörper sowie Fräser zur Entfernung (Fortsetzung)

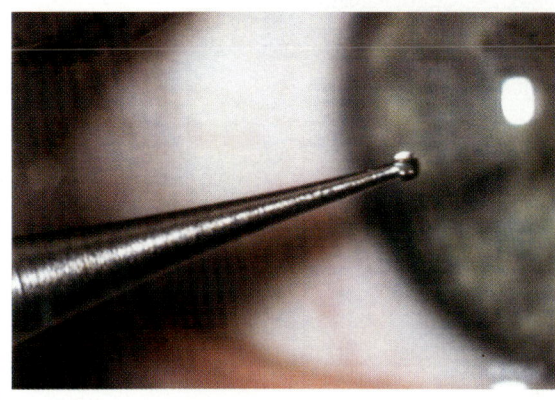

◉ 18.4c Fräser, mit dem das Fremdkörperbett ausgefräst wird.

Subtarsale Fremdkörper. Nach dem Ektropionieren (Umschlagen) des Ober- und Unterlides ist der Fremdkörper meist erkennbar und läßt sich leicht mit einem feuchten Wattetupfer abwischen. Bis zur kompletten Beschwerdefreiheit wird ein antibiotischer Augenverband angelegt.

18.3.5 Erosio corneae (Epitheldefekt der Hornhaut)

→ *engl.:* corneal erosion

Äthiopathogenese: Primär wird die Oberfläche der Hornhaut durch ein **Trauma** verletzt (z.B. durch den Fingernagel eines Kindes, das auf dem Arm getragen wird; das Blatt einer Stechpalme; einen Ast, der ins Auge schnellt). In der Regel heilt dieser Epitheldefekt (bei entsprechender Therapie, s.u.) nach kurzer Zeit wieder aus (je nach Größe des Defekts in 24–48 Std.). *Manchmal* haften die Epithelzellen jedoch infolge der Verletzung nur mangelhaft auf der Bowman-Lamelle, so daß das Epithel immer wieder an der Stelle der primären Verletzung aufbricht. Charakteristischerweise geschieht dies morgens beim Aufwachen durch abruptes Lidöffnen. Diese **rezidivierende Erosio** ist für den Patienten oft eine schwere psychische Belastung.

Symptomatik und Diagnostik: Sofort nach der Verletzung spürt der Patient ein starkes Fremdkörpergefühl, das mit Tränenträufeln einhergeht. Obwohl objektiv gesehen ein Teil der *Oberfläche* der Hornhaut fehlt, hat der Patient selbst das Gefühl, es würde sich ein Fremdkörper *im* Auge befinden. Da der Epitheldefekt starke Schmerzen verursacht, stellt sich ebenfalls umgehend ein Blepharospasmus ein. Weitere Begleiterscheinungen der Erosio corneae

Erosio corneae

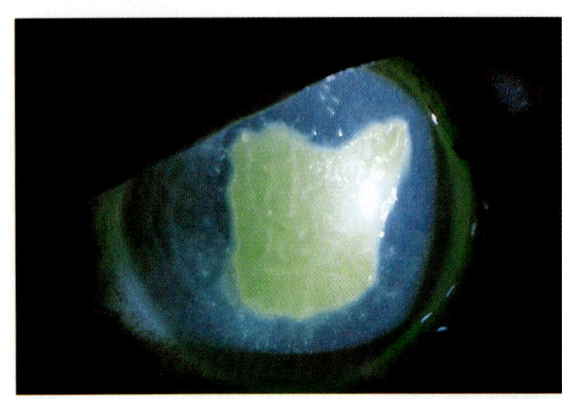

◉ 18.5 Der Epitheldefekt der Hornhaut ist nach Anfärben mit Fluoreszeinnatrium im blauen Licht gut erkennbar.

sind die sofortige Lidschwellung und die konjunktivale Injektion. Nach Anfärben mit Fluoreszeinnatrium ist der Oberflächendefekt im blauen Licht gut erkennbar (◉ 18.5).

Therapie: Anlegen eines antibiotischen Salbenverbandes.

 Zur Therapie der rezidivierenden Erosio corneae muß der Patient nicht selten stationär aufgenommen werden (beidseitiger Augenverband zur absoluten Ruhigstellung der Augen).

18.3.6 Stumpfes Bulbustrauma

→ Synonym: Contusio bulbi; *engl.:* blunt ocular trauma

Epidemiologie und Ätiopathogenese: Kontusionsverletzungen infolge stumpfer Gewalteinwirkung (wie Faustschlag, Squashball, Tennisball, Sektkorken, Stein, Sturz auf das Auge, Kuhhornstoß) sind sehr häufig. Wenn der stumpfe Gegenstand im Durchmesser kleiner ist als die schützenden knöchernen Strukturen der Orbita, kann der Bulbus erheblich deformiert werden.

Klinisches Bild und Diagnostik: Die Deformation übt auf die intraokulären Strukturen eine erhebliche Zugwirkung mit daraus resultierenden Zerreißungen aus. Häufig können die tieferen Augenabschnitte zunächst nicht beurteilt werden, da sich Blut in der Vorderkammer befindet.

18.3 Mechanisch bedingte Verletzungen

> **!** Keine pupillenwirksamen Medikamente verabreichen, da die Gefahr der irreversiblen Mydriasis besteht (Sphinkterriß) und Pupillenbewegungen das Nachblutungsrisiko erhöhen. Erst nach einer Woche bis 10 Tagen sollten auch die hinteren Augenabschnitte in Mydriasis gründlich untersucht werden, um das Ausmaß der Verletzung festzustellen.

Die vielfältigen Verletzungen, die im einzelnen möglich sind, sind in ■ 18.1 und ◘ 18.6 dargestellt.

Bei einer schweren Contusio bulbi können Spätfolgen auftreten, wie:
- Sekundärglaukom,
- Amotio retinae und
- Katarakt.

> **!** Spätfolgen einer stumpfen Bulbusverletzung können noch Jahre nach der Verletzung auftreten.

Therapie: Sie besteht zunächst in der Ruhigstellung des Auges, damit sich das intraokulare Blut absetzen kann. Zu Einzelheiten → ■ 18.1.

> **!** Nachblutungen nach 3–4 Tagen sind häufig!

18.3.7 Orbitabodenfraktur (→ Contusio bulbi)

→ *Synonym:* Blow-out-Fraktur; *engl.:* blow-out fracture

Ätiopathogenese: Ursache einer Orbitabodenfraktur ist die Einwirkung stumpfer Gewalt, die den Orbitainhalt aufgrund ihrer kleinen Angriffsfläche (Faustschlag, Tennisball, Squashball) so stark komprimieren kann, daß die Orbitawand bricht. In der Regel ist der Bruch an der dünnsten Stelle lokalisiert, also am *papierdünnen Orbitaboden über dem Sinus maxillaris*. Der knöcherne, ringförmige Orbitaeingang bleibt meist unverletzt. Durch den Bruch kommt es zum Vorfall und zur Einklemmung von Orbitafett sowie des M. rectus inferior und seiner Hüllen in der Bruchstelle. Wenn statt des Orbitabodens die *mediale Siebbeinwand* eingebrochen ist, ist die Folge ein Luftemphysem im Bereich der Lider.

Symptomatik und Diagnostik: Je schwerer die Kontusionsverletzung, desto stärker stehen die intraokularen Schäden und die daraus folgende Sehverschlechterung im Vordergrund. Durch die Einklemmung des M. rectus inferior kann es, vor allem beim Blick nach oben, zu **Doppelbildern** kommen, die in der Anfangsphase, wenn das Auge noch zugeschwollen ist, unter Umständen subjektiv übersehen werden. Wenn der Knochendefekt groß ist, kann es durch die Verlagerung größerer Orbitaanteile zu einem Zurücksinken des Auges in die Augenhöhle (**Enophthalmus**) und zur **Verengung der Lidspalte** kommen. Eine Läsion des N. infraorbitalis, der im Orbitaboden verläuft, führt zusätzlich zu **Hypästhesien der Gesichtshaut**.

Mögliche Augenverletzungen infolge eines stumpfen Bulbustraumas

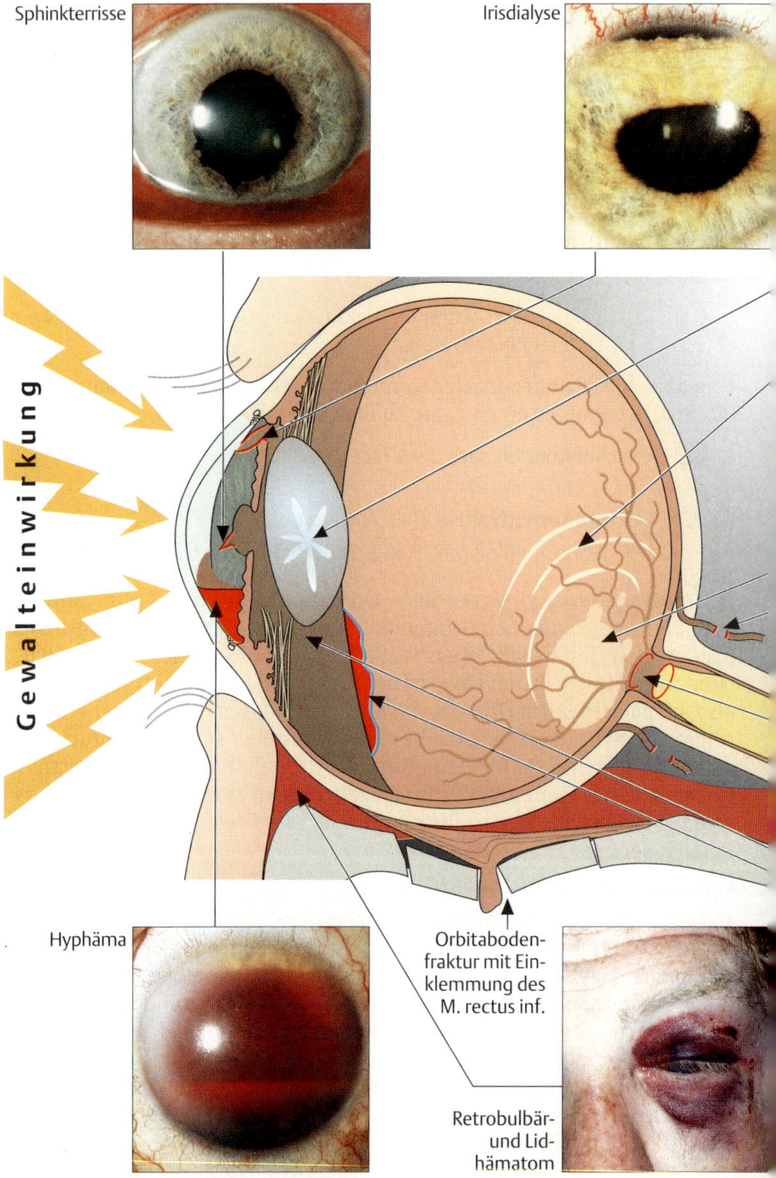

Sphinkterrisse

Irisdialyse

Gewalteinwirkung

Hyphäma

Orbitaboden-
fraktur mit Ein-
klemmung des
M. rectus inf.

Retrobulbär-
und Lid-
hämatom

◉ 18.6 Erläuterung s. Text und ▮ 18.1.

18.3 Mechanisch bedingte Verletzungen

Cataracta traumatica (Contusionsrosette)
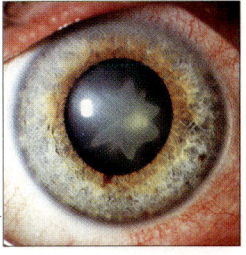

Aderhautruptur
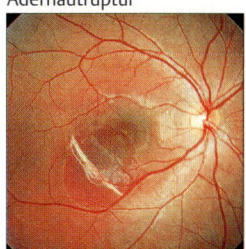

Contusio retinae (Berlin-Netzhautödem)
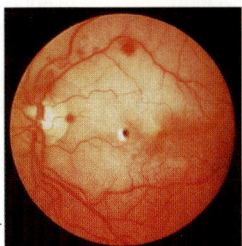

Retinochoriopathia traumatica
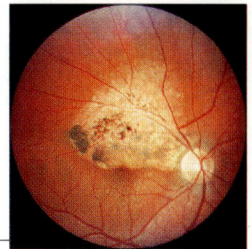

Optikusausriß
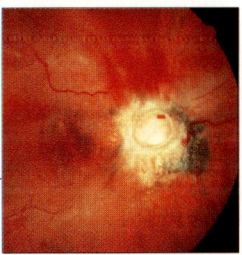

Avulsio bulbi
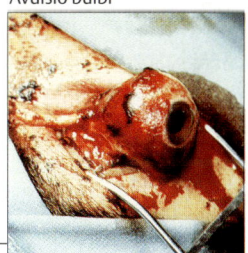

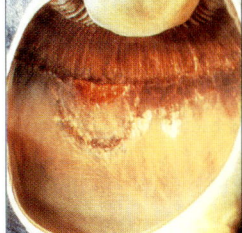
Orariß

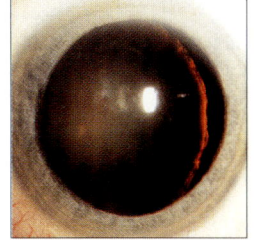
Subluxatio lentis

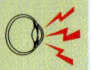

Tab. 18.1 Übersicht über die möglichen Verletzungen bei stumpfem Bulbustrauma

Bezeichnung der Verletzung	Definition	Folgen	Therapie
Iridodialyse	Abriß der Iriswurzel	❖ Pupillenentrundung ❖ verstärkte Blendung ❖ optische Störung, wenn im Lidspaltenbereich eine große Dialyse liegt, die zu einer „doppelten" Pupille führt	Bei entsprechendem Ausmaß (Patient hat bei extremem Abriß der Iriswurzel sozusagen 2 Pupillen, zum Verständnis → Abb. 18.6 Iridopexie (= Annähen der Iriswurzel); sonst keine Therapie.
traumatische Aniridie	vollständiger Abriß der Iris	Patient leidet unter erhöhter Blendung	❖ Sonnenbrille. ❖ Wenn gleichzeitig eine Katarakt vorliegt, wird bei der Kataraktoperation eine schwarze Kunstlinse mit optischer Öffnung in Pupillengröße implantiert.
Kammerwinkelrezessus	Aufweitung des Kammerwinkels	Langzeitfolge: Sekundärglaukom	→ Kap. 10
Zyklodialyse	Abriß des Ziliarkörpers von der Sklera	❖ Hypotonia bulbi mit Aderhautfalten und Papillenödem ❖ Sehverschlechterung	Der Ziliarkörper muß wieder angenäht werden (Zyklopexie), um eine Phthisis bulbi (Augapfelschrumpfung) zu verhindern.
Subluxatio lentis	Abriß der Zonulafasern	❖ Dislokation der Linse und Irisschlottern (Iridodonesis) ❖ verminderte Abbildungsqualität	Entfernung der Linse und Implantation einer Kunstlinse, → Kap. 7, S. 200.

Fortsetzung →

18.3 Mechanisch bedingte Verletzungen

Tab. 18.1 Übersicht über die möglichen Verletzungen bei stumpfem Bulbustrauma *(1. Fortsetzung)*

Bezeichnung der Verletzung	Definition	Folgen	Therapie
Glaskörperabhebung	Abhebung der Glaskörperbasis	Patient sieht Glaskörperschlieren (sog. Mouches volantes, → Kap. 11)	→ Kap. 11, S. 286 f
Oradialyse	Abriß der peripheren Netzhaut (Orariß)	Netzhautablösung, infolgedessen Lichtblitze, Schatten, Erblindung	Netzhautoperation, → Kap. 12, S. 338.
Sphinkterriß	Einriß des M. sphincter pupillae mit Dehnung der Iris	evtl. traumatische Mydriasis bzw. mangelnde Pupillenfunktion	Sonnenbrille, sonst keine Therapie möglich.
Kontusionsrosette	traumatische Linsentrübung (Cataracta traumatica)	❖ rosettenförmige Trübung subkapsulär an der Vorderfläche der Linse (Kontusionsrosette mit Fiederung), die im Laufe der Jahre durch Faserapposition in die tiefere Rinde wandert, sonst aber unverändert bestehen bleibt; ❖ Patient leidet unter allmählich zunehmender Sehverschlechterung	Wenn die Trübung im optischen Zentrum liegt, ist dies immer eine Indikation zur Operation (näheres zur Operation, → Kap. 7, S. 190 f).
Berlin-Netzhautödem	Netzhaut- und Makulaödem am hinteren Pol (Contrecoup-Stelle), evtl. mit Blutungen	Sehverschlechterung	abwarten, bis die Schwellung von alleine zurückgeht

Fortsetzung →

Tab. 18.1 Übersicht über die möglichen Verletzungen bei stumpfem Bulbustrauma *(2. Fortsetzung)*

Bezeichnung der Verletzung	Definition	Folgen	Therapie
Aderhautrupturen	sichelförmig, konzentrisch um die Papille angeordnete Aderhautrisse	Wenn die Risse durch die Makula gehen, ist die Folge eine Herabsetzung des Visus.	keine Therapie möglich; Vernarbung abwarten
Chorioretinopathia traumatica	Aderhaut-Netzhaut-Atrophie durch Abriß oder Quetschung hinterer kurzer Ziliararterien	Visusverlust	keine Therapie möglich
Avulsio bulbi	traumatische Luxation des Bulbus vor die Orbita, häufig verbunden mit einer Avulsio nervi optici (s. nächste Zeile)	sofortige Erblindung	Entfernen des Bulbus
Avulsio nervi optici	Ausriß des gesamten Sehnervs an der Stelle des Eintritts in das Auge	sofortige Erblindung	Die Unterbrechung der Nervenfasern ist irreversibel.
Sehnervenläsion	Möglich sind ❖ Optikusscheidenhämatom, ❖ Optikuskontusion oder ❖ Fraktur des Canalis nervi optici.	Optikusatrophie mit Visusverschlechterung und Gesichtsfeldverlust	keine Therapie möglich

Fortsetzung →

18.3 Mechanisch bedingte Verletzungen

Tab. 18.1 Übersicht über die möglichen Verletzungen bei stumpfem Bulbustrauma (3. Fortsetzung)

Bezeichnung der Verletzung	Definition	Folgen	Therapie
Retrobulbärhämatom	Verletzung retrobulbärer Gefäße	❖ Orbitaeinblutung, ❖ Lidhämatom und ❖ Exophthalmus	❖ Resorption abwarten, ❖ Operation nur, wenn die Zentralarterie durch Druck verschlossen ist
Hyphäma	Blutungen in die Vorderkammer	Patient sieht verschwommen.	❖ Aufrechte Körperhaltung einnehmen, damit sich das Blut nach unten absetzt und das Sehen ermöglicht. ❖ Hyphäma saugt sich von selbst auf.
Glaskörperblutung	Blutung in den Glaskörperraum	❖ Bei der Ophthalmoskopie ist im regredienten Licht kein Rotlichtreflex mehr zu sehen. ❖ Visusverlust.	Aufklaren abwarten
Orbitabodenfraktur (Blow-out-Fraktur)	Bruch des Orbitabodens in die Kieferhöhle hinein	❖ Doppelbildwahrnehmung am betroffenen Auge ❖ Blickhebungs- bzw. Blicksenkungsdefizit	❖ Schneuzverbot bei Beteiligung der Nasennebenhöhlen (knisternder Palpationsbefund) ❖ operative Wiederherstellung des Orbitabodens und Befreien des eingeklemmten Orbitainhaltes

Ergibt die Untersuchung der Lidschwellung einen **knisternden Palpationsbefund**, deutet dies auf ein Luftemphysem durch den Einbruch der Siebbeinzellen hin. Das Knistern entsteht durch Luft, die aus den Nebenhöhlen in die Orbita eintritt. In diesem Fall sollte sich der Patient innerhalb der nächsten 4–5 Tage nicht schneuzen, um weder Luft noch Keime in die Orbita zu pressen. Die **genaue Lokalisation der Fraktur** erfolgt in Zusammenarbeit mit einem HNO-Arzt durch eine Röntgenaufnahme, bei schwierigeren Fällen durch die noch exaktere Computertomographie.

> Das in die Kieferhöhle verlagerte Gewebe sieht im CT-Bild wie ein „hängender Tropfen" aus.

Therapie: Die Operation, die die normalen anatomischen Verhältnisse und die Begrenzung der Orbita wiederherstellt, sollte innerhalb von 10 Tagen erfolgen, also bevor der eingeklemmte M. rectus inferior vernarbt und damit irreversibel geschädigt ist. Die Prognose ist dann gut (zur Orbitachirurgie, → S. 431).

> Tetanusprophylaxe sowie antibiotische Abschirmung sind unerläßlich.

18.3.8 Verletzung mit Bulbusöffnung
→ *engl.:* penetrating ocular injury

Ätiopathogenese: Verletzungen mit Bulbusöffnung sind neben den schwersten Verätzungen die extremsten Augenverletzungen. Sie werden durch scharfe Gegenstände verursacht, die Hornhaut und Sklera durchdringen. Dabei ist zwischen Perforation mit und ohne intraokularen Fremdkörper zu unterscheiden. Aber auch ein stumpfes Bulbustrauma kann bei außerordentlicher Wucht der einwirkenden Gewalt (Kuhhornstoß, Sturz auf Stock) oder bei vorgeschädigten Augen (nach Operation oder Verletzung) zur Bulbusberstung führen.

Klinisches Bild und Diagnostik: Perforierende Verletzungen bieten das gesamte klinische Spektrum von großer Kornea- und Skleraeröffnung (◐ 18.7) mit Verlust der Vorderkammer bis hin zu kleinen, kaum sichtbaren, spontan dichten Verletzungen (Stichverletzung, Eintrittspforte eines Fremdkörpers). Dementsprechend kann der Visus des Patienten stark oder gar nicht beeinflußt sein.

Eine der häufigen Folgen ist die sog. **Perforationskatarakt**. Durch die traumatische Eröffnung der Linsenkapsel dringt Kammerwasser ein und führt zur Linsenquellung. Die Folge ist eine mehr oder weniger starke Eintrübung der Linse. Große Defekte haben innerhalb von Stunden bis wenigen Tagen die vollständige Eintrübung der Linse zur Folge. Kleinere Defekte, die sich spontan wieder verschließen, verursachen manchmal nur eine umschriebene, im klassischen Fall subkapsuläre vordere oder hintere rosettenförmige Trübung (Perforationsrosette).

18.3 Mechanisch bedingte Verletzungen

Perforierende Verletzung

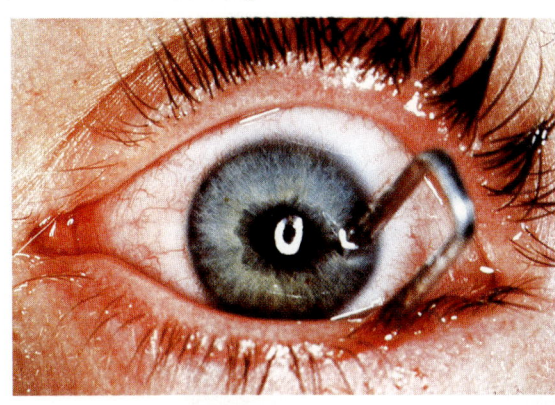

◉ 18.7 Bulbuseröffnendes Trauma von Hornhaut, Iris, Linse, Sklera und Netzhaut durch eine Tacker-Klammer.

Je nach Ausmaß der Verletzung finden sich bei einer Bulbusperforation folgende **diagnostische Zeichen**:
* flache oder aufgehobene Vorderkammer,
* Pupillenverziehung zur Perforationsstelle hin,
* Linsenquellung (Perforationskatarakt),
* Vorderkammer- und Glaskörperblutung,
* Bulbushypotonie.

Linsenkapseleröffnung und Glaskörperblutung erschweren die Untersuchung oft, da sie die Sicht ins Auge verhindern. Deshalb ist in diesen Fällen ebenso wie bei Verdacht auf einen intraokularen Fremdkörper (ergibt sich aus der Anamnese, vgl. auch S. 511) zunächst
* eine Röntgenaufnahme in 2 Ebenen nötig (um festzustellen, ob überhaupt ein Fremdkörper im Auge ist) und/oder
* eine Computertomographie (ermöglicht die genaue Lokalisation des Fremdkörpers und stellt auch nicht röntgendichte Fremdkörper, z. B. aus Plexiglas, dar).

❗ Eine Hammer-Meißel-Verletzung legt immer den Verdacht auf einen intraokularen Fremdkörper nahe (Absicherung der Diagnose durch Fundusuntersuchung in Mydriasis und Röntgenaufnahme).

Therapie: Primärversorgung. Bei Verdacht auf eine perforierende Verletzung sollte ein steriler Verband angelegt und der Patient zur Wundversorgung an eine Augenklinik überwiesen werden. Tetanusschutz bzw. -prophylaxe sowie Infektionsprophylaxe durch systemische Antibiotikagabe sind grundsätzlich notwendig.

18 Unfallophthalmologie

Chirurgische Versorgung. Bei perforierenden Verletzungen muß der Bulbus wieder zugenäht und die Vorderkammer wieder hergestellt werden. Sind Gewebe (wie z. B. die Iris) ausgetreten, müssen diese entfernt werden. Intraokulare Fremdkörper (◉ 18.8 a u. b) sollten gleich bei der Wundversorgung mitentfernt werden (Vitrektomie, Fremdkörperextraktion).

Spätfolgen:
* Eine **nicht sachgemäß wiederhergestellte Vorderkammer** führt zum Verkleben der Iris im Kammerwinkel und so zu einem sekundären Winkelblockglaukom.

Intraokulare Fremdkörper nach Hammer-Meißel-Verletzung

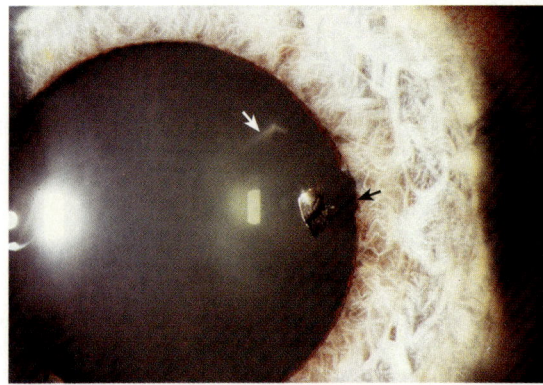

◉ 18.8 **a** Der Eisensplitter steckt in der Linse, die Hornhaut hat sich spontan wieder verschlossen (Pfeil); zusätzlich Sphinkterläsion (Pfeilspitze).

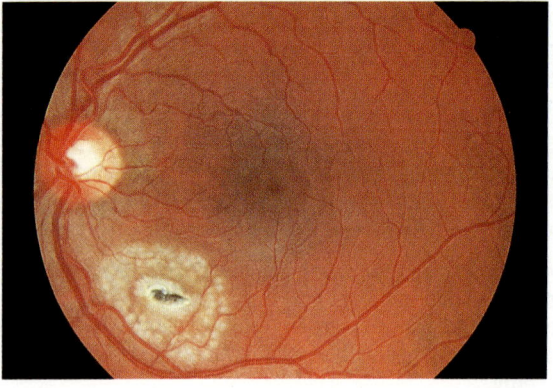

b Der Eisensplitter ist über die Sklera eingetreten und steckt jetzt in der Netzhaut (hintere Bulbuswand), die er „koaguliert" hat (Weißfärbung der umliegenden Netzhaut). Vor der Entfernung mit Vitrektomie ist der Fremdkörper mit Argon-Laserherden umstellt, um die Netzhaut zu fixieren.

- Eine **Netzhautverletzung** (z. B. Anschlagstelle des Fremdkörpers im Auge) kann zur Netzhautablösung führen.
- Nicht entfernte intraokulare **Eisenfremdkörper** führen (oft erst nach Jahren) zur Siderosis bulbi (Verrostung des Auges) mit unwiederbringlichem Funktionsverlust (Rezeptorschaden).
- **Kupferfremdkörper** lösen in wenigen Stunden heftige Entzündungsreaktionen im Auge aus (Chalcosis bulbi, Ablagerung von Kupfer) mit Uveitis und Hypopyon bis hin zur Phtisis bulbi (Schrumpfung und Hypotonie des Auges).
- **Organische Fremdkörper** (z. B. Holz) im Auge führen zu foudroyanten Endophthalmitiden.

18.3.9 Pfählungsverletzung der Orbita

→ *engl.:* impalement injury

Ätiopathogenese: Pfählungsverletzungen entstehen am häufigsten:
- bei Kindern, die stürzen und dabei auf einen Bleistift fallen, den sie in der Hand halten (◘ 18.9),
- durch Fremdeinwirkung (Pfeil und Bogen, Dartpfeile) oder
- durch ein Messer, das dem Metzger beim Ausbeinen abrutscht.

Häufig gleitet der „Pfahl" an der runden, harten Hülle des Auges (*Horn- und Lederhaut*) ab und bleibt in den Weichteilen der Orbita stecken.

Symptomatik und Diagnostik: Durch den Pfahl kann das Auge verdrängt und disloziert sein. Häufig besteht nur eine geringe umgebende Blutung. Zur Diagnostik, inwieweit intraokulare Strukturen mitverletzt sind, stehen Ophthalmoskopie, Röntgendiagnostik sowie Ultraschallechographie zur Verfügung.

Therapie: Der Pfahl sollte primär steckengelassen werden, da beim Herausziehen durch verletzte Gefäße eine heftige Blutung mit Orbitahämatom folgen kann. Gegebenenfalls sollte der Pfahl für den Transport in die Augenklinik stabilisiert werden. In der Klinik wird, je nach Befund, der Fremdkörper aus der Augenhöhle entfernt und die Integrität des Bulbus überprüft. Evtl. Blutungen werden gestillt. Die antibiotische Abdeckung zur Verhinderung einer Orbitaphlegmone (→ S. 422) ist stets erforderlich.

Pfählungsverletzung der rechten Orbita

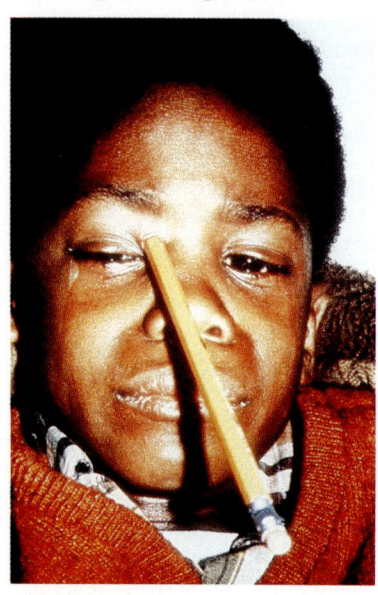

👁 18.9 Orbitaverletzung ohne Bulbusverletzung nach Sturz auf den in der Hand gehaltenen Bleistift (Abb. von Prof. W. R. Green, M.D., Baltimore, freundlicherweise überlassen).

18.4 Chemisch bedingte Verletzungen: Verätzungen

➜ *engl.:* chemical burn

Ätiopathogenese: Verätzungen können durch unterschiedliche Substanzen, wie Säuren, Laugen, Detergenzien, Lösungsmittel, Kleber und Reizstoffe (z. B. Tränengas) ausgelöst werden und nur eine leichte Reizung am Auge, aber auch die völlige Erblindung zur Folge haben.

> ❗ Verätzungen gehören zu den gefährlichsten Augenverletzungen. Um schwerwiegende Folgen (Erblindung) abzuwenden, ist die Primärversorgung am Unfallort besonders wichtig (→ auch S. 533).

Generell gilt, daß Säureverätzungen weniger gefährlich sind als Laugenverätzungen. Dies beruht auf der fehlenden Tiefenwirkung der meisten Säuren. **Säuren** führen im Unterschied zu Laugen zu einer sofortigen oberflächlichen Koagulation der Gewebe (*Koagulationsnekrose*), die eine weitere Tiefenwirkung verhindert (selbstlimitierender Prozeß). Dennoch haben manche Säuren eine Tiefenwirkung, die der von Laugen vergleichbar ist und ähnlich schwere Verletzungen hervorruft. Konzentrierte Schwefelsäure (z. B. aus einer explodierenden Autobatterie) führt beispielsweise zu Wasserentzug

18.4 Chemisch bedingte Verletzungen: Verätzungen

aus dem Gewebe mit gleichzeitig starker Hitzeentwicklung, die alle Schichten des Auges betrifft. Eine ähnliche Tiefenwirkung haben Fluß- und Salpetersäure.

Laugen können im Gegensatz zu Säuren die äußeren Augenhüllen durch Hydrolyse der Strukturproteine und Zellauflösung penetrieren (*Kolliquationsnekrose*). Durch eine Alkalisierung des Kammerwassers rufen sie dann schwere intraokulare Schäden hervor.

Symptomatik: Je nach Schwere der Verätzung stehen Epiphora, Blepharospasmus und starke Schmerzen im Vordergrund. Säureverätzungen führen aufgrund der oberflächlichen Gewebenekrose in der Regel sofort zu einem Visusabfall, Laugenverätzungen *häufig* erst Tage später.

Klinisches Bild und Diagnostik: Für Therapie und Prognose ist es sehr wichtig, den Schweregrad und die Ursache der Verätzung richtig zu diagnostizieren.

> ❗ Laugenverätzungen sehen zunächst weniger schwer aus als Säureverätzungen, enden dann aber häufig in Erblindung.

Die morphologischen Befunde und die daraus resultierende Prognose variieren stark, je nach Schweregrad und Dauer der Verätzungseinwirkung. Sie sind in 18.2 zusammengefaßt.

Therapie: Die Sofortmaßnahmen (Erste Hilfe) an der Unfallstelle entscheiden oft über das Schicksal des Auges! Die ersten Sekunden und Minuten und das beherzte Eingreifen von anwesenden Personen spielen hier eine wichtige Rolle. Die sofortige und reichliche Spülung kann mit jeder neutralen wäßrigen Lösung durchgeführt werden (Leitungswasser, Mineralwasser, Limonade, Kaffee, Tee o. ä.; möglichst keine Milch verwenden, da diese die Epithelbarriere öffnet und die Tiefenwirkung der Verätzung verstärkt). Der Blepharospasmus muß möglichst von einer 2. Person rigoros überwunden und die Lider geöffnet werden, damit wirksam gespült werden kann (in den seltensten Fällen ist am Unfallort ein Lokalanästhetikum zur Überwindung des Blepharospasmus vorhanden). Grobe Partikel (Kalkpartikel bei Kalkverätzung) sollten ausgespült und gegebenenfalls entfernt werden. Erst jetzt sollte der Patient zum Augenarzt oder in die Augenklinik gebracht werden.

Chronologie der Maßnahmen bei einer Verätzung:

- **Sofortmaßnahmen an der Unfallstelle** (durch Arbeitskollegen, Familienangehörige):
  - Überwinden des Blepharospasmus durch rigoroses Lidöffnen;
  - Spülung innerhalb von Sekunden (Leitungswasser, Mineralwasser, Limonade, Kaffee, Tee o. ä.). Grobe Partikel vorsichtig aus dem Bindehautsack entfernen;
  - gleichzeitig den Notarzt verständigen;
  - Transport des Patienten zum nächstgelegenen Augenarzt bzw. in die Augenklinik.

18 Unfallophthalmologie

18.2 Befunde bei unterschiedlichem Schweregrad einer Verätzung

Schweregrad der Verätzung	Schäden am Hornhautepithel	Schäden an der Bindehaut	Schäden am Hornhautstroma	Intraokulare Beteiligung	Prognose
leicht	❖ Keratitis punctata superficialis ❖ keine Erosio corneae	❖ Bindehautepithel weitgehend intakt ❖ Chemose (= ödematöse Schwellung der Bindehaut) (+) ❖ Limbusgefäße (Randschlingennetz) durchblutet	klar	keine	gut; Heilung ohne Funktionsverlust
mittel bis schwer	mittelgroße bis totale Erosio corneae	❖ Chemose (++) ❖ Limbusgefäße segmental ischämisch	leichte Trübung	wenig Vorderkammerreiz (= wenig Zellen und Eiweißexsudation in der Vorderkammer)	Defektheilung mit Funktionsbeeinträchtigung, evtl. Symblepharon
schwerst	totale Erosio corneae inklusive Erosio des Bindehautepithels am Limbus corneae	❖ Chemose (+++) ❖ Limbusgefäße total ischämisch	alle Schichten sind durchgetrübt (gekochtes Fischauge, → Abb. 18.**11**)	❖ starker Vorderkammerreiz ❖ Schädigung von Iris, Linse, Ziliarkörper und Kammerwinkel	❖ schlecht ❖ Defektheilung mit Funktionsverlust bis zum Verlust des Auges ❖ Symblepharonbildung

18.4 Chemisch bedingte Verletzungen: Verätzungen

- ❖ **Maßnahmen beim Augenarzt/in der Augenklinik:**
  - Tropfanästhesie zur Schmerzbekämpfung und zur Ausschaltung des Blepharospasmus;
  - doppeltes Ektropionieren des Ober- und Unterlides und sorgfältiges Entfernen von kleinen Partikelchen (z. B. Kalkresten) aus der oberen und unteren Umschlagsfalte mit feuchtem Wattetupfer unter dem Mikroskop;
  - Spülung mit Pufferlösung, gegebenenfalls Dauerspülung über eine Spülkontaktlinse (Auge wird sozusagen „an den Tropf" gehängt: über eine Kanüle wird permanent Flüssigkeit zugeführt);
  - systemische Schmerztherapie falls erforderlich.
- ❖ **Zusätzliche Maßnahmen bei stationärer Aufnahme in einer Augenklinik:**
  Bei schwerer Verätzung werden in der Regel folgende Therapieschritte durchgeführt:
  - Spülung fortsetzen;
  - lokale Cortisontherapie (Dexametason 0,1 % Augentropfen, Prednisolon 1 % Augentropfen);
  - subkonjunktivale Steroidapplikation;
  - Pupillenruhigstellung mit Atropin-1 %-Augentropfen oder Scopolamin-0,25 %-Augentropfen 2 × tgl.;
  - nicht steroidale Antiphlogistika (Indometacin oder Diclofenac 2 × 100 mg p. o. bzw. Prednisolon 50–200 mg systemisch;
  - Vitamin C (oral und lokal) zur Neutralisation gewebetoxischer frei werdender Radikale;
  - Acetazolamid (Diamox retard 500 mg p. o.) zur Augeninnendrucksenkung, um einem evtl. Sekundärglaukom vorzubeugen;
  - Hornhautpflege mit Hyaluronsäure (Healon), zur Reepithelisierung, zur Schrankenstabilisierung;
  - lokale antibiotische Augentropfen;
  - Abtragen von nekrotischem Bindehaut- und Hornhautgewebe und radiäre Bindehautinzisionen (Schlitzung nach Passow) zur Ablassung des subkonjunktivalen Ödems (Chemose).
- ❖ **Zusätzliche chirurgische Maßnahmen bei Wundheilungsstörungen nach schwersten Verätzungen:**
  - Eine *Bindehaut-Limbus-Transplantation* (Stammzellentransfer) kann die für die Hornhautheilung wichtigen und durch die Verätzung zerstörten Stammzellen ersetzen und so eine Reepithelisierung ermöglichen.
  - Wenn die Hornhaut nicht zuheilt, kann man mit Zyanoakrylatkleber eine *harte Kontaktlinse* aufkleben (künstliches Epithel), um die Heilung zu unterstützen.
  - Eine Tenonplastik (Mobilisierung von subkonjunktivalem Tenongewebe und Vorverlagerung dieses Gewebes zur schürzenförmigen Deckung von Defekten) kann helfen, Bindehaut und Skleradefekte zu decken.

18 Unfallophthalmologie

- ❖ **Chirurgische Maßnahmen, nachdem das Auge zur Ruhe gekommen ist:**
  – Symblepharonlösung (Symblepharon = Zusammenwachsen von Lid- und Bulbusbindehaut, → auch Prognose und Komplikationen) zur Verbesserung der Bulbus- und Lidmotilität;
  – lidplastische Operation zur Befreiung des Bulbus (erst 12–18 Monate nach dem Verätzungstrauma);
  – bei vollständigem Becherzellverlust der Bindehaut lindert eine Nasenschleimhauttransplantation (Substitution des fehlenden Mukus durch Becherzellen der Nasenschleimhaut) in der Regel die Schmerzen;
  – perforierende Keratoplastik (vgl. Kap. 5, S. 154) zur Wiederherstellung der Sehkraft. Wegen der starken Hornhautvaskularisation (◉ 18.10) haben diese Keratoplastiken eine hohe Abstoßungsrate und bleiben selbst mit HLA-typisiertem Hornhautmaterial und immunsuppressiver Therapie bei schwerst verätzten Augen nur selten klar.

Prognose und mögliche Komplikationen: Der Grad der Ischämie der Bindehaut und der Limbusgefäße läßt Rückschlüsse auf den Schweregrad und die Prognose der Verletzung zu (→ auch ▫ 18.2). *Je ischämischer Bindehaut und Limbusgefäße (Randschlingennetz), desto schwerwiegender die Verätzung.* Bei einer Verätzung höchsten Grades kommt es zum Bild des sog. **gekochten Fischauges** (◉ 18.11) mit sehr schlechter Prognose (Erblindung möglich).

Bei mittleren bis schweren Verätzungen, bei denen Conjunctiva bulbi und Conjunctiva tarsi in Mitleidenschaft gezogen sind, kann ein **Symblepharon** (◉ 18.12) Zusammenwachsen von Lid- und Bulbusbindehaut) entstehen. Verätzungen, in deren Folge es zu einer entzündlichen Reaktion der Vorderkammer kommt, können zu einem **Sekundärglaukom** führen.

Kalkverätzung

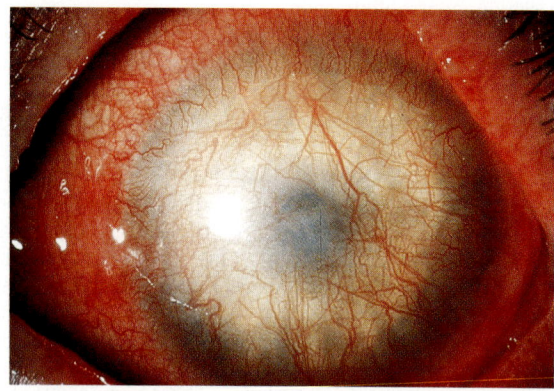

◉ 18.10 Oberflächliche und tiefe Hornhautvaskularisation sowie trockenes Auge durch weitgehenden Verlust der Becherzellen.

„Gekochtes Fischauge" nach schwerer Laugenverätzung

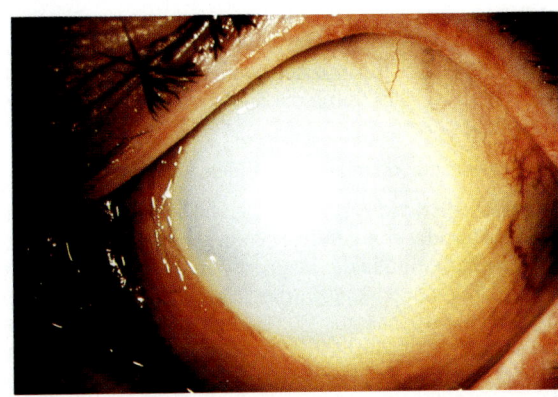

◉ 18.11 Die Hornhaut ist kalkweiß und nicht mehr transparent, die Gefäßversorgung am Limbus (Randschlingennetz) nicht mehr vorhanden.

Symblepharon

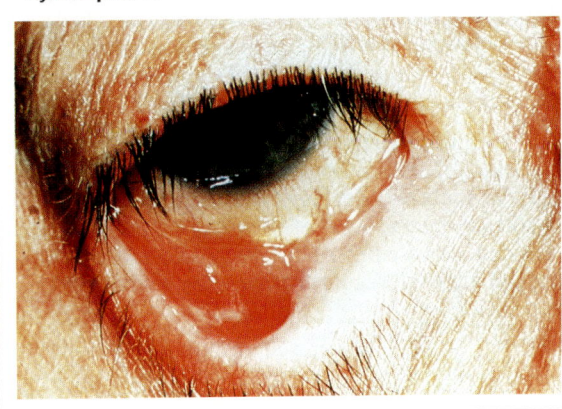

◉ 18.12 Bei mittleren und schweren Verätzungen können Lid- und Bulbusbindehaut zusammenwachsen.

18.5 Physikalisch bedingte Verletzungen

18.5.1 Verblitzung

→ *Synonym:* Keratitis photoelectrica; *engl.:* actinic keratitis

Ätiopathogenese: Eine Verblitzung kann z.B. durch Schweißen ohne Schweißbrille, Höhensonne, der man sich mit offenen Augen und ohne Augenschutz aussetzt oder Skifahren in großer Höhe bei starker Sonneneinstrahlung und entsprechender Lichtreflexion durch den Schnee verursacht

18 Unfallophthalmologie

werden. Intensives ultraviolettes Licht führt schon innerhalb kurzer Zeit (z. B. wenige Minuten Schweißen ohne Schweißbrille) zur Verblitzung. Da ultraviolette Strahlen eine extrem geringe Eindringtiefe haben, schädigen sie nur das Hornhautepithel (Nekrose). Die exponierten Stellen im Bereich der Lidspalte (Horn- und Bindehaut) werden durch die Schädigung ödematös, zerfallen und werden dann abgestoßen.

! Die Verblitzung gehört zu den häufigsten Augenverletzungen.

Symptomatik und Diagnostik: Schmerzen, Lichtscheu (Photophobie), Epiphora und unerträgliches Fremdkörpergefühl nach einer typischen Latenzzeit von 6–8 Std. lassen die Patienten in der Regel mitten in der Nacht wegen „akuter Erblindung" zum Augenarzt oder in die Augenklinik kommen. Es besteht ein ausgeprägter Blepharospasmus. Zur Untersuchung an der Spaltlampe ist ein Lokalanästhetikum erforderlich. An der Spaltlampe erkennt man ein Epithelödem und im Lidspaltenbereich eine mit Fluoreszein anfärbbare Keratitis punctata superficialis bzw. Erosio (→ ◉ 18.5).

! Auf keinen Fall darf man dem Patienten das Lokalanästhetikum, das ihn innerhalb von wenigen Sekunden beschwerdefrei macht und schmerzfreies Lidöffnen und problemloses Sehen ermöglicht, überlassen. Durch unkontrollierte und ständige Anwendung des Lokalanästhetikums, das den schützenden Schmerzreflex (Lidschlußreflex) aufhebt, können sonst unabsehbare Hornhautschäden entstehen.

Therapie: Aufklärung des „erblindeten" Patienten, daß der Befund unter antibiotischer Salbentherapie innerhalb von 24–48 Std. folgenlos abheilen wird. Am besten hilft eine 2–3stündliche Salbenapplikation in beide Augen und Ruhigstellung des Patienten in einem abgedunkelten Raum. Der Patient sollte darauf hingewiesen werden, daß die pflegenden Augensalben den Schmerz nicht sofort beseitigen und Augenbewegungen vermieden werden sollen.

18.5.2 Verbrennungen

→ *engl.:* thermal burn

Ätiopathogenese: Stichflammen (z. B. aus einem Feuerzeug), heiße Dämpfe, kochendes Wasser, Fettspritzer, Spritzer von glühendem Metall u. a. verursachen eine thermische Koagulation von Horn- und Bindehautoberfläche. Aufgrund des Lidschlußreflexes sind die Lider stets mitbetroffen.

Explosionsverletzungen oder Verletzungen durch Schreckschußpistolen gehen zusätzlich mit der Einsprengung von Rußpartikeln einher (Pulverschmauchverletzungen); Gaspistolenverletzungen zusätzlich mit einer Verätzung.

Symptomatik und Diagnostik: Die Symptome sind ähnlich wie bei einer Verätzung (Epiphora, Blepharospasmus und Schmerzen).

Die Untersuchung erfolgt nach Verabreichen eines Lokalanästhetikums analog zur Diagnostik einer Verätzung. Offensichtlich ist dabei die *sofortige Eintrübung der Hornhaut*, die durch verschorftes Epithel und mehr oder weniger tiefe Nekrosen (je nach Verbrennungsgrad) hervorgerufen wird. Bei Verbrennungen durch Metallspritzer findet man häufig noch erkaltete Metallpartikel auf der Hornhaut.

Therapie: Zunächst legt man zur Schmerzlinderung kühlende, aseptische Verbände an. Anschließend werden nekrotische Haut, Binde- und Hornhautareale (in Lokalanästhesie) abgetragen. Fremdkörperpartikel sowie **eingesprengte Ruß- und Schmauchpartikel im Lid- und Gesichtsbereich** werden gemeinsam mit dem Dermatologen in Vollnarkose ausgebürstet (Zahnbürste), damit sie nicht wie Tätowierungen in die Haut einwachsen. **Oberflächliche Einsprengungen in Horn- und Bindehaut** werden nur unter Lokalanästhesie entfernt (zusammen mit den nekrotischen Arealen) und dann mit antibiotischer Salbe behandelt.

Prognose: Verbrennungen verlaufen in der Regel weniger schwer als Verätzungen, da sie (wie die Säureverätzung) zu einer Koagulation der Oberfläche führen. Sie heilen in der Regel unter der Therapie mit antibiotischer Salbe gut ab.

18.5.3 Strahlungsverletzungen (ionisierende Strahlen)

→ *engl.:* irradiation injury

Ätiopathogenese: Ionisierende Strahlen (Gamma-, Neutronen- und Röntgenstrahlen) haben eine sehr hohe Photoenergie, mit der sie in Geweben eine Ionisierung auslösen und damit zur Bildung von Radikalen führen können. Die Eindringtiefe ins Auge ist von der Art der Strahlung (Wellenlänge) abhängig und hat eine gewebetypische Schädigung (◐ 18.13) zur Folge. Diese Schäden haben immer eine Latenzperiode. Erst nach Jahren führen sie vor allem an Linse (Strahlenstar oder Cataracta radiationis) und Netzhaut (Strahlenretinopathie) zu Veränderungen (→ auch klinisches Bild). Meistens sind diese Schäden die Folge von Tumorbestrahlungen im Bereich der Augen und des Nasen-Rachen-Raumes. In der Vergangenheit konnten Strahlungsschäden in Hiroshima, in der jüngeren Vergangenheit in Tschernobyl beobachtet werden.

Symptomatik und klinisches Bild: Typisch sind Wimpernausfall und Pigmentationen an den Lidern mit Blepharitis. Ein trockenes Auge deutet auf Schäden der Epithelzellen (Becherzellverlust) der Konjunktiva hin. Die Visusverschlechterung entwickelt sich durch einen grauen Star (Strahlenkatarakt, 1–2 Jahre nach der Bestrahlung). An der Netzhaut tritt eine Strahlenretinopathie unter dem Bild einer ischämischen Retinopathie mit Blutungen, Cotton-wool-Spots, Gefäßverschlüssen und retinalen Neovaskularisationen Monate nach der Schädigung auf.

Mögliche Strahlenschäden am Auge

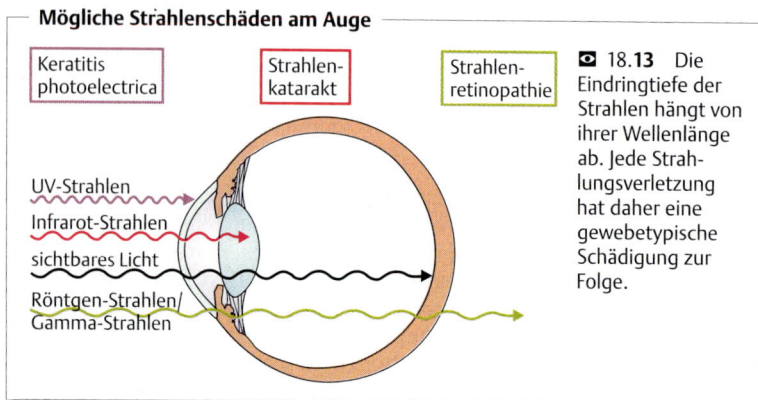

◉ 18.13 Die Eindringtiefe der Strahlen hängt von ihrer Wellenlänge ab. Jede Strahlungsverletzung hat daher eine gewebetypische Schädigung zur Folge.

Therapie und Prophylaxe: Die Augen sollten vor einer geplanten Radiatio im HNO-Bereich sorgfältig abgedeckt werden. Wenn bereits Schäden aufgetreten sind, kann die Strahlenkatarakt operiert, die Strahlenretinopathie mit einer panretinalen Argonlaserkoagulation behandelt werden.

18.6 Indirektes okuläres Trauma: Angiopathia retinae traumatica (Purtscher)

→ *engl.:* Purtscher's retinopathy

Ätiopathogenese: Nach schweren Verletzungen des Thorax (Kompressionstrauma, z. B. Sicherheitsgurtverletzung) oder Brüchen langer Röhrenknochen kommt es (wahrscheinlich durch Fettembolien und Gefäß-Spasmen) zu arteriellen und venösen Durchblutungsstörungen der Retina (plötzlicher Anstieg des intravasalen Drucks).

Symptomatik und Diagnostik: Entweder sofort oder 3–4 Tage nach dem auslösenden Trauma kommt es zur akuten Netzhautischämie mit Sehstörungen und Visusverlust. Am Augenhintergrund finden sich Cotton-wool-Herde und intraretinale Blutungen als Zeichen der fokalen Netzhautischämie sowie strichförmige Blutungen.

Therapie: Die Fundusbefunde bilden sich in der Regel innerhalb von 4–6 Wochen von selbst wieder zurück. Sehminderung und Gesichtsfeldausfälle bleiben manchmal bestehen. Gelegentlich wird ein Therapieversuch mit hochdosierten systemischen Steroiden sowie Prostaglandinhemmern unternommen.

19 Sehbehinderung und Begutachtung

Peter Wagner und Gerhard K. Lang

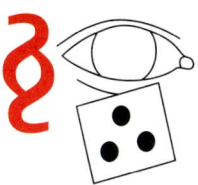

19.1 Sehbehinderung

19.1.1 Ursachen

Ursachen einer Sehbehinderung sind in den Industrieländern mit zunehmender Häufigkeit Zivilisationsschäden. An erster Stelle stehen dabei
* Diabetes mellitus,
* arterielle Hypertonie oder
* altersbedingte Makulopathie.

Sie führen zu **Erkrankungen der Retina** und sind zu 30% Ursache einer Erblindung. An 2. Stelle der Erblindungsursachen steht das **Glaukom** (ca. 11% der Patienten). **Weitere Ursachen** für eine Beeinträchtigung des Sehvermögens sind
* Erkrankungen des Sehnervs,
* Katarakt,
* Uveitis,
* Unfälle und
* Erbkrankheiten (🖃 19.1).

5% aller Schwerstbehinderten sind dies aufgrund von Erblindung und Sehbehinderung.

🖃 19.1 Erblindungsursachen in den Industrieländern

Erkrankungen	Häufigkeit (ca.)
Erkrankungen der Retina	30%
Glaukom	11%
Erkrankungen des Sehnervs	9%
Katarakt	9%
Uveitis	5%
andere	35%

19.1.2 Funktionseinschränkungen

Die WHO unterscheidet folgende Funktionseinschränkungen:

1. Gröbere, einseitige Einschränkung des Sehvermögens (Sehschärfe des besseren Auges 1,0; Sehschärfe des schlechteren Auges $\leq 0,3$):
- Verlust des beidäugigen, stereoskopischen Sehens,
- daher unzureichende Tiefenlokalisation und Positionierungsschwierigkeiten. Akkordarbeit an Maschinen oder Tätigkeit auf Gerüsten ist z. B. nicht mehr möglich.

2. Mäßige beidseitige Einschränkung des Sehvermögens (Visus beider Augen zwischen 0,7 und 0,4):
- signifikante Einschränkung bei allen manuellen Tätigkeiten,
- besondere Beeinträchtigung bei Tätigkeiten mit hohen Anforderungen an die optische Kontrolle.
Feinhandwerkliche Arbeiten sind z. B. nicht mehr möglich.

3. Beidseitige Sehbehinderung (Visus des ersten Auges: 0,3 – 0,06; zweites Auge $\leq 0,3$):
- Beeinträchtigung der Orientierungsfähigkeit (Führen eines PKW ist nicht mehr möglich),
- daher vergleichsweise geringes Spektrum an Berufsmöglichkeiten,
- Beeinträchtigung sozialer Kontakte,
- bei Kindern ist der Besuch einer Sehbehindertenschule erforderlich.

Je nach Berufstätigkeit und sozialem Umfeld ist die Situation des einzelnen Patienten mit Sehbehinderung unterschiedlich, in vielem jedoch der von Erblindeten vergleichbar. Da die Einschränkung des Sehvermögens von der Umwelt nicht ohne weiteres bemerkt wird, resultieren daraus häufig zwischenmenschliche Probleme.

4. Hochgradige Sehbehinderung (Visus des ersten Auges 0,05 – 0,03; zweites Auge $\leq 0,05$):
- berufliche Möglichkeiten ähnlich eingeschränkt wie bei Erblindeten bei etwas größerer Mobilität,
- elektronische Sehhilfen (z. B. Lesecomputer) können helfen, den verbleibenden Sehrest optimal zu nutzen.

5. Blindheit oder Blindheit gleichzustellen (besseres Auge: Visus $\leq 1/50$):
- Verlust des optischen Umweltkontaktes,
- Mobilität nur in vertrauter Umgebung,
- in fremder Umgebung Abhängigkeit von Begleitpersonen,
- bei Kindern ist der Besuch eine Blindenschule erforderlich.

Im *medizinischen* Sinne bedeutet Blindheit, daß *keinerlei Lichtwahrnehmung* erfolgt. Gemäß Bundessozialhilfegesetz (BSHG § 24) gelten auch Personen als blind, deren Sehschärfe auf dem besseren Auge nicht mehr als $1/50$ beträgt oder die vergleichbare Störungen des Gesichtsfeldes haben (◼ 19.2).

19.1.3 Rehabilitationsmöglichkeiten

Lese- und Orientierungshilfen können einem Großteil der Sehbehinderten und Erblindeten die Teilnahme am sozialen (und beruflichen) Leben erleichtern.

Optische Hilfsmittel (bei mäßiger Einschränkung des Sehvermögens: Punkte 1 u. 2):
- beleuchtete oder unbeleuchtete Hand- und Standlupen (erleichtern z. B. das Lesen),
- Bifokallupenbrillen oder Prismenfernrohrbrillen (also Brillen, auf die eine Lupe bzw. ein Fernrohr aufgeklebt ist) für Ferndistanzen.

Elektronische Lesehilfen (für Patienten mit Sehbehinderung, bei denen optische Hilfmittel versagen):
- Fernsehlesegeräte oder
- Lesecomputer, die das Geschriebene über ein Texterkennungssystem direkt in gesprochene Sprache umsetzen. Elektronische Lesehilfen werden von den Krankenkassen zur Verfügung gestellt, bleiben aber Eigentum der jeweiligen Krankenkasse.

Blindenschrift nach Braille: Die Schriftzeichen setzen sich aus erhabenen Punkten zusammen, die der Patient ertastet. Nach diesem System funktionieren auch spezielle Schreibmaschinen (Tastatur mit erhabenen Punkten). Die Braille-Punktschrift wird in speziellen Blindenschulen gelehrt.

19.1.4 Möglichkeiten in Ausbildung und Beruf

Die **Blindenstudienanstalt in Marburg** ermöglicht es Sehbehinderten und Blinden, nach der 6. Klasse eine weiterführende Schule zu besuchen. Wenn Absolventen einer Sehbehinderten- oder Blindenschule auf dem allgemeinen Arbeitsmarkt keinen Ausbildungsplatz erhalten, stehen **Berufsbildungswerke** zur Verfügung, die in gesetzlich anerkannten Berufen (z. B. Telefonist, Phonotypist, Masseur) ausbilden. Spätgeschädigte, die bereits im Beruf standen, erhalten bei der fachberuflichen Umschulung Hilfe durch Berufsförderungswerke.

Finanzielle Hilfen: Nach dem Bundessozialhilfegesetz erhalten Patienten mit erheblicher Sehbehinderung oder erblindete Patienten **Eingliederungshilfen**. Blinde bzw. Patienten mit einer vergleichbaren Sehbehinderung erhalten mit Vollendung des 1. Lebensjahres **Zivil-Blindengeld**, das nach den Ländergesetzen gewährt, also von Bundesland zu Bundesland unterschiedlich hoch ist.

19.2 Begutachtung

19.2.1 Allgemeines

Bei der Begutachtung wird die jeweilige Augenerkrankung im Rahmen bestehender rechtlicher Bestimmungen bewertet. Dabei ist *entscheidend, auf welcher Rechtsgrundlage* (z. B. Sozialgesetzbuch, Zivilrecht, Schwerbehindertengesetz) die Begutachtung basiert. Danach richtet sich die Bemessung der Entschädigung. Spezielle Bewertungstabellen haben der *Bundesverband der Augenärzte (BVA)* und die *Deutsche Ophthalmologische Gesellschaft (DOG)* für gesetzliche und private Versicherungsträger erarbeitet. Grundsätzlich ist zwar jeder Begutachter frei in der Urteilsfindung, er sollte jedoch Abweichungen von den Empfehlungen des BVA und der DOG eingehend begründen.

Schema zur Schätzung der MdE bei Ausfällen der Okulomotorik

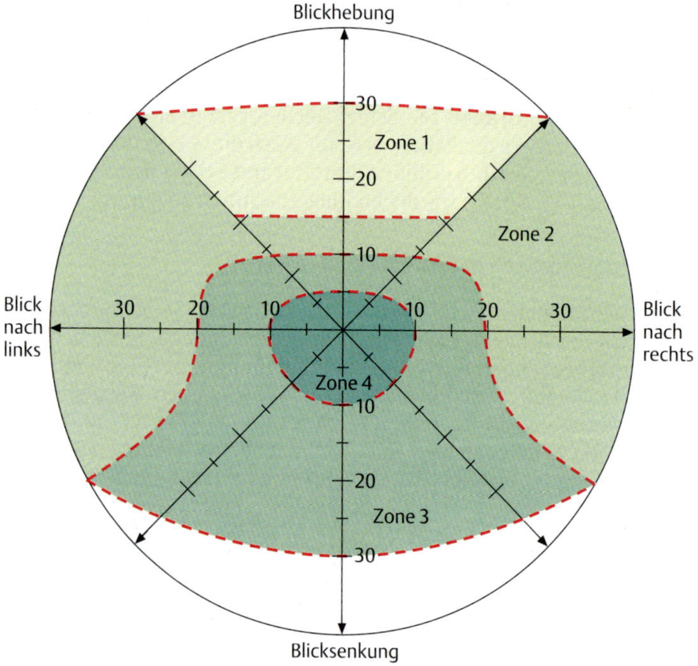

◘ 19.1 Doppelbilder aufgrund eines Ausfalls bzw. einer Einschränkung der Okulomotorik werden entsprechend ihrer Ausdehnung im beidäugigen Blickfeld bewertet. Grundlage ist die Messung an der Tangentenskala nach Harms (→ S. 506). Die Prozentangaben dienen lediglich als Anhaltspunkt für den Gutachter.

19.2.2 Untersuchungsmethoden

Um die Rechtssicherheit zu wahren, ist darauf zu achten, daß die Untersuchung immer mit der jeweils vorgeschriebenen Methode erfolgt. **Beispiele:**
- Die **Sehschärfe** (Visusprüfung) muß grundsätzlich entsprechend DIN-Norm 58220 geprüft werden, die z.B. die Prüfdistanz von 5 Metern vorschreibt. Nur, wenn es bei höheren Graden einer Myopie unerläßlich ist, kann die Prüfdistanz auf 1 Meter verkürzt werden. Eine weitere Ausnahme sind Vergleichsuntersuchungen. In diesen Fällen ist entscheidend, mit welcher Methode die vorangegangene Untersuchung erfolgte. Die folgende Untersuchung muß dann, um die Vergleichbarkeit der Ergebnisse zu gewährleisten, mit exakt den gleichen Methoden durchgeführt werden.
- Das **Gesichtsfeld** ist in der gesetzlichen und in der privaten Unfallversicherung ausschließlich mit einer kinetischen Methode (kinetische Perimetrie, → S. 399) zu untersuchen. Die Prüfmarke soll dabei eine Leuchtdichte von 320 cd/m^2 und einen Durchmesser von ca. 30 Winkelminuten haben. Diese Voraussetzungen erfüllt die Marke III/4 am Goldmann-Perimeter, womit sie alleine rechtlich relevant ist.
- Bei **Ausfällen der Okulomotorik** ist nach dem Schema von Haase und Steinhorst zur Schätzung der Minderung der Erwerbsfähigkeit (MdE) (◻ 19.1) zu verfahren.

19.2.3 Ophthalmologische Begutachtung in verschiedenen Rechtsgebieten

19.2.3.1 Begutachtung im Rahmen der gesetzlichen Unfallversicherung (GUV)

Rechtsgrundlage ist das **Sozialgesetzbuch**, bewertet wird die **Minderung der Erwerbstätigkeit (MdE).**

Erwerbstätigkeit bzw. -unfähigkeit (EU) ist nicht gleichzusetzen mit Berufsunfähigkeit (BU). **Erwerbsunfähig** ist ein Versicherter, dessen Krankheit oder Behinderung dazu führt, daß er auf absehbare Zeit überhaupt *nicht in der Lage ist*, in gewisser Regelmäßigkeit eine Erwerbstätigkeit auszuüben oder Arbeitsentgelt oder -einkommen in mehr als geringfügigem Ausmaß zu erzielen. Das Ausüben einer selbständigen Tätigkeit schließt Erwerbsunfähigkeit aus. **Berufsunfähig** ist demgegenüber ein Versicherter, dessen Krankheit oder Behinderung dazu führt, daß seine *Erwerbsfähigkeit auf weniger als die Hälfte eines gesunden Versicherten reduziert ist*, der eine ähnliche Ausbildung oder gleichwertige Kenntnisse oder Fähigkeiten hat. Entscheidend ist hierbei der bisherige Beruf bzw. die auf Dauer verrichtete Beschäftigung, die der Versicherungspflicht zugrunde liegt.

Beispiel: Ein Kranführer (Gabelstaplerfahrer), der einäugig wurde, ist *berufsunfähig*. Wegen des fehlenden räumlichen Sehens kann er seinen Beruf nicht mehr ausüben. Er ist aber *nicht erwerbsunfähig*, da er in anderen Berufen noch tätig sein kann. Dies würde also nicht in den Zuständigkeitsbereich der gesetzlichen Unfallversicherung fallen, da diese keine Versicherung für Berufsunfähigkeit ist.

Die gesetzliche Unfallversicherung ist eine *Pflichtversicherung für alle Arbeitnehmer*. Hauptversicherungsträger sind die verschiedenen Berufsgenossenschaften, die nach Gewerbezweigen gegliedert sind. Ihre Aufgabe besteht unter anderem darin, für eine optimale Unfallverhütung in den jeweiligen Betrieben zu sorgen. Aufgaben der gesetzlichen Unfallversicherung sind:

- Verhütung von Arbeitsunfällen und Berufskrankheiten,
- Gesundheitsvorsorge am Arbeitsplatz (Arbeitsmedizin) sowie
- Regulierung von Arbeitsunfallschäden (Rehabilitation und lebenslängliche Rentenzahlung).

Dem Rechtsanspruch der Versicherten liegt das Kausalitätsprinzip zugrunde. Es genügt die *einfache Wahrscheinlichkeit* (es spricht mehr dafür als dagegen, in welchem ursächlichen Zusammenhang Arbeitsunfall und Unfallschäden stehen).

Die durch einen Arbeitsunfall bedingte Augenverletzung wird zunächst eine Arbeitsunfähigkeit bewirken. Die Kosten für die erforderlichen Heilmaßnahmen, Heil- und Hilfsmittel werden von den Berufsgenossenschaften übernommen. Wenn eine bleibende unfallbedingte Augenschädigung die Folge ist, wird die prozentuale Minderung der Erwerbsfähigkeit auf dem allgemeinen Arbeitsmarkt ermittelt. Die MdE berrechnet sich nach Herabsetzen der Sehschärfe (🕮 19.2), Gesichtsfeldeinschränkung (🕮 19.3), evtl. Linsenlosigkeit, Einschränkung der Okulomotorik und evtl. vorhandenem Vorschaden.

Klinisches Beispiel (→ 🕮 19.2 u. ◉ 19.2): Zustand nach Arbeitsunfall vor 30 Jahren (Cataracta traumatica mit Kontusionsrosette zentral), durch den die Sehschärfe des linken Auges auf 0,2 herabgesetzt ist. Die Erwerbstätigkeit ist dadurch um 10 % gemindert.

> ❗ Bei einseitiger Erblindung beträgt die Minderung der Erwerbstätigkeit 25 %, bei beidseitiger Erblindung 100 %.

19.2.3.2 Begutachtung im Rahmen von Sozialem Entschädigungsrecht (SozEr) und Schwerbehindertengesetz (SchwbG)

Beurteilt wird der **Grad der Behinderung (GdB)**. Er soll nach dem Willen des Gesetzgebers das Maß für die gesundheitliche Beeinträchtigung bezeichnen und nichts über die Leistungsfähigkeit am Arbeitsplatz aussagen. Der Grad der Behinderung wird ähnlich wie die Minderung der Erwerbsfähigkeit in Prozentsätzen gemessen. Rechtsgrundlage ist wie bei der gesetzlichen Unfallversicherung das **Sozialgesetzbuch**. Es wird allein der *Ist-Zustand*

19.2 Begutachtung

Tab. 19.2 Prozentuale Minderung der Erwerbsfähigkeit bei Herabsetzung der Sehschärfe

Sehschärfe RA LA	1,0 5/5	0,8 5/6	0,63 5/8	0,5 5/10	0,4 5/12	0,32 5/15	0,25 5/20	0,2 5/25	0,16 5/30	0,1 5/50	0,08 1/12	0,05 1/20	0,02 1/50	0 0
1,0 5/5	0	0	0	5	5	10	10	10	15	20	20	25	25	25[a]
0,8 5/6	0	0	5	5	10	10	10	15	20	20	25	30	30	30
0,63 5/8	0	5	10	10	10	10	15	20	20	25	30	30	30	40
0,5 5/10	5	5	10	10	10	15	20	20	25	30	30	35	40	40
0,4 5/12	5	10	10	15	20	20	20	25	30	30	35	40	50	50
0,32 5/15	10	10	10	15	20	30	30	30	40	40	40	50	50	50
0,25 5/20	10	10	15	20	25	30	40	40	40	50	50	50	60	60
0,2 5/25	10	15	20	20	25	30	40	50	50	50	60	60	70	70
0,16 5/30	15	20	20	25	30	40	40	50	60	60	60	70	80	80
0,1 5/50	20	20	25	30	30	40	50	50	60	70	70	80	90	90
0,08 1/12	20	25	30	30	35	40	50	60	60	70	80	80	90	90
0,05 1/20	25	30	30	35	40	50	50	60	70	80	90	100	100	100
0,02 1/50	25	30	30	40	50	50	60	70	80	90	90	100	100	100
0 0	25[a]	30	40	40	50	50	60	70	80	90	90	100	100	100

[a] Bei Komplikationen durch äußerlich in Erscheinung tretende Veränderungen wie Beweglichkeitseinschränkung, Ptose, entstellende Narben, chronische Reizzustände oder der Notwendigkeit, ein Kunstauge zu tragen, beträgt die MdE bei den in der Tabelle gekennzeichneten 25 % sofern hierdurch der Einsatz des Betroffenen auf dem allgemeinen Arbeitsmarkt erschwert ist 30 %

RA = rechtes Auge
LA = linkes Auge

Cataracta traumatica infolge von stumpfem Bulbustrauma 30 Jahre zuvor

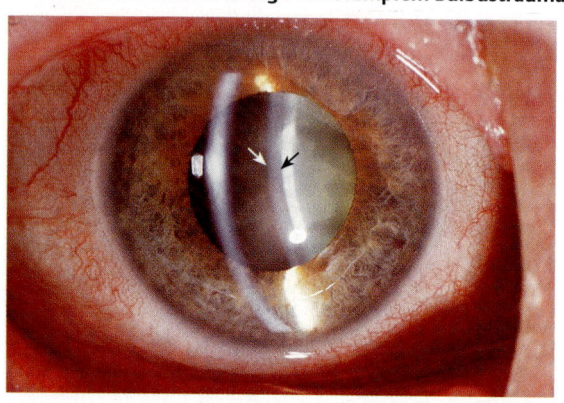

◉ 19.2 Durch das apositionelle Wachstum klarer Linsenfasern ist die Kontusionsrosette weiter in das Linseninnere gewandert. Aus dem Abstand zwischen vorderer Linsenkapsel und Kontusionstrübung (Pfeile) kann auf die Zeit geschlossen werden, die seit dem Trauma vergangen ist.

bewertet. Die Ursache ist unbedeutend, d. h. die *Begutachtung erfolgt nicht kausal*. Ophthalmologisch wird unterschieden zwischen sehbehindert, hochgradig sehbehindert und blind im Sinne des Gesetzes (s. o.).

Als Grundlage der Begutachtung sind seit Jahren die „Anhaltspunkte für ärztliche Gutachtertätigkeit im sozialen Entschädigungsrecht und nach dem Schwerbehindertengesetz" (herausgegeben vom Bundesministerium für Arbeit und Sozialordnung) vorgeschrieben.

19.2.3.3 Begutachtung im Rahmen der privaten Unfallversicherung (PUV)

Bewertet wird allein die **Minderung der Gebrauchsfähigkeit des verletzten Auges (MdG)**. Rechtsgrundlage der privaten Unfallversicherung ist das **Zivilrecht (BGB)**. In der Beweisführung ist zumindest die *hohe Wahrscheinlichkeit* erforderlich.

In den meisten anderen Versicherungszweigen regeln Gesetze Leistungspflicht und Leistungsumfang. In der privaten Unfallversicherung gelten die *allgemeinen Unfallbedingungen (AUB)*. Die private Unfallversicherung ist eine freiwillige Versicherung einzelner oder einer Gruppe. Sie ist eine *reine Personen-* und keine *Sachversicherung*. Versichert wird der Körper mit seinen Funktionen nach individuellem Bedarf. Im Schadensfall wird die Minderung der Gebrauchsfähigkeit (MdG) eines verletzten Auges bewertet. Die Schadensre-

Tab. 19.3 Prozentuale Minderung der Erwerbsfähigkeit bei Gesichtsfeldausfällen

Art des Gesichtsfeldausfalls	Prozentuale Minderung der Erwerbsfähigkeit (MdE)
Vollständige Halbseiten- und Quadrantenausfälle	
Homonyme rechtsseitige Hemianopie	40 %
Homonyme linksseitige Hemianopie	40 %
Bitemporale Hemianopie	30 %
Binasale Hemianopie	10 %
Homonymer Quadrant oben	20 %
Homonymer Quadrant unten	30 %
Bei unvollständigen Halbseiten- und Quadrantenausfällen sind die MdE-Sätze entsprechend niedriger anzusetzen.	
Konzentrische Einengungen*	
Konzentrische Einengungen bei normalem Gesichtsfeld des anderen Auges:	
10° Abstand vom Zentrum und weniger	10 %
Konzentrische Einengung doppelseitig:	
Auf 50° Abstand vom Zentrum	10 %
Auf 30° Abstand vom Zentrum	30 %
Auf 10° Abstand vom Zentrum	70 %
Auf 5° Abstand vom Zentrum	100 %
Konzentrische Einengung bei Fehlen des anderen Auges (Gesamt-MdE):	
Auf 50° Abstand vom Zentrum	40 %
Auf 30° Abstand vom Zentrum	60 %
Auf 10° Abstand vom Zentrum	90 %
Auf 5° Abstand vom Zentrum	100 %
Unregelmäßige Gesichtsfeldausfälle	
Bewertet werden große Skotome im 50-Grad-Gesichtsfeld; wenn sie binokular bestehen oder wenn das andere Auge fehlt. Berechnet wird die ausgefallene Fläche:	
Mindestens ¹/₃	20 %
Mindestens ²/₃	50 %

* Die hier angegebenen Gradzahlen bedeuten den Halbmesser – nicht den Durchmesser – des Gesichtsfeldrestes

gulierung erfolgt einmalig und endgültig. Mit der Zahlung der vertraglich vereinbarten Geldsumme ist der Schadensfall endgültig abgeschlossen.

19.2.3.4 Begutachtung im Rahmen der Haftpflichtversicherung

Rechtsgrundlage ist wie bei der privaten Unfallversicherung das Zivilrecht. Vertragsgrundlage sind die allgemeinen Haftpflichtversicherungsbedingungen (AHB). Die Haftpflichtversicherung ist eine freiwillige Versicherung und

regelt die **Wiedergutmachung eines schuldhaft verursachten Schadens**. Aufgabe des Gutachters ist es, allein:
* den ursächlichen Zusammenhang (Kausalität zwischen Tat und Erfolg) zu klären,
* den Anteil der Tat am Erfolg zu beschreiben (also evtl. zusätzliche auslösende Faktoren zu berücksichtigen),
* eine Prognose zu stellen und
* das Ausmaß der Störung der körperlichen und/oder geistigen Integrität zu beschreiben.

Es ist also nicht Aufgabe des Gutachters, das Ausmaß des Schadens in Prozenten anzugeben. Bei Schmerzensgeldansprüchen müssen Art und Schwere der Schmerzen, die Schwere der Operation und Behandlung sowie die Dauer von Krankenhausaufenthalten und Rehabilitation gewürdigt werden. Dies soll ein gewisser Ausgleich für unverschuldet erlittene Schmerzen und entgangene Lebensfreude sein und zugleich eine Genugtuungsfunktion erfüllen (der Mediziner kennt nur den medizinischen Aspekt, er macht keine Angaben zur Höhe des Schmerzensgeldes; dies ist allein das Recht des Richters).

19.2.3.5 Eignungsbegutachtung

Auf zahlreichen weiteren Gebieten werden vom Augenarzt Stellungnahmen oder Gutachten verlangt. Spezielle Anforderungen an das Sehorgan werden z. B. bei **Einstellungsuntersuchungen** gefordert, z. B. Berufe mit Personenbeförderung (Taxi, Bus, Bundesbahn), **Tauglichkeitsuntersuchungen** für Bundeswehr, Bundesgrenzschutz- und Polizeidienst, Schiffahrt und Luftfahrt.

Als Beispiel werden Anforderungen an das Sehvermögen der Kraftfahrer aufgezeigt (Übersicht 19.**1**, Anlage XVII der Straßenverkehrszulassungsordnung).

Übersicht 19.1 Anforderungen an das Sehvermögen der Kraftfahrer (Anlage XVII)*

1. Sehtest
Der Sehtest (§ 9 a Abs. 1) ist bestanden, wenn die zentrale Tagessehschärfe mit oder ohne Sehhilfen mindestens beträgt:

Bei Klassen 1, 3, 4, 5   bei Klasse 2
0,7/0,7   1,0/1,0

2. Mindestanforderungen an die zentrale Tagessehschärfe und die übrigen Sehfunktionen (§ 9 a Abs. 5)

2.1 Mindestanforderungen an die zentrale Tagessehschärfe

2.1.1 Liegt die zentrale Tagessehschärfe unterhalb der Grenze, bei der der Sehtest noch bestanden ist, so muß sie durch Sehhilfen soweit wie möglich dem Sehvermögen des Normalsichtigen angenähert werden.

2.1.2 Bei den Bewerbern um eine Fahrerlaubnis dürfen jedenfalls folgende Werte nicht unterschritten werden:

Bei Bewerbern um die	Klassen 1, 3, 4, 5[2]	Klasse 2	Fahrerlaubnis zur Fahrgastbeförderung
Bei Beidäugigkeit	0,5/0,2[3]	0,7/0,5	1,0/0,7
Bei Einäugigkeit[1]	0,7	ungeeignet	ungeeignet

[1] Als einäugig gilt auch, wer auf einem Auge eine Sehschärfe von weniger als 0,2 besitzt.

[2] Bei Bewerbern um eine Fahrerlaubnis der Klasse 5 genügt auf dem besseren Auge eine Sehschärfe von 0,4, wenn die Fahrerlaubnis auf Krankenfahrstühle beschränkt wird; Fußnote 3 gilt entsprechend.

[3] Eine Sehschärfe von 0,5 auf dem besseren Auge genügt nur dann, wenn feststeht, daß das Wahrnehmungsvermögen des Bewerbers trotz verminderten Sehvermögens zum sicheren Führen eines Kraftfahrzeuges der beantragten Klasse noch ausreicht.

2.1.3 Für Inhaber einer Fahrerlaubnis reichen abweichend von der Tabelle nach 2.1.2 folgende Mindestwerte für die zentrale Tagessehschärfe aus, wenn feststeht, daß das Wahrnehmungsvermögen des Betroffenen trotz verminderten Sehvermögens zum sicheren Führen eines Kraftfahrzeugs der Klasse/Art noch ausreicht:

Bei Inhabern der	Klassen 1, 3, 4, 5	Klasse 2	Fahrerlaubnis zur Fahrgastbeförderung
Bei Beidäugigkeit	0,4/0,2	0,7/0,2[2]	0,7/0,5[3]
Bei Einäugigkeit[1]	0,6	0,7	0,7[3]

[1] siehe Fußnote 1 bei 2.1.2.

[2] Nachweis ausreichenden Wahrnehmungsvermögens bereits bei Sehschärfe unter 0,5 auf dem schlechteren Auge erforderlich.

[3] Sehschärfe unter 0,5 auf dem schlechteren Auge oder Einäugigkeit nur zulässig bei Beschränkung der Fahrerlaubnis zur Fahrgastbeförderung auf Kraftdroschken und Mietwagen.

* Anmerkung des Verf.: Auf die Ungereimtheiten mancher Bestimmungen z. B. in 2.1.3 oder 2.1.4.2 wird nicht eingegangen, ebenso nicht auf Nomenklaturverstöße, z. B. in 2.1.1 Wiedergabe mit der Originalnumerierung.

2.2 Mindestanforderungen an die übrigen Sehfunktionen

2.1.1 Bei Bewerbern und Inhabern der	Klassen 1, 3, 4, 5	Klasse 2, Fahrerlaubnis zur Fahrgastbeförderung
Gesichtsfeld	normales Gesichtsfeld eines Auges oder gleichwertiges beidäugiges Gesichtsfeld	normale Gesichtsfelder beider Augen[1]
Beweglichkeit	Bei Beidäugigkeit: Augenzittern sowie Begleit- und Lähmungsschielen ohne Doppeltsehen im zentralen Blickfeld bei Kopfgeradehaltung zulässig. Bei Augenzittern darf die Erkennungszeit für die einzelnen Sehzeichen nicht mehr als 1 sec betragen. Bei Einäugigkeit: Normale Augenbeweglichkeit, kein Augenzittern.	Normale Beweglichkeit beider Augen[1]; zeitweises Schielen unzulässig
Stereosehen	keine Anforderungen	normales Stereosehen[2]
Farbensehen	keine Anforderungen	Rotblindheit oder Rotschwäche mit einem Anomalquotienten unter 0,5 – bei Fahrerlaubnis zur Fahrgastbeförderung: unzulässig – bei Klasse 2: Aufklärung des Betroffenen über die durch die Störung des Farbensehens mögliche Gefährdung ausreichend

[1] Bei zulässiger Einäugigkeit gelten die Mindestanforderungen für die Klassen 1, 3, 4, 5.
[2] Bei zulässiger Einäugigkeit keine Anforderungen.
* Anmerkung des Ref.: Wegen der Problematik der Definition des Begriffes „Einäugigkeit" wird dieser in der Neufassung fortfallen.

20 Leitsymptome

Gerhard K. Lang

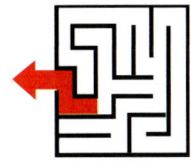

Die Auflistung der wichtigsten Leitsymptome (Hauptbeschwerden des Patienten) soll dem Studenten im Kurs oder Praktischen Jahr sowie dem AIP ermöglichen, schnell einen Überblick über die möglicherweise zugrundeliegenden Krankheitsbilder zu erhalten. Gleichzeitig kann die Zusammenstellung der Leitsymptome (die keinen Anspruch auf Vollständigkeit erheben kann und will) dazu dienen, sich die wichtigsten Krankheitsbilder in der Augenheilkunde nochmals ins Gedächtnis zurückrufen und den Stoff so zu wiederholen. Die Seitenverweise geben an, wo die einzelnen Themen ausführlich besprochen werden.

Leitsymptom	Mögliche Begleitsymptome und Befunde	Verdachtsdiagnose (wahrscheinlich zugrunde liegendes Krankheitsbild)	Weitere Maßnahmen zur diagnostischen Abklärung
Augenbrennen häufige Ursachen:	◆ Lidrötung ◆ verklebte Wimpern ◆ Hautschuppung an Lidern und Wimpernboden ◆ Jucken der Lidränder ◆ häufig bei Rot-Blonden	Blepharitis → S. 34	Refraktionsanomalie als Ursache ausschließen
	◆ Druckgefühl, Trockenheitsgefühl, Sandgefühl im Auge ◆ manchmal überschießende Tränenbildung als Reaktion auf das trockene Auge ◆ Trockenheit anderer Schleimhäute	Trockenes Auge (Keratoconjunctivitis sicca) → S. 64	Tränensekretionsprüfung (Schirmer-Test, BUT)
	◆ gerötete Bindehaut ◆ eitriges, schleimiges oder wäßriges Sekret ◆ verklebte Augen am Morgen	Konjunktivitis → S. 77 f	mikrobiologische Abstrichdiagnostik
seltene Ursachen:	◆ meist sektorförmige, eher livide Rötung der Bindehaut ◆ knötchenförmige, druckdolente verschiebliche Schwellung	Episkleritis → S. 164	eindeutige Diagnose
	◆ umschriebene Rötung im Bereich des Lidspaltenflecks ◆ verdickte konjunktivale Gefäße	irritierter Lidspaltenfleck (Pinguecula → S. 71)	eindeutige Diagnose

20 Leitsymptome

umschriebene Rötung im Bereich des Flügelfelles	irritiertes Pterygium → S. 72	eindeutige Diagnose
limbusnahe Rötung in der oberen Zirkumferenz	obere Limbuskeratitis	eindeutige Diagnose
❖ Buphthalmus ❖ vermehrte Blendung mit Zukneifen der Lider ❖ ein- oder doppelseitig ❖ trübe Hornhaut	kongenitales Glaukom → S. 277	🛑 Erblindungsgefahr! ❖ sofort intraokularen Druck messen!
❖ rotes Auge ❖ starkes Fremdkörpergefühl ❖ Schmerzen, daher Lidkrampf ❖ Lichtscheu ❖ Lidschwellung ❖ Visusherabsetzung	❖ subtarsaler Fremdkörper oder Hornhautfremdkörper → S. 517 ❖ Erosio corneae → S. 516	❖ doppeltes Ektropionieren zur Lokalisation des subtarsalen Fremdkörpers ❖ Anfärben der Hornhaut mit Fluoreszein bei V. a. Erosio corneae

Augentränen (Epiphora) bei Kindern:

❖ keine Schmerzen ❖ fast ständiger eitriger, wäßriger Fluß ❖ morgens verklebte Lider ❖ kein Juckreiz, kein rotes Auge und keine Fehlstellung der Lider	Tränengangsverschluß (Hasner-Klappe → S. 62)	Tränenwegsspülung zur Lokalisation der Stenose

bei Erwachsenen (schmerzlos oder kaum schmerzhaft):

❖ Bindehautrötung ❖ nur wenig Beschwerden ❖ durch dauerndes Wegwischen der Tränen entwickelt sich ein sog. Wischektropium ❖ Epidermalisierung der exponierten Bindehaut	Ektropium → S. 28	eindeutige Diagnose

Leitsymptom	Mögliche Begleitsymptome und Befunde	Verdachtsdiagnose (wahrscheinlich zugrundeliegendes Krankheitsbild)	Weitere Maßnahmen zur diagnostischen Abklärung)
Augentränen bei Erwachsenen (schmerzlos oder kaum schmerzhaft):	❖ Sandgefühl, Trockenheitsgefühl ❖ oft reizfreies Auge ❖ oft gleichzeitig trockene Mund- und Genitalschleimhaut	❖ trockenes Auge ❖ trockenes Auge im Rahmen eines Sicca-Syndroms → S. 64	Tränensekretionstest (Schirmer-Test, BUT)
	❖ wenig Schmerzen ❖ oft eitriges Sekret von eingedickter Tränenflüssigkeit und Eiter (durch Druck auf Tränensack Expression aus den Tränenpünktchen) ❖ rezidivierende Dakryozystitis	Tränengangsverschluß, evtl. mit Tränengangsentzündung → S. 59f	Tränenwegsspülung zur Lokalisation der Stenose
	❖ klare Tränenflüssigkeit ❖ Tränenpünktchen bindegewebig überwachsen oder vom Auge abstehend	Tränenpünktchenobstruktion oder Eversio puncti lacrimalis	eindeutige Diagnose
mit Schmerzen:	❖ starkes Fremdkörpergefühl ❖ Lidschwellung ❖ Lidkrampf, Lichtscheu ❖ rotes Auge ❖ Visusherabsetzung	❖ Erosio corneae → S. 519f ❖ subtarsaler Hornhautfremdkörper → S. 517	❖ Ektropionieren zur Lokalisation des subtarsalen Fremdkörpers ❖ Anfärben der Hornhaut mit Fluoreszein bei V. a. Erosio corneae
	❖ Fremdkörpergefühl (Wimpern kratzen auf der Hornhaut) ❖ nach innen fehlstehende Wimpern, nach innen gerolltes Unterlid	Trichiasis, Entropium → S. 26	eindeutige Diagnose

Blendung, erhöhte	❖ grauer bis weißer Pupillenreflex ❖ allmählich fortschreitende Visusherabsetzung	Katarakt → S. 174f	Spaltlampenuntersuchung (wenn Linsentrübung im regredienten Licht sichtbar, eindeutige Diagnose)
	❖ weite Pupille (Mydriasis) ❖ kein oder wenig Pupillenspiel auf Licht ❖ unterschiedliche Pupillenweite zum anderen Auge	medikamentöse oder traumatische Sphinkterlähmung	Spaltlampenuntersuchung (im regredienten Licht sind Iris und Pupillenspiel beurteilbar)
	bei Kindern: ❖ Hornhautvergrößerung und -trübung ein- oder doppelseitig ❖ vermehrte Blendung mit Zukneifen der Lider	Buphthalmus → S. 277f	🚨 Erblindungsgefahr! ❖ sofort intraokularen Druck messen!
	❖ wenig pigmentierte Iris ❖ pigmentarme Haut und Haare	A binismus → S. 210	eindeutige Diagnose
	❖ Traumaanamnese ❖ entrundete Pupille ❖ komplette oder partielle Aniridie	Irisdefekte (Abriß der Iriswurzel oder Aniridie) (→ S. 524)	eindeutige Diagnose
Doppelbilder (Diplopie) binokular	❖ keine Augenschmerzen ❖ neurologische Symptomatik je nach Ursache ❖ Traumaanamnese möglich	Augenmuskelparese (bei zentraler Ischämie/Apoplex, intrakraniellen Tumoren, Schädel-Hirn-Trauma) → S. 495f	neurologische und neuroradiologische Abklärung

Leitsymptom	Mögliche Begleitsymptome und Befunde	Verdachtsdiagnose (wahrscheinlich zugrundeliegendes Krankheitsbild)	Weitere Maßnahmen zur diagnostischen Abklärung
Doppelbilder binokular	❖ Traumaanamnese (stets mit Contusio bulbi; wenn Lid zugeschwollen, fallen dem Patienten Doppelbilder nicht auf) ❖ Motilitätseinschränkung des Bulbus beim Auf- und Abblick ❖ Enophthalmus (nach hinten gesunkenes Auge)	Orbitabodenfraktur → S. 521	❖ Röntgenaufnahme ❖ in schwierigen Fällen auch CT zur genauen Lokalisation der Fraktur
	❖ Bewegungsschmerz ❖ Rötung und Schwellung des Lides und der Bindehaut	okuläre Myositis → S. 425	Echographie der Muskeln
	❖ starke Lid- und Bindehautschwellung ❖ schwere Beeinträchtigung des Allgemeinbefindens ❖ betroffenes Auge oft nicht mehr zu bewegen („eingemauerter Bulbus") ❖ Exophthalmus (deutet v. a. bei Kindern auf Orbitaphlegmone)	Orbitaphlegmone → S. 422f	⚠ Erblindungsgefahr (Atrophie des Sehnervs)! ⚠ Lebensgefahr bei nachfolgender Sinus-cavernosus-Thrombose HNO-Konsil: Orbitaphlegmone geht in 60 % (bei Kindern in 84 %) der Fälle von den Nasennebenhöhlen aus
	❖ zusätzlich Hyperthyreose (in 60 % der Fälle) und Sicca-Syndrom	endokrine Orbitopathie (Morbus Basedow) → S. 419f	❖ Sonographie/CT, um festzustellen, ob Augenmuskeln verdickt sind

		❖ Schilddrüsendiagnostik durch Endokrinologen
❖ Exophthalmus ein- oder bds. kann vorhanden sein ❖ charakteristische Lidzeichen (→ Tab. 15.3)		
❖ Patient sieht plötzlich Doppelbilder (oft im Alter von 2–6) ❖ kneift 1 Auge zu, um Doppelbilder zu unterdrücken	normosensorisches Spätschielen → S. 481	eindeutige Diagnose
❖ narbige Einschränkung der Bulbusmotilität ❖ Doppelbilder beim Blick nach temporal ❖ mit bloßem Auge deutlich sichtbares Flügelfell	Pterygium → S. 72	eindeutige Diagnose

monokular:

❖ grauer bis weißer Pupillenreflex ❖ allmähliche Visusherabsetzung ❖ erhöhte Blendung	Katarakt (verschiedene Brennpunkte in einer Linse) → S. 174f	Spaltlampenuntersuchung (wenn Linsentrübung im regredienten Licht sichtbar, eindeutige Diagnose)
wechselnde Doppelbilder (luxierte Linse ändert die Lage im Auge: kann beim nach vorne Bücken in die Pupillarebene zurückfallen)	Linsenluxation, Linsensubluxation → S. 200	eindeutige Diagnose: Linsenäquator im regredienten Licht in der Pupillarebene sichtbar
❖ Traumaanamnese (Abriß der Iriswurzel) ❖ angeborene oder traumatische Aniridie	„doppelte" Pupille aufgrund eines Irisdefekts (Abriß der Iriswurzel) → S. 524	eindeutige Diagnose
kegel- oder kugelförmige Vorwölbung der Hornhaut	Keratokonus/Keratoglobus (Doppelbilder durch verschiedene Brennpunkte der fehlgewölbten Hornhaut) → S. 128f	eindeutige Diagnose (mit bloßem Auge oder anhand der Hornhauttopographie mit Placidoscheibe oder Videokeratoskopie sichtbar)

Leitsymptom	Mögliche Begleitsymptome und Befunde	Verdachtsdiagnose (wahrscheinlich zugrundeliegendes Krankheitsbild)	Weitere Maßnahmen zur diagnostischen Abklärung)
Enophthalmus (nach hinten gesunkenes Auge)	❖ Traumaanamnese (Zeichen einer Contusio bulbi) ❖ Doppelbilder ❖ Lidschwellung ❖ Bulbusmotilität beim Auf- und Abblicken eingeschränkt	Orbitabodenfraktur → S. 521	❖ Röntgenaufnahme ❖ in schwierigen Fällen CT zur genauen Lokalisation der Fraktur
	Trias: Ptosis, Miosis, Enophthalmus (einseitiger Befund)	Horner-Syndrom → S. 234	neurologische Untersuchung
	❖ blindes Auge ❖ Phthisis bulbi (Schrumpfung des Auges) ❖ Pseudoenophthalmus (nach schwerem Trauma, Operation, Amotio non sanata), langer Entzündung (Uveitis, Retinitis)	Atrophia bulbi mit Schrumpfung des Augapfels	eindeutige Diagnose
	❖ Fettgewebsverlust der Orbita im Alter (→ Augen sinken in die Orbita zurück) ❖ immer doppelseitig	seniles Höhlenauge	eindeutige Diagnose
Exophthalmus (nach vorne stehendes Auge)	❖ gleichzeitige Hyperthyreose (in 60% der Fälle) ❖ oft auch Doppelbilder ❖ oft mit Sicca-Syndrom verbunden	endokrine Orbitopathie (Morbus Basedow) → S. 419f	❖ Sonographie/CT, um festzustellen, ob Augenmuskeln verdickt sind ❖ Schilddrüsendiagnostik durch den Endokrinologen

20 Leitsymptome **561**

• Metamorphopsien (verzerrt sehen) • ophthalmoskopisch sichtbare Impressionsfalten der Netzhaut	retrobulbärer Tumor (Exophthalmus durch von hinten eingedrückten Bulbus) → S. 428f	CT
• Traumaanamnese • Lidhämatom („blaues Auge") • Lidschwellung	Orbitalblutung → S. 426	Röntgenausschluß knöcherner Orbitaverletzung
• Pseudoexophthalmus durch langes Auge • manchmal einseitig • Refraktionsdifferenz (Anisometropie) • schlechtes Sehvermögen in der Ferne, gutes Sehvermögen in der Nähe	hochgradige Myopie → S. 445	Refraktionsbestimmung
• Bewegungsschmerz • Doppelbilder • Lid- und Bindehautrötung und -schwellung	okuläre Myositis → S. 425	Echographie der Muskeln
• Patienten sind oft Kinder • starke Lid- und Bindehautschwellung • schwere Beeinträchtigung des Allgemeinbefindens • Beweglichkeit des betroffenen Auges oft aufgehoben („eingemauerter" Bulbus)	Orbitaphlegmone → S. 422f	⚠ Erblindungsgefahr (Atrophie des Sehnervs)! ⚠ Lebensgefahr durch nachfolgende Sinus-cavernosus-Thrombose! HNO-Konsil: Über 60 % der Fälle (bei Kindern 84%) gehen von den Nebenhöhlen aus.
zusätzlich zum meist beidseitigen Exophthalmus liegen weitere Fehlbildungen vor	Cyskranie (Schädelfehlbildung) → S. 417f	eindeutige Diagnose

Leitsymptom	Mögliche Begleitsymptome und Befunde	Verdachtsdiagnose (wahrscheinlich zugrundeliegendes Krankheitsbild)	Weitere Maßnahmen zur diagnostischen Abklärung
Hypopyon	❖ tiefer Augenschmerz, der kaum auf Analgetika anspricht ❖ Lid- und Bindehautrötung- und schwellung ❖ akute Visusverminderung ❖ Z. n. intraokularen Eingriffen, perforierender Verletzung oder Hornhautulzeration	akute Endophthalmitis → S. 295f	🚨 Erblindungsgefahr innerhalb von Stunden! ❖ mikrobiologische Abklärung
	❖ Bindehautrötung ❖ Hornhautulkus ❖ Lidschwellung ❖ Schmerzen	Ulcus serpens → S. 131, 133	🚨 Durch rasches Fortschreiten des Ulkus kann Verlust des Auges drohen! ❖ mikrobiologische Abklärung
	❖ keine Schmerzen am Auge ❖ Iritis, Iridozyklitis	steriles Hypopyon	❖ Uveitisabklärung ❖ internistische, immunologische, rheumatologische Untersuchung
Kopfschmerzen	❖ einseitig rotes hartes Auge ❖ reaktionslose weite Pupille ❖ Hornhauttrübung ❖ starke Schmerzen ❖ oft Erbrechen	Glaukomanfall → S. 269f	🚨 Erblindungsgefahr! ❖ Sofort intraokularen Druck messen!
	❖ einseitige, plötzliche Sehminderung ❖ meist ältere Patienten, über 60 ❖ Schläfenkopfschmerz ❖ druckdolente Temporalarterie	❖ AION = anteriore ischämische Optikoneuropathie arteriitischer Genese ❖ Riesenzellarteriitis im Rahmen eines Morbus Horton → S. 386	🚨 Erblindungsgefahr! ❖ zirkuläre oder segmentale Papillenschwellung ophthalmoskopisch sichtbar

20 Leitsymptome

	Symptome	Diagnose	Hinweise
	• Kauschmerzen, Gewichtsverlust • reduzierter Allgemeinzustand • Myalgie • Nackensteifigkeit		• Arterienbiopsie und histologische Diagnostik! • BSG und CRP bestimmen (bei M. Horton Sturzsenkung)
	• schlechtes Sehvermögen • notwendige oder falsche Brille • rasche Ermüdung (z. B. beim Lesen) • Augenbrennen	asthenopische Beschwerden	Visusprüfung
Lichtblitze	• häufig ältere Patienten • Lichtblitze und Schwadensehen bei Augenbewegung, auch im Dunkeln • Mouches volantes („fliegende Mücken")	hintere Glaskörperabhebung → S. 286	• an sich harmlose Altersveränderung • Fundusuntersuchung zum Ausschluß eines Netzhautdefektes
	Schattensehen (eine „Wand" von unten, ein „Vorhang" von oben)	Netzhautablösung → S. 335f	⚠ Erblindungsgefahr! • Ophthalmoskopie
	oft ohne weitere Symptome	Netzhautloch → S. 335f	⚠ Gefahr der Netzhautablösung! • Ophthalmoskopie
	oft bei Patienten mit konsumierender Allgemeinerkrankung, z. B. AIDS	Retinitis → S. 357	Abklärung der Ursache durch Internisten
Lidschwellung entzündlich:	• glasige Bläschen an den Lidern • Lidschwellung • entzündliche Ptosis	Herpes-simplex-Virus-Infektion → S. 35	eindeutige Diagnose

Leitsymptom	Mögliche Begleitsymptome und Befunde	Verdachtsdiagnose (wahrscheinlich zugrundeliegendes Krankheitsbild)	Weitere Maßnahmen zur diagnostischen Abklärung
Lidschwellung entzündlich:	❖ schmerzhafter Druckpunkt am Lid ❖ umschriebene Lidschwellung und -rötung ❖ oft starke pulsierende Schmerzen ❖ gelber Eiterpunkt ❖ Pseudoptosis	Hordeolum → S. 39	eindeutige Diagnose
	❖ Einstich oft erkennbar ❖ glasige Schwellung ❖ einseitig ❖ Juckreiz	Insektenstich	eindeutige Diagnose
	❖ rotes Auge ❖ oft wenig Beschwerden ❖ verklebte Lider am Morgen ❖ eitrige oder wäßrige Absonderung	Konjunktivitis → S. 77f	mikrobiologische Abklärung
	❖ oft große brettharte Schwellung und Rötung mit Ödem ❖ Schmerzen ❖ Ptosis	Lidabszeß → S. 37	eindeutige Diagnose
	❖ starke Lid- und Bindehautschwellung ❖ schwere Beeinträchtigung des Allgemeinbefindens ❖ Beweglichkeit des betroffenen Auges oft aufgehoben („eingemauerter" Bulbus)	Orbitaphlegmone → S. 422f	🚫 Erblindungsgefahr (Atrophie des Sehnervs)! ❖ Lebensgefahr bei nachfolgender Sinus-cavernosus-Thrombose! ❖ HNO-Konsil: Über 60% der Fälle (bei Kindern 84%) gehen von den Nebenhöhlen aus.

20 Leitsymptome **565**

	❖ starke Schmerzen ❖ hämorrhagische Bläschen ❖ trigeminales Verteilungsmuster	Zoster ophthalmicus → S. 36	Vorstellung beim Hautarzt
nicht entzündlich:	❖ schmerzlose, umschriebene Lidschwellung ❖ keine Rötung ❖ hartes Knötchen im Lid tastbar ❖ Pseudoptosis	Chalazion → S. 40	eindeutige Diagnose
	❖ bei älteren Patienten (Altershaut) ❖ schlaff hängende Lidhaut ❖ Brauensenkung	❖ Cutis laxa senilis → S. 19 ❖ Blepharochalasis → S. 19	eindeutige Diagnose
	❖ paragraphenförmiges Oberlid ❖ keine Rötung ❖ tastbare Raumforderung	❖ Lidtumor → S. 42f ❖ Tränendrüsentumor → S. 68f	Biopsie
	keine weiteren Augensymptome	internistische Ursache (Herz-, Nieren-, Schilddrüsenerkrankung)	Abklärung durch den Internisten
	gelblicher Fettprolaps, der sich leicht unter die Bindehaut und die Lider verschieben läßt	orbitale Fetthernie	eindeutige Diagnose
	❖ Enophthalmus ❖ Traumaanamnese (Contusio bulbi) ❖ evtl. Doppelbilder	Orbitabodenfraktur → S. 521	❖ Röntgenaufnahme ❖ in schwierigen Fällen auch CT zur eindeutigen Lokalisation der Fraktur

20 Leitsymptome

Leitsymptom	Mögliche Begleitsymptome und Befunde	Verdachtsdiagnose (wahrscheinlich zugrundeliegendes Krankheitsbild)	Weitere Maßnahmen zur diagnostischen Abklärung)
Pseudoptosis	❖ bei älteren Patienten ❖ erschlaffte Lidhaut ❖ Brauensenkung	❖ Cutis laxa senilis → S. 19 ❖ Blepharochalasis → S. 19	eindeutige Diagnose
	❖ Traumaanamnese (Contusio bulbi) ❖ evtl. Doppelbilder ❖ Lidschwellung ❖ Enophthalmus	Orbitabodenfraktur → S. 521	❖ Röntgenaufnahme ❖ in schwierigen Fällen CT zur genauen Lokalisation der Fraktur
	❖ Pseudoenophthalmus ❖ oft nach schwerem Trauma oder Operation oder nach langer Entzündung (Uveitis, Retinitis) ❖ blindes Auge	Phthisis bulbi (geschrumpftes Auge)	eindeutige Diagnose
	tastbare, nicht verschiebliche Schwellung	Lidtumoren → S. 42f	Biopsie
Ptosis häufig:	Traumaanamnese oder ältere Patienten	Dehiszenz des M. levator palpebrae	eindeutige Diagnose
	Z. n. intraokularer Operation	Dehnung des M. levator palpebrae	eindeutige Diagnose
	meist doppelseitig, von Geburt an vorhanden	kongenitale Ptosis → S. 22	eindeutige Diagnose
selten:	Lähmung einzelner oder aller äußeren Augenmuskeln	chronisch progressive externe Ophthalmoplegie → S. 505	Abklärung durch den Neurologen

20 Leitsymptome

	❖ Lidschwellung ❖ Schmerz ❖ Fremdkörpergefühl ❖ Blepharospasmus	❖ Erosio cornae → S. 516 ❖ Hornhautfremdkörper ❖ subtarsaler Fremdkörper → S. 517	❖ Inspektion der Hornhaut ❖ doppeltes Ektropionieren (→ bei V. a. subtarsalen Fremdkörper) ❖ Anfärben der Hornhaut mit Fluoreszein (→ bei V. a. Erosio corneae)
	Z. n. Applikation von Guanethidinhaltigen Antiglaukomatosa	Medikamenten-Nebenwirkung → S. 581	eindeutige Diagnose
	Trias: Ptosis, Miosis, Enophthalmus	Horner-Syndrom → S. 234	Abklärung durch den Neurologen
	Ausmaß der Ptosis kann von Tag zu Tag variieren	Myasthenia gravis → S. 499	Abklärung durch den Neurologen
	zusätzlich weite Pupille und Doppelbilder	Okulomotoriusparese → S. 505	neurologische Abklärung
Pupillenstörung Miosis (Pupillenverengung):	Z. n. Pilocarpinapplikation	medikamentöse Miosis	eindeutige Diagnose
	Z. n. Morphiumeinnahme	toxisch bedingte Miosis	eindeutige Diagnose
	zusätzlich Ptosis und Enophthalmus	Horner-Syndrom → S. 234	neurologische Abklärung
	❖ zusätzlich Iritis/Iridozyklitis ❖ rotes Auge ❖ Schmerzen	Reizmiosis	eindeutige Diagnose
Mydriasis (Pupillenerweiterung):	nach Gabe von Atropin, Mydriatika	medikamentöse Mydriasis	eindeutige Diagnose
	❖ ischämisch ❖ Tumor ❖ Traumaanamnese	Läsion des N. oder Tractus opticus	neurologische Abklärung
	lichtstarre Pupille	nach plötzlicher Erblindung	eindeutige Diagnose

Leitsymptom	Mögliche Begleitsymptome und Befunde	Verdachtsdiagnose (wahrscheinlich zugrundeliegendes Krankheitsbild)	Weitere Maßnahmen zur diagnostischen Abklärung
Ringe um Lichtquellen	❖ allmählich fortschreitende Sehverschlechterung ❖ vermehrte Blendung ❖ grau-weißer Pupillenreflex	Katarakt → S. 174f	Spaltlampenuntersuchung (bei Katarakt ist Linsentrübung eindeutig sichtbar)
	Hornhautödem	erhöhter Augeninnendruck	intraokularen Druck messen
Rotes Auge	❖ konjunktivale Injektion ❖ voller Visus ❖ eitriges oder wäßriges Sekret ❖ Lid- und Bindehautschwellung ❖ verklebte Augen am Morgen	Konjunktivitis → S. 77f	mikrobiologische Abstrichdiagnostik
	❖ gemischte Injektion ❖ reduzierter Visus ❖ reduzierter Einblick ins Auge ❖ Schmerzen	Skleritis/Episkleritis → S. 164	eindeutige Diagnose
	❖ palpatorisch hartes Auge ❖ weite reaktionslose Pupille ❖ Kopf- und Augenschmerzen ❖ Visusabfall ❖ Übelkeit evtl. mit Erbrechen	Glaukomanfall → S. 269f	⚠ Erblindungsgefahr! ❖ Sofort intraokularen Druck messen!
	❖ spontan (leere Anamnese) ❖ nach Kraftanstrengung (z. B. schweres Heben, Pressen, harter Stuhlgang) sowie Husten oder Niesen	Hyposphagma (Bluterguß am Auge) → S. 74	bei entsprechender Anamnese eindeutige Diagnose

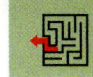

20 Leitsymptome

	❖ nach Trauma oder Operation ❖ aufgrund einer Arteriosklerose (v. a. bei älteren Menschen rezidivierend) ❖ bei gestörter Blutgerinnung (Bluterkrankheit, Medikamenteneinnahme, z. B. Marcumar)	
Schwarze Punkte („vor dem Auge herumschwimmend", sog. „Mouches volantes")	❖ i.d.R. keine weiteren Augensymptome ❖ Visusminderung nur bei starker Ausprägung	Glaskörpertrübung → S. 286	eindeutige Diagnose
	❖ oft ältere Patienten ❖ Schleier und Schwaden im Auge (auch im Dunkeln) ❖ mobil bei Augenbewegungen ❖ Lichtblitze	hintere Glaskörperabhebung → S. 286	❖ an sich harmloser Befund ❖ Fundusuntersuchung, um Netzhautdefekt auszuschließen
	Entzündungsdebris im Glaskörper	hintere Uveitis → S. 217	Fundusuntersuchung
Sehverschlechterung **!** Bei Sehverschlechterung stets Fundusuntersuchung!	❖ dauert wenige Sekunden ❖ Verdunklung bis Amaurose	Amaurosis fugax (z. B. bei ipsilateraler Arteria-carotis-interna-Sterose)	ophthalmologisch kein pathologischer Befund
	❖ schlechtes Allgemeinbefinden ❖ Normalisierung des Visus mit Besserung des Allgemeinbefindens	Kreislaufkollaps	ophthalmologisch kein pathologischer Befund
transient (Visus normalisiert sich innerhalb von 24, meist innerhalb von 1 Std.):	❖ Gesichtsfeldausfälle ❖ 10–20 Min. Flimmerskotome ❖ Schwindel, Erbrechen	Migraine ophthalmique → S. 410	eindeutige Diagnose

20 Leitsymptome

Leitsymptom	Mögliche Begleitsymptome und Befunde	Verdachtsdiagnose (wahrscheinlich zugrundeliegendes Krankheitsbild)	Weitere Maßnahmen zur diagnostischen Abklärung
Sehverschlechterung transient:	❖ Verschwommen Sehen ❖ generelles Gefühl der Abgeschlagenheit	Hypoglykämie	⚠ Erblindungsgefahr! ❖ Glukosegabe: wenn Visus sich mit Anstieg des Blutzuckerspiegels normalisiert, eindeutige Diagnose
länger als 24 Std. andauernd, plötzlich, schmerzlos:	❖ einseitige Sehminderung ❖ Kopfschmerzen möglich	AION = anteriore ischämische Optikoneuropathie → S. 282f	BSG und CRP bestimmen (Sturzsenkung bei Morbus Horton)
	❖ bewegliche Schwaden vor den Augen ❖ Aufklaren durch Ruhigstellung der Augen und Absetzen des Blutes nach unten	Glaskörperblutung → S. 292f	Fundesuntersuchung: Einblick auf den Fundus nicht möglich (eindeutige Diagnose)
	❖ starker Visusverlust ❖ Lichtblitze	Netzhautablösung → S. 335ff	⚠ Erblindungsgefahr! ❖ Ophthalmoskopie (eindeutig sichtbare Amotio retinae)
	❖ Bewegungs- und Repulsionsschmerz ❖ Sehverschlechterung nach körperlicher Belastung zunehmend ❖ Zentralskotom ❖ Ophthalmoskopie unauffällig („Patient sieht nichts, Arzt sieht nichts")	Retrobulbärneuritis → S. 380ff	neurologische Untersuchung

20 Leitsymptome

Symptome	Diagnose	Untersuchung
intraretinale streifige Blutungen: ❖ in 1 Quadranten ❖ in 2 Quadranten ❖ in 4 Quadranten	❖ Venenastverschluß (VAV) → S. 326 ❖ hemisphärischer Verschluß → S. 326 ❖ Zentralvenenverschluß (ZVV) → S. 326	❖ Ophthalmoskopie (streifige Blutungen) ❖ Fluoreszenzangiographie zur Differenzierung „ischämischer bzw. nicht ischämischer Typ"
❖ segmentaler bzw. totaler Gesichtsfeldausfall ❖ plötzliche einseitige Erblindung	Zentralarterienverschluß (ZAV) → S. 328	Ophthalmoskopie: weißliches Netzhautödem; „kirschroter Fleck" sichtbar (Makula)
❖ Patient meist über 60 ❖ Sehminderung einseitig ❖ Kopfschmerzen ❖ druckschmerzhafte Temporalarterie ❖ Nackenmyalgie ❖ Kaubeschwerden ❖ Gewichtsverlust	AION arteriitischer Genese bei Riesenzellarteriitis, Morbus Horton, Arteriitis temporalis → S. 382 f	⚠ Erblindungsgefahr! ❖ Arterienbiopsie und histologische Diagnostik ❖ ophthalmoskopisch sichtbare zirkuläre oder segmentale Papillenschwellung ❖ BSG und CRP bestimmen (stark erhöht bei Morbus Horton) ❖ eindeutige Diagnose

langsam zunehmend (über Wochen, Monate, Jahre) schmerzlos:

Symptome	Diagnose	Untersuchung
❖ grauer oder weißer Pupillenreflex ❖ Kontrastverlust ❖ erhöhte Blendung	Katarakt → S. 174 ff	Spaltlampenuntersuchung: wenn Linsentrübung im regredienten Licht sichtbar, eindeutige Diagnose
❖ getrübte Hornhaut ❖ Hornhautnarben	chronische Hornhautdegeneration, Keratopathie → S. 148	❖ eindeutige Diagnose ❖ Spaltlampenuntersuchung macht Degenerationen und Narben der Hornhaut sichtbar

Leitsymptom	Mögliche Begleitsymptome und Befunde	Verdachtsdiagnose (wahrscheinlich zugrundeliegendes Krankheitsbild)	Weitere Maßnahmen zur diagnostischen Abklärung
Sehverschlechterung langsam, schmerzlos:	❖ zentraler Gesichtsfeldausfall ❖ Patient meist über 65 ❖ evtl. Verzerrtsehen sowie Mikro- und Makropsie	AMD (altersbezogene Makuladegeneration) → S. 344f	Fluoreszenzangiographie
	❖ erhöhter Augeninnendruck ❖ Gesichtsfeldausfälle	primär chronisches Offenwinkelglaukom → S. 255f	⚠ Erblindungsgefahr! ❖ intraokularen Druck messen!
	Sehverschlechterung typischerweise morgens stärker als abends	Fuchssche Hornhautdystrophie → S. 151f	Spaltlampenuntersuchung
	spezifische Sehverschlechterung beim Nah- oder Weitsehen	❖ Myopie → S. 422 ❖ Hyperopie → S. 427	Visusprüfung
schmerzhaft, akut:	weißliche Hornhauttrübung	akuter Keratokonus → S. 128	typische konische Vorwölbung der Hornhaut an der Spaltlampe sichtbar
	❖ palpatorisch hartes, rotes Auge ❖ weite reaktionslose Pupille ❖ Übelkeit, evtl. mit Erbrechen	Glaukomanfall → S. 269f	⚠ Erblindungsgefahr! ❖ Sofort intraokularen Druck messen!
	❖ Zentralskotom ❖ Sehverschlechterung nach körperlicher Belastung zunehmend, Bewegungs- und Repulsionsschmerz ❖ unauffällige Ophthalmoskopie („Patient sieht nichts, Arzt sieht nichts")	Retrobulbärneuritis → S. 380ff	neurologische Abklärung

20 Leitsymptome

Weißer Pupillenreflex (Leukokorie) bei Kindern (wird häufig erstmals auf Fotos entdeckt) ■ Leukokorie erfordert immer Retinoblastomausschluß (= weißlicher Tumor im Glaskörper bzw. intra- oder subretinal)!	❖ gemischte Injektion ❖ ziehende Augenschmerzen ❖ Fibrin und Zellen in der Vorderkammer ❖ Glaskörperinfiltration ❖ vordere und hintere Synechien	Uveitis → S. 211 f	Spaltlampenuntersuchung
	ein- oder doppelseitig	Katarakt → S. 174 ff	Spaltlampenuntersuchung: eindeutige Diagnose, wenn Linsentrübung im regredienten Licht sichtbar
	❖ zu 90 % männliche Patienten im Kindes- und Jugendalter ❖ einseitige Leukokorie (manchmal mit Strabismus verbunden) ❖ ophthalmoskopisch sichtbare exsudative Netzhautablösung	Morbus Coats → S. 332	eindeutige Diagnose
	ophthalmoskopisch sichtbare Netzhautablösung	Netzhautablösung, z. B. bei Frühgeborenenretinopathie → S. 333 f, 335 ff	eindeutige Diagnose
	❖ meist einseitig ❖ konnatal (Leukokorie fällt bereits nach der Geburt auf) ❖ meist Mikrophthalmus	PHPV (persistierender hyperplastischer primärer Glaskörper) → S. 289 f	Ultraschalluntersuchung
	❖ meist (²/₃ der Fälle) einseitig ❖ evtl. zusätzlich rotes Auge ❖ Kind meist unter 3 Jahren ❖ normale Bulbusgröße	Retinoblastom (weißlicher Tumor im Glaskörper bzw. intra- oder subretinal) → S. 361 f	❖ Ophthalmoskopie, auch am 2. Auge (bilaterales Retinoblastom) ❖ CT

20 Leitsymptome

Leitsymptom	Mögliche Begleitsymptome und Befunde	Verdachtsdiagnose (wahrscheinlich zugrundeliegendes Krankheitsbild)	Weitere Maßnahmen zur diagnostischen Abklärung
Verzerrtsehen, Unscharfsehen	z. B. besonders beim Blick auf nahe oder entfernt liegende Objekte	Refraktionsanomalie (Myopie, Hyperopie) → S. 442f	Refraktionsbestimmung
	❖ ältere Patienten (65 und darüber) ❖ allmählich fortschreitende Sehverschlechterung	altersbedingte Makuladegeneration (AMD) → S. 344f	Ophthalmoskopie
	❖ Patient unter psychischem oder physischem Streß ❖ meist sind Männer in der 3.–4. Lebensdekade betroffen ❖ vergrößert oder verkleinert sehen ❖ zentrale relative Gesichtsfeldausfälle (Patienten sehen dunklen Fleck)	Chorioretinopathia centralis serosa → S. 342	Ophthalmoskopie
	Kopfschmerzen, evtl. Übelkeit Flimmerskotome – transient	Migraine ophthalmique → S. 410	eindeutige Diagnose
	❖ bleibend, bzw. schlechterwerdend ❖ evtl. Doppelbilder ❖ erhöhte Blendung ❖ grauer bis weißlicher Pupillenreflex	Katarakt → S. 174f	Spaltlampenuntersuchung zeigt bei Katarakt eindeutig Linsentrübung
	eng- oder weitgestellte Pupillen	Z. n. Augentropfenapplikation (Miotika, Mydriatika)	eindeutig bei entsprechender Anamnese

❖ fehlender oder abgeschwächter Fundusreflex ❖ Schattensehen (ein Vorhang von oben, eine Wand von unten)	Netzhautablösung → S. 335 ff	eindeutige Diagnose
❖ Kopfschmerzen ❖ Gesichtsfeldausfall ❖ Doppelbilder ❖ Augenmuskellähmungen ❖ ödematöse Papillenprominenz	zerebrale Ursache (Tumor, erhöhter Hirndruck)	❖ neurologische Abklärung ❖ CT

Anhang 1 Ophthalmika (lokale Gabe)

Arzneimittel	Indikationen	Okuläre Wirkungen/Nebenwirkungen	Systemische Nebenwirkungen
Aciclovir	❖ Herpes-simplex-Virus-Keratitis ❖ Herpes zoster	lokale Irritationen, Keratitis, allergische Reaktionen der Lider und Bindehaut	keine systemischen Wirkungen bei lokaler Gabe bekannt
Atropin	❖ Zykloplegie ❖ Uveitis	Mydriasis, Winkelblockglaukom, Zykloplegie, Sehverschlechterung, Zunahme des intraokularen Druckes (IOD)	Verwirrtheit, Tachykardie, trockener Mund
β-Rezeptoren-Blocker (Timolol)	Glaukomtherapie	Senkung des IOD, Sehverschlechterung, trockenes Auge	Bronchokonstriktion, Bradykardie
Carbachol	Glaukomtherapie	Senkung des IOD, Miosis, Akkommodationsspasmus, Sehverschlechterung	Fieber, Synkope, Übelkeit
Clonidin	Glaukomtherapie	Senkung des IOD, Abnahme der Sehnervenkopfdurchblutung	Blutdruckabfall
Cyclopentolat	❖ Mydriatikum ❖ Zykloplegie	Mydriasis, Winkelblockglaukom, Sehverschlechterung, Zunahme des IOD	zentralnervöse Störungen, Tachykardie, trockener Mund, Übelkeit
Chloramphenicol	schwere okuläre bakterielle Infektionen	lokale Irritationen, allergische Reaktionen der Lider und Bindehaut, Keratitis	aplastische Anämie (selten)

Fortsetzung →

Anhang 1 Ophthalmika (lokale Gabe) (1. Fortsetzung)

Arzneimittel	Indikationen	Okuläre Wirkungen/Nebenwirkungen	Systemische Nebenwirkungen
Dorzolamid (lokaler Carboanhydrasehemmer)	❖ Glaukomtherapie ❖ Prophylaxe des IOD-Anstiegs nach laserchirurgischer Behandlung	lokale allergische Reaktionen der Lider und Bindehaut	Unwohlsein, Depressionen, metallischer Geschmack
Dipivefrin	Glaukomtherapie	Senkung des IOD, lokale Irritationen und allergische Reaktionen der Lider und Bindehaut, Mydriasis, Winkelblockglaukom	Tachykardie, Herzrhythmusstörungen, Blutdruckanstieg, Kopfschmerzen
Epinephrine	Glaukomtherapie	Senkung des IOD, zystoides Makulaödem	Kopfschmerzen, Schwitzen, Synkope
Echothiophat	Glaukomtherapie	Senkung des IOD, Miosis, Sehverschlechterung, Akkommodationsspasmus	Übelkeit, Dyspnoe, Bradykardie
Gentamicin	okuläre bakterielle Infektionen (insbesondere Pseudomonas aeruginosa, Escherichia coli, Proteus Spezies, Klebsiella pneumoniae)	lokale Irritationen, allergische Reaktionen, Keratitis, bei intravitrealer Gabe: Netzhautschädigung und Optikusatrophie möglich	keine systemischen Wirkungen bei lokaler Gabe bekannt
Glucocorticoide	antiinflammatorische Therapie	Steigerung des IOD, Cataracta subcapsularis posterior	Abnahme des Plasmacortisolspiegels

Guanethidin	Glaukomtherapie	Senkung des IOD, lokale Irritation, Miosis, Ptosis, Sehverschlechterung	keine systemischen Wirkungen bei lokaler Gabe bekannt
Idoxuridin, Trifluridin, Vidarabin	Herpes-simplex-Virus-Keratitis	lokale Irritationen, Hornhautschädigungen, Ptosis und Verschluß des Tränenpünktchens	keine systemischen Wirkungen bei lokaler Gabe bekannt
Naphazolin	symptomatische Behandlung bei allergischer oder entzündlicher Reizung	konjunktivale Gefäßverengung, lokale Irritation, Mydriasis, Winkelblockglaukom, Keratitis	selten: Kopfschmerzen, Blutdruckanstieg, Übelkeit, Herzrhythmusstörungen
Neostigmin	Glaukomtherapie	Senkung des IOD, lokale Irritation, Miosis, Akkommodationsspasmus, Sehverschlechterung	keine systemischen Wirkungen bei lokaler Gabe bekannt
Penicillin	okuläre bakterielle Infektionen	lokale Irritationen, allergische Reaktionen der Lider und Bindehaut	keine systemischen Wirkungen bei lokaler Gabe bekannt
Phenylephrin	❖ Mydriatikum ❖ Vasokonstriktion	Mydriasis, Winkelblockglaukom, Vasokonstriktion	Blutdruckanstieg, Herzinfarkt, Tachykardie
Pilocarpin	Glaukomtherapie	Senkung des IOD, Miosis, Akkommodationsspasmus, Sehverschlechterung, Netzhautrisse (selten)	Kopfschmerzen, Übelkeit, Bradykardie, Blutdruckabfall, Bronchialspasmus
Rifampicin	okuläre Infektionen mit Chlamydien	konjunktivale Hyperämie, Schmerzen, Tränen	keine systemischen Wirkungen bei lokaler Gabe bekannt

Fortsetzung →

Anhang 1 Ophthalmika (lokale Gabe) (2. Fortsetzung)

Arzneimittel	Indikationen	Okuläre Wirkungen/Nebenwirkungen	Systemische Nebenwirkungen
Scopolamin	❖ therapeutische Mydriasis ❖ Uveitis	Sehverschlechterung, Mydriasis, Winkelblockglaukom, Zykloplegie, Zunahme des IOD	Verwirrtheit, Halluzinationen
Sulfonamide	okuläre bakterielle Infektionen	lokale Irritationen, allergische Reaktionen, Keratitis	keine systemischen Wirkungen bei lokaler Gabe bekannt
Tetracycline	okuläre bakterielle Infektionen (auch Mykoplasmen)	unspezifische Konjunktivitis, allergische Reaktionen	keine systemischen Wirkungen bei lokaler Gabe bekannt

Anhang 2 Nichtophthalmika mit okulären Nebenwirkungen

Arzneimittel Herz- und Kreislaufmittel (systemische Gabe)	Indikationen	Nebenwirkungen am Auge	Systemische Nebenwirkungen
Atropin	❖ bradykarde Arrhythmien ❖ Spasmen im Magen-Darm-Trakt	Sehverschlechterung, Mydriasis, Winkelblockglaukom, visuelle Halluzinationen	Tachykardie, Erregung, Verwirrtheit
Amiodaron	therapierefraktäre ventrikuläre Arrhythmien	gelb-braune Einlagerungen in der Hornhaut (Cornea verticillata), Bindehaut und Linse	Schilddrüsenfunktionsstörungen, Lungenfibrose, Photosensibilisierung
β-Rezeptoren-Blocker	❖ arterielle Hypertonie, ❖ koronare Herzkrankheit, ❖ Herzinsuffizienz (in geringer Dosierung)	Sehverschlechterung, visuelle Halluzinationen, Senkung des IOD, trockenes Auge	Blutdrucksenkung, Bradykardie, Dyspnoe, Benommenheit
Clonidin	arterielle Hypertonie	Senkung des IOD, Sehverschlechterung, allergische Reaktionen der Bindehaut und der Lider	Sedierung, Bradykardie, Mundtrockenheit, depressive Verstimmungen
Digitalisglykoside (Digoxin, Digitoxin, Acetyldigoxin)	❖ Herzinsuffizienz ❖ Herzrhythmusstörungen	Farbsehstörungen (Xanthopsie)	Übelkeit, Bradykardie
Guanethidin	arterielle Hypertonie	Sehverschlechterung, Irritation, Miosis, Ptosis, Doppelbilder, Senkung des IOD	orthostatische Kreislaufregulationsstörungen, Diarrhöen

Fortsetzung →

Anhang 2 Nichtophthalmika mit okulären Nebenwirkungen (1. Fortsetzung)

Arzneimittel ZNS-Präparate (systemische Gabe)	Indikationen	Nebenwirkungen am Auge	Systemische Nebenwirkungen
Amphetamine	❖ Narkolepsie ❖ Appetitzügler ❖ hyperkinetisches Syndrom (Pädiatrie)	Sehverschlechterung, Mydriasis, Winkelblockglaukom, vergrößerte Lidspalten, visuelle Halluzinationen	Erregungs- und Unruhezustände, Tachykardie, Schlaflosigkeit
Barbiturate	❖ Epilepsie ❖ Narkose ❖ Beruhigungs- und Schlafmittel	Augenbewegungsstörungen (herabgesetzte Konvergenzreaktion, Augenmuskellähmungen, Nystagmus), Ptosis und Blepharoklonus bei chronischem Gebrauch	Blutdruckabfall, Unterdrückung der REM-Schlafphasen, Atemdepression, Hyperalgesie
Benzodiazepine (Alprazolam, Diazepam, Clonazepam, Midazolam)	❖ Angst- und Erregungszustände ❖ Epilepsie ❖ Schlafstörungen	Unterdrückung des Hornhautreflexes, Herabsetzen der Akkommodation und der Tiefenwahrnehmung, Augenbewegungsstörung, allergische Konjunktivitis	Atemdepression, Müdigkeit, Toleranzentwicklung
Chloralhydrat	Schlafmittel	Miosis, Ptosis, herabgesetzte Konvergenzreaktion	Schleimhautreizung, Lebertoxizität
Chlorpromazin, Thioridazin, Perphenazin (Gruppe der Phenothiazinneuroleptika)	❖ Schizophrenie ❖ psychomotorische Erregung ❖ Manien ❖ chronische Schmerzzustände	Sehverschlechterung, Pigmentablagerungen (Linsenoberfläche, Hornhaut), retinale Pigmentepithelveränderungen (vor allem bei Thioridazin)	Parkinsonismus, Früh- und Spätdyskinesien, Leberschädigung

Carbamazepin	❖ Epilepsie ❖ Neuralgien (Trigeminusneuralgie)	Doppelbilder, Verschwommensehen, Schweregefühl der Lider	Müdigkeit, Ataxie, Blutbildveränderungen
L-Dopa	Morbus Parkinson	Mydriasis (Winkelblockglaukom), Lidretraktion, Ptosis	orthostatische Kreislaufregulationsstörung, Übelkeit, Dyskinesien, Psychosen
Haloperidol (Gruppe der Butyrophenonneuroleptika)	❖ Schizophrenie ❖ psychomotorische Erregtheit ❖ Manien ❖ chronische Schmerzzustände	Mydriasis, Sehverschlechterung	Parkinsonismus, Früh- und Spätdyskinesien, Leberschädigung
Lithium	❖ manische Phasen ❖ Prophylaxe endogener Depressionen	Sehverschlechterung, Nystagmus, Exophthalmus (wegen der Schilddrüsenfunktionsstörung)	Struma, Ataxie, Durchfall, Tremor
Morphin	starke Schmerzen	Miosis, Sehverschlechterung, Abnahme der Akkommodation und Konvergenzreaktion, im Entzug: Mydriasis, Tränenträufeln und Doppelbilder	Atemdepression, Bronchokonstriktion, Obstipation, Euphorie (Suchtgefahr)
Phenytoin	Epilepsie	Nystagmus, Sehverschlechterung, Mydriasis	Hypertrichose, Gingivahyperplasie, zerebelläre Ataxie, Osteopathie
trizyklische Antidepressiva (Amitriptylin, Desipramin, Imipramin)	Depressionen	Mydriasis, Winkelblockglaukom, Zykloplegie, trockenes Auge, Doppelbilder	Tachykardie, Obstipation, Miktionsstörungen

Fortsetzung →

Anhang 2 Nichtophthalmika mit okulären Nebenwirkungen (2. Fortsetzung)

Arzneimittel Antiinfektiöse Medikamente (systemische Gabe)	Indikationen	Nebenwirkungen am Auge	Systemische Nebenwirkungen
Chloramphenicol	schwere bakterielle Infektionen wie Typhus abdominalis, Haemophilus influenza meningitis	Sehverschlechterung, Gesichtsfeldveränderungen (Skotome, Einschränkung), Retrobulbär- oder Optikusneuritis, lokale allergische Reaktionen	aplastische Anämie, gastrointestinale Störungen, Fieber, Gray-Syndrom
Chloroquin Hydroxychloroquin	❖ Malaria ❖ Amöbiasis	Hornhautablagerungen (Cornea verticillata), retinale Pigmentepithelveränderungen (Schießscheibenmakulopathie), Gesichtsfeldveränderungen	Übelkeit, Kopfschmerzen, Bleichung der Haare, Blutbildveränderungen
Chinin	Malariainfektion	Sehverschlechterung bis zur toxischen Amblyopie, Mydriasis, Netzhautschädigungen (Ödem, Gefäßverengung), Papillenödem, Gesichtsfeldeinschränkungen	hämolytische Anämie, allergische Reaktionen, Hörstörungen
Ethambutol	Tuberkulose	Optikusneuritis, Gesichtsfeldveränderungen, Farbsehstörung	Hyperurikämie, Übelkeit
Isoniazid	Tuberkulose	Optikusneuritis, Optikusatrophie, Gesichtsfeldveränderungen, Papillenödem, Farbsehstörung	Polyneuropathie (Vitamin-B6-Stoffwechselstörung), allergische Reaktionen, Leberschädigung

Penicillin	bakterielle Infektionen	Mydriasis, herabgesetzte Akkommodation, Doppelbilder, Papillenödem bei Pseudotumor cerebri (sekundär)	Übelkeit, allergische Reaktionen
Rifampicin	Tuberkulose	konjunktivale Hyperämie, Blepharokonjunktivitis, Farbveränderung (orange) der Tränenflüssigkeit möglich	Leberfunktionsstörungen, Übelkeit, allergische Reaktionen, Leberenzyminduktion
Streptomycin	Tuberkulose	Nystagmus, Sehverschlechterung, toxische Amblyopie, Farbsehstörung, Optikusatrophie	Ototoxizität, Nephrotoxizität, Allergie
Sulfonamide	bakterielle Infektionen	Myopie, unspezifische Irritation	allergische Reaktionen, Übelkeit, Photosensibilität
Tetracycline	bakterielle Infektionen	Myopie, Papillenödem bei Pseudotumor cerebri, Sehverschlechterung, Doppelbilder	Übelkeit, allergische Reaktionen, Leberschädigung
Medikamente zur Behandlung rheumatischer Erkrankungen (systemische Gabe)			
Chloroquin, Hydroxychloroquin	Basistherapeutikum bei chronischer Polyarthritis	Hornhautablagerungen (Cornea verticillata), retinale Pigmentepithelveränderungen (Schießscheibenmakulopathie), Gesichtsfeldveränderungen	Übelkeit, Kopfschmerzen, Bleichung der Haare, Blutbildveränderungen

Fortsetzung →

Anhang 2 Nichtophthalmika mit okulären Nebenwirkungen (3. Fortsetzung)

Arzneimittel Medikamente zur Behandlung rheumatischer Erkrankungen (systemische Gabe)	Indikationen	Nebenwirkungen am Auge	Systemische Nebenwirkungen
Goldsalze	Basistherapeutikum bei chronischer Polyarthritis	Ablagerungen an den Lidern, der Bindehaut, der Hornhaut (Chrysiasis) und der Linse (selten), Ptosis, Nystagmus und Doppelbilder sind selten	Blutbildveränderungen, Nephrotoxizität, Schleimhautschäden
Ibuprofen	❖ chronische Polyarthritis ❖ Entzündungen bei Arthrosis deformans	Verschwommensehen, Doppelbilder, Farbsehstörungen, trockenes Auge, Optikusneuritis (selten)	Schleimhautschädigungen im Magen-Darm-Trakt
Indomethacin	❖ chronische Polyarthritis ❖ Entzündungen bei Arthrosis deformans	Sehverschlechterung, Doppelbilder, Farbsehstörungen, Hornhautablagerungen	Schleimhautschädigungen im Magen-Darm-Trakt, Kopfschmerzen
Acetylsalicylsäure, Salicylsäure	❖ Fieber, Schmerzen ❖ chronische Polyarthritis ❖ Thrombozytenaggregationshemmung	Allergien, Konjunktivitis, Sehverschlechterung, vorübergehende Blindheit	Mikroblutungen im Magen-Darm-Trakt, Allergien, Bronchospasmus, ototoxische Nebenwirkungen

Hormonpräparate			
Glucocorticoide	❖ anaphylaktischer Schock, immunsuppressive Therapie (z. B. Colitis ulcerosa, immunhämolytische Anämien) ❖ Asthma bronchiale ❖ akutes rheumatisches Fieber	Sehverschlechterung, Steigerung des IOD, Cataracta subcapsularis posterior	Blutzuckeranstieg, Cushing-Syndrom, Osteoporose, Anstieg der Thromboseneigung, erhöhte Infektanfälligkeit
Orale Kontrazeptiva	❖ Schwangerschaftsverhütung ❖ Zykluskontrolle	Sehverschlechterung, Netzhautgefäßveränderungen (Verschluß, Blutung, Spasmus), Netzhautödem, Gesichtsfeldveränderungen, Optikusneuritis	Varikosis, Entwicklung von Migräne, Ödeme
Weitere wichtige Medikamente mit okulären Nebenwirkungen			
Cumarinderivate (Phenprocoumon, Warfarin)	Blutverdünnung zur Prophylaxe und Behandlung venöser Thrombosen	subkonjunktivale oder retinale Blutungen, Hyphäma	Haarausfall, Übelkeit, zerebrale Blutungen, Spontanhämatome
Vitamin A	❖ Vitamin-A-Mangelzustände ❖ Acne vulgaris	Verlust der Wimpern, Anstieg des intrakraniellen Drucks (Pseudotumor cerebri), Doppelbilder, Strabismus	starke Kopfschmerzen, Haarausfall, Übelkeit, Pruritus, Rhagaden, Knochen- und Gelenkschmerzen

Fortsetzung →

Anhang 2 Nichtophthalmika mit okulären Nebenwirkungen (4. Fortsetzung)

Arzneimittel	Indikationen	Nebenwirkungen am Auge	Systemische Nebenwirkungen
Vitamin D	❖ Vitamin-D-Mangelzustände ❖ Hypoparathyroidismus	Strabismus, Calciumablagerungen in der Bindehaut und Hornhaut (Bandkeratopathie), Optikusatrophie durch Verschluß des Canalis opticus (durch Calcium)	Kalzifizierung parenchymatöser Organe (z. B. Niere)
Nikotinsäure	Fettstoffwechselstörungen	zystoide Makulopathie, Sehverschlechterung, lokale allergische Reaktionen	Flush-Symptomatik, Unruhe, Übelkeit, Erbrechen, Diarrhöen

Anhang 3 Okuläre Symptome bei Vergiftungen

Giftige Substanz	Okuläre Wirkungen	Systemische Wirkungen
Atropin	Mydriasis, Sehverschlechterung, Winkelblockglaukom, Zykloplegie, Zunahme des IOD	Mundtrockenheit, trockene Haut, Verwirrtheit, Tachykardie, Hyperthermie
Blei	Erhöhung des IOD	Müdigkeit, Kopf- und Gliederschmerzen, Blässe, Darmkoliken, Lähmungen, Bleisaum an der Gingiva
Chinin	Sehstörungen, Netzhautgefäßspasmen, Optikusatrophie bis zur Erblindung	allergische Reaktionen, hämolytische Anämien, Schwindel, Tinnitus, Zyanose, Herztod
Digitalis	Augenflimmern, Wolkensehen, Farbsehstörungen	Herzrhythmusstörungen (AV-Blockierungen, Bigeminus), Übelkeit, Erbrechen, Kopfschmerzen, Verwirrtheit
Ethanol	vorübergehende Amblyopie, Senkung des IOD, Nystagmus, Doppelbilder, konjunktivale Hyperämie	Gangstörungen, Desorientiertheit bis zu Bewußtseinsstörung, Krämpfe, Tachykardie
Methylalkohol	Optikusatrophie bis hin zur Erblindung	Übelkeit, Koliken, Azidose, Oligurie

Weiterführende Literatur (Auswahl)

Axenfeld, Th., Pau, H.: Lehrbuch der Augenheilkunde. Fischer, Stuttgart 1992.
Fraunfelder, F. T., Roy, F. H.: Current Ocular Therapy 4. W. B. Saunders Company, Philadelphia 1995.
Gramberg-Danielsen, B.: Rechtliche Grundlagen der augenärztlichen Tätigkeit. Enke, Stuttgart 1986.
Kanski, J. J.: Lehrbuch der klinischen Ophthalmologie. Thieme, Stuttgart 1996.
Kaufmann, H.: Strabismus. Enke, Stuttgart 1995.
Krause, K.: Methoden der Refraktionsbestimmung. Wissenschaftliche Verlagsgesellschaft Regensberg & Biermann mbH, Münster 1985.
Kritzinger E. E., Beaumont, H. M.: Farbatlas der Papillenbefunde. Schlütersche, Hannover, 1990.
Naumann, G. O. H.: Pathologie des Auges. Springer, Heidelberg 1997
Tasman, W., Jaeger, E. A.: Duane's Clinical Ophthalmology. J. B. Lippincott Company, Philadelphia 1994.

Sachverzeichnis

A

Abbildungsmaßstabveränderung 469 f
Abblicklähmung 497
Abdecktest 6 f, 486 f, 495
- Säugling 6
Abducens paralysis s. Abduzensparese
Abduktion 473 f
Abduktionslähmung 500
Abduktionsstörung 504
Abduzensparese 427, 504
- isolierte, flüchtige, Kind 504
- Schielstellung 500
Aberration
- astigmatische 468 f
- chromatische 467
- sphärische 468
Ablatio
- falciformis 290
- retinae s. Netzhautablösung
Absorptionsgläser 461
Abszeß 37 f
Abt-Letterer-Siwe-Krankheit 430
Abwehrtrias 30
Aceclidin 228, 260
Acetylcholin 228
Acetylsalicylsäure, Nebenwirkung, okuläre 586
Achromasie s. Albinismus
Achsenametropie 434 f
Achsenhyperopie 447 f
Achsenmyopie 286, 444
Aciclovir 37, 137, 577
Acquired strabismus s. Strabismus, erworbener
Actinic keratitis s. Verblitzung
Acute
- dacryoadenitis s. Dacryoadenitis acuta
- dacryocystitis s. Dacryocystitis acuta
- iridocyclitis s. Iridozyklitis, akute
- iritis s. Iritis, akute
Adaptation 309 f, 438 f
Adduktion 473 f
Adduktionsstörung 497
Adenocarcinoma s. Talgdrüsenkarzinom
Adenochrom 118
Adenokarzinom 40, 49
Adenom, pleomorphes 68
Adenoma sebaceum 363
Aderfigur, retinale 442
Aderhaut 203, 205
- Untersuchung 206
Aderhautablösung 337
- exsudative 167
Aderhautatrophie, peripapilläre 317
Aderhauterkrankung, Fluoreszenzangiographie 315
Aderhautfalten 414
Aderhautgefäße 315
- sichtbare 210 f, 218
Aderhautmelanom, malignes 116, 220
Aderhautnävus 221
Aderhautruptur 523, 526
Aderhauttumor 206
Adrenalin 230, 258
Adult inclusion conjunctivitis s. Einschlußkörperchen-Konjunktivitis

After cataract s. Nachstar
Age-related
- change s. Altersveränderung
- macular degeneration s. Makuladegeneration, altersbedingte
Agnosie, optisch-visuelle 409
Ägyptische Körnerkrankheit 90, 95 f
AIDS 117
- Netzhautveränderung 357 f
AIDS-related retinal disorders s. Netzhautveränderung, AIDS-bedingte
AION s. Optikoneuropathie, ischämische, anteriore
Akanthamöbenkeratitis 139 f
- Kontaktlinsenträger 466
Akkommodation 169, 205, 436 ff
- beim Blick in die Ferne 449
- Naheinstellungsreaktion 223, 228
Akkommodationsbreite 437 f
- eingeschränkte, am gesunden Auge 219
- Messung 456 ff
Akkommodations-Konvergenz-Verhältnis, Störung 482 f
Akkommodationslähmung 457 f
- Botulismus 457
- iatrogene 457
Akkommodationsspasmus 456 f
Akkommodationsstörung 456 ff, 497
Akkommodationsverlust 172
Akkommodationsvermögen 437 f
Akkommodationszentrumläsion 457
Akkommodometer 456, 458
Albers-Schönberg marble bones s. Marmorknochenkrankheit
Albinism s. Albinismus
Albinismus 205, 210 f, 557
- Iris-Print-Linsen 465
- okulärer 210 f
- okulokutaner 210
Alexie 409
Alkaptonurie 118, 162
Allergic conjunctivitis s. Konjunktivitis, allergische
Allergische Diathese 31

Alport-Syndrom 173
ALT (Argon-Laser-Trabekuloplastik) 265 f
Alteration of colour vision s. Farbsinnstörung
Alterskatarakt 177 ff
Altersmiose 309
Alterssichtigkeit s. Presbyopie
Altersstar 177 ff
Altersveränderung
- Bindehaut 71
- Glaskörper 286 ff
- Linse 177 ff
- Netzhaut 317
Amaurose 542
- kortikale 408 f
Amaurosis
- congenita 351
- fugax 386, 569
Amblyopia ex anisometropia 455
Amblyopie 479 f
- Anisometropie 455
- einseitige 478
- Mikrostrabismus 482
- Okklusionsbehandlung 490 ff
- ptosisbedingte 23
AMD (altersbedingte Makuladegeneration) 344 ff, 572, 574
Ametropie 434 f
- Therapie 463
Amiodaron, Nebenwirkung, okuläre 581
Amöbenzyste 140
Amotio retinae s. Netzhautablösung
Amphetamine, Nebenwirkung, okuläre 582
Amyloidhyalose 292
Anamnese 3 f
Aneurysma
- intrakranielles, Chiasma-opticum-Läsion 406
- retinales 332
Angiographie
- Karotis-Sinus-cavernosus-Fistel 427
- Orbitauntersuchung 417

Angioid streaks 347
Angiomatosis retinae 364
Angiopathia retinae traumatica 512, 540
Anhängsel, präaurikuläre 107 f
Aniridie 206 f, 233, 557
- Iris-Print-Linsen 465
- traumatische 524
Aniseikonie 193, 455, 478
Anisocoria s. Anisokorie
Anisokorie 226, 230, 232 ff
- mit enger Pupille 234 f
- mit erweiterter Pupille 232 f
- medikamentös bedingte 235
- physiologische 233
Anisometropie 454 ff, 478
- Therapie 456, 463
Ankyloblepharon 22
Antibiotikum 93, 134
Antibiotikum-Kortison-Kombination 93
Antidepressiva, trizyklische, Nebenwirkung, okuläre 582
Antimykotika 139
Antirheumatika, Nebenwirkung, okuläre 585 f
Aphakie 449
- Anisometropiekorrektur 456
- Brechkraftbestimmung 451
- einseitige 193
- Hyperopiekorrektur 450 f
Apoplexia pupillae s. Optikoneuropathie, ischämische, anteriore, arteriosklerotischer Genese
Applanationstonometrie 244, 246, 248
- Kind 278
- bei Myopie 446
Apraclonidin 262
Arachnoiditis opticochiasmatica 406
Arcus senilis 148 f
Area striata s. Sehrinde
Argentum-Katarrh 62, 98 f
Argon-Laser-Therapie, Netzhautforamen 338

Argon-Laser-Trabekuloplastik 265 f
Argyll-Robertson-pupil s. Pupillenstarre, reflektorische
Argyrose 149
Argyrosis conjunctivae 114, 118
Arteria
- angularis 412
- carotis interna 224 f, 369
- - - Stenose 412
- centralis retinae s. Zentralarterie
- cerebri posterior, Zirkulationsstörung 410
- ciliaris
- - anterior 203 f
- - posterior
- - - brevis 203 f, 369 f
- - - longa 203 f
- hyaloidea 283, 374
- - Persistenz 289
- ophthalmica 369, 412
- supraorbitalis 412
- - Stromumkehr 412
- supratrochlearis 412
- - Stromumkehr 412
Arteria-hyaloidea-Rest 374
Arterienpuls 14
Arterienverschluß, retinaler 327 ff
- - Embolusquelle 328
- - Prognose 330
- - Therapie 329 f
Arteriitis temporalis 328, 386 f
Arteriolen, retinale, Elastizitätsverlust 317
Arteriosclerotic ischemic optic neuropathy s. Optikoneuropathie, ischämische, anteriore, arteriosklerotischer Genese
Arteriosklerose
- Fundusveränderung 330 ff
- Optikoneuropathie 382, 384 ff
Aspergillomycosis s. Aspergillus-Mykose
Aspergillus-Mykose, orbitale 426
Asteroid hyalosis s. Hyalose, asteroide

Asthenopische Beschwerden 449, 453, 563
Ästhesiometer 125
Astigmatism s. Astigmatismus
Astigmatismus 5, 123 ff, 443, 451 ff
- äußerer 452
- innerer 452
- inversus 452
- irregulärer 125, 452 f
- obliquus 452
- Pathophysiologie 451 f
- rectus 452
- regulärer 124, 452 f
- - Keratotomie 159
- - Korrektur 455
- schiefer Bündel 468
Astigmatismuskorrektur, Hornhautpachymetrie 127
Astrocytoma s. Astrozytom
Astrozytom
- retinales 363
- Sehnerv 393 f
A-Syndrom 480
Atrophia bulbi 560
Atrophie, chorioretinale
- - myopisch bedingte 346
- - periphere 341
Atropin 216, 230, 577
- Nebenwirkung, okuläre 581
Atropinvergiftung 589
Aufblicklähmung 497
Aufdecktest 494
Augapfel s. auch Bindehaut
Augapfelbindehaut (s. auch Bindehaut) 7
- Inspektion 7
Auge(n)
- aphakes 193
- einseitig rotes 139
- große, Kind 279
- pseudophakes 193
- rotes 77 f, 80, 568
- steinhartes 270 f
- trockenes 64 f, 554, 556
- - Bengalrosatest 55
- - Therapie 65
- - Ursache 64
Augenachsenverlagerung 445
Augenanamnese 3
Augenbewegungsstörung 495 ff
- erworbene 495
- infranukleäre 496
- internukleäre 497 f
- kongenitale 495
- mechanisch bedingte 499 f
- myogene 499
- neurogene 496 ff
- nukleäre 496
- supranukleäre 497
Augenbraue 19
Augenbrennen 77, 554
Augendurchleuchtung 206
Augenhintergrund (s. auch Fundus) 310 ff
- Altersveränderung 317
- Lichtreflexe 316
- Normalbefund 315 f
- Spiegeln
- - aufrechtes 13
- - indirektes, im umgekehrten Bild 13
- Untersuchung s. Ophthalmoskopie
- Veränderung
- - arteriosklerotische 330 ff
- - hypertoniebedingte 330 ff
- - pathologische 317
Augenhöhle s. Orbita
Augeninnendruck 237 ff
- erhöhter 237 ff, 427, 568
- Prüfung 15
- Schwankungen 245, 247
- Tageskurve 245, 247
Augeninnendruckmessung 244 ff, 256
- bei endokriner Orbitopathie 420
- Kind 278
Augenlinse s. Linse
Augenmigräne 410, 569, 574
Augenmuskelinfiltration, lymphatische 419, 425
Augenmuskelkerne 473, 475

Augenmuskelkernläsion 496
Augenmuskellähmung 495 ff
– beidseitige 498
– Diagnostik 5 f, 506
– einseitige 498
– infranukleäre 504
– Kopfhaltung, kompensatorische 502 f
– Migräne 410
– neurogene 424
– Nystagmus 509
– Operation 507
– Strabismus s. Lähmungsschielen
Augenmuskeln, äußere 161, 472 ff
– – Gleichgewichtsstörung beider Augen 493
– – hebende 473 f
– – Innervation 473 ff
– – senkende 473 f
– – Zugrichtung 473 ff
Augenmuskelnerven, Läsion 496
Augenmuskelparalyse 495
Augenmuskelparese 495, 557
Augensalbe 16
Augenschmerzen 139
Augenspiegel, elektrischer 1, 13
Augenspülung nach Verätzung 533
Augenstellung
– Korrektur, operative 490
– Prüfung 6
– – mit der Taschenlampe 485
Augentropfen 16
– adrenalinhaltige 118
– antibiotische 2
– cromoglicinsäurehaltige 106
– pupillenerweiternde 181, 216
– silberhaltige 118
– vasokonstringierende 165
Augenverband 16
Augenverletzung 511 ff
– Anamnese 511
– chemisch bedingte 512
– Inspektion 511
– mechanisch bedingte 512
– Ophthalmoskopie 511 f
– physikalisch bedingte 512
– Versorgungsdringlichkeit 512
Augenzittern s. Nystagmus
Ausstrichzytologie, Konjunktivitis 78, 84
Auswärtsrollung 475
Auswärtsschielen 471, 478 f, 483 ff
– Doppelbilder 501
– intermittierendes 484
– – latentes 484
– konsekutives 485
– Kraniostenose 417
– Operation 493
– sekundäres 484
Autoimmunerkrankung, Orbitabeteiligung 419
Autorefraktometrie 441
Avulsio
– bulbi 523, 526
– nervi optici 526
Azetazolamid 264

B

Bacterial conjunctivitis s. Konjunktivitis, bakterielle
Bagolini-Lichtstreifentest 490
Bahn, retinohypothalamische 305, 399
Bandkeratopathy s. Keratopathie, bandförmige
Barbiturate, Nebenwirkung, okuläre 582
Basal cell carcinoma s. Basaliom
Basaliom 47 f
Basalzellkarzinom 47 f
Basedow's disease s. Orbitopathie, endokrine
Basisdiagnosegeräte 1 f
Becherzelldichte 55
Begleitschielen 471, 477 ff
– Amblyopieverhinderung 490 ff
– Anpassung, sensorische 479
– Augenstellungsprüfung 485

596 Sachverzeichnis

Begleitschielen, Brillenverordnung 490 f
- Diagnostik 485 ff
- Differenzierung vom Lähmungsschielen 507
- Fixationsartbestimmung 488 f
- Sehschärfe 488, 490
- Suppression 479
- Therapie 490 ff
- Ursache 478

Begutachtung, ophthalmologische 544 ff
Behr-Optikusatrophie 391
Behr's disease s. Behr-Optikusatrophie
Bell-Phänomen 17
Bengalrosatest 55, 65
- Bindehautanfärbung 71
- Hornhautanfärbung 123

Benzodiazepine, Nebenwirkung, okuläre 582
Berger-Raum 285
- Blutung 294

Bergmeister-Papille 374
Berlin-Netzhautödem 525
Berufsbildungswerk 543
Berufsgenossenschaft 546
Berufsunfähigkeit 545
Beschwerden, asthenopische 449, 453, 563
Best-Krankheit 349 f
- Elektrookulographie 321
- Manifestationsstadien 350

Best's disease s. Best-Krankheit
Betaxolol 263
Bielschowsky-Kopfneigetest 503
Bifokalgläser s. Zweistärkengläser
Bilateral afferent pupil defect s. Pupille, Defizit, afferentes, beidseitiges
Bindegewebsplatte hinter der Linse 289 f
Bindehaut 69 ff
- Altersveränderung 71 ff
- Anfärbung 71
- Aufbau 69 f
- Fremdkörperreiz, entropiumbedingter 27
- Gleitschichtfunktion 69
- Inspektion 7, 70
- Schutzfunktion 69
- Untersuchung 7 ff
- Verätzungsschaden 534

Bindehautabstrich 84 f
Bindehautaustrocknung 75 f
Bindehautdegeneration 71 ff
Bindehauteinlagerungen 118
Bindehautentzündung s. Konjunktivitis
Bindehautepithelverdickung
- grau-gelbe 71
- pigmentierte 115

Bindehautfalte, dreieckige s. Flügelfell
Bindehautfremdkörper 517 ff
- metallischer 114, 118

Bindehautgefäße 165
Bindehautglanz, Verlust 75 f
Bindehauthämangiom 107, 109
Bindehautkarzinom 110 f
Bindehaut-Limbus-Transplantation 535
Bindehautlymphom 116 f
Bindehautmelanom 116
Bindehautmelanosis 112, 115 f
- primär erworbene 115

Bindehautnävus 111 f
Bindehautpapillom 110
Bindehautriß 513
Bindehautsack, Funktion 69
Bindehautschrumpfung, essentielle 106
Bindehautschwellung s. Chemosis
Bindehauttransplantat, freies 74
Bindehauttumor 107 ff
- epithelialer 108 ff
- melanozytärer 110 ff

Bindehautverletzung 74, 513 f
Bindehautzyste 108 f
Binokularsehen 473, 476
- Prüfung 490

Biomikroskopie, Iris 206

Bitot-Fleck 75 f
Bjerrum-Skotom 253
Blau-Gelb-Sehen, Prüfung 317
Blau-Zapfen 309
Bleivergiftung 589
Blendung 351
– erhöhte 557
Blendungsempfindlichkeit 310
– Brillengläser 461
Blepharitis 554
– ektropiumbedingte 29
– squamosa 34
– Zoster ophthalmicus 37
Blepharochalasis 19
Blepharophimose 21
– Waardenburg-Syndrom 23
Blepharospasmus 10, 30 f
– entropiumbedingter 27
– Erosio corneae 520
– Fremdkörper 517
– Hornhautverletzung 122
– Keratitis punctata superficialis 141
– bei Konjunktivits 77
– Verätzung 533
Blepharosynechia 22
Blicklähmung 473, 495, 497, 500
– Diagnose 5 f
– horizontale 497
– komplette 500
– vertikale 497, 500
Blickrichtung, diagnostische 5
Blickrichtungsnystagmus, vertikaler 497
Blickzentrum 473
– frontales 475
– okzipitales 475
Blickzentrumläsion 498, 500
Blindenschrift 543
Blindenstudienanstalt 543
Blinder Fleck s. Fleck, blinder
Blindheit (s. auch Amaurose; s. auch Amaurosis) 542
Blinzeln beim Blick in die Ferne 445
Blitzstar 187

Blunt ocular trauma s. Bulbustrauma, stumpfes
Bluterguß, subkonjunktivaler 74 f
Blut-Netzhaut-Schranke, Störung 315
Blutung
– intraretinale 322
– – Fundus hypertonicus 331 f
– orbitale 428
– retrohyaloidale 294 f
Bogenskotom 253
Borreliose 38
– Netzhautentzündung 359 f
Botulinus-Toxin, Blepharospasmusbehandlung 31
Botulismus 457
Bourneville-Pringle-Krankheit 363, 393 f
Bowman-Membran 119 f
– Pterygiumwachstum 72
Brachyzephalus 418
Braille-Schrift 543
Brechkraft (s. auch Refraktion) 435
– zu geringe 447
– – starke 444
Brechungsametropie 435
Brechungsgesetz 435
Brechungshyperopie 447 ff
Brechungsindex 435
Brechungsmyopie 444 f
Brechwertbestimmung, Brillengläser 458
Brennpunkt 434 ff
– hinter der Netzhaut 443, 447 f
– vor der Netzhaut 442 ff
Brennpunktlosigkeit 443, 451
Brillenanpassung 461 f
Brillengläser 458 ff
– Abbildungsfehler 467
– Brechwertbestimmung 458
Brillenhämatom 428
Brillenokklusion 492
Brillenrezept 459
Brillenskotom 193
Bruch-Membran 205, 306
Bruch-Membran-Defekt 346 f

Brückenkolobom 207
Brückner-Test 172 f, 286
Bulbus
- eingemauerter 422 f
- kurzer 413, 447 f
- langer 413, 444
- steinharter 15
Bulbusberstung 528
Bulbusbewegung
- horizontale 475
- vertikale 475
Bulbuseröffnung, traumatische s. Bulbustrauma, perforierendes
Bulbushypotonie 529
Bulbuslage, Relation zum Orbitarand 415
Bulbusmotilität 471 ff
- Bindehautfunktion 69
Bulbusmotilitätsprüfung 414
Bulbusmotilitätsstörung
- mechanische 422 ff
- neurogene 424
- Orbitaphlegmone 422 f
- Orbitopathie, endokrine 420
- Pterygium 72
- Sinus-cavernosus-Thrombose 424
- Skleritis, hintere 167
- Tränendrüsentumor 68
Bulbuspalpation 244 f
Bulbusprellung, Katarakt 186
Bulbusretraktion bei Abduktion 504
Bulbustrauma
- indirektes 540
- perforierendes 528 ff
- - Spätfolgen 531
- stumpfes 520 f, 528
- - Spätfolgen 521
Bulbusvergrößerung, Myopie 445
Bullous keratopathy s. Keratopathie, bullöse
Bull's-eye-Makulopathie 353
Buphthalmus 127, 130, 277 ff, 557
- Ätiopathogenese 278
- Linsenlageveränderung 201
- persistierender hyperplastischer primärer Glaskörper 290
Burkitt-Lymphom 430

C

Café-au lait-Flecken 46
Calcareous infiltration s. Kalkinfarkt
Canaliculitis s. Kanalikulitis
Canaliculus lacrimalis 51, 53
Canalis
- hyaloideus 283
- infraorbitalis 413
- nervi optici 413
- opticus 369
Candidaendophthalmitis 296 f
Carbachol 228, 260, 577
Carbamazepin, Nebenwirkung, okuläre 582
Carboanhydrasehemmer 258, 264
Carcinoma spinocellulare 44, 49
Carteolol 263
Cataract with myotonic dystrophy s. Katarakt bei myotonischer Dystrophie
Cataracta s. auch Katarakt; s. auch Linsentrübung
- coerulea 188
- complicata 184 f, 210, 216 f
- coronaria, kongenitale 188
- corticalis 178, 180
- diabetica 182
- electrica 187
- hypermatura 177 f, 182 f
- immatura 177
- incipiens 177
- matura 177 f, 181
- membranacea 290
- Morgagni 182
- myotonica 184
- nigra 177
- nuclearis 177 f
- - brunescens 177
- - kongenitale 188 f

- provecta 177
- radiationis s. Strahlenkatarakt
- secundaria s. Nachstar
- senilis 177 ff
- subcapsularis posterior 178, 180 f
- syndermatotica 184 f
- tetanica 184
- totalis s. Katarakt, totale
- traumatica 186 f, 523, 546, 548
- zonularis, kongenitale 188

Cavernous sinus thrombosis s. Sinus-cavernosus-Thrombose
Centrum ciliospinale 224 f
Cerclage 300, 302 f, 338
Chalazion 39 ff, 49, 565
Chalazionklemme 41 f
Checkligament
- laterales 473
- medialis 473

Chemosis 78, 81
- Heuschnupfen 101 f
- Hordeolum internum 39
- Orbitaphlegmone 422 f

Chiasma opticum 367, 369, 397 f
- – Begrenzung 404
- – Läsion 402, 404 ff
- – Nervenfaserverlauf 397 f, 404

Chiasmasyndrom 407
Chinin, Nebenwirkung, okuläre 584
Chininvergiftung 589
Chlamydia trachomatis 89 f, 94 f
- – Nachweis 94
Chlamydienkonjunktivitis 78, 89 f, 94 ff
- Bindehautausstrichdiagnostik 95
- Epithelausstrichbefund 84
- neonatale 94, 97 f
- – Therapie 100

Chloralhydrat, Nebenwirkung, okuläre 582
Chloramphenicol 577
- Nebenwirkung, okuläre 584
Chloroquin, Nebenwirkung, okuläre 584 f
Chloroquin-Retinopathie 353
Chlorpromazin, Nebenwirkung, okuläre 582
Cholesterinkristalle, Glaskörpertrübung 292
Cholesterolosis bulbi s. Synchisis scintillans
Cholinergika 260
Cholinesterasehemmer 261
Chorioretinopathia
- centralis serosa 342, 574
- traumatica 523, 526
Choroidal melanoma s. Uveamelanom, malignes
Choroiditis 212, 217 f
- Ursache 213
Chromatophoren 205
Chronic
- dacryoadenitis s. Dacryoadenitis chronica
- dacryocystitis s. Dacryocystitis chronica
- iridocyclitis s. Iridozyklitis, chronische
- iritis s. Iritis, chronische
Chrysiasis 149, 586
Cilia s. Wimperhaare
Ciliary body s. Ziliarkörper
Circulus arteriosus
- – iridis
- – – major 203 f
- – – minor 203 f
- – Zinnii 369
Clonidin 262, 577
- Nebenwirkung, okuläre 581
Cloquet-Kanal 283, 289
- Entzündungsmediatoren-Fortleitung 299
Coat's disease s. Coats-Krankheit
Coats-Krankheit 332 f, 573
Coloboma s. auch Kolobom
- of the optic nerve head s. Papillenkolobom
Complicated cataract s. Cataracta complicata

Compound naevus 111
Computerperimetrie, statische 251
Computertomographie, Orbitauntersuchung 417
Concomitant strabismus s. Begleitschielen
Congenital
- cataract s. Katarakt, kongenitale
- nystagmus s. Nystagmus, kongenitaler
- ocular melanosis s. Melanosis, okuläre, kongenitale
- strabismus s. Einwärtsschielen, kongenitales
Conjunctiva
- bulbi s. Augapfelbindehaut
- fornicis 69 f
- tarsi s. Lidbindehaut
Conjunctival
- aging changes s. Bindehaut, Altersveränderung
- cyst s. Bindehautzyste
- degeneration s. Bindehautdegeneration
- deposits s. Bindehauteinlagerungen
- foreign body s. Bindehautfremdkörper
- hemangioma s. Hämangiom, konjunktivales
- laceration s. Bindehautverletzung
- lymphoma s. Bindehautlymphom
- nevus s. Bindehautnävus
- papilloma s. Bindehautpapillom
Conjunctivitis s. auch Konjunktivitis
- diphtherica 87
- nodosa 92
- sicca 101 f
- simplex s. Konjunktivitis, unspezifische
Contact eczema s. Kontaktekzem
Contusio bulbi s. Bulbustrauma, stumpfes
Conus
- myopicus 372
- temporalis 372

Cornea s. auch Hornhaut
- plana 129
- verticilata 149
Corneal
- dystrophy s. Hornhautdystrophie
- erosion s. Erosio corneae
- foreign body s. Hornhautfremdkörper
- Shields 465
- ulcer s. Ulcus corneae serpens
Cornu cutaneum 43 f
Coronary cataract s. Cataracta coronaria
Corpus
- ciliare s. Ziliarkörper
- geniculatum laterale 367, 397
- – – Läsion 408
- vitreum s. Glaskörper
Cortical cataract s. Cataracta corticalis
Cortisonglaukom 275
Cortisonkatarakt 187
Cotton-wool-Herde 322
- Fundus hypertonicus 330 f
CPEO s. Ophthalmoplegie, externe, chronisch progressive
Craniofacial dysostosis s. Dysostosis craniofacialis
Craniostenosis s. Kraniostenose
Credé-Prophylaxe 62, 98 ff
Cristalline lens s. Linse
Cromoglicinsäure 106
Crouzon-Krankheit 418
Cumarinderivate, Nebenwirkung, okuläre 587
Curschmann-Steinert-Syndrom 184
Cutaneous horn s. Cornu cutaneum
Cutis laxa senilis 565 f
Cyclopentolat 229, 577

D

Dacryoadenitis
- acuta 66 f
- chronica 67 f

– – beidseitige 67
Dacryocystitis s. auch Dakryozystitis
– acuta 59 f
– chronica 62
– congenita 62
– neonatorum 62
Dakryoadenitis 66 f
Dakryophlegmone 60
Dakryozystitis (s. auch Dacryocystitis) 59 ff
– stille 85
Dakryozystorhinostomie 60 ff
Dalrymple-Zeichen 420 f
Dämmerungssehen 309
Daueradaptation 309
Dauerkatheter, Sehstörung 297
Decemetozele 120
Degeneration, tapetoretinale 391
Dellwarze s. Molluscum contagiosum
Dendritic keratitis s. Keratitis dendritica
Deprivationsamblyopie 198
Dermatogenous cataract s. Katarakt bei Hautleiden
Dermoid cyst s. Dermoidzyste
Dermoid, epibulbäres 107 f
– – limbusnahes 418
Dermoidzyste, orbitale 429
Descemet-Leisten 280
Descemet-Membran 120, 131
– Perforation 131
Descemetozele 131
– Therapie 134
Desmarres-Lidhaken 9
Diabetes mellitus
– – Katarakt 182
– – Kontrolluntersuchungen, ophthalmologische 324
– – Retinopathie s. Retinopathie, diabetische
Diabetic
– cataract s. Katarakt bei Diabetes mellitus
– retinopathy s. Retinopathie, diabetische

Dialysekatarakt 184
Diaphanoskopie 161, 206
Diaphragma sellae 402
Diathese, allergische 31
Diclofenamid 264
Diffraktion 465
Digitalisglykoside, Nebenwirkung, okuläre 581
Digitalisvergiftung 589
Dioptrien 435
Dipivefrin 261, 578
Diplopie (s. auch Doppelbilder) 476, 479, 500 ff, 557 ff
– Kind 482
– Kopfhaltung, kompensatorische 502 f
– Minderung der Erwerbsfähigkeit 544
– monokulare 177, 445, 559
– Myositis 425
– Narbenpterygium 74.74
– physiologische 476
– posttraumatische 521
– Pterygium 72
– Schielwinkelbestimmung 488
– Unterdrückung 500
– Ursache 501
Dislocation of the lens s. Linse, Lageveränderung
Dispersion 467 f
DNA-Virus-Infektion 43
Doppelbilder s. auch Diplopie
– gekreuzte 501
– ungekreuzte 501, 504
– vertikale 505
Doppelbilderwahrnehmung s. Diplopie
Dorzolamid 264, 578
Dreispiegelkontaktglas 206, 311, 313
Dreistärkengläser 460
Drogenabusus, Sehstörung 297
Druck
– intrakranieller
– – erhöhter 376 ff
– – Senkung 378
– intraokularer s. Augeninnendruck

Drug induced retinopathy s. Retinopathie, medikamentös bedingte
Druse
- Makula 344f
- retinale 317, 375
- Ultraschallreflexion 314
Drusenpapille 375
- Differentialdiagnose 380
Dry eye s. Auge, trockenes
Ductus nasolacrimalis s. Tränen-Nasen-Gang
Dunkeladaptation 309
DUSN (diffuse unilaterale subakute Neuroretinitis) 361
Dyskranie 561
Dysostose, okulomandibuläre 418
Dysostosis
- craniofacialis 418
- mandibulofacialis 418
- multiplex 419
Dysplasia
- auriculoocularis 107
- - Lidkolobom 20
- mandibulofacialis, Lidkolobom 20
- oculoauriculovertebralis 418
Dysplasie
- epitheliale 110
- kraniofaziale 417f
- mandibulofaziale 418
- retinale 290
Dystrophie, vitreoretinale 298

E

ECCE (extrakapsuläre Kataraktextraktion) 194f
Echographie, Augenhintergrund 313f
Echothiophat 578
Ectropium s. auch Ektropium
- cicatriceum 28f, 515
- congenitum 28
- paralyticum 28ff
- senile 28f
Edinger-Westphal-Kern 223ff

- Hemmung, asymmetrische 233
Eigenanamnese 3
Eignungsbegutachtung 550
Eingliederungshilfe 543
Eingriff, intraokulärer, Katarakt, sekundäre 186
Einschlußblennorrhoe 62
Einschlußkörperchen-Konjunktivitis 89, 94
Einstärkegläser 458
Einstellbewegung 6f
Einwärtsrollung 474
Einwärtsschielen 471, 478ff
- Abduzensparese 500, 504
- Doppelbilder 501
- Hyperopie 449
- kongenitales 480
- Operation 493
Eisenablagerung, konjunktivale 118
Eisenbahnnystagmus 508
Eisenfremdkörper, intraokularer 530f
Eisenlinien, korneale 149
Ektasie, Sklera 162
Ektopia lentis et pupillae 201
Ektropionieren 8, 20, 71
- doppeltes 9f, 20
- Konjunktivitis 84
Ektropium (s. auch Ectropium) 28ff, 555
- Hornhautanfärbemuster 142
Electric cataract s. Blitzstar
Elektroenzephalogramm, okzipitales, isoliertes 371
Elektrookulographie(-gramm) 306, 320f
Elektroretinographie(-gramm) 306, 319f
- fokale 320
Elephantiasis der Lider 46f
Emmetropie 433ff
Encephalitis disseminata 371, 381f
Endophthalmitis 295ff
- akute 296, 562
- chronische 296f
- Definition 295

- fremdkörperbedingte 531
- mykotische 296

Endothel-Epithel-Dekompensation 146 f

Endothelial keratitis s. Keratitis, endotheliale

Endothelitis 135 f

Enophthalmus 413, 418, 560
- Horner-Syndrom 234
- posttraumatischer 521
- Ursache 416

Entmarkungserkrankung 371, 381

Entoptisches Phänomen 313

Entropium 26 ff, 556
- cicatriceum 27 f
- congenitum 26 f
- Hornhautanfärbemuster 142
- senile 26 f

Entschädigungsrecht, soziales 546

Entzündung
- fortgeleitete 422, 424
- Glaukomentstehung 275
- intraokulare 37

Enukleation, frühkindliche 418

EOG (Elektrookulographie) 306, 320 f

Epibulbar dermoid s. Dermoid, epibulbäres

Epicanthus s. Epikanthus

Epidermoid cyst s. Epidermoidzyste

Epidermoidzyste, orbitale 429

Epikanthus 21, 418
- Pseudostrabismus 494 f
- Waardenburg-Syndrom 23

Epikeratophakie 155, 160

Epikeratoplastik 155, 160

Epinephrine 578

Epiphora 7, 30, 62, 66, 555 f
- Akanthamöbenkeratitis 139
- Conjunctivitis simplex 101
- Fremdkörper 517
- Hornhautverletzung 122
- Iridozyklitis, akute 212
- Iritis, akute 212
- Keratitis 133
- – punctata superficialis 141

- Keratokonus 128
- Kind 554
- Konjunktivits 77 f, 82
- Verätzung 533

Episcleritis s. Episkleritis

Episkleritis 162 ff, 554, 568
- noduläre 164
- sektorförmige 164
- Systemerkrankung 166

Epithelausstrich 84

Epithelioma basocellulare s. Basaliom

E/P-Wert 369

Equipment s. Geräte

Erblindung 541
- Coats-Krankheit 333
- einseitige 386
- Erythema exsudativum multiforme 106
- Glaukom 237
- Makuladegeneration, altersbedingte 344
- Neuritis nervi optici 381
- Ophthalmie, sympathische 219
- Orbitaphlegmone 423
- plötzliche 567
- Retinopathia pigmentosa 352
- Retinopathie, diabetische 321, 324
- Rubeosis iridis 220
- ohne Schmerzen 328
- Trachom 95
- Verätzung 532 f
- Vitamin-A-Mangel 75 f
- Zentralarterienverschluß 328, 330

Erbrechen, Glaukomanfall 269

ERG s. Elektroretinographie(-gramm)

Erosio corneae 519 f, 555 f, 567
- – Anfärbung 123
- – Konjunktivitis, vernale 103
- – Kontaktlinse, therapeutische 465
- – rezidivierende 153
- – verätzungsbedingte 534

Erregerabwehr, Bindehautfunktion 69

Erwerbsunfähigkeit 545

Erythema exsudativum multiforme 104, 106

Esophorie 493
Esotropie s. Einwärtsschielen
Ethambutol, Nebenwirkung, okuläre 584
Ethanolvergiftung 589
Eversio puncti lacrimalis 556
Examination of the
- anterior chamber s. Vorderkammer, Untersuchung
- conjunctiva s. Bindehaut, Untersuchung
- cornea s. Hornhaut, Untersuchung
- intraocular pressure s. Augeninnendruck, Prüfung
- lens s. Linse, Untersuchung
- lids s. Lid(er), Untersuchung
- nasolacrimal duct s. Tränenweg, Untersuchung
Excimer-Laser
- Keratektomie, phototherapeutische 157
- Pterygiumentfernung 74
Exenteratio orbitae 68, 431
- - Bindehautmelanom 116
Exkavation der Papille 248f, 316, 368f
- - Elongation, vertikale 248
- - glaukomatöse 257
- - - Kind 278f
- - Größe 369
- - bei Myopie 446
- - physiologische 248
- - vergrößerte 248
Exkavations-Papillendurchmesser-Verhältnis 369
Exophorie 493
Exophthalmometrie 414f
Exophthalmus 413, 560f
- beidseitiger 417, 424
- intermittierender 428
- Kind 422
- Myositis 425
- Orbitaphlegmone 422f
- Orbitopathie, endokrine 419ff
- pulsierender 419, 426f
- Sinus-cavernosus-Thrombose 424
- Skleritis, hintere 167
- Ultraschalluntersuchung 428
- Ursache 416
Exotropie s. Auswärtsschielen
Expositionskeratitis s. Keratitis e lagophthalmo
Expositionskeratopathie s. Keratitis e lagophthalmo
Exposure keratitis s. Keratitis e lagophthalmo
Exsudat, hartes 322
- - Fundus hypertonicus 331
External strabismus s. Auswärtsschielen

F

Fabry-Krankheit 149
Fädchenkeratitis s. Keratitis filiformis
Fadengranulom 84
Familienanamnese 3
Farbenagnosie 409
Farbenfehlsichtigkeit s. Farbsinnstörung
Farbfleckverfahren 317
Farbsinnprüfung 317f, 370f
Farbsinnstörung 317
- Retinopathia pigmentosa 351
Farbwahrnehmung, grelle 410
Farnsworth-Test 317f
Fasanella-Servat-Operation 25
Fasciculus
- longitudinalis medialis 473, 475
- - - Läsion 497f
- - - rostraler interstitieller Kern 475, 497, 500
- opticus s. Sehnerv
Fazialisparese
- Ektropium 28ff
- Keratitis e lagophthalmo 143
- periphere 497
Fehlsichtigkeit s. Ametropie
Fernpunkt 438

Fernpunktberechnung bei Myopie 444
Fernrohrbrille 467
Fernsehlesegerät 467
Fernvisusprüfung 4
Ferry-Linie 149
Fettablagerung, korneale, ringförmige 148
Fetthernie, orbitale 565
Fibrae medullares 373 f
Fibroplasie, retrolentale 334
Filzlausbefall, Lider 38
Fischauge, gekochtes 537
Fissura orbitalis
– – inferior 413
– – superior 413
Fistel, arteriovenöse, orbitale 417
Fixation
– exzentrische 488
– zentrale 488
Fixationsart, Bestimmung 488
Fixationsnystagmus 509
Fixierpunktskotom 479
Fleck
– blinder 368
– – Lage 401, 403
– – vergrößerter 253, 379
– gelber s. Makula
– kirschroter 328
Fleckskiasop 441
Fleischer-Ring 149
Flimmer-ERG 319
Flimmerskotom 410
Flintenrohr-Gesichtsfeld 351
Flitting flies s. Mouches volantes
Flügelfell 72 ff, 559
– Exszision 74
– irritiertes 555
– Rezidiv 74
Fluoreszein
– Bindehautanfärbung 71
– Bindehautläsions-Darstellung 514
– Hornhautanfärbung 65, 123
– Hornhautdefektanfärbung 10

Fluoreszein-Anfärbemuster, Keratitis punctata superficialis 141 f
Fluoreszeinangiographie 323, 314 f
Fluoreszeinprobe, konjunktivale 7, 55
Fluoreszenzangiographie 206, 342 f, 347
– retinale 314 f
Flüssigkeit, schwere 301 f
Flußkrankheit 91, 360
Follikel 78, 82, 94 ff
Foramen
– opticum 413
– rotundum 413
Formation, retikuläre, pontine, paramediane 475, 497
Fortifikationsspektren 410
Fossa
– glandulae lacrimalis 52
– hyaloidea 169
Foster-Kennedy-Syndrom 377
Fovea centralis retinae s. Netzhautgrube
Foveareflex 14
Franceschetti-Syndrom 418
Fremdkörper
– Hornhautanfärbemuster 142
– intraokularer 528 f, 531
– konjunktivaler s. Bindehautfremdkörper
– kornealer s. Hornhautfremdkörper
– metallischer 114, 118
– organischer 531
– subtarsaler 517 f, 555 f, 567
Fremdkörpergefühl 64
– Bindehautpapillom 110
– Bindehautzyste 109
– Conjunctivitis simplex 101 f
– Kalkinfarkt, konjunktivaler 675
– Keratitis punctata superficialis 141
– Konjunktivits 77
Fremdkörpergranulom 84
Frontalissuspension 25
Frühgeborenenretinopathie 291, 333 f
– Stadieneinteilung 334

Frühgeborenes, Sauerstoffexposition 333
Frühjahrskatarrh 101, 103
Fuchs-Dystrophie 146
Fuchs-Fleck 346
Fuchs-Heterochromie 210
Fuchs-Hornhautdystrophie 151, 153 f
Fundus s. auch Augenhintergrund
- arterioscleroticus 330 ff
- - Stadieneinteilung 331
- flavimaculatus 348
- hypertonicus 330 ff
- - Stadieneinteilung 331
- myopischer 346 f
Fundusektasie 372
Fundusfleck, roter 12
Fundusphotographie 314 f
Fusion 476
Fusionsschwäche
- Begleitschielen 478
- Heterophorie 493
Fusionsstörung 476

G

Galactosemic cataract s. Katarakt bei Galaktosämie
Galaktosämie 182 ff
Ganglienzellschicht, retinale 305
Ganglion
- cervicale superius 52, 224 f
- ciliare 223 f
- - Läsion 226
- semilunare
- - Herpesvirenpersistenz 135, 137
- - Läsion 144
Gas, intraokulares 301, 303
Gefäße
- episklerale 164 f
- zilioretinale 369
Gefäßhaut (s. auch Uvea) 203 ff
- Farbanomalie 210
- Fehlbildung 206 ff
- Gefäßversorgung 203 f
- nervale Versorgung 203
- Untersuchung 205 f
Gefäßhautmetastase 221
Gefäßhauttumor 220 f
Gefäßproliferation, retinale 299
Gefäßsystem, embryonales, Persistenz 289 ff
Gefäßverschluß, retinaler, Pupillenbefund 231
Gel, hochviskoses 143
Gelber Fleck s. Makula
Gentamicin 578
Geräte 1 ff
Geräusch, pulssynchrones 427
Gerontoxon 148 f
Gerstenkorn s. Hordeolum
Gesamtastigmatismus 452
Gesamtbrechkraft 435
Gesichtsfeld
- binokulares, vergrößertes 484
- Definition 399
Gesichtsfeldausfall
- bitemporaler 407
- glaukomatöser 250 ff
- homonymer 408
- horizontaler 384
- keilförmiger 384 f
- Minderung der Erwerbsfähigkeit 549
- oberer, temporaler 404 ff
- Optikusatrophie 389
- peripherer 351
- relativer, zentraler 342
- Retinopathia pigmentosa 351
- Tilted-disk-Syndrom 372
- unterer, bitemporaler 404 f
Gesichtsfeldbefund, regelrechter 401, 403
Gesichtsfeldeinengung, konzentrische, Minderung der Erwerbsfähigkeit 549
Gesichtsfeld-Leuchtdichte 309
Gesichtsfeldprüfung 14 f
Gesichtsfeldschatten 337
Gesichtsfelduntersuchung s. Perimetrie

Gesichtshauthypästhesie 528
Gesichtsrose s. Zoster ophthalmicus
Giant papillary conjunctivitis s. Riesenpapillenkonjunktivitis
Giant-cell arteriitis s. Riesenzellarteriitis
Gifford-Zeichen 420
Gitterlinienbeete 342
Glakörperkollaps 286
Glandula lacrimalis s. Tränendrüse
Glas (Gläser)
- astigmatische 467
- entspiegelte 461
- phototrope 461
- sphärisches 458
- torisches 458, 467
Glasblower's cataract s. Infrarotkatarakt
Glaskörper 283 ff
- Altersveränderung 286 ff
- Begleitreaktion 297
- Begrenzung 284
- Embryologie 283 f
- primärer 283
- - hyperplastischer 573
- - Persistenz 289 ff
- - - hintere Variante 290
- - - vordere Variante 290
- Spiegelbildung 294
- Untersuchung 285 f
- Zellinfiltration 354
- Zusammensetzung 284
Glaskörperabhebung 285 ff
- basale 286
- hintere 335, 563, 569
- inkomplette 287
- traumatische 525
- vordere 286
Glaskörperblutung 288, 292 ff, 299, 570
- Frühgeborenenretinopathie 334
- traumatisch bedingte 527, 529
- Ursache 293
Glaskörperentfernung, operative s. Vitrektomie

Glaskörperentwicklungsstörung 289
Glaskörperentzündung 295 ff
- akute 296
- chronische 296 f
- mikrobiell bedingte 296 f
Glaskörpergrenzmembran 284
Glaskörperinfiltrat 356
- präretinales 355
- zelliges 218
Glaskörperkollaps 445
Glaskörper-Netzhaut-Adhärenz 284 f, 287
Glaskörpertraktion 298
Glaskörpertrübung 291 f, 569
- einseitige 291 f
Glaskörperverflüssigung 286
- zentrale 298
Glaucoma s. auch Glaukom
- chronicum simplex s. Offenwinkelglaukom, primär chronisches
Glaukom 237 ff, 572
- absolutes 240
- Augeninnendruckmessung 244 ff, 256
- Diagnostik 242 ff
- - bei Myopie 446
- Einteilung 239 ff
- Gesichtsfelduntersuchung 250 ff
- Gonioskopie 241, 256
- Heterochromia complicata Fuchs 210
- infantiles 277 ff
- Keratopathie, bullöse 148
- kindliches 240
- kongenitales 277 ff, 555
- - primäres 277
- Nervenfaserschicht, retinale 254
- Ophthalmoskopie 248 ff, 256
- Perimetrie 257
- phakolytisches 182, 275
- primäres 237, 255 ff
- Sehbehinderung 541
- sekundäres 136, 237, 275 ff
- - Therapie 277
- - nach Verätzung 536
- Spaltlampenuntersuchung 242

Glaukom, Therapie
- – medikamentöse 258 ff, 577 ff
- – operative 265 ff
Glaukomanfall (s. auch Winkelblockglaukom, akutes, primäres) 11, 562, 568, 572
- Differentialdiagnose zur Iritis 214 f
- Symptome 220
Gleitsichtgläser s. Progressivgläser
Glitzerbeete 341
Glucocorticoide 578
- Nebenwirkung, okuläre 587
Glyzerin 265, 272
Goldenhar-Dysplasie 418
Goldmann-Applanationstonometrie 244, 246
Goldmann-Perimeter 399 ff
Goldsalze, Nebenwirkung, okuläre 586
Gonioskopie 241 ff, 256
- Glaukom 241 ff
- Kind 279
Gonioskopieglas 206
Goniotomie 280
Gonoblennorrhö 62, 87, 98 ff
- Therapie 100
- Untersuchung 99 f
Gonokokkenkonjunktivitis 86
- neonatale s. Gonoblennorrhö
Gonokokkenpenetration ins Auge 100
Grad der Behinderung 546
30-Grad-Gesichtsfeldprüfung 251, 254
von-Gräfe-Zeichen 420
Granulom(e)
- eosinophiles 430
- konjunktivale 84
Gratiolet-Sehstrahlung 397
Grave's disease s. Orbitopathie, endokrine
Gregg-Syndrom 189
Greisenbogen 148 f
Grenzstrang, sympathischer 224 f
Grubenpapille 392
Grünblindheit 318
Grün-Zapfen 309
Guanethidin 258, 579
- Nebenwirkung, okuläre 581
Gunn-Kreuzungszeichen 331

H

Haab-Leisten 280
Haemophilus-aegypticus-Konjunktivitis 89
Haemophilus-influencae-Konjunktivitis 88
Haftpflichtversicherung 549 f
Hagelkorn 39 ff, 49, 565
Halbkugelperimeter 399 ff
Hallermann-Streiff-Syndrom 418
Haller-Zinn-Gefäßkranz 369
- Durchblutungsstörung, akute 384
Haloperidol, Nebenwirkung, okuläre 582
Hämangioblastom, retinales 364
Hämangiom 45 f
- kapilläres, Sehnerv 394
- konjunktivales 107, 109
- orbitales 429
- retinales 364 f
- tuberöses 45 f
Hämatom, orbitales 428, 499
Hammer-Meißel-Verletzung 529
Hämodilution 326
Handapplanationstonometrie 278
Hand-Schüller-Christian-Histiozytose 430
Harms-Tangententafel 506
Hasner-Membran 62, 555
Hauptblickrichtung 5
Hauthorn 43 f
Helladaptation 309
Helligkeitsreizschwelle 309
Helmholz-Ophthalmometer 453
Hemangioma s. Hämangiom
Hemianopsie
- bitemporale, heteronyme 407
- homonyme 408

- Minderung der Erwerbsfähigkeit 549
- nasale 406
- temporale 405

Hemi-Quadrantenanopsie, Perimetrie 399

Herde, choroiditische 217

Herpes
- simplex 35
- zoster ophthalmicus s. Zoster ophthalmicus

Herpes-simplex-Virus, Durchseuchung 135

Herpes-simplex-Virus-Blepharitis 135

Herpes-simplex-Virus-Infektion 563

Herpes-simplex-Virus-Keratitis 135 ff
- Therapie 137

Herpes-simplex-Virus-Konjunktivitis 91, 135
- neonatale 98
- - Therapie 100

Herpes-simplex-Virus-Retinitis 136

Herpesviren 118

Hertel-Spiegelexophthalmometer 414

Heterochromia
- complicata Fuchs 210
- simplex 210

Heterochromie 210

Heterophorie 478, 493 f

Heterotropie s. Strabismus

Heuschnupfen 101 f

Hidrozystom 42

Hilfsmittel, optische 543

Hinterkammerlinse 191 f, 196
- Hyperopiekorrektur bei Aphakie 450 f
- Implantation 195

Hinterkammer-Vorderkammer-Shunt 272 ff

von-Hippel-Lindau-Krankheit 364, 394 f

Hirndrucksteigerung 376

Hirnhautdicke 242

Hirnnervenläsion, Augenmuskellähmung 496, 504 ff

Hirnnervenparese 424
- kombinierte 505

Hirnsklerose, tuberöse 363, 393 f

Hirntumor 377

Histiozytosis X 430

History s. Anamnese

Hochfrequenzultraschall, Ziliarkörperatrophie 268

Höhenschielen 479, 485
- dissoziiertes 485
- kongenitales 480

Höhlenauge, seniles 416, 560

Hohlmeißel 2

Holmium-Laser-Koagulation, Hyperopiekorrektur 155, 160

Homatropin 229

Homozystinurie 200 f

Hordeolosis 39

Hordeolum 39 f, 564
- Differentialdiagnose 60, 66
- externum 39 f
- internum 39

Horner-Syndrom 23 f, 234 f, 560, 567

Hornhaut (s. auch Cornea) 119 ff
- Anatomie 119 f
- Anfärbung 123
- Beteiligung bei vernaler Konjunktivitis 103
- Eindellen 272
- Endothel-Epithel-Dekompensation 146 f
- Ernährung 121
- Fluoreszeinfärbung 10, 65, 123
- Heilungsverhalten 119
- Innervation 121
- Kontaktlinseneinfluß 465
- Pterygiumkopf 72 f
- Schutzmechanismen 121 f, 130
- Spaltlampenuntersuchung 122, 126 f
- Untersuchung 10 f, 122 ff

Hornhautablagerung 148 ff

Hornhautastigmatismus 451
- Ausgleich 464
- irregulärer 453

Hornhautbanddegeneration 150, 216
Hornhautdegeneration 150 f
– chronische 571
Hornhautdickenmessung 127
Hornhautdurchmesser 121, 130
– Kind 279
– Messung 126 f
Hornhautdystrophie 151 ff, 572
– endotheliale 151, 153 f
– epitheliale 152 f
– stromale 152 f
– – granuläre 152
– – makuläre 152 f
Hornhauteingriff
– kurativer 154 ff
– refraktiver 155, 158 ff
Hornhauteinschmelzung, periphere 150
Hornhautendothel 120 f
Hornhautendothel-Mikroskop 126
Hornhautendothel-Zelldichte 126
Hornhautendothelzell-Mikroskop 147
Hornhautendothelzell-Verlust 146, 154
Hornhautentzündung s. Keratitis
Hornhautepithel 119 f
– Verätzungsschaden 534
Hornhautepitheldefekt 119
– Anfärbung 123
Hornhauterosion s. Erosio corneae
Hornhautfehlbildung 128 ff
Hornhautfremdkörper 517 ff, 567
– Entfernung 2
Hornhautinfektion 130 f
– begünstigende Faktoren 130
– Pathogenese 131
Hornhautinspektion 122
– Kind 279
Hornhautkegel s. Keratokonus
Hornhautkurvatur
– Abflachung 158 f
– Versteilung 158
Hornhautläsion, Infektion 131
Hornhautmikroskopie, konfokale 127
Hornhautnarbe, weiße 131

Hornhautoberfläche 70, 119, 123
Hornhautödem 212
– Kind 280
Hornhautpachymetrie 127
Hornhautperforation
– Keratitis punctata superficialis 144
– periphere 150
Hornhautringabszeß 137 f
Hornhautscheitelabstand 462
Hornhautsensibilität 10 f, 123, 144
– Hirnnervenparese, kombinierte 505 f
Hornhautsensibilitätsverlust 144
Hornhautstroma 119 f
– Verätzungsschaden 534
– Wassergehalt 121
Hornhautstromaödem 146 f
Hornhautstromatrübung, Glaukomanfall 270 f
Hornhauttopographie 123
– computergesteuerte 123
Hornhauttransparenz 120 f, 126, 146
Hornhauttransplantation 126, 148, 153 f
– lamelläre 74
Hornhauttrübung 146 f
– bilaterale 151
– disciforme 137
– Kind 280
– Verbrennung 539
Hornhautulkus 138
– bakterielles 133
– – Therapie 134
– – Vorderkammerreaktion 133
– mykotisches 101
– perforiertes 131
Hornhautverdünnung, degenerative, periphere 150
Hornhautverletzung 121 f, 519
– Pilzinfektion 138
Hornhautwölbungsanomalie 128 f
Horopter
– geometrischer 476 f
– physiologischer 477
Horror fusionis s. Diplopie

Horton-Krankheit 328, 386 f
Hruby-Irvine-Gass-Syndrom 299
HSA (Hornhautscheitelabstand) 462
Hudson-Stähl-Linie 149
Hufeisenloch, retinales 336
Human-Papilloma-Virus 110
Humphrey-Field-Analyzer 399, 402 f
Hurler-Krankheit 419
Hutchinson-Zeichen 137
Hyaloidea-Körperchen 289
Hyalose, asteroide 291 f
Hydrophthalmus s. Buphthalmus
Hydroxychloroquin, Nebenwirkung, okuläre 584 f
Hyperämie 77 f, 80 f
Hyperlisinämie 200
Hypermature cataract s. Cataracta hypermatura
Hypermetropie s. Hyperopie
Hyperopie 5, 434, 443, 447 ff, 572
- Cataracta corticalis 180
- Cornea plana 129
- Diagnostik 449
- Einwärtsschielen 478
- latente 449
- Mikrokornea 130
- Pseudostauungspapille 373
- Refraktionsverhältnisse 447 f
- Therapie 449 ff
- - bei Aphakie 450 f
- Winkelblockglaukom 289, 448
Hyperopiekorrektur
- Epikeratoplastik 160
- Holmium-Laser-Koagulation 155, 160
- Keratektomie, photorefraktive 158
Hyperopisierung, Chorioretinopathia centralis serosa 342
Hyperostose 429
Hyperphorie 493
Hypertelorismus 417 f
Hypertension, okuläre 257
Hyperthyreose 419
Hypertonie, arterielle, Fundusveränderung 330 ff
Hypertropie 479, 485

Hyphäma 212, 214, 522, 527, 529
Hypoglykämie 570
Hypophorie 493
Hypophyse 411
Hypophysenadenom, Chiasma-opticum-Läsion 404 f
Hypopyon 138, 212, 214, 562
- Keratitis, infektiöse 131, 133
- steriles 562
Hyposphagma 74 f, 428, 514, 568
Hypotension, intraokulare 377
Hypothalamus 224 f
Hypotropie 479, 485

I

Ibuprofen, Nebenwirkung, okuläre 586
ICCE (intrakapsuläre Kataraktextraktion) 193 f
Idoxuridin 579
Ikterus 118, 162
Immuninkompetenz 359
Immunprozeß, Skleritis 165
Impalement injury s. Pfählungsverletzung, orbitale
Impressionstonometrie 244 f
Impressionszytologie 55, 65
Indomethacin, Nebenwirkung, okuläre 586
Infectious conjunctivitis s. Konjunktivitis, infektiöse
Infektion, okulogenitale 94
Infiltrat, leukämisches, orbitales 430
Infrarotkatarakt 186
Injektion
- episklerale 165, 427
- gemischte 212, 568
- konjunktivale 165, 427, 568
- - Glaukomanfall 270 f
- Skleritis 167
- ziliare 212
- - Glaukomanfall 270 f
Innenschielen s. Einwärtsschielen
Insektenstich, Lid 564

Intermittent exophthalmos s. Exophthalmus, intermittierender
Internal strabismus s. Einwärtsschielen
Intoxikation, Parinaud-Syndrom 236
Intraokularlinse 191 ff
- bifokale 193
- Kind 199
- monofokale 193
Intubationsnarkose 191
IOD (intraokularer Druck) s. Augeninnendruck
Iridektomie 209
- periphere 274
Iridodialyse 209
Iridodonesis 173, 201
Iridozyklitis
- akute 212 ff
- - Komplikation 214
- - Therapie 215 f
- chronische 216 f
- - Katarakt 185
- Differentialdiagnose 271
- Erregernachweis 215
- HLA-B27-assoziierte 213
- Reiter-Syndrom 106
- rezidivierende 210, 216 f
- - Hornhautdegeneration 216
- Ursache 213
Iris 203 ff
- bicolor 210
- bombata 216
- Gefäßneubildung s. Rubeosis iridis
- leucoma adhaerens 131
Irisabriß, traumatischer 209
Irisangiographie 206
Irisatrophie 205
Irisdefekt 233, 557, 559
Irisdialyse 522, 524
Iris-Diaphragma 169
Irisfarbe 205
Irisfußpunkte 216
Irisgefäße, sichtbare 205
Iriskolobom
- konnatales 207 ff
- operatives 207, 209
- traumatisches 207
Iriskrause 203 f
Irismelanom, malignes 220
Irisoberfläche 204 f
Irispigmentblatt 203 f
Irispigmentblattdefekt 206
Iris-Print-Linsen 465
Irisprolaps 131
Irisschlottern 173, 201
Irisstromablatt 203
- Gefäßneubildung 220
Iriswurzel 204
- Untersuchung 206
Iriswurzelabriß 557, 559
Iriszeichnung, verwaschene 270 f
Iritis 211 ff
Iritis, akute 212 ff
- - Differentialdiagnose 271
- - - zum Glaukomanfall 214 f
- - Komplikation 214
- - Therapie 215 f
- chronische 216 f
- Ursache 213
Iron lines s. Eisenlinien
Irradiation injury s. Strahlungsverletzung
Ishihara-Tafeln 317 f
Isokorie 223, 226, 230 f
- bei enger Pupille 235
- bei weiter Pupille 236
Isoniazid, Nebenwirkung, okuläre 584
Isoptere 399
Ixodinae 38

J

Juckreiz 77 f
Juvenile retinoschisis s. Retinoschisis, juvenile

K

Kaiser-Fleischer-Ring 150
Kalkinfarkt, konjunktivaler 75
Kalkverätzung 533
Kammerwasser, Hornhauternährung 121
Kammerwasserproduktion 205
- Hemmung, medikamentöse 258, 264, 272
Kammerwassertrübung 206
Kammerwasservene, episklerale 238 f
Kammerwasserviskosität, erhöhte 239
Kammerwasserzirkulation 237 f
Kammerwinkel, blockierter 241 f
- Gefäßneubildung 220
- nicht ausdifferenzierter 241
Kammerwinkelrezessus 524
Kammerwinkelverschluß, progressiver 276
Kanalikulitis 63, 85
Kanalikulusstenose 55
Kanthotomie 22
Kaposi-Sarkom 117
Kapsulorhexis 194
Kapsulotomie 197 f
- geplante, mit vorderer Vitrektomie 198
Karotis-Sinus-cavernosus-Fistel 426 f
Karotisstenose 412
Karunkel 69
Karzinom
- adenoidzystische 68
- spinozelluläres 44, 49
Katarakt (s. auch Cataracta; s. auch Linsentrübung) 13, 174 ff, 557, 559, 568, 571, 573 f
- bei Allgemeinerkrankung 182 ff
- Auflösungskapazität, retinale 442
- bei Augenerkrankung 184 f
- bei Diabetes mellitus 182
- Diagnostik, präoperative 190
- Einteilung 175 f
- erworbene 176 ff
- durch frühembryonale Schädigung 189
- bei Galaktosämie 182 ff
- bei Hautleiden 184 f
- hypermature 275
- nach intraokulärem Eingriff 186
- kongenitale 176, 187 ff, 291
- - Operationszeitpunkt 198
- - rötelnbedingte 359
- - Symptome 197 f
- - vererbte 188 f
- mature 275
- medikamentös bedingte 187
- bei myotonischer Dystrophie 184
- Operationszeitpunkt 190
- Symptomatik 174 f
- bei Tetanie 184
- Therapie 190 ff
- - operative s. Staroperation
- totale, angeborene 189
- traumatische 186 f, 523, 546, 548
Kataraktextraktion s. auch Staroperation
- extrakapsuläre 194 f
- intrakapsuläre 193 f
- notfallmäßige 182
Kataraktoperation, Hornhauttransplantation 126
Katzenauge, amaurotisches s. Leukokorie
Kauschmerz 386
Keilbeinhöhle 411
Keilbeinmeningiom 406, 429
Keratektomie
- photorefraktive 155, 158
- phototherapeutische 155, 157 f
Keratitis
- bakterielle 132 ff
- chronische, Hornhautdegeneration 150
- dendritica 135 f
- endotheliale 136
- epitheliale 135, 137
- filiformis 65
- - Fluorescein-Anfärbemuster 142

Sachverzeichnis

Keratitis, infektiöse 130 ff
- – Diagnostik 132 ff
- – Kontaktlinsenträger 466
- e lagophthalmo 143 f, 421
- mykotische 137 ff
- – Therapie 139
- neuroparalytica 144 f
- nichtinfektiöse 141 ff
- nummuläre 96 f
- photoelectrica s. Verblitzung
- punctata superficialis 65, 141 ff
- – – Anfärbung 123, 141 f
- – – Ätiopathogenese 141
- – – verätzungsbedingte 534
- Sekret 133
- stromale 136 f
- therapieresistente 134
- virale 135 ff

Keratoacanthoma s. Keratoakanthom
Keratoakanthom 44 f
Keratoconjunctivitis
- epidemica 90, 96 f
- – Prophylaxe 96
- phlyctaenulosa 106
- sicca 64 f, 143
- – Becherzelldichte 55
- – Bengalrosatest 55
- – Diagnostik 64 f
- – Therapie 65

Keratoconus s. Keratokonus
Keratoglobus 129, 559
Keratokonjunktivitis 77, 79
- kontaktlinsenbedingte 145
- staphylokokkenassoziierte 106

Keratokonus 125, 128, 445, 559
- akuter 572

Keratomalazie 150
Keratometer 127
Keratopathie 141 ff
- bandförmige 150
- bullöse 146 ff, 154

Keratoplastik 454
- à chaud 131, 134, 139, 158
- lamelläre 155 ff
- optische 158

- perforierende 128, 148, 158 ff
- – nach Verätzung 536
- Transplantatreaktion 156 f

Keratotomie
- astigmatische 155, 159
- radiale 155, 159
- – Hornhautpachymetrie 127

Kernkatarakt s. Cataracta nuclearis
Kernspintomographie, Orbitauntersuchung 417
Kieferhöhle 411
Kirchenfensterphänomen 136, 206
Kirschroter Fleck 328
Kleeblatt-Pupille 209
Kniehöcker, lateraler s. Corpus geniculatum laterale
Koagulationsnekrose 532
Kocher-Zeichen 420 f
Koch-Weeks-Konjunktivitis 89
Kokain 230
Kolliquationsnekrose 533
Kolobom 207 ff
- konnatales 207
- der Papille 392 f
- rudimentäres 372

Konfrontationstest 14 f
Konjunktiva s. Bindehaut
Konjunktivitis (s. auch Conjunctivitis) 77 ff, 554, 564, 568
- akute 77, 86 f, 89 ff
- allergische 78, 81, 83, 101, 103 f
- – Epithelausstrichbefund 85
- – Therapie 106
- Ausstrichzytologie 78, 84
- bakterielle 77 f, 86 ff, 93 f
- – Diagnose 93
- – Epithelausstrichbefund 84
- – neonatale 97 ff
- chronische 77, 89 ff
- – Kontaktlinsenträger 466
- Diagnostik 77
- ektropiumbedingte 29
- gigantopapilläre s. Riesenpapillenkonjunktivitis
- granulomatöse, einseitige 107

- Hordeolum internum 39
- hyperakute 87f
- infektiöse 77f, 83, 85ff
- – Erregerspektrum 85ff
- membranöse 83
- mykotische 92, 101
- – Epithelausstrichbefund 85
- nichtinfektiöse 77f, 101ff
- parasitäre 91f, 101
- Reiter-Syndrom 106
- rezidivierende, therapieresistente 85
- Spaltlampenuntersuchung 84
- subakute 86, 88f
- Symptomatik 77
- therapieresistente 93f
- toxische 77f, 83
- – Anfärbemuster 142
- unspezifische 101f
- vernale 101, 103
- – Hornhautbeteiligung 103
- virale s. Viruskonjunktivitis

Konkavglas s. Zerstreuungslinse
Kontaktekzem 31f
Kontaktglasuntersuchung, Augenhintergrund 311, 313
Kontaktlinse(n) 145f, 462ff
- Akanthamöbenkeratitis 139
- Ametropieausgleich 463
- Anisometropiekorrektur 456, 463
- Astigmatismuskorrektur 453, 464
- bakteriell kontaminierte 106
- bifokale 465
- Eigenschaften 462f
- formstabile 145, 463f
- – nach Verätzung 535
- harte s. Kontaktlinsen, formstabile
- Hornhautastigmatismus-Ausgleich 464
- Hyperopiekorrektur bei Aphakie 450f
- Kennwerte 463
- Keratokonuskorrektur 128
- Komplikation 466
- zu langes Tragen 145
- Myopiekorrektur 446f
- Nachteile 465
- nach Staroperation 192f
- – beim Kind 199
- therapeutische 464
- Unverträglichkeitsreaktion 145f
- Vorteile 462f
- weiche 464

Kontaktlinsenmaterial 463f
Kontaktlinsentrageschaden 145f
- Hornhautanfärbemuster 142

Kontrazeptiva, orale, Nebenwirkung, okuläre 587
Kontusionskatarakt 186
Kontusionsrosette 523, 525, 546, 548
Konvergenz 223, 228
Konvergenzexzess 482f
Konvergenznystagmus 497
Konvergenzstörung, Orbitopathie, endokrine 420
Konvexglas s. Sammellinse
Kopfhaltung, kompensatorische 502f
Kopfschmerzen 562
Kornea s. Cornea; s. Hornhaut
Körnerkrankheit, ägyptische 90, 95f
Körnerschicht, retinale
- – äußere 305
- – innere 305

Kortison 93
Kraftfahrer, Sehvermögen, Anforderungen 550
Kraniopharyngeom, Chiasma-opticum-Läsion 404f
Kraniostenose 417
Kranznahtverschluß, vorzeitige 417f
Kranzstar 188
Krause-Drüse 18, 52, 70
Kreislaufkollaps 569
Kreuzungszeichen 317, 331
Kryokoagulation, Netzhauthämangiom 365
Krypten 204
Kunststoffgläser 461
Kupferablagerung, korneale 150

Kupferfremdkörper, intraokularer 531
Kurzsichtigkeit s. Myopie

L

Lacrimal gland tumor s. Tränendrüsentumor
Lagophthalmic keratitis s. Keratitis e lagophthalmo
Lähmungsschielen 471, 473, 495, 499 f
- Differenzierung vom Begleitschielen 507
- Operation 507
Lamellar cataract s. Cataracta zonularis
Lamina cribrosa 369
Langerhans-Zell-Histiozytose 430
Lang-Test 490
Laser, Retinometervisusbestimmung 442
Laserchirurgie
- Iridotomie 216
- Kammerwinkel 265 ff
- Keratektomie, phototherapeutische 157
Laser-Koagulation
- Hyperopiekorrektur 160
- Netzhauthämangiom 365
Laser-Scanning-Ophthalmoskop 250
Laser-in-situ-Keratomileusis 155, 160
Lasertherapie
- Makuladegeneration, exsudative, altersbedingte 346
- Netzhautforamen 338
- Retinopathie, diabetische 220, 324
- Venenverschluß, retinaler 326
LASIK (Laser-in-situ-Keratomileusis) 155, 160
Latanoprost 264
Latent nystagmus s. Nystagmus, latenter
Laugenverätzung 532 f, 537
L-Dopa, Nebenwirkung, okuläre 582
Leber-Amaurosis 351
Leber-Optikusatrophie 391
Leber's optic atrophy s. Leber-Optikusatrophie
Lederhaut 161 ff
- Farbveränderung 161 f
- Untersuchung 161
Lederhautektasie 162
Lederhautentzüdung s. Scleritis; s. Skleritis
Lederhautverletzung 162
Lenticonus s. Lentikonus
Lentiglobus 173
Lentikonus 173 f
- hinterer 173 f
- vorderer 173
Lentodonesis 173, 201
Leseblindheit 409
Lesehilfe, elektronische 543
Leseprobentafel 1 f
Leuchtdichtedifferenz, hohe 310
Leukämie, Orbitainfiltrat 430
Leukemic infiltration s. Infiltrat, leukämisches
Leukokorie 189, 198, 290 f, 362
- Kind 573
- Retinoblastom 361 f
- Ursache 291
Levobunolol 263
Lichtblitze 287 f, 337, 563
- aneinandergereihte 410
Lichteinfallregulation 438
Lichtintensität, Adaptation 438 f
Lichtreaktion 223
- direkte 227, 231
- indirekte s. Lichtreaktion, konsensuelle
- konsensuelle 223, 227, 231
- Prüfung 225 f
- Seitenvergleich 227
Lichtreflex, kornealer 6
Lichtrezeptoren, retinale 223
Lichtscheu s. Photophobie
Lichtschutzgläser 461
Lichtsinn 309
Lichtstreifentest 490

Lichtunterschiedsempfindlichkeitsmessung 251
Lichtweg, Netzhautschichten 308 f
Lid
- abscess s. Lidabszeß
- injury s. Lidverletzung
- lag 23
Lid(er) (s. auch Oberlid; s. auch Unterlid) 17 ff
- Elephantiasis 46 f
- Fehlbildung 20 ff
- Fehlstellung 22 ff
- Inspektion 19
- Untersuchung 7, 19 f
Lidabriß 513, 516
Lidabszeß 37 f, 66, 564
Lidbändchen 412
Lidbindehaut 17 f, 20, 69 f
- Inspektion 7
Liddrüsenentzündung, bakterielle, akute 39
Lidedema s. Lidödem
Lidhalter 2
Lidhämatom 513, 522
Lidhaut 19
Lidhautentzündung, allergische 31 f
Lidhebung, aktive 17
Lidkarzinom 49
Lidkolobom 20 f
Lidkrampf s. Blepharospasmus
Lid-Luftemphysem 521, 528
Lidödem 32 f
- Differentialdiagnose 33
- entzündliches 33
Lidphlegmone, präseptale 423
Lidplastik 536
Lidplatte 17 f
Lidrandeinwärtsdrehung s. Entropium
Lidrandentzündung, schuppende 34
Lidschlag 17
Lidschluß
- aktiver 17
- reflektorischer 121
- Tränenflüssigkeitstransport 53
Lidschlußreflex 17
Lidschwellung 19, 32
- entzündliche 37, 563 f
- Konjunktivits 77
- nichtentzündliche 565
Lidspaltenerweiterung 20
Lidspaltenfleck 71 f
- irritierter 554
Lidspaltenschnitt 428
Lidspaltenverengung 20
Lidspaltenverkürzung 21 f
Lidspaltenweite 19
- pathologische 20
Lidstellung 19
- antimongoloide 418
Lidtumor 42 ff, 565 f
- benigner 42 ff
- Hornpfropf, zentraler 44
- maligner 49
- semimaligner 47 f
Lidverletzung 512 ff
- Versorgungsdringlichkeit 512
Lidwinkel, innerer, Abszeß 37
Lidwinkelzyste 42
Limbus corneae 119, 161
Limbusstammzellen 119
Linse 169 ff
- Abbildungsfehler 467
- Akkommodationsmechanismus 436
- Alterung 171 f
- Anatomie 171
- Aufhängung 169
- Dichtezonen 172
- Embryologie 169 ff
- Fehlbildung 173
- Form 169 f
- Lage 169 f
- Lageveränderung 200 f
- Spaltlampenuntersuchung 172
- Stoffwechsel 171
- Untersuchung 12, 172 f
- - im regredienten Licht 172 f
- Wassergehalt 172
Linsenentfernung
- bei irregulärem innerem Astigmatismus 454

Linsenentfernung, bei Myopie 446 f
Linsenfasern 169 f
Linsenformanomalie 173
Linsenimplantation bei Anisometropie 456
Linsenkapseleröffnung, traumatische 528 f
Linsenkernabsaugung 194 f
Linsenkernsklerosierung, myopisierende 445, 447
Linsenlosigkeit s. Aphakie
Linsenluxation 200, 559
Linsenmyopie 177, 456
Linsenrinde, hintere, Rosettenform 184
Linsenrindenveränderung 180
Linsenschlottern 173, 201
Linsensubluxation 173, 200, 523 f
Linsensystem, Brechkraft 435
Linsentrübung (s. auch Cataracta; s. auch Katarakt) 12, 172 f
– familiäre 188
– mature 173
– toxische 187
– nach Vitrektomie 301
Lipidschicht, Tränenfilm 52
Lipodermoid 67
Lithium, Nebenwirkung, okuläre 582
Loa Loa 91
Lockwood-Ligament 473
Lokalanästhesie 191
Lokalanästhetikum 2
Lösung, hyperosmolare 272
Lücke, stenopäische 445, 468
Luftbefeuchter 65
Luftstoß-Nonkontakt-Tonometrie 244
Lupe 467
Lupenbrille 2, 467
Lyell-Syndrom 105 f
Lyme disease s. Borreliose
Lymphknoten des Auges 69
Lymphknotenschwellung, Konjunktivitis 78, 84
Lymphoid tumor s. Lymphom

Lymphom
– konjunktivales 116 f
– orbitales 430
Lymphozytenansammlung, konjunktivale 82

M

Macula lutea s. Makula
Macular dystrophy s. Makuladystrophie
Maddox-Kreuz 488 f
Magnetresonanztomographie, Orbitauntersuchung 417
Makropsie 342, 344
Makula 306, 308
– Chloroquinschädigung 353
– Durchmesser 306
– Lage 306, 316
– Wallreflex 316
Makuladegeneration
– altersbedingte 344 ff, 572, 574
– juvenile 317, 347 f
– nichtexsudative, altersbedingte 317
– vitelliforme s. Best-Krankheit
Makuladystrophie 347 ff
Makulanarbe, Toxoplasmose, konnatale 356
Makulaödem 324 f, 344
– Venenverschluß, retinaler 326
– zystoides 299
Makulareflex 14
Makulopathie, Pupillenbefund 231
Mandibulofacial dysostosis s. Dysostosis mandibulofacialis
Mannit 265, 272
Marcus-Gunn-Pupille 231
Marfan-Syndrom 200 f
Mariott-Fleck 368
Marmorknochenkrankheit 419
Marsupialisation
– Bindehautzyste 109
– Schweißdrüsenretentionszyste 42
Martegiani-Ring 284

- Glaskörperabhebung 288
Mature cataract s. Cataracta matura
MdE (Minderung der Erwerbsfähigkeit) 544 ff
Medialislähmung 497
Medikamente 2
Medullated nerve fibers s. Nervenfasern, retinale, markhaltige
Megalokornea 121, 126 f, 130
- Säugling 127
Mehrstärkengläser 458, 460
Meibom-Drüse 18
- Sekretstau 40 f
Meibom-Drüsen-Karzinom 49
Melanocytic conjunctival lesion s. Bindehauttumor, melanozytärer
Melanom, malignes, Echographiebefund 314
Melanosis
- der Bindehaut 112, 115 f
- - primär erworbene 115
- iridis 210
- okuläre, kongenitale 113, 115 f
- okulodermale 116
Melanozytom 393 f
Membran, konjunktivale 83
Membrana
- epipapillaris 374
- hyaloidea 284
- limitans
- - externa 305
- - interna 305
Meningiom
- Chiasma-opticum-Läsion 405
- orbitales 429 f
Meningoencephalocele s. Meningoenzephalozele
Meningoenzephalozele 419
Metamorphopsie 337, 342, 344, 453, 574 f
Metastase, orbitale 431
Methylalkoholvergiftung 589
Metipranolol 263
Microstrabismus s. Mikrostrabismus
Migraine ophthalmique 410, 569, 574

Migräne, ophthalmoplegische 410
Mikroaneurysmen, retinale 322
Mikroangiopathie, AIDS-assoziierte 357
Mikrofilarien 91
Mikrokornea 121, 126 f, 130
- Säugling 127
Mikrophakie 173
Mikrophthalmus 127, 290, 413
- bilateraler 418
Mikropsie 342, 344
Mikrostrabismus 482
Mikulicz-Syndrom 67
Miller-Syndrom 206
Minderung der Erwerbsfähigkeit 544 ff
Minimum separabile 433 f
Minusglas s. Zerstreuungslinse
Miosis 223 f, 228, 567
- entzündlich bedingte 236
- Horner-Syndrom 234
- medikamentöse 567
- - beidseitige 235
- - einseitige 235
- toxisch bedingte 235, 567
Miotika 228 f, 258
Miotikagabe, einseitige 235
Mittelhirn-Pupille 84, 106 f, 236, 500
Mittendorf dot s. Mittendorf-Fleck
Mittendorf-Fleck 289
Möbius-Zeichen 420
Moll-Drüse 17 f
Moll-Drüsen-Zyste 42
Molluscum contagiosum 43 f
Mongolenfalte s. Epikanthus
Mongolian fold s. Epikanthus
Monokelhämatom 428
Monovision 465
Moraxellakeratitis 132
Morbus s. Eigenname
Morphin, Nebenwirkung, okuläre 582
Motilitätsprüfung 5
Motility s. Motilitätsprüfung
Motorik 476

Mouches volantes 286 ff, 294, 337, 445, 569
Moxarellenkonjunktivitis 89
Mucocele s. Mukozele
Mucopyocele s. Mukozele
Mucormycosis s. Mukormykose
Mukormykose, orbitale 426
Mukozele 426
Munzon-Zeichen 128
Muscae volitantes s. Mouches volantes
Musculus
– ciliaris 205
– dilatator pupillae 204, 224
– levator palpebrae 17 f
– – – Dehiszenz 566
– – – Dehnung, operationsbedingte 566
– – – Lähmung 22
– – – Unterentwicklung 22
– obliquus
– – inferior 472 f, 475
– – superior 472 ff
– – – Lähmung 501 f, 505
– orbicularis oculi 17 f, 53
– – – Krampf 30
– – – Lähmung 28
– rectus
– – externus, Lähmung 5
– – inferior 472 ff
– – internus, Lähmung 5
– – lateralis 472 ff
– – – Lähmung 500, 504
– – medialis 472 ff
– – superior 472 ff
– Riolani 18
– sphincter pupillae 204, 223 f
Musculus-ciliaris-Parese 457
Muster-ERG 320
Muzinschicht, Tränenfilm 53
Myasthenia gravis 567
– – Prosis 23 f
Myasthenie, okuläre 499
Mycotic keratitis s. Keratitis, mykotische

Mydriasis 224, 567
– einseitige 232 f
– medikamentöse 229, 233
– – Iritis 216
– – Komplikation 11
– – Neugeborenes 204
– Okulomotoriusparese 505
– therapeutische 134
Mydriatika 229
– Kontraindikation 229
Mydriatikagabe, einseitige 233
Mykose, orbitale 426
Myopia
– maligna 445
– simplex 445
Myopic fundus s. Fundus, myopischer
Myopie 5, 434, 442 ff, 572
– Augenhintergrundveränderung 346 f
– Auswärtsschielen 478
– Cataracta nuclearis 180
– Fernpunktberechnung 444
– Glaukomdiagnostik 446
– hochgradige 561
– Keratoglobus 129
– Lentiglobus 173
– Netzhautablösung 335, 347, 445
– Pathophysiologie 442
– progressive
– – benigne 445
– – maligne 445
– Pseudoexophthalmus 413
– Refraktionsverhältnisse 442, 444
– Staphyloma posticum 162
– Therapie 446 f
Myopiekorrektur
– Epikeratoplastik 160
– Keratektomie, photorefraktive 158
– Keratotomie, radiale 159
– Laser-in-situ-Keratomileusis 160
Myopiesyndrom 445
Myositis 167, 425, 499, 558, 561

N

Nachbehandlung, orthoptische, nach Staroperation beim Kind 199
Nachstar 196 ff
- Kind 198
Nachtblindheit 150
- Retinopathia pigmentosa 351
Nachtsehen 309
Naevus
- flammeus 45 f
- von Ota 116
Nagel-Anomaloskop 317
Nahbrillenverstärkung 466
Naheinstellungsreaktion 223
- Prüfung 228
- Trias 223, 228
Nahmiosis 181
Nahpunkt 437
Napfkucheniris 216
Naphazolin 579
Narbe(n)
- chorioretinale
- - disziforme 346
- - Neugeborenes 189
- choroidale, disziforme 346
Narbenektropium 28 f, 515
Narbenentropim 27 f
Narbenpterygium 74
Nasenmuschel, untere, Tränenflüssigkeitsabfluß 51, 54
Nasenschleimhauttransplantation 536
Nävus
- choroidaler 221
- - juxtapapillärer 393
- konjunktivaler 111 f
Nekrolyse, epidermale, toxische 105 f
Nekrosesyndrom, retinales 359
- - akutes 136
Neodymium-YAG-Laser-Iridotomie, periphere 272 ff
Neodymium-YAG-Laser-Kapsulotomie 197
Neodymium-YAG-Laser-Therapie, Hinterkammer-Vorderkammer-Shunt 272 f
Neonatal
- conjunctivitis s. Neugeborenenkonjunktivitis
- dacryocystitis s. Dacryocystitis neonatorum
- inclusion conjunctivitis s. Einschlußkörperchen-Konjunktivitis
Neostigmin 229, 261, 579
Neovaskularisation
- präretinale 322 f
- retinale 299
- subretinale 346 f
Neovaskularisationsglaukom 276
Nervenfasern, retinale, markhaltige 373 f
Nervenfaserödem 377
Nervenfaserschicht, retinale 305
- - Spaltbildung 298
- - Untersuchung 254
Nervus
- abducens 473 f
- - Läsion, intrauterine 504
- ciliaris
- - brevis 203, 223
- - longus 203, 224
- - Varizella-Zoster-Virus-Infektion 137
- facialis 17
- - Lähmung s. Fazialisparese
- infraorbitalis, Läsion 528
- intermedius 52
- lacrimalis 52
- nasociliaris, Beteiligung bei Zoster ophthalmicus 37
- oculomotorius 17, 473 ff
- - Aplasie im Kerngebiet 22
- - Lähmung s. Okulomotoriuslähmung
- - Musculus-rectus-lateralis-Innervation 504
- opticus s. Optikus; s. Sehnerv
- trigeminus 144

Nervus trigeminus, Varizella-Zoster-Virus-Infektion 137
- trochlearis 473 f

Nervus-oculomotorius-Läsion 226

Netzhaut 305 ff
- Altersveränderung 317
- Auflösungskapazität bei getrübten optischen Medien 442
- Embryologie 305
- lichtempfindlicher Teil 305
- lichtunempfindlicher Teil 305
- Spaltbildung 298
- Transparenzverlust 315, 317
- Untersuchung 310 ff

Netzhautablösung 298 f, 335 ff, 563, 570, 573, 575
- Coats-Krankheit 332 f
- Diagnostik 337
- exsudative 167, 291, 332 f, 335 ff, 342
- Frühgeborenenretinopathie 334
- Glaskörper, primärer, hyperplastischer, Persistenz 290
- komplizierte 301 f, 338
- bei Myopie 335, 347, 445
- primäre 335
- Prognose 340
- Prophylaxe 339
- Pupillenbefund 231
- rhegmatogene 298, 335 ff
- sekundäre 335
- Symptomatik 337
- Therapie 338 f
- totale 333
- traktive s. Traktionsamotio
- tumorbedingte 335, 337
- Ultraschalluntersuchung 314
- Vorstufe 341

Netzhaut-Aderhaut-Atrophie, myopisch bedingte 346

Netzhautarterie(n) 308
- Elastizitätsverlust 317

Netzhautarterie-Netzhautvene-Kaliberverhältnis 308, 316

Netzhautarterienpulsation 308

Netzhautarterienverschluß s. Arterienverschluß, retinaler

Netzhautdegeneration, periphere 341 f

Netzhautempfindlichkeit, Veränderung 439

Netzhautentzündung s. auch Retinitis
- bei AIDS 357
- Borreliose 359 f
- parasitär bedingte 360 f
- virale s. Virusretinitis

Netzhauterkrankung
- degenerative 335 ff
- dystrophische 347 ff
- entzündliche 354 f
- Sehbehinderung 541
- vaskuläre, Fluoreszenzangiographie 315

Netzhautforamen 287 f, 298, 335 f, 563
- Lasertherapie 338

Netzhautgefäße 316
- Aderfigur 313
- Reflexstreifen 316

Netzhautgrube 308
- Lichtreflex 316

Netzhauthämangiom 364 f

Netzhauthamartom 363

Netzhautinnervation 308

Netzhautischämie 299

Netzhautkorrespondenz
- anomale 476
- normale 476

Netzhautläsion 226 f

Netzhautloch s. Netzhautforamen

Netzhautoberfläche, Kontraktur 298

Netzhautödem 315, 317
- Arterienverschluß 328
- Retinopathie, diabetische 322

Netzhautperforation 162

Netzhautriß 293

Netzhautschichten 305 ff
- Lichtweg 308 f

Netzhautspaltung s. Retinoschisis

Netzhautstelle(n)
- höchster Sehschärfe 308
- korrespondierende 476
- nichtkorrespondierende, querdisparate 476

Netzhauttumor 361 ff
Netzhautvene(n) 308
- Kaliberschwankung 322

Netzhautvenenpulsation 308
Netzhautvenenschlängelung 317
Netzhautvenenverschluß s. Venenverschluß, retinaler
Netzhautveränderung
- AIDS-bedingte 357 f
- Messung der Prominenz 311

Netzhautverletzung 531
Neugeborenenhyperopie 447
Neugeborenenkonjunktivitis 94, 97 ff
- Differentialdiagnose 98, 100
- toxische 98 ff
- - Therapie 100

Neurinom, orbitales 429
Neuritis nervi optici 380 ff
- - - Pupillenbefund 231
- - - Therapie 381

Neuroblastommetastase, orbitale 431
Neurodermitis, Katarakt 184 f
Neurofibrom, orbitales 429
Neurofibromatose 46 f, 393, 429 ff
Neurological nystagmus s. Nystagmus, neurologischer, erworbener
Neuroparalytic keratitis s. Keratitis neuroparalytica
Neuroretinitis, diffuse, subakute, unilaterale 361
Niedrigdruckglaukom 257
Nikotinsäure, Nebenwirkung, okuläre 588
Noninfectious conjunctivitis s. Konjunktivitis, nichtinfektiöse
Notfall, Hornhautulkus 134
Notfallkeratoplastik 134, 139, 158
Nuclear cataract s. Cataracta nuclearis
Nystagmus 508 f
- Albinismus 210
- Aniridie 207
- blickparetischer 509
- kongenitaler 509
- latenter 509
- neurologischer, erworbener 509
- okulärer 509
- Therapie 508

O

Oberflächenanästhesie 191
Oberlid
- Ektropionieren 8 f
- - doppeltes 9 f, 20
- Paragraphenform 66 f

Oberlidanhebung, operative 24
Oberlidretraktion, ruckartige 497
Occlusio pupillae 216
Ochronose 115, 118, 162
Ocular
- nystagmus s. Nystagmus, okulärer
- traumatology s. Unfallophthalmologie

Oculoauriculovertebral dysplasia s. Dysplasia oculoauriculovertebralis
Oculomandibulo dysostosis s. Dysostose, okulomandibuläre
Oculomotor paralysis s. Okulomotoriusparese
Oculomotorius palsy s. Okulomotoriusparese
Offenwinkelglaukom 239 f
- primär chronisches 255 ff
- - - Eingriff
- - - - filtrierender 266 f
- - - - zyklodestruktiver 268
- - - Frühstadium 258
- - - Operationsindikation 265
- - - Risikofaktoren 258
- - - Therapie
- - - - medikamentöse 258 ff
- - - - operative 265 ff
- - - Therapiebeginn 257
- sekundäres 182, 214, 275

Okklusionsbehandlung 490 ff
Okuloglanduläres Syndrom 84, 106 f, 236, 500
Okulomotoriuslähmung
Okulomotoriusparese 23 f, 427, 505, 567
- äußere 505
- innere 505
- komplette 232, 505
- partielle 505
Okulomukokutanes Syndrom 104 ff
Olfaktoriusrinnenmeningiom 406
Onchocerca volvulus 360
Onchozerkose 91, 360
Ophthalmia neonatorum s. Neugeborenenkonjunktivitis
Ophthalmic zoster s. Zoster ophthalmicus
Ophthalmie, sympathische 218 f
- - Akkommodationsbreite 457
Ophthalmika 577 ff
Ophthalmometer 453 f
Ophthalmomyiasis 361
Ophthalmoplegia totalis 424
Ophthalmoplegie, externe, chronisch progressive 499, 566
Ophthalmoscopy s. Ophthalmoskopie
Ophthalmoskop 310, 312
Ophthalmoskopie 13, 206
- Augenverletzung 511 f
- direkte 310 ff
- Glaukom 256
- indirekte 286, 311 ff
- Kind 278
- bei Orbitaerkrankung 414
- Papille 248 ff
Optic
- atrophy s. Optikusatrophie
- nerve s. Optikus; s. Sehnerv
- nerve glioma s. Sehnervengliom
- neuritis s. Neuritis nervi optici
Optik 433 ff
Optikomalazie 382, 384 ff
Optikoneuropathie, ischämische, anteriore 382, 384 ff, 570 f
- - - arteriitischer Genese 382, 386 f, 562
- - - arteriosklerotischer Genese 382, 384 ff
Optikusatrophie 332, 377 f, 388 ff
- aszendierende 388
- Ätiologie 388 f
- Chiasmasyndrom 407
- deszendierende 388, 406
- einfache 388 ff, 406
- - partielle 408
- glaukomatöse 252
- infantil-rezessive 391
- ischämische 381
- komplexe 388 ff
- kongenitale hereditäre 389
- Marmorknochenkrankheit 419
- Pupillenbefund 231
- toxisch bedingte 388
- tumordruckbedingte 377
- wachsgelbe 391
- Zentralarterienverschluß, chronischer 328
Optikusausriß 523
Optikusscheidenmeningiom 395, 429 f
- Ophthalmoskopiebefund 414
Optikusskleralkanal, kleiner 373
Optisches System, Brechkraft 435
Optotypen 2, 4
Ora serrata 205
Orariß 523
Orbita 411 ff
- arterielle Versorgung 412
- Computertomographie 417
- entzündliche Veränderung 416, 422 ff
- knöchernes Gehäuse 411 f
- Nachbarstrukturen 411
- Öffnungen 412 f
- Pfählungsverletzung 531 f
- Röntgenuntersuchung 417
- Ultraschalluntersuchung 415, 417
- Untersuchung 413 ff
- vaskuläre Veränderung 416, 426 ff

- venöser Abstrom 413
- zu kleine 418
Orbitablutung 561
Orbitabodenfraktur 521 f, 527, 557, 560, 565 f
Orbitachirurgie 431
Orbitadekompression, chirurgische 421
Orbitaerkrankung, Leitsymptome 413
Orbitafehlbildung 417 ff
Orbitafraktur 416 f, 499
- Diagnostik 417
Orbitahämatom 428, 499
Orbitahypoplasie nach Enukleation 418
Orbitainfiltrat, leukämisches 430
Orbital
- cavity s. Orbita
- cellulitis s. Orbitaphlegmone
- hematoma s. Orbitahämatom
- inflammatory syndrome s. Pseudotumor orbitae
- periostitis s. Periostitis orbitae
- pseudotumor s. Pseudotumor orbitae
Orbitaphlegmone 37, 412, 422 f, 558, 561, 564
- Differentialdiagnose 60, 66, 423
- sinugene 422
Orbitarand, Relation zur Bulbuslage 415
Orbitaspitzensyndrom 424
Orbitatrauma, Diagnostik 417
Orbitatumor 68, 428 ff
- fortgeleiteter 431
- infiltrativer 425
- Kind 430 f
Orbitavenenerweiterung, variköse 428
Orbitopathie, endokrine 416, 419 ff, 425, 499, 558, 560
- - Computertomographie 421
- - Lidzeichen 420 f
Orbitotomie 428
Orodialyse 525

Orthophorie 493
Orthoptische Übungen 493
Osmotika 258, 265, 272
Osteogenesis imperfecta 162
Osteopathia deformans 419
Osteopathie, Orbitabeteiligung 419
Osteopathy s. Osteopathie
Osteopetrose 419

P

Paget-Krankheit 419
Palpebral coloboma s. Lidkolobom
Palsy of accommodation s. Akkommodationslähmung
Panel-D-15-Test 370
Pannusbildung 78, 84, 94, 96
Panoramasehen 483 f
Panum-Areal 476
Papageiennase 418
Papilla nervi optici s. Papille
Papille 368 f
- Altersveränderung 317
- Begrenzung 368
- Blutversorgung 369
- Durchblutungsstörung, akute 382
- Exkavation 13
- Form 368
- konjunktivale 78, 82 f
- Normalbefund 13, 316
- Ophthalmoskopie 248 ff
- Randsaum, neuroretinaler 368 f
- Randunschärfe 371 ff
- - sektorielle 384 f
- - zirkuläre 373
- Shunt-Gefäße 414
- Untersuchung 370 f
Papilledema s. Stauungspapille
Papillen 96
Papillenexkavation s. Exkavation der Papille
Papillenfotografie 249
Papillengröße 368
Papillenhämangiom, kapilläres 394 f

Papilleninfarkt s. Optikoneuropathie, ischämische, anteriore, arteriosklerotischer Genese
Papilleninfiltration 387
Papillenkolobom 392 f
Papillenödem 376 ff
- Axonschädigung 376
- Fundus hypertonicus 330 f
- infiltratives 376, 387 f
Papillenprominenz 368, 373, 377, 449
Papillentomographie 250
Papillenveränderung
- glaukomatöse 248 ff
- randscharfe 388 ff
- randunscharfe 371 ff
- - erworbene 376 ff
Papillitis 380, 383
Papillom, konjunktivales 110
Papillometrie 249
Paragraphenform des Oberlides 66 f
Parasitenbefall, Konjunktivitis 91 f, 101
Parasitic retinal disease s. Netzhautentzündung, parasitär bedingte
Parasympatholytika 229 f
Parasympathomimetika 228 f, 260
Paratrachom 89, 94
Parietallappenläsion 409
Parinaud-Syndrom 84, 106 f, 236, 500
Parotitis, chronische, beidseitige 67
Pars
- caeca retinae 305
- optica retinae 305
Pars-plana-Vitrektomie 300
Pars-plana-Zyste 341
Paton-Falten 377
Pemphigoid, okuläres 105 f
Pemphigus conjunctivae 105
Pendelnystagmus 509
Penetrating ocular injury s. Bulbustrauma, perforierendes
Penicillin 579
- Nebenwirkung, okuläre 585
Pentamidine 140
Perfluordecalin 301

Perforationskatarakt 528
Perforationsrosette 529
Perimetrie 14, 399, 407 f
- automatische 251, 254
- Glaukom 250 ff, 257
- gutachterliche 545
- kinetische 399 ff
- bei Orbitaerkrankung 415
- Prinzip 399
- statische 399, 402 f
Perimetriebefund, regelrechter 401, 403
Periorbita 412
Periostitis orbitae 67, 426
Peripheral furrow keratitis s. Hornhautverdünnung, degenerative, periphere
Periphlebitis retinae 219
Perphenazin, Nebenwirkung, okuläre 582
Persistent
- fetal vasculature 289
- hyaloid artery s. Arteria hyaloidea, Persistenz
- hyperplastic primary vitreous s. Glaskörper, primärer, hyperplastischer, Persistenz
Petit-Raum 285
- Blutung 294
Pfählungsverletzung, orbitale 531 f
Pfeffer-und-Salz-Fundus 352
Pflastersteindegeneration, chorioretinale, periphere 341
Pflasterokklusion 490 f
PFV (persistent fetal vasculature) 289
Phakoemulsifikation 194 f
Phakomatose 46, 363
Phänomen, okulodigitales 198
Phenprocoumon, Nebenwirkung, okuläre 587
Phenylephrin 230, 579
Phenytoin, Nebenwirkung, okuläre 582
Phlyctenular conjunctivitis s. Keratoconjunctivitis phlyctaenulosa

Phoropter 5, 462
Photophobie 30, 77
- Akanthamöbenkeratitis 139
- Albinismus 210
- Iridozyklitis, akute 212
- Iritis, akute 212
- Keratitis 133
- Keratokonus 128
Photopigment 308 f
Photopigmentkonzentration, Veränderung 439
Photopsien s. Lichtblitze
Photorezeptoren 306, 434
- Lage, inverse 309
PHPV s. Glaskörper, primärer, hyperplastischer, Persistenz
Phthiriasis palpebrarum 38 f
Phthisis bulbi 220, 413, 566
- - Hornhautdegeneration 150
Physostigmin 229
Pigment, adrenochromes 114, 118
Pigmentablagerung, korneale 149
Pigmentdispersionsglaukom 275
Pigmententwicklungsstörung 210
Pigmentepithel, retinales 306
- - Atrophie 342
- - Hypertrophie 342
- - pathologische Veränderung 320
Pigmentepithelnarbe 342
Pigmentepithelproliferation, retikuläre 317
Pilocarpin 228, 260, 274, 579
Pilocarpin-Test 233
Pilzhyphen 138
Pilzinfektion, Konjunktivitis s. Konjunktivitis, mykotische
Pilzkeratitis s. Keratitis, mykotische
Pilznachweis 139
Pinealom 236, 500
Pinguecula s. Lidspaltenfleck
Placidoscheibe 123, 453
Plattenepithel, Hornhaut 119
Plattenepithelkarzinom, Lid 44, 49
Plica semilunaris 69
- - Schwellung 96

Plusglas s. Sammellinse
Pneumokokkenkonjunktivitis 86
Polstar, hinterer 289
Polymyalgia rheumatica 386
Position of the eyes s. Augenstellung
Posterior subcapsular cataract s. Cataracta subcapsularis posterior
Potentiale, visuell evozierte 306, 321, 371
PPRF (paramediane pontine retikuläre Formation) 475, 497
PPV (Pars-plana-Vitrektomie) 300
Prednisolon-Augentropfen 216
Preferential-looking-Test 485 f
Prellungskatarakt 186
Presbyopie 438
- Brillengläser 461
- Kontaktlinsen, bifokale 465
Preseptal cellulitis s. Lidphlegmone, präseptale
Primary
- acquired conjunctival melanosis s. Melanosis der Bindehaut, primäre erworbene
- angle closure glaucoma s. Winkelblockglaukom, akutes, primäres
- open angle glaucoma s. Offenwinkelglaukom
- optic atrophy s. Optikusatrophie
Prismen 466, 469
Prismenbrille 493
Prismendioptrie 466, 488
Prismenfolie 482
Prismen-Lupenbrille 467
Probiergläser 461
Progenie 418
Progressivgläser 460 f
Propamidin 140
Proptosis, Skleritis, hintere 167
Prostaglandinanaloga 264
Proteine, tränenspezifische 53
Protrusio bulbi s. Exophthalmus
Pseudoenophthalmus 413
Pseudoexfoliationsglaukom 275
Pseudoexfoliationssyndrom 200 f

Pseudoexophthalmus 413
Pseudohypopyon 362
Pseudomembran, konjunktivale 83
Pseudomonadenkonjunktivitis 88
Pseudomonaskeratitis 132
Pseudoneuritis hyperopica s. Pseudostauungspapille
Pseudophakia lipomatosa 290
Pseudopterygium due to conjunctival scarring s. Narbenpterygium
Pseudoptosis 566
Pseudoretinitis pigmentosa 352
Pseudostauungspapille 373
– Differentialdiagnose 378, 380
Pseudostrabismus 493
Pseudotumor orbitae 424 f
– – Differentialdiagnose 425
Pseudoxanthoma elasticum 347
Pterygium s. Flügelfell
Ptosis 566 f
– Horner-Syndrom 234
– kongenitale 566
– Okulomotoriusparese 505
– palpebrae 22 ff
– – angeborene 22 ff
– – beidseitige 23
– – einseitige 23
– – erworbene 23 f
– – myogene 22 ff
– – neurogene 22 ff
– – Überkorrektur 24
– – Waardenburg-Syndrom 23
– paralytica 23 f
– sympathica 23 f
– traumatica 23
Pufferlösung 2
Pulsating exophthalmos s. Exophthalmus, pulsierender
Punctiform cataract s. Cataracta coerulea
Punctum
– lacrimale s. Tränenpünktchen
– plugs 65
– proximum s. Nahpunkt
– remotum s. Fernpunkt

Pupil s. Pupille
Pupillarblock 238, 269
Pupillarmembran, persistierende 289
Pupillarwiderstand, physiologischer 238 f
Pupille 223 ff
– Defizit, afferentes
– – – beidseitiges 231
– – – einseitiges 231
– doppelte 559
– Lichtreaktion s. Lichtreaktion
– medikamentöse Beeinflussung 228 f
– Nervenversorgung, sympathische, efferente 223, 225
– reaktionslose 270 f
– Untersuchung 225 ff
Pupillenabstand 462
Pupillenbahn
– efferente 223 ff
– – Läsion 226
– parasympathische 223 f
Pupillenbahnläsion, einseitige 226
Pupillendurchflußwiderstand, erhöhter 238 f
Pupillenerweiterung s. Mydriasis
Pupillenreaktion 225 ff
Pupillenreflexbahn, afferente 223
Pupillenstarre
– absolute 232
– amaurotische 231
– reflektorische 235
Pupillenstörung 567
– afferente 381, 408
– – relative 227
Pupillenverengung s. Miosis
Pupillenverziehung, posttraumatische 529
Pupillenweite, physiologische 224
Pupillomotorikstörung 230 ff
Pupillotonie 232 f, 457
Purtscher's retinopathy 540
PVR (proliferative Vitreoretinopathie) 298, 335

Q

Quadrantenanopsie, obere, homonyme 408

R

Radiatio optica 397
Radiation cataract s. Strahlenkatarakt
Radspeichen-Phänomen 298
Rasterperimetriegerät, halbautomatisches, computergesteuertes 251
Raum, retrohyaloidaler, Blutung 294 f
RCS (Chorioretinopathia centralis serosa) 342, 574
Rechtsichtigkeit s. Emmetropie
von-Recklinghausen-Krankheit 46 f, 393, 429 ff
Refraktion 5, 433 ff
Refraktionsänderung beim Kind 199
Refraktionsanomalie 442 ff, 574
Refraktionsausgleich nach Staroperation 191
– – beim Kind 199
Refraktionsbestimmung 440 ff
– objektive 440
– subjektive 440
Refraktionsfehler
– Korrektur 440, 458 ff
– unkorrigierter, Begleitschielen 478
Refraktometrie 440 f
Regenbogenhaut s. Iris
Rehabilitation 543
Reiterchen 188
Reiter-Syndrom 106
Reizerscheinung, konjunktivale 106 f
Reizmiosis 214, 567
Reizung, intraokulare 134
Relative afferent pupil defect s. Pupille, Defizit, afferentes, einseitiges
Repulsionsschmerz 381
Retina s. Netzhaut
Retinal
– artery occlusion s. Arterienverschluß, retinaler
– vasculitis s. Vaskulitis, retinale
– vein occlusion s. Venenverschluß, retinaler
Retinitis (s. auch Netzhautentzündung) 563
– exsudativa Coats 291
– pigmentosa s. Retinopathia pigmentosa
– punctata albescens 351
Retinoblastom 290 f, 361 ff, 573
– Differentialdiagnose 362
– Prognose 363
– trilaterales 362
– Vererbung, autosomal dominante 361
Retinochoriopathia traumatica 523, 526
Retinochoroiditis 218
– Borreliose 360
– toxoplasmotica 356 f
Retinometervisusbestimmung 442
Retinopathia
– pigmentosa 350 ff
– – Adaptationskurve 310
– – Elektroretinographie 320
– – inverse 350 f
– – sektorförmige 350
– – sine pigmento 351
– – unilaterale 351
– praematurorum 291, 333 f
Retinopathie
– diabetische 276, 321
– – Fluoreszeinangiographie 323
– – Laserbehandlung 220
– – Lasertherapie 324 f
– – nichtproliferative 322
– – proliferative 322, 324 f
– – Rubeosis iridis 219
– – Therapie 324
– ischämische, strahlenbedingte 539
– medikamentös bedingte 353 f
– postinflammatorische 352

Retinopathie, posttraumatische 352
Retinopathy of prematurity s. Frühgeborenenretinopathie
Retinoschisis
- altersabhängige 337, 340 f
- juvenile 298
Retraction syndrome s. Retraktionssyndrom
Retraktionssyndrom 504
Retrobulbar
- neuritis s. Neuritis nervi optici
- tumor of the optic nerve s. Sehnerventumor, retrobulbärer
Retrobulbärhämatom 522, 527
Retrobulbärneuritis 381, 570, 572
- Potentiale, visuell evozierte 371
β-Rezeptoren-Blocker 258, 263, 577
- Nebenwirkung, okuläre 581
Rhabdomyosarcoma s. Rhabdomyosarkom
Rhabdomyosarkom 423, 430
Rhinal conjunctitis s. Rhinokonjunktivitis
Rhinokonjunktivitis 101, 103
Rhodopsin 309
Riechsinnverlust 406
Riesenpapillenkonjunktivitis 101, 104
- kontaktlinsenbedingte 145, 466
Riesenzellarteriitis 386 f
- Therapie 387
Rifampicin 579
- Nebenwirkung, okuläre 585
riMLF (rostraler interstitieller Kern des Fasciculus longitudinalis medialis) 475, 497, 500
Rindenblindheit 408 f
Rindenkatarakt s. Cataracta corticalis
Ringe um Lichtquellen 568
Ringintubation, bikanalikuläre 516 f
Ringskotom 253
ROP (retinopathy of prematurity) s. Frühgeborenenretinopathie
Rosettenform der hinteren Linsenrinde 184
Rotblindheit 318

Rötelnembryopathie 189, 359
Rot-Grün-Sehen, Prüfung 317 f
Rot-Grün-Test 467
Rot-Zapfen 309
RP s. Retinopathia pigmentosa
Rubeosis iridis 205, 219 f
- - Glaukom 276
- - Hyphäma 214
- - Retinopathie, diabetische 322, 324
- of the iris s. Rubeosis iridis
Rubinstein-Taybi-Syndrom 418
Rucknystagmus 497, 509
Rundloch, retinales 336
Rußregen 294, 337

S

Saccus lacrimalis s. Tränensack
Sagittalnahtverschluß, vorzeitiger 418
Salbenverband 143
Salicylsäure, Nebenwirkung, okuläre 586
Salzmann-Glaskörperbasis 284
Sammellinse 5, 435 f, 449 ff
- Brechkraftberechnung 450
- sphärische 449 f
- Verzeichnung 469 f
Sarkom, granulozytisches 430
Satellitenläsionen 139
Säureverätzung 532 f
Schädelfehlbildung 561
Schädelgrube, mittlere 411
Schädelnahtsynostose, prämature 417
Schattenprobe s. Skiaskopie
Scheitelbrechwertmesser 458
Scheuklappenphänomen 407
Schichtstar 188
Schiefhals, okulärer 502
Schielamblyopie 476
- Diagnose, Säugling/Kleinkind 485 f
- Mikrostrabismus 482
Schieldiagnostik, Säugling/Kleinkind 485 f

Schielen s. auch Strabismus
- Säugling 6
- wechselseitiges 479
Schielstellung 499 f
- Diagnose 5 f
Schielsyndrom, frühkindliches 480
- - Operation 492
Schielwinkel 471, 473
- Ausmessung 487 f, 506
- Begleitschielen 477
- inkomitanter 495, 503
- primärer 503
- sekundärer 503
Schießscheiben-Makulopathie 353
Schilddrüsenfunktionsstörung 419 ff
Schirmer-Test 54, 64
Schleimzyste 426
Schlemm-Kanal 238 f
Schlötz-Impressionstonometrie 244 f
Schmerzen
- akute 269
- neuralgiforme, postherpetische 37
Schulmyopie s. Myopia simplex
SchwbG (Schwerbehindertengesetz) 546
Schweißdrüse 17 f
Schweißdrüsenretentionszyste 42
Schweißsekretion, verringerte 234
Schwellung, orbitale 499
Schwerbehindertengesetz 546
Schwimmbadkonjunktivitis 89, 94
Scintillatio
- albescens 291 f
- nivea 291 f
Sclera s. Lederhaut
Scleritis
- anterior 162
- posterior 162
Scleromalacia perforans 165
Scopolamin 229, 580
Seclusio pupillae 216
Secondary
- angle closure glaucoma s. Winkelblockglaukom, sekundäres
- cataract after intraocular surgery s. Katarakt nach intraokulärem Eingriff
- open angle glaucoma s. Offenwinkelglaukom, sekundäres
- optic atrophy s. Optikusatrophie, komplexe
Sehbahn 395 ff
- Untersuchung 399 ff
Sehbahnläsion 402, 404 ff
- chiasmale 402, 404 ff
- Diagnostik 407
- prächiasmale 402
- retrochiasmale 402, 408 ff
Sehbehinderung 541 ff
- Begutachtung 544 ff
- beidseitige 542
- Berufsausbildung 543
- hochgradige 542
- Rehabilitation 543
- Ursache 541
Seheindruck
- binokularer 476
- räumlicher 476
Sehen
- binokulares s. Binokularsehen
- mesopisches 309
- photopisches 309
- räumliches, Prüfung beim Säugling 490
- skotopisches 309
- steroskopisches 476
Sehhilfe, vergrößernde 466 f
Sehleistung 433
Sehnerv 223 f, 305, 367 ff, 397
- glaukomatös veränderter 250
- intrabulbärer Teil 368 f
- intrakranieller Teil 369
- intraorbitaler Teil 369
- Länge 367
- Verlauf 367
Sehnervenatrophie s. Optikusatrophie
Sehnervenastrozytom 393 f
Sehnervendestruktion 423
Sehnerveneintritt, schräger 371 f

Sehnervenentzündung s. Neuritis nervi optici
Sehnervengliom 431
Sehnervenkopf
- Gefäßversorgung 370
- Normalbefund, ophthalmoskopischer 249
Sehnervenläsion 226 f, 567
- Kraniostenose 417
- Symptomatik 406
- traumatische 526
Sehnervenmeningiom 395
Sehnervenscheibe, gekippte 372
Sehnervenschwund s. Optikusatrophie
Sehnerventumor 393 ff
- retrobulbärer 395
Sehprobentafel 5
Sehrinde 309, 397
- Assoziationszentren 399
- - Läsion 409
Sehrindenläsion 408 f
Sehrinden-Randzonenläsion 409
Sehschärfe (s. auch Visus) 433
- Begleitschielen 488, 490
- Netzhautgrube 308
- Untersuchung, gutachterliche 545
- zentrale 433
Sehschwäche s. Amblyopie
Sehstrahlung 397
Sehstrahlungsläsion 408
Sehvermögen, eingeschränktes 542
Sehverschlechterung 569 ff
- langsame 344
- progrediente, Jugendlicher 347
Sehwinkel, minimaler 433
Sehzeichenprojektor 5
Sehzentrum, primäres s. Corpus geniculatum laterale
Sekretion, konjunktivale 78, 81
Sektorkolobom, operatives 209
Selbsttonometrie 247 f
Sensorik 476
Sepsis 60
Septum orbitale 412

Shunt-Gefäße
- optikoziliare 395
- Papille 414
Sicca-Symptomatik 420, 556
- Trachom 96
Siebbeinzellen 411
Silberablagerung
- konjunktivale 114, 118
- korneale 149
Silberblattsonde 55, 58
Silikonband 338
Silikonschaumplombe 338
Silkonöl 301, 303
Simple
- acute conjunctivitis s. Konjunktivitis, unspezifische
- anisocoria s. Anisokorie, physiologische
Simpson-Test 499
Simultansehen 476
Sinus
- cavernosus 411, 413
- maxillaris 521
Sinus-cavernosus-Thrombose 37, 60, 423 f
Sinusitis, chronische 426
Skiaskopie 440 f
- nach Staroperation beim Kind 199
Sklera s. Lederhaut
Skleraverdünnung 445
Skleritis 162 f, 165 ff, 568
- diffuse 165
- hintere 165, 167 f
- Injektion 167
- nekrotisierende, vordere 165 ff
- nichtnekrotisierende
- - diffuse 165 f
- - vordere 165, 167
- noduläre 165
- Systemerkrankung 165 f
- vordere 165 ff
Skotom 253
- absolutes 379
- parazentrales 253 f, 381
Snellius-Brechungsgesetz 435

Sofortadaptation 309
SozEr (Soziales Entschädigungsrecht) 546
Soziales Entschädigungsrecht 546
Spaltlampe 12
Spaltlampenuntersuchung
- Augenhintergrund 311, 313
- Glaskörper 285
- Glaukom 242
- Hornhaut 122, 126 f
- Iris 205 f
- Keratoconjunctivitis sicca 64
- Konjunktivitis 84
- Lederhaut 161
- Linse 172 f
- Tyndall-Effekt 212
Spasm of accommodation s. Akkommodationsspasmus
Spätschielen, normosensorisches 559
- - akutes 481
- - - Therapie 482
- - Operation 493
Sphärophakie 445
Sphinkterlähmung 557
Sphinkterriß 521 f, 525
Spiegelexophthalmometer 414
Spinaliom 44, 49
Spring conjunctivitis s. Konjunktivitis, vernale
Squamous blepharitis s. Blepharitis squamosa
Stäbchen 305 f, 309
Stäbchensehen 309
Stäbchen-Zapfen-Dystrophie 350 f
Stabsichtigkeit s. Astigmatismus
Staphylokokkenkeratitis 132
Staphylokokkenkonjunktivitis 86
Staphylom 162 f, 167
Staphyloma posticum 162 f
- - verum 445
Star
- grauer s. Cataracta; s. Katarakt
- grüner s. Glaukom
Starbrille 192 f
- beim Kind 199

Stargardt-Krankheit 317, 347 f
Stargardt's disease s. Stargardt-Krankheit
Starglas 450 f
Staroperation (s. auch Kataraktextraktion) 190 ff
- Anästhesie 191
- extrakapsuläre, erste 193
- Kind 197 ff
- - orthoptische Nachbehandlung 199
- Komplikation, postoperative 299
- Methode 193 ff
- Refraktionsausgleich 191 ff
- - Kind 199
- Sicherheit 191
- Visus, postoperativer, Prognose 191
- Zeitpunkt 190
Starschnitt, erster 193
Starstich 193
Stauungspapille 376 ff
- Differentialdiagnose 380
Stauungspapille
- Kraniostenose 417
- Ophthalmoskopiebefund 377 f
- é vacuo 377
Stellwag-Zeichen 420
Stereofotografie 249
Steroid cataract s. Kortisonkatarakt
Steroidgabe, systemische, hochdosierte 387
Steroidtherapie, lokale 216
Stevens-Johnson-Syndrom 104, 106
Stilling-Verhagen-Tafeln 317
Stocker-Linie 149
STP s. Stauungspapille
Strabismus (s. auch Schielen) 471 ff
- alternierender 479, 483
- Anpassung, sensorische 479
- concomitans s. Begleitschielen
- convergens s. auch Einwärtsschielen
- - accommodativus 449, 456, 483
- - divergens s. Auswärtsschielen
- - einseitiger, Diagnose 486

Strabismus, erworbener 481 f
- incomitans 471
- Katarakt, kongentiale 198
- kindlicher 362
- latenter 478, 493 f
- paralyticus s. Lähmungsschielen
- scheinbarer 493 f
- sursoadductorius 485
- – Operation 493
- wechselseitiger, Diagnose 487
Strahlen, ionisierende, Verletzung 539 f
Strahlenkatarakt 187, 539 f
Strahlenretinopathie 539 f
Strahlungsverletzung 539 f
Streptokokkenkonjunktivitis 86
Streptomycin, Nebenwirkung, okuläre 585
Streulinse 435 f
Sturge-Weber-Syndrom 46
Sty s. Hordeolum
Subluxatio lentis 173, 200, 523 f
Subtraktionsdakryozystographie, digitale 55, 60
Sulfit-Oxidase-Defekt 200
Sulfonamide 580
- Nebenwirkung, okuläre 585
Supercilia s. Augenbraue
Superficial punctate keratitis s. Keratitis punctata superficialis
Suppression 479
Swinging-flashlight-Test 227, 231
Symblepharon 106, 116, 536 f
- verätzungsbedingtes 534
Symblepharonlösung 536
Sympathetic ophthalmia s. Ophthalmie, sympathische
Sympatholytika 263 f
Sympathomimetika 230, 261
Synchisis
- nivea s. Hyalose, asteroide
- scintillans 292
Synchysis s. Glaskörperverflüssigung
Synechien 233
- hintere 134, 209, 214 ff

- periphere 274
- Prophylaxe 216
- vordere 214, 277
Syneresis 286

T

Taenia solium 360
Tafeln, pseudoisochromatische 317 f
Tagesdruckkurve 245, 247
Tagesdruckprofil 256
Tagessehen 309
Talgdrüse 17 f
Talgdrüsenkarzinom 40, 49
Tarsorrhaphie 421
- laterale 144
Tarsusauftreibung, knotige 40
TAZ (Tränenfilmaufreißzeit) 54, 64
Teleangiektasien, retinale, angeborene, einseitige 332
Teller Acuity Card 486
Temporalarterienprominenz 387
Tenon-Kapsel 473
Tenonplastik 535
Tensilon-Test 499
Terson-Syndrom 294
Tetanusprophylaxe 511, 528 ff
Tetany cataract s. Katarakt bei Tetanie
Tetracycline 580
- Nebenwirkung, okuläre 585
Thermal burn s. Verbrennung
Thioridazin, Nebenwirkung, okuläre 582
Thrombophlebitis, orbitale 423
Thygeson-Krankheit, Hornhautanfärbemuster 142
Thyroid-related orbitopathy s. Orbitopathie, endokrine
Tilted disk s. Sehnervenscheibe, gekippte
Tilted-disk-Syndrom 372
Timolol 263, 577
Tonic pupil s. Pupillotonie
Torticollis ocularis 502

Tortuositas vasorum 331, 449
Total cataract s. Katarakt, totale
Toti-Operation 61 f
Toxocara
- canis 360
- cati 360
Toxoplasmose, konnatale 356
Toxoplasmotic retinochoroiditis s.
  Retinochoroiditis, toxoplasmotische
Trabeculum corneosclerale 239
Trabekelwerk 204, 238 f
- Abflußwiderstand, erhöhter 256
Trabekuloplastik, Laseranwendung 265 ff
Trabekulotomie 280 f
Trachom 90, 95 f
Tractus opticus 223 f, 367, 397
Tractus-opticus-Läsion 408, 567
Traktionsamotio 285, 288, 299, 335 ff
- Retinopathie, diabetische 322
Tränen, künstliche 142
Tränenabfluß 51, 53 f
- Untersuchung 55 ff
Tränenabflußstörung 66
Tränenbildung 54 f
Tränendrüse 51 f
- akzessorische 18, 52, 70
- druckempfindliche 66
- Innervation 52
- tastbare 52
Tränendrüsenadenom, pleomorphes 68
Tränendrüsenentzündung s. Dacryoadenitis; s. Dakryoadenitis
Tränendrüsenkarzinom, adenoidzystische 68
Tränendrüsentumor 68, 565
Tränendrüsenverletzung 513
Tränenersatz 65, 421
Tränenfilm 52 f, 69
- Hornhauternährung 121
- Kontaktlinsenanpassung 463
- Zusammensetzung 52 f
- - veränderte 64
Tränenfilmaufreißzeit 54

- Keratoconjunctivitis sicca 64
Tränenfistel 59
Tränenfluß, reflektorischer 64
Tränengangsstenose, tumorbedingte 63
Tränengangverschluß 555 f
Tränenhypersekretion 66
Tränenkanälchenobliteration 513
Tränenlinse 463 f
Tränenmangel 64 f
Tränen-Nasen-Gang 51, 54
- Mündungsstenose, kongenitale 62
- Schleimhautfalte, persistierende 62
- Verlegung 62
Tränenorgane 51 ff
- Untersuchung 7, 54 ff
Tränenproduktion, verminderte 64
Tränenpünktchen 51, 53
- Eiterabsonderung, Neugeborenes 62
Tränenpünktchenobstruktion 513, 556
Tränenpünktchenverödung, chirurgische 65
Tränenpünktchenverschluß, passagerer 65
Tränenröhrchen 51, 53
Tränensack 51, 54
Tränensackabszeß 59
Tränensackentzündung s. Dacryocystitis; s. Dakryozystitis
Tränensackexstirpation 62
Tränensackgegend, Schwellung 59 f
Tränensacktumor 63
Tränensackverletzung 513
Tränensee 7
Tränensekretionstest 54, 64
Tränenträufeln s. Epiphora
Tränenwegsabriß 513 ff
Tränenwegsendoskopie 56
Tränenwegs-Röntgenkontrastdarstellung 55
Tränenwegssondierung 7, 55 f
- Neugeborenes 62
Tränenwegsspülung 7, 55 ff

Tränenwegsspülung, bei rezidivierender, therapieresistenter Konjunktivitis 85
Tränenwegsstenose 7
- Eröffnung 55, 58
- infrasakkale 59
- Lokalisierung 55
Tränenwegsverletzung 513
Traumatic cataract s. Katarakt, traumatische
Treacher-Collins-Syndrom 418
Trennschärfe 433 f
Trichiasis 27, 30, 556
Trifluridin 579
Trifokalgläser 460
1. Trigeminusast, Lähmung 144
Trigeminusneuralgie, Blepharospasmus 30
Trisomie 21 21
Trochlear paralysis s. Trochlearisparese
Trochlearisparese 501 f, 505
- angeborene 502
- Kopfhaltung, kompensatorische 502 f
Tropicamid 229
Tumor
- Bindehaut 107 ff
- Diagnostik 417
- epithelialer 108 ff
- intrakranieller 376 f
- intraokularer, Ultraschalluntersuchung 314
- Lider 42 ff
- melanozytärer 110 ff
- Netzhaut 361 ff
- orbitaler 428 ff
- - Kind 430 f
- retrobulbärer 561
- Tränendrüse 68
- Tränensack 63
- Uvea 220 f
Tunica vasculosa
- - bulbi s. Gefäßhaut
- - lentis
- - - anterior 283 f
- - - - Persistenz 289
- - - posterior 283 f
Turmschädel 417
Turricephaly s. Turmschädel
Turrizephalus 417
Tyndall-Effekt 206, 212

U

Übelkeit, Glaukomanfall 269
Übersichtigkeit s. Hyperopie
Uhrglasverband 143
Uhthoff-Phänomen 381
Ulcus
- corneae serpens 62, 131, 133, 138, 562
- e lagophthalmo 29
- rodens 48
- terebrans 48
Ultraschallreflexion 313
Ultraschalluntersuchung
- A-Bild 417
- Augenhintergrund 313 f
- B-Bild 415
- Exophthalmus 428
- Glaskörper 286
- Lederhaut 161
- Linsentrübung 173
- Orbita 415, 417
Umschlagfalte
- obere, Untersuchung 9, 20
- untere, Untersuchung 8
Unfallophthalmologie 511 ff
Unfallversicherung
- gesetzliche 545 f
- - Begutachtung, ophthalmologische 545 f
- private 548
Ungleichsichtigkeit s. Anisometropie
Unscharfsehen 574 f
Unterlid, Ektropionieren 8
Unterlidkolobom 20, 418
Untersuchung, gutachterliche 545
Uvea s. auch Gefäßhaut

Uveamelanom, malignes 220 f
Uveitis 136, 573
- anterior s. Iritis
- chronische, Hornhautdegeneration 150
- hintere 569
- intermedia s. Zyklitis
- posterior s. Choroiditis

V

Varizella-Zoster-Keratitis 137
Varizella-Zoster-Virus 36, 91
Vascular tunic of eye s. Gefäßhaut
Vaskulitis
- granulomatöse 386
- retinale 354 f
V.c.c. (Visus cum correctione) 433
Vena
- angularis 413, 424
- centralis retinae s. Zentralvene
- ophthalmica
- - inferior 413
- - superior 413
- vorticosa 203 f
Venenpuls 14
Venenverschluß, retinaler 325 ff, 330, 571
- - ischämischer 326
- - nichtischämischer 326
Venolenschlängelung 317
VEP (visuell evozierte Potentiale) 306, 321, 371
Verätzung 10, 532 ff
- intraokulare Beteiligung 534
- Maßnahmen 533, 535
- Prognose 534
- Schweregrad 534
Verblitzung 537 f, 540
- Hornhautanfärbemuster 142
Verbrennung 538 f
Verletzung
- chemisch bedingte 532 ff
- perforierende 528 ff
- physikalisch bedingte 537 ff
Vernal catarrh s. Frühjahrskatarrh
Verrollungsschielen 479
Vertical strabismus s. Höhenschielen
Verzeichnung 469 f
Verzerrtsehen 337, 342, 344, 453, 574 f
Vidarabin 579
Videokeratoskopie 123, 453
Viral retinitis s. Virusretinitis
Virostatika 37
Viruskonjunktivitis 78, 84, 90 f, 96 f
- - Epithelausstrichbefund 84
Virusretinitis 358 f
- bei AIDS 357
Visitenlampe 1, 10, 12
Visual
- acuity s. Visusprüfung
- pathway s. Sehbahn
Visuell evoked potentials s. Potentiale, visuell evozierte
Visus (s. auch Sehschärfe) 5
- cum correctione 433
- naturalis 433
- Prognose nach Staroperation 191
- sine correctione 433
Visusminderung 5
- Chiasmasyndrom 407
- einseitige, plötzliche 384
- Glaukomanfall 270
- Minderung der Erwerbsfähigkeit 547
- Retinopathia pigmentosa 351
Visusprüfung 2, 4 f
- behelfsmäßige 4
Visusverlust
- Keratokonus 128
- plötzlicher 381
Vitamin A, Nebenwirkung, okuläre 587
Vitamin-A-Mangel 75 f, 150
Vitamin D, Nebenwirkung, okuläre 588
Vitelliform macular dystrophy s. Best-Krankheit

Vitrectomy s. Vitrektomie
Vitrektom 300
Vitrektomie 299 ff, 339
- Indikation 299
- Komplikation 301
- Patientenlagerung, postoperative 301
- vordere, Staroperation beim Kind 198
Vitreoretinopathie, proliferative 298, 335
Vitreous
- amyloidosis s. Amyloidhyalose
- body s. Glaskörper
- detachement s. Glaskörperabhebung
- hemorrhage s. Glaskörperblutung
Vitritis s. Glaskörperentzündung
Vogelgesicht 418
Vogt-Spiegelbezirk 126
Vollnarkose 191
Vorderkammer 206
- Beleuchtung, schräge 242
- flache 11 f, 242, 269 f, 448, 529
- tiefe 445
- Untersuchung 11 f
Vorderkammerblutung 212, 214, 522, 527, 529
Vorderkammerexsudat s. Hypopyon
Vorderkammerlinsenimplantation
- Hyperopiekorrektur bei Aphakie 450 f
- bei Myopie 446
Vorderkammerreizzustand 131
Vorderkammertiefe 11 f
- Spaltlampenuntersuchung 242
V.s.c. (Visus sine correctione) 433
V-Syndrom 480

W

Waardenburg-Syndrom 23
Wagner-Krankheit 298
Wagner's disease s. Wagner-Krankheit

Warfarin, Nebenwirkung, okuläre 587
Wärmestar 186
Weill-Marchesani-Syndrom 173, 200 f
Weiss-Ring 288
Weitsichtigkeit s. Hyperopie
Wessely-Keratometer 127
Whorl like keratopathy s. Cornea verticilata
Wieger-Ligament 284
Wilbrand-Knie
- hinteres 397
- Meningiomdruck 406
- vorderes 397
Wilms-Tumor 206
Wilson-Krankheit 150
Wimperhaare 18 f
Wimpernausfall 48, 539
Winkelblock, persistierender 275
Winkelblockglaukom 11, 15, 233, 238 ff
- akutes, primäres 269 ff
- - - Auslöser 269
- - - Drucksenkung 271 f
- - - Prodrome 270
- - - Prognose 274
- - - Prophylaxe 274
- - - Therapie
- - - - medikamentöse 271 f
- - - - operative 272 ff
- Cataracta hypermatura 182
- bei Hyperopie 289, 448
- Linsenlageveränderung 201
- Mikrokornea 130
- Pathogenese 238 f
- posttraumatisches 277, 531
- sekundäres 216, 220, 276 f
Wischektropium 29
Wolfring-Drüse 18, 70

X

Xanthelasma 42 f
Xerose-Bakterien 75
Xerosis conjunctivae 75 f, 150

X-linked retinoschisis s. Retinoschisis, juvenile

Y

YAG-Laser-Iridotomie 216
- periphere 272 ff
YAG-Laser-Kapsulotomie 197
Y-Naht-Trübung 189

Z

Zahnkeimentzündung 422, 426
Zapfen 305 f, 308 f
Zapfensehen 309
Zapfen-Stäbchen-Dystrophie 350 f
Zeckenbefall, Lider 38
Zeis-Drüse 17 f
Zeis-Drüsen-Karzinom 49
Zellen im Glaskörper 354 f
Zentralarterie 369 f
- Durchblutungsstörung, akute 384
Zentralarterienverschluß 327 ff
- Ophthalmoskopiebefund 328
Zentralskotom 381, 383, 406, 479
Zentralvene 13 f, 369
Zentralvenenverschluß 276, 326 f, 571
- Rubeosis iridis 219
Zentrozökalskotom 381, 391
Zerstreuungslinse 5, 446
- Verzeichnung 469 f
Ziliararterien 369
Ziliarfortsätze 205
Ziliarkörper 169, 203, 205
- Pars
- - plana 205 f
- - - Inspektion 206
- - plicata 205
Ziliarkörpermelanom, malignes 206, 220
Ziliarkörpertumor 201
Ziliarmuskel 205
- Akkommodationsmechanismus 436
Ziliarmuskelatrophie 445
Ziliarmuskelkrampf 456 f
Ziliarmuskelparese 457
Zirbeldrüse, Retinoblastom 362
Zivil-Blindengeld 543
Zonulafasern 169
- Akkommodationsmechanismus 436
Zonular cataract s. Cataracta zonularis
Zoster ophthalmicus 36 f, 91, 565
Zweistärkengläser 460
Zyanakrylatkleber 535
Zyklitis 211 ff
Zykloatrophie 268
Zyklodestruktion 268
Zyklodialyse 266, 524
Zyklodiathermie 268
Zyklokryokoagulation 268
Zyklokryotherapie 220
Zyklophorie 493
Zyklophotokoagulation 268
Zykloplegie 140
Zykloplegika 456
Zyklotropie 479
Zylinderglas 5, 453, 455, 458
Zytomegalievirusretinitis 357 f